药材和饮片

选用指南

主编◎徐惠芳　张义生

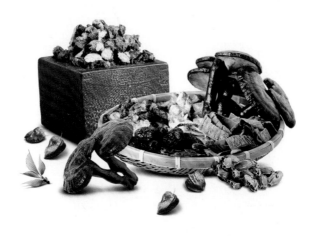

长江出版传媒
湖北科学技术出版社

图书在版编目(CIP)数据

药材和饮片选用指南 / 徐惠芳，张义生主编. —武汉：
湖北科学技术出版社，2020.10
ISBN 978-7-5352-9719-8

Ⅰ.①药… Ⅱ.①徐… ②张… Ⅲ.①药材－基本知识
②饮片－基本知识 Ⅳ.①R282 ②R283.3

中国版本图书馆 CIP 数据核字(2020)第 147981 号

责任编辑：徐　丹　　　　　　　　　　　　　　　　　　封面设计：胡　博

出版发行：湖北科学技术出版社　　　　　　　　电话：027－87679454
地　　　址：武汉市雄楚大街 268 号　　　　　　　邮编：430070
　　　　　　（湖北出版文化城 B 座 13—14 层）
网　　　址：http：//www.hbstp.com.cn

印　　刷：武汉精一佳印刷有限公司　　　　　　　邮编：430034

889×1194　　　　　　1/16　　　　　39.25 印张　　　　　1026 千字
2020 年 10 月第 1 版　　　　　　　　　　　　2020 年 10 月第 1 次印刷
　　　　　　　　　　　　　　　　　　　　　　　定价：298.00 元

《药材和饮片选用指南》
编 委 会

| 主　审 | 叶世登 |

| 主　编 | 徐惠芳　张义生 |

常务副主编（以姓氏首字母为序）

刘建东　梅　凌　邱红汉　魏从师　肖才源
周国运

副　主　编（以姓氏首字母为序）

艾伟霞　陈雯雯　范彦博　冯颂桥　黄　倩
石新华　王　薇　徐玉婷　周　枫　周　涛

编　　委（以姓氏首字母为序）

陈鹏英　黄　慧　黄雯昕　黄雨威　黄中强
纪国彬　雷　超　李　琛　梁惟俊　林　巍
刘　勇　刘大鹏　刘慧敏　刘先锋　毛仁杰
彭　敏　宋　烨　唐东涛　田永强　徐　浩
徐俊俭　严绪华　杨　柳　杨小平　詹玲玲
张　锋　朱传元

指导委员会

序　一

中药是中华民族的瑰宝，数千年来为中华民族的繁衍昌盛做出了不可磨灭的贡献。长期以来，饮片入药、临用煎汤是中医防治疾病的主要用药形式。然而，中药材及其饮片种类繁多，变化随形，各地使用习惯有同有异，通用名称古今延更，炮制类多法迥。因此，科学选用药材、正确使用饮片尤为重要。

《药材和饮片选用指南》根据当今中医中药的现况，结合中医医院的用药特点，将作者几十年的实际工作经验编写成册，配有真实彩色图片，是一部实用性强、图文并茂、特点突出和言简意赅的好书。本人有幸先睹为快，并应邀为序，庆赏之余，特此荐书于众，以期同仁共学、共品，共为中医中药事业的健康发展做出贡献。

2020 年 5 月 4 日于北京

序 二

喜闻《药材和饮片选用指南》付梓在即，欣然命笔，赋诗一首，爰之为序：

矢志本草万事空，

笔耕不辍夕阳红，

愿得世人皆似我，

不当和尚还撞钟。

叶世登 萧才源

2020 年 6 月

前　　言

药材和饮片是人类用于防治疾病、保健养生的特殊商品。所谓药材，实则入方则为药，入食则为材，故有民以食为天，药食本同源之说；所谓饮片，系指中药材经过净制、切制或炮炙后的加工品。其中，饮片源于药材，又用于制剂；既是处方药物，又是中成药的原料。

但是，是药三分毒。运用得当，可立起沉疴；用之失当，则祸不旋踵。可见科学选用药材，正确制用饮片，是"中医人"的天职。为此，笔者以武汉市中医医院编写的《药材和饮片选用规定》为蓝本编撰此书，旨在为广大中医药工作者提供一本科学选用药材、正确制用饮片的工具书；也可视作从事中医药教学、科研、药品生产与经营者的参考书目。

本书正文分总论与各论。

总论部分论述了药材和饮片的相关性及其命名原则，阐述了药材的 4 个要素与品质评价，介绍了饮片的"三代五形"及其历史递嬗，强调了中药调剂与质量管理，以及开展临方炮制、推广应用"小包装中药饮片"的重要性、可行性与实用性。总之，总论既发皇古义，又汲取新知，传承不泥古，发扬不离宗是其基本特色。

各论部分收载药材 426 种、常用饮片 587 种，对所收载品种配有可供真伪比对及辨状论质的相应图片。旨在"用图说话、寄语于图"，以使文字简洁，期盼图文并茂；并参照《中国药典》设置体例，编制条目。其备注翔实，言之有据。这是各论的基本特点。

针对药材市场历来存在的以假充真、以劣充优、染色增重、回收再用的现象，为达到"同名异物知真伪、异名同物识优劣"的目的，各论在阐明药材品种的基原、药用部位、采收季节、加工方法后，还特设【产地】、【性状】、【商品规格】、【品质要求】等条目，并收录现行版《中国药典》关于【检查】及【含量测定】的相关数据与方法，用以控制和评价药材商品的质量。对于不同等级、不同品规的药材商品，均明确标注"以×××为佳"，以供采购药材，验收入库，炮制制剂时科学选用。

针对当前饮片的处方用名与配方给付极其混乱的现象，各论在每一饮片项下专设【处方用名】与【配方应付】两个条目，旨在使医知药情、药为医用、肯綮适宜、相得益彰。

此外，为确保用药安全，保障临床疗效，全书还收录了现行版《中国药典》及其配套丛书《临床用药须知》（中药饮片卷）所载品种的【功能与主治】、【用法与用量】及【用药须知】等条目。力求做到不求赅备，务求准确，取舍有度，注重实用。

前已述及，本书引用了诸多参考文献、相关书籍及图片，因篇幅有限，未一一列出，谨此一并致谢。

由于我们的水平所限，书中定有诸多不足，恳请读者斧正，使其日臻完善。

编者

2020 年 6 月

目　录

花叶全草类

附　录

索　引

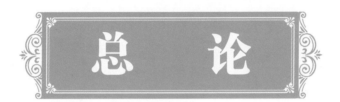

总　论

一、药材和饮片的相关性

中药是祖国医学用于防治疾病的物质，包括中药材（以下简称药材）、中药饮片（以下简称饮片）及其中成药（以下简称成药）。依据《中国药品通用名称命名原则》（*China approved drug names*，CADN）的界定：所谓药材，系指用于中药饮片、中药提取物、中成药原料的植物、动物和矿物药；所谓饮片，系指中药材经过净制、切制或炮炙后的加工品。据此，药材与饮片及其成药之间的相关性参见药材的入药路径图。

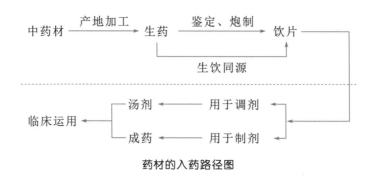

药材的入药路径图

其中，药材是关键，它是决定饮片和成药品质优劣、用药安全及其临床疗效的首要因素，正所谓："问渠哪得清如许，为有源头活水来。""药材好，药才好。"饮片是核心，它源于药材，又用于制剂，既是处方药物，又是成药的原料。

此外，所谓药材，实则入方则为药，入食则为材，故有"民以食为天""药食本同源"之说。为此，科学选用药材，正确制用饮片，是"中医人"的天职。

二、药材和饮片的命名

药材和饮片的品种名称可以分为传统名称和通用名称。其中，传统名称系指取自历代本草，且延用至今的中文名称，包括正名、别名、商品名、古名、译名等多种类型。通用名称系指按《中国药品通用名称命名原则》所制定的药品名称。

（一）传统名称及其利弊陈析

1. 正名。系指各级药品标准对所载药材制定的法定名称，且原则上"一药一名"。但对于沿用已久的药材名，必要时亦可用其"曾用名"作为过渡，比如甘草、当归、土鳖虫（䗪虫）、延胡索（元胡）等。其中䗪虫、元胡分别是土鳖虫、延胡索的曾用名。

2. 别名。系指某种药材，除其正名以外的其他名称，亦称副名、异名。一种药材往往有多个别名，且正名与别名并非固定不变。如龟板在1985年前各版《中国药典》中均为正名，而1990年版《中国药典》改用龟甲作正名，据此龟板就成了别名。

3. 商品名。系指用于表示药材商品品名或品规的行业名称，即药材交易中的"行话"，且全国通用。如"春七"（三七）、"冬麻"（天麻）、"二杠"（鹿茸）、"蛋吉"（大黄）等。

4. 译名。系指按"外来"药材的读音或原意译成的中文名称。所谓"外来"药材，古称"泊来品"，如今系指进口药材和我国少数民族习用的药材。其中，进口药材前多冠"番"（番泻叶）、"胡"（胡黄连）、"西"（西红花）等字，以供辨识。比如冬虫夏草，原本藏药，其名"雅扎贡布"。

在藏语中，雅是夏、扎是草、贡是冬、布是虫，故名冬虫夏草。再比如诃子（原名诃黎勒）、毛诃子（原名毗黎勒）、花诃子（原名庵黎勒），均系唐代从波斯传入我国的 3 种药材，习称"波斯三勒"。

5. 古名。系指古代文献已有记载，而现在已不使用的药材名称（仅供中药本草考证之用）。比如白芷，原名白茝（chǎi），始载于《神农本草经》，因其初生根为茝色白，故名白芷。

综上，药材和饮片的传统名称是通过习习相依、识识相因、师学相承、口耳相传得以延续。了解其名称的含义及其命名方法，对于明晰药材来源，辨识药材真伪，评价药材品质等均有一定意义。但随着历史的递嬗，社会和文化的演进，生产力的发展，医学的进步，也暴露出传统名称及其间的诸多流弊。究其原因，均源于"药无正字"的流毒。

（1）普遍存在同物异名与异物同名的现象，必须正本清源，杜绝误用或相互混用。比如天麻，原名"鬼督邮"：①因其地下无根，故又名"无根草"。②"茎上无叶不招风"，因而有风不动，故又有"定风草"之名。③"茎杆独支怕阳光"，故又称"赤箭"。至于"鬼督邮"一名，源于天麻的茎杆一旦受太阳光照射，则茎杆下垂，无太阳光则伸展如常，看似上下摆动，俗称"无风独摇"，故名"鬼独摇"，因"鬼独摇"与"鬼督邮"谐音，因此又名"鬼督邮"。但徐长卿亦有"鬼督邮"的别名，可谓异物同名。

（2）药材名与饮片名混用，导致其名称仅一字有别或读音相近者甚多，极易混淆。比如以"附子"为词干的药材或饮片就有附子、泥附子、盐附子、淡附子、黑附子、白附子、黄附子、炮附子、刨附子、香附子等。其中，附子、黑附子、白附子、香附子等既是药材名，又是饮片名。

（3）药材名与植物名混用，极易造成混乱。比如枸杞子与枸杞、川续断与续断等。其中枸杞始载于《神农本草经》。李时珍曰："枸杞乃树名。此物棘如枸之刺，茎如杞之条，故兼名之。以宁夏者良。"但宁夏枸杞（*Lycium barbarum* L.）、枸杞（*L. Chinense* Mill）、北方枸杞（*L. Chinense* Mill var. *potaninii* A. M. Lu.）、新疆枸杞（*L. Dasystemum* Pojank.）都是植物名，其药用部位均为果实，只有"枸杞子"才是宁夏枸杞的药材名，应注意区别。至于其他后缀"枸杞"二字的植物，凡用果实入药者，均为地方习用品。如西枸杞、血枸杞、黑枸杞等。其中黑枸杞的基原有待考证。总之，"枸杞"是植物名，"枸杞子"是药材名，只指"宁夏枸杞"的果实。

（4）同一药材在不同地区，其名称与实物有别，导致名物不符，用药无效。比如泽兰，正品系指唇形科植物毛叶地瓜儿苗 *Lycopus lucidus* Turcz. var. *hirtus* Regel 的干燥地上部分（见《中国药典》）。但全国多地用地瓜儿苗 *L. lucydus* Turez 作泽兰入药，新疆则以欧地笋 *L. Europaeus* Linne. 作泽兰用，广东、广西及四川部分地区则用佩兰 *Eupatorium fortunei* Turcz. 作泽兰入药，云南则以异叶佩兰 *E. Heterophyllum* DC. 作泽兰用。

（5）恣意缩写、简化或编造药名，导致其名不知所云，用药有误。如地丁之名最早出自唐、宋时期出版的各种"方书"中，但并非"本草"类药书中，故药材中并没有"地丁"这个品种，即"地丁"并非药材，因而不得将紫花地丁、白花地丁、苦地丁、甜地丁、广地丁、白地丁等药材名中后缀地丁二字的不同品种，简称为"地丁"。

（二）通用名称及其命名原则

1. 药材的通用名称包括中文名（附汉语拼音）和拉丁名等。

（1）药材的中文名，一般应以全国多数地区习用的名称命名，如各地习用名称不一致或难以定出比较合适的名称时，可选用植物名命名。对于沿用已久的药名，如必须改动，可列出其曾用名作为过渡，但不得使用药材的商品名。

（2）增加药用部位的中药材，其中文名应明确药用部位，如白茅根、核桃仁等。

（3）中药材的人工方法制成品，其中文名称应与天然品的中文名称有所区别，如人工麝香、培植牛黄等。

（4）由于许多药材名称的读音古今不同，各地有异，还有同名异音现象，为统一读音，便于交流，应附汉语拼音。比如桔梗，《说文解字》的注释是"桔"一为"jié"，二为"jú"；《本草纲目》亦称"桔（jié），桔梗也"。再比如大黄，古称（dài huáng），其读音与"大夫医者也，岐黄医术也，大黄中药也"有关。至于蛤蚧，此物求偶，自呼其名，雄性叫声似"蛤"（gé），雌性叫声如"蚧"（gài），故名蛤蚧（gé gài），其拉丁名（GECKO）、日文名（ゴウカイ）、英语名的读音均为"gégài"，但《中国药典》注音为"gé jiè"，似有不妥。

2. 药材的拉丁名。

（1）中药材的拉丁名一般采用属名或属种名命名。其中：①凡以属名命名者，如在同属中只有一个品种入药，或该属有几个品种作同一药材使用者，应将来源为同属其他物种的药材加上种名，使之区分。②凡以属种名命名者，如同属中有几个品种来源者，应分别标注种名。③凡以种名命名者，均为习惯用法，应少用。

（2）除少数中药材可不标明药用部位外，需要标明药用部位的，其拉丁名先写药名，用第一格，后写药用部位，用第二格，如有形容词，则列于最后。一种中药材包括两个不同药用部位时，把主要的或多数地区习用的药用部位列在前面，用"ET"相联接。一种中药材的来源为不同科、属的两种植（动）物或同一植（动）物的不同药用部位，须列为并列的两个拉丁名。

（3）国际上已有通常用的名称作拉丁名的中药材，且品种来源与国外相同的，可直接采用。

（4）矿物类药材用该矿物所含主要成分或化学成分＋形容词命名，或使用矿物的固有拉丁名。如芒硝 Natrii Sulfas、玄明粉 Natrii Sulfas Exsiccatus（干燥的）；白矾 Alumen、炉甘石 Calamina等。

（5）常用介词和连词均应小写，如 in 意为"呈……状、在……中（的）、在……内（的）"，比如竹茹系青竿竹茎秆的中间层，其拉丁名为 BAMBUSAE（青竿竹）CAULIS（茎秆）in TAENIAS（中间层）；cum 意为"与或带"，比如钩藤的拉丁名为 Uncariae（钩藤）Ramulus（茎枝）cum Uncis（带钩的）；seu 意为"……或……"；et 意为"……和……"。

3. 饮片的中文名。饮片的通用名称包括中文名和拉丁名，并严格"一药一名"。

（1）凡净制、切制的生用饮片，按原中药材命名，即凡"生饮同源"的品种，其药材名就是饮片名（参见药材入药路径图、炮制方法的分类与相关说明图）。但需特殊管理的毒性药材，在其名称前应加"生"字，鲜品饮片，应在其名称前加上"鲜"字，如鲜石斛、鲜薄荷、生草乌、生半夏等。

（2）凡以炒、蒸、煅等方法炮炙的中药饮片，在其中药材名前应冠以炮炙方法或后缀炮炙后的形态。加辅料炮炙的中药饮片，应冠以辅料名。如煨肉豆蔻、煅石膏（均冠以炮炙方法）；巴豆霜、地榆炭（均后缀炮炙后的形态）；酒白芍、姜半夏（均冠以辅料名）。

4. 饮片的拉丁名。在其中药材的拉丁名后加上 Preparata。

综上，严格执行《中国药品通用名称命名原则》，掌握其命名方法，对规范药材和饮片的名称具有法定意义，亦为中药饮片实施文号管理奠定基础。

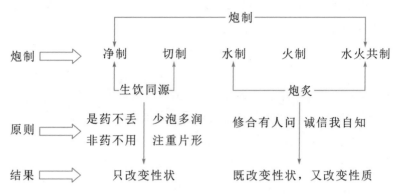

炮制方法的分类与相关说明图

三、药材的 4 个要素

基原、药用部位或药用部分、采收时期、加工方法是界定药材"来源"的 4 个要素。就植（动）物类药材而言，这四个要素缺一则不构成药材，有一项不同，则成为不同的品种或不同的品规。

1. 基原。系指对药材的每一品种，运用植（动）形态分类学方法所界定的品种属性，通常用"双名法"标定其学名。比如白芍，本品为毛茛科植物芍药 *Paeonia lactiflora* Pall. 的干燥根。据此可知，白芍系毛茛科 *Paeonia* 属植物，其种名为 *lactiflora*、其定名人为 Pall.（缩写）、其原植物名为芍药。即用"属名" ＋ "定名人"的姓氏或其缩写（必要时加上"种加词"，均用拉丁文标示）就构成白芍的学名。

2. 药用部位。药用部位与药用部分既互相关联，又有所区别。前者系指动、植物的某一器官或该器官的某一部分，具有唯一性及针对性；后者系指同一基原的某种植物或动物有多个器官或部位入药，具有多样性及其相关性。比如五加科植物三七 *Panax notoginseng*（Burk.）F. H. Chen，其药用部分为"根和根茎"，其主根系指"三七"，支根习称"筋条"，根茎习称"剪口"（后二者是药材的商品名），故主根、支根及根茎分别是三七的药用部位。再比如蒲公英，《中国药典》规定其药用部分应为全草而非地上部分（即应带根入药）。但因蒲公英的根可制成咖啡饮用，且不含咖啡碱，又可作糖果糕点等保健食品的添加剂，如"北京茯苓饼"等，导致市售饮片均为不带根的地上部分，而将其根作另一商品销售，这有悖《中国药典》的规定，应予更正。

3. 采收时期。药材的采收时期是否适宜，不仅直接影响药材的质量与产量，还关乎用药的安全与疗效。由于历史的原因，目前对绝大多数药材成分在其体内的消长规律尚不明晰，故仍以药用部位的成熟程度作为依据，确定适宜的采收时期。但对部分有效成分及其含量积累过程已经明确的品种，应依据其含量变化的规律适时采收。比如根及根茎类药材，一般以春初或秋末即 2 月、8 月采收为佳。正如陶弘景所云："初春津润始萌，未充枝叶，势力醇浓；至秋叶干枯，津润归流于下；且春宁宜早，秋宁宜晚。"亦如《千金要方》所云："早则药势未成，晚则盛势已竭。"以大黄为例，其根 6—7 月，不含蒽醌类成分，但到 8 月后，蒽醌类成分剧增，在冬季仍保持很高水平。再比如天麻，春、冬两季均可采挖，但冬至以后采挖者称"冬麻"，质优；立夏之前采挖者称"春麻"，质次。

此外，近代研究表明，生物药不仅在其个体发育的不同阶段，其内含物有别，就是在同一天的不同时段，因天气等因素的影响，亦有差异，称之为"日波动"。比如薄荷，李时珍称其"雨后乃刈收，则性凉，不尔不凉也"。实际上雨后正是薄荷所含挥发油降低的时候，应在晴天阳光充沛时及时采收。

4. 产地加工。药材的产地加工系指由采收者在当地对药材进行的初步加工。旨在：①除去杂质，纯化药用部分，做到"是药不丢、非药不用"。②选用适宜的干燥方法，缩短干燥时间，防止霉烂虫蛀。③有利于药材的运输与储存，并使药材的组织脆化，利于切片。

必须指出，同种药材也有因产地加工方法不同而变异者。比如早期"本草"均无白芍、赤芍之分，《中国药典》亦界定二者均为毛茛科植物芍药 *Paeonia lactiflora* Pall. 的干燥根，其药用部位与采收季节相同，但产地、加工方法有别：即芍药的根采挖后，如将其置沸水中煮后去皮或去皮后再煮，则作白芍入药；如不煮也不去皮，则作赤芍入药。不过晚期的"本草"另有 3 种说法，至今尚无定论：一是二者本是同一种植物，开白花者是白芍，开红花者是赤芍；二是赤、白芍为两种植物，一为金芍药，二为木芍药（牡丹的别名）；三是家种与野生的区别，白芍以家种为主，赤芍以野生为主，包括家种芍药中根形瘦小者。

此外，关于药材的产地加工与饮片炮制的"一体化"研究，已被国家科委列为科研专项。比如藤木树皮类药材的产地加工大多采用"发汗"的方法，使其迅速干燥。所谓"发汗"，其实是一种晒、闷交替的干燥方法。但此类药材在切制成饮片前，仍应再行闷润，使其纤维脆化，以利切片。如此反复，耗时耗工，似可在产地加工后即行切片。这就是所谓药材的产地加工与饮片炮制的"一体化"。

综上所述，基原、药用部位、采收时期、产地加工是构成药材的 4 个要素，对每一要素的理解和诠释必须因药而异，既要发皇古义，更要汲取新知。

四、药材的品质评价

评价药材的品质，必须紧扣品种的来源与性状；在辨状论质的基础上，注重其采收期、生长期、产新期、贮藏期及其加工方法；参考其产地，结合其所含成分及理化性质；明晰其商品规格和等级划分；并以用药安全有效为根本，力求简明实用，准确无误。

1. 来源是评价药材品质的核心。前已述及，基原、药用部位、采收时期、加工方法是界定药材的 4 个要素，亦是辨识药材真伪，评价药材品质的核心。明确的基原，优质的品种，准确的鉴别，科学的鉴定，是保证药材及其饮片安全有效的前提。根据药用部位的不同，适时采收，正确加工，对确保药材及其饮片的质量与产量亦至关重要。

此外，药材的鉴别与鉴定是两个既有区别又互相关联的概念。前者是从已知到求证，即辨识药材真伪的操作过程（习称"认药"），具有相对性和可比性；后者系指依据药材的形态学特征及其在生物界的定位，从未知到求证，即确定药材基原的操作过程，具有针对性和专属性。二者必须肯綮适宜，相得益彰，才能提高对药材品质评价的准确性或科学性。

总之，对每种药材的品质评价，均围绕着构成该药材的 4 个要素而展开，故来源是评价药材品质的核心。

2. 辨状论质是评价药材品质的先导。由于药材的来源复杂，品种繁多，且同名异物、异名同物现象极其普遍，为保障用药安全，确保临床疗效，首先要依据药材的形、色、气、味等，正本清源，对每一品种的真伪优劣进行准确的鉴别或者科学的鉴定。

　　目前，药材的性状鉴别主要依据药材的性状特征，如形状、大小、颜色、表面特征、质地、折断面、气、味等，采用眼看、口尝、手摸、鼻闻、水试、火试等传统方法辨识药材的真伪优劣，故又称经验鉴别。必须注意：① 性状鉴别中的气、味，系指鼻闻、口尝的气与味，并非中医理论对该药药性的概括。②此类方法虽然具有操作简便、快检快定、节约成本的特点，但也存在因药而异、因人而异等诸多局限，其结论的准确性或专属性不强，甚至有误。故必要时应佐以其他方法加以确认。

　　为提高性状鉴别的准确性或专属性，广大中医药工作者在长期实践中积累了丰富的经验，并将其归纳成生动、形象、简明、贴切的鉴别术语。现摘录如下，以利传承。如天沟地岗马牙边，刚毛窝子芝麻点（犀牛角）；乌云盖顶，血线通天（羚羊角）；观音坐莲，怀中抱月（川贝母）；铜皮铁骨狮子头（三七）；马头蛇尾瓦楞身（海马）；龙头虎口上翘吻，身披菱形方胜纹（蕲蛇）；身粗心大皮不皱（大良姜），环纹波状纵皱深（高良姜），打断骨头连着筋（小良姜）；金井玉栏看桔梗，胶口镜面识僵蚕；腰箍紧身山慈菇，玉带缠腰王瓜子；云头鹤颈看白术，缩皮凸肉找山柰；麝香冒槽，牛黄挂甲；藜芦穿蓑衣，漏芦戴斗笠；冬花一盆火，年健一包针；如此等等，不胜枚举。

　　此外，对不同的药材商品，依据其性状特征，采用辨状论质的方法所得的结论，一般用"以何者为佳"表述，亦是划分药材的商品等级，制定药材商品规格的依据。

　　总之，未辨真伪，莫言品质。故辨状论质是评价药材品质的先导。

　　3. 产地是评价药材品质的佐证。

　　（1）产地与产区。在药材商品学中，前者多用于标注某种药材的出产地；后者则用于指明该药材其产量较大，具有批量采集规模的地区，亦称主产地。由于药材产地和相对集中的产区是决定药材品种外部形态、内部结构及其次生代谢产物的地理因素，因而对评价药材的品质具有实用价值。比如"浙八味"（浙贝母、玄参、延胡索、杭菊花、山茱萸、麦冬、白术、白芍），以及"四大怀药"（地黄、山药、牛膝、怀菊），分别是主产于浙江、河南的优质药材。

　　（2）地道与道地。这是两个既互相关联，又有所区别的概念。通俗地讲：地道是"真"，道地为"好"；就药材品种而言：地道是"真的"，道地是"真的"中最好的。

　　中医药历来十分重视药材品种的真伪，讲究药材品质的优劣，青睐所谓"道地药材"，即历史悠久、产地适宜、物种优良、炮制考究、疗效突出，并带有地域特点的药材。为标榜此类药材的品质上乘，大多还在其名称前冠以产地的简称。如川黄连、云茯苓、台乌药等。但是环境因素是复杂而多变的，又是高度统一的。正如李时珍所云："性从地变，质与物迁……"药材的自然生长是其选择环境和适应环境的结果。随着环境因素的变化，物种品质的退化或濒临灭绝，加上盲目引种，随意扩大种植区域等因素的影响，导致如今真正的道地产区并非固定不变，且诸说不一，真正的道地药材品质变异，且扑朔迷离。故药材的产地只能作为评价药材品质的佐证，这也是物竞天择的必然。

　　4. 生长期、贮藏期是评价药材品质的依据。以生长期作为评价药材品质优劣的依据，多用于多年生根及根茎类药材，或动物药材不同的发育阶段。比如白及，每年长一个块茎，以3个块茎连成一串者质优；3个以上者，其形干瘪、无粉性及胶质，不得入药。再比如川牛膝，生长期少于3年者，多烂根；4年以上者，主根纤维化且多枝根，不可药用。至于僵蚕，《中国药典》规定应为4～5龄的家蚕幼虫感染（或人工接种）白僵菌而致死的干燥体。已知家蚕属完全变态发育的昆虫，一生经过卵、幼虫、蛹（茧）、成虫四个时段，且长到一定阶段要脱去旧皮，产生新皮。蜕皮期间不食不动，称之为眠；眠与眠之间叫龄。所谓"4～5龄"就界定了家蚕入药的生长期。

古有"六陈除外，余味精新"之说，其意为：除陈皮等六种药材外，其他药材均以"新货"为佳。这是古人用贮藏期的长短来评价药材品质的依据，亦关乎药材的鉴别，因为不同的品种，大多以新货易于鉴别真伪。所谓新货，系指当年采收，当年上市的药材商品。比如续断，其新货表面呈灰褐色或黄褐色，"发汗"后呈绿色，柔软而油润，质佳，但久储后其色变黑、其质干枯、极易折断而质次。再比如忍冬藤，其正品系《中国药典》所载"金银花"的干燥藤茎，质优，而非"山银花"的藤茎，系地习用品，质次。但二者的外观性状，就陈货而言，极其相似，不易鉴别。如用新货，则金银花的藤茎表面为棕红色至暗棕色，而山银花的藤茎为灰绿色，可资鉴别，故宜用新货。

至于"六陈"所指，诸说不一。其中《本草经集注》云："凡狼毒、枳实、橘皮、半夏、麻黄、吴茱萸皆须陈久者良。"另有3个版本的所谓"六陈歌"，如张从正的《儒门事亲》谓："药有六陈，陈久为良，狼茱半橘，枳实麻黄。"如今广东清平药材市场还保留着对陈皮、橘红等按贮藏年限的长短划分等级的特色，贮藏年限愈长，其价愈高。

总之，生长期、贮藏期也是评价药材品质优劣的重要依据。因为生长年限不够或采收不及时，其品质较差，甚至不得入药；久储或储之不当的药材，极易产生虫蛀、霉变、"泛油"、失色等质量变异现象，导致药材品质低劣或真伪难辨，不宜药用。

5. 成分分析是评价药材品质的科技支撑。药材的化学成分及分类方法十分复杂，特别是植物药和动物药，多含有初生代谢物和次生代谢物，统称为药材的内含物。就单品种而言，如根据其所含化学成分的分子特征可分为带信息分子（如 DNA、RNA、多肽等）、表信息分子（如蛋白质、碳水化合物、脂类等）和无信息分子（如树脂、鞣质、某些生物碱及草酸钙簇晶）；根据代谢过程可分为初生代谢产物（一次成分）和次生代谢产物（二次成分）；根据化学成分有无生理活性，可分为活性成分与非活性成分，前者又称有效成分，后者又称无效成分，如对人体有害，则称为有害成分。但这三者的划分并不绝对。

前已述及，对某种药材的品质评价，与该药材的来源、性状、产地、采收期、加工方法等诸多因素息息相关，在明确其所含成分的前提下，以其所含成分的属性及含量作为评价品质的依据，是在为其结论寻求科技支撑。

但是，理化的等值并不等于生物的等效。比如药用硫酸镁，如内服，则具有泻下的作用；如注射，则具有降压的功能。由此可见，虽其化学成分相同，但因用药途径有别，导致其生理效应差异显著。再者，药材以饮片入药，且多为复方，其所含成分在复方中的转化大多不明，岂能刻舟求剑。

总之，评价药材的品质，必须有成分论，但不唯成分论，重在用药安全与临床疗效。

6. 安全有效是评价药材品质的根本。常听人说："中药无副作用。"这既是对中药的误解，亦是人们对"绿色中药"的期盼！其实是药三分毒，运用得当，可立起沉疴，用之失当，则祸不旋踵。正如《内经·卷十四》中所言："凡可逼邪安正者，皆有称为毒。"故"医师掌医之政，（应）聚毒药以供医事"（出自《周礼·天官》）。但是，当今众多医师遣药组方，只知"人言（信石）可畏，不敢以毒攻毒"，导致现在对毒性和有毒药材几乎无人问津。药学人员应熟知药材有"毒性"与"有毒"之分（见原卫生部颁布的医疗用毒性中药品种目录及其《中国药典》界定的有毒中药品种目录），准确评定其品质，严格依法炮制，采用专人专柜管理（见国务院颁布的《医疗用毒性药品管理办法》），以确保用药安全，保障临床疗效。

随着生态保护意识与自我保护意识的增强，人们对"绿色中药"的期盼与日俱增。所谓"绿色中药"，它与中药的种养、采收、加工、包装、贮藏的各个环节相关联。即应严格控制农药、重金属离子、二氧化硫等有害成分的残留量；应防止炮制前后苯并芘的含量增高；应控制致病微生物的污染；应杜绝虫蛀、霉变、走油等质量变异现象。

综上，对于中药的毒副作用必须采取科学、求实、审慎的态度，既不能盲目认为中药绝对安全无毒，又不能夸大中药不良反应所引起的危害。这是评价药材品质的根本。

五、饮片的历史递嬗

1. 饮片的"三代五形"。已有几千年历史的中药饮片，至今仍是中医防治疾病的首选，"看中医，喝汤药"仍被广大患者所青睐。但是，随着历史的递嬗，社会和文化的演进，生产力的发展，医学的进步，生活节奏的加快，中药饮片质量的不稳定性，疗效的不确定性，使用的不方便性日渐显现。于是对中药饮片的各种改革一直方兴未艾，导致所谓"小包装中药饮片""中药免煎饮片""中药超微饮片""中药超微配方颗粒"等相继问世，并用于临床。其中，人们将传统的中药饮片和"小包装中药饮片"称为第一代中药饮片，将"中药免煎饮片"称为第二代中药饮片，将"中药超微饮片"和"中药超微配方颗粒"誉为第三代中药饮片。

2. 中药免煎饮片。早在 20 世纪 50 年代，人们就尝试将每味饮片单煎取汁、经分离纯化并浓缩至规定的"比含量"，即得所谓"酊水饮片"，调剂时再按原饮片的处方剂量进行勾兑，供患者服用。可见所谓"酊水饮片"，堪称是中药免煎饮片（国家中医药管理局命名）即中药配方颗粒（国家食品药品监督管理局命名）的前身。因为国内 20 世纪 90 年代推出的中药免煎饮片，大多也是取单味饮片煎汁、分离、纯化、浓缩，经喷雾干燥后，再取其浸膏粉制粒而成，调剂时再按不同的品种，每克相当于原饮片的重量（标示量）及处方剂量，经换算后配方，供患者直接冲服。

其实，早在 20 世纪 70 年代，在日本、中国台湾就有此类所谓"颗粒饮片"问世，号称"科学中药"。

3. 中药超微饮片与中药超微配方颗粒。

（1）超微粉碎是 20 世纪 70 年代初，在传统粉碎技术基础上发展起来的高新技术。所谓中药超微饮片，是指采用超微粉碎技术，将单味饮片粉碎成最大粒径＜75 μm 的粉末（又称"超细粉体"），或必要时再制成的颗粒。旨在通过使植物、动物类饮片的细胞破壁，达到提高其内含物（有效成分等）的溶出度和溶出速率，从而提高药效的目的。

至于中药超微配方颗粒，则是取单味饮片的超微粉与该饮片的浸膏粉混合制得的颗粒，以利提高其流动性，便于调剂称量，并易于冲服。

（2）超细粉体是用超微粉碎的方法制得的微米级粉末，旨在使物料的细胞破壁，因而是粉末的深加工品。粉末虽然也有可能使部分物料的细胞破壁，但不以此为目的。散剂则是粉末的集合体。

关于"细"与"微"："细"是指物质的大小，"微"系指物质的多少。据此，所谓"超微饮片"，准确地讲应界定为"超细粉体饮片"。

此外，最大粒径＜75 μm 的粉末，与《中国药典》比对，相当于"极细粉"，即能通过 9 号筛［即 200 目，筛孔内径为（75± 4.1）μm 的药筛］不少于 95％的粉末。

（3）粉体粒径与细胞破壁率的相关性，详见粉体粒径与细胞破壁率关系表。

粉体粒径与细胞破壁率关系表

粉体粒径（μm）	能通过的筛目（目）	细胞的破壁率（%）
150～80	80～100	细胞基本完整
74～47	200～325	＞95
47～25	325～500	100

（4）基于超微饮片具有能提高药材成分的溶出量、溶出速率及均匀度的特点，故内服能优化口感，有"入口即化"的感觉；外用能扩大与创面的接触面，有利于保护创面和药物成分的均匀吸收。因而适用于：①贵重补益类饮片，如人参、鹿茸、冬虫夏草等。②含挥发性有效成分的饮片，如沉香、肉桂、砂仁等。③含树脂类有效成分的饮片，如琥珀、血竭、乳香、没药等。④含热敏性有效成分的饮片，如鸡内金、雷丸、水蛭等。⑤质地坚硬、组织密实、需要久煎的饮片，如茯苓、附子、羚羊角、龟甲、鳖甲等。

4. 免煎饮片与超微饮片的"前景"。

（1）饮片入药，多为复方。遣药组方，临方调剂，诸药共煎是其特色。如将方中各药"单煎"后再行混合，必与"诸药共煎"存在质的差异。为此，不能从机制上阐明"单煎"与"共煎"是否等效，已成为研发免煎饮片或超微饮片的"死穴"。

（2）中医用药历来重视量效关系，有"中医之秘在于量""宁传医方，不传药量"之说。但是，时至今日，免煎饮片与超微饮片仍以每克成品相当于原饮片的克数来标注其"含量"，缺乏科学依据，且不具备稳定性与可控性。这也是制约免煎饮片与超微饮片进一步发展的瓶颈。

总之，中药饮片是在中医理论指导下，用于防病治病的物质基础。在当今中医理论固化、中医思维弱化、中医学术异化、中医特色淡化的背景下，试图对中药饮片的任何"改革"，都必须遵循"传承不泥古，创新不离宗"的原则，否则就没有生命力。

六、中药调剂与质量管理

中药调剂是按照处方调配相关药品的操作过程，包括临证处方、协定处方、成药处方、制剂处方的调剂等。其中除成药处方的调剂外，其他均属饮片处方的调剂范畴，而制剂处方（含"一人一方"的制剂）的调剂，又称"制剂备料"。

前已述及，"辨证施治、遣药组方、饮片入药、临方调剂、诸药共煎"仍是中医防病治病的首选，也是中医药的特色与优势。由此可知，饮片处方的调剂，一是医疗工作与药学工作的契合点，必须规范饮片的处方用名，统一饮片的调剂应付，制定饮片的选用规定，做到"医知药情、药为医用，医药相得"；二是医疗机构药事管理的重要内容，必须恪守药政法规，符合相关规定，并按照《医院中药房基本标准》，构建让患者放心，让医院放心，让医生放心，让自己放心的"放心药房"；三是中药专业人员必须掌握的操作技能，并严格饮片的调剂规程（SOP），做到称准分匀，分药到剂，投药无误。

（一）饮片的处方用名与调剂给付的现状

白术有生白术、炒白术、焦白术、麸炒白术、土炒白术等多种饮片。如果处方用名白术，配方应付哪种饮片？目前全国尚无统一规定。

为此，编者就此类问题，在全国范围内进行调研，结果不同地区、不同医院，或者同一医院的医生之间、医生与药剂人员之间、药剂人员与药剂人员之间的认知均有差异。由此可见，饮片的处方用名与调剂给付极其混乱。

（二）饮片的处方用名与调剂给付混乱的原因

1. 医不知药情，药不为医用。由于中药材同名异物、异名同物的现象极其普遍，为做到"一药一名"，《中国药典》已陆续将部分原名称相同，但基原不同的药材分别命名，且各自单列。如将原名为萆薢的药材，分别命名为粉萆薢与绵萆薢；将原名为麦冬的药材，分别命名为麦冬与山麦冬等。但这些知识或信息仅药学人员掌握，医生并不知晓。医生开具处方如仍写"萆薢""麦冬"等，势必导致调剂给付混乱，甚至投药有误。

2. 药材名与饮片名混用。前已述及，同种药材因炮制方法或所用辅料的不同，可制成名称各异的多种饮片。但医生遣药组方，大多习用药材名，在没有相关规定的前提下，势必导致调剂给付无据。

3. 混淆同一药材的不同药用部位。同一药材的不同药用部位分别入药的现象，在中药饮片中较为普遍，如瓜蒌（药材名）有瓜蒌子（种子）、瓜蒌皮（果皮）、瓜蒌根（块根）、全瓜蒌（果实）等多种饮片分别入药。如处方用名写"瓜蒌"，而未标注药用部位，势必导致调剂给付无所适从。

4. 仅"一字有别"的几种饮片名混用。中药饮片的命名，普遍存在几种饮片的名称仅一字有别的现象，如川牛膝与牛膝、南沙参与北沙参等。如处方用名省略这一以示区别的用字，势必导致调剂给付的盲然。

5. 秉承"药无正字"的恶习，滥造饮片的处方用名。如将续断写成"六旦"、半夏写成"半下"等。据此，"硫黄"与"牛黄"就没有区别，可见其荒谬之极，又怎能保证调剂给付无误。

（三）治理措施

综上，2009 年 3 月国家中医药管理局下发了《关于中药饮片处方用名和调剂给付有关问题的通知》（国中医药发〔2009〕7 号），该通知要求：各医疗机构应制定本单位中药饮片处方用名与调剂给付规定。旨在规范饮片的处方用名，统一调剂给付；做到医知药情，药为医用，医药相得，肯綮适宜。

1. 规范饮片的处方用名。规范中药饮片的处方用名，应遵照原卫生部制定的"处方管理办法"的相关规定，即药品名称应当使用规范的中文名称书写。就中药饮片而言，一律应用饮片的通用名称书写处方，并严格"一药一名"。

（1）凡现行版《中国药典》已收载的饮片，其通用名称均已在供制备该饮片的药材【炮制】项下用黑体字标示，应予选用，并应随《中国药典》的改版及时修订。

（2）凡《中国药典》未收载的饮片，应按照所属省、自治区、直辖市食品药品监督管理部门颁布的现行版《中药饮片炮制规范》的相关规定书写饮片的处方用名，但该处方用名必须符合国家药典委员会制定的"中国药品通用名称命名原则"的相关规定。如有不符者，应予订正。

（3）凡"生饮同源"的品种，可按"中国药品通用名称命名原则"的规定，用药材名作饮片名书写处方。

2. 统一饮片的调剂应付。前已述及，中药饮片的处方用名，必须使用饮片的通用名称。据此，只要规范了饮片的处方用名，就能统一中药饮片的调剂应付。即调剂中药饮片处方时，所给付的每一味饮片都必须与处方用名一致。凡处方用名不符合上述规定者，应经处方医生修订后才给予调剂。其中，凡由医生工作站开具的电子处方，其 His 系统中应设置具有提示或修订不规范处方用名的功能模块，以避免出现不规范的处方用名。

此外，必须说明，调剂应付是指按照中药饮片的处方用名，调剂时"应"给付的饮片；而调剂给付，则是按照中药饮片的处方用名，调剂时"所"给付的饮片。由此可见，应付是规定，属制度的范畴；给付是操作，是配方的结果。

3. 制定饮片的选用规定。由于同种药材因来源、产地、采收期、生长期、产新期、贮藏期等因素变化，势必导致其饮片的品质与疗效发生变异。为确保用药安全，保障临床疗效，必须适时制定本单位或本系统的"饮片选用规定"，以此规范并统一饮片的采购、验收、库管、调剂等各个环节的操作，比如《中国药典》已将"金银花"分为"金银花"与"山银花"、将"板蓝根"分为"板蓝根"与"南板蓝根"等。但"金银花"与"山银花"的【性味与归经】、【功能与主治】完全相同，似可互相代用，而"板蓝根"与"南板蓝根"的【功能与主治】有别，不得互相代用（均见《中国药典》）。

总之，制定饮片的选用规定，是规范处方用名、统一调剂给付的根本措施。

七、严格饮片处方的调剂规程（SOP）

中药调剂一般按下列工序进行：审方→配方→核对→复核→发药。为了确保调剂质量，对每道工序都必须制定严格的操作规程（SOP）。旨在规范调剂操作，做到称准分匀，分药到剂，投药无误。

（一）审方与审方前置

1. 审方内容。处方是调剂的依据。调剂人员在收到处方后，应严格审方。就中药饮片处方而言，审方的主要事项包括以下方面。

（1）按规定设计并印制的标准处方，各栏目的填写必须清晰规范且不得漏项。

（2）饮片的处方用名必须规范。其中，凡对饮片的产地、炮制方法有特殊要求的，应在饮片名称前写明，如怀山药、飞滑石等；凡对调剂、煎煮有特殊要求的，如"打碎""先煎""后下""冲服""烊化"等，应在饮片名称的右上方标注。

（3）有无"相反""相畏"的药对，以及用于孕妇的处方中有无"妊娠禁忌"药品。

（4）凡现行版《中国药典》未收载的品种，是否符合所属地《中药饮片炮制规范》或《中药材质量标准》的相关规定。

（5）有无药味重复，有无遗漏剂量、剂数或剂量单位等书写不规范的现象。

2. 违规处方的处理。处方中如出现违反上述规定的事项，应退回处方，经拟方医生修订并重签名或盖章后方可调剂。此外，如处方中存在"相反""相畏"的药对，或含"有毒"及"毒性"饮片，且其剂量超过《中国药典》的相关规定，需经拟方医生在相应的药品名称下再行签名确认，方可调剂。

3. 关于审方前置。目前各医疗机构为简化就医流程，方便患者就诊，大多采用划价、缴费"一站式"服务。而划价人员大多并非中药专业人员，并采用电脑计价。当已经划价、缴费的处方交药房调剂时，一旦出现有违上述规定的处方，再行处理，相当麻烦，极易引发医患纠纷。

为此，必须在用于计价的电脑中设置具有审方功能的模块，将审方内容置于其中，交由"电脑审方"。但是，调剂人员在调剂处方前，仍需再次审方，并承担相应的责任。

（二）称准分匀与分药到剂

称准分匀、分药到剂是对调剂饮片处方的基本要求，是调剂人员必须掌握的操作技能。

1. 衡器的选用。调剂饮片处方，以前大多习用"戥子"，分"克戥"与"毫克戥"。其中，克戥的里纽从 1 g 开始，每隔一粒星为 1 g，直到 50 g；外纽从 50 g 开始，每隔一粒星为 2 g，直到 250 g，因而适用于称量"一般"饮片。毫克戥只用于称量"毒、麻、贵细"饮片。

其实戥子就是杆秤，因杆秤称量误差较大，虽已被国家明令禁用，但基于戥药配方历史悠久，是传统文化的体现，故至今尚在延用。

此外，要想称准，必须秤准。故无论使用哪种衡器，均要定期校验，并贴签标示。

2. 称准分匀的方法。饮片处方多为复方，且一方多剂。按相关规定，对中药饮片的调剂应逐剂、逐味称量，也可按处方剂数称取每味药的总量，再采用"等量递减"的方法分药到剂。但配方人员迫于提高配方效率，减少患者候药时间的需要，在实际操作中大多是按剂数称取每味药的总量，再估量分剂，必然导致一方中每剂药之间存在重量差异（因分不匀造成），从而影响疗效，亦极易被投诉或引发医患纠纷。

3. "另包"饮片及"麻、毒"饮片的分药到剂。凡处方中对某种饮片的煎、服方法等有特殊要求的，该饮片亦应按剂数各自另包，并分包到剂，且每一包装袋上均应有相应说明，并作发药交代。但凡毒、麻药品，严禁另包，且在分药到剂前应毁形，再与其他饮片混匀。

4. 临方炮制饮片的称量。调剂含临方炮制饮片的处方，应先行临方炮制，再按处方剂量称取所需成品的总量，并分药到剂。

5. 含结晶水饮片与其风化物的剂量换算。调剂含结晶水的矿物类饮片处方，如用其风化品替代，则应按处方剂量减去结晶水的含量，经折算后给予调剂。如芒硝与风化硝等。

（三）核对与复核

1. 基本要求。为了便于核对与复核，调剂人员在配方时，应按处方药序，逐味称量，顺次摆放，以利核对与复核，不允许配方摆药犹如"垃圾成堆""仙女散花"等毫无章法的行为。处方调配完毕，调剂人员应按处方药序，逐味自行核对。确认无误后，再行签章，并交复核人员复核。

调剂室必须设置专人专岗负责复核工作。二级及以上医院应由具有主管中药师以上专业技术人员负责复核工作。

复核要求：复核人员先应按处方中所含饮片，逐一核对有无错漏或质量发生变异的饮片。再按相关规定检测其总量误差与分量误差，确认无误后，再行签章发药。凡一方多剂而只抽查一剂者，应在该剂药的包装袋上明确标注，并写上患者的姓名。

如发生调剂给药有误或其他质量问题：凡经复核的处方，由复核人员负主要责任；凡调剂人员自行核对的药剂，由调剂人员负主要责任。

2. 总量误差与分量误差的计定。前已述及，按照《医院中药饮片管理规范》的规定：调剂中药饮片处方应逐剂逐味称量，每剂药的称量误差应≤±5%。但是，由于饮片处方大多一方多剂，迫于缩短患者候药时间的需要，习用的调剂方法是先按剂数称取方中每味饮片的总量，再"回戥"分药到剂（即等量递减），甚至估量分剂，势必导致每剂药的实际重量存在差异。在检测中，如果有几剂药的称量误差≤±5%，而另几剂药的称量误差＞±5%，应如何评定，并怎样处理，目前尚无统一规定。为此，建议按下述方法检测并计定中药饮片处方调剂的重量误差与分量误差。

总量误差（C）：$C=(A-B)/B×100\%$，应≤±5%。如果总量误差＞±5%，则该处方调剂质量不合格，不必再计定其分量误差。

备注：上式中 A 系指所被检测处方所称取的饮片总量；B 按该处方中所含每味药的剂量和×剂数计定。

分量误差（CV）：按下式计定，应≤±5%。

$$S^2 = \frac{1}{n-1}\sum_{t=1}^{n}(X_t - \overline{X})^2,\ CV = S/\overline{X}\times100\%$$

备注：上式中 X 为每剂药的实际称量，$\overline{X}$ 为一方多剂实际称量的平均数，n 是剂数，S^2 为方差，CV 为变异系数，用来判断每剂药量之间离散程度、变异大小。

举例：有一张处方，每剂药应是 200 g，共 5 剂。实际配方结果为 230 g、190 g、200 g、210 g、180 g。

该 5 剂药实际所称取的重量是 1 010 g，其总量误差（C）符合规定。如果按每剂药的称量误差应≤±5%进行判断，其中仅重量分别为 190 g、200 g 及 210 g 的三剂药符合要求，而实际称取的重量分别是 230 g、180 g 的另两剂药则不合格。此时应如何评定整张处方的调剂质量？根据统计学的处理方法，应计算其分量误差（CV），作为判断依据。按照上述公式，调剂该处方的分量误差（CV）＝9.52%，说明每剂之间差异偏大，应全部重新调剂。

（四）发药交代

发药时，应"唱名发药"。首先要按处方核对患者姓名，以及相关凭据，杜绝错发；其次，务必向取药者交代各项注意事项。如煎服方法、服药时间、服用剂量、自加药引等。如取药者咨询内容非药剂人员应知晓的专业知识，在没有相关依据时，应请处方医生回答。

总之，中药调剂是一门涉及多学科、多领域的应用技术。它历史悠久，涉猎广博；既有系统的理论，又有传统的工艺；既要恪守药政法规，又要实施科学管理；既要传承古训，又要汲取新知；既要求操作严谨，又要求服务耐心。更要防止医院药房被商业化，调剂人员被店员化。其从业人员一定要爱岗敬业，不得妄自菲薄。

八、开展临方炮制、恪守药为医用

（一）临方炮制的定义

"临方炮制"一词，在中药学术界早有提及，近几年还曾多次出现在为加强中药管理的相关文件或规定中。但是，这些文件或规定均未明确界定临方炮制的定义。

按照药品分类管理的相关规定：中药炮制根据操作单位的不同，可分为生产炮制与临方炮制两大类。其中，生产炮制由取得《药品生产许可证》且通过 GMP 认证的中药饮片生产企业承担；临方炮制由医疗机构中药房或通过 GSP 认证的零售药店在调剂饮片处方时实施。

由此可见，临方炮制属于中药调剂的范畴，是生产炮制（习称批量炮制）的补充，具有按临证处方的品种与剂量要求，现制现用的特点。但其操作方法、质量标准等仍应符合现行版《中国药典》或所属地《中药饮片炮制规范》的相关规定。

综上所述，所谓临方炮制，系指按照临证中药饮片处方的要求，调剂时对药材或饮片进行再加工的操作过程。

（二）临方炮制的意义

1. 恪守药政法规，严格药为医用。《中国药典》（2010 年版一部）共收载中药材 500 多种、中药饮片 1 200 多种，而医院中药房常备饮片品种一般不超过 600 种。这是因为部分品种只能用"药材上柜、饮片入药"，以利养护。如火麻仁、砂仁等；部分品种系"冷淡品种"，其使用频率极低，不宜常备，如炒常山等；另外因调剂室面积所限，导致不能将所有饮片的品种备齐。

由此可见，如处方中出现非中药房所备饮片，势必导致配方缺药。比如处方用名"炒常山"，而药房只备有"常山片"，按照《中华人民共和国药品管理法》（2015 年修正版）（以下简称《药品管理法》）的规定：以他种药品冒充此种药品的系用假药。因此，不得用"常山片"替代。但医疗机构属药品使用单位，只能从具有饮片生产或经营资格的企业采购饮片，当出现这种矛盾时，为适应调剂"临证个方"（即"一人一方"）的需要，必须"临方炮制"。

根据《药品管理法》第三十四条的规定：药品生产企业、药品经营企业、医疗机构必须从具有药品生产、经营资格的企业购进药品，但是，购进没有实施批准文号管理的中药材除外。既然允许医疗机构购进中药材，其目的就在于作临方炮制使用，使调剂处方所给付的饮片与处方用名完全一致，严格药为医用。

2. 传承"前店后厂"的模式，彰显"简便验廉"的特色。"前店后厂（合称为"堂"）、坐堂行医"是中医药传统的运营模式。其中，"前店"看病拿药，"后厂"临方炮制。这就集诊疗、炮制、计价收费、调剂发药于一体，充分彰显了中医药"简便验廉"的特色。

此外，"堂"有"堂簿"，即常备饮片目录。坐堂郎中（区别于江湖郎中）应按本堂堂簿遣药组方，如果确因治疗需要或外来处方需要使用非本堂堂簿中所含饮片，则由后厂临方炮制。以此达到"医知药情，药为医用"的目的。

再者，"堂"有"堂倌"，即专门从事处方调剂的中药人员，并配备"拌助"，即专门司职临方炮制的人员，且必须由堂中中药专业知识较强，具有特色操作技能者承担。

3. 坚持诚信经营，构建放心药房。中药材特别是贵细药材，大多商品等级复杂，价格相差悬殊，故应以药材"上柜"，以饮片入药。旨在调剂上述品种时，先让消费者"看货"，即鉴定其真伪质地、商品等级、来源产地等，使其对药材的"性价比"放心后，再行临方炮制，用于调剂。以此诚信经营，增强人们对中医药的信赖。

（三）临方炮制的适用范围

1. "逢子必捣"与"逢子必炒"。中药材传统分类方法将果实与种子并为一类，说明"逢子必捣"与"逢子必炒"并非单指种子类药材，还包括果实类药材。据统计，在现行版《中国药典》所收载的 94 种果实种子类药材中，规定应"用时捣碎"的品种有 64 种，占 67.4%；炒制品 44 种，占 45.7%。由此可见，"逢子必捣"与"逢子必炒"的说法虽有些夸张，但有据可循。

2. 贵细药材。前已述及，凡贵细药材，应先让消费者知晓药材的真伪质地、商品等级、来源产地等，使其对药品质量给予肯定后，再行炮制入药。以此诚信服务，增强人们对中医药的信赖。

3. 两药同制。所谓两药同制，系指利用两种饮片的协同作用或拮抗作用，将其制成另一种饮片。如蒲黄炒阿胶、吴茱萸拌黄连等。

必须说明，两药同制有主药与辅药之分。前者为辅药，如上述例子中的蒲黄与吴茱萸；后者为主药，如阿胶与黄连。主药与辅药的用量比应符合现行版《中国药典》或所属地《中药饮片炮制规范》的相关规定。配方时应按处方剂量称取炮制成品的总量，并分剂到剂。

4. 鲜品入药。鲜品入药是中医药的又一特色，多用于防治暑期疾病，如鲜石斛、鲜地黄等。此类药材一般埋入湿砂中养护，调剂时取出洗净切片，即制即用。由此可见，鲜品入药也属临方炮制的范畴。

（四）临方炮制的注意事项

1. 控制品种，宁缺勿乱。临方炮制的最大弊端是延长了患者的候药时间。因此，医疗机构应制定本单位"临方炮制品种目录"，并严格控制品种数。其中，凡现行版《中国药典》或所属地《中药饮片炮制规范》未收载的饮片，不得临方炮制。如鳖血炒柴胡、鹿血炙淫羊藿等生僻品种。

2. 细而不粉，有利煎服。"用时捣碎"是临方炮制的主要方法，适用范围广，有利于饮片有效成分的溶出。但是，为避免捣碎后含细粉过多，导致煎煮时，因药汁糊化而影响有效成分的浸出，故捣碎后的饮片仍应呈颗粒状，确保细而不粉。为了尽可能达到细而不粉的要求，可选用 SO304 材质的微型破碎机进行破碎。

开展临方炮制应配置的相关器具或设备，参见《药品零售企业 GSP 认证检查评定标准（试行）》第 6807 条。

3. 称准分匀，分药到剂。凡需临方炮制的饮片，其处方剂量系指炮制后所得成品的重量。因此，不得按处方剂量称取药材或饮片进行临方炮制。凡用"炒、炙"等方法制得的成品，应冷后称量，并分药到剂。

4. 建章立制，完善记录。虽然临方炮制已被列入中药药事管理范畴，但绝大多数医院尚未开展此项工作，甚至不知道何谓"临方炮制"。为此，行业主管部门与食品药品监管部门，应建立相应的规章制度，规范临方炮制，并加强督导。

由于临方炮制是生产炮制的补充，因此，GMP 的基本条款均适用于对临方炮制操作过程的管控。如物料领用记录、生产记录、清场记录、物料状态记录、物料平衡记录等必须完整、真实、准确，为总结临方炮制经验，推广临方炮制工作，提高临方炮制水平提供依据。

九、推广应用"小包装中药饮片"

（一）"小包装中药饮片"的定义

所谓"小包装中药饮片"（以下简称小包装饮片），系指按设定的剂量分包，能直接"数包"配方的中药饮片（详见国家中医药管理局组编的《小包装中药饮片医疗机构应用指南》）。为此，本文将原传统饮片称之为"散饮片"，以示区别。

（二）小包装中药饮片用于调剂的必要性

1. 保持特色。前已述及，遣药组方、临方调剂、诸药共煎是中医药的特色与优势。使用小包装中药饮片调剂处方，既不改变传统饮片的属性，又不限制医生遣药组方及用药剂量，因而受到中医药工作者及广大患者的青睐。

2. 剂量准确。中医用药，历来重视量效关系，有"中医之秘在于量""宁传医方，不传药量"之说。由此可见，称准分匀即剂量准确，是确保饮片处方调剂质量的基本要求。

为此，国家有关部门历来规定：调剂饮片处方，每剂药的称量误差应≤±5%。但是，现行的"手抓戥称、估量分剂"的调剂方法，因其存在"称不准、分不匀"的问题，因而不可能使调剂的结果符合上述规定。

首先，调剂所用的戥子（实为一种杆秤，已被许多行业禁用）其最小称量（即感量）是 1 g，按照衡器的称量误差 =（P/Q）×100%（P 为感量、Q 为要称取的量）计算：欲称取 10 g 饮片，其称量误差已达 10%（称不准）。而小包装中药饮片采用感量为 0.1 g 的电子称，先按所需饮片设定的剂量称定后，再行包装。以此有效控制每一品规的装量误差，确保调剂剂量的准确。

其次，中药饮片处方多为复方，且一方多剂。使用散饮片调剂，调剂人员在实际操作中，迫于缩短患者取药时间的需要，先是按剂数称取某味饮片的总量，再分药到剂。而分药到剂的方法并非"逐剂逐味、等量递减"，而是"估量分剂"，必然分不匀。

3. 易于复核。饮片处方多为复方，调剂后必须复核，即检测每剂药的称量误差是否符合规定。但是，使用散饮片配方，由于已将每剂药所含饮片混合，导致复核时只能确认所给付的饮片有无错漏，不可能复核每剂药中所给付的每一味饮片是否称量准确。

然而，使用小包装中药饮片配方，则易于复核。因为小包装饮片保持了原饮片的性状及片形，采用透明材料包装，并在包装袋上标注饮片品名、规格、产地、批号、煎煮方法等说明字样，使得调剂的每剂药，既能核查调剂所给付的饮片有无错漏，又能按包装袋上的标示量检查每种饮片的剂量是否准确。

再者，对于患者而言，使用散饮片配方，因其"不识药"而不能自行核对，知情权得不到满足，极易导致心存疑虑，不利治疗，甚至有时还会由此引发医患纠纷，双方的合法权益得不到有效保护。而使用小包装中药饮片配方，患者可持处方或病历，根据包装袋上标注的饮片品名与规格，自行复核，既保护了患者的知情权，又有利于患者监督调剂质量。

4. 饮片纯净。散饮片的某些品种含有较多的琐屑、灰尘，或极易受日光、空气、温度、湿度等因素的影响，发生变质现象。而小包装中药饮片，大多采用聚乙烯材料包装，如所包饮片含有较多琐屑，则极易判断；如附着灰尘，则不易封口。所以，凡制成小包装的饮片，其纯净度必须达到《医院中药饮片管理规范》的要求。对于极易生虫、长霉及在虫霉季节生产品种，通常采取微波干燥灭菌，或采用真空包装的方式处理，起到有效防止中药饮片生虫、长霉的目的。既提高了饮片的纯净度与质量，又有利于贮存与养护。

5. 减少浪费。使用散饮片配方，由于"手抓戥称"，难以避免漏撒。或在"上斗"时发生"串斗"，或调剂时投药有误等情况，因分捡困难，只得弃用，造成浪费。

但是，使用小包装饮片配方，一旦投药有误，极易分捡，且能有效避免使用散装饮片的"串斗"与"漏撒"，从而杜绝浪费。还能降低因霉变、虫蛀、变色、变味、走油等现象而造成的浪费。

6. 改善环境。中药饮片取材于动物、植物、矿物，不可避免附着灰尘与杂质，加上部分饮片本身呈粉末状，一旦取料"上斗"或称量配方，则粉尘飞扬，污染环境，影响工作人员身体健康，并且造成库房与药房均不能使用空调等装置控温调湿，不利于中药饮片的养护。

小包装中药饮片由于有包材屏蔽，因而能有效防止取料、"上斗"及称量时产生的粉尘污染，控温调湿装置也能得到有效利用，使工作环境得到明显的改善。

7. 有利管理。

（1）量化管理。由于使用散饮片调剂存在称不准、分不匀、浪费大等问题，因而不可能对其"进、销、存"实施量化管理。但是，使用小包装饮片调剂，则可有效地解决上述问题，从而为医院对饮片实施量化管理提供了可能，进而促进管理的规范化。

（2）计算机管理。有条件的中药房可针对使用小包装饮片的需要，开发相应的计算机管理软件。该软件可设置审方核对、订正药名、标定区位、确定流程、规定配伍等功能，以利规范操作、统一调剂、避免差错、方便核对、降低劳动强度、提高调剂效率。并可自动生成"调剂清单"，为调剂人员提供调剂操作指南，为患者提供核对依据。

（3）色标管理。小包装饮片可以对所设置的品规实行统一的色标管理，以利入库验收、调剂复核等项目的操作，进而提高效率、防止差错。

综上，国家中医药管理局下发了《关于推广使用小包装中药饮片的通知》，旨在对"手抓戥称"这一传统的中药饮片调剂方法进行技术改造。

（三）小包装中药饮片用于调剂的可行性

前已述及，小包装中药饮片是按设定的剂量包装，能直接"数包"配方的中药饮片。但是，每一味饮片已设定的剂量即规格，是否能满足调剂每张饮片处方的需要，这是业内人士最大的疑虑。

于是，国家中医药管理局于 2007 年在全国选择 19 家中医医院，开展推广运用小包装中药饮片的试点工作。其中，武汉市中医医院随机抽取本院 3 个不同时期的中药饮片处方 123 578 张，做如下统计与分析。

统计方法：取上述处方中使用频率居前 200 位的常用饮片，将其分成 4 段，分别统计每段中每味饮片的每一剂量所用到的次数和，再除以该段中所含每味饮片在处方中出现的总次数×100%，分别求得每段中某一剂量的使用率，结果详见处方中常用饮片的常用剂量及使用频率汇总统计表。

处方中常用饮片的常用剂量及使用频率汇总统计表

排序	3 g	5 g	6 g	6 g	9 g	10 g	12 g	15 g	18 g	20 g	25 g	30 g	Σ（%）	其他
前 50 味	0.41%	1.01%	6.84%	3.62%	1.61%	48.51%	9.37%	14.15%	0.22%	6.22%	0.17%	4.55%	96.66%	3.34%
前 100 味	0.51%	1.03%	7.39%	3.50%	1.58%	47.65%	9.61%	14.02%	0.23%	7.00%	0.16%	4.11%	96.79%	3.21%
前 150 味	0.64%	1.18%	7.06%	3.42%	1.51%	46.76%	9.53%	14.75%	0.27%	7.10%	0.22%	4.34%	96.79%	3.21%
前 200 味	0.69%	1.18%	7.11%	3.32%	1.52%	46.20%	9.49%	15.03%	0.27%	7.18%	0.23%	4.56%	96.77%	3.23%

说明：Σ% 系指每段中所统计的 12 种剂量的使用率之和。

结果分析：由上表可知，在每段被统计的 12 种剂量中，除 3 g、18 g、25 g 外，其他剂量的使用率均＞1%，且其使用率之和＞95%，可看作是上述处方中使用频率居前 200 位的常用饮片的习用剂量。其中，10 g、15 g、12 g 这三种剂量的使用率明显高于其他剂量，且使用率之和＞70%，可看作是常用剂量。其中，10 g 的使用率高达 46.20%，几乎占所有剂量使用率的一半，堪称最常用剂量。

纵向比较可知：虽然每段中所含饮片从前 50 味到前 200 味，但被统计的每一剂量在每段中的使用率却十分接近。说明每味饮片，其各剂量的使用率相对稳定。

以上统计数据显示，饮片处方虽组方复杂，剂量变化万千，但仍有规律可循。即：①处方中所用饮片的品种数有限，且不同品种的使用频率具有显著的差异，但常用品种、常用剂量具有稳定性。②处方中所用饮片的剂量大多为整数量。为此，现行版《中国药典》在其所收载饮片的【用法与用量】项下，除有毒饮片及贵细饮片外，一律不使用带小数的剂量。如《中国药典》（2005 版一部）规定牛膝的常用量 4.5～9 g，而《中国药典》（2010 版一部）改定为 5～10 g。这有利于推广使用小包装中药饮片。③处方中所用饮片的剂量，一般不使用大于 5 g 的素数量，如 7 g、11 g、13 g 等，因而具有较强可组合性（如同砝码）。④处方中所用饮片的剂量，虽因药而异，但其常用剂量有限，且相对集中。

综上，将中药饮片按设定的剂量包装，并用于饮片处方的调剂具有可行性。为此，国家中医药管理局下发了《关于印发小包装中药饮片规格和色标的通知》，该通知规定：小包装中药饮片的规格不得超出 1 g、3 g、5 g、6 g、9 g、10 g、12 g、15 g、30 g 九种规格。

（四）小包装中药饮片的品规择定

小包装中药饮片的品规择定，不得超出 1 g、3 g、5 g、6 g、9 g、10 g、12 g、15 g、30 g 九种规格，并不得限制医生开方。其具体方法如下。

1. 因药而异。每种饮片因其习用剂量的不同，必须因药而异择定品规。如麻黄、细辛与石膏、白花蛇舌草的常备品规应有显著差异。

2. 控制规格。每种小包装饮片，应在最大限度满足调剂需要的前提下，应尽可能控制品规数。以利控制占地面积，降低调剂人员劳动强度，提高配方效率。

3. 高频多规。在调剂室工作面积允许的情况下，为减少调剂每服药的用包数，并提高配方效率，凡使用频率较高的品种，应适当多选品规备用。参见饮片的使用频率与应确定的品规数一览表。

饮片的使用频率与应确定的品规数一览表

中药饮片的使用频率（M）	品规数
$\geqslant 5\%$	3～4
$\geqslant 1\%$ 且 $<5\%$	3
$\geqslant 0.1\%$ 且 $<1\%$	2～3
$<0.1\%$	1～2

综上所述，医疗机构应用小包装饮片能否成功，关键在于饮片规格的选用是否合理。

4. 注意事项。

（1）凡毒性、麻醉药品，不得制成小包装中药饮片，如罂粟壳、生川乌、斑蝥等。调剂时，应将处方中其他小包装中药饮片拆开，与已毁形的麻、毒药品混合后，方能发出。

（2）凡现行版《中国药典》及所属地《中药饮片炮制规范》注明"有毒"的中药饮片（非毒性饮片），其最大规格的选定应不超过规定的最大剂量，如白附子、甘遂等。

（3）凡不以重量为剂量单位的中药饮片，可不设定品规，调剂时应按处方标定的剂量，临方处理，如灯心草（支、扎）、蜈蚣（条）等。

（4）凡常用的"药对"，如"二芽"（系指谷芽与麦芽）、"焦三仙"（系指焦山楂、麦芽、六神曲）等，为了降低成本，减少用药包数，提高配方效率，可将此类联用饮片混合包装，视作一个"品种"，设定相应品规。但所联用的每一种饮片其剂量必须相等。

（五）小包装中药饮片用于调剂的微机管理

小包装中药饮片用于调剂的微机管理软件，应具备审方、计价、出具"调剂清单"、饮片调价等功能。所谓"调剂清单"，系含有患者姓名、处方剂数、日期、序号、品名、区位、配伍、剂量、小包数等信息的单据。此单是在处方划价结束后由微机自动生成，并一式两份，一份交患者存查，另一份交调剂人员，按清单调剂处方。

1. 饮片处方的划价。

（1）数字编码。饮片处方采用微机划价，首先要解决汉字药名的录入问题。目前，虽已有近百种汉字录入法，但均未能较好地解决易学易记与高速录入的矛盾。再者，这些录入方法，均采用"高频先见"的方式处理汉字信息，而中药饮片命名用字大多是专业性的，或不常用甚至是独用的汉字（如秦艽的"艽"），故录入时往往要双手操作并反复"翻屏"，迫使录入速度降低。基于医疗机构常备中药饮片的品种数不超过1 000种，可将每种饮片的名称视作一个词组，分别用0～999三位数字表示，即数字编码。

显然，饮片名称用数字编码，其码长、码数有限，所以易学易记，并可切换到"小键盘"单手录入，熟练后甚至可以"盲打"，因而能提高录入效率。

（2）高频短码。前已述及，每种饮片的使用频率有显著差异，但使用频率高的品种具有稳定性。为此，应采用"高频短码"的方式对每种饮片进行编码。应将使用频率高居前10位的饮片，用0～9一位数字编码；排在第10位至第99位的饮片，用二位数字编码；其后再用三位数字编码。从而有效降低药名的录入键次，提高录入速率。

2. 调剂清单的内容与作用。处方录入完毕后，系统自动计价并生成调剂清单。该清单应针对使用小包装中药饮片配方的特点，设置相应栏目。

（1）序号与区位。所谓区位，系指每味饮片所在的"药斗"，用4个阿拉伯数字表示：首位数表示该饮片在第几号药架，第二位数表示在该药架第几层，第三、四位数表示在该层第几列（即第几个药斗中），如某味饮片的区位为"2405"，即表示该药在2号药架第4层第5个药斗中。如此标定，可使调剂员准确走位，伸手即得，无须记忆与搜索"斗谱"。

为此，调剂清单中饮片名称的排序应与处方书写的药序不同。前者是按药房的"斗谱"排序；后者是按"君臣佐使，随证加减"的原则拟方。如按处方药序配方，必然出现重复往返，来回找药的现象；如按调配清单的药序配方，因其与"斗谱"一致，即可由近及远、顺流不逆，降低劳动强度，提高配方效率。

（2）剂量与配伍。调剂清单中的"配伍"，系指按照处方中所含每种饮片的剂量，使用小包装饮片调剂时，应使用的品规及其组合方式。①原则上调配清单所列各饮片剂量应与处方完全一致。调剂时，如某味饮片的处方剂量与该品种所备有的规格一致，则可直接使用，否则应选用适宜品规进行组合。如某味饮片处方剂量是20 g，该饮片备有3个品规，分别是10 g（F）、12 g（G）、15 g（H），则调剂清单应在其"配伍"项下标注"FF"，即取2个"F"包配方即得。②用包数最少原则。如某味饮片处方剂量是15 g，该饮片的3个品规分别是5 g（C）、10 g（F）、15 g（H），根据用包数最少原则，调配清单"配伍"项下应标注"H"，而不允许标注"CCC"或"CF"，以此类推。③倍量优先原则。如某味饮片的处方剂量是20 g，该饮片的3个品规分别是5 g（C）、10 g（F）、15 g（H），根据倍量优先原则，调剂清单"配伍"项下应标注"FF"，而不允许标示"CH"，以此统一操作。

（3）核对与复核。①调剂清单应标注每剂药的"小包数"。核对或复核时，可先查对每剂药的"小包数"是否准确，再抽出其中任一剂药逐味核对，一旦出现单剂药的包数与"小包数"不一致，则配方有误。该方法能有效确保配方的准确性，提高核对发药的效率。②调剂清单一式二份，一份交调剂人员按清单调剂处方，另一份交患者存查。患者也可按调剂清单自行核对，明白消费，服药放心，提升对中药配方的信任度。

综上，按"调剂清单"配方，有利调剂人员规范操作、统一配伍、避免差错、方便核对、降低劳动强度、提高配方速度。

（六）小包装中药饮片的色标管理

1.规范色标管理的原因。目前小包装中药饮片尚未进入流通领域，医疗机构只能从具有中药饮片生产资质的企业购用，实际是一种委托加工的方式。即医疗机构按批次将所需要中药饮片品种、规格、数量，以采购计划的方式告知合约的厂家生产并供货。但是，各生产企业所选用并印制在包装袋上用于标示规格的颜色各不相同，这既不利于小包装中药饮片的规范化管理，又增加了生产企业与使用单位的包装成本。

2.统一色标的相关规定。综上，国家中医药管理局下发《关于印发小包装中药饮片规格和色标的通知》（国中医药办医政发〔2011〕18号）规定：小包装中药饮片的规格不得超出1 g、3 g、5 g、6 g、9 g、10 g、12 g、15 g、30 g九种规格，且同一品规、不同品种应使用同一种颜色，并避免使用含有特殊意义的颜色，一律使用国际通用的潘通色卡系列（PANTONE solid coated），参见小包装中药饮片与色标对应一览表。

小包装中药饮片与色标对应一览表

规格	色样	色号	颜色	规格	色样	色号	颜色
1 g		8062C	红桦色	10 g		299C	蓝色
3 g		312C	青色	12 g		8021C	晒黑色
5 g		355C	薄绿色	15 g		7474C	薄花色
6 g		8201C	深钢蓝色	30 g		8100C	银鼠色
9 g		8321C	利休鼠色	20 g		357C	深绿色

总之，小包装中药饮片的研发与应用是对传统的饮片处方调剂方法的技术改造，是传承不泥古，创新不离宗的具体体现。

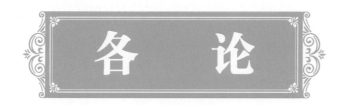

各 论

根及根茎类

三　七

Sanqi

NOTOGINSENG RADIX ET RHIZOMA

本品为五加科植物三七 *Panax notoginseng*（Burk.）F. H. Chen 的干燥根和根茎。秋季花开前采挖（习称"春七"），洗净，分开主根、支根及根茎，干燥。其中，支根习称"筋条"，根茎习称"剪口"，均系药材的商品名称。

【产地】　主产于云南、广西。以产于云南者为主流商品，且质优；以产于云南文山、砚山、马关一带的三七为道地药材。

【性状】　主根呈类圆锥形或圆柱形，长 1～6 cm，直径 1～4 cm。表面灰褐色或灰黄色，有断续的纵皱纹和支根痕。顶端有茎痕，周围有瘤状突起。体重，质坚实，断面灰绿色、黄绿色或灰白色，木部微呈放射状排列。气微，味苦回甜。

筋条呈圆柱形或圆锥形，长 2～6 cm，上端直径约 0.8 cm，下端直径约 0.3 cm。

剪口呈不规则的皱缩块状或条状，表面有数个明显的茎痕及环纹，断面中心灰绿色或白色，边缘深绿色或灰色。

【商品规格】　按采挖季节的不同分为"春七"和"冬七"；按产地的不同分为"广三七"（亦称"田七"）和"滇三七"（习称"猴三七"），并标注产地；按每千克的"头数"（个数）的不同分为 13个等级。其中，1 等为 40 头以内，每个长≤6 cm；2～10 等依次为 60、80、120、160、240、320、400、500、600 头以内，每个长依次≤6 cm、5 cm、4 cm、3 cm、2.5 cm、2 cm、2 cm、1.5 cm、1.5 cm；11 等 900 头以内，每个长≤1.5 cm，又称"无数头"；12 等系 900～1 200 头，又称"筋条"；13 等为"剪口"，以及未烤焦的"糊七"。

【品质要求】

1. 调剂首选"猴三七"中的"春七"，次选"冬七"及"广三七"，禁用"菊三七"；妇女经血过多或出血患者，宜用"黑三七"；制剂用"剪口三七"。

2. 均以个大皮细，质坚体重，有"小钉头"，表面黄褐色（黑三七除外），断面灰绿色（习称"铜皮铁骨狮子头"）者为佳。

【检查】　**水分**（第二法）　不得过 14.0%。**总灰分**　不得过 6.0%。**酸不溶性灰分**　不得过 3.0%。

【浸出物】　用甲醇作溶剂（热浸法），浸出物不得少于 16.0%。

【含量测定】　照高效液相色谱法测定，按干燥品计算，含人参皂苷 Rg1（$C_{42}H_{72}O_{14}$）、人参皂苷 Rb1（$C_{54}H_{92}O_{23}$）及三七皂苷 R1（$C_{47}H_{80}O_{18}$）的总量不得少于 5.0%。

饮片

【处方用名】　三七、田七、猴三七、广三七、滇三七、汉三七、田三七、田七参、春三七、冬三七、剪口三七、筋条三七、参三七、盘龙七，黑三七、三七粉。

【配方应付】　写以上除黑三七、三七粉外的处方用名，均付三七；写黑三七，付黑三七；写三七粉，付三七粉。

【常用饮片】　**三七粉**　取三七，洗净，干燥，碾成细粉。

【检查】【浸出物】【含量测定】　同药材。

【功能与主治】　散瘀止血，消肿定痛。用于咯血，吐血，衄血，便血，崩漏，外伤出血，胸腹刺痛，跌扑肿痛。

【用法与用量】　3～9 g；研粉吞服，一次 1～3 g。外用适量。

【注意】　孕妇慎用。

备注

1. 本品始载于《本草纲目》。每株原植物有三枝七叶，其叶左三右四，故名三七；因广西田阳县田州镇历来是三七的集散地，故药材商品有"田七"之称。

2. 三七多在 7 月摘取花薹，使其根充实饱满，到 9 月中旬采挖其根，称"春七"，质优；待到 11—12 月，果实成熟采种后采挖的根，称"冬七"，质次。二者的鉴别要点：春七表面黄褐色，质坚实，皮部与木部不易剥离，击碎后断面灰绿色，习称"铜皮铁骨"；冬七表面灰黄色或灰白色，质轻泡，击碎后断面灰黄色，皮部与木部易剥离。

3. 滇三七与广三七的鉴别要点：前者表面灰黄色（本色）或灰褐色（撞后所致），支根少，"钉头"（即瘤状突起）多，入药则除去支根（作筋条用）；后者表面黄褐色，多有支根，无瘤状突起。

4. "黑三七"，系取鲜三七，擦破表皮后或经烟熏干燥后，用虫白蜡打光即得。

5. 2000 年版《中国药典》规定本品的药用部分为根，自 2005 年版改为根及根茎。因三七的根茎（即剪口三七）中，三七皂苷的含量高于根，故现今多用于制剂。

6. 本品所含三七皂苷遇热易分解，故不宜切片后煎服，应研末冲服。

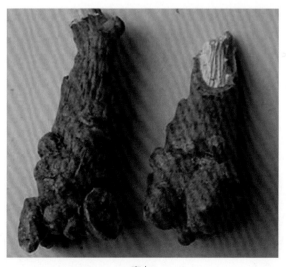
春七

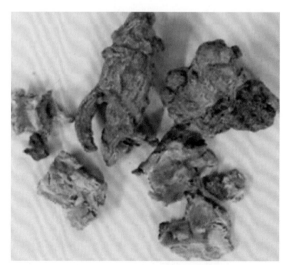
冬七

7. 菊科植物菊三七 Gynura segetum（Lour.）Merr. 的根茎在有些地区也作三七用，称水三七或菊叶三七。三七与菊三七的鉴别要点：前者表面为瘤状突起，后者表面为疣状突起。另：菊三七的根极易混作白术用（参见白术项下及附图），应注意鉴别。

8. 现今药材市场亦将二两或三年生的三七花蕾作药材销售，其商品名称"三七花"。

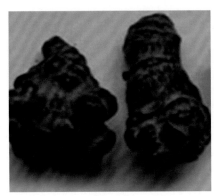
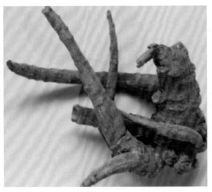
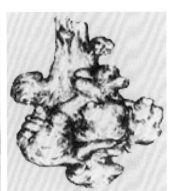

黑三七　　　　　　　　　　广三七　　　　　　　　　　菊三七

三　棱

Sanleng

SPARGANII RHIZOMA

本品为黑三棱科植物黑三棱 *Sparganiuum stoloniferum* Buch.-Ham. 的干燥块茎。冬季至次年春采挖，洗净，削去外皮，晒干。

【产地】　主产于江苏、浙江、河南、山东、江西、安徽等省。

【性状】　本品呈圆锥形，略扁。表面黄白色或灰黄色，有刀削痕，须根痕小点状，略呈横向环状排列。体重，质坚实。气微，味淡，嚼之微有麻辣感。

【商品规格】　分北三棱与浙三棱，都不分等级，均为统货，并标注产地。

【品质要求】　只用削去外皮的黑三棱，以身干、体重、质坚实、入水下沉，去净外皮，表面系黄白色者为佳；不用"小黑三棱"；禁用"荆三棱"（习称泡三棱）。

【检查】　**水分**　不得过 15.0%。**总灰分**　不得过 6.0%。

【浸出物】　用稀乙醇作溶剂（热浸法），浸出物不得少于 7.5%。

饮片

【处方用名】　三棱、黑三棱、京三棱、光三棱、白三棱、草三棱、结三棱、泡三棱、毛三棱、三棱关子、小黑三棱、芽舌草、麂子草、铁莙（bí）茅、老母拐子、醋三棱。

【配方应付】　写以上除醋三棱外的处方用名，均付（生）三棱；写醋三棱，付醋三棱。

【常用饮片】**三棱**　除去杂质，浸泡润透，切薄片，干燥。

【检查】【浸出物】　同药材。

醋三棱（临方炮制）取三棱片照醋炒法炒至色变深。每 100 kg 三棱片用醋 15 kg。

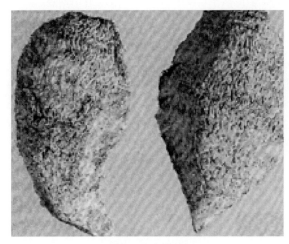

三棱（未去外皮）

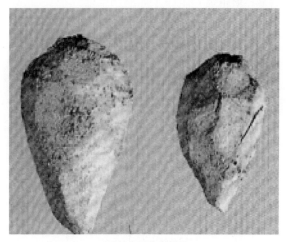

三棱（已去外皮）

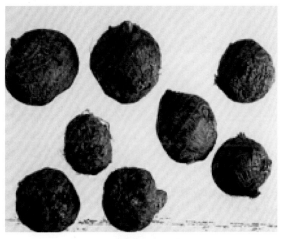

荆三棱（未去外皮）

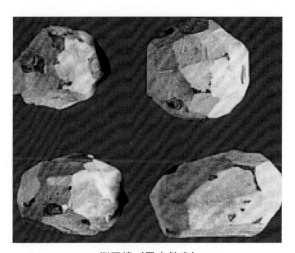

荆三棱（已去外皮）

【检查】　**水分　总灰分**　同药材，分别不得过 13.0%、5.0%。

【浸出物】　同药材。

【功能与主治】　破血行气，消积止痛。用于癥瘕痞块，痛经，瘀血经闭，胸痹心痛，食积胀痛。

【用法与用量】　5～10 g。

【注意】　"十九畏"中三棱不宜与芒硝、玄明粉同用。本品为破血之品，有动血堕胎之虞，故孕妇禁用。

备注

1. 小黑三棱是与黑三棱同属不同种的植物 *S. simplex* Hudsou 的干燥块茎。其性状与三棱相似，唯块茎较小，呈长卵圆形。药材不去皮，但三棱去皮，要注意鉴别。

2. 泡三棱系莎草科植物荆三棱 *Scirpus yagara* Ohwi 的干燥块茎，本品表面黑褐色，不能因此而误认为是黑三棱。二者的鉴别要点：三棱表面黄白色，质坚实，入水下沉。泡三棱体泡轻，入水中则漂浮而不下沉。

3. 据报道，本品水煎液灌服能致小鼠胎盘畸形，故孕妇禁用。

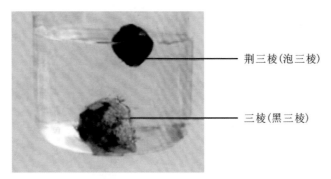

荆三棱(泡三棱)

三棱(黑三棱)

三棱与荆三棱浸入水中比较

干姜 附：炮姜 生姜

Ganjiang

ZINGIBERIS RHIZOMA

本品为姜科植物姜 *Zingiber officinale* Rosc. 的干燥根茎。冬季采挖，除去须根和泥沙，晒干或低温干燥。其中，凡趁鲜切片晒干或低温干燥者称为"干姜片"；用砂烫至鼓起，表面呈棕黑色者称为"炮姜"。

【产地】 主产于四川、贵州、山东、湖北、陕西等省。以产于四川者质优；以产于四川的"犍（qián）干姜"（药材商品名）为道地药材。

【性状】 **干姜** 呈扁平块状，具指状分枝。表面灰黄色或浅灰棕色，粗糙，具纵皱纹和明显的环节。分枝处常有鳞叶残存，分枝顶端有茎痕或芽。质坚实，断面黄白色或灰白色，粉性或颗粒性，内皮层环纹明显，维管束及黄色油点散在。气香特异，味辛辣。

干姜片 本品呈不规则纵切片或斜切片，具指状分枝。外皮灰黄色或浅黄棕色，粗糙，具纵皱纹及明显的环节。切面灰黄色或灰白色，略显粉性，可见较多的纵向纤维，有的呈毛状。质坚实，断面纤维性。气香特异，味辛辣。

炮姜 本品呈不规则膨胀的块状，具指状分枝。表面棕黑色或棕褐色。质轻泡，断面边缘处显棕黑色，中心棕黄色，细颗粒性，维管束散在。气香特异，味微辛辣。

【商品规格】 传统规格按产地加工方法的不同，分为干姜、去皮干姜、干姜片；出口商品分为干姜和铁板姜；都不分等级，均为统货。现行规格按其形状，分个姜与姜片。其中个姜分粉个与柴个，姜片分粉片与柴片；都不分等级，均为统货，并标注产地。

【品质要求】

1. 调剂用产地加工，趁鲜切制的粉片；炮制用干姜中的粉个，制成炮姜；不用去皮干姜、铁板姜，以及柴姜（即商品规格中的柴个或柴片）。

2. 均以质坚实、具指状分枝、断面色黄白、粉性足、气味浓者为佳。

【检查】 **水分**（第四法） 不得过 19.0%。**总灰分** 不得过 6.0%。

【浸出物】 水溶性浸出物（热浸法）不得少于 22.0%。

【含量测定】　**挥发油**　照挥发油测定法测定，含挥发油不得少于0.8％（ml/g）。**6-姜辣素**　照高效液相色谱法测定，本品按干燥品计算，含6-姜辣素（$C_{17}H_{26}O_4$）不得少于0.60％。

饮片

【处方用名】　干姜、个姜、粉姜、柴姜、白姜、均姜、川姜、干姜片、干生姜、炮姜。

【处方应付】　写以上除炮姜外的处方用名，均付干姜；写炮姜，付炮姜。

【常用饮片】　**干姜片、干姜**　除去杂质，略泡，洗净，润透，切厚片（即干姜片，厚0.2～0.4cm)或块（即干姜），低温干燥即得。

【检查】【浸出物】【含量测定】　同药材。

炮姜　取粉个干姜，照烫法用砂烫至鼓起，表面呈黑色或棕褐色。

【检查】　**水分**　同药材，不得过12.0％。**总灰分**　同药材，不得过7.0％。

【浸出物】　同药材，不得少于26.0％。

【含量测定】　同药材，按干燥品计算，含6-姜辣素（$C_{17}H_{26}O_4$）不得少于0.30％。

【功能与主治】　**干姜**　温中散寒，回阳通脉，温肺化饮。用于脘腹冷痛，呕吐泄泻，肢冷脉微，寒饮喘咳。**炮姜**　温经止血，温中止痛。用于阳虚失血，吐衄崩漏，脾胃虚寒，腹痛吐泻。

【用法与用量】　3～10g。

【注意】　干姜辛热燥烈，阴虚内热，血热妄行者忌用；孕妇慎用。

备注

1.干姜与姜黄中的长形姜黄性状相似，两者主要区别：前者为指状分枝，表面具纵皱缩和明显的环节；后者为叉状分枝，表面皱缩呈纹理状。

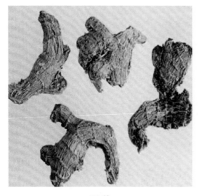　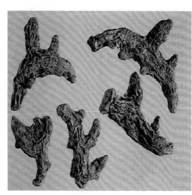　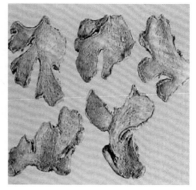

干姜　　　　　　　　　　　姜黄（长形姜黄）　　　　　　　　　干姜片

2.去皮干姜系指姜块挖出后，选用具有2～3个分枝的姜块，用竹片（严禁使用铁器）顺一定方向刮去外皮的干姜，商品称"铁板姜"，多用于出口。

3.《中国药典》还收载有"姜炭"，系指取干姜块，照炒炭法制得的饮片，系少数地区习用，故不列入【常用饮片】项下。

4.药材商品规格中的"柴个"或"柴片"均富含纤维，其浸出物及含量测定等指标，大多不符合《中国药典》的相关规定。故不宜药用。

附：生姜

　　生姜和干姜本系同种药材，但《本草经集注》却将其分为两种药材，分别入药，且一直沿用至今。究其原因：①可能是由于两者在品质上有些区别。如生姜晒干后极易干瘪，故而不能作干姜入药。②两者的功效也有别，前者多作"药引"使用。③生姜对半夏、南星等药物之毒，以及鱼蟹等食物中毒均有一定的解毒作用。《中国药典》在该品种的饮片项下还收载了"姜皮"（系取净生姜削取的外皮）。

　　生姜主产于四川、贵州、湖北、广东、广西，以质嫩者为佳。

　　【检查】　**总灰分**　不得过 2.0%。

　　【含量测定】　**挥发油**　取本品适量，切成 1～2 mm 的小块，加水 300 ml，照挥发油测定法（甲法）测定，含挥发油不得少于 0.12%（ml/g）。**6-姜辣素**（$C_{17}H_{26}O_4$）不得少于 0.050%，8-姜酚（$C_{19}H_{30}O_4$）与 10-姜酚（$C_{21}H_{34}O_4$）的总量不得少于 0.040%。

　　【功能与主治】　解表散寒，温中止呕，化痰止咳，解鱼蟹毒。用于风寒感冒，胃寒呕吐，寒痰咳嗽，鱼蟹中毒。

　　【用法用量】　3～10 g。

　　【注意】　本品助火伤阴，故热盛及阴虚内热者忌服。

　　【贮藏】　应置阴凉潮湿处或埋入砂内贮藏，防冻。

土 贝 母

Tubeimu

BOLBOSTEMMATIS RHIZOMA

　　本品为葫芦科植物土贝母 *Bolbostemma paniculatum*（Maxim.）Franquet 的干燥块茎。秋季采挖，洗净，掰开，煮至无白心，取出，晒干。

　　【产地】　主产于河南、陕西、山西、河北等省。

　　【性状】　本品为不规则的块，大小不等。表面淡红棕色或暗棕色，凹凸不平。质坚硬，不易折断，断面角质样，气微，味微苦。

　　【商品规格】　传统规格分生、熟土贝母；现行规格只有熟品，不分等级，均为统货。

　　【品质要求】　只用熟品，禁用生品。以质坚，色淡红，半透明，断面角质样者为佳。

　　【检查】　**水分**　不得过 12.0%。**总灰分**　不得过 5.0%。

　　【浸出物】　醇溶性浸出物（热浸法）不得少于 17.0%。

　　【含量测定】　照高效液相色谱法测定，本品按干燥品计算，含土贝苷甲（$C_{63}H_{98}O_{29}$）不得少于 1.0%。

　　【处方用名】　土贝母、土贝、藤贝、假贝母、藤贝母、地苦胆、草贝。

【配方应付】　本品生饮同源，写以上处方用名，均付土贝母。

【功能与主治】　解毒，散结，消肿。用于乳痈，瘰疬，痰核。

【用法与用量】　5～10 g。

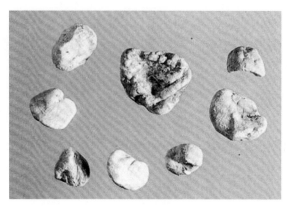

生土贝母

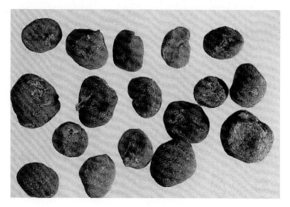

熟土贝母

备注

1. 凡产地加工未煮者系生品，不得入药；煮至无白心者系熟品。

2. "十八反"所称"半蒌贝蔹芨攻乌"中的"贝"系指贝母类药材，不含土贝母。

3. 本品的鳞叶系灰白色。剥去鳞叶，煮至无白心，其断面或粉末置紫外灯（254 mm）下观察，显灰紫色荧光。

土　茯　苓

Tufuling

SMILACIS GLABRAE RHIZOMA

本品为百合科植物光叶菝葜 *Smilax glabra* Roxb. 的干燥根茎。夏、秋二季采挖，除去须根，洗净，干燥，或趁鲜切成薄片，干燥。

【产地】　主产于广东、湖南、湖北、浙江、四川、安徽等省。

【性状】　本品略呈圆柱形，稍扁或呈不规则条块，有结节状隆起，具短分枝；表面黄棕色或灰褐色，凹凸不平，有坚硬的须根残基，分枝顶端有圆形芽痕，有的外皮现不规则裂纹，并有残留的鳞叶。质坚硬。切片呈长圆形或不规则，边缘不整齐；切面类白色至淡红棕色，粉性，可见点状维管束及多数小亮点；质略韧，折断时有粉尘飞扬，以水湿润后有黏滑感。气微，味微甘、涩。

【商品规格】　传统规格分土茯苓片与土茯苓个（含鲜品）；现行规格只有土茯苓片，都不分等级，均为统货，并标注产地。以产于湖南者为主流商品。

【品质要求】　只用光叶菝葜，以粉性大、筋脉少、切面淡棕色、折断时有粉尘、水湿润后有黏滑感者为佳；不用"肖菝葜""柔毛菝葜""黑果菝葜""西南菝葜""小叶菝葜""无刺菝葜""短梗菝葜""短柱肖菝葜"等。

【检查】　**水分**　不得过 15.0%。**总灰分**　不得过 5.0%。

【浸出物】　用稀乙醇作溶剂（热浸法），浸出物不得少于 15.0%。

【含量测定】　照高效液相色谱法测定，本品按干燥品计算，含落新妇苷（$C_{21}H_{22}O_{11}$）不得少于 0.45%。

饮片

【处方用名】　土茯苓、仙遗粮、冷饭团、土萆薢、土苓、饭团根（广西）。

【配方应付】　本品生饮同源，故写以上处方用名，均付土茯苓。

【常用饮片】　"个子货"趁鲜切成薄片，干燥；干品则先润透，再切薄片，干燥。

【检查】【含量测定】　同药材。

【浸出物】　同药材，不得少于 10.0%。

【功能与主治】　解毒，除湿，通利关节。用于梅毒及汞中毒所致的肢体拘挛，筋骨疼痛，湿热淋浊，带下，痈肿，瘰疬，疥癣。

【用法与用量】　15～60 g。

【注意】　本品为渗利之品，故肝肾阴亏而无湿者慎用。

备注

1. 据传说：昔禹行山乏食，采此充粮而弃其余，故又称禹余粮、仙遗粮、冷饭团等。此外，服用本品忌饮浓茶，有脱发之虞。

2. 土茯苓与肖菝葜（又称白土茯苓）的鉴别要点：前者表面凹凸不平，微有光泽；切片呈长圆形或不规则，粉性足、质略韧、易折断，折断时有粉尘飞扬。后者粉性差，纤维性强，质地硬，不易折断。参见下图。

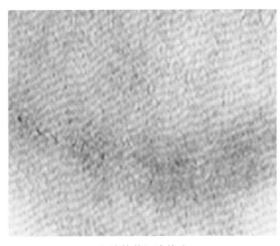

光叶菝葜切片放大

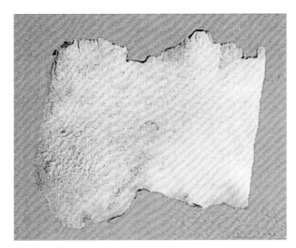

肖菝葜表面观

3. 土茯苓鲜品断面为淡红棕色，干燥后变浅。柔毛菝葜、无刺菝葜、短梗菝葜、小叶菝葜的断面同土茯苓，但干燥后棕色加深。黑果菝葜断面为鲜艳的棕红色，干燥后虽色较淡，但仍为明显的红色。西南菝葜等，干鲜品断面均为淡白色或略带淡棕色，经硫黄熏后呈白色，视为伪品，禁用。

大　黄

Dahuang

RHEI RADIX ET RHIZOMA

本品为蓼科植物掌叶大黄 *Rheum palmatum* L. 、唐古特大黄 *Rheum tanguticum* Maxim. ex Balf. 或药用大黄 *Rheum offcihale* Baill. 的干燥根和根茎。前两者习称"西大黄"，后者习称"南大黄"，又称"马蹄黄"（含雅黄）。秋末茎叶枯萎或次春发芽前采挖，除去细根，刮去外皮，切瓣或段，绳穿成串干燥或直接干燥。

【产地】　主产于甘肃、青海、四川、陕西、湖北、云南、贵州等省。其中，西大黄以甘肃、青海为道地产区；南大黄以四川为道地产区；雅黄系四川雅安、甘孜、阿坝、凉山州、青海（德格）及云南等地所产，以四川雅安为道地产区。

【性状】　本品除尽外皮者表面黄棕色至红棕色，有的可见类白色网状纹理及星点（异型维管束）散在，残留的外皮棕褐色，多具绳孔及粗皱纹。质坚实，有的中心稍松软，断面淡红棕色或黄棕色，显颗粒性。根茎髓部宽广，有星点环列或散在。根木部发达，具放射状纹理，形成层环明显，无星点。气清香，味苦而微涩，嚼之黏牙，有沙粒感。

【商品规格】　传统规格分西大黄与南大黄。其中，西大黄又分蛋片吉、苏吉、水根及原大黄四种规格；南大黄又分马蹄黄与雅黄两种规格。其等级要求如下。

蛋片吉：一等每千克<8个；二等每千克<12个；三等每千克<18个；其糠心均应小于15%。苏吉：一等每千克<20个；二等每千克<30个；三等每千克<40个；其糠心均应小于15%。水根：不分等级，均为统货，小头直径>1.3 cm。原大黄：不分等级，均为统货，中部直径>2 cm，糠心应小于15%。马蹄黄、雅黄见"七十六种中药材商品规格标准"。

现行规格分菜子、撅子、马蹄黄、水根四类，都不分等级，均为统货，并标注产地。其中，马蹄黄又分选装货、生晒货及炕干货。

【品质要求】

1. 首选西大黄中的掌叶大黄、唐古特大黄，次选南大黄中的马蹄黄或雅黄，以及这四种大黄的"菜子"或"撅子"，禁用藏边大黄、河套大黄、华北大黄。

2. 均以体重、质坚实、断面锦纹及髓部星点明显，表面有油性，少糠心，气清香，味苦微涩，嚼之有黏性者为佳。

【检查】　**土大黄苷**　按《中国药典》该品种项下规定的方法制备供试品溶液及对照品溶液，照薄层色谱法试验，置紫外光灯（365 nm）下检视：供试品色谱中，在与对照品色谱相应的位置上，不得显相同的亮蓝色荧光斑点。**干燥失重**　取本品，在105℃干燥6 h，减失重量不得过15.0%。**总灰分**　不得过10.0%。

【浸出物】　水溶性浸出物（热浸法）不得少于25.0%。

【含量测定】　照高效液相色谱法测定，本品按干燥品计算。**总蒽醌**　含总蒽醌以芦荟大黄素（$C_{15}H_{10}O_5$）、大黄酸（$C_{15}H_8O_6$）、大黄素（$C_{15}H_{10}O_5$）、大黄酚（$C_{15}H_{10}O_4$）和大黄素甲醚（$C_{16}H_{12}O_5$）的总量计，不得少于1.5%；**游离蒽醌**　含游离蒽醌以芦荟大黄素（$C_{15}H_{10}O_5$）、大黄酸（$C_{15}H_8O_6$）、

大黄素（$C_{15}H_{10}O_5$）、大黄酚（$C_{15}H_{10}O_4$）和大黄素甲醚（$C_{16}H_{12}O_5$）的总量计，不得少于0.20%。

饮片

【处方用名】　大黄、生大黄、生军、川军、将军、锦纹、香大黄、金大黄、君木札、西大黄、南大黄、马蹄黄、蛋片吉、苏吉、大（dài）黄、熟大黄、熟军、大黄炭。

【配方应付】　写以上除熟大黄（熟军）、大黄炭外的处方用名，均付大黄；写熟大黄、熟军，均付熟大黄；写大黄炭，付大黄炭。

【常用饮片】　**大黄**　除去杂质，洗净，润透，切厚片或块，晾干即得（大黄片）。

【检查】【浸出物】【含量测定】　同药材。其中，含游离蒽醌不得少于0.35%。

熟大黄　取净大黄块，照酒炖法或酒蒸法，炖或蒸至内外均呈黑色。

【检查】【浸出物】【含量测定】　同药材。其中，含游离蒽醌不得少于0.50%。

大黄炭　取净大黄片，照炒炭法，炒至表面焦黑色，内部焦褐色。

【含量测定】　**总蒽醌**　同药材，不得少于0.90%。**游离蒽醌**　同药材，不得少于0.50%。

【检查】【浸出物】　同药材。

【功能与主治】　泻下攻积，清热泻火，凉血解毒，逐瘀通经，利湿退黄。用于实热积滞便秘，血热吐衄，目赤咽肿，痈肿疔疮，肠痈腹痛，瘀血经闭，产后瘀阻，跌打损伤，湿热痢疾，黄疸尿赤、淋证、水肿；外治烧烫伤。酒大黄善清上焦血分热毒。用于目赤咽肿，齿龈肿痛。熟大黄泻下力缓，泻火解毒。用于火毒疮疡。大黄炭凉血化瘀止血。用于血热有瘀出血症。

【用法与用量】　3～15 g；用于泻下，不宜久煎。外用适量，研末敷于患处。

【注意】　本品为峻烈攻下之品，易伤正气，如非实证，不宜妄用，且性味苦寒，易伤胃气，脾胃虚弱者慎用。本品性沉降，善活血祛瘀，故孕妇、月经期、哺乳期亦应慎用。

备注

1. 本品外表色黄、个大，故名"大黄"；又因其泻下作用峻猛，故有"将军"之号。此外，古有"大（dài）夫，医者也；歧黄，医术也"之说，故大黄又称大（dài）黄。

2. 西大黄与南大黄的鉴别要点：前者去粗皮后，表面黄棕色至红棕色，可见黄白色棱形网纹，习称"锦纹"（红肉白筋）；断面红棕色或黄棕色，具放射状纹理及明显环纹，习称"槟榔纹"。后者多横切成段，一端稍大，形似马蹄，习称"马蹄黄"，表面黄褐色，断面黄绿色。

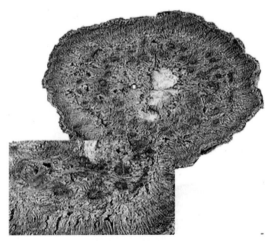

掌叶大黄横切表面观

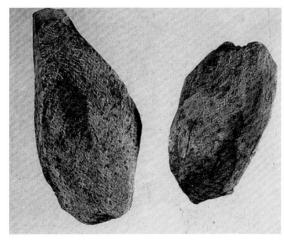

唐古特大黄

3. 蛋片吉、苏吉、水根以及原大黄产地加工方法与成品性状差异：①前二者系取西大黄，置竹笼撞光（即除去外皮），削成卵圆形，习称"蛋吉"，再按蛋吉大小，分档切片，即得"蛋吉片"或"苏吉"。②水根大黄尾部及支根的加工品，呈长条状，但小头直径＞1.3 cm。③原大黄为瓣、段或块片状，大小不分，中部直径＞2 cm。

4. 糠心系指根茎的髓部脱落的裂口或空洞，南大黄尤其明显；"菜子"系指只含有较长根茎的大黄；"撅子"系指含有较多支根的大黄。

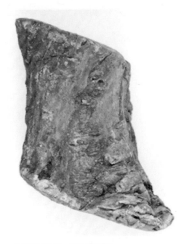
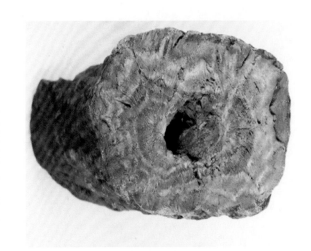

药用大黄（马蹄黄）　　　　　　　　　药用大黄横断面（示糠心）

5. 大黄的常见伪品：①藏边大黄 R. Emodi Wall. 的干燥根茎。②河套大黄 R. hotaoense C. Y. Cheng et C. T. Kao 的干燥根及根茎。③华北大黄 R. nanzenbachii Munt. 的干燥根及根茎。④天山大黄 R. Wittrochii Lundstr. 的干燥根及根茎。

上述伪品与大黄的鉴别要点：伪品断面无星点，新折断面在紫外灯光（365 nm）下显蓝紫色荧光，大黄则显棕色荧光。

6.《中国药典》收载了酒大黄，系少数地区习用，故不列入【常用饮片】项下。

7.《中国药典》规定，中药材的含水率通常不应超过13％。但大黄用干燥失重法检测其减失的重量应＜15％。原因是大黄主含的蒽醌类化合物具可升华性，这也是大黄切片后应阴干及入煎剂应后下的原因。

大 戟 类

大戟类药材的主流商品有红大戟、京大戟、绵大戟三种。其中以大戟名入药的正品是京大戟，如以红大戟、绵大戟作大戟入药，则是使用伪品。草大戟是豆科植物魅力胡枝子 Lespedeza formosa（Vog.）Koehne 及大叶胡枝子 L. davidii Franch 的根或根皮，曾在有些地区作大戟使用，也属使用伪品之列。

草大戟在湖北省作"紫荆皮"入药。而紫荆皮的来源：一说是豆科紫荆 Gercis chinenss Bunge 的干燥树皮；二说是木兰科植物南五味子 Kadsura longipedunculata Finet et Gagnep. 的干燥根皮。

由于《中国药典》未收载紫荆皮，故不宜定论，应予以停用。注意：《中国药典》现收载的南五味子是药材名，系指木兰科植物华中五味子 *Schisandra sphenanthera* Rehd. et Wils. 的干燥成熟果实。

绵大戟又名棉大戟、红狼毒，系瑞香科植物瑞香狼毒 *Stellera chamaejasma* L. 的根。本品为历代本草中狼毒的正品，现在全国许多地区仍作狼毒药用。而《中国药典》将狼毒界定为大戟科植物月腺大戟 *Euphorbia ebracteolata* Hayata 或狼毒大戟 *E. fischeriana* Steud. 的干燥根，故本品不得作狼毒入药。详见"狼毒"项下。

同科植物准噶尔大戟 *E. soongarica* Boiss. 的根，则在新疆作大戟入药。

红 大 戟

Hongdaji

KNOXIAE RADIX

本品为茜草科植物红大戟 *Knoxia valerianiodes* Thorel et Pitard 的干燥块根。秋、冬二季采挖，除去须根，洗净，置沸水中略烫，干燥。

【产地】　主产于两广、云南、福建等地。以产于广西者质优，奉为道地药材。

【性状】　本品略呈纺锤形，偶有分枝，稍弯曲。表面红褐色或红棕色，粗糙，有扭曲的纵皱纹。上端常有细小的茎痕。断面皮部红褐色，木部棕黄色。气微，味甘、微辛。

【商品规格】　传统规格按产地加工方法的不同，分为烫制品与生晒品，都不分等级，均为统货；现行规格分国产品与进口品，都不分等级，均为统货，并标注产地。

【品质要求】　以条粗、质坚、色红褐者为佳。

饮 片

【处方用名】　红大戟、红戟、红心薯、土红参、红茶参、大红参、红玄参、云南大戟、土人参（广西）、将军草或娃娃草（云南）、醋红大戟。

【配方应付】　写以上除醋红大戟外的处方用名，均付红大戟；写醋红大戟，付醋红大戟。

【常用饮片】　**红大戟**　除去杂质，洗净，润透，切厚片，干燥。

醋红大戟（临方炮制）取红大戟，照醋煮法煮至醋吸尽。100 kg 红大戟，用醋 20 kg。

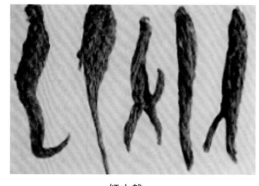

红大戟

【功能与主治】　泻水逐饮，消肿散结。用于水肿胀满，胸腹积水，痰饮积聚，气逆咳喘，二便不利，痈肿疮毒，瘰疬痰核。

【注意】　孕妇禁用。

【用法与用量】　1.5～3 g。入丸散服，每次 1 g；内服醋制用。外用适量，生用。

备注　参见"大戟类"。

京　大　戟

Jingdaji

EUPHORBIAE PEKINENSIS RADIX

本品为大戟科植物大戟 *Euphorbia pekinensis* Rupr. 的干燥根。秋、冬二季采挖，洗净，晒干。

【产地】　主产于江苏、河北、山西等地，以产于江苏南京、扬州者为道地药材。

【性状】　本品呈不整齐的长圆锥形，略弯曲，常有分枝。表面灰棕色或棕褐色，粗糙，有纵皱纹、横向皮孔样突起及支根痕。顶端略膨大，有多数茎基及芽痕。质坚硬，不易折断，断面类白色或淡黄色，纤维性。气微，味微苦涩。

【商品规格】　不分等级，均为统货，并标注产地。

【品质要求】　只用"大戟"，以条粗、断面色白者为佳；其他参见"大戟类"。

饮片

【处方用名】　京大戟、大戟、将军草、膨胀草、灯台草、小狼毒、龙虎草、醋京大戟。

【配方应付】　写除醋京大戟外的处方用名，均付京大戟；写醋京大戟，付醋京大戟。

【常用饮片】　**京大戟**　除去杂质，洗净，润透，切厚片，干燥。

醋京大戟（临方炮制）取京大戟，照醋煮法煮至醋吸尽。100 kg 京大戟，用醋 30 kg。

【功能与主治】　泻水逐饮，消肿散结。用于水肿胀满，胸腹积水，痰饮积聚，气逆咳喘，二便不利，痈肿疮毒，瘰疬痰核。

【用法与用量】　1.5～3 g。入丸散服，每次 1 g；内服醋制用。外用适量，生用。

【注意】　本品有毒，作用峻猛，故体质虚弱者慎用；不宜与甘草同用；孕妇禁用。

备注

1. 本品与准噶尔大戟的性状相似，主要区别为后者质地较硬，外表为棕褐色。
2. 本品与红大戟、绵大戟、草大戟的性状差异明显，应注意鉴别。

绵　大　戟

Miandaji

RADIX STELLERA

本品为瑞香科植物瑞香狼毒 *Stellera chamaejasme* L. 的干燥根。春、秋季采挖，除去泥土，晒干。

【产地】　主产于内蒙古、山西、陕西、河南、甘肃、四川等地区。

【性状】　根上部呈膨大的纺锤形、圆锥形或圆柱形，下部有分枝，表面棕色或棕黑色。断面呈绵毛样纤维状，有黄白相间的"云锦"状纹理。气微，味淡，嚼之发黏。有毒。粉末在紫外灯下显淡蓝色荧光。

【商品规格】　不分等级，均为统货。

【品质要求】　以条粗、体轻、有白色绵毛样纤维，嚼之发黏者为佳。但不得用红大戟、京大戟替代，且禁用草大戟（参见"大戟类"）。

饮片

【处方用名】　绵大戟、断肠草、红狼毒。

【配方应付】　本品生饮同源。写以上处方用名，均付绵大戟。

【功能与主治】　通二便，逐水。用于水肿胀满，痰饮积聚。

【用法与用量】　3～6 g。

【注意】　不宜与甘草同用。

备注

《中国药典》未收载本品，且不得作狼毒入药，参见狼毒项下。

山豆根　附：木蓝豆根

Shandougen

SOPHORAE TONKINENSISRADIX ET RHIZOMA

本品为豆科植物越南槐 *Sophora tonkinensis* Gagnep. 的干燥根和根茎（又称广豆根）。秋季采挖，除去杂质，洗净，干燥。

【产地】　主产于江西、湖北、广东、广西、贵州、云南等地。

【性状】　本品根茎呈不规则的结节状，顶端常残存茎基，其下着生根数条。根呈长圆柱形，常有分枝，长短不等，直径 0.7～1.5 cm。表面棕色至棕褐色，有不规则的纵皱纹及横长皮孔样突起。质坚硬，难折断，断面皮部浅棕色，木部淡黄色。有豆腥气，味极苦。

【商品规格】　不分等级，均为统货，并标注产地。以产于湖北者为主流商品。

【品质要求】

1. 首选豆科植物越南槐的干燥根和根茎，次选豆科植物苏木蓝 *Indigofera carlesii* Craib. 的干燥根及根茎。不用：①防己科植物蝙蝠葛的干燥根茎（又称北豆根）。②毛茛科植物铁破锣的干燥根茎（又称滇豆根）。③豆科植物苦豆子的干燥根（习称西豆根、苦甘草）。

2. 山豆根（越南槐）以条粗、质坚、色棕黄，无须根残茎，味极苦者为佳。

【检查】　**水分**（第二法）　不得过 10.0%。**总灰分**　不得过 6.0%。

【浸出物】　醇溶性浸出物（热浸法）不得少于 15.0%。

【含量测定】　照高效液相色谱法测定，本品按干燥品计算，含苦参碱（$C_{15}H_{24}N_2O$）和氧化苦参碱（$C_{15}H_{24}N_2O_2$）的总量不得少于 0.70%。

饮片

【处方用名】　山豆根、广豆根、苦豆根、苦甘草、北豆根、越南槐、蝙蝠葛、西豆根、滇豆根、豆根、木蓝豆根、柔枝槐、小黄连、岩黄连。

【配方应付】　写以上处方用名，均付山豆根（越南槐）或木蓝豆根。

【常用饮片】　本品生饮同源。除去残茎及杂质，浸泡，洗净，润透，切厚片，干燥。

【含量测定】　同药材，本品含苦参碱（$C_{15}H_{24}N_2O$）和氧化苦参碱（$C_{15}H_{24}N_2O_2$）的总量不得少于 0.60%。

【检查】【浸出物】　同药材。

【功能与主治】　清热解毒，消肿利咽。用于火毒蕴结，乳蛾喉痹，咽喉肿痛，齿龈肿痛，口舌生疮。

【用法与用量】　3～6 g。

【注意】　脾胃虚寒者慎用。本品系 2015 版《中国药典》界定的有毒品种，过量服用易引起呕吐、腹泻、胸闷、心悸等副作用，故用量不宜过大。

 备注

1. 山豆根类药材品种复杂，主要有广豆根、北豆根（防己科植物蝙蝠葛 *Menispermum dauricum* DC. 的干燥根茎）、苏木蓝（豆科植物苏木蓝 *Indigofera carlesii* Craib. 的干燥根茎和根茎），以及滇豆根（毛茛科植物滇豆根 *Beesia calthaefolia* Maxim Ulbr. 的根茎）、苦豆根等。其中：①前二者已被《中国药典》所收载并各自单列，其他均为地方习用品。②苏木蓝被《湖北省中药材质量标准》所收载，并冠以"木蓝豆根"之名。

2. 湖北省部分地区还使用豆科植物苦豆子 *Sophora alopecuroides* L. 的干燥根作山豆根入药，称苦豆根（苦甘草），应予更正。

3. 山豆根类药材的性状鉴别要点。

（1）广豆根的根茎呈结节状，根表面灰黄色或棕褐色，有纵皱纹及突起的横长皮孔。

（2）北豆根表面黄棕色，外表易成片剥落，横切面呈车轮纹，中央有髓。

（3）木蓝豆根的根及根茎呈块状，根表面灰黄色或黄棕色，栓皮成鳞片状或掀起。

（4）滇豆根根茎呈圆柱形，多有分枝；表面棕黄色，有多数突起的节，断面角质样。

（5）苦豆根的根表面红棕色，但具深纵皱纹，栓皮反卷或脱落，区别于山豆根。

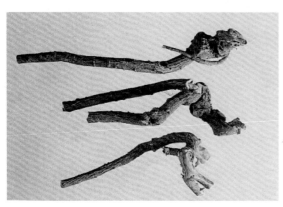

山豆根

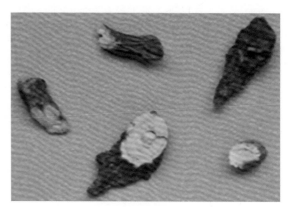

山豆根饮片

附：木蓝豆根

Mulandougen

INDIGOFERAE RADIX ET RHIZOMA

本品为豆科植物苏木蓝 *Indigofera carlesii* Craib. 的干燥根及根茎。秋季采挖，除去杂质，洗净后置沸水中浸 4～6 h，取出，沥干，润透后切斜片，细者切段，干燥。

【性状】 本品呈类圆形或斜切的厚片。表面灰黄色或黄棕色，切面黄白色或淡黄色，皮部纤维状，中心无髓。具豆腥气，味极苦。

【检查】 **水分** 不得过 10.0%。**总灰分** 不得过 8.0%。

【功能与主治】 清热解毒，消肿利咽。用于咽喉肿痛，齿龈肿痛。

【用法与用量】 3~9 g。

备注 本品及同属多种植物的根及根茎作山豆根入药，已成为当今的主流商品。

山 药

Shanyao

DIOSCOREAE RHIZOMA

本品为薯蓣科植物薯蓣 *Dioscorea opposita* Thunb. 的干燥根茎。冬季茎叶枯萎后采挖，切去根头，洗净，除去外皮和须根，干燥，习称"毛山药"；或除去外皮，趁鲜切厚片，干燥，称为山药片；也有选择肥大顺直的干燥山药，置清水中，浸至无干心，闷透，切齐两端，用木板搓成圆柱状，晒干，打光，习称"光山药"。

【产地】 主产于河南、山西、江苏、浙江、广东、福建等省。以产于河南者质优，且系主流商品；以产于河南温县、武陟、沁阳、孟州、博爱者为道地药材，习称"怀山药"，系"四大怀药"之一。

【性状】 **毛山药** 略呈圆柱形，弯曲而稍扁。表面黄白色或淡黄色，有纵沟、纵皱纹及须根痕，偶有浅棕色外皮残留。质坚实，不易折断，断面白色，粉性。气微，味淡、微酸，嚼之发黏。**山药片** 为不规则的厚片，皱缩不平。切面白色或黄白色，质坚脆，粉性。气微，味淡、微酸。**光山药** 呈圆柱形，两端平齐。表面光滑，白色或黄白色。

【商品规格】 传统规格按加工方法的不同，分为光山药与毛山药两类，各类按长短粗细又分为4个等级，详见"七十六种药材商品规格标准"。

现行规格分光选、光统、毛条、统货四种，都不分等级，并标注产地。

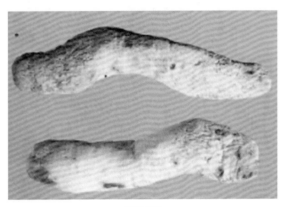

毛山药

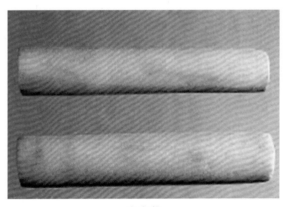

光山药

【品质要求】

1. 首选产于河南且系光山药的选装货，次选毛山药及"脚板苕""参薯"等地方习用品；禁用"甘薯""木薯""山薯"（番薯）及"牛筋山药"。

2. 除山药片外，均以条粗长、质坚实、断面颗粒性、色白且嚼之黏牙者为佳。其中，凡未去外皮、质松、色棕黄者不宜入药。

【检查】水分（第二法）　毛山药和光山药不得过 16.0%；山药片不得过 12.0%。**总灰分**　毛山药和光山药不得过 4.0%；山药片不得过 5.0%。**二氧化硫残留量**　毛山药和光山药不得过 400 mg/kg；山药片不得过 10 mg/kg。

【浸出物】用水溶性浸出物法（冷浸法）测定，毛山药和光山药不得少于 7.0%；山药片不得少于 10.0%。

饮片

【处方用名】　山药、怀山药、淮山药、薯蓣、山菇、白山药、白皮山药、白薯、毛山药、架山药、野山芋、蛇芋、山白薯、山药薯、白苔、麸炒山药、米炒山药、土炒山药。

【配方应付】　写以上除麸炒山药、米炒山药、土炒山药外的处方用名，均付山药；写麸炒山药、米炒山药、土炒山药，均付麸炒山药（参见《湖北省中药饮片炮制规范》）。

【常用饮片】山药　取毛山药或光山药，分开大小个，泡润至透，切厚片，干燥。

【检查】水分　二氧化硫残留量　同药材。**总灰分**　同药材，不得过 2.0%。

【浸出物】　同药材，不得少于 4.0%。

麸炒山药（临方炮制）取毛山药片或光山药片，照麸炒法炒至黄色。

【检查】水分　同药材，不得过 12.0%。**总灰分　二氧化硫残留量**　同药材。

【浸出物】　同药材，不得少于 4.0%。

【功能与主治】　补脾养胃，生津益肺，补肾涩精。用于脾虚食少，久泻不止，肺虚喘咳，肾虚遗精，带下，尿频，虚热消渴。麸炒山药补脾健胃。用于脾虚食少，泄泻便溏，白带过多。

【用法与用量】　15～30 g。

【注意】　湿盛中满或有积滞者不宜单独使用，实热邪实者慎用。

备注

1. 河南部分地区将栽培的山药，按其种源分为铁棍山药、太谷山药（由山西太谷引种）和白皮山药。所谓牛筋山药，系指除去外皮，其色棕黄并略带红色（与参薯相似，但粉末中无石细胞），质坚硬，不易折断或打碎，外形似牛筋（故名）的山药，多系生于湿地或已经水泡的山药，质劣，不宜入药。

另：怀山药因其粉性足，质坚实，颜色白，体粗直，搓之不裂，煮之不烂，蒸之不缩，故有"铁棍山药"的美誉。

2. 脚板苕为同属植物脚板苕 *D. alata* L. f. flabella Makino 的干燥块茎，因形似脚板而得名；参薯为同属植物参薯 *D. alata* L. 的块茎；山薯为同属植物 *D. Fordii* Prai et Beurk. 的根茎。它们与山药的鉴别要点：山药粉末中无石细胞，后三者粉末中可见石细胞。

3. 甘薯（番薯）为旋花科植物甘薯 *Ipomoea batatas* (L.) Lam. 的块根，表面类白色或淡黄色，切面可见浅棕色小点，边缘有明显的棕色环，粉性，但不呈颗粒状（山药切面呈颗粒状），易受潮变软。

4. 木薯为大戟科植物木薯 *Manihot esculenta* Crantz 的块根，切面粉白色，有淡黄色筋脉点辐射状散在，多数中央具裂隙，或木心被抽去呈空洞状，粉性足，手捏之有滑感，嚼之有纤维性。

5.《湖北省中药饮片炮制规范》还收载了"米炒山药""土炒山药"，鉴于《中国药典》未收载，故不将其列于【常用饮片】项下。

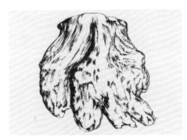

脚板苕

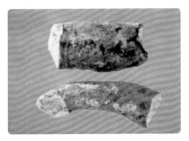

参薯

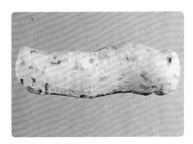

山薯

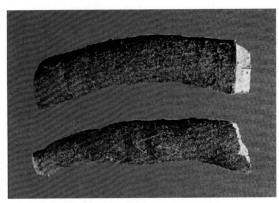

木薯

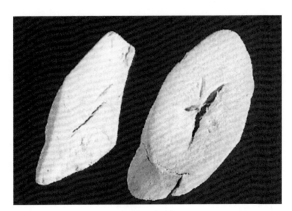

木薯斜切片

山　奈

Shannai

KAEMPFERIAE RHIZOMA

本品为姜科植物山奈 *Kaempferia galanga* L. 的干燥根茎。冬季采挖，洗净，除去须根切片，晒干。

【产地】　主产于广西、广东、云南、福建，以广西产者为道地药材。

【性状】　本品多为圆形或近圆形的横切片。外皮浅褐色或黄褐色，皱缩，有的有根痕或残存须根；切面类白色，粉性，常鼓凸。质脆，易折断，气香特异，味辛辣。

【商品规格】　传统规格不分等级，均为统货；现行规格分国产品与进口品，都不分等级，均为统货，并标注产地。

【品质要求】　只用国产品，以色白、粉性足、气香、味辛辣者为佳；不用进口品；禁用同属植物"苦山奈"的根茎。

【检查】　**水分**（第四法）　不得过 15.0%。**总灰分**　不得过 8.0%。**酸不溶性灰分**　不得过 3.0%。

【浸出物】　醇溶性浸出物（热浸法）不得少于 6.0%。

【含量测定】　**挥发油**（乙法）含挥发油不得少于 4.5%（ml/g）。

饮片

【处方用名】　山柰、三柰、砂姜、砂美姜、香柰子、土麝香、沙姜（广东、广西）。

【配方应付】　本品生饮同源。写以上处方用名，均付山柰。

【功能与主治】　行气温中，消食，止痛。用于胸膈胀满，脘腹冷痛，饮食不消。

【用法与用量】　6～9 g。

【注意】　阴虚血亏，胃有郁火者慎用。

备注

本品与苦山柰的外形极为相似，均为类白色，外皮皱缩，中心凸起，习称"缩皮凸肉"。二者的鉴别要点：山柰边缘外皮显浅褐色或黄褐色，味辛辣，无荧光反应。苦山柰边缘外皮显棕褐色，味苦，其醇浸液显淡黄色，滴于滤纸上置紫外光灯（365 nm）下检视，显黄褐色荧光。

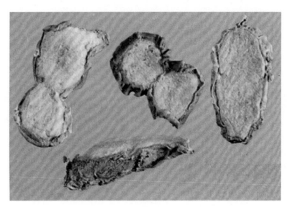
山柰

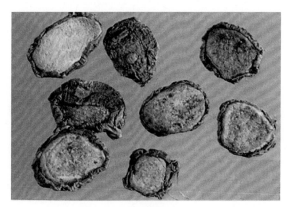
苦山柰

山 慈 菇

Shancigu

CREMASTRAE PSEUDOBULBUS PLEIONES PSEUDOBULBUS

本品为兰科植物杜鹃兰 *Cremastra appendiculata*（D. Don）Makino、独蒜兰 *Pleione bulbocodioides*（Franch.）Rolfe 或云南独蒜兰 *Pleione yunnanensis* Rolfe 的干燥假鳞茎。前者习称"毛慈菇"，后二者习称"冰球子"。夏、秋二季采挖，除去地上部分及泥沙，分开大小置沸水锅中蒸煮至透心，干燥。

【产地】　毛慈菇主产于四川、贵州等省，冰球子主产于云南、贵州、四川等省。

【性状】　**毛慈菇**　呈不规则扁球形或圆锥形，顶端渐突起，基部有须根痕。表面黄棕色或棕褐色，有纵皱纹或纵沟，中部有2～3条微突起的环节，俗称"玉带缠腰"或"腰箍"，节上有鳞片叶干枯后留下的丝状纤维。质坚硬，难折断，断面灰白色或黄白色，略呈角质。气微，味淡，带黏性。

冰球子　呈圆锥形，瓶颈状或不规则团块状。顶端渐尖，尖端断头处呈盘状，基部膨大且圆平，中央凹入，有1～2条环节，多偏向一侧。撞去外皮者表面黄白色，带表皮者浅棕色，光滑，有不规则皱纹。断面浅黄色，角质半透明。

【商品规格】　药材商品分毛慈菇与冰球子，现以冰球子为主流商品。其中，毛慈菇又分进口品与国产品，都不分等级，均为统货，并标注产地。

【品质要求】　首选冰球子，次选毛慈菇，均以个大、质坚、色玉白、无毛须、半透明者为佳；禁用"光慈菇""丽江山慈菇"及"小白及"。

饮片

【处方用名】　山慈菇、山慈姑、毛慈姑、毛慈菇、冰球子、山茨菇、慈菇、金灯、泥冰子、活血珠、土田七、竹叶三七、竹叶贝母、连珠七、蛇藏珠、斩龙剑、朝天一柱香。

【配方应付】　本品生饮同源。写上述处方用名，均付冰球子或毛慈菇。

【功能主治】　清热解毒，化痰散结。治痈肿疔毒，瘰疬痰核，蛇虫咬伤，癥瘕肿块。

【用法与用量】　3～9 g，用时捣碎。外用适量。

【注意】　正虚体弱者慎用。

备注

1. 光慈菇为百合科植物老鸦瓣 *Tulipa edulis*（Mig.）Baker. 的干燥鳞茎，而非去毛皮的山慈菇，且有小毒，故二者不能混用或互相代用。其鉴别要点：山慈菇中部有2～3条微突起的环节，俗称"玉带缠腰"或"腰箍"，无心芽；光慈菇有心芽，无环节。

2. 丽江山慈菇为百合科植物丽江山慈菇 *Iphigenia indica* Kunth et Benth. 的干燥球茎，本品含秋水仙碱，有毒。山慈菇与丽江山慈菇的鉴别要点：山慈菇有环节，无纵沟，味淡；丽江山慈菇无环节，有纵沟，味苦而麻舌。

3. 小白及为兰科植物黄花白及 B. Ochracea Schltr 及小白及 B. yunnanensis Schltr 的块茎。其中小白及易混作冰球子入药。二者的鉴别要点：冰球子呈圆锥形，瓶颈状或不规则团块，有1～2条环节，多偏向一侧；小白及呈扁圆形，爪子状，有2～3个爪状分枝。

4. 本品应用时捣碎。如捣碎备用，则山慈菇与光慈菇、冰球子与小白及不易鉴别。

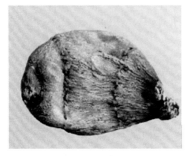
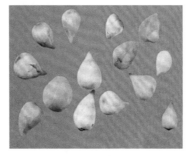
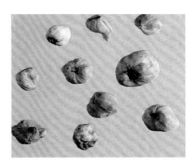

山慈菇（去皮）　　　　　　　　　光慈菇　　　　　　　　　丽江山慈菇

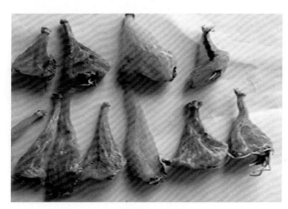

冰球子（去皮）

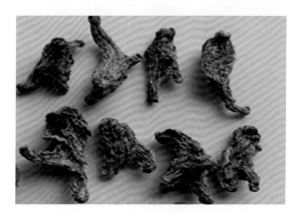

小白及（带皮）

千　年　健

Qiannianjian

HOMALOMENAE RHIZOMA

本品为天南星科植物千年健 Homalomena occulta （Lour.）Schott 的干燥根茎。春、秋二季采挖，洗净，除去外皮，晒干。

【产地】　主产于越南北部、广西南部、云南东部等地区。

【性状】　本品呈圆柱形，稍弯曲，有的略扁。表面黄棕色或红棕色，粗糙，可见多数扭曲的纵沟纹、圆形根痕及黄色针状纤维束，习称"年健一包针"。质硬而脆，断面红褐色，黄色针状纤维束多而明显，相对另一断面呈多数针眼状小孔及有少数黄色针状纤维束，可见深褐色具光泽的油点。气香，味辛、微苦。

【商品规格】　不分等级，均为统货，并标注产地。以产于云南者为主流商品。

【品质要求】　以条大、红棕色、体坚实、香气浓烈（稍有樟脑气）者为佳。

【检查】　**水分**（第四法）　不得过 13.0%。**总灰分**　不得过 7.0%。

【浸出物】　用稀乙醇作溶剂（热浸法），浸出物不得少于 15.0%。

【含量测定】　照气相色谱法测定，本品按干燥品计算，含芳樟醇（$C_{10}H_{18}O$）不得少于 0.20%。

饮片

【处方用名】　千年健、一包针、千颗针、平丝草、美人针、美兰香、香芋、团芋、山藕、千年见（广西）、绫丝线（云南）。

【配方应付】　本品生饮同源。写以上处方用名，均付千年健。

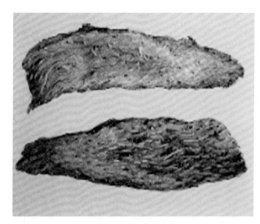

千年健纵切片

【常用饮片】　**千年健**　除去杂质，洗净，润透，切横薄片，干燥。

【检查】　**总灰分**　同药材，不得过 6.0%。**水分**　同药材。

【浸出物】【含量测定】　同药材。

【功能与主治】　祛风湿，壮筋骨。用于风寒湿痹，腰膝冷痛，拘挛麻木，筋骨痿软。

【用法与用量】　5～10 g。

【注意】　阴虚内热者慎服。

备注

本品因功效而得名，不宜纵切片，以免干燥时挥发油散失而降低药效。

川　牛　膝

Chuanniuxi

CYATHULAE RADIX

本品为苋科植物川牛膝 *Cyathula offinalis* Kuan 的干燥根。秋、冬二季采挖，除去芦头、须根及泥沙，烘或晒至半干，堆放回润，再烘干或晒干。

【产地】　主产于四川、云南、贵州、陕西、湖北等省。以产于四川、湖北者为主流商品，且质优；以产于四川天全者为道地药材，又名"天全牛膝"。

【性状】　本品呈近圆柱形，微扭曲，向下略细或有少数分枝。表面黄棕色或灰褐色，具纵皱纹、支根痕和多数横长的皮孔样突起。质韧，不易折断，断面浅黄色或棕黄色，维管束点状，排列成数轮同心环。气微，味甜。

【商品规格】　传统规格按根条粗细分等：一等上中部直径>1.8 cm；二等直径>1.0 cm；三等直径>0.4 cm。现行规格不分等级，均为统货，并标注产地。

【品质要求】　只用生长期为 3～4 年，少纤维且无烂根的单枝主根，以条粗、质硬、切面色淡黄者为佳；禁用"麻牛膝"。

【检查】　**水分**（第二法）　不得过 16.0%。**总灰分**　取本品切制成直径在 3 mm 以下的颗粒，依法检查，不得过 8.0%。

【浸出物】　水溶性浸出物（冷浸法）不得少于 65.0%。

【含量测定】　照高效液相色谱法测定，本品按干燥品计算，含杯苋甾酮（$C_{29}H_{44}O_8$）不得少于 0.030%。

饮片

【处方用名】　川牛膝、天全牛膝、甜牛膝（四川）、拐牛膝（云南）、大牛膝（贵州），酒川牛膝。

【配方应付】　写上述除酒川牛膝外的处方用名，均付川牛膝；写酒川牛膝，付酒川牛膝。

【常用饮片】　**川牛膝**　除去杂质及芦头，洗净，润透，切薄片，干燥。

【检查】　**水分**　不得过 12.0%。**总灰分**　同药材。

【含量测定】　同药材。

【浸出物】　同药材，不得少于 60.0％。

酒川牛膝（临方炮制）取净川牛膝片，照酒炙法炒干。

【检查】　**水分**　不得过 12.0％。**总灰分**　同药材。

【含量测定】　同药材。

【浸出物】　同药材，不得少于 60.0％。

【功能与主治】　逐瘀通经，通利关节，利尿通淋。用于经闭癥瘕，胞衣不下，跌扑损伤，风湿痹痛，足痿筋挛，尿血血淋。

【用法与用量】　5～10 g。

【注意】　本品逐瘀通经，性善下行，孕妇慎用。

备注

1. 本品生长期少于 3 年者，多烂根；4 年以上者，主根纤维化且多枝根，不可药用。

2. 麻牛膝为川牛膝同属植物头花杯苋 *C. Capitata*（wall.）Miq. 的根。川牛膝与麻牛膝的鉴别要点：前者表面黄棕色或灰褐色，质韧，不易折断，断面平坦浅黄色或棕黄色，气微，味甜；后者表面外皮灰褐色，内皮微带棕红色，质脆，易折断，断面灰褐色或微带棕红色，纤维性，味甜而后麻舌。

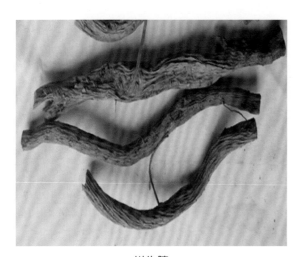

川牛膝

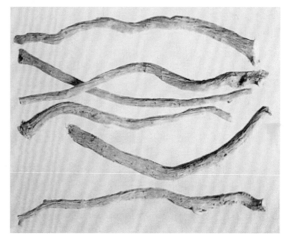

麻牛膝

川　芎

Chuanxiong

CHUANXIONG RHIZOMA

本品为伞形科植物川芎 *Ligusticum chuanxiong* Hort. 的干燥根茎。夏季，当茎上的节盘显著突出并略带紫色时采挖。除去泥沙，晒后烘干，再去须根。

【产地】　主产于四川灌县（今都江堰市）及崇庆等地。此外，云南、贵州、陕西、甘肃、湖北、江西等地亦有产，且均为引种栽培品。以产于四川者质优；以产于四川灌县、彭州、郫（pí）县者为道地药材。

【性状】　本品为不规则结节状拳形团块，直径 2～7 cm。表面黄褐色，粗糙皱缩，有多数平行隆起的轮节，顶端有凹陷的类圆形茎痕，下侧及轮节上有多数小瘤状根痕。质坚实，不易折断，断面黄白色或灰黄色，散有黄棕色的油室，形成层环呈波状。气浓香，味苦、辛，稍有麻舌感，微回甜。

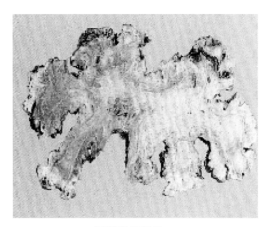

川芎蝴蝶形片

【商品规格】　传统规格分川芎、山芎及坝芎。其中，川芎又分为 3 个等级（见"七十六种药材商品规格标准"）；山芎及坝芎，都不分等级，均为统货。

现行规格以川芎为主流商品，且不分等级，均为统货，并标注产地。

【品质要求】　只用川芎，以个大、质坚、外皮黄褐，内有黄白色菊花心，香气浓，油性大者为佳；不用抚芎（又称茶芎）及东川芎（又称京芎）。

【检查】　**水分**（第四法）　不得过 12.0％。**总灰分**　不得过 6.0％。**酸不溶性灰分**　不得过 2.0％。

【浸出物】　醇溶性浸出物（热浸法）不得少于 12.0％。

【含量测定】　照高效液相色谱法测定，本品按干燥品计算，含阿魏酸（$C_{10}H_{10}O_4$）不得少于 0.10％。

饮片

【处方用名】　川芎、芎䓖、茶芎、抚芎、山芎、坝芎、山川芎、坝川芎、京芎、芎苓子、广川芎、杜芎、细叶川芎、小叶川芎、秦芎。

【配方应付】　参见"备注"3。写以上处方用名，均付川芎。

【常用饮片】　**川芎片**　除去杂质，大小分档，洗净润透，切成薄片或"蝴蝶形"厚片，低温干燥。

【检查】　**水分　总灰分**　同药材。

【浸出物】【含量测定】　同药材。

【功能与主治】　活血行气，祛风止痛。用于胸痹心痛，胸胁刺痛，跌扑肿痛，月经不调，经闭痛经，癥瘕腹痛，头痛，风湿痹痛。

【用法与用量】　3～10 g。

【注意】　本品辛香升散，头痛属阴虚阳亢者慎用；多汗者不宜使用；孕妇慎用。

【贮藏】　宜在 30℃以下的阴凉干燥处保存，防蛀。

备注

1. 本品古称芎䓖，后人按产地不同，冠以地名，以示品种有别：出自蜀中则称川芎，出自江南习称抚芎（茶芎），出自关中又称京芎或东川芎，如此等等，均非同一植物。其中除四川产者外，其余皆不地道，应分别入药。

2. 川芎、抚芎、京芎的鉴别要点：川芎为不规则结节状拳形团块，顶端有凹陷的类圆形茎痕，下侧及轮节（平行排列）上有多数小瘤状根痕。后二者均为结节状团块。其中，抚芎顶端中央有突起的圆形茎痕，并有疣状突起的根痕；京芎表面有皱缩的结节状轮环，无明显瘤状突起。

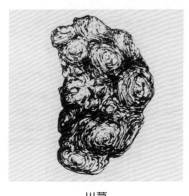
川芎

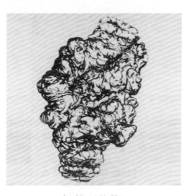
抚芎（茶芎）

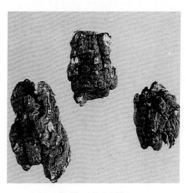
京芎（东川芎）

3. 《湖北省中药饮片炮制规范》还收载了"酒川芎"，鉴于《中国药典》无此饮片，故不列于【常用饮片】项下。

4. 中药"十八反"未言及川芎反藜芦。但明代刘文泰《品汇精要》与张景岳《本草正》中均提到川芎反藜芦，不应忽视。

5. 川芎采用无性繁殖。即2月取平坝区的根茎到山区作种，4—5月割取其茎秆，置于阴凉山洞中过夏，立秋前取气生茎秆上的节盘（"苓子"）再栽于坝区，次年采挖，即得"坝川芎"，收取苓子后剩下的"母子"（根茎）即"山川芎"。

6. 茶芎（抚芎）是川芎的变种，主产于江西、湖南、湖北，民间常用其同茶叶一起泡服，故名。可治感冒头痛。

天　冬

Tiandong

ASPARAGI RADIX

本品为百合科植物天冬 *Asparagus cochinchinensis* （Lour.） Merr. 的干燥块根。秋冬二季采挖，洗净，除去茎基和须根，置沸水中煮或蒸至透心，趁热除去外皮，洗净干燥。

【产地】　主产于贵州、四川、浙江等省。此外，湖北、湖南、广西亦产。以产于贵州者质优；以产于贵州湄潭、赤水、望漠等地者为道地药材。

【性状】　本品呈长纺锤形，略弯曲。表面黄白色至淡黄棕色，对光透视，半透明，有一条不透明的细木心，光滑或具深浅不等的纵皱纹，偶有残存的灰棕色外皮。质硬或柔润，有黏性，断面角质样，中柱黄白色。气微，味甜、微苦。

【商品规格】　传统规格按根条粗细、色泽深浅、外皮多少分为三等。一等中部直径＞1.2 cm；二等中部直径＞0.8 cm；三等中部直径＞0.5 cm。现行规格分"大条"与"小条"，均为统货，并标示产地。以产于贵州者为主流商品。

【品质要求】　以条粗壮、色黄白、半透明、无残留外皮者为佳。

【检查】　**水分**（第二法）　不得过 16.0%。**总灰分**不得过 5.0%。**二氧化硫残留量**　不得过 400 mg/kg。

【浸出物】　用稀乙醇作溶剂（热浸法），浸出物不得少于 80.0%。

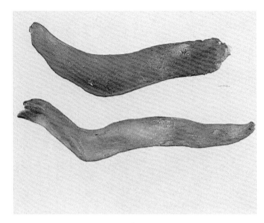

天冬

饮片

【处方用名】　天冬、天门冬、明天冬、当门根、浣草、小叶青、吊竹、三百棒、丝冬。

【配方应付】　写以上处方用名，均付天冬。

【常用饮片】　本品生饮同源。除去杂质，迅速洗净，切薄片，干燥。

【检查】　**二氧化硫残留量**　同药材。

【功能与主治】　养阴润燥，清肺生津。用于肺燥干咳，顿咳痰黏，腰膝酸痛，骨蒸潮热，内热消渴，热病津伤，咽干口渴，肠燥便秘。

【用法与用量】　6～12 g。

【注意】　脾虚便溏、虚寒泄泻及风寒咳嗽者忌服。

备注

1. 本品原名天门冬，始载于《神农本草经》。《本草纲目》云："草之茂者为门，而此草蔓茂，功同麦门冬，故名。"另：历代本草中，有多种同属植物块根作天冬入药，如"羊齿天门冬""多刺天冬"等，皆系地区习用品，其性状与天冬有别，不得混用。

2. 本品含多种低聚糖类成分，去皮后极易吸潮结块，故抢洗后应迅速干燥。

3. 本品富含甾体皂苷，具降低水溶液表面张力的作用，能使其水浸液经振摇后产生大量而持久性泡沫，古人用于浣衣，故又名浣草。

天　花　粉

Tianhuafen

TRICHOSANTHIS RADIX

本品为葫芦科植物栝楼 *Trichosanthes kirilowii* Maxim. 或双边栝楼 *Trichosanthes rosthornii* HarIlls 的干燥根。秋、冬二季采挖，洗净，除去外皮，切段或纵剖成瓣，干燥。

【产地】　主产于河北、山东、河南、湖北、江苏、安徽等省。其中，以产于河南安阳、湖北䣵州者为道地药材。

【性状】　本品呈不规则圆柱形、纺锤形或瓣块状。表面黄白色或淡棕黄色，有纵皱纹、细根痕及略凹陷的横长皮孔，有的有黄棕色外皮残留。质坚实，断面白色或淡黄色，富粉性，横切面可见黄色木质部，略呈放射状排列，纵切面可见黄色条纹状木质部。气微，味微苦。

【商品规格】　传统规格分一等：长＞15 cm，中部直径＞3.5 cm；二等：长＞15 cm，中部直径＞2.5 cm；三等：中部直径＞1 cm。现行规格都不分等级，均为统货，并标注产地。

【品质要求】　只用栝楼或双边栝楼的块根，以条均匀、色白、质坚、粉性足者为佳；不用广花粉（即长萼栝楼 *T. laceribractea* Hayata）的块根；禁用苦花粉（即湖北栝楼 *T. hupehensis* C. Y. Cheng et C. H. Yueh）的块根。

【检查】　**水分**（第二法）　不得过 15.0%。**总灰分**　不得过 5.0%。**二氧化硫残留量**　不得过 400 mg/kg。

【浸出物】　水溶性浸出物（冷浸法）不得少于 15.0%。

饮片

【处方用名】　天花粉、瓜蒌根、山瓜蒌根、蒌根、蒌粉、栝楼根、栝楼粉、屎爪根。

【配方应付】　本品生饮同源。写以上处方用名，均付天花粉。

【检查】　**总灰分**　不得过 4.0%。**水分**　**二氧化硫残留量**　同药材。

【浸出物】　同药材，不得少于 12.0%。

【功能与主治】　清热泻火，生津止渴，消肿排脓。用于热病烦渴，肺热燥咳，内热消渴，疮疡肿毒。

【用法与用量】　10～15 g。

【注意】　孕妇慎用；不宜与川乌、制川乌、草乌、制草乌、附子同用。

备注

1. 天花粉与广花粉的鉴别要点：前者多横切，可见黄色小孔，略呈放射状排列，味微苦；后者多纵切，可见稀疏的黄色小孔，异型维管束明显，散在但不呈放射排列，味苦。

2. 天花粉与苦花粉（苦瓜粉）的鉴别要点：前者多横切，断面微黄呈粉性，无纤维，味微苦。后者系"湖北栝楼"（即苦瓜）的根，多纵切或斜切，断面色白，粉性差，纤维较多，味极苦。

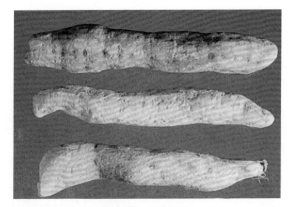

天花粉（栝楼根）

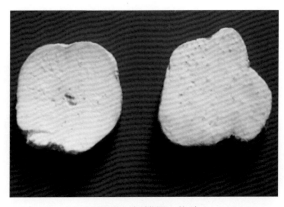

天花粉（栝楼根）饮片

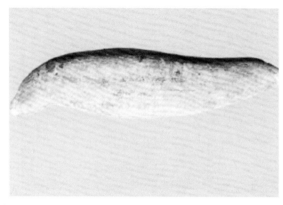

广花粉（长萼栝楼）

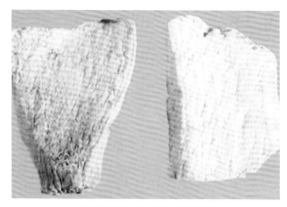

苦花粉纵切片（湖北瓜蒌）

天　南　星

Tiannanxing

ARISAEMATIS RHIZOMA

本品为天南星科植物天南星 *Arisaema erubescens*（Wall.）Schott、异叶天南星 *Arisaema heterophyllum* Bl. 或东北天南星 *Arisaema amurense* Maxim. 的干燥块茎。秋、冬二季茎叶枯萎时采挖，除去须根及外皮，干燥。

【产地】　天南星主产于陕西、甘肃、四川、贵州、云南等省；异叶天南星主产于河南、湖北、湖南等省，以产于河南者为主流商品，且系道地药材，习称"禹南星"；东北天南星主产于东北、山东、河北等省。

【性状】　本品呈扁球形。表面类白色或淡棕色，较光滑，顶端有凹陷的茎痕，周围有麻点状根痕，有的块茎周边有小扁球状侧芽。质坚硬，不易破碎，断面不平坦，白色，粉性。气微辛，味麻辣。

【商品规格】　分"小粒货"与"统装货"，都不分等级，均为统货，并标注产地。

【品质要求】　首选禹南星，以个小（即"小粒货"）、均匀、体坚实、色白、粉性足者为佳；次选天南星或东北天南星；禁用虎掌天南星。

【检查】　**水分**（第二法）　不得过 15.0%。**总灰分**　不得过 5.0%。

【浸出物】　醇溶性浸出物不得少于 9.0%。

【含量测定】　照紫外-可见分光光度法，在 400 nm 的波长处测定吸光度，按干燥品计算，含总黄酮以芹菜素（$C_{15}H_{10}O_5$）计，不得少于 0.05%。

饮片

【处方用名】　天南星、南星、生天南星、生南星、禹南星、野芋头、虎掌、虎掌南星、蛇头天南星、蛇芋、山苞米、三棒子、制天南星、制南星。

【配方应付】　写以上除生天南星、生南星外的处方用名，均付制天南星；写生天南星、生南星，均付生天南星。

【常用饮片】　**生天南星**　除去杂质、洗净、干燥。

【检查】【浸出物】【含量测定】　同药材。

制天南星　取净天南星，按大小分别用水浸泡，每日换水 2～3 次，如起白沫时，换水后加白矾（每 100 kg 天南星，加白矾 2 kg），泡 1 日后，再进行换水，至切开口尝微有麻舌感时取出。将生姜片、白矾置锅内加适量水煮沸后，倒入天南星共煮至无干心时取出，除去姜片，晾至四至六成干，切薄片，干燥。

【检查】　**水分**（第二法）　不得过 12.0%。**总灰分**　不得过 4.0%。**白矾限量**　按干燥品计算，含白矾以含水硫酸铝钾 [KAI(SO$_4$)$_2$·12H$_2$O] 计，不得过 12.0%。

【含量测定】　按干燥品计算，含总黄酮以芹菜素（C$_{15}$H$_{10}$O$_5$）计，不得少于 0.050%。

【功能与主治】　**生天南星**　散结消肿。外用治痈肿，蛇虫咬伤。**制天南星**　燥湿化痰，祛风止痉，散结消肿。用于顽痰咳嗽，风痰眩晕，中风痰壅，口眼㖞斜，半身不遂，癫痫，惊风，破伤风；外用治痈肿，蛇虫咬伤。

【用法与用量】　外用生品适量，研末以醋或酒调敷患处；制品 3～9 g。

【注意】　有毒。孕妇慎用。生品内服宜慎。

备注

1. 本品以“虎掌”之名始载于《神农本草经》，历代本草将天南星、异叶天南星、东北天南星与虎掌天南星混用。经考证天南星与虎掌天南星并非一物，后者系掌叶半夏 *Pinellia pedatisecta* Schott 的干燥块茎。如今药材市场亦仍以天南星类和虎掌天南星为主流商品，但《中国药典》却未收载虎掌天南星。

2. 天南星类与虎掌天南星的鉴别要点：前者呈扁球形，顶端有凹入的茎痕，周围有众多麻点，习称“棕眼”，有的块茎周围具球状侧芽；后者呈块茎类圆形，其周边着生数个小块茎，形似老虎之掌，每一块茎中央均有一个凹入的茎痕，周围密布麻点（须根痕）。

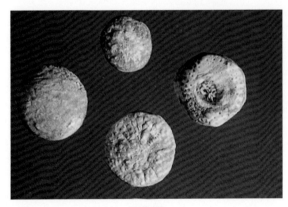

天南星

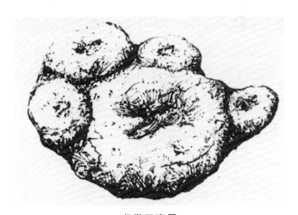

虎掌天南星

3. 胆南星系取生天南星研末后加入牛（或猪、羊）的胆汁拌匀，经煮后再发酵而成，已纳入实施批准文号的中药饮片管理，应注意区别（参见胆南星项下）。

4. 小南星系指天南星的较小块茎，易混入生半夏，应注意鉴别，参见半夏项下。

5. 生南星系原卫生部颁布的医疗用毒性中药品种（28 种），见附录Ⅱ，应按《医疗用毒性药品管理办法》管理与使用，见附录Ⅰ。

6. 据报道，天南星科植物的刺激性成分是其所含的草酸钙针晶。针晶通过与该科植物所含有的蛋白酶类及黏液细胞结合，能引发刺激反应，导致皮肤或黏膜发麻。

天 麻

Tianma

GASTRODIAE RHIZOMA

本品为兰科植物天麻 *Gastrodia elata* Bl. 的干燥块茎。春、冬两季均可采挖，冬至以前采挖者称"冬麻"，质佳。立夏之前采挖者称"春麻"，质次。采挖后洗净，用竹刀刮去外皮或用谷壳擦去外皮，蒸透，用无烟火烘干，或低温干燥。

【产地】 主产于贵州、四川、云南、湖北、陕西等省；以产于贵州者为道地药材。

【性状】 本品呈椭圆形或长条形，略扁，皱缩而稍弯曲。表面黄白色至淡黄棕色，有纵皱纹及由潜伏芽排列而成的横环纹多轮，有时可见棕褐色菌索。顶端有红棕色至深棕色鹦嘴状的芽或残留茎基，另端有圆脐形瘢痕。质坚硬，不易折断，断面较平坦，黄白色至淡棕色，角质样。气微，味甘。

【商品规格】 药材商品分野生品与栽培品；按加工方法的不同，又分"无硫货"与含硫货；均标注产地。其中，栽培品分 4 个等级：一等每千克＜26 支；二等每千克＜46 支；三等每千克＜90 支；四等每千克＞90 支。

【品质要求】 首选"无硫货"的冬麻，以个大、坚实、有鹦哥嘴、断面角质样、半透明，无空心（即明天麻）者为佳；次选春麻，不用硫黄熏制而成的"纯白"天麻片。

【检查】 **水分**（第二法） 不得过 15.0%。**总灰分** 不得过 4.5%。**二氧化硫残留量** 不得过 400 mg/kg。

【浸出物】 用稀乙醇作溶剂（热浸法），浸出物不得少于 15.0%。

【含量测定】 照高效液相色谱法测定，本品按干燥品计算，含天麻素（$C_{13}H_{18}O_7$）和对羟基苯甲醇（$C_7H_8O_2$）的总量不得少于 0.25%。

饮片

【处方用名】 天麻、明天麻、赤箭、无根草、定风草、神草、鬼督邮、山土豆、木浦。

【配方应付】 本品生饮同源。写上述处方用名，均付天麻。

【检查】 **水分** 同药材，不得过 12.0%。**总灰分 二氧化硫残留量** 同药材。

【浸出物】【含量测定】 同药材。

【功能与主治】 息风止痉，平抑肝阳，祛风通络。用于小儿惊风，癫痫抽搐，破伤风，头痛眩晕，手足不遂，肢体麻木，风湿痹痛。

【用法与用量】 3～10 g。

【注意】 气血虚甚者慎服。

备注

1. 天麻最早的名字叫"鬼督邮"，早于《神农本草经》所称的"赤箭"。因其：①"茎上无叶不招风"，因而有风不动，故又有"定风草"之名。②"茎杆独支怕阳光"，故又称"赤箭"；一旦受太阳光照射，则茎杆下垂，无太阳光则伸展如常，看似上下摆动，"无风独摇"，故又称"鬼独摇"，与"鬼督邮"谐音；但徐长卿亦有鬼督邮的别名，应注意区别。③其地下无根，故又名"无根草"。

2. 天麻无叶，不能进行光合作用；无根，不能吸取养料。其养料的供给靠地下块茎长期与蜜环菌共生，互为养料，导致天麻根系退化，残留圆脐形瘢痕，习称"肚脐眼"或"圆底盘"。另：天麻表面有纵皱纹及由潜伏芽（鳞叶）排列而成的多轮点状横环纹，习称"星状点"。野生天麻的潜伏芽凹陷，而栽培品的潜伏芽凸出，这是二者的鉴别要点。

3. 冬麻与春麻的鉴别要点：冬麻顶端有棕红色干燥的芽苞，习称"鹦哥嘴"或"红小辫"，质优；春麻顶端有残留茎基，质次。参见附图。

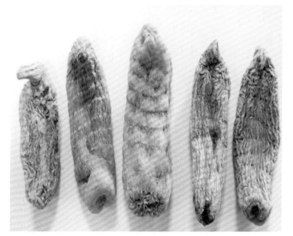

春麻（家种）

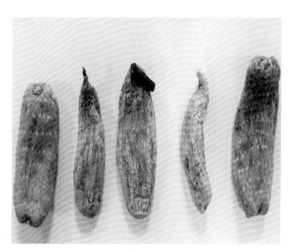

春麻（野生）

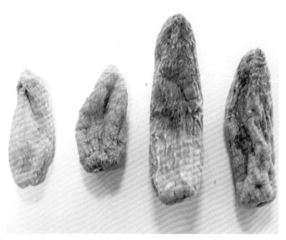

冬麻（家种）

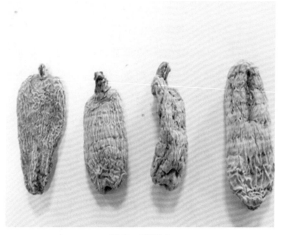

冬麻（野生）

4. 天麻饮片应为黄白色或淡黄棕色，凡用硫黄熏制而成的纯白透明饮片，则含二氧化硫（SO_2）应<400 mg/kg。

5. 本品的伪品虽多，但多与正品的性状差异较大，其鉴别要点主要是看有无"鹦哥嘴""肚脐眼""星状点"等。

木　香　类

　　木香类药材，其商品有木香、川木香、土木香之分，均收载于《中国药典》，并各自单列。其中：木香原产于印度，过去从广州进口，又称广木香，现主产于云南，故又称云木香。但云木香与川木香同科不同属，且功效有别。土木香为菊科植物土木香 *Inula helenium* L. 的干燥根，系藏族习用药材，亦与木香、川木香功效不同，且多入丸散用。

　　至于青木香，则始载于《名医别录》，列于木香项下，视作木香的别名，实则有误。本品应为马兜铃科植物马兜铃的干燥根，因其含有具肾毒性的马兜铃酸，故现行版《中国药典》已不再收载。

　　综上，上述含"木香"二字的药材，除土木香可作青木香的代用品外（见"青木香"项下），其余品种皆不能混用，亦不能相互代用。

木　香

Muxiang

AUCKLANDIAE RADIX

　　本品为菊科植物木香 *Aucklandia lappa* Decne. 的干燥根。秋、冬二季采挖，除去泥沙和须根，切段，大的再纵剖成瓣，干燥后撞去粗皮。

　　【产地】　主产于云南西北部的丽江、迪庆、大理三州。此外，四川、湖北、湖南、甘肃等省区亦产。以产于云南者为主流商品，且质优。

　　【性状】　本品呈圆柱形或半圆柱形。表面黄棕色至灰褐色，有明显的皱纹、纵沟及侧根痕。质坚，不易折断，断面灰褐色至暗褐色，周边灰黄色或浅棕黄色，形成层环棕色，有放射状纹理及散在的褐色点状油室。气香特异，味微苦。

　　【商品规格】　传统规格分为两个等级。一等：长 8～12 cm，最细一端直径＞2 cm；二等：长3～10 cm，最细的一端直径＞0.8 cm。现行规格不分等级，均为统货，并标注产地。

　　【品质要求】　只用云木香，以质坚实、香气浓、油性大者为佳；不用川木香；禁用青木香或土木香。

　　【检查】　**总灰分**　不得过 4.0%。

　　【含量测定】　照高效液相色谱法测定，本品按干燥品计算，含木香烃内酯（$C_{15}H_{20}O_2$）和去氢木香内酯（$C_{15}H_{18}O_2$）的总量不得少于 1.8%。

饮片

　　【处方用名】　木香、广木香、蜜香、云木香、印度木香、煨木香。

　　【配方应付】　写以上除煨木香外的处方用名，均付木香；写煨木香，付煨木香。

　　【常用饮片】　**木香**　除去杂质，洗净，闷透，切厚片，干燥。

　　【检查】　**水分**（第四法）　不得过 14.0%。**总灰分**　同药材。

【浸出物】　醇溶性浸出物（热浸法）不得少于 12.0%。

【含量测定】　同药材，含木香烃内酯（$C_{15}H_{20}O_2$）和去氢木香内酯（$C_{15}H_{18}O_2$）的总量不得少于 1.5%。

煨木香（临方炮制）取未干燥的木香片，在铁丝匾中，用一层草纸，一层木香片，间隔平铺数层，置炉火旁或烘干室内，烘煨至木香中所含的挥发油渗至纸上，取出。

【功能与主治】　行气止痛，健脾消食。用于胸胁、脘腹胀痛，泻痢后重，食积不消，不思饮食。煨木香实肠止泻。用于泄泻腹痛。

【用法与用量】　3～6 g。

【注意】　本品辛温香燥，易伤阴血，故阴虚、津亏、火旺者慎用。

【贮藏】　宜在 30℃ 以下保存，置干燥处，防潮。

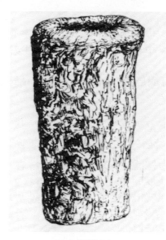

云木香外形

备注

1. 云木香与川木香、土木香的鉴别要点：前者形似枯骨，习称"鳝鱼筒"，表面有明显的皱纹及不规则的菱形网纹，断面散有大形棕色油点（油室），习称"朱砂点"，以及棕色环纹（形成层）。嚼之刺舌，但不黏牙。川木香呈圆柱形，习称"铁杆木香"，或呈有纵槽的半圆柱型，习称"槽子木香"，根头焦黑发黏，习称"糊头"或"油头"。外皮脱落处露出丝瓜络状网纹，嚼之黏牙。土木香呈圆锥形，根头膨大，顶端有凹陷的茎痕及叶鞘残基，嚼之有辛辣感。

2. 广木香（又称印度木香、进口木香）：产于印度、叙利亚者称老木香，产于缅甸、泰国者称新木香，以前者质佳；其商品规格分拣香（50～100 g/个）与行香（每个 50 g 以下）两种。国内市场已无商品，国内引种的载培品习称"云木香"。

川　木　香

Chuanmuxiang

VLADIMIRIAE RADIX

本品为菊科植物川木香 *Vladimira souliei*（Franch.）Ling 或灰毛川木香 *Vladimira souliei*（Franch.）Ling var. *cinerea* Ling 的干燥根。秋季采挖，除去须根、泥沙及根头上的胶状物，干燥。

【产地】　主产于四川阿坝、甘孜及西藏东部地区。

【性状】　呈圆柱形或有纵槽的半圆柱形，稍弯曲。表面黄褐色或棕褐色，具纵皱纹，外皮脱落处可见丝瓜络状细筋脉；根头偶有黑色发黏的胶状物，习称"油头"。体较轻，质硬脆，易折断，断面黄白色或黄色，有深黄色稀疏油点及裂隙，木部宽广，有放射状纹理；有的中心呈枯朽状。气微香，味苦，嚼之黏牙。

【商品规格】　商品分铁杆木香与槽子木香，都不分等级，均为统货，并标注产地。

【品质要求】　以根条粗大、富油性、裂隙少、香气浓、无须根者为佳。

【检查】　**水分**（第四法）不得过 12.0%。**总灰分**　不得过 4.0%。

【含量测定】　照高效液相色谱法测定，本品按干燥品计算，含木香烃内酯（$C_{15}H_{20}O_2$）和去氢木香内酯（$C_{15}H_{18}O_2$）的总量不得少于 3.2%。

（饮片）

【常用饮片】　**川木香**　除去根头部的黑色"油头"和杂质，洗净，润透，切厚片，晾干或低温干燥。

【检查】　**水分**　同药材。

【含量测定】　同药材。

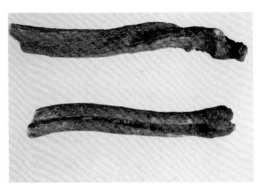

川木香

煨川木香（临方炮制）取川木香片，在铁丝匾中，用一层草纸，一层川木香片，间隔平铺数层，置炉火旁或烘干室内，烘煨至川木香中所含的挥发油渗至纸上，取出，放凉。

【检查】　**水分**　同药材。

【含量测定】　同药材。

【功能与主治】　行气止痛。用于胸胁、脘腹胀痛，肠鸣腹泻，里急后重。

【用法与用量】　3～9 g。

（备注）　参见木香备注项下。

青木香　附：土木香

Qingmuxiang

ARISTOLOCHIAE RADIX

本品为马兜铃科植物马兜铃 *Aristolochia debilis* Sieb. et Zucc. 的干燥根。春、秋两季采挖，除去须根和泥沙，晒干。

【产地】　全国多地均有产。主产于浙江、江苏。

【商品规格】　不分等级，均为统货。

【品质要求】　以条粗、质坚实、香气浓者为佳。

（饮片）

【处方用名】　青木香、马兜铃根、兜铃根、土青木香、天仙藤根、野木香根。

【配方应付】　本品生饮同源。写以上处方用名，均应更改并付"土木香"（见备注）。

【功能与主治】　平肝止痛，解毒消肿。用于眩晕头痛，胸腹胀痛，痈肿疔疮，蛇虫咬伤。

【用法与用量】　3～9 g，外用适量，研末敷患处。

（备注）

1. 马兜铃科中药材主要有关木通、马兜铃、青木香、细辛、广防己、寻骨风、天仙藤、朱砂莲八个品种。其中，除朱砂莲不含马兜铃酸外，其余 7 个品种均含具肾毒性的马兜铃酸。据此：①《中国药典》原规定细辛的药用部位应为地上部分，后因其根所含马兜铃酸的含量较低（现行版《中国药典》规定不得超过 0.001%），故 2005 年版《中国药典》将其药用部位改为根及根茎。②用木通、防己、土木香分别替代关木通、广防己、青木香入药，故处方用名青木香应更改为土木香。③单味处方不得使用马兜铃、寻骨风、天仙藤。复方中作为君药使用，需经药理实验证明其必要性；复方中作辅、佐药或15味以上的复方则直接去掉。

2. 朱砂莲与薯莨（别名也称"朱砂莲"）同名异物。前者是马兜铃科植物大叶马兜铃的块根，后者是薯蓣科植物薯莨的块茎，应注意区别。

附：土木香

Tumuxiang

INULAE RADIX

本品为菊科植物土木香 *Inula helenium* L. 的干燥根。秋季采挖，除去泥沙，晒干。

【产地】　主产于河北，此外，新疆、西藏、甘肃亦产。

【性状】　呈圆锥形，略弯曲。表面黄棕色或暗棕色，有纵皱纹及须根痕。根头粗大，顶端有凹陷的茎痕及叶鞘残基，周围有圆柱形支根。质坚硬，不易折断，断面略平坦，黄白色至浅灰黄色，有凹点状油室。气微香，味苦、辛。

【商品规格】　不分等级，均为统货，并标注产地。

【品质要求】　以根粗壮、质坚实、香气浓者为佳。

【检查】　**水分**（第四法）　不得过 14.0%。**总灰分**　不得过 7.0%。

【浸出物】　用30%乙醇作溶剂（热浸法），浸出物不得少于 55.0%。

【含量测定】　照气相色谱法测定，本品按干燥品计算，含土木香内酯（$C_{15}H_{20}O_2$）和异土木香内酯（$C_{15}H_{20}O_2$）的总量不得少于 2.2%。

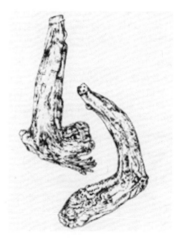

土木香外形图

饮片

【处方用名】　土木香、祁木香、藏木香。

【配方应付】　本品生饮同源。写以上处方用名，均付土木香。

【检查】【含量测定】　同药材。

【功能与主治】　健脾和胃，行气止痛，安胎。用于胸胁、脘腹胀痛，呕吐泻痢，胸胁挫伤，岔气作痛，胎动不安。

【用法与用量】　3～9 g，多入丸散服。

太 子 参

Taizishen

PSEUDOSTELLARIAE RADIX

本品为石竹科植物孩儿参 *Pseudostellaria heterophylla*（Miq.）Pax ex Pax et Hoffm. 的干燥

块根。夏季茎叶大部分枯萎时采挖，洗净，除去须根，置沸水中略烫后晒干或直接晒干。

【产地】 主产于福建、江苏、山东、安徽、贵州等地。以产于福建、江苏者质优，且系主流商品；以产于福建柘荣者为道地药材。

【性状】 本品呈细长纺锤形或细长条形，稍弯曲。表面黄白色，较光滑，微有纵皱纹，凹陷处有须根痕。顶端有茎痕。质硬而脆，断面平坦，淡黄白色，角质样（烫晒品），或类白色，有粉性（生晒品）。气微，味微甘。

【商品规格】 分"大条"（20根/50 g）、选装、统装等，并标注产地。

【品质要求】 首选大条生晒品，次选选装生晒品，均以条粗肥润、有粉性、黄白色、无须根者为佳；不用烫晒品，禁用"淡竹叶根"。

【检查】 水分（第二法） 不得过14.0%。**总灰分** 不得过4.0%。

【浸出物】 水溶性浸出物（冷浸法）不得少于25.0%。

饮片

【处方用名】 太子参、童参、孩儿参、四叶参、米参。

【配方应付】 本品生饮同源。写以上处方用名，均付太子参。

【功能与主治】 益气健脾，生津润肺。用于脾虚体倦，食欲不振，病后虚弱，气阴不足，自汗口渴，肺燥干咳。

【用法与用量】 9～30 g。

【注意】 邪实而正气不虚者慎用。

备注

1. 本品始载于《中国药用植物志》，习称"孩儿参"或"童参"（是因其块根较小，又多用于儿童作滋补剂，故名），并非《本草从新》等本草书籍中的"太子参"，后者实为五加科人参之小者。据此，所谓本品因在南京明孝陵发现，故名太子参之说有误。另："米参"既是太子参的别名，又是"西洋参"的商品规格之一，应注意区别。

2. 本品的生晒品呈粉性，质优；烫晒品呈角质样，质次。

3. 淡竹叶根为禾本科植物淡竹叶 *Lophatherum gracile* Brongn. 的干燥根，与太子参的鉴别要点：淡竹叶根两端细长，断面不平坦，有黄白色细木心；太子参一端粗，另一端细长，断面平坦，呈粉性或角质样，无木心。

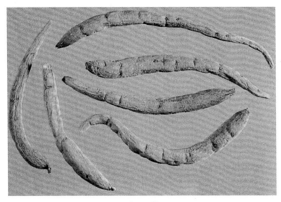

太子参

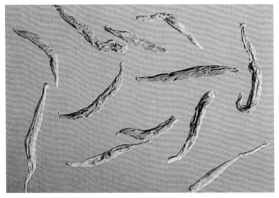

淡竹叶根

贝　母　类

贝母始载于《神农本草经》，至《本草纲目拾遗》才将川贝母与浙贝母分开。但药材商品将贝母分为川贝母、浙贝母、平贝母、伊贝母四大类，均已被《中国药典》所收载，2000 版《中国药典》又增加了湖北贝母。

由此可见，后缀"贝母"二字的药材，其品种来源繁杂。比如川贝母，2005 年版《中国药典》规定其来源应为百合科 *Fritillaria* 属的川贝母、暗紫贝母、甘肃贝母及梭砂贝母，自 2010 年版《中国药典》修定为川贝母、暗紫贝母、甘肃贝母、梭砂贝母、太白贝母及瓦布贝母，一直延用至今（见 2015 版《中国药典》）。

就药材商品而言：川贝母有松贝、青贝、炉贝及栽培品之分；浙贝母又分大贝、珠贝、浙贝片等品规，均有统装货与小粒货；平贝母亦有大粒与小粒两种规格；伊贝母（又称新疆贝母或伊犁贝母）又分家种与野生两种，其家种品又分大粒与小粒两种规格。

至于土贝母，则系葫芦科植物"土贝母"的干燥块茎（见"土贝母"项下），故不属于贝母类药材。

此外，各种贝母的功能与主治有别，商品规格与等级划分差异明显，价格相差悬殊（同品规格，野生品的价格高于栽培品，小粒比大粒贵），故不能混用或相互代用。

川　贝　母

Chuanbeimu

FRITILLARIAE CIRRHOSAE BULBUS

本品为百合科植物川贝 *Fritillaria cirrhosa* D. Don、暗紫贝母 *F. unibracteata* Hsiao et K. C. Hsia、甘肃贝母 *F. przewalskii* Maxim.、梭砂贝母 *F. delavayi* Franch.、太白贝母 *F. taipaiensis* P. Y. Li 或瓦布贝母 *F. unibracteata* Hsiao et K. C. Hsia var. *wabuensis* (S. Y. Tang et S. C. Yue) Z. D. Liu, S. Wang et S. C. chen 的干燥鳞茎。按性状不同分别习称"松贝""青贝""炉贝"和"栽培品"。夏、秋二季或积雪融化后采挖，除去须根、粗皮及泥沙，晒干或低温干燥。

【产地】　川贝母主产于四川、西藏、云南等省区，以产于四川松番的"松贝"为道地药材；暗紫贝母主产于四川阿坝州、青海等省区；甘肃贝母主产于甘肃、青海等省区；梭砂贝母主产于四川、云南、青海、西藏等省区；瓦布贝母主产于四川阿坝州等地；太白贝母主产于陕西、湖北、重庆、四川等省区。

【性状】　**松贝**　呈类圆锥形或近球形，高 0.3～0.8 cm，直径 0.3～0.9 cm，表面类白色。外层鳞叶两瓣，大小悬殊，大瓣紧抱小瓣，未抱合部分呈新月形，习称"怀中抱月"；顶部闭合，内有类圆柱形、顶端稍尖的心芽和小鳞叶 1～2 枚；先端钝圆或稍尖，底部平，微凹入，故能"立起"，习称"观音打坐"（参见附图）；中心有一灰褐色的鳞茎盘，偶有残存须根。质硬而脆，断面白色，富粉性。气微，味微苦。

青贝　呈类扁球形，高 0.4～1.4 cm，直径 0.4～1.6 cm。外层鳞叶两瓣，大小相近，相对抱合，顶部开裂，内有心芽和小鳞叶 2～3 枚及细圆柱形的残茎。

炉贝　呈长圆锥形，高 0.7～2.5 cm，直径 0.5～2.5 cm。表面类白色或浅棕黄色，有的具棕色斑点。外层鳞叶两瓣，大小相近，顶部开裂而略尖，基部稍尖或较钝。

栽培品　呈类扁球形或短圆柱形，高 0.5～2 cm，直径 1～2.5 cm。表面类白色或浅棕黄色，稍粗糙，有的具浅黄色斑点。外层鳞叶两瓣，大小相近，顶部多开裂而较平。

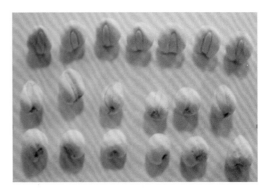

松贝

【商品规格】

1. 药材商品将川贝母分成松贝与青贝，二者又各分多个等级，并标注产地。其中，松贝一等：每 50 g＞240 粒（青贝每 50 g＞190 粒，对开瓣少于 20％）；二等：每 50 g≤240 粒（青贝每 50 g≤190 粒，对开瓣少于 25％）。

2. 炉贝又分"虎皮"与"白皮"两种，都不分等级，均为统货，并标注产地。

【品质要求】　单方首选松贝，以质坚实、粉性足、表面光滑致密、略显黄色、无散瓣、开瓣者为佳；复方及制剂可选用其他川贝母及栽培品；禁用"一轮贝母"及用硫黄熏（习称"干洗"）后的川贝母。

【检查】　**水分**（第二法）　不得过 15.0％。**总灰分**　不得过 5.0％。

【浸出物】　用稀乙醇作溶剂（热浸法），浸出物不得少于 9.0％。

【含量测定】　照紫外-可见分光光度法，在 415 nm 的波长处测定，本品按干燥品计算，含总生物碱以西贝母碱（$C_{27}H_{43}NO_3$）计，不得少于 0.050％。

饮片

【处方用名】　川贝母、川贝、贝母、松贝、小尖贝、青贝、炉贝、珍珠贝、虎皮贝。

【配方应付】　本品生饮同源。写以上处方用名，均付川贝母。

【功能与主治】　清热润肺，化痰止咳，散结消痈。用于肺热燥咳，干咳少痰，阴虚劳嗽，痰中带血，瘰疬，乳痈，肺痈。

【用法与用量】　3～10 g；研粉冲服（临方炮制），一次 1～2 g。

【注意】　不宜与川乌、制川乌、草乌、制草乌、附子同用。

备注

1. 据报道，产于云南点苍山的川贝母，形似松贝，而质优于松贝，药材商品称其为"珍珠贝"（每 50 g≥300 粒），系川贝母中的极品。

2. 松贝、炉贝、青贝的鉴别要点：松贝呈类圆锥形或近球形，表面类白色；外层两瓣鳞叶，大小悬殊，大瓣紧抱小瓣，习称"怀中抱月"或"怀中抱子"；顶端闭合，底部平坦或略凹陷，故能"立起"，习称"观音打坐"或"观音坐莲"；其间偶见留有黑斑及须根者，习称"缕衣黑笃"。青贝呈类扁球形，两瓣鳞叶大小相近，习称"观音合掌"，顶端开裂，内有心芽及圆柱形残基，不能"立起"。炉贝两瓣鳞叶大小相近，顶端开裂而露出心芽，习称"马芽嘴"，基部稍尖，不能"立起"，表面常具棕色斑点，习称"虎皮斑"。

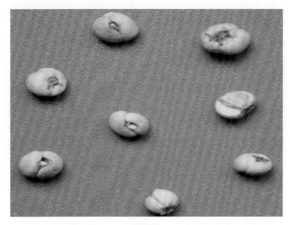
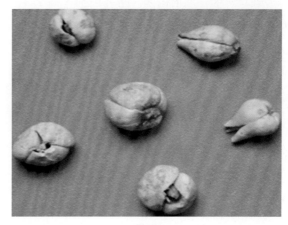

青贝　　　　　　　　　　　　　　　炉贝

3. 川贝母表面类白色，略显淡黄，光滑致密，经硫黄熏蒸后，其色洁白，表面粗糙、泡松，不得入药。

4. 据报道，川贝母中所含贝母辛与强效致畸剂环巴胺、介藜芦碱在结构上极其相似，很可能造成对胎儿的致畸作用。

5. 一轮贝母及浙贝母的心芽均系松贝的伪品，其鉴别要点：一轮贝母只有一枚鳞叶，顶端尖，茎部周围有多数鳞芽，一侧有浅纵沟，不能"立起"，参见附图；浙贝的芯芽无鳞芽，不能"立起"。

6. 川贝在煎煮过程中，所含的多种生物碱极易随水蒸气的蒸发而蒸发，故应研粉冲服；用于制剂，应"吊露"后再与方中其他饮片共煎。分装前将药露兑入药液中。所谓"吊露"系指用水蒸气蒸馏并收集馏液。

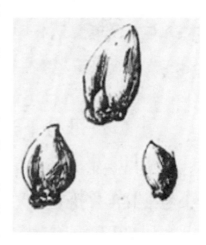

一轮贝母

浙 贝 母

Zhebeimu

FRITILLARIAE THUNBERGH BULBUS

本品为百合科植物浙贝母 *Fritillaria thunbergii* Miq. 的干燥鳞茎。初夏植株枯萎时采挖洗净。大小分开，大者除去芯芽，习称"大贝"；小者不去芯芽，习称"珠贝"。分别撞擦，除去外皮，拌以煅过的贝壳粉，吸去擦出的浆汁，干燥；或取鳞茎，大小分开，洗净，除去芯芽，趁鲜切成厚片，洗净，干燥，习称"浙贝片"。

【产地】　主产于江浙地区，是著名的"浙八味"之一。以产于浙江者为主流商品，且质优；以产于宁波、鄞州、余姚等地者为道地药材。

【性状】　**大贝**　为鳞茎外层的单瓣鳞叶，略呈新月形，高1～2 cm，直径2～3.5 cm。外表面类白色至淡黄色，内表面白色或淡棕色，被有白色粉末。质硬而脆，易折断，断面白色至黄白色，富粉性。气微，味微苦。

珠贝 为完整的鳞茎，呈扁圆形，高 1～1.5 cm，直径 1～2.5 cm。表面类白色，外层鳞叶两瓣，肥厚，略似肾形，互相抱合，内有小鳞叶 2～3 枚和干缩的残茎。

浙贝片 为鳞茎外层的单瓣鳞叶切成的片。椭圆形或类圆形，直径 1～2 cm，边缘表面淡黄色，切面平坦，粉白色。质脆，易折断，断面粉白色，富粉性。

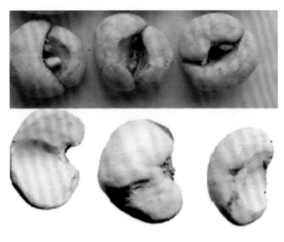
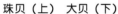

珠贝（上） 大贝（下）

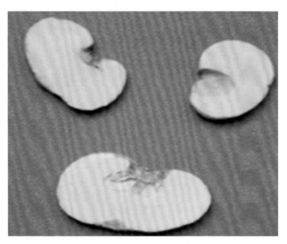

浙贝片

【商品规格】 药材商品分大贝、珠贝和浙贝片，并标注产地。其中，大贝又分 5 个等级；珠贝和浙贝片不分等级，均为统货。

大贝 甲级：每千克粒数＜180，每个质量大于 5.5 g；乙级：182 粒＜每千克粒数＜240 粒，每个质量大于 4.2 g；丙级：242 粒＜每千克粒数＜320 粒，每个质量大于 3.1 g；丁级：每千克粒数＞320 粒。

【品质要求】 调剂宜用浙贝片，制剂宜用大贝；均以鳞叶肥厚、质坚实、粉性足、断面色白、无僵子者为佳。

【检查】 **水分**（第二法） 不得过 18.0%。**总灰分** 不得过 6.0%。

【浸出物】 用稀乙醇作溶剂（热浸法），浸出物不得少于 8.0%。

【含量测定】 照高效液相色谱法测定，本品按干燥品计算，含贝母素甲（$C_{27}H_{45}NO_3$）和贝母素乙（$C_{27}H_{43}NO_3$）的总量不得少于 0.080%。

饮片

【处方用名】 浙贝母、大贝、浙贝、象贝、象贝母、元宝贝、珠贝、板贝、浙贝片。

【配方应付】 本品生饮同源。写以上处方用名，均付浙贝片。

【功能与主治】 清热化痰止咳，解毒散结消痈。用于风热咳嗽，痰火咳嗽，肺痈，瘰疬，乳痈，疮毒。

【用法与用量】 5～10 g。切厚片或用时打碎。

【注意】 不宜与川乌、制川乌、草乌、制草乌、附子同用。

备注

1. 药材商品中：①有以本品的芯芽充作松贝，应注意鉴别（见川贝母项下）；也有取湖北贝母切片伪充浙贝片，但其片形非"元宝"状。②川贝母与浙贝母打碎后不易鉴别，故应用时打碎；也可加碘试液 2～3 滴后，川贝母类与浙贝母虽均现蓝紫色，但浙贝母片面边缘一圈仍为类白色。

2. 据报道：本品全株均含生物碱，以鳞叶外皮和花蕾总生物碱含量最高。

3. 僵子系指浙贝母在生长或加工过程中，因干旱或方法不当，导致其鳞茎因缺少浆汁而干枯变色的现象。

牛　膝

Niuxi

ACHYRANTHIS BIDENTATAE RADIX

本品为苋科植物牛膝 *Achyranthes bidentata* Bl. 的干燥根。冬季茎叶枯萎时采挖，除去须根和泥沙，捆成小把，晒至干皱后，将顶端切齐，晒干。

【产地】　主产于河南、河北、山西等省。以产于河南者为道地药材，且系主流商品，习称"怀牛膝"，是"四大怀药"之一。

【性状】　本品呈细长圆柱形，挺直或稍弯曲。表面灰黄色或淡棕色，有微扭曲的细纵皱纹、排列稀疏的侧根痕和横长皮孔样的突起。质硬脆，易折断，受潮后变软，断面平坦，淡棕色，略呈角质样而油润，中心维管束木质部较大，黄白色，其外周散有多数黄白色点状维管束，断续排列成2～4轮。气微，味微甜而稍苦涩。

【商品规格】　药材商品按其根条长短粗细分 3 个等级，并标注产地。一等（头肥）：中部直径＞0.6 cm，长＞50 cm；二等（二肥）：中部直径＞0.4 cm，长＞35 cm；三等（平条）：0.2 cm＜中部直径＜0.4 cm，长短不分。

【品质要求】　首选产于河南的怀牛膝，以入冬采挖且未冻伤、条长、皮细、切面淡棕色、略呈角质样者为佳；次选其他产地的牛膝，禁用土牛膝。

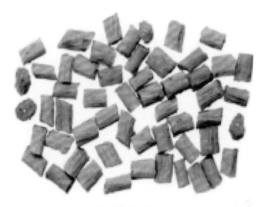

牛膝横切段

【检查】　**水分**（第二法）　不得过 15.0%。**总灰分**不得过 9.0%。**二氧化硫残留量**　不得过 400 mg/kg。

【浸出物】　用水饱和正丁醇作溶剂（热浸法），浸出物不得少于 6.5%。

【含量测定】　照高效液相色谱法测定，本品按干燥品计算，含 β-蜕皮甾酮（$C_{27}H_{44}O_7$）不得少于 0.030%。

饮片

【处方用名】　牛膝、怀牛膝、淮牛膝、白牛膝、怀膝、红牛膝、对节草、酒牛膝。

【配方应付】　写以上除酒牛膝外的处方用名，均付牛膝；写酒牛膝，付酒牛膝。

【常用饮片】　**牛膝**　除去杂质，洗净，润透，除去残留芦头，切段，干燥。

【浸出物】　同药材，不得少于 5.0%。【检查】【含量测定】同药材。

酒牛膝（临方炮制）取净牛膝段，照酒炙法炒干。每 100 kg 牛膝，用黄酒 10 kg。

【浸出物】　同药材，不得少于 4.0%。【检查】【含量测定】同药材。

【功能与主治】 逐瘀通经，补肝肾，强筋骨，利尿通淋，引血下行。用于经闭，痛经，腰膝酸痛，筋骨无力，淋证，水肿，头痛，眩晕，牙痛，口疮，吐血，衄血。

【用法与用量】 5～12 g。

【注意】 本品苦泻下行，逐瘀通经，孕妇慎用。

【贮藏】 本品"见风易转软，受潮、高温易走油"，故应置阴凉干燥处，密封保存。

备注

1. 本品又称怀牛膝。如陶弘景所说："其茎有节，似牛膝，故以为名也。"按中医理论：牛膝引血下行，川牛膝引血上行，故二者不能混用或互相代用。

2. 土牛膝为苋科植物 *A. aspera* L. 的干燥根。《本草纲目》云："不堪食用，系牛膝之伪品。"牛膝与土牛膝的鉴别要点：前者质硬脆，易折断，断面平坦，略呈角质样，有黄白色筋脉小点（维管束）断续排列成 2～4 轮；后者质柔韧，不易折断，断面纤维性，筋脉小点（维管束）数层排列成环。

升 麻

Shengma

CIMICIFUGAE RHIZOMA

本品为毛茛科植物大三叶升麻 *Cimicifuga heracleifolia* Kom.（关升麻）、兴安升麻 *Cimicifuga dahurica*（Turcz.）Maxim. 或升麻 *Cimicifuga foetida* L. 的干燥根茎。秋季采挖，除去泥沙，晒至须根干时，燎去或除去须根，晒干。

【产地】 关升麻主产于东北，兴安升麻主产于辽宁、河北，升麻主产于四川。以产于东北者为主流商品；古以产于蜀地（四川）者为道地药材。

【性状】 本品为不规则的长形块状，多分枝，呈结节状。表面黑褐色或棕褐色，粗糙不平，有坚硬的细须根残留，上面有数个圆形空洞的茎基痕，洞内壁显网状沟纹，下面凹凸不平，具须根痕。体轻，质坚硬，不易折断，断面不平坦，有裂隙，纤维性，黄绿色或淡黄白色。气微，味微苦而涩。

【商品规格】 不分等级，均为统货，并标注产地。

【品质要求】 首选关升麻（鬼脸升麻），次选川升麻或兴安升麻；均以个大、体轻泡、外皮绿黑色，断面深绿色，无须根者为佳；不用广升麻。

【检查】 **杂质** 不得过 5%。**水分**（第二法） 不得过 13.0%。**总灰分** 不得过 8.0%。**酸不溶性灰分** 不得过 4.0%。

【浸出物】 用稀乙醇作溶剂（热浸法），浸出物不得少于 17.0%。

【含量测定】 照高效液相色谱法测定，本品按干燥品计算，含异阿魏酸（$C_{10}H_{10}O_4$）不得少于 0.10%。

饮片

【处方用名】 升麻、鬼脸、空升麻、黑升麻、绿升麻、西升麻、鸡骨升麻、鬼脸升麻。

【配方应付】 写以上处方用名，均付升麻。

【功能与主治】 发表透疹，清热解毒，升举阳气。用于风热头痛，齿痛，口疮，咽喉肿痛，麻疹不透，阳毒发斑，脱肛，子宫脱垂。

【用法与用量】　3～10 g。

【注意】　麻疹已透，阴虚火旺，以及阴虚阳亢者，均当忌用。

备注

1. 升麻习称西升麻、川升麻；兴安升麻习称北升麻；大叶升麻习称关升麻、鬼脸升麻。3 种升麻的性状差异参见附图。

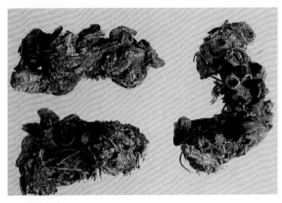

升麻

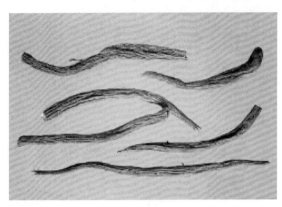

广升麻

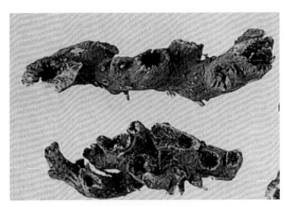

兴安升麻

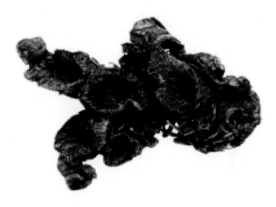

大叶升麻

2. 广升麻系菊科植物华麻花头 *Serratula chinensis* S. Moore. 的干燥根。鉴于本品主产于广东，且只有广东使用，《中国药典》未收载，故不列于【常用饮片】项下。

3.《湖北省中药饮片炮制规范》还收载了"蜜升麻""升麻炭"，但《中国药典》未收载，亦不列入【常用饮片】项下。

丹　参

Danshen

SALVIAE MILTIORRHIZAE RADIX ET RHIZOMA

本品为唇形科植物丹参 *Salvia miltiorrhiza* Bge. 的干燥根和根茎。春、秋二季采挖，除去泥沙，干燥。

【产地】 主产于河南、四川、江苏、安徽、山东等省，以四川中江县产者为佳。

【性状】 本品根茎短粗，顶端有时残留茎基。根数条，长圆柱形，略弯曲，有的分枝并具须状细根。表面棕红色或暗棕红色，粗糙，具纵皱纹。老根外皮疏松，多显紫棕色，常呈鳞片状剥落。质硬而脆，断面疏松，有裂隙或略平整而致密，皮部棕红色，木部灰黄色或紫褐色，导管束黄白色，呈放射状排列。气微，味微苦涩。

【商品规格】 传统规格：分野生品和栽培品两类。野生品不分等级，均为统货；栽培品分等级，一等中部直径＞1 cm，二等中部围径＜1 cm，但不得低于 0.4 cm。现行规格分"大条""二条""选统货"及"统装货"，都不分等级，并标注产地。

【品质要求】 首选野生品，次选栽培品；凡以丹参酮ⅡA 的含量定标的制剂，只用野生品；均以条粗、少分枝、色紫红色者为佳。不用"南丹参""甘肃丹参""滇丹参""紫花皖丹参"等地方习用品。

【检查】 水分（第二法） 不得过 13.0%。总灰分 不得过 10.0%。酸不溶性灰分 不得过 3.0%。重金属及有害元素 照铅、镉、砷、汞、铜测定法测定，铅不得过 5 mg/kg；镉不得过 0.3 mg/kg；砷不得过 2 mg/kg；汞不得过 0.2 mg/kg；铜不得过 20 mg/kg。

【浸出物】 水溶性浸出物（冷浸法）不得少于 35%。醇溶性浸出物（热浸法）不得少于 15%。

【含量测定】 照高效液相色谱法测定，本品按干燥品计算：丹参酮类 含丹参酮ⅡA（$C_{19}H_{18}O_3$）、隐丹参酮（$C_{19}H_{20}O_3$）和丹参酮Ⅰ（$C_{18}H_{12}O_3$）的总量不得少于 0.25%。丹酚酸B 含丹酚酸B（$C_{36}H_{30}O_{16}$）不得少于 3.0%。

饮片

【处方用名】 丹参、红丹参、赤丹参、山苏子、紫参、状元红、土丹参、夏丹参、紫党参、紫丹参（江苏、四川、山东）、赤参（四川）、川丹参（四川）、红根（江苏）、血参（河南）、血生根（辽宁）、酒丹参。

【配方应付】 写以上除酒丹参外的处方用名，均付丹参；写酒丹参，付酒丹参。

【常用饮片】 丹参 除去杂质和残茎，洗净，润透，切厚片，干燥。

【检查】 酸不溶性灰分 不得过 2.0%。水分 总灰分 同药材。

【浸出物】 醇溶性浸出物不得少于 11%。水溶性浸出物同药材。

酒丹参（临方炮制）取净丹参片，照酒炙法炒干。

【检查】 水分（第二法） 不得过 10.0%。总灰分 同药材。

【浸出物】 醇溶性浸出物不得少于 11%。水溶性浸出物同药材。

【功能与主治】 活血化瘀，通经止痛，清心除烦，凉血消肿。用于胸痹心痛，脘腹胁痛，癥瘕积聚，热痹疼痛，心烦不眠，月经不调，通经经闭，疮疡肿痛。

【用法与用量】 10～15 g。

【注意】 "十八反"中丹参不宜与藜芦同用。

备注

1. 鼠尾草属（*Salvia*）植物多达 700 余种，其中凡根部颜色呈红色者，在各地均作药用。如南丹参为唇形科鼠尾草属 S. bovleyana Dunn. 的根及根茎、甘肃丹参为 *S. przewalskii* Maxim. 的根及根茎、滇丹参为 *S. yunnanensis* C. H. Wright 的根及根茎、紫花浙皖丹参为 *S. sinica* Migo

f. *purpurea* H. W. Li 的根及根茎。由此可见，所谓南丹参、甘肃丹参、滇丹参等均系种名，并非指只有当地习用。

2. 野生品与栽培品的区别：野生品多有分枝及须根，断面质地松泡，外皮疏松，易片状脱落；栽培品偶有分枝，不带须根，断面质地致密，呈角质样，外皮紧贴，不易剥落。

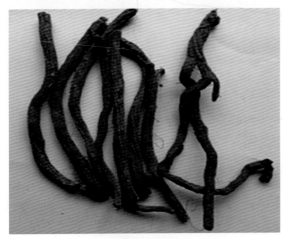
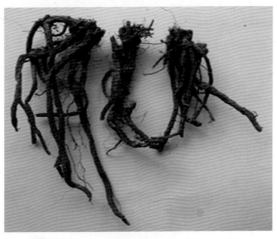

丹参（栽培）　　　　　　　　　　　　　丹参（野生）

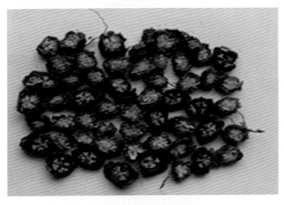
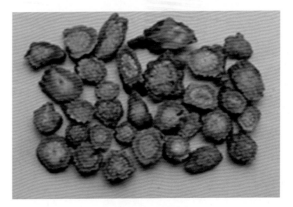

丹参饮片（栽培）　　　　　　　　　　　丹参饮片（野生）

3. 李时珍曰："五参五色配五脏。……丹参入心曰赤参。"因其根皮色红，又称丹参。此外，丹参的传统饮片还有猪血、鳖血拌丹参，以及丹参炭等，现均已停用。

乌　头　类

乌头因其根呈倒圆锥形，酷似乌鸦之头而得名。据统计，以毛茛科乌头属植物的根或块根入药的有 34 种之多，距今虽已有两千多年，但宋代以前均为野生，其后渐有栽培品及其多种加工品入药。其中，现行版《中国药典》仅收载川乌与草乌两种药材（亦作饮片入药），以及制川乌、制草乌、附子等多种饮片。

关于川乌与草乌的基原，虽《中国药典》已界定川乌为毛茛科植物"乌头"的干燥块根，草乌为同科植物北乌头的干燥母根，但仍有争议。一是认为应按产地来区分，"乌头产于四川者良，遂有川乌头之称"；二是认为应按栽培品与野生来区分，"家种者为川乌，野生者为草乌"，且后者的毒性大于前者。

至于川乌与附子的取材，也有两种说法。一是《中国药典》界定：川乌系用乌头的母根加工而成，附子系用乌头的子根加工而成；二是按产地加工的实际界定：个大的子根加工成附子，母根及较小的子根作川乌，也有将川乌个小的母根作草乌入药。

此外，毛茛科植物黄花乌头的块茎，以及宣威乌头的块根作白附子（关白附）入药。

川　乌

Chuanwu

ACONITI RADIX

川乌　为毛茛科植物乌头 *Aconitum carmichaelii* Debx. 的干燥母根。6 月下旬至 8 月上旬采挖，除去子根、须根及泥沙，晒干。**制川乌**　为川乌的炮制加工品。

【产地】　主产于四川及陕西。以产于绵阳地区的江油，以及平武地区者为道地药材。

【性状】　本品呈不规则圆锥形，稍弯曲，顶端常有残茎，中部多向一侧膨大，形似乌嘴头状，有小瘤状侧根及子根脱落后的痕迹，质坚实，断面类白色或浅灰黄色，形成层环纹呈多角形。气微，味辛辣、麻舌。

【商品规格】　商品有个子货与川乌片之分，都不分等级，均为统货，并标注产地。

【品质要求】　以身干、饱满、质坚实、断面色白、有粉性、少有空心者为佳。

【检查】　**水分**（第二法）　不得过 12.0%。**总灰分**不得过 9.0%。**酸不溶性灰分**　不得过 2.0%。

【含量测定】　照高效液相色谱法测定，本品按干燥品计算，含乌头碱（$C_{34}H_{47}NO_{11}$）、次乌头碱（$C_{33}H_{45}NO_{10}$）和新乌头碱（$C_{33}H_{45}NO_{11}$）的总量应为 0.050%～0.17%。

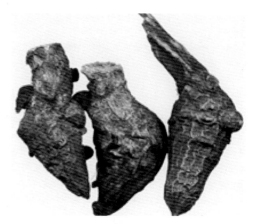

川乌药材

🔹饮片

【处方用名】　川乌、乌头、川乌头、生川乌、生乌头、泥附子、天雄、制川乌。

【配方应付】　以上处方用名"写生付生，无生付熟"。即写生川乌、生乌头，均付生川乌；写川乌、乌头、川乌头、制川乌，均付制川乌。

【常用饮片】　**生川乌**　除去杂质，用时捣碎。

【性状】【检查】【含量测定】　同药材。

制川乌

【制法】　取川乌，大小分档，用水浸泡至内无干心，取出，加水煮沸 4～6 h（或蒸 6～8 h）至取大个及实心者切开内无白心、口尝微有麻舌感时，取出，晾至六成干，切片，干燥。

【性状】　本品为不规则或长三角形的片。表面黑褐色或黄褐色，有灰棕色形成层环纹。体轻，质脆，断面有光泽。气微，微有麻舌感。

【检查】　**水分**（第二法）　不得过 11.0%。**双酯型生物碱**　以乌头碱（$C_{34}H_{47}NO_{11}$）、次乌头碱（$C_{33}H_{45}NO_{10}$）和新乌头碱（$C_{33}H_{45}NO_{11}$）的总量计，不得大于 0.040%。

【含量测定】　照高效液相色谱法测定，本品按干燥品计算，含苯甲酰乌头原碱（$C_{32}H_{45}NO_{10}$）、苯甲酰次乌头原碱（$C_{31}H_{43}NO_9$）及苯甲酰新乌头原碱（$C_{31}H_{43}NO_{10}$）的总量应为 0.070%～0.15%。

【功能与主治】　**生川乌**　祛风除湿，温经止痛。用于风寒湿痹，关节疼痛，心腹冷痛，寒疝作痛及麻醉止痛。**制川乌**　同生川乌。

【用法与用量】　**生川乌**　一般炮制后用。**制川乌**　1.5～3 g，先煎、久煎。

【注意】　生品内服宜慎，孕妇禁用；制川乌孕妇慎用；皆不宜与半夏、瓜蒌、瓜蒌子、瓜蒌皮、天花粉、川贝母、浙贝母、平贝母、伊贝母、湖北贝母、白蔹、白及同用。

【贮藏】　**生川乌**　隔离保存，不宜与其他药物混放。**制川乌**　置通风干燥处，防蛀。

（备注）

1. 生川乌极易生虫，应隔离保存，故宜用前采购；制川乌的药品标签不得写成川乌。

2. 生川乌系原卫生部颁布的医疗用毒性中药品种（28 种），见附录Ⅱ，应按《医疗用毒性药品管理办法》管理与使用，见附录Ⅰ。据报道，本品水煎液给怀孕小鼠灌胃，能使其胎盘畸变，故孕妇慎用。川乌、草乌、附子、盐附子、泥附子、天雄之间的相关性，参见附子项下。

草　乌

Caowu

ACONITI KUSNEZOFFII RADIX

草乌　为毛茛科植物北乌头 *Aconitum kusnezoffii* Reichb. 的干燥块根。秋季茎叶枯萎时采挖，除去须根和泥沙，干燥。**制草乌**　为草乌的炮制加工品。

【产地】　北乌头主产于东三省及河北等省。

【性状】　本品呈不规则长圆锥形，略弯曲。顶端常有残茎和少数不定根残基，有的顶端一侧有一枯萎的芽，一侧有一圆形或扁圆形不定根残基。表面灰褐色或黑棕褐色，皱缩，有纵皱纹、点状须根痕及数个瘤状侧根。质硬，断面灰白色或暗灰色，有裂隙，形成层环纹多角形或类圆形，髓部较大或中空。气微，味辛辣、麻舌。

【商品规格】　商品有个子货与草乌片之分，都不分等级，均为统货，并标注产地。

【品质要求】　以根肥壮、质坚实、断面白色、粉性大、残茎少者为佳。

【检查】　**杂质**（残茎）不得过 5%。**水分**（第二法）　不得过 12.0%。**总灰分**　不得过 6.0%。

【含量测定】　照高效液相色谱法测定，本品按干燥品计算，含乌头碱（$C_{34}H_{47}NO_{11}$）、次乌头碱（$C_{33}H_{45}NO_{10}$）和新乌头碱（$C_{33}H_{45}NO_{11}$）的总量应为 0.10%～0.50%。

（饮片）

【处方用名】　草乌、生草乌、草乌头、乌喙（huì）、五毒根、制草乌。

【配方应付】　以上处方用名，写生草乌付生草乌；写草乌、制草乌等，均付制草乌。

【常用饮片】　**生草乌**　除去杂质，洗净，干燥。

【性状】【检查】【含量测定】　同药材。

制草乌

【制法】　取草乌，大小个分开，用水浸泡至内无干心，取出，加水煮至取大个切开内无白心、口尝微有麻舌感时，取出，晾至六成干后切薄片，干燥。

【性状】　本品呈不规则圆形或近三角形的片。表面黑褐色，有灰白色多角形形成层环和点状维管束，并有空隙，周边皱缩或弯曲。质脆。气微，味微辛辣，稍有麻舌感。

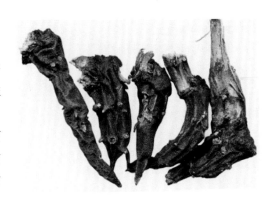

草乌药材

【检查】　**水分**（第二法）　不得过 12.0%。**双酯型生物碱**　以乌头碱（$C_{34}H_{47}NO_{11}$）、次乌头碱（$C_{33}H_{45}NO_{10}$）和新乌头碱（$C_{33}H_{45}NO_{11}$）的总量计，不得过 0.040%。

【含量测定】　照高效液相色谱法测定，本品按干燥品计算，含苯甲酰乌头原碱（$C_{32}H_{45}NO_{10}$）、苯甲酰次乌头原碱（$C_{31}H_{43}NO_9$）及苯甲酰新乌头原碱（$C_{31}H_{43}NO_{10}$）的总量应为 0.020%～0.070%。

【功能与主治】　**生草乌**　祛风除湿，温经止痛。用于风寒湿痹，关节疼痛，心腹冷痛，寒疝作痛及麻醉止痛。**制草乌**　同生草乌。

【用法与用量】　**生草乌**　一般炮制后用。**制草乌**　1.5～3 g，宜先煎、久煎。

【注意】　生品内服宜慎；孕妇禁用；皆不宜与半夏、瓜蒌、瓜蒌子、瓜蒌皮、天花粉、川贝母、浙贝母、平贝母、伊贝母、湖北贝母、白蔹、白及同用。

备注

生草乌系原卫生部颁布的医疗用毒性中药品种（28 种），见附录Ⅱ，应按《医疗用毒性药品管理办法》管理与使用，见附录Ⅰ。其他见川乌项下。

附　子

Fuzi

ACONITI LATERALIS RADIX PRAEPARATA

本品为毛茛科植物乌头 *Aconitum carmichaelii* Debx. 子根的加工品。6 月下旬至 8 月上旬采挖，除去母根、须根及泥沙，习称"泥附子"。取泥附子，又可加工成"盐附子""黑顺片""白附片"等不同品规的附子。

【产地】　主产于四川，陕西、云南、湖南亦有产；以产于四川者质优且系主流商品。

【性状】　**盐附子**　呈圆锥形。表面灰黑色，被盐霜，顶端有凹陷的芽痕，周围有瘤状突起的支根或支根痕。体重，横切面灰褐色，可见充满盐霜的小空隙和多角形形成层环纹，环纹内侧导管束排列不整齐。气微，味咸而麻，刺舌。

黑顺片　为纵切片，上宽下窄。边缘带有外皮，黑褐色；切面暗黄色，油润具光泽，半透明状，并有纵向导管束。质硬而脆，断面角质样。气微，味淡。

白附片 无外皮，黄白色，半透明。

【商品规格】 **药材** 按产地加工方法及所用辅料的不同，分为盐附子、白附片、黑顺片。其中，黑顺片、白附片直接入药，统称附片；盐附子加工成"淡附片"入药。

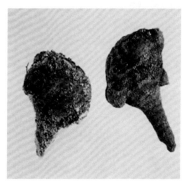 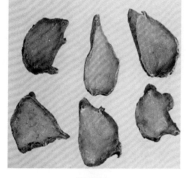 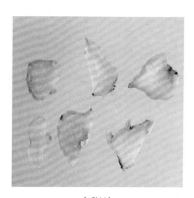

盐附子　　　　　　　　黑顺片　　　　　　　　白附片

饮片 除黑顺片、白附片、淡附片外，还有炮附片、熟附片、黄附片等品规（注：《中国药典》仅收载前四种）。

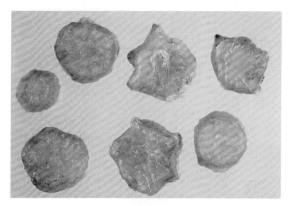 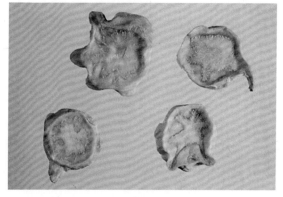

熟附片　　　　　　　　　　　黄附片

【品质要求】 只用黑顺片或白附片，均以片大、厚薄均匀、片面油润、无盐软、光亮者为佳；不用淡附片、炮附片、熟附片、黄附片等其他品规的附片。

【检查】 **水分**（第二法） 不得过 15.0%。**双酯型生物碱** 以新乌头碱（$C_{33}H_{43}NO_{11}$）、次乌头碱（$C_{33}H_{45}NO_{10}$）和乌头碱（$C_{34}H_{47}NO_{11}$）的总量计，不得过 0.020%。

【含量测定】 照高效液相色谱法测定，本品按干燥品计算，含苯甲酰新乌头原碱（$C_{31}H_{43}NO_{10}$）、苯甲酰乌头原碱（$C_{32}H_{45}NO_{10}$）和苯甲酰次乌头原碱（$C_{31}H_{43}NO_9$）的总量不得少于 0.010%。（注：盐附子仅做【性状】检测。）

饮片

【处方用名】 附子、黑附子、附片、黑附片、白附片、黑顺片、盐附子。

【配方应付】 写以上处方用名，均付附子。

【常用饮片】 **附片**（黑顺片、白附片系产地加工）直接入药。

【性状】【检查】【含量测定】 同药材。

【功能与主治】 回阳救逆，补火助阳，散寒止痛。用于亡阳虚脱，肢冷脉微，心阳不足，胸痹心痛，虚寒吐泻，脘腹冷痛，肾阳虚衰，阳痿宫冷，阴寒水肿，阳虚外感，寒湿痹痛。

【用法与用量】 3～15 g，先煎，久煎。

【注意】 本品辛热燥烈，易伤阴动火，故热证、阴虚阳亢者忌用；不宜与半夏、瓜蒌、瓜蒌子、瓜蒌皮、天花粉、川贝母、浙贝母、平贝母、伊贝母、湖北贝母、白蔹、白及同用；孕妇慎用。

【贮藏】 盐附子密闭，置阴凉干燥处；黑顺片及白附片置干燥处，防潮。

备注

1. 乌头的母根作川乌入药；乌头的子根称泥附子，作加工成附子的原材料。泥附子中，凡形状尖长者又称"天雄"。故古有"乌头附子配天雄"之说。

2. 盐附子、黑顺片、白附片均为取泥附子用食用胆巴水（习称"老水"）浸泡后的复制品，其区别如下。

盐附子：选择个大、均匀的泥附子，洗净，浸入食用胆巴的水溶液中过夜，再加食盐，继续浸泡，每日取出晒晾，并逐渐延长晒晾时间，直至附子表面出现大量结晶盐粒（盐霜）、体质变硬为止。

黑顺片：取泥附子，按大小分别洗净，浸入食用胆巴的水溶液中数日，连同浸液煮至透心，捞出，水漂，纵切成厚约 0.5 cm 的片，再用水浸漂，用调色液使附片染成浓茶色，取出，蒸至出现油面、光泽后，烘至半干，再晒干或继续烘干即得。

白附片：选择大小均匀的泥附子，洗净，浸入食用胆巴的水溶液中数日，连同浸液煮至透心，捞出，剥去外皮，纵切成厚约 0.3 cm 的片，用水浸漂，取出，蒸透，晒干即得。

3. 淡附片是盐附子的炮制品，炮附片是黑顺片或白附片的炮制品。炮制方法均见《中国药典》该品种项下。至于熟附片、黄附片的加工方法参见《现代中药材商品通鉴》。

4. "无盐软"系指因"食用胆巴"析出而导致的饮片质软、易弯曲或粘连。所谓"食用胆巴"是指卤水提取食盐后的副产品。

5. 注意：附子又称黑附子，其饮片亦称黑附片；白附子又称禹白附（系天南星科植物独角莲 *Typhonium giganteum* Engl. 的干燥块茎），其饮片则称白附子。

6. 本品的主要活性成分为乌头类生物碱，它既是附子的有效成分，又是其有毒成分。服用其水煎液，无论单方或复方，如出现中毒反应或不良反应，临床反应为麻、颤、乱、竭，即呼吸或循环衰竭，神志昏迷，四肢厥冷，脉弱欲竭，血压下降，心音微弱等。

乌　药

Wuyao

LINDERAE RADIX

本品为樟科植物乌药 *Lindera aggregate*（Sims）Kosterm. 的干燥块根。全年均可采挖，除去细根，洗净，趁鲜切片，晒干，或直接晒干。

【产地】 主产于浙江、安徽、湖南、湖北、广西、广东等地。以产于浙江台州、金华者品质最佳，奉为道地药材，习称"天台乌药"或"台乌药"。

【性状】　本品多呈纺锤状，略弯曲，有的中部收缩成连珠状。表面黄棕色或黄褐色，有纵皱纹及稀疏的细根痕。质坚硬。切片厚 0.2～2 mm，切面黄白色或淡黄棕色，可见年轮环纹，中心颜色较深。气香，味微苦、辛，有清凉感。

【商品规格】　传统规格不分等级，均为统货。现行规格分"粉质"与"木质"两类，都不分等级，均为统货，并标注产地。

【品质要求】　只用粉质横片，以质嫩、粉性大、切面淡黄棕色、香气浓者为佳；不用木质片或直片；禁用"乌药珠"及乌药根茎的劈块或茎的切片。凡质老、不呈纺锤形连珠状的直根，不可供药用。

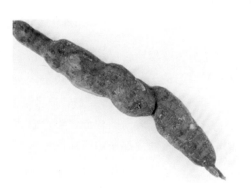

乌药

【检查】　**水分**（第四法）　不得过 11.0%。**总灰分**不得过 4.0%。**酸不溶性灰分**　不得过 2.0%。

【浸出物】　用 70%乙醇作溶剂（热浸法），浸出物不得少于 12.0%。

【含量测定】　照高效液相色谱法测定，本品按干燥品计算，含乌药醚内酯（$C_{15}H_{16}O_4$）不得少于 0.030%，含去甲异波尔定（$C_{18}H_{19}NO_4$）不得少于 0.40%。

饮片

【处方用名】　乌药、台乌、天台乌、台乌药、天台乌药、矮樟、香桂樟、乌樟。

【配方应付】　本品生饮同源。写上述处方用名，均付乌药。

【检查】【浸出物】【含量测定】　同药材。

【功能与主治】　行气止痛，温肾散寒。用于寒凝气滞，胸腹胀痛，气逆喘急，膀胱虚冷，遗尿尿频，疝气疼痛，经寒腹痛。

【用法与用量】　6～10 g。

【注意】　气虚及内热证患者禁服；孕妇及体虚者慎服。

备注

1.《本草纲目》云："嫩者肉白，老者肉褐色。"

2. 乌药的块根与根茎的劈块或茎的切片的鉴别要点：前者片面黄白色至淡黄棕色而显微红，中心颜色较深，有放射状车轮纹，平滑而有弹性，有清凉感；根茎的劈片呈不规则的块片状，片面颜色与乌药相近而淡，显木性；茎的切片表面粗糙，棕红色或棕黑色，多有裂痕，射线呈蜘蛛网状，中心有髓。

3. 本品必须采购药材，自行切片，以利剔除质老且不呈纺锤状的直根，以及根茎的劈块或茎的切片。

4. 乌药珠为同属植物白胶木（鼎湖钓樟）*L. chunii* Merr. 的块根，在两广亦作乌药入药，又称"台乌珠""千捶打"。但其功能主治与乌药有别，不可混用或互相代用。

巴　戟　天

Bajitian

MORINDAE OFFICINALIS RADIX

本品为茜草科植物巴戟天 *Morinda officinalis* How 的干燥根。全年均可采挖，洗净，除去须根，晒至六七成干，轻轻捶扁，晒干。

【产地】　主产于广东、广西、福建等地。以产于广东者质优，系当今的主流商品，奉为道地药材。

【性状】　本品为扁圆柱形，略弯曲，长短不等，直径 0.5～2 cm。表面灰黄色或暗灰色，具纵纹和横裂纹，有的皮部横向断离露出木部；质韧，断面皮部厚，紫色或淡紫色，易与木部剥离；木部坚硬，黄棕色或黄白色，直径 1～5 mm。气微，味甘而微涩。

【商品规格】　传统规格分 3 个等级。一等：长＜16 cm，中部围径＞3 cm；二等：中部围径＞2 cm，其余同一等；三等：中部围径＞7 mm，其余同一等。现行规格分"抽心"与"不抽心"两类，都不分等级，均为统货，并标注产地。

【品质要求】　不用未去木心的巴戟天，或虽已去木心，但未经蒸制的巴戟肉；均以条粗壮、连珠状、肉厚、断面色紫者为佳。禁用"四川虎刺"（习称"恩施巴戟"）、"铁箍散"（习称"香巴戟"）、"羊角藤""假巴戟"等。

【检查】　**水分**（第二法）　不得过 15.0%。**总灰分**　不得过 6.0%。

【浸出物】　水溶性浸出物（冷浸法）不得少于 50.0%。

【含量测定】　照高效液相色谱法测定，本品按干燥品计算，含耐斯糖（$C_{24}H_{42}O_{21}$）不得少于 2.0%。

饮片

【处方用名】　巴戟天、巴戟、巴戟母、巴吉、吉天、鸡肠藤、三角藤、兔子肠、鸡肠风、连珠巴戟、巴戟肉、制巴戟天、制巴戟、盐巴戟天。

【配方应付】　写除巴戟肉、制巴戟天、制巴戟、盐巴戟天外的处方用名，均付（生）巴戟天；写盐巴戟天，付盐巴戟天；写巴戟肉，付巴戟肉；写制巴戟天、制巴戟，均付制巴戟天。（参见《湖北省中药饮片炮制规范》）。

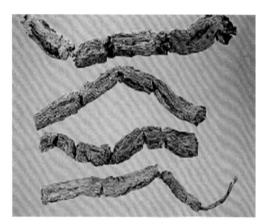

巴戟天

【常用饮片】　**巴戟天**　除去杂质。**盐巴戟天**　取净巴戟天，照盐蒸法蒸透，趁热除去木心，切段，干燥。每 100 kg 巴戟天用食盐 2 kg。**制巴戟天**　甘草捣碎，加水煎汁，去渣，加入净巴戟天拌匀，照蒸法蒸透，趁热除去木心，切段，干燥。每 100 kg 巴戟天用甘草 6 kg。**巴戟肉**　取净巴戟天，照蒸法蒸透，趁热除去木心，切段，干燥。

【检查】【浸出物】【含量测定】　同药材。

【功能与主治】　补肾阳，强筋骨，祛风湿。用于阳痿遗精，宫冷不孕，月经不调，少腹冷痛，风湿痹痛，筋骨痿软。

【用法与用量】　3～10 g。

【注意】　阴虚火旺者不宜用。

【贮藏】　本品易虫蛀，受潮生霉。受潮后颜色加深，质返软，断面溢出油状物，散发特殊气味。故应置 30℃ 以下，通风干燥处保存。其安全水分值为 12%～14%。

备注

1. 本品始载于《神农本草经》，其原植物并非现用的巴戟天。另：巴戟天其原植物为攀援藤本，攀附它物向上生长，故曰"戟天"，且原产"巴蜀"一带（即四川），因而得名，并奉为道地药材。随着药用品种来源的更替（始于清代），其主产地随之发生变迁，现以广东的产量最大，且质优，系道地药材。

2. 四川虎刺 *Damnacanthus officinarus* Huang、羊角藤 *M. Umbellata* L.、假巴戟 *M. Shughuaeusis* C. Y. Chen et M. S. Huang、铁箍散 *Schisandra propinqus*（Wall.）Baill. var. *sinensis* Oliv. 的干燥根及根茎均系巴戟天的伪品，其鉴别要点参见巴戟天与 4 种伪品的鉴别要点表。

3. 本品其药材商品的传统加工方法（系指产地加工）为"先蒸后捶"，现行方法均为先晒至六七成干，再轻轻捶扁，晒干。其间抽去木心，则成巴戟肉。

巴戟天与 4 种伪品的鉴别要点表

性状	巴戟天	羊角藤	假巴戟	铁箍散	恩施巴戟
形状	扁圆柱形	圆柱形	圆柱形	细长，有分枝	短圆柱形或压扁
外表面	皮部横向断裂现木部，形似连珠	具少数横缢纹	具少数横缢纹	横裂深者露出木部	具细的横皱纹
断面	皮厚紫色或淡紫色，直径占木部 30%～40%	皮部较薄，木部直径 60%～70%	皮部菲薄，易脱落，木部约占直径 80% 以上	皮部较薄，木部约占直径 80%	皮部较厚，木心已抽取，中间有圆形小孔

玉　竹

Yuzhu

POLYGONATI ODORATI RHIZOMA

本品为百合科植物玉竹 *Polygonatum odoratum*（Mill.）Druce 的干燥根茎。秋季采挖，除去须根，洗净，晒至柔软后，反复揉搓、晾晒至无硬心，晒干；或蒸透后，揉至半透明，晒干。

【产地】　主产于中南、华东地区。栽培品以产于湖南邵阳、浙江新昌者为道地药材。野生品多产于江苏、安徽、四川、云南、河北、辽宁等省。其中，产于河北、辽宁者又称"关玉竹"；产于江苏者，又称"江北玉竹"；产于安徽者，又称"安玉竹"；产于广东连县、乐昌等地者，又称"西玉竹"。以产于湖南的"湘玉竹"质优。

【性状】　本品呈长圆柱形，略扁，少有分枝。表面黄白色或淡黄棕色，半透明，具纵皱纹和微隆起的环节，有白色圆点状的须根痕和圆盘状茎痕。质硬而脆或稍软，易折断，断面角质样或显颗粒性。气微，味甘，嚼之发黏。

【商品规格】　分"优质货"与"统装货"，都不分等级，并标注产地。

【品质要求】　首选栽培品，以条长、肥壮、色黄白光润、半透明、味甜者为佳；次选关玉竹、江北玉竹、安玉竹、西玉竹等（均为野生品）；禁用同属植物"毛筒玉竹""热河黄精"（又称多花玉竹、大玉竹、海玉竹）的干燥根茎。

【检查】　**水分**（第二法）　不得过 16.0%。**总灰分**　不得过 3.0%。

【浸出物】　用 70% 乙醇作溶济（冷浸法），浸出物不得少于 50.0%。

【含量测定】　照紫外-可见分光光度法，在 490 nm 的波长处测定吸光度，本品按干燥品计算，含玉竹多糖以葡萄糖（$C_6H_{12}O_6$）计，不得少于 6.0%。

饮片

【处方用名】　玉竹、萎蕤、山玉竹、玉参、金玉参、玉术、小玉竹、肉竹、连竹、西竹、竹叶参、小叶芦、尾参（湖北、湖南）、竹根七（湖南、江西、陕西）、铃铛菜（辽宁、河北）、山苞米（辽宁、吉林、黑龙江）、地节（江西）。

【配方应付】　本品生饮同源。写上述处方用名，均付玉竹。

【检查】【浸出物】【含量测定】　同药材。

【功能与主治】　养阴润燥，生津止渴。用于肺胃阴伤，燥热咳嗽，内热消渴。

【用法与用量】　6～12 g。

【注意】　脾胃虚弱、痰湿内蕴、中寒便溏者不宜服用。

备注

1. 毛筒玉竹为百合科植物毛筒玉竹 *P. Inflatum* Kom. 的干燥根茎。与玉竹的鉴别要点：玉竹少有分枝，表面黄白色或淡黄棕色，环节明显且微隆起；毛筒玉竹多有分枝，表面黄棕色至深棕色，节呈环状，但不明显。

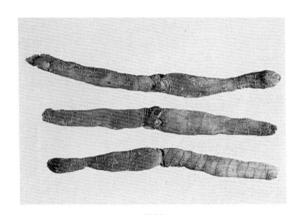

玉竹

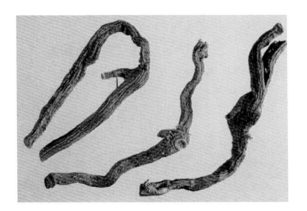

毛筒玉竹

2. 热河黄精为百合科植物热河黄精 *Polygonatum macropodium* Turcz. 的干燥根茎（野生），在东北及华北部分地区作玉竹用。

3. 栽培品与野生品的性状差异：前者直径 1～2 cm，中间或终端有数个圆盘状茎痕，须根众多，质柔软；后者较细（直径 0.6～1 cm），圆盘状茎痕及须根痕较少，质硬脆。

甘　松

Gansong

NARDOSTACHYOS RADIX ET RHIZOMA

本品为败酱科植物甘松 *Nardostachys jatamansi* Dc. 的干燥根及根茎。春、秋二季采挖，除去泥沙和杂质，晒干或阴干。

【产地】　主产于西藏，四川、青海、甘肃等地亦有产。

【性状】　本品略呈圆锥形，多弯曲，长 5～18 cm。根茎短小，上端有茎、叶残基，呈狭长的膜质片状或纤维状。外层黑棕色，内层棕色或黄色。根单一或数条交结、分枝或并列，直径 0.3～1 cm。表面棕褐色，皱缩，有细根和须根。质松脆，易折断，断面粗糙，皮部深棕色，常成裂片状，木部黄白色。气特异，味苦而辛，有清凉感。

【商品规格】　分"净根货"与"带叶货"，都不分等级，均为统货，并标注产地。

【品质要求】　只用甘松的净根货，以主根肥壮，条长，无碎末、无叶鞘、香气浓者为佳；不用"匙叶甘松"或带叶鞘的甘松。

【检查】　**水分**（第四法）　不得过 12.0%。

【含量测定】　照挥发油测定法测定，含挥发油不得少于 2.0%（ml/g）；照高效液相色谱法测定，本品按干燥品计算，含甘松新酮（$C_{15}H_{22}O_3$）不得少于 0.1%。

饮片

【处方用名】　甘松、香松、甘香松、贝松、芽甘松、副松、条松、帮贝、匙叶甘松。

【配方应付】　本品生饮同源。写以上处方用名，均付甘松。

【检查】　**水分**　不得过 10.0%。

【含量测定】　含挥发油不得少于 1.8%（ml/g）。

【功能与主治】　理气止痛，开郁醒脾；外用祛湿消肿。用于脘腹胀满，食欲不振，呕吐；外用治牙痛，脚气肿毒。

【用法与用量】　3～6 g。外用适量，泡汤漱口或煎汤洗脚或研末敷患处。

【注意】　气虚血弱者慎用。

备注

1. 本品原系藏药，名帮贝。《中国药典》2005 年版收载两个来源：一是败酱草科植物甘松 *Nardostachys chinensis* Batal. 的干燥根及根茎；二是同科植物匙叶甘松 *N. jatamansii* DC. 的干燥根及根茎。自 2010 版起，《中国药典》只收载前者，而《湖北省中药饮片炮制规范》仍收载两种甘松。

2. 甘松与匙叶甘松的鉴别要点：前者茎基上残留的叶鞘呈片状；后者呈纤维状。

3. 按《中国药典》的规定：本品只用根及根茎，其叶鞘为非药用部分。

4. 本品药用甚少，多用于工业提取香料，且入药多外用。

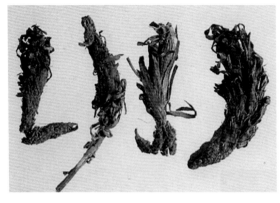

甘松

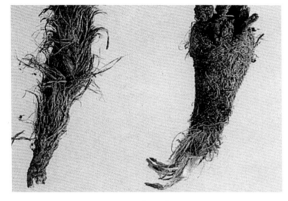

匙叶甘松

甘　草

Gancao

GLYCYRRHIZAE RADIX ET RHIZOMA

本品为豆科植物甘草 *Glycyrrhiza uralensis* Fisch.、胀果甘草 *Glycyrrhiza inflata* Bat. 或光果甘草 *Glycyrrhiza glabra* L. 的干燥根和根茎。春、秋二季采挖，除去须根，晒干。

【产地】　甘草主产于内蒙古（习称"内蒙古甘草"）、甘肃、宁夏、新疆，以内蒙古伊盟的杭旗一带（习称"梁外草"）、巴盟的橙口、甘肃及宁夏的阿拉善旗一带所产者为道地药材；胀果甘草主产于新疆喀什、阿拉苏、甘肃、内蒙古、陕北等地；光果甘草主产于新疆塔城等地，且欧州亦有产，故又习称"欧甘草"或"洋甘草"。

【性状】　**甘草**　根呈圆柱形，外皮松紧不一。表面红棕色或灰棕色，具显著的纵皱沟纹（习称"抽沟洼垄"）、皮孔及稀疏的细根痕。质坚实，断面略显纤维性，黄白色，粉性，形成层环明显，射线放射状，有的有裂隙。根茎呈圆柱形，表面有芽痕，断面中部有髓。气微，味甜而特殊。

胀果甘草　根和根茎木质粗壮，有的分枝，外皮粗糙，多呈灰棕色或灰褐色。质坚硬，木质纤维多，粉性小。根茎不定，芽多而粗大。

光果甘草　质地较坚实，有的分枝，外皮不粗糙，多呈灰棕色，皮孔细而不明显。

【商品规格】　传统规格按产地的不同分为西草与东草两大类。

西草　主产于内蒙古西部及陕西、宁夏、甘肃、青海和新疆等地；又分大草、条草、毛草、草节、疙瘩头五种规格。详见"七十六种药材商品规格标准"。

东草　主产于内蒙古东部及东三省、河北、山西等地；并按加工方法的不同分为甘草（不去外皮）与粉甘草（除去外皮）。

现行规格分"条草"与"毛草"两大类。其中，条草分甲、乙、丙、丁四个等级；毛草不分等级，均为统货；二者均应标注产地。

【品质要求】　首选甘草中的西草，以身干、皮细而紧、红棕色、质坚、体重、粉性大、味甜者为佳；次选胀果甘草、光果甘草；禁用苦甘草、狗甘草。

【检查】 **水分**（第二法） 不得过 12.0％。**总灰分** 不得过 7.0％。**酸不溶性灰分** 不得过 2.0％。

重金属及有害元素 照铅、镉、砷、汞、铜测定法测定，铅不得过 5 mg/kg；镉不得过 0.3 mg/kg；砷不得过 2 mg/kg；汞不得过 0.2 mg/kg；铜不得过 20 mg/kg。

有机氯农药残留量 照农药残留量测定法测定，含总六六六（总 BHC）不得过 0.2 mg/kg；总滴滴涕（总 DDT）不得过 0.2 mg/kg；五氯硝基苯（PCNB）不得过 0.1 mg/kg。

【含量测定】 照高效液相色谱法测定，本品按干燥品计算，含甘草苷（$C_{21}H_{22}O_9$）不得少于 0.50％，甘草酸（$C_{42}H_{62}O_{16}$）不得少于 2.0％。

饮片

【处方用名】 甘草、粉草、粉甘草、甜草、密草、乌拉甘草、棒草、国老、炙甘草。

【配方应付】 写除炙甘草外的处方用名，均付甘草；写炙甘草，付（蜜）炙甘草。

【常用饮片】 **甘草片** 除去杂质，洗净，润透，切厚片，干燥。

炙甘草 取净甘草片，照蜜炙法炒至黄色至深黄色，不黏手时取出，晾凉。每 100 kg 甘草，用炼蜜 25 kg。

【检查】 **水分 重金属及有害元素** 甘草片同药材，炙甘草不得过 10％。**总灰分** 甘草片不得过 5.0％，炙甘草不得过 5.0％。

【含量测定】 同药材，甘草片含甘草苷（$C_{21}H_{22}O_9$）不得少于 0.45％，甘草酸（$C_{42}H_{62}O_{16}$）不得少于 1.8％；炙甘草含甘草苷（$C_{21}H_{22}O_9$）不得少于 0.50％，甘草酸（$C_{42}H_{62}O_{16}$）不得少于 1.0％。

【功能与主治】 甘草补脾益气，清热解毒，祛痰止咳，缓急止痛，调和诸药。用于脾胃虚弱，倦怠乏力，心悸气短，咳嗽痰多，脘腹、四肢挛急疼痛，痈肿疮毒，缓解药物毒性、烈性。炙甘草补脾和胃，益气复脉。用于脾胃虚弱，倦怠乏力，心动悸，脉结代。

【用法与用量】 甘草 2～10 g。炙甘草同甘草。

【注意】 本品味甘，能助湿壅气、令人中满，故湿盛而胸腹胀满及呕吐者忌服；不宜与海藻、京大戟、红大戟、甘遂、芫花同用。

备注

1. 本品始载于《神农本草经》，因其味甘甜，且系草本植物，故名。

2. 甘草与胀果甘草、光果甘草的鉴别要点：前者表面红棕色至灰棕色，断面粉性，略呈纤维性，中央有髓；后二者有的具分枝，表面灰棕色至灰褐色，断面纤维性，粉性小。

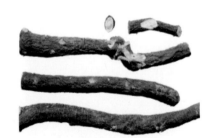 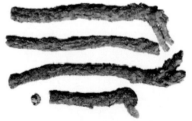 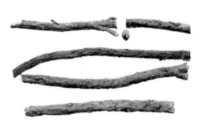

甘草及斜切片表面观　　　　胀果甘草　　　　光果甘草

3. 狗甘草为豆科植物刺果甘草 *G. Pallidiflora* Maxxim. 的干燥根及根茎，苦甘草为豆科植物苦豆子 *Sophora alopecuroides* L. 的干燥根及根茎。鉴别要点：甘草类均味甜，后者味苦涩至极苦。

4. 名医张锡纯主张在用甘草时，应戒食鲢鱼为妥，因此有甘草反鲢鱼之说。

5. 现代研究证实：甘草所含甘草酸水解后释放的葡萄糖醛酸可与含羧基、羟基毒物结合，减少其吸收，具肾上腺皮质激素样作用，也能增强机体对毒物的耐受能力。

6. 据报道，单味甘草或含甘草的复方制剂，只要长期服用或短期大剂量服用都会出现水肿、高血

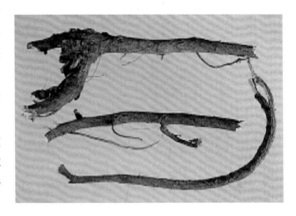

刺果甘草

压、低血钾、四肢无力、头晕头痛等不良反应，这与其有皮质类固醇样作用有关，故临床一般不宜大量使用。至于民间习用生甘草给长牙期的婴儿咀嚼则更要谨慎。

甘　遂

Gansui

KANSUI RADIX

本品为大戟科植物甘遂 *Euphorbia kansui* T. N. Liou exT. P. Wang 的干燥块根。春季开花前或秋末茎叶枯萎后采挖，撞去外皮，晒干。

【产地】　主产于陕西、河南、山西、宁夏、甘肃等省区，以产于陕西者为道地药材。

【性状】　本品呈椭圆形、长圆柱形或连珠形。表面类白色或黄白色，凹陷处有棕色外皮残留。质脆，易折断，断面粉性，白色，木部微显放射状纹理；长圆柱状者纤维性较强。气微，味微甘而辣。

【商品规格】　不分等级，均为统货，并标注产地。

【品质要求】　以肥大、色白、呈连珠状、粉性足者为佳。

【检查】　**水分**（第二法）　不得过 12.0％。**总灰分**　不得过 3.0％。

【浸出物】　用稀乙醇作溶剂（热浸法），浸出物不得少于 15.0％。

【含量测定】　照高效液相色谱法测定，本品按干燥品计算，含大戟二烯醇（$C_{30}H_{50}O$）不得少于 0.12％。

饮片

【处方用名】　甘遂、甘泽、猫儿眼、五朵云、化骨丹、肿手花根、醋甘遂。

【配方应付】　写上述处方用名，均付醋甘遂；写生甘遂，付生甘遂。

【常用饮片】　**甘遂**　除去杂质，洗净，干燥。

【检查】【浸出物】【含量测定】　同药材。

醋甘遂（临方炮制）取净甘遂，照醋炙法炒干。每 100 kg 甘遂，用醋 30 kg。

【检查】【浸出物】【含量测定】　同药材。

【功能与主治】　泻水逐饮，消肿散结。用于水肿胀满，胸腹积水，痰饮积聚，气逆咳喘，二便不利，风痰癫痫，痈肿疮毒。

【用法与用量】　0.5～1.5 g，炮制后多入丸散用。外用适量，生用。

【注意】　本品苦寒，有毒，作用峻烈，故虚弱者慎用；不宜与甘草同用；孕妇禁用。

备注

1. 本品凡未去外皮及不粉者不得入药；凡呈长圆柱状者，其纤维性较强，故应以呈连珠状者为佳。

2. 《湖北省中药饮片炮制规范》还收载有"麸炒甘遂"，由于《中国药典》未收载，故不列【常用饮片】项下。

3. 本品应按毒性中药管理与使用。

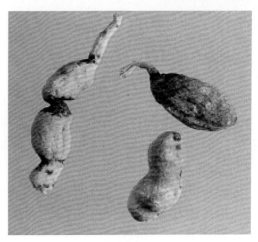

甘遂

石 菖 蒲

Shichangpu

ACORI TATARINOWII RHIZOMA

本品为天南星科植物石菖蒲 *Acorus tatarinowii* Schott 的干燥根茎。秋、冬二季采挖，除去须根和泥沙，晒干。

【产地】　主产于四川、浙江、江西、江苏、安徽、湖南、福建等省。

【性状】　本品呈扁圆柱形，多弯曲，常有分枝。表面棕褐色或灰棕色，粗糙，有疏密不匀的环节，节间长 0.2～0.8 cm，具细纵纹，一面残留须根或圆点状根痕；叶痕呈三角形，左右交互排列，有的其上有毛鳞状的叶基残余。质硬，断面纤维性，类白色或微红色，内皮层环明显，可见多数维管束小点及棕色油细胞。气芳香，味苦、微辛。

【商品规格】　不分等级，均为统货，并标注产地。

【品质要求】　只用石菖蒲，以条粗大、断面类白色、香气浓者为佳；不用"金钱蒲"，禁用水菖蒲、阿尔泰银莲花（药材商品名为节菖蒲或九节菖蒲）。

【检查】　水分（第四法）　不得过 13.0%。**总灰分**　不得过 10.0%。

【浸出物】　用稀乙醇作溶剂（冷浸法），浸出物不得少于 12.0%。

【含量测定】　照挥发油测定法测定，本品含挥发油不得少于 1.0%（ml/g）。

饮片

【处方用名】　石菖蒲、菖蒲、昌蒲、香菖蒲、水剑草、剑蒲、剑草、水蜈蚣、石上蒲。

【配方应付】　写上述处方用名，均付石菖蒲。

【浸出物】　同药材，不得少于 10.0%。

【含量测定】　同药材，含挥发油不得少于 0.70%（ml/g）。

【功能与主治】　开窍豁痰，醒神益智，化湿开胃。用于神昏癫痫，健忘失眠，耳鸣耳聋，脘痞不饥，噤口下痢。

【用法与用量】　3～10 g。

【注意】　阴虚阳亢，汗多，滑精者慎用。

备注

1. 菖蒲原名昌蒲，系天南星科植物，但其基原十分复杂，仅我国就有 25 属 130 种。李时珍将药用菖蒲分为 5 种：生于池泽者，泥菖蒲也；生于溪涧者，水菖蒲也；生于水石之间者，石菖蒲也；移至盆中，根长三分，叶长寸许，谓之钱菖蒲。石菖蒲取其"蒲类之昌盛者"而得名，因其多生于溪涧之滨，叶为剑状，故又名"水剑草"。

2. 古代文献称药用菖蒲"一寸九节者良"，故有九节菖蒲之说。而药用九节菖蒲为毛茛科植物阿尔泰银莲花的干燥根茎，曾以"外菖蒲"之名始载于《药物出产辨》。《中国药典》未收载水菖蒲、九节菖蒲，湖北省曾误将九节菖蒲作石菖蒲用，现已更正，但国内尚有不少地区仍在沿袭。

3. 石菖蒲与金钱蒲的鉴别要点：前者系野生，常有分枝，节间长 0.2～0.8 cm；后者系野生移植的栽培品，少有分枝，节间长 0.1～0.4 cm，具细辛样香气。二者形状相似，但后者较细小、节密，且较前者气香。

4. 石菖蒲与水菖蒲的鉴别要点：前者常有分枝，表面棕褐色或灰棕色，节明显，具细纵纹，上侧有三角形叶痕，左右交互排列，有的其上有毛鳞状叶基残余，断面纤维性，环纹明显，有多数维管束小点及棕色细胞，气芳香。后者少有分枝，表面黄棕色，上侧有较大的新月形叶痕，左右交互排列，断面海绵样，略具粉性，环纹明显，有多数小空洞及筋脉小点，气较浓烈特异。

龙　　胆

Longdan

GENTIANAE RADIX ET RHIZOMA

本品为龙胆科植物条叶龙胆 *Gentiana manshurica* Kitag.、龙胆 *G. scabra* Bge.、三花龙胆 *G. triflora* Pall. 或坚龙胆 *G. rigescens* Franch. 的干燥根和根茎。前三种习称"龙胆"或"关龙胆""东胆草"，后一种习称"坚龙胆"或"川龙胆"。春、秋二季采挖，洗净，干燥。

【产地】　关龙胆主产于东北地区，以产于黑龙江者为道地药材；东胆草主产于江浙地区，以产于浙江的严龙胆（商品名）质优；坚龙胆主产于云南、贵州、四川等省。

【性状】　**龙胆**　根茎呈不规则的块状，长 1～3 cm，直径 0.3～1 cm，表面暗灰棕色或深棕色，上端有茎痕或残留茎基，周围和下端着生多数细长的根。根圆柱形，略扭曲，表面淡黄色或黄棕色，上部多有显著的横皱纹，下部较细，有纵皱纹及支根痕。质脆，易折断，断面略平坦，皮部黄白色或淡黄棕色，木部色较浅，呈点状环列。气微，味甚苦。

坚龙胆　表面无横皱纹，外皮膜质，易脱落，木部黄白色，易与皮部分离。

【商品规格】　现行规格分把草、散草及统货，都不分等级，并标注产地。

【品质要求】　首选龙胆，次选坚龙胆，均以条粗长、色黄或黄棕、味极苦者为佳；禁用桃儿七、甜龙胆、兔儿伞。

【检查】　**水分**（第二法）　不得过 9.0%。**总灰分**　不得过 7.0%。**酸不溶性灰分**　不得过 3.0%。

【浸出物】　水溶性浸出物（热浸法）不得少于 36.0%。

【含量测定】　照高效液相色谱法测定，本品按干燥品计算，龙胆含龙胆苦苷（$C_{16}H_{20}O_9$）不得少于 3.0%，坚龙胆含龙胆苦苷（$C_{16}H_{20}O_9$）不得少于 1.5%。

饮片

【处方用名】　龙胆、龙胆草、胆草、东胆草、条叶龙胆、软苗龙胆、三花龙胆、坚龙胆、滇龙胆、关龙胆、严龙胆、龙须草、山龙胆、苦胆草、观音草。

【配方应付】　本品生饮同源。写以上处方用名，均付龙胆。

【含量测定】　同药材，龙胆含龙胆苦苷（$C_{16}H_{20}O_9$）不得少于 2.0%，坚龙胆含龙胆苦苷（$C_{16}H_{20}O_9$）不得少于 1.0%。

【检查】【浸出物】　同药材。

【功能与主治】　清热燥湿，泻肝胆火。用于湿热黄疸，阴肿阴痒，带下，湿疹瘙痒，肝火目赤，耳鸣耳聋，胁痛口苦，强中，惊风抽搐。

【用法与用量】　3～6 g。

【注意】　脾胃虚寒者不宜用，阴虚津伤者慎用。

备注

1.《开宝本草》称条叶龙胆"叶似龙葵味苦如胆，因此得名"，因其主产于浙江建德（古严州府），故又称严龙胆。

2. 条叶龙胆、龙胆、三花龙胆与坚龙胆的鉴别要点：前三者根头上部外表皮上有细密的环纹，断面无木心、有髓部；后者根的外表皮上无环纹，断面有木心，无髓部。

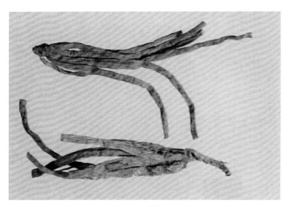

条叶龙胆

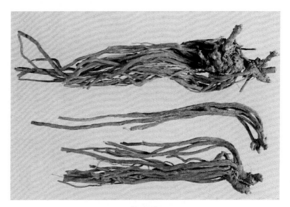

坚龙胆

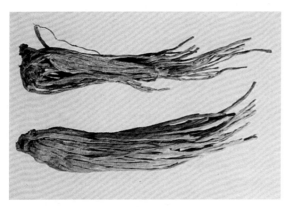

龙胆

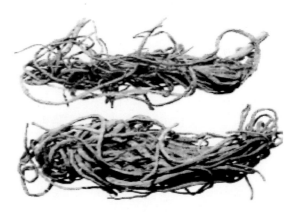

三花龙胆

3. 桃儿七为小檗科植物鬼臼 *Podophyllum emodi* Wall. var. *Chinense* Sprague 的根（本品有毒）；甜龙胆为石竹科植物大花剪秋罗 *Lychnis fulgens* Fisch. 的根和根茎；兔儿伞为菊科植物兔儿伞 *Syneilesis aconitifolia*（Bunge）Maxim. 的根及根茎。

4. 本品系野生中药保护品种（Ⅲ级），见附录Ⅴ。

5. 药用龙胆与其伪品（根）的主要区别点参见下表。

药用龙胆与其伪品（根）的主要区别点表

品种	龙胆	桃儿七	甜龙胆	兔儿伞
外表面	黄棕色，上部有细密的环纹	棕褐色或黄棕色	灰褐色或土棕色	灰黄色，密被毛茸
断面	皮部淡黄棕色，木部呈黄白色点状环列，有髓部	皮部类白色或黄白色，粉性，木部淡黄色	灰白色，有淡黄色木心	黄白色，中央有棕色小点（油室）
味	极苦	苦、微辛	微苦	辛、微苦
草酸钙结晶	小针晶	无	簇晶	无
非腺毛	无	无	无	众多

北 沙 参

Beishashen

GLEHNIAE RADIX

本品为伞形科植物珊瑚菜 *Glehnia littoralis* Fr. Schmidtex Miq. 的干燥根。夏、秋二季采挖，除去须根，洗净，稍晾，置沸水中烫后，除去外皮，干燥，或洗净直接干燥。

【产地】 主产于河北、山东、辽宁、内蒙古等地。以河北的产量最大；以产于山东者质优；以产于山东莱阳胡城村者为道地药材。

【性状】 呈细长圆柱形，偶有分枝。表面淡黄白色，略粗糙，偶有残存外皮，不去外皮的表面黄棕色。全体有细纵皱纹和纵沟，并有棕黄色点状细根痕，顶端常留有黄棕色根茎残基，上端稍细，中部略粗，下部渐细。质脆，易折断，断面皮部浅黄白色，木部黄色。气特异，味微甘。

【商品规格】 传统规格分三等。一等：条长＞34 cm，上中部直径 0.3～0.6 cm；二等：条长＞23 cm，上中部直径 0.3～0.6 cm；三等：条长＜22 cm，粗细不分，间有破碎。现行规格不分等级，均为统货，并标注产地。

【品质要求】 调剂用折断的北沙参，制剂用切断的北沙参，均以根条匀细、色白、质坚、去净栓皮、无芦头、少碎屑、味甜者为佳；禁用"硬阿魏""迷果芹"。

饮片

【处方用名】 北沙参、条参、北条参、辽沙参、东沙参、条沙参、莱阳沙参、珊瑚菜。

【配方应付】 本品生饮同源。写上述处方用名，均付北沙参。

【功能与主治】　养阴清肺，益胃生津。用于肺热燥咳，劳嗽痰血，胃阴不足，热病津伤，咽干口渴。

【用法与用量】　5～12 g。

【注意】　本品性凉，风寒咳嗽、脾胃虚寒及寒饮咳喘者不宜服用；不宜与藜芦同用。

备注

1. 硬阿魏为伞形科植物硬阿魏 *Ferula licentiona* Hand. Hzt. 的根。与北沙参的鉴别要点：北沙参表面淡黄色，有棕黄色点状根痕，断面浅黄色，味微甜；硬阿魏表面淡黄棕色，有横长皮孔样突起，断面乳白色，味淡。

2. 迷果芹为伞形科植物迷果芹 *Sphallerocarpus gracilis*（Bess.）K. Pol. 的根。本品根头顶端（芦头）四周有紫棕色鳞叶残基环绕，颈部具密集环纹，体部有明显纵皱和横长皮孔样突起，断面乳白色。具胡萝卜样香气，味淡，微甜。

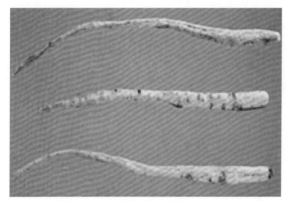　　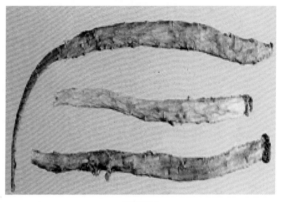

北沙参（栽培品）　　　　　　　　　　　迷果芹

3. 折断的条参极少破碎品，且收得率较高。故本品宜采购药材，人工折断入药。

4. 《湖北省中药饮片炮制规范》还收载了"米炒北沙参"，但《中国药典》未收载此种饮片，故不列入【常用饮片】项下。

5. 据报道：本品药用或营养价值较高的成分应是水溶性粗多糖、可溶性蛋白等，且其含量以根之细部最高，故如以这些成分为指标，则药材应以较细者为佳。

仙　茅

Xianmao

CURCULIGINIS RHIZOMA

本品为石蒜科植物仙茅 *Curculigo orchioides* Gaertn. 的干燥根茎。秋、冬二季采挖，除去根头和须根，洗净，干燥。

【产地】　主产于四川、云南、贵州等省。以产于四川宜宾地区者为道地药材。

【性状】　呈圆柱形，略弯曲。表面棕色至褐色，粗糙有细孔状的须根痕和横皱纹。质硬而脆，易折断，断面不平坦，灰白色至棕褐色，近中心色较深。气微香，味微苦、辛。

【商品规格】　分国产品与进口品两类，都不分等级，均为统货，并标注产地，以进口品为主流商品。

【品质要求】　以条粗长均匀，外皮黑褐色，两端平截，质坚脆者为佳。

【检查】　**杂质**（须根、芦头）不得过 4%。**水分**（第二法）　不得过 13.0%。**总灰分**　不得过 10.0%。**酸不溶性灰分**　不得过 2.0%。

【浸出物】　醇溶性浸出物（热浸法）不得少于 7.0%。

【含量测定】　照高效液相色谱法测定，本品按干燥品计算，含仙茅苷（$C_{22}H_{26}O_{11}$）不得少于 0.10%。

饮片

【处方用名】　仙茅、地棕、千年棕、山棕榈、仙茅参、茅参、天仙茅、独茅根、独毛、毛仙子、乳羊、七厘丹、河轮勒佗、婆罗门参。

【配方应付】　本品生饮同源。写上述处方用名，均付仙茅。

【检查】　（除杂质外）同药材。

【浸出物】　同药材。

【含量测定】　同药材，含仙茅苷（$C_{22}H_{26}O_{11}$）不得少于 0.080%。

【功能与主治】　补肾阳，强筋骨，祛寒湿。用于阳痿精冷，筋骨痿软，腰膝冷痛，阳虚冷泻。

【用法与用量】　3～10 g。

【注意】　阴虚火旺者忌服。

备注

1. 本品始载于《雷公炮制论》，其叶如茅，久服轻身，故名仙茅。

2. 本品与毛茛科植物铁棒锤 *Aconitum pendulum* Besch. 和伏毛铁棒锤 *A. flavum* Hand. Mazz. 的干燥根（二者又称"雪上一枝蒿"，有大毒）性状相似，应注意鉴别。

3. 仙茅与"雪上一枝蒿"的鉴别要点：前者呈圆柱形，无纺锤形。有须根，无支根。气微香，味微苦、辛。后者呈圆柱形或纺锤形，通体有粗细不等的似"钉角"的支根。气微，味涩略苦，且有持久的麻舌感。

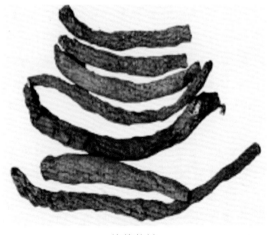

仙茅药材

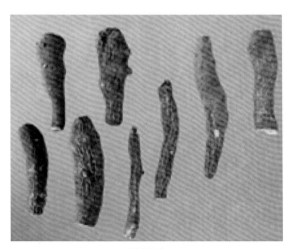

铁棒锤

白　及

Baiji

BLETILLAE RHIZOMA

本品为兰科植物白及 *Bletilla sfriata*（*Thunb.*）Reiehb. f. 的干燥块茎。夏、秋二季采挖，除去须根，洗净，置沸水中煮或蒸至无白心，晒至半干，除去外皮，晒干。

【产地】　主产于贵州、四川、湖南、湖北等，以产于贵州者质优。

【性状】　呈不规则扁圆形，多有2～3个爪状分枝。表面灰白色或黄白色，有数圈同心环节和棕色点状须根痕，上面有突起的茎痕，下面有连接另一块茎的痕迹。质坚硬，不易折断，断面类白色，角质样。气微，味苦，嚼之有黏性。

【商品规格】　分"选装货"与"统装货"，都不分等级，并标注产地。

【品质要求】　首选选装货，次选统装货，均以个大饱满、色白、半透明、质坚实、无须根、胶质重、3个成串者为佳；禁用"黄花白及""小白及"的块茎。

【检查】　**水分**（第二法）　不得过15.0％。**总灰分**　不得过5.0％。**二氧化硫残留量**　不得过400 mg/kg。

饮片

【处方用名】　白及、白芨、白及子、山荸荠、根桔、紫茅兰、白鸡儿（四川、江西）、白根（四川）、羊角七（湖南）、白鸟儿头（江苏）。

【配方应付】　本品生饮同源。写以上处方用名，均付白及。

【检查】　同药材。

【功能与主治】　收敛止血，消肿生肌。用于咯血，吐血，外伤出血，疮疡肿毒，皮肤皲裂。

【用法与用量】　6～15 g；研末吞服3～6 g。外用适量。

【注意】　不宜与川乌、制川乌、草乌、制草乌、附子同用。

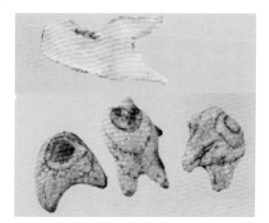

去皮白及及横切面观

备注

1. 白及因其根色白且连及成串，故而得名；又因系草本类药材，故又名"白芨"。

2. 黄花白及系同科同属植物黄花白及 *B. ochracea* Schltr 的干燥块茎；小白及系同科同属植物小白及 *B. yunnanensis* Schltr 的干燥块茎。二者药材商品均称"小白及"。白及与小白及的鉴别要点：前者块茎较大，直径2.5～5 cm，有2～3个爪状分枝。顶端有隆起的茎痕，以茎痕为中心，有数圈棕色的同心环纹，表面灰白色或黄白色，断面黄白色，角质样，嚼之有黏性；后者块茎瘦小，长不过3.5 cm，表面棕黄色或黄色。

3. 小白及常误作山慈菇入药，应注意鉴别，见"冰球子"项下。

4. 本品每年长一个块茎，以 3 个块茎连成一串者质佳；3 个以上者，其形干瘪、无粉性及胶质，故不得入药。为此，本品宜采购药材，以利鉴别。

白　术

Baizhu

ATRACTYLODIS MACROCEPHALAE RHIZOMA

本品为菊科植物白术 *Atractylodes macrocephala* Koidz. 的干燥根茎。冬季下部叶枯黄、上部叶变脆时采挖，除去泥沙，烘干或晒干，再除去须根。

【产地】　主产于浙江、安徽、湖南等省；湖北、江西、四川等省亦有产。产于浙江者，统称杭白术，又名云头术；产于安徽者，统称亳白术，又名歙（shè）术；产于湖南者，统称湘白术。其中，以产于浙江磐安、东阳、天台、余姚一带的杭白术为道地药材，系著名的"浙八味"之一。

【性状】　本品为不规则的肥厚团块。表面灰黄色或灰棕色，有瘤状突起及断续的纵皱和沟纹，并有须根痕，顶端有残留茎基和芽痕。质坚硬不易折断，断面不平坦，黄白色至淡棕色，有棕黄色的点状油室散在；烘干者断面角质样，色较深或有裂隙。气清香，味甘、微辛，嚼之略带黏性。

【商品规格】　传统规格按每千克的支数分等：一等≤40 支，最小支≥25 g；二等≤100 支，最小支≥10 g；三等≤200 支，最小支≥5 g；四等≥200 支。现行规格分"选装货"与"统装货"，都不分等级，并标注产地。

【品质要求】

1. 调剂：首选杭白术中的生晒术，次选湘白术或亳白术中的生晒术，均不用炒术。制剂：用湘白术中的生晒术（片）。禁用"菊三七"。

2. 宜用下端膨大，呈"如意头"状（俗称"云头"）或留有残茎、芽痕（俗称"白术腿"或"鹤顶"）的生晒术；不用体形呈二叉以上（亳白术多见）的白术（俗称"武子"）。均以个大体重、断面黄白色、质坚实、无空心（即取两个互击无响声）、无地上茎残留、"云头"膨大、"花子"占表面积 30％以下者为佳。

【检查】　**水分**（第二法）　不得过 15.0％。**总灰分**　不得过 5.0％。**二氧化硫残留量**　不得过 400 mg/kg。**色度**　按《中国药典》的相关规定制备供试液。取供试液，照溶液颜色检查法（通则 0901 第一法）与黄色 9 号标准比色液比较，不得更深。

【浸出物】　用 60％乙醇作溶剂（热浸法），浸出物不得少于 35.0％。

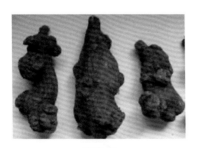
杭白术

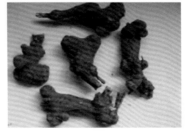
亳白术

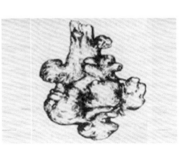
菊三七

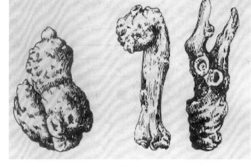

生晒术

饮片

【处方用名】　白术、杭白术、生白术、于术、於术、京元术、冬白术、冬术、花术、台术、平术、贡术、天生术、山蓟、麸炒白术。

【配方应付】　写白术，付（生）白术；写除生白术外的处方用名，均付麸炒白术。

【常用饮片】　**白术**　除去杂质，洗净润透，切厚片，干燥。

【检查】　**水分　总灰分　二氧化硫残留量　色度**　同药材。

【浸出物】　同药材。

麸炒白术　将蜜炙麸皮撒入热锅内，待冒烟时加入白术片，炒至黄棕色、逸出焦香气，取出，筛去蜜炙麸皮。每 100 kg 白术片，用蜜炙麸皮 10 kg。

【检查】　**色度**　同药材，与黄色 10 号比色液比较，不得更深。**水分　总灰分　二氧化硫残留量**　同药材。

【浸出物】　同药材。

【功能与主治】　健脾益气，燥湿利水，止汗，安胎。用于脾虚食少，腹胀泄泻，痰饮眩悸，水肿，自汗，胎动不安。

【用法与用量】　6～12 g。

【注意】　阴虚内热或津液亏耗消渴者慎用。

备注

1. 本品以 "术" 之名始载于《神农本草经》，且不分苍术与白术，均称为 "术"。至宋代《本草图经》才将二者分开。

2. "菊三七" 系白术的伪品。鉴别要点：菊三七表面有疣状突起，白术为瘤状突起（花子）；菊三七横切片面中心有显著的髓部，白术无；白术有草酸钙针晶，菊三七无。

3. 据报道，湘白术的苍术酮含量高于其他白术，故宜用于制剂。

4. 花子系指瘤状疙瘩积聚在白术的主体。于术又称 "京元术"，系指将较小的生晒术切成圆球形，外用稻草包扎，用时剥去稻草。多为北方习用。

5. 《湖北省中药饮片炮制规范》还收载了 "土白术"，即 "土炒白术"，但《中国药典》未收载此种饮片，故不列入【常用饮片】项下。此外，该 "规范" 将 "麸炒白术" 误写成 "炒白术"，应予更正。

白 头 翁

Baitouweng

PULSATILLAE RADIX

本品为毛茛科植物白头翁 *Pulsatilla chinensis*（Bge.）Regel 的干燥根。春、秋二季采挖，除去泥沙，干燥。

【产地】　主产于东北、河北、山东、山西、陕西等地。以产于东北者为主流商品。

【性状】　呈类圆柱形或圆锥形，稍扭曲。表面黄棕色或棕褐色，具不规则纵皱纹或纵沟，皮部易脱落，露出黄色的木部，有的有网状裂纹或裂隙，近根头处常有朽状凹洞。根头部稍膨大，有白色绒毛，有的可见鞘状叶柄残基。质硬而脆，断面皮部黄白色或淡黄棕色，木部淡黄色。气微，味微苦涩。

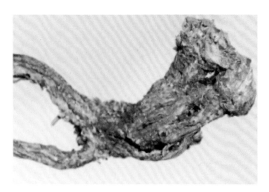

白头翁

【商品规格】　不分等级，均为统货。

【品质要求】　只用白头翁，以条粗长、质坚实、顶生白色长绒毛者为佳；不用"朝鲜白头翁"；禁用漏芦、禹州漏芦、委陵菜、翻白草。

【检查】　水分（第二法）　不得过 13.0%。总灰分　不得过 11.0%。酸不溶性灰分　不得过 6.0%。

【浸出物】　用饱和正丁醇作溶剂（冷浸法），浸出物不得少于 17.0%。

【含量测定】　照高效液相色谱法测定，本品按干燥品计算，含白头翁皂苷 B_4（$C_{59}H_{96}O_{26}$）不得少于 4.6%。

饮片

【处方用名】　白头翁、白头公、翁草、翁草根、老翁花、秃儿花、山棉花、大将军草。

【配方应付】　本品生饮同源。写以上处方用名，均付白头翁。

【检查】【浸出物】【含量测定】　同药材。

【功能与主治】　清热解毒，凉血止痢。用于热毒血痢，阴痒带下。

【用法与用量】　9～15 g。

【注意】　本品苦寒，虚寒泻痢者慎服。

备注

1. 朝鲜白头翁为毛茛科植物朝鲜白头翁 *P. koreana* Nakai 的干燥根。

2. 本品与漏芦、禹州漏芦的性状区别：三者均根头膨大，上被白毛，但前者系基生叶，有长柄，白毛着生于叶背面及叶柄上。后者参见两种"漏芦"项下。

3. 翻白草为蔷薇科植物翻白草 *Potentilla discolor* Bunge 的干燥带根全草。在广西、福建误称为白头翁；湖北省曾以委陵菜作白头翁入药，现已更正；但委陵菜（*P. Chinensis* Ser）在东北、西北、华北等地均有作翻白草入药者，应予更正。

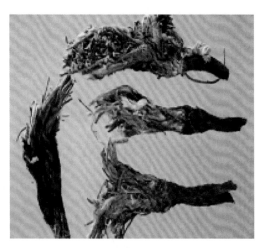

委陵菜

4. 本品所含原白头翁素对皮肤黏膜刺激性强，但干燥、久贮后转变为白头翁素，则毒性降低。因此，应用干品或入煎剂使用。

白　芍

Baishao

PAEONIAE RADIX ALBA

本品为毛茛科植物芍药 *Paeonia lactiflora* Pall. 的干燥根。夏、秋二季采挖，洗净，除去头尾和细根，置沸水中煮后除去外皮或去皮后再煮，晒干。

【产地】　全国多地有产。其中，杭白芍主产于浙江，又称东白芍；亳白芍主产于安徽，川白芍主产于四川，均为栽培品；云白芍主产于贵州，又称贵州白芍、西白芍；湘白芍主产于湖南，又称湖南白芍。以产于浙江磐安地区的杭白芍为道地药材，以产于安徽的亳白芍为主流商品。

【性状】　本品呈圆柱形，平直或稍弯曲，两端平截。表面类白色或淡棕红色，光洁或有纵皱纹及细根痕，偶有残存的棕褐色外皮。质坚实，不易折断，断面较平坦，类白色或微带棕红色，形成层环明显，射线放射状。气微，味微苦、酸。

【商品规格】　药材按产地划分类别，每类又按加工方法及其粗细划分 5 个等级，如"生、熟狗头片""黑、白片""统装货""尾芍"等，并标注产地，详见"七十六种药材商品规格标准"。

【品质要求】　首选杭白芍，次选亳白芍或川白芍，均以条粗壮、体重、粉性足、香气浓郁者为佳；禁用"京赤芍"及"毛果芍药"。

【检查】　**水分**（第二法）　不得过 14.0%。**总灰分**　不得过 4.0%。**重金属及有害元素**　照铅、镉、砷、汞、铜测定法测定，铅不得过 5 mg/kg；镉不得过 0.3 mg/kg；砷不得过 2 mg/kg；汞不得过 0.2 mg/kg；铜不得过 20 mg/kg。**二氧化硫残留量**　不得过 400 mg/kg。

【浸出物】　水溶性浸出物（热浸法）不得少于 22.0%。

【含量测定】　照高效液相色谱法测定，本品按干燥品计算，含芍药苷（$C_{23}H_{28}O_{11}$）不得少于 1.6%。

饮片

【处方用名】　白芍、白芍药、大白芍、杭白芍、川白芍、川芍药、亳白芍、东白芍（浙江）、金芍药（《图经本草》）、炒白芍、酒白芍。

【配方应付】　写上述除炒白芍、酒白芍外的处方用名，均付白芍（生片）；写炒白芍，付炒白芍（系指"清炒白芍"）；写酒白芍，付酒白芍（临方炮制）。

【常用饮片】　**白芍**　洗净，润透，切薄片，干燥。

【检查】　**水分　总灰分　二氧化硫残留量**　同药材。

【浸出物】　同药材。

炒白芍　取净白芍片，照清炒法炒至微黄色。

【检查】　**水分**　同药材，不得过 10.0%。**总灰分　二氧化硫残留量**　同药材。

【浸出物】　同药材。**酒白芍**　取净白芍片，照酒炙法炒至微黄色。

【浸出物】　同药材，不得少于 20.5%。

【检查】　**水分　总灰分　二氧化硫残留量**　同药材。

【含量测定】　白芍、炒白芍、酒白芍均同药材，含芍药苷（$C_{23}H_{28}O_{11}$）不得少于 1.2%。

【功能与主治】　养血调经，敛阴止汗，柔肝止痛，平抑肝阳。用于血虚萎黄，月经不调，自汗，盗汗，胁痛，腹痛，四肢挛痛，头痛眩晕。

【用法与用量】　6～15 g。

【注意】　"十八反"中芍药反藜芦，不宜同用。

 备注

1. 早期本草无白芍、赤芍之分，二者均为毛茛科植物芍药 *Paeonia lactiflora* Pall. 的干燥根。其区别历代有 3 种说法：一是二者本是同一种植物，开白花者是白芍，开红花者是赤芍；二是赤、白芍为两种植物，一为金芍药，二为木芍药（牡丹的别名）；三是家种与野生的区别，白芍以家种为主，赤芍以野生为主，包括家种芍药中根形瘦小者。但药材商品将赤芍分为京赤芍与川赤芍，前者与白芍的基原相同。《中国药典》将其拉定名分别定为：白芍 paeoniae radix alba（白色的），赤芍 paeoniae radix rubra（红色的）。

2. 3 种白芍的性状特征参见附图。其鉴别要点为：杭白芍两端截平，表面棕色或淡棕色，栓皮未去净处显棕褐色斑痕，有明显的纵皱纹及须根痕；亳白芍表面类白色，稍粗糙，断面质地细腻，粉性大；川白芍较短，头粗尾细，两端不齐，表面粉红色，光滑，有棕色下陷的根痕。

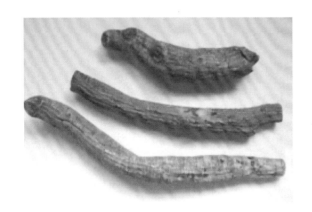

杭白芍

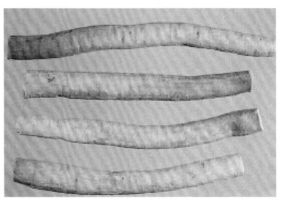

亳白芍

3. 毛果芍药为同属植物"毛果芍药"的干燥根，其形状特征参见附图。鉴别要点：本品多呈长条形，上粗下细，两端不平整，外表棕色，深浅不等，栓皮未除尽处呈棕褐色斑痕，不易折断，断面粉性足，略带甜味。

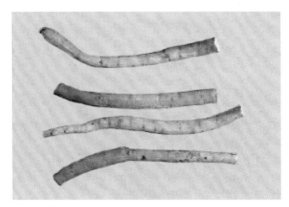

川白芍

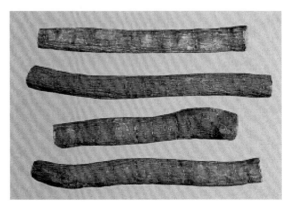

毛果芍药

4. 本品如用硫黄"熏制"，则制成品含 SO_2 应＜400 mg/kg，参见附录Ⅲ。

5.《中国药典》收载白芍、炒白芍、酒白芍三种饮片，《湖北省中药饮片炮制规范》还收载了"焦白芍"，但《中国药典》未收载，故不列入【常用饮片】项下。

白　芷

Baizhi

ANGELICAE DAHURICAE RADIX

本品为伞形科植物白芷 *Angelica dahurica* （Fisch. ex Hoffm.） Benth. et Hook. f. 或杭白芷 *A. d.* （Fisch. ex Hoffm.） Benth. et Hook. f. var. formosana （Boiss.） Shan et Yuan 的干燥根。夏、秋叶黄时采挖，去须根和泥沙，晒干或低温干燥。

【产地】　按产地分杭白芷、川白芷、禹白芷、祁白芷。杭白芷主产于浙江杭州、余姚、临海等地；川白芷主产于四川遂宁、达县、内江等地，以产于遂宁者为道地药材；禹白芷主产于河南禹县、长葛等地；祁白芷主产于河北安国等地。

【性状】　本品呈长圆锥形。表面灰棕色或黄棕色，根头部钝四棱形或近圆形，具纵皱纹、支根痕及皮孔样的横向突起，有的排列成四纵行。顶端有凹陷的茎痕。质坚实，断面白色或灰白色，粉性，形成层环棕色，近方形或近圆形，皮部散有多数棕色油点。气芳香，味辛、微苦。

【商品规格】　传统规格分三等。一等：每千克＜36 支；二等：每千克＜60 支；三等：每千克＞60 支，顶端直径＞0.7 cm。现行规格不分等级，均为统货，并标注产地。

【品质要求】　首选杭白芷，次选川白芷，均以条粗壮、体重、粉性足、棕色油点多、香气浓郁者为佳；不用祁白芷、禹白芷；禁用香白芷。

【检查】　**水分**（第四法）　不得过 14.0％。**总灰分**　不得过 6.0％。

【浸出物】　用稀乙醇溶剂（热浸法），浸出物不得少于 15.0％。

【含量测定】　照高效液相色谱法测定，本品按干燥品计算，含欧前胡素（$C_{16}H_{14}O_4$）不得少于 0.080％。

饮片

【处方用名】　白芷、香白芷、杭白芷、浙白芷、亳白芷、川白芷、老川白芷、禹白芷、祁白芷、鄂白芷、吴白芷、会白芷、香大活。

【配方应付】　本品生饮同源。写以上处方用名，均付白芷。

【检查】　**总灰分**　同药材，不得过 5.0％。**水分**　同药材。

【浸出物】【含量测定】　同药材。

【功能与主治】　解表散寒，祛风止痛，宣通鼻窍，燥湿止带，消肿排脓。用于感冒头痛，眉棱骨痛，鼻塞流涕，鼻衄，鼻渊，牙痛，带下，疮疡肿痛。

【用法与用量】　3～10 g。

【注意】　本品辛香温燥，阴虚血热者忌服。

备注

1. 本品始载于《神农本草经》，原名"白茝（chǎi）"，其初生根为茝，色白，故名。

2. 据报道，本品最佳干燥温度为 35℃，故应阴干，以防"失香变色"。为此，产地加工习用硫黄熏（习称"打磺"），但"打磺"后，白芷所含香豆素及挥发油含量大大降低，且硫化物残留易超标，应予控制。

3. 白芷是药材的通用名称，其药材商品系指"川白芷"，即伞形科植物白芷的干燥根。至于杭白芷则系川白芷的变种，禹白芷、祁白芷则与产地或集散地相关，应注意区别。

4. 杭白芷与川白芷、禹白芷、祁白芷的鉴别要点：杭白芷横向皮孔样突起（俗称"疙瘩丁"）多纵行排列，使全根呈类圆锥形而具四纵棱；后三者的横向皮孔样突起仅根头部成纵行排列，使根头呈钝四棱形，全根呈圆锥形而下端不具四纵棱。参见附图。

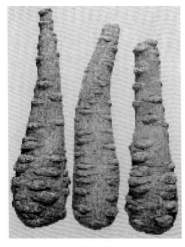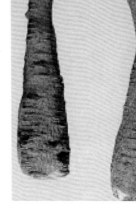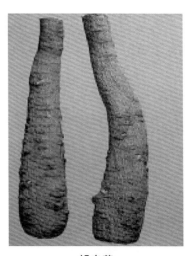

杭白芷　　　　　　　　　川白芷　　　　　　　　　祁白芷

5. 香白芷为伞形科植物粗糙叶独活 *Heracleum scabrdum* Franch. 的干燥根。与白芷的鉴别要点：本品根表面有多数纵皱纹，散有棕色油点及裂隙，横向皮孔突起不明显且不呈纵列；味辣而苦。

白　附　子

Baifuzi

TYPHONII RHIZOMA

本品为天南星科植物独角莲 *Typhonium giganteum* Engl. 的干燥块茎。秋季采挖，除去须根和外皮，晒干。

【产地】　主产于河南、甘肃、湖北、四川等省。此外，河北、陕西、湖南等地亦产。以产于河南禹州者为道地药材，习称"禹白附"，且系主流商品。

【性状】　本品呈椭圆形或卵圆形。表面白色至黄白色，略粗糙，有环纹及须根痕，顶端有茎痕或芽痕。质坚硬，断面白色，粉性。气微，味淡、麻辣刺舌。

【商品规格】　不分等级，均为统货，并标注产地。

【品质要求】　以形似蚕茧、个大、坚实、浅灰黄色、粉性足者为佳，且禁用关白附。

【检查】　**水分**（第二法）　不得过 15.0％。**总灰分**　不得过 4.0％。

【浸出物】　用 70％乙醇作溶剂（热浸法），浸出物不得少于 7.0％。

饮片

【处方用名】　白附子、禹白附、生白附子、奶白附、竹节白附、鸡心白附、独角莲、独角莲根、红南星、地半夏、毛半夏、野半夏、野慈菇、麻芋（陕西、甘肃）、制白附子。

【配方应付】　写以上除生白附子外的处方用名，均付制白附子；写生白附子，付生白附子（外用）。

【常用饮片】　**生白附子**　取禹白附，除净杂质。

【检查】【浸出物】　同药材。

　　制白附子　取生白附子，按《中国药典》"制白附子"项下规定的方法炮制后，切厚片，干燥即得。

【检查】　**水分**　同药材，不得过 13.0％。**总灰分**　同药材。

【浸出物】　用稀乙醇作溶剂（热浸法），浸出物不得少于 15.0％。

【功能与主治】　祛风痰，定惊搐，解毒散结，止痛。用于中风痰壅，口眼㖞斜，语言謇涩，惊风癫痫，破伤风，痰厥头痛，偏正头痛，瘰疬痰核，毒蛇咬伤。

【用法与用量】　3～6 g。多炮制后用，外用生品适量捣烂，熬膏或研末以酒调敷患处。

【注意】　有毒；孕妇慎用；生品内服宜慎。

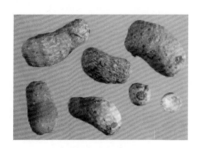
白附子（禹白附）

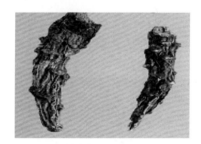
关白附（母根）

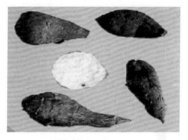
关白附（子根）

备注

1. 本品始载于《名医别录》，同历代本草一样，系指"关白附"，即黄花乌头的根茎及宣威乌头的块根。自 1963 年版《中国药典》才同时收载禹白附与关白附，至 1977 版《中国药典》才将"独角莲"作白附子的唯一来源，并将关白附作另一种药材单列，1985 年版《中国药典》则删去关白附，至此，"独角莲"成为白附子唯一正品。

2. 注意：附子又称黑附子，其饮片则称黑附片或白附片，而白附子又称禹白附，其饮片则称白附子，不得误称为白附片。

3. 药材商品历来认为本品以外表色白者为佳，故有"牛奶白附"之说。其实本品外表原色应为浅灰黄色，经产地加工用硫黄熏蒸后即成白色，现已禁用。

4. 生白附子系原卫生部颁布的医疗用毒性中药品种（28 种），见附录Ⅱ，应按《医疗用毒性药品管理办法》管理与使用，见附录Ⅰ。

白 茅 根

Baimaogen

IMPERATAE RHIZOMA

本品为禾本科植物白茅 *Imperata cylindrica* Beauv. var. major（Nees）C. E. Hubb. 的干燥根茎。春、秋二季采挖，洗净，晒干，除去须根和膜质叶鞘，捆成小把。

【性状】　本品呈长圆柱形。表面黄白色或淡黄色，微有光泽，具纵皱纹，节明显，稍突起，节间长短不等，通常长 1.5～3 cm。体轻，质略脆，断面皮部白色，多有裂隙，放射状排列，中柱淡黄色，易与皮部剥离。气微，味微甜。

【商品规格】　分"选装货"与"统装货"，都不分等级，并标注产地。

【品质要求】　以条粗、色白、味甜者为佳。禁用同科不同属植物"白草"的根茎。

【检查】　**水分**（第二法）　不得过 12.0%。**总灰分**　不得过 5.0%。

【浸出物】　水溶性浸出物（热浸法）不得少于 24.0%。

饮片

【处方用名】　白茅根、茅根、丝茅根、毛草根、茅柴根、甜草根、兰根、茅根炭。

【处方应付】　写以上除茅根炭外的处方用名，均付白茅根；写茅根炭，付茅根炭。

【常用饮片】　**白茅根**　洗净，微润，切段，干燥，除去碎屑。

【检查】　同药材。【浸出物】　同药材，不得少于 28.0%。

茅根炭（临方炮制）取净白茅根段，照炒炭法炒至焦褐色。

【浸出物】　同药材，不得少于 7.0%。

【功能与主治】　凉血止血，清热利尿。用于血热吐血，衄血，尿血，热病烦渴，湿热黄疸，水肿尿少，热淋涩痛。

【用法与用量】　9～30 g。

备注

1. 本品原名茅根，始载于《神农本草经》。白茅根之名始见于《神农本草经集注》。

2. 白草 *Pennisetum flaccidum* Griseb. 的根茎，性状与白茅根相似，唯断面中央有白色髓，稀中空，皮部无放射状的裂隙，皮部与中柱不易剥离。味淡。

白 前

Baiqian

CYNANCHI STAUNTONII RHIZOMA ET RADIX

本品为萝藦科植物柳叶白前 *Cynanchum stauntonii*（Decne.）Setltr. ex Lévl. 或芫花叶白前 *C. glaucescens*（Decne.）Hand. Mazz. 的根茎和根。秋季采挖，洗净，晒干。如将节部的须根除去而留用根茎，则称为"鹅管白前"，系药材的商品名。

【产地】　主产于浙江、江苏、湖北、江西、河南等省，以产于湖北者为主流商品。

【性状】　**柳叶白前**　根茎呈细长圆柱形，有分枝，稍弯曲。表面黄白色或黄棕色，节明显，节间长 1.5～4.5 cm，顶端有残茎。质脆，断面中空。节处簇生纤细弯曲的根，长可达 10 cm，直径不及 1 mm，有多次分枝呈毛须状，常盘曲成团。气微，味微甜。

芫花叶白前　根茎较短小或略呈块状；表面灰绿色或灰黄色，节间长 1～2 cm。质较硬。根稍弯曲，直径约 1 mm，分枝少。

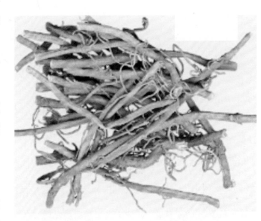

鹅管白前

【商品规格】　分"水洗货"与"统装货"，都不分等级，并标注产地。

【品质要求】　首选鹅管白前，以根茎粗壮，须根短少，断面色白、粉性，中空，形如鹅管者为佳；不用"华北白前"；禁用"龙须菜""白花射干""徐长卿"。

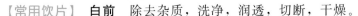 饮片

【处方用名】　白前、鹅管白前、鹅白前、柳叶白前、空白前、草白前、软白前、土白前、生白前、嗽药、白马虎（江苏）、蜜白前。

【配方应付】　写上述除蜜白前外的处方用名，均付白前；写蜜白前，付蜜白前。

【常用饮片】　**白前**　除去杂质，洗净，润透，切断，干燥。

蜜白前　取净白前段，照蜜炙法炒至不黏手即得。

【功能与主治】　降气，消痰，止咳。用于肺气壅实，咳嗽痰多，胸满喘急。

【用法与用量】　3～10 g。

【注意】　对胃黏膜有刺激性，如有胃病和出血倾向者应慎用；肺虚咳喘者亦慎用。

备注

1. 柳叶白前与芫花叶白前的性状特征与鉴别要点：前者须根较细，紊乱交织；后者须根较粗且弯曲，不相互交织。

2. 华北白前系白前的同属植物牛心朴 *C. hancockianum*（Maxim.）Al. Iljinski 的干燥根及根茎。与白前的性状差异：本品根茎横生或斜生，呈结节状；根须直（不交织），质脆易断，断面皮部白色或微黄色，木部淡黄色，嚼之略辛辣（白前味微甜）。

3. 龙须菜为百合科植物龙须菜 *Asparagus schoberioides* Kunth 的干燥根与根茎，与白前性状的主要区别：本品根茎横生，表面褐色，具灰色膜质鳞片，常被密生灰白色绒毛；须根断面中央有细小木部（不空心），味微苦。

4. 白射干为鸢尾科植物白花射干 *Iris dichotoma* Pall. 的干燥根及根茎，与白前性状的主要区别：本品根茎呈不规则结节状，根横断面有细小木部（不空心），但皮部与木部间多具裂隙。

5. 徐长卿与白前的鉴别，见徐长卿项下。

6. 《中国药典》界定本品药用部位为"根茎及根"，故应以根茎粗壮，须根短少，形似鹅管为佳。而白前草系指本品的干燥全草。

白　蔹

Bailian

AMPELOPSIS RADIX

　　本品为葡萄科植物白蔹 *Ampelopsis japonica*（Thunb.）Makino 的干燥块根。春、秋二季采挖，除去泥沙和细根，切成纵瓣或斜片，晒干。

　　【产地】　主产于河南、安徽、江西、湖北等省，以产于安徽者为主流商品。

　　【性状】　本品纵瓣呈长圆形或近纺锤形。切面周边常向内卷曲，中部有一突起的棱线。外皮红棕色或红褐色，有纵皱纹、细横纹及横长皮孔，易层层脱落，脱落处呈淡红棕色。切面类白色或浅红棕色，可见放射状纹理，周边厚，微翘起或略弯曲。体轻，质硬脆，易折断，折断时，有粉尘飞出。气微，味甘。

　　【商品规格】　商品分个子货和瓣子货，都不分等级，均为统货，并标注产地。

　　【品质要求】　首选瓣子货，次选个子货，以切片块大，粉性足，断面色粉红者为佳；禁用"耳叶牛皮消"。

　　【检查】　**杂质**　不得过 3％。**水分**（第二法）　不得过 15.0％。
总灰分　不得过 12.0％。**酸不溶性灰分**　不得过 3.0％。

　　【浸出物】　用 25％乙醇作溶剂（冷浸法），浸出物不得少于 18.0％。

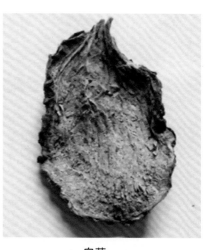

白蔹

饮片

　　【处方用名】　白蔹、见肿消、山地瓜、猫儿卵、穿山鼠、鹅抱蛋、蔹草根、九牛力。

　　【配方应付】　本品生饮同源。写以上处方用名均付白蔹。

　　【功能与主治】　清热解毒，消痈散结，敛疮生肌。用于痈疽、发背、疔疮、瘰疬。

　　【用法与用量】　5～10 g。外用适量，煎汤洗或研成极细粉敷患处。

　　【注意】　不宜与川乌、制川乌、草乌、制草乌、附子同用。

备注

　　1. 本品伪品较多，为便于鉴别，宜用瓣子货，其切片边缘内卷是鉴别要点。

　　2. 耳叶牛皮消为萝藦科植物耳叶牛皮 *Cynanchum auriculatum* Royle ex Wight 的根，药材名为"白首乌"，别名"隔山撬"或"隔山消"，《中国药典》未收载，其性状与白蔹的主要区别：本品表面淡黄色，皱缩凹凸不平，断面有鲜黄色小孔（导管）呈放射状排列。味微甘而后苦。

白　薇

Baiwei

CYNANCHI ATRATI RADIX ET RHIZOMA

本品为萝藦科植物白薇 *Cynanchum atratum* Bge. 或蔓生白薇 *Cynanchum versicolor* Bge. 的干燥根和根茎。春、秋二季采挖，洗净，干燥。

【产地】　白薇主产于东北、山东、甘肃等地；蔓生白薇主产于河北、河南、山东、安徽等省及其周边地区。

【性状】　本品根茎粗短，有结节，多弯曲。上面有圆形茎痕，下面及两侧簇生多数细长的根。表面棕黄色。质脆，易折断，断面皮部黄白色，木部黄色。气微、味微苦。

【商品规格】　分野生品与家种品，都不分等级，均为统货，并标注产地。

【品质要求】　首选产于东北的野生白薇，以根粗壮，色棕黄，须根断面平坦，木心黄，秋季采收者为佳；次选家种白薇、蔓生白薇；禁用"紫花合掌消""竹灵消""宝铎草""徐长卿"。

【检查】　**杂质**　不得过 4%。**水分**（第二法）　不得过 11.0%。**总灰分**　不得过 13.0%。**酸不溶性灰分**不得过 4.0%。

【浸出物】　用稀乙本作溶剂（照浸法），浸出物不得少于 19.0%。

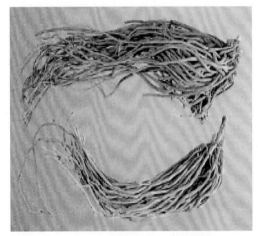

白薇

饮片

【处方用名】　白薇、蔓生白薇、马白薇、白马薇、大白薇、实白薇、山白薇、香白薇、嫩白薇、硬白薇、山烟根子、车白薇、龙胆白薇、实柏薇、马蹄香、九龙须、木老君。

【配方应付】　本品生饮同源。写以上处方用名，均付白薇。

【功能与主治】　清热凉血，利尿通淋，解毒疗疮。用于温邪伤营发热，阴虚发热，骨蒸劳热，产后血虚发热，热淋，血淋，痈疽肿毒。

【用法与用量】　5～10 g。

【注意】　脾胃虚寒、食少便溏者不宜服用。

备注

1. 白薇与蔓生白薇的鉴别要点：前者皮层中有乳管；后者皮层中无乳管。

2. 竹灵消为白薇的同科同属植物 *C. inamoenum*（Maxim.）Loes. 的干燥根及根茎。与白薇的主要区别：竹灵消（又称"川白薇"）根茎粗短，多分枝，略成块状，根较白薇细而弯曲成团。

3. 紫花合掌消为白薇的同科同属植物 *C. amplexicaule*（Sieb. et Zucc.）Hemsl. var. castaneum Makino 的干燥根及根茎，与白薇的主要区别：前者根细长（长 22～26 cm，直径＜0.8 mm），具细纵纹，羊膻气，味极苦；后者根粗于前者（长 10～25 cm，直径 0.1～0.2 cm），表面无纵纹，气微，味微苦。

4. 宝铎草为百合科植物宝铎草 *Disporum sessile* D. Don 的根及根茎，与白薇的主要区别：本品根茎横生，上有明显的节环，残存棕褐色鳞片；根表面有明显的纵皱纹，气微，味淡而黏（不苦）。

5. 徐长卿与本品的鉴别见该品种项下。

6.《湖北省中药饮片炮制规范》还收载有"蜜白薇"，由于《中国药典》未收载，故不列入【常用饮片】项下。

7. 据报道：白薇服用过量可引起强心苷样中毒反应，出现恶心、呕吐、心悸、头痛、腹泻等中毒症状。中毒剂量为 30～45 g。

玄 参

Xuanshen

SCROPHULARIAE RADIX

本品为玄参科植物玄参 *Scrophularia ningpoensis* Hemsl. 的干燥根。冬季茎叶枯萎时采挖，除去根茎、幼芽、须根及泥沙，晒或烘至半干，堆放 3～6 d，反复数次至干燥。

【产地】 主产于浙江。此外，湖北、四川、湖南等省亦有产。以产于湖北者为主流商品；以产于浙江杭州、临海、义乌一带者为道地药材，系"浙八味"之一。

【性状】 本品呈类圆柱形，中间略粗或上粗下细，有的微弯曲。表面灰黄色或灰褐色，有不规则的纵沟、横长皮孔样突起和稀疏的横裂纹和须根痕。质坚实，不易折断，断面黑色，微有光泽。气特异似焦糖，味甘、微苦。

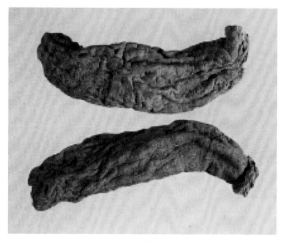

玄参

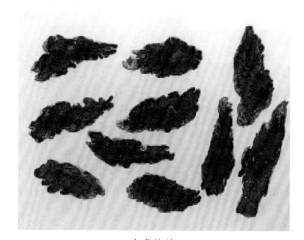

玄参饮片

【商品规格】 多系栽培品。传统规格按支头大小分等。一等每千克＜36 支；二等每千克＜72 支；三等每千克＞72 支，最小支应＞5 g。现行规格不分大小，均为统货，并标注产地。

【品质要求】 只用玄参，不用"北玄参"；以条粗壮、质坚实、断面色黑者为佳。

【检查】 **水分**（第二法） 不得过 16.0%。**总灰分** 不得过 5.0%。**酸不溶性灰分** 不得过 2.0%。

【浸出物】　水溶性浸出物（热浸法）不得少于 60.0％。

【含量测定】　照高效液相色谱法测定，本品按干燥品计算，含哈巴苷（$C_{15}H_{24}O_{10}$）和哈巴俄苷（$C_{24}H_{30}O_{11}$）的总量不得少于 0.45％。

饮片

【处方用名】　玄参、元参、黑参、黑元参、浙玄参、山玄参、羊角玄参、土玄参、黑玄参、大玄参、丈角、角参、乌玄参、乌元参（江苏、浙江）。

【配方应付】　本品生饮同源。写上述处方用名，均付玄参。

【检查】【浸出物】【含量测定】　同药材。

【功能与主治】　清热凉血、滋阴降火、解毒散结。用于热入营血，温毒发斑，热病伤阴，舌绛烦渴，津伤便秘，骨蒸劳嗽，目赤，咽痛，白喉，瘰疬，痈肿疮毒。

【用法与用量】　9～15 g。

【注意】　不宜与藜芦同用；脾胃虚寒，食少便溏者慎用。

备注

1.《说文》："黑而有赤色者为玄。"因本品出土时为灰褐色，干后为黑色，故名玄参。清代为避康熙帝玄烨讳，改称为元参。

2. 北玄参为同属植物 *S. buergeriana* Miq. 的根。玄参与北玄参的鉴别要点：前者横切片石细胞多见，后者横切片皮层无石细胞。

半　夏　类

半　夏

Banxia

PINELLIAE RHIZOMA

本品为天南星科植物半夏 *Pinellia ternata*（Thunb.）Breit. 的干燥块茎。夏、秋二季采挖，洗净，除去外皮和须根，晒干。

【产地】　主产于湖北、四川、河南等省。以产于湖北者为主流商品，且系道地药材。

【性状】　本品呈类球形，有的稍偏斜，直径 1～1.5 cm。表面白色或浅黄色，顶端有凹陷的茎痕，周围密布麻点状根痕；下面钝圆，较光滑。质坚实，断面洁白，富粉性。气微，味辛辣、麻舌而刺喉。

【商品规格】　按颗粒大小分为 3 个等级或为统货，并标注产地。其中，一等每千克<800 粒；二等每千克<1 200 粒；三等每千克<3 000 粒。

【品质要求】　只用旱半夏，以个大、质坚实、色白、粉性足者为佳；不用水半夏；禁用"小南星"。

【检查】　**水分**（第二法）　不得过 14.0％。**总灰分**　不得过 4.0％。

【浸出物】　水溶性浸出物（冷浸法）不得少于 9.0％。

【含量测定】　用电位滴定法测定，本品按干燥品计算，含总酸以琥珀酸（$C_4H_6O_4$）计，不得少于 0.25%。

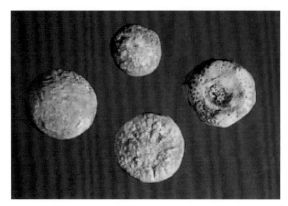

半夏外形图

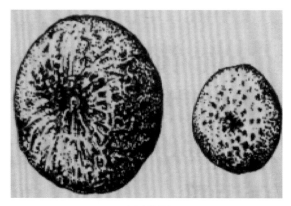

小天南星

 饮片

【处方用名】　半夏、生半夏、旱半夏、三步跳、珠半夏、野芋头、老鸹眼、老瓜蒜、泛石子、麻芋子、三叶半夏、地慈姑、地巴豆、天落星、麻芋果、滇半夏、富阳夏。

【配方应付】　以上除半夏外的处方用名，均付生半夏，用时打碎；写半夏，付法半夏。

【功能与主治】　燥湿化痰，降逆止呕，消痞散结。用于湿痰寒痰，咳喘痰多，痰饮眩悸，风痰眩晕，痰厥头痛，呕吐反胃，胸脘痞闷，梅核气；外治痈肿痰核。

【用法与用量】　内服一般炮制后使用，3～9 g。外用磨汁涂或研末以酒调敷患处。

【注意】　性温燥，阴虚燥咳、津伤口渴、血证者禁服；不宜与川乌、制川乌、草乌、制草乌、附子同用；生品内服宜慎。

备注

1. 半夏苗生五月，居夏之半，故为名也。其药材包括生半夏及其多种炮制品（如清半夏、姜半夏、法半夏、竹沥半夏等）。各种炮制品因炮制方法、所用辅料的不同，其功能主治亦各不相同，应分别入药，不能相互代用。其中，凡处方用名写半夏，配方应付法半夏的规定见《湖北省中药饮片炮制规范》；写竹沥半夏，应取"清半夏"临方炮制。

2. 清半夏的制法：取净生半夏，大小分档，用浓度为 8% 的明矾溶液浸泡至内无干心，口尝微有麻舌感，取出，洗净，切厚片，干燥。另本品：水分不得过 13.0%，总灰分不得过 4.0%，水溶性浸出物不得少于 7.0%，白矾以含水硫酸钾计，不得过 10.0%。按干燥品计算，含总酸以琥珀酸（$C_4H_6O_4$）计，不得少于 0.30%。

3. 水半夏为天南星科植物鞭檐犁头尖 Typhonium flagelliforme（Lodd.）Bl. 的块茎。本品略呈椭圆形、圆锥形或半圆形，是其与半夏的主要区别。

4. 小南星系指天南星科植物天南星 Arisaema exubescens（Wall.）Schott. 的干燥小块茎。与半夏的鉴别要点：半夏为类球形，近似圆球形，顶端较平，中心有凹陷的圆脐（茎痕），周围密布麻点状的根痕；天南星呈扁圆形饼状，中心茎痕浅凹，有叶痕环纹，周围麻点较大且明显。

5. 《中国药典》在本品饮片项下规定：用时打碎。系指生半夏应贮备药材，临用打碎，既有利与"小南星""水半夏"的鉴别，又防止其因虫蛀而影响称量。

6. 以半夏为主成分的曲剂，如半夏曲、戈制半夏、冀半夏等已列入中成药范畴。

7. 半夏药用剂量过大或生品内服、误服可产生中毒。表现为对口腔、咽喉、胃肠道黏膜的刺激及对神经系统的毒害。主要症状为口干、舌麻，伴有灼痛、肿胀，导致音嘶或失音，呼吸痉挛，甚至死亡。

8. 生半夏系原卫生部颁布的医疗用毒性中药品种（28 种），见附录Ⅱ，应按《医疗用毒性药品管理办法》管理与使用，见附录Ⅰ。

法 半 夏

Fabanxia

PINELLIAE RHIZOMA PRAEPARATUM

本品为半夏的炮制加工品。

【制法】　取半夏，大小分开，用水浸泡至内无干心，取出。另取甘草适量，加水煎煮 2 次，合并煎液，倒入用适量水制成的石灰液中，搅匀，加入上述已浸透的半夏，浸泡，每日搅拌 1～2 次，并保持浸液 pH 值 12 以上，至剖面黄色均匀，口尝微有麻舌感时，取出，洗净，阴干或烘干，即得。每 100 kg 净半夏，用甘草 15 kg、生石灰 10 kg。

【性状】　本品呈类球形或破碎成不规则颗粒状。表面淡黄白色、黄色或棕黄色。质较松脆或硬脆，断面黄色或淡黄色，颗粒者质稍硬脆。气微，味淡略甘、微有麻舌感。

【检查】　**水分**（第二法）　不得过 13.0%。**总灰分**　不得过 9.0%。

【浸出物】　水溶性浸出物（冷浸法）不得少于 5.0%。

【处方用名】　法半夏、法夏、半夏。

【配方应付】　写上述处方用名，均付法半夏。

【功能与主治】　燥湿化痰。用于痰多咳喘，痰饮眩悸，风痰眩晕，痰厥头痛。

【用法与用量】　3～9 g。

【注意】　不宜与川乌、制川乌、草乌、制草乌、附子同用。

姜 半 夏

Jiangbanxia

PINELLIAE RHIZOMA PRAEPARATUM CUM ZINGIBERE ET ALUMINE

本品为半夏的炮制加工品。

【制法】　取净半夏，大小分开，用水浸泡至内无干心时，取出。另取生姜切片煎汤，加白矾与半夏共煮透，取出，晾干，或晾至半干，干燥，或切薄片，干燥。每 100 kg 净半夏，用生姜 25 kg、白矾 12.5 kg。

【性状】　本品呈片状、不规则颗粒状或类球形。表面棕色至棕褐色。质硬脆，断面淡黄棕色，常具角质样光泽。气微香，味淡、微有麻舌感，嚼之略黏牙。

【检查】　**水分（第二法）**　不得过 13.0%。**总灰分**　不得过 7.5%。**白矾限量**　按干燥品计算，含白矾以含水硫酸铝钾［KAl（SO₄）₂·12H₂O］计，不得过 8.5%。

【浸出物】　水溶性浸出物（冷浸法）不得少于 10.0%。

【处方用名】　姜半夏、姜夏。

【配方应付】　写姜半夏、姜夏，均付姜半夏。

【功能与主治】　温中化痰，降逆止呕。用于痰饮呕吐，胃脘痞满。

【用法与用量】　3～9 g。

【注意】　不宜与川乌、制川乌、草乌、制草乌、附子同用。

地黄　附：熟地黄

Dihuang

REHMANNIAE RADIX

本品为玄参科植物地黄 *Rehmannia glutinosa* Libosch. 的新鲜或干燥块根。秋季采挖，除去芦头、须根及泥沙，鲜用，或将地黄缓缓烘焙至约八成干。前者习称"鲜地黄"，后者习称"生地黄"。

【产地】　主产于河南，陕西、山东、河北等省亦有产。以产于河南武陟、温县、博爱者为道地药材，又称"怀地黄"。

【性状】　**鲜地黄**　呈纺锤形或条状。外皮薄，表面浅红黄色，具弯曲的纵皱纹、芽痕、横长皮孔样突起及不规则瘢痕。肉质，易断，断面皮部淡黄白色，可见橘红色油点，木部黄白色，导管呈放射状排列。气微，味微甜、微苦。

生地黄　多呈不规则的团块状或长圆形，中间膨大，两端稍细，有的细小，长条状，稍扁而扭曲。表面棕黑色或棕灰色，极皱缩，具不规则的横曲纹。体重，质较软而韧，不易折断，断面棕黑色或乌黑色，有光泽，具黏性。气微，味微甜。

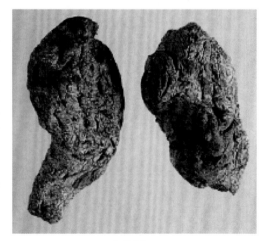

生地黄

【商品规格】　分 5 个等级，并标注产地。详见"七十六种药材商品规格标准"。

【品质要求】　鲜地黄与生地黄均不得含有"老母""生心"，且以个大体重、质柔软油润、断面乌黑、味甜者为佳。

【检查】　**水分（第二法）**　生地黄　不得过 15.0%。**总灰分**　不得过 8.0%。**酸不溶性灰分**　不得过 3.0%。

【浸出物】　水溶性浸出物（冷浸法）不得少于 65.0%。

【含量测定】　**生地黄**　照高效液相色谱法测定，本品按干燥品计算，含梓醇（C₁₅H₂₂O₁₀）不得少于 0.20%，含毛蕊花糖苷（C₂₉H₃₆O₁₅）不得少于 0.020%。

饮片

【处方用名】　地黄、生地、生地黄、干生地、地黄根、怀地黄、怀生地、酒壶花梗、山菸、肥生地、蜜罐子（安徽）、鲜地黄。

【配方应付】　写以上除鲜地黄外的处方用名，均付地黄；写鲜地黄，付鲜地黄。

【常用饮片】　**生地黄**　除去杂质，洗净，闷润，切厚片，干燥。

【检查】【浸出物】【含量测定】　同药材。

鲜地黄　取"鲜地黄"置于沙土中，防冻。临用时取出，洗净泥沙，切厚片即得。

【功能与主治】　**鲜地黄**　清热生津，凉血，止血。用于热病伤阴，舌绛烦渴，温毒发斑，吐血，衄血，咽喉肿痛。**生地黄**　清热凉血，养阴生津。用于热入营血，温毒发斑，吐血衄血，热病伤阴，舌绛烦渴，津伤便秘，阴虚发热，骨蒸劳热，内热消渴。

【用法与用量】　**鲜地黄**　12～30 g。**生地黄**　10～15 g。

【注意】　脾虚湿滞，腹满便溏者慎用。

备注

1. 所谓"老母"，系指地黄"栽子"经繁殖后的再生根，已空虚，不能药用。所谓"生心"又称"夹生"，系指焙制或煮烫中未透心者。

2.《湖北省中药饮片炮制规范》还收载有"生地炭"，但《中国药典》未收载此种饮片，故不将其列入【常用饮片】项下，可临方炮制。

附：熟地黄

1.《中国药典》已将本品单列，界定为另一药材，而非地黄的另一炮制饮片。

2. 本品的处方用名：熟地黄、熟地，配方均应付熟地黄。

【检查】【浸出物】　同地黄。

【含量测定】　照高效液相色谱法测定，本品按干燥品计算，含毛蕊花糖苷（$C_{29}H_{36}O_{15}$）不得少于 0.020%。

【功能与主治】　补血滋阴，益精填髓。用于血虚萎黄，心悸怔忡，月经不调，崩漏下血，肝肾阴虚，腰膝酸软，骨蒸潮热，盗汗遗精，内热消渴，眩晕，耳鸣，须发早白。

【用法与用量】　9～15 g。

【注意】　本品性质滋腻，易妨碍消化，故脾胃虚弱、中满便溏、气滞痰多者慎用。

【备注】　本品因性质滋腻，易妨碍消化，故有"砂仁制熟地"的复制品。制法：同熟地黄，只是在制熟地时加入砂仁的碎末。至于砂仁的用量，各地不一，大多依据方中砂仁的用量而定（临方炮制）。

地　榆

Diyu

SANGUISORBAE RADIX

本品为蔷薇科植物地榆 *Sanguisorba officinalis* L. 或长叶地榆 *S. officinalis* L. var. *longifolia*

(Bert.）Yü et Li 的干燥根。后者习称"绵地榆"。春季将发芽时或秋季植株枯萎后采挖，洗净干燥或趁鲜切片，干燥。

【产地】　地榆主产于东北及西北等地，长叶地榆主产于华东地区。

【性状】　**地榆**　呈不规则纺锤形或圆柱形，稍凸。表面灰褐色至暗棕色，粗糙，有纵纹。质硬，断面较平坦，粉红色或淡黄色，木部略呈放射状排列。气微，味微苦涩。

绵地榆　呈长圆柱形，稍弯曲，着生于短粗的根茎上，表面红棕色或棕紫色，有细纵纹。质坚韧，断面黄棕色或红棕色，皮部有黄白色或黄棕色绵状纤维。气微，味微苦涩。

【商品规格】　不分等级，并标注产地。

【品质要求】　首选地榆（选装货），次选长叶地榆，均以条粗，质硬、断面色红，无残茎及须根者为佳；禁用"条棱老鹳草"的根（习称"紫地榆"）。

【检查】　**水分**（第二法）　不得过 14.0％。**总灰分**　不得过 10.0％。**酸不溶性灰分**　不得过 2.0％。

【浸出物】　用稀乙醇作溶剂（热浸法），浸出物不得少于 23.0％。

【含量测定】　**鞣质**　照鞣质含量测定法测定，本品按干燥品计算，不得少于 8.0％。**没食子酸**　照高效液相色谱法测定，本品按干燥品计算，含没食子酸（$C_7H_6O_5$）不得少于 1.0％。

饮片

【处方用名】　地榆、绵地榆、红地榆、长叶地榆、玉豉、黄瓜香（东北）、地榆炭。

【配方应付】　写以上除地榆炭外的处方用名，均付地榆；写地榆炭，付地榆炭。

【常用饮片】　**地榆**　除去杂质，未切片者洗净，除去残茎，润透，切厚片，干燥。

【检查】　**水分**　同药材，不得过 12.0％。**总灰分　酸不溶性灰分**　同药材。

【浸出物】【含量测定】　同药材。

地榆炭　取净地榆片，照炒炭法炒至表面焦黑色、内部棕褐色。

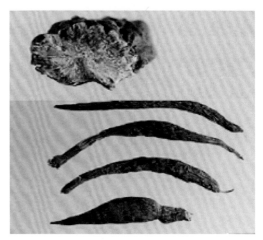

地榆及断面观

【浸出物】　同药材，不得少于 20.0％。

【含量测定】　同药材，鞣质不得少于 2.0％；没食子酸不得少于 0.60％。

【功能与主治】　凉血止血，解毒敛疮。用于便血，痔血，血痢，崩漏，水火烫伤，痈肿疮毒。

【用法与用量】　9～15 g。外用适量，研末涂敷患处。

【注意】　本品性寒酸涩，凡虚寒性便血、下痢、崩漏及出血有瘀者慎用；对于大面积烧伤患者，不宜使用地榆制剂外涂，以防其所含鞣质被大量吸收而引起中毒性肝炎。

备注

1. 地榆，陶弘景释其名曰："其叶似榆而长，初生布地，故名。"

2. 地榆与长叶地榆的鉴别要点：前者呈不规则纺锤形或圆柱形，稍弯凸；后者呈细长圆柱形，稍弯曲，皮部有多数黄色或棕色细毛状纤维外露，故习称"绵地榆"。

3. 紫地榆为牻牛儿苗科植物条棱老鹳草 *Geranium Strictipes* R.Kunth 的干燥根，在云南、广西、四川等地作地榆用。其表皮暗褐色，内皮紫色，切片的上下表面黄棕色，木部与皮部常分离（此为区别于地榆的鉴别要点）。

西 洋 参

Xiyangshen

PANACIS QUINQUEFOLII RADIX

本品为五加科植物西洋参 *Panax quinquefolium* L. 的干燥根。秋季采挖，洗净，晒干或低温干燥。

【产地】 主产于大西洋延岸的加拿大及美国，以产于美国威斯康星州者为道地药材。国内引种主产于北方地区，以产于吉林靖宇县者质优。

【性状】 本品呈纺锤形、圆柱形或圆锥形。表面浅黄褐色或黄白色，可见横向环纹和线形皮孔状突起，并有细密浅纵皱纹和须根痕。主根中下部有一至数条侧根，多已折断。上端有根茎（芦头），环节明显，茎痕（芦碗）圆形或半圆形，具不定根（芋）或已折断。体重，质坚实，不易折断，断面平坦，浅黄白色，略显粉性，皮部可见黄棕色点状树脂道，形成层环纹棕黄色，木部略呈放射状纹理。气微而特异，味微苦、甘。

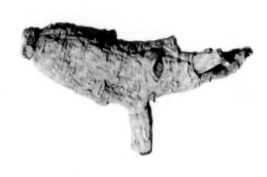

西洋参

【商品规格】 本品的商品规格与等级繁多，主要分原皮参、粉光参两大类，各类再按每 500 g 的支头数划分等级。其中，原皮参又分野原皮、种原皮、泡参三类；粉光参又分野山参、种参两类。所谓原皮参，系指带栓皮晒干或烘干者，习称面参；粉光参系指撞去外皮，用硫黄熏白致表面"起粉"的西洋参，均为栽培品；泡参系指野原皮及种原皮的混合品，分为 1、2、3、4 号泡参。其中，1 号为野生参 80%、种参 20%，依次种参比例逐渐增加，支头亦逐渐减小。

野山参又称正光（凡野生者通常在名称前加一"正"字），又称"1 号粉光"，并按支头大小分为正光洁（15～150 支/500 g）、正面参（150～700 支/500 g）、野顶光（700 支以上/500 g）等。

种参又称"2 号粉光"，按支头大小又分"光洁种参"（15～150 支/500 g）、"种面参"（150～700 支/500 g）、"白折尾"。"白折尾"为种参的根条，每 500 g 多于 700 支。

此外，西洋参的支根和主根的尾端经加工后，大者称顶光，小者称米参。

【品质要求】 各类西洋参均以主根粗壮、质重、支头数少，根头部环纹较密而清晰，纵皱纹少者为佳。其中，"1 号粉光"以其形似蚕，须根痕（呈疣状）及侧根少，色白而亮者为佳。

【检查】 **水分**（第二法） 不得过 13.0%。**总灰分** 不得过 5.0%。**重金属及有害元素** 照铅、镉、砷、汞、铜测定法测定，铅不得过 5 mg/kg；镉不得过 0.3 mg/kg；砷不得过 2 mg/kg；汞不得过 0.2 mg/kg；铜不得过 20 mg/kg。**农药残留量** 照农药残留量测定法测定，含总六六六不得过 0.2 mg/kg；总滴滴涕不得过 0.2 mg/kg；五氯硝基苯不得过 0.1 mg/kg；六氯苯不得过 0.1 mg/kg；七氯（七氯、环氧七氯之和）不得过 0.05 mg/kg；艾氏剂不得过 0.05 mg/kg；氯丹（顺式氯丹、反式氯丹、氧化氯丹之和）不得过 0.1 mg/kg。

【浸出物】 用 70％乙醇作溶剂（热浸法），浸出物不得少于 30.0％。

【含量测定】 照高效液相色谱法测定，本品按干燥品计算，含人参皂苷 Rg$_1$（C$_{42}$H$_{72}$O$_{14}$）、人参皂苷 Re（C$_{48}$H$_{82}$O$_{18}$）和人参皂苷 Rb$_1$（C$_{54}$H$_{92}$O$_{23}$）的总量不得少于 2.0％。

饮片

【处方用名】 西洋参、花旗参、种参、光洁参、米参、粉光参、种洋参、顶光参。

【配方应付】 本品生饮同源。写上述处方用名，均付西洋参。

【功能与主治】 补气养阴，清热生津。用于气虚阴亏，虚热烦倦，咳喘痰血，内热消渴，口燥咽干。

【用法与用量】 3～6 g，另煎兑服。

【注意】 中阳虚衰、寒湿中阻及气郁化火者忌服；不宜与藜芦同用。

备注

1. 进口西洋参多为种参，分统货与原装货，统货已除去芦头、须根和侧根，不分等级；原装货则带有芦头、须根、碎末、侧根及少数杂质，质次。

2. 野生品与家种品的主要区别：前者根头环纹密生而清晰，纵皱纹少或无；后者环纹稀疏，有明显的纵皱纹。

3. 本品以产于美国威斯康星州的"鹰"牌"花旗参"为极品，故有"花旗参"之名。

4. 本品应以药材上柜，切片销售（临方炮制），以利鉴别真伪及商品等级。

5.《中国药典》在本品【检查】项下还规定：应取人参作对照药材，做鉴别检查。

百 合

Baihe

LILII BULBUS

本品为百合科植物卷丹 *Lilium lancifolium* Thunb.、百合 *L. brownie* F. E. Brown var. *viridulum* Baker 或细叶百合 *L. pumilum* DC. 的干燥肉质鳞叶。秋季采挖，洗净，剥取鳞叶，置沸水中略烫，干燥。

【产地】 全国大部分地区有产。以产于甘肃者质优，以产于湖南者为主流商品。

【性状】 本品呈长椭圆形，长 2～5 cm，宽 1～2 cm，中部厚 1.3～4 mm。表面类白色、淡棕黄色或微带紫色，有数条纵直平行的白色维管束。顶端稍尖，基部较宽，边缘薄，微波状，略向内弯曲。质硬而脆，断面较平坦，角质样。气微，味微苦。

【商品规格】 按产地划分。其中，甘肃货分"优质货"与"统装货"；湖南货分"大片"与"小片"；都不分等级，均为统货，并标注产地。

【品质要求】 首选甘肃货，次选湖南货，均以片大、肉厚、质硬脆、色黄白者为佳；禁用"东北百合"（红百合）、"淡黄花百合"及黑百合。

【浸出物】 水溶性浸出物（冷浸法）不得少于 18.0％。

饮片

【处方用名】　百合、白百合、米百合、野百合、黑百合、川百合、山丹、蜜百合。

【配方应付】　写以上除蜜百合外的处方用名，均付百合；写蜜百合，付蜜百合。

【常用饮片】　**百合**　除去杂质。

蜜百合　取净百合，照蜜炙法炒至不黏手。每100 kg百合，用炼蜜5 kg。

【功能与主治】　养阴润肺，清心安神。用于阴虚燥咳，劳嗽咳血，虚烦惊悸，失眠多梦，精神恍惚。

【用法与用量】　6～12 g。

【注意】　脾虚便溏及风寒咳嗽者不宜用。

备注

1. 米百合系百合的别名，并非另一种饮片"米炒百合"；黑百合系产地加工用沸水烫时，因用时过长所致，亦有商品，但现今多不作药用，应防止其混于药材商品中。

2. 红百合为同属植物淡黄花百合 *L. sulphureum* Baker. 的干燥肉质鳞叶。其鳞叶表面为红色或紫红色。

3. 东北百合为同属植物东北百合 *L. distichum* Nakai 的干燥肉质鳞叶。其鳞叶表面有脉纹3条，但不明显。

百　部

Baibu

STEMONAE RADIX

本品为百部科植物直立百部 *Stemona sessilifolia*（Miq.）Miq.、蔓生百部 *S. japonica*（Bl.）Miq. 或对叶百部 *S. tuberosa* Lour. 的干燥块根。春、秋二季采挖，除去须根，洗净，置沸水中略烫或蒸至无白心，取出，晒干。

【产地】　直立百部主产于安徽、江苏、湖北，以安徽滁县所产者为道地药材；蔓生百部主产于浙江；对叶百部主产于湖北、广东、福建。

【性状】　**直立百部**　呈纺锤形，上端较细长，皱缩弯曲。表面黄白色或淡棕黄色，有不规则深纵沟，间或有横皱纹。质脆，易折断，断面平坦，角质样，淡黄棕色或黄白色，皮部较宽，中柱扁缩。气微，味甘、苦。**蔓生百部**　两端稍狭细，表面多不规则皱褶和横皱纹。**对叶百部**　呈长纺锤形或长条形。表面浅黄棕色至灰棕色，具浅纵皱纹或不规则纵槽。质坚实，断面黄白色至暗棕色，中柱较大，髓部类白色。

【商品规格】　商品分"大百部"与"小百部"两大类，各类又分大小（即粗细）两种规格，都不分等级，均为统货，并标注产地。

【品质要求】　首选"大百部"，即对叶百部；次选"小百部"，即直立百部或蔓生百部；均以根粗壮、质坚实、色黄白者为佳。禁用"湖北大百部"及"滇百部"。

【浸出物】　水溶性浸出物（热浸法）不得少于50.0%。

饮片

【处方用名】　百部、肥百部、土百部、百部贷、九重楼、山萝卜、闹虱药（湖北、河南）、百条根（安徽）、百部草（山东）、蜜百部。

【配方应付】　写以上除蜜百部外的处方用名，均付百部；写蜜百部，付蜜百部。

【常用饮片】　**百部**　除去杂质，洗净，润透，切厚片，干燥。**蜜百部**　取净百部片，照蜜炙法炒至不黏手。每 100 kg 百部，用炼蜜 12.5 kg。

【功能与主治】　润肺下气止咳，杀虫灭虱。用于新久咳嗽，肺痨咳嗽，顿咳；外用于头虱、体虱、蛲虫病，阴痒。蜜百部润肺止咳。用于阴虚劳嗽。

【用法与用量】　3～9 g。外用适量，水煎或酒浸。

备注

1. 百部始载于《名医别录》。李时珍释其名曰："其根多者百十连属，如部伍，故以名之。"又：本品以根条粗者为佳，故应将对叶百部列为首选，其直径 0.8～2 cm。

2. "湖北大百部"为百合科植物肥厚石刁柏 *Aspargus officinalis* L. var. altilis L. 的块根，其根多扭曲，是其与百部的主要区别。参见附图。

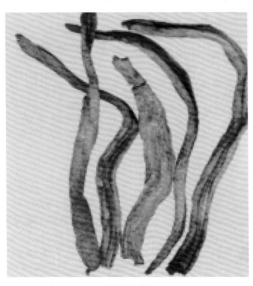
对叶百部

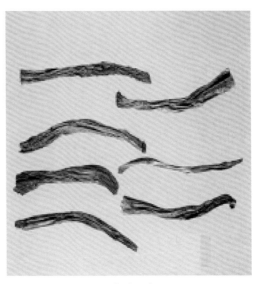
湖北大百部

3. 滇百部为百合科羊齿天门冬 *A. filicinus* Ham. *ex* D. Dou. 的块根。其根多丛生，表面皱缩，呈灰棕色或棕褐色。麻舌是其与百部的主要区别。

当　归

Danggui

ANGELICAE SINENSIS RADIX

本品为伞形科植物当归 *Angelica sinensis* （Oliv.）Diels. 的干燥根。秋末采挖，除去须根和泥沙，待水分稍蒸发后，捆成小把，上棚，用烟火慢慢熏干。

【产地】　主产于甘肃岷县、武都、舟曲、文县等地，习称"秦归"。以产于甘肃者为主流商品且质优；以产于岷县者为道地药材；此外，云南、四川、陕西、湖北等省亦产。

【性状】　本品略呈圆柱形，下部有支根 3～5 条或更多。表面黄棕色至棕褐色，具纵皱纹和横长皮孔样突起。根头（归头）直径 1.5～4 cm，具环纹，上端圆钝，或具数个明显突出的根茎痕，有紫色或黄绿色的茎和叶鞘的残基；主根（归身）表面凹凸不平；支根（归尾）直径 0.3～1 cm，上粗下细，多扭曲，有少数须根痕。质柔韧，断面黄白色或淡黄棕色，皮部厚，有裂隙和多数棕色点状分泌腔，木部色较淡，形成层环黄棕色。有浓郁的香气，味甘、辛、微苦。

【商品规格】　传统规格分全当归、归头两大类。其中，全当归又分五等。详见"七十六种药材商品规格标准"。现行规格分"草把""散把""箱归"（系出口规格质优）等，都不分等级，均为统货，并标注产地。

【品质要求】　首选产于甘肃的秦归，以主根粗长、腿少（即支根少）、质坚、表面色黄、断面黄白色、气香浓郁、味甘苦者为佳。其中，凡柴性大、干枯无油或断面呈绿褐色者不可供药用。不用延边朝鲜自治州等地栽培的"东当归"（又称大和归）及欧当归。

【检查】　**水分**（第四法）　不得过 15.0％。**总灰分**　不得过 7.0％。**酸不溶性灰分**　不得过 2.0％。

【浸出物】　用 70％乙醇作溶剂（热浸法），浸出物不得少于 45.0％。

【含量测定】　**挥发油**　照挥发油测定法（乙法）测定，本品含挥发油不得少于 0.4％（ml/g）。**阿魏酸**　照高效液相色谱法测定，本品按干燥品计算，含阿魏酸（$C_{10}H_{10}O_4$）不得少于 0.050％。

饮片

【处方用名】　当归、全当归、西归、干归、山蕲、乾归、文元、马尾归、归头、归身、归尾、岷归（甘肃）、秦归（甘肃、四川）、云归（云南）、川归（四川）、酒当归。

【配方应付】　写以上除酒当归外的处方用名，均付当归；写酒当归，付酒当归。

【常用饮片】　**当归**　除去杂质，洗净，润透，切薄片，晒干或低温干燥。

【检查】【浸出物】　同药材。

酒当归（临方炮制）取净当归片，照酒炙法炒干。

【检查】　**水分**　不得过 10.0％。**总灰分**　**酸不溶性灰分**　同药材。

【浸出物】　不得少于 50.0％。

【功能与主治】　补血活血，调经止痛，润肠通便。用于血虚萎黄，眩晕心悸，月经不调，经闭痛经，虚寒腹痛，风湿痹痛，跌扑损伤，痈疽疮疡，肠燥便秘。酒当归活血通经。用于经闭痛经，风湿痹痛，跌扑损伤。

【用法与用量】　6～12 g。

【注意】　本品甘温，湿热中阻、肺热痰火、阴虚阳亢者不宜应用。又因本品润燥滑肠，故大便溏泻者慎用。

备注

1. 当归是甘肃的四大名药，即岷县当归、文县党参、礼县大黄、宕县黄芪。李时珍称："当归调血，为女人要药，有思夫之意，故名当归。"但《本草别说》释其名曰："气血昏乱者，服之即定，即使气血各有所归，恐当归之名必因此而出也。"

2. 当归与东当归 *A. acutiloba* (Sieb. et Zucc.) Kitag. 的鉴别要点：前者根头部膨大，有细密横环纹，顶端平或凸起，断面黄白色及淡黄棕色；后者根头顶端有叶柄及茎基痕，中央凹陷，断面类白色。参见附图。

3. 当归与欧当归 *Levisticum of ficinale* Koch 的鉴别要点：前者表面黄棕色至棕褐色，味微甜带苦辛；后者顶端有 2 个以上的茎痕及叶柄残基色，表面灰棕色或棕色，味微甜麻舌。参见附图。

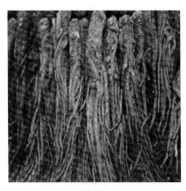
当归

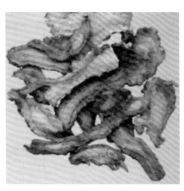
当归饮片

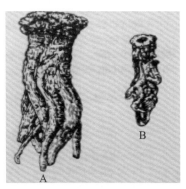
A. 欧当归；B. 东当归

4. 《湖北省中药饮片炮制规范》还收载了"当归炭""土炒当归"等饮片，鉴于《中国药典》未收载，故不列入【常用饮片】项下。

5. 中医药传统将当归头、身、尾、须分开入药，认为归头止血，归尾行血，归身养血，归须通络，全归和血。实验研究表明：当归头、身、尾、须在其粉末外观、颜色及挥发油、阿魏酸等主要成分的含量上确有一定差异。其中，当归尾的挥发油、阿魏酸的含量最高，归身居次，归头最低。但《中国药典》无此规定，故不将其分开入药。

延胡索（元胡）

Yanhusuo

CORYDALIS RHIZOMA

本品为罂粟科植物延胡索 *Corydalis yanhusuo* W. T. Wang 的干燥块茎。夏初茎叶枯萎时采挖，除去须根，洗净，置沸水中煮至恰无白心时，取出，晒干。

【产地】 主产于陕西汉中、浙江磐安、东阳一带，缙云、水康、汉中等地亦有产。以产于浙江者为主流商品，且系道地药材，被列为著名的"浙八味"之一。

【性状】 本品呈不规则的扁球形，直径 0.5～1.5 cm。表面黄色或黄褐色，有不规则网状皱纹。顶端有略凹陷的茎痕，底部常有疙瘩状突起。质硬而脆，断面黄色，角质样，有蜡样光泽。气微，味苦。

【商品规格】 传统规格：按颗粒大小分为两个等级。一等：干货，每 50 g＜45 粒；二等：干货，每 50 g＞45 粒。现行规格：不分等级，均为统货，并标注产地。

【品质要求】 首选产于浙江的元胡（商品名），以呈颗粒状且个大、饱满、色黄、质坚、断面金黄色者为佳；不用"齿瓣延胡索""灰叶延胡索"等地方习用品；禁用"全叶延胡索""东北延胡索"等不含延胡索乙素的同属多种植物的块茎。

【检查】　**水分**（第二法）　不得过 15.0%。**总灰分**　不得过 4.0%。

【浸出物】　用稀乙醇作溶剂（热浸法），浸出物不得少于 13.0%。

【含量测定】　照高效液相色谱法测定，本品按干燥品计算，含延胡索乙素（$C_{21}H_{25}NO_4$）不得少于 0.050%。

饮片

【处方用名】　延胡索、延胡、元胡、玄胡、玄胡索、元胡索、醋延胡索。

【配方应付】　写以上除醋延胡索外处方用名，均付延胡索；写醋延胡索，付醋延胡索。

【常用饮片】　**延胡索**　除去杂质，洗净，干燥，切厚片或用时打碎。

醋延胡索　取净延胡索，照醋炙法炒干或醋煮法煮至醋吸尽，切厚片或用时打碎。

【检查】【浸出物】　二者均同药材。

【含量测定】　二者均同药材。含延胡索乙素（$C_{21}H_{25}NO_4$）不得少于 0.040%。

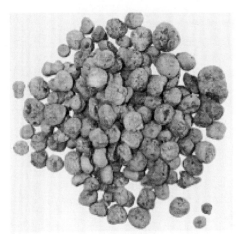
延胡索

【功能与主治】　活血，行气，止痛。用于胸胁、脘腹疼痛，胸痹心痛，经闭痛经，产后瘀阻，跌扑肿痛。

【用法与用量】　3～10 g；研末冲服，一次 1.5～3 g。

【注意】　本品大苦大寒易伤胃气，胃纳不佳及体弱者慎服。

备注

1. 本品始载于宋《开宝本草》，原名玄胡索，后因避宋真宗讳而改玄为延，故名。

2. 罂粟科 *Corydalis* 属多种植物的块茎在不同地区均作延胡索使用，本文将其分为两类：凡含延胡索乙素者，除本品外，其他均为地方习用品；不含延胡索乙素者为伪品。

3. 齿瓣延胡索 *C. turtschaninovii* Bess.、灰叶延胡索（又称新疆延胡索）*C. glaucescens* Rgl. 的块茎（二者均系延胡索的地方习用品）与延胡索的性状差异参见延胡索与地方习用品的性状差异比对表。

4. 全叶延胡索 *C. repens* Mandl. Et Muchld. 及东北延胡索 *C. ambigua* Cham. *et* Schltd. var. amurensis Maxim. 的块茎均不含延胡索乙素，这是二者与延胡索的区别。

5. 另据报道，延胡索及其炮制品中，延胡索乙素的含量由大至小为：醋延胡索颗粒＞醋延胡索切片＞延胡索生品。故其饮片应呈颗粒状，且临用打碎，研末冲服。

延胡索与地方习用品的性状差异比对表

区别项	延胡索	齿瓣延胡索	灰叶延胡索
形状	不规则扁球形	不规则球形	球形或椭圆形
断面	黄色、角质样有蜡样光泽	淡黄色、边缘角质样	白色、不呈角质样

防 己

Fangji

STEPHANIAE TETRANDRAE RADIX

本品为防己科植物粉防己 *Stephania tetrandra* S. Moore 的干燥根。秋季采挖，洗净，除去粗皮，晒至半干，切段，个大者再纵切，干燥。

【产地】 主产于安徽、江苏、浙江、江西、福建等省。以产于安徽者为道地药材。

【性状】 本品呈不规则圆柱形、半圆柱形或块状，多弯曲。表面淡灰黄色，在弯曲处常有深陷横沟而成结节状的瘤块样。体重，质坚实，断面平坦，灰白色，富粉性，有排列较稀疏的放射状纹理。气微，味苦。

【商品规格】 传统规格分三等。一等：长 7～10 cm，直径为 4～6 cm；二等：长 4～7 cm，直径为3～4 cm；三等：长度<4 cm，直径<3 cm。现行规格不分等级，均为统货，并标注产地。以产于江西者为主流商品。

【品质要求】 只用粉防己，以条均匀、质坚实、粉性足、除尽外皮者为佳；不用"木防己"、"广防己"（亦称木防己、水防己）、汉中防己（"异叶马兜铃"）、理防己（"穆坪马兜铃"）、川防己（"川南马兜铃"）；禁用"瘤枝微花藤"。

【检查】 水分（第二法） 不得过 12.0%。 **总灰分** 不得过 4.0%。

【浸出物】 用甲醇作溶剂（热浸法），浸出物不得少于 5.0%。

【含量测定】 照高效液相色谱法测定，本品按干照品计算，含粉防己碱（$C_{38}H_{42}N_2O_6$）和防己诺林碱（$C_{37}H_{40}N_2O_6$）的总量不得少于 1.6%。

饮片

【处方用名】 防己、粉防己、汉防己、广防己、木防己、川防己、理防己、山防己。

【配方应付】 本品生饮同源。写上述处方用名，均付粉防己的横切片。

【检查】【浸出物】 同药材。

【含量测定】 同药材，含粉防己碱（$C_{38}H_{42}N_2O_6$）和防己诺林碱（$C_{37}H_{40}N_2O_6$）的总量不得少于 1.4%。

【功能与主治】 祛风止痛，利水消肿。用于风湿痹痛，水肿脚气，小便不利，湿疹疮毒。

【用法与用量】 5～10 g。

【注意】 本品大苦大寒，易伤胃气，胃纳不佳及体弱者慎服。

备注

1. 李时珍曰："防己为险健之人，幸灾乐祸；若善用之，亦可御敌，故取此意。"又：防己的药材商品名习称粉防己、汉防己；广防己的药材商品名习称防己、木防己。可见药材的通用名与其商品名有别，不得混淆，应注意甄别。

2. 防己与广防己的鉴别要点：前者多弯曲，在弯曲处常有深陷横沟而成结节状，形如"猪大肠"，断面富粉性，有排列稀疏的放射状纹理；后者略弯曲，弯曲处有深横沟，断面粉性，有较密的灰棕色与类白色相间排列的放射状纹理。

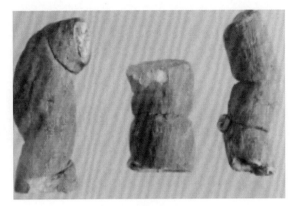

粉防己

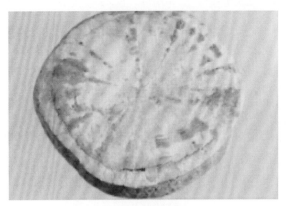

粉防己横切面观

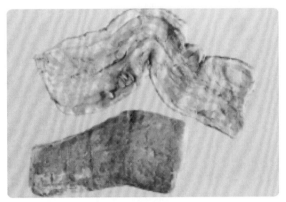

广防己

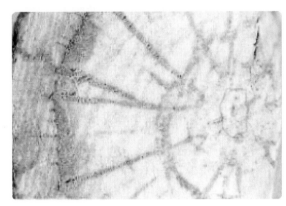

广防己横切面观

3. 防己一旦纵切，则不易与广防己、木防己、瘤枝微花藤、穆坪马兜铃等品种，以及各地的习用品鉴别，因而不用纵切片。

4. 防己与地方习用品，如汉中防己、理防己、川防己，以及伪品，如瘤枝微花藤、穆坪马兜铃的鉴别要点均为切面"筋脉"的性状有别，参见《现代中药材鉴别手册》及附图。

防 风

Fangfeng

SAPOSHNIKOVIAE RADIX

本品为伞形科植物防风 *Saposhnikovia divaricata*（Turcz.）Schischk. 的干燥根。春、秋二季采挖未抽花茎植株的根，除去须根和泥沙，晒干。

【产地】 关防风（即"防风"）主产于东三省的安达、洮安、昭盟及内蒙古东部地区，系道地药材；西防风主产于内蒙古西部及河北等地。

【性状】 本品呈长圆锥形或长圆柱形，下部渐细，有的略弯曲，长 15～30 cm，直径 0.5～2 cm。表面灰棕色，粗糙，有纵皱纹、多数横长皮孔样突起及点状的细根痕。根头部有明显密集的环纹，有的环纹上残存棕褐色毛状叶基。体轻，质松，易折断，断面不平坦，皮部浅棕色，有裂隙，木部浅黄色。气特异，味微甘。

【商品规格】　传统规格分关防风与西防风两类，各类均分 2 个等级。一等：长>15 cm，芦下直径>0.6 cm；二等：芦下直径>0.4 cm。现行规格按产地划分，如海拉尔防风（主产于内蒙古）、西防风（主产于山西）、川防风等，都不分等级，均为统货，并标注产地，但因产地不同，其品质与价格相差悬殊，应注意辨状论质。

【品质要求】　首选关防风，次选西防风；均以条粗状、断面皮部色浅棕、木部色淡黄者为佳；不用川防风（竹节前胡）、云防风（竹节前胡及松叶防风）、岩防风（石防风）等地方习用品；禁用"贡蒿"。

【检查】　水分（第二法）　不得过 10.0％。总灰分　不得过 6.5％。酸不溶性灰分　不得过 1.5％。

【浸出物】　醇溶性浸出物（热浸法）不得少于 13.0％。

【含量测定】　照高效液相色谱法测定，本品按干燥品计算，含升麻素苷（$C_{22}H_{28}O_{11}$）和 5-O-甲基维斯阿米醇苷（$C_{22}H_{28}O_{10}$）的总量不得少于 0.24％。

饮片

【处方用名】　防风、关防风、东防风、川防风、云防风、西防风、岩防风、石防风、水防风、软防风、硬防风、北防风、山防风、风肉、旁风、旁蒿、屏风草、黄防风、青防风、黄风、苏风、口防风、百蜚、白毛草根。

【配方应付】　本品生饮同源。写上述处方用名，均付防风。

【检查】【浸出物】【含量测定】　均同药材。

【功能与主治】　祛风解表，胜湿止痛，止痉。用于感冒头痛，风湿痹痛，风疹瘙痒，破伤风。

【用法与用量】　5～10 g。

【注意】　本品药性偏温，阴血亏虚，热病动风者不宜使用。

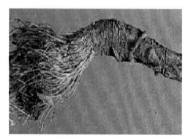
关防风叶鞘残基

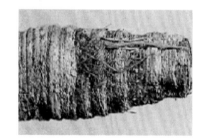
关防风根头环纹

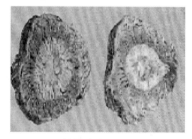
关防风切面观

备注

1. 李时珍释其名曰："防者，御也。其功疗风最要，故名。"

2. 川防风系伞形科植物竹节前胡 *Peucedanum dielsianum* Fedde ex Wolff. 的干燥根；云防风系伞形科植物竹叶邪蒿 *Seseli mairei* Wolff. 及松叶防风 *Seseli yunnanensis* Franch. 的干燥根；岩防风系伞形科植物石防风 *Peucedanum terebinthacoum*（Fisch.）Fisch. ex Turcz. 的干燥根茎及根；贡蒿系伞形科植物贡蒿 *Carum carvi* L. 的根。

3. 关防风与川防风、云防风、岩防风的鉴别要点：前者根头部有明显密集的环纹，习称"蚯蚓头"，环纹上残存棕褐色"毛笔"状叶鞘残基，质松脆，易折断，断面木部浅黄色，有裂隙及放射状纹理（习称"凤眼圈"）；后三者根头部无密集环纹，不易折断，其中川防风、云防风的断面致密无裂隙，岩防风的断面呈纤维性，有髓。

4.防风与贡蒿的鉴别要点：贡蒿根头部残存灰黄色纤维状叶基，断面皮部与木部间有较大空隙，皮部与木部易分离。

5.本品系野生中药保护品种（Ⅲ级），见附录Ⅴ。

红　参

Hongshen

GINSENG RADIX ET RHIZOMA RUBRA

本品为五加科植物人参 *Panax ginseng* C. A. Mey. 的栽培品经蒸制后的干燥根和根茎。秋季采挖，洗净，蒸制后，干燥。

【产地】　主产于东三省，山东、河北、北京等地亦有栽培。

【性状】　主根呈纺锤形、圆柱形或扁方柱形。表面半透明，红棕色，偶有不透明的暗黄褐色斑块，具纵沟、皱纹及细根痕，上部有时具断续的不明显环纹，暗下部有 2～3 条扭曲交叉的支根，并带弯曲的须根或仅具须根残迹。根茎（芦头）长 1～2 cm，上有数个凹窝状茎痕（芦碗），有的带有 1～2 条完整或折断的不定根（芋）。质硬而脆，断面平坦，角质样。气微香而特异，味甘、微苦。

【商品规格】　本品因药用部位、加工方法或每千克的枝数不同，其商品规格繁多，详见《七十六种药材商品规格标准》。

【品质要求】　以质坚实、条粗、无黄皮及破痕者为佳。

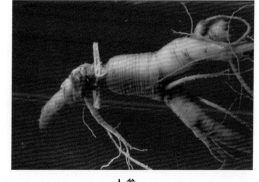

人参

【检查】　**水分**（第二法）　不得过 12.0%。

【含量测定】　照高效液相色谱法测定，本品按干燥品计算，含人参皂苷 Rg$_1$（C$_{42}$H$_{72}$O$_{10}$）和人参皂苷 Re（C$_{48}$H$_{82}$O$_{18}$）的总量不得少于 0.25%，人参皂苷 Rb$_1$（C$_{54}$H$_{92}$O$_{23}$）不得少于 0.20%。

饮片

【处方用名】　红参、红参片、小抄、边条红参、石柱参、红参须。

【配方应付】　本品生饮同源。调剂应付相应商品名称及相应品规的红参。制剂宜用"小抄"。

【功能与主治】　大补元气，复脉固脱，益气摄血。用于体虚欲脱，肢冷脉微，气不摄血，崩漏下血。

【用法与用量】　3～9 g，另煎兑服。

备注

1.《湖北省中药饮片炮制规范》在本品【检查】项下规定：应检测其总灰分与酸不溶性灰分，这不符合《中国药典》的规定，可不执行。

2.小抄、边条红参、石柱参、红参须等均系红参的商品名称，亦指红参的不同品规。其中，石柱参系指经压制的红参，多呈圆柱形；边条红参系指只含主根（无分枝），多压成方柱形的红参；小抄系指取普通红参切得的红参片；参须系指红参的细小须根。

麦 冬 类

麦冬以麦门冬为名，始载于《神农本草经》，因其叶似麦苗，耐冬常绿而得名。据文献记载，可供药用并有商品的麦冬有 16 种之多，《中国药典》以麦冬和山麦冬之名分别收载。其中，麦冬的药材商品分杭麦冬、川麦冬两种；山麦冬只含"湖北麦冬"与"短葶山麦冬"，其他均为地方习用品。

麦 冬

Maidong

OPHIOPOGONIS RADIX

本品为百合科植物麦冬 *Ophiopogon japonicus*（L. f）Ker-Gawl. 的干燥块根。夏季采挖，洗净，反复暴晒、堆置，至七八成干，除去须根，干燥。

【产地】 麦冬产于浙江省称"杭麦冬"，产于四川者称"川麦冬"。前者主产于浙江的慈溪、余姚、浒山等地，系道地药材；后者主产于四川绵阳、三台等地。

【性状】 本品呈纺锤形，两端略尖，长 1.5～3 cm，直径 0.3～0.6 cm。表面黄白色或淡黄色，有细纵纹。质柔韧，断面黄白色，半透明，中柱细小。气微香，味甘、微苦。

【商品规格】 传统规格按产地分为杭麦冬和川麦冬。其中，杭麦冬分三等，一等：每 50 g＜150 粒；二等：每 50 g≤280 粒；三等：每 50 g＞280 粒，油粒、烂头＜10％。川麦冬亦分三等，一等：每 50 g＜190 粒；二等：每 50 g≤300 粒；三等每 50 g＞300 粒，乌花、油粒＜10％。现行规格分"选装货"与"统装货"，都不分等级，均为统货，并标注产地。

【品质要求】 首选杭麦冬，次选川麦冬；均以身干、个大、黄白色、半透明、质柔软、味甜、嚼之发黏者为佳。不用"山麦冬""阔叶山麦冬"；禁用竹叶麦冬。

【检查】 **水分**（第二法） 不得过 18.0％。**总灰分** 不得过 5.0％。

【浸出物】 水溶性浸出物（冷浸法）不得少于 60％。

【含量测定】 照紫外-可见分光光度法，在 397 nm 波长处测定吸光度，本品按干燥品计算，含麦冬总皂苷以鲁斯可皂苷元（$C_{27}H_{42}O_4$）计，不得少于 0.12％。

饮 片

【处方用名】 麦冬、寸冬、麦门冬、杭麦冬、川麦冬、山麦冬、延阶草、长命草。

【配方应付】 本品生饮同源。写以上处方用名，均付麦冬。

【检查】【含量测定】 同药材。

【功能与主治】 养阴生津，润肺清心。用于肺燥干咳，阴虚痨嗽，喉痹咽痛，津伤口渴，内热消渴，心烦失眠，肠燥便秘。

【用法与用量】 6～12 g。

【注意】 脾胃虚寒泄泻、风寒感冒及痰湿咳喘者不宜用。

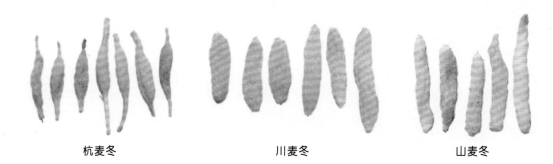

杭麦冬　　　　　　　　川麦冬　　　　　　　　山麦冬

备注

1. 杭麦冬多为2~3年生，川麦冬为1年生。二者的鉴别要点：前者呈纺锤形，两端略尖，表面黄白色或淡黄色，有不规则的细纵纹，断面中央有细小"木心"，润后能抽出；后者块根较瘦长，中部不甚肥满，表面多呈灰白色，"木心"细软，润后不能抽出。

2. 本品【品质要求】项下规定"不用山麦冬"，系指同科植物山麦冬 *Liriope spicate* Lour. 的块根，又称"土麦冬"（药材名），并非《中国药典》所收载的山麦冬 *Liriope spicata*（Thunb.）Lour. var. *prolifera* Y. T. Ma 或短葶山麦冬 *Lirlope muscari*（Decne.）Baily 的干燥块根（参见"山麦冬"项下）。

3. 本品与土麦冬的鉴别要点：后者略弯曲，两端狭尖，中部略粗，表面有的显黄棕色且粗糙的纵皱纹，纤维性强，蜡质样。

4. 竹叶麦冬为禾本科植物淡竹叶的块根。与麦冬性状的主要区别：本品细长而瘦小，断面平坦，多为粉质。

5. 阔叶山麦冬 *Liriope platyphylla* Wang et Tang 的块根，又称大麦冬，与麦冬的鉴别要点：大麦冬呈圆柱形，两端钝圆，有中柱（"木心"）露出，表面土黄色至暗黄色，不透明，凸凹不平，有多数纵沟纹及皱纹，未去外皮者干燥后有一层坚硬的外壳。

6. 本品与《中国药典》收载的山麦冬功效相同，用于汤剂时可以相互代用。

7. 本品因主含黏液质和糖分，常"见风即软，受潮泛油"，严重者变黑，习称"黑头或乌花"，丧失药效，故应密闭储存或置入10℃的恒温仓库，避免高温，勤加检查。

山 麦 冬

Shanmaidong

LIRIOPES RADIX

本品为百合科植物湖北麦冬 *Liriope spicata*（Thunb.）Lour. var. *prolifera* Y. T. Ma 或短葶山麦冬 *Lirlope muscari*（Decne.）Baily 的干燥块根。夏初采挖，洗净，反复暴晒、堆置，至近干，除去须根，干燥。

【产地】　湖北麦冬主产于湖北襄阳、老河口、谷城等地；短葶山麦冬主产于福建泉州、惠安等地。以产于湖北者为主流商品，且质优。

【性状】　**湖北麦冬**　呈纺锤形，两端略尖，长1.2~3 cm，直径0.4~0.7 cm。表面淡黄色至棕黄色，具不规则纵皱纹。质柔韧，干后质硬脆，易折断，断面淡黄色至棕黄色，角质样，中柱细小。气微，味甜，嚼之发黏。

短葶山麦冬　稍扁，长 2～5 cm，直径 0.3～0.8 cm，具粗纵纹。味甘、微苦。

【商品规格】　分选装货与统装货，都不分等级，均为统货，并标注产地。

【品质要求】　首选"湖北麦冬"；次选"短葶山麦冬"，均以个肥大、黄白色、两端钝圆者为佳；不用"山麦冬""阔叶麦冬"；禁用"竹叶麦冬"。

【检查】　**总灰分**　不得过 4.0％。

【浸出物】　水溶性浸出物（冷浸法）不得少于 75.0％。

饮片

【处方用名】　山麦冬、湖北麦冬、短葶山麦冬、沿阶草。

【配方应付】　本品生饮同源。写以上处方用名，均付山麦冬。

【检查】　同药材。

【功能与主治】　养阴生津，润肺清心。用于肺燥干咳，阴虚劳嗽，喉痹咽痛，津伤口渴，内热消渴，心烦失眠，肠燥便秘。

【用法与用量】　9～15 g。

【注意】　脾胃虚寒泄泻、风寒感冒及痰湿咳喘者不宜用。

备注

1. 湖北麦冬与短葶山麦冬性状的主要区别：前者呈纺锤形，两端略尖，半透明，具不规则纵皱纹，断面淡黄色至棕黄色，味微苦；后者呈长棱形或长扁圆矩形，具粗纵纹，断面类白色，味甜。

2. 本品与"山麦冬""阔叶麦冬""竹叶麦冬"的区别参见"麦冬"项下。

远　志

Yuanzhi

POLYGALAE RADIX

本品为远志科植物远志 *Polygala tenuifolia* Willd. 或卵叶远志 *P. sibirica* L. 的干燥根。春、秋二季采挖，除去须根和泥沙，晒干。

【产地】　主产于山西、陕西、吉林、河南等省。以山西的产量最大，且系主流商品；以产于陕西韩城、合阳、华阴等地者质优，系道地药材，习称"关远志"。

【性状】　本品呈圆柱形，略弯曲。表面灰黄色至灰棕色，有较密并深陷的横皱纹、纵皱纹及裂纹，老根的横皱纹较密更深陷，略呈结节状。质硬脆，易折断，断面皮部棕黄色，木部黄白色，皮部与木部易剥离。气微，味苦、微辛，嚼之有刺喉感。

【商品规格】　分远志筒、远志肉、远志棍三类，并标注产地。其中，远志筒（系指已抽去木心者）又按根的长短粗细划分等级。如一等长≥7 cm，中部直径>0.5 cm；二等长≥5 cm，中部直径>0.3 cm。远志肉：系指不抽心的统装货，多为破裂短碎的肉质根皮，无芦茎，有木心、须根。

【品质要求】　首选二级以上（含二级）远志筒，以身干、色黄、筒粗、肉厚，去净木心者为佳；次选远志肉；不用远志棍。

【检查】　**水分**（第二法）　不得过 12.0%。**总灰分**　不得过 6.0%。**黄曲霉毒素**　本品每 1 000 g 含黄曲霉毒素 B_1 不得过 5 μg，黄曲霉毒素 G_2、黄曲霉毒素 G_1、黄曲霉毒素 B_2 和黄曲霉毒素 B_1 的总量不得过 10 μg。

【浸出物】　用 70% 乙醇作溶剂（热浸法），浸出物不得少于 30.0%。

【含量测定】　照高效液相色谱法测定，本品按干燥品计算，含细叶远志皂苷（$C_{36}H_{56}O_{12}$）不得少于 2.0%；含远志𠮿酮Ⅲ（$C_{25}H_{28}O_{15}$）不得少于照高效液相色谱法测定，本品 0.15%；含 3，6′二芥子酰基蔗糖（$C_{36}H_{46}O_{17}$）不得少于 0.50%。

饮片

【处方用名】　远志、小草、小草根、远志筒、关远志、远志肉、远志棍、草远志、野扁豆、山茶叶根、山胡麻根、制远志、炙远志。

【配方应付】　写上述处方用名，均付制远志。

【常用饮片】　**制远志**　取甘草，加适量水煎汤，去渣，加入净远志，用文火煮至汤吸尽，取出，干燥。每 100 kg 远志，用甘草 6 kg。

【检查】　**酸不溶性灰分**　不得过 3.0%。

【浸出物】　同药材。

【含量测定】　同药材，含远志𠮿酮Ⅲ（$C_{25}H_{28}O_{15}$）不得少于 0.10%，含 3，6′二芥子酰基蔗糖（$C_{36}H_{46}O_{17}$）不得少于 0.30%，含细叶远志皂苷（$C_{36}H_{56}O_{12}$）不得少于 2.0%。

【功能与主治】　安神益智，交通心肾，祛痰，消肿。用于心肾不交引起的失眠多梦、健忘惊悸、神志恍惚，咳痰不爽，疮疡肿毒，乳房肿痛。

【用法与用量】　3～10 g。

【注意】　阴虚火旺，脾胃虚弱者及孕妇慎服，用量不宜过大，以免引起呕恶。

备注

1. 《本草纲目》载："远志有大叶、小叶两种。"小叶者，即"远志"；大叶者，即"卵叶远志"。至于"小草远志"，则是两者的干燥地上部分，现已不作药用。至于"远志棍"，系指远志中"无肉"而细小的干燥根，并非产地加工时，从远志中抽出来的"木心"，应注意区别。

2. 鉴于《中国药典》未分述远志与制远志的【功能与主治】，而多地习用制远志，且系主流商品，故处方用名远志，配方应付制远志。又：《湖北省中药饮片炮制规范》还收载了"炙远志"，但《中国药典》未收载此种饮片，故不将其列入【常用饮片】项下。

3. 本品系野生中药保护品种（Ⅲ级），见附录Ⅴ。

赤　芍

Chishao

PAEONIAE RADIX RUBRA

本品为毛茛科植物芍药 *Paeonia lactiflora* Pall. 或川赤芍 *Paeonia veitchii* Lynch 的干燥根。春、秋二季采挖，除去根茎、须根及泥沙，晒干。

【产地】　芍药主产于内蒙古、辽宁、河北等地，习称"京赤芍"。以产于内蒙古者为主流商品，以产于内蒙古多伦地区者为道地药材。川赤芍主产于四川，此外甘肃、陕西等地亦产，以产于甘肃者为主流商品。

【性状】　本品呈圆柱形，稍弯曲。表面棕褐色，粗糙，有纵沟和皱纹，并有须根痕和横长的皮孔样突起，有的外皮易脱落。质硬而脆，易折断，断面粉白色或粉红色，皮部窄，木部放射状纹理明显，有的有裂隙。气微香，味微苦、酸涩。

【商品规格】　传统规格分两等。一等干货：长 16 cm 以上，两端粗细均匀，中部直径＞1.2 cm；二等干货：长 15.9 cm 以下，中部直径＞0.5 cm。现行规格分京赤芍与川赤芍，都不分等级，均为统货，并标注产地。

【品质要求】　首选京赤芍、次选川赤芍，均以根条粗长、外表皮易脱落、断面色粉白、菊花心明显，粉性大者为佳。

【含量测定】　照高效液相色谱法测定，本品按干燥品计算，含芍药苷（$C_{23}H_{28}O_{11}$）不得少于 1.8%。

饮片

【处方用名】　赤芍、京赤芍、川赤芍、赤芍药、多伦赤芍、山芍药、东芍药。

【配方应付】　本品生饮同源。写以上处方用名，均付赤芍。

【含量测定】　同药材，含芍药苷（$C_{23}H_{28}O_{11}$）不得少于 1.5%。

【功能与主治】　清热凉血，散瘀止痛。用于热入营血，温毒发斑，吐血衄血，目赤肿痛，肝郁胁痛，经闭痛经，癥瘕腹痛，跌扑损伤，痈肿疮疡。

【用法与用量】　6～12 g。

【注意】　不宜与藜芦同用。

备注

1. 赤芍除川赤芍外，与白芍的基原及药用部位相同，其不同之处见白芍项下。

2.《湖北省中药饮片炮制规范》还收载了"炒赤芍"。鉴于《中国药典》无此饮片，故不列入【常用饮片】。

3. 京赤芍与川赤芍的区别：前者不去皮，显暗棕色与黑棕色，外皮易脱落，习称"糟皮或腐皮白肉"，质硬而脆，易折断，断面平坦，显粉性，习称"粉碴"。后者多刮去外皮，质地疏松，显类白色至淡紫红色，有明显的纵皱纹，断面不平坦，色粉白。

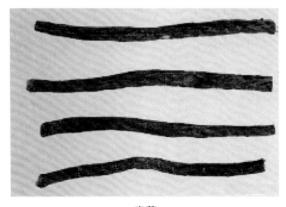

赤芍

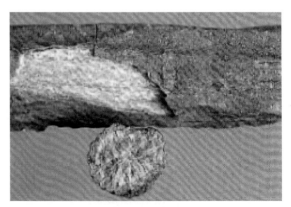

赤芍表面及断面观

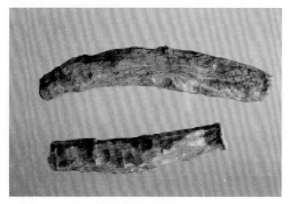
川赤芍（去外皮）

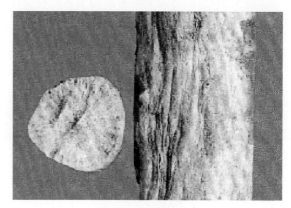
川赤芍表面及断面观

苍 术

Cangzhu

ATRACTYLODIS RHIZOMA

本品为菊科植物茅苍术 *Atractylodes lancea* （Thunb.） DC. 或北苍术 *Atractylodes chinensis* （DC.） Koidz. 的干燥根茎。前者习称"南苍术"，后者习称"北苍术"。春、秋二季采挖，除去泥沙，晒干，撞去须根。

【产地】 茅苍术主产于湖北，系主流商品，且质优。此外，河南、安徽、江苏等地亦有产，以产于河南桐柏、安徽太平、江苏句容产者为道地药材。北苍术主产于内蒙古、河北、山西、陕西等地，以产于内蒙古者为主流商品，且质优。

【性状】 **茅苍术** 呈不规则连珠状或结节状圆柱形，略弯曲，偶有分枝。表面灰棕色，有皱纹、横曲纹及残留须根，顶端具茎痕或残留茎基。质坚实，断面黄白色或灰白色，散有多数橙黄色或棕红色油室，暴露稍久，可析出白色细针状结晶。气香特异，味微甘、辛、苦。**北苍术** 呈疙瘩块状或结节状圆柱形。表面黑棕色，除去外皮者黄棕色。质较疏松，断面散有黄棕色油室。香气较淡，味辛、苦。

【商品规格】 分"半撞皮"与"全撞皮"（又称"光苍术"），都不分等级，均为统货，并标注产地。

【品质要求】 首选全撞皮的茅苍术，次选全撞皮的北苍术，不用半撞皮的苍术；均以个大，呈连珠状，质坚实，有油性，无须毛，断面朱砂点多，放置后生白毛状结晶（习称"霜苍术"），香气浓者为佳。禁用关苍术及"烧毛"或去除外皮的苍术。

【检查】 **水分**（第四法） 不得过 13.0％。**总灰分** 不得过 7.0％。

【含量测定】 避光操作。照高效液相色谱法测定，本品按干燥品计算，含苍术素（$C_{13}H_{10}O$）不得少于 0.30％。

【处方用名】 苍术、光苍术、茅苍术、茅术、京苍术、仙术、霜苍术、麸炒苍术。

【配方应付】　写以上除麸炒苍术外的处方用名，均付苍术；写麸炒苍术，付麸炒苍术。

【常用饮片】　**苍术**　除去杂质，洗净，润透，切厚片，干燥。

【检查】　**水分**　11.0%。**总灰分**　不得过5.0%。

【含量测定】　同药材。

麸炒苍术　取苍术片，照麸炒法炒至表面深黄色。

【检查】　**水分**　不得过10.0%。**总灰分**　不得过5.0%。

【含量测定】　同药材，含苍术素（$C_{13}H_{10}O$）不得少于0.20%。

【功能与主治】　燥湿健脾，祛风散寒，明目。用于湿阻中焦，脘腹胀满，泄泻，水肿，脚气痿躄，风湿痹痛，风寒感冒，夜盲，眼目昏涩。

【用法与用量】　3～9 g。

【注意】　本品苦温燥烈，故阴虚内热，气虚多汗者忌用。

备注

1. 苍术片系不规则类圆形或条形厚片。外表皮灰棕色至黄棕色，有皱纹，有时可见须根痕。切面黄白色或灰白色，散有多数橙黄色或棕红色油室，有的可析出白色细针状结晶（习称"霜苍术"）。气香特异，味微甘、辛、苦。

2. 茅苍术与北苍术的鉴别要点：前者呈不规则连珠状或结节状，略弯曲，顶端具茎痕或有茎基残留，表面黄褐色至黑褐色，质坚实，断面黄白色或灰白色，散有多数橙黄色或棕红色油室，习称"朱砂点"，暴露稍久可析出白色细针状结晶，习称"起霜"；后者呈疙瘩状或结节状，上端常有圆形茎痕，表面黑棕色，质较疏松，轻泡，断面浅黄色，有黄棕色油点散在。

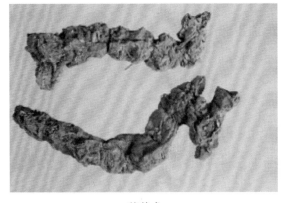
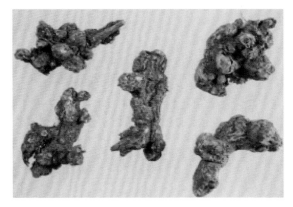

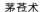
茅苍术　　　　　　　　　　　　　　　　北苍术

3. "烧毛"系指产地加工用火烧去须根，正确的方法应"剪去"或"撞去"须根。茅苍术还不得用除去外皮的方法除去须根。

4. 关苍术为同属植物 *A. Japonica* Koidz. Ex Kitam. 的干燥根茎，在东北地区误作苍术入药。本品质轻且泡、断面不平、呈纤维性是其与苍术的鉴别要点。

5. 《湖北省中药饮片炮制规范》收载的饮片为苍术片、麸炒苍术、焦苍术，而《中国药典》只收载前两者，故不将焦苍术列入【常用饮片】项下。

芦　根

Lugen

PHRAGMITIS RHIZOMA

本品为禾本科植物芦苇 *Phragmites communis* Trin. 的新鲜或干燥根茎。全年均可采挖，除去芽、须根及膜状叶，鲜用或晒干。

【产地】　主产于安徽、江苏、浙江、湖北等省，以产于安徽者为主流商品。

【性状】　**鲜芦根**　呈长圆柱形，有的略扁，长短不一。表面黄白色，有光泽，外皮疏松可剥离，节呈环状，有残根和芽痕。体轻，质韧，不易折断。切断面黄白色，中空，壁厚 1～2 mm，有小孔排列成环。气微，味甘。

芦根　呈扁圆柱形。节处较硬，节间有纵皱纹。

【商品规格】　分干品与鲜品两类，都不分等级，均为统货，并标注产地。

【品质要求】　只用干芦根或鲜芦根，均以条粗、色黄白、有光泽、无须根者为佳；不用"菰"（茭白）的根茎。

【检查】　**水分**（第二法）　不得过 12.0%。**总灰分**　不得过 11.0%。**酸不溶性灰分**　不得过 8.0%。

饮片

【处方用名】　芦根、芦苇根、苇根、苇茎、苇芦子、水芦荻、芦柴根、鲜芦根。

【配方应付】　写以上除鲜芦根外的处方用名，均付干芦根；写鲜芦根，付鲜芦根。

【常用饮片】　**鲜芦根、芦根**　均系生饮同源品种。

【检查】　同药材。

【浸出物】　水溶性浸出物（热浸法）不得少于 12.0%。

【功能与主治】　清热泻火，生津止渴，除烦，止呕，利尿。用于热病烦渴，肺热咳嗽，肺痈吐脓，胃热呕哕，热淋涩痛。

【用法与用量】　15～30 g。鲜品用量加倍，或捣汁用。

【注意】　脾胃虚寒者慎用。

【贮藏】　干芦根置干燥处；鲜芦根插入湿沙中。

备注

菰为同科植物菰 *Zizania caduciflora*（Turcz.）Hand. Mazz. 的根茎，又称茭白、茭笋。其外观与芦根相似，但其断面无小孔排列成环，应注意鉴别。

何　首　乌

Heshouwu

POLYGONI MULTIFLORI RADIX

本品为蓼科植物何首乌 *Polygonum multiflorum* Thunb. 的干燥块根。秋、冬二季叶枯萎时采挖，削去两端，洗净，个大的切成块，干燥。

【产地】　主产于河南、湖北、云南、贵州、四川、广东、广西等地。其中，野生品以产于云、贵、川地区者为主流商品；以产于广东德庆者为道地药材。

【性状】　本品呈团块状或不规则纺锤形。表面红棕色或红褐色，皱缩不平，有浅沟，并有横长皮孔样突起和细根痕。体重，质坚实，不易折断，断面浅黄棕色或浅红棕色，显粉性，皮部有4～11个类圆形异型维管束环列，形成云锦状花纹，中央木部较大，有的呈木心。气微，味微苦而甘涩。

【商品规格】　商品分"家种"与"统货"两种。其中，生首乌（干货）每个＞200 g者习称首乌王，每个≥100 g者习称提首乌，其他都不分等级，均为统货，并标注产地。

【品质要求】　何首乌（片），以体重、质坚实、有云锦花纹、粉性足者为佳；不用白首乌（含耳叶牛皮消、隔山牛皮消等）；禁用红药子（含毛脉蓼及翼蓼）。

【检查】　水分（第二法）　不得过10.0%。**总灰分**　不得过5.0%。

【含量测定】　**二苯乙烯苷**　避光操作。照高效液相色谱法测定，本品按干燥品计算，含2，3，5，4′-四羟基二苯乙烯-2-O-β-D-葡萄糖苷（$C_{20}H_{22}O_9$）不得少于1.0%。**结合蒽醌**　以大黄素（$C_{15}H_{10}O_5$）和大黄素甲醚（$C_{16}H_{12}O_5$）的总量计，不得少于0.10%。

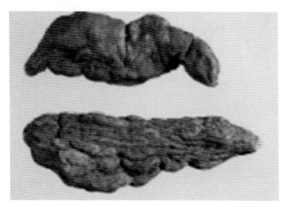

何首乌

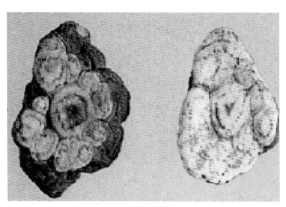

何首乌横切面观

饮片

【处方用名】　何首乌、首乌、生首乌、赤首乌、黑首乌、山首乌、药首乌、首乌片、赤何首乌、夜交藤根、棋藤根、野番茄、红藤根、乌藤根、红内消（贵州）、制何首乌。

【配方应付】　本品"写生付生"，无"生"字均付制何首乌。

【常用饮片】　**何首乌**（生）除去杂质，洗净，稍浸，润透，切厚片或块，干燥。

【检查】　同药材。

【含量测定】　**结合蒽醌**　不得少于0.05%。**二苯乙烯苷**　同药材。

制何首乌　取何首乌片或块，照炖法用黑豆汁拌匀，置非铁质的适宜容器内，炖至汁液吸尽，或照蒸法，清蒸或用黑豆汁拌匀后蒸，蒸至内外均呈棕褐色，或晒至半干，切片，干燥。每100 kg何首乌片（块），用黑豆10 kg。

【检查】　**水分**　不得过12.0%。**总灰分**　不得过9.0%。

【浸出物】　醇溶性浸出物（热浸法）不得少于5.0%。

【含量测定】　**二苯乙烯苷**　同药材，本品按干燥品计算，含 2，3，5，4′-四羟基二苯乙烯-2-O-β-D-葡萄糖苷（$C_{20}H_{22}O_9$）不得少于 0.70％。**游离蒽醌**　以大黄素（$C_{15}H_{10}O_5$）和大黄素甲醚（$C_{16}H_{12}O_5$）的总量计，不得少于 0.10％。

【功能与主治】　**何首乌**　解毒，消痈，截疟，润肠通便。用于疮痈，瘰疬，风疹瘙痒，久疟体虚，肠燥便秘。**制何首乌**　补肝肾，益精血，乌须发，强筋骨，化浊降脂。用于血虚萎黄，眩晕耳鸣，须发早白，腰膝酸软，肢体麻木，崩漏带下，高脂血症。

【用法与用量】　**何首乌**　3～6 g。**制何首乌**　6～12 g。

【注意】　本品制用偏于补益，且兼收敛之性，湿痰壅盛者忌用。本品生用滑肠，大便溏泄者忌用。

备注

1. 据报道：本品（含生首乌、制首乌及二者的水煎液）可致药物性肝损害，潜伏期 7～30 d。主要症状：乏力，纳差，皮肤巩膜黄染，可伴皮肤瘙痒，肝脾肿大、腹水，肝功能酶学明显升高，以 ALT 升高为主，同时可伴有黄疸，以直接胆红素升高为主。

2. 本品的【配方应付】系依据《湖北省中药饮片炮制规范》而定，其藤茎以"首乌藤"之名入药，又称"夜交藤"（参见"首乌藤"项下）。

3. 何首乌与白首乌的鉴别要点：前者表面红棕色、体重、断面浅棕色，凸凹不平，皮部有 4～11 个类圆形异型维管束排列成环，形成"云锦"花纹；后者表面黄白色、体轻、断面平坦，有放射状纹理。参见何首乌与其易混淆品种的鉴别要点表。

4. 何首乌与红药子的鉴别要点：前者为纺锤形；后者为掌形（"翼蓼"）或卵形（"毛脉蓼"），嚼之唾液染成橘红色。参见何首乌与其易混淆品种的鉴别要点表。

何首乌与其易混淆品种的鉴别要点表

品名	何首乌	白首乌	隔山消	耳叶牛皮消	翼蓼	毛脉蓼
形状	纺锤形	纺锤形	圆柱形微弯	圆柱形	掌形	卵形
表面	红棕色	黄白色	白或黄白色	土黄或灰黄	棕褐色	棕褐色
质地	质坚体重	体轻	质硬	质坚硬	质坚硬	质坚硬
断面	浅棕色，有云锦纹，粉性	类白色，有放射状纹理，粉性	浅黄白色，粉性	类白色，粉性	粉红色	土黄色，云锦纹不明显
气味	气微，味微苦涩	气微，味微苦甘	气微，味先苦后甜	气微，味微苦涩	气微，味微苦涩	气略香而味微苦

羌　活

Qianghuo

NOTOPTERYGH RHIZOMA ET RADIX

本品为伞形科植物羌活 *Notopterygium incisum* Ting ex H. T. Chang 或宽叶羌活 *N. franchetii*

H. de Boiss. 的干燥根茎和根。春、秋二季采挖，除去须根及泥沙，晒干。

【产地】　药材商品按产地分"川羌"和"西羌"。前者系"羌活"的根茎，主产于四川阿坝、绵阳、甘孜，云南怒江等地；后者系"宽叶羌活"的根茎和根，主产于西北的甘肃、青海等地。

【性状】　**羌活**　为圆柱状略弯曲的根茎，顶端具茎痕。表面棕褐色至黑褐色，外皮脱落处呈黄色。节间缩短，呈紧密隆起的环状，形似蚕，习称"蚕羌"；节间延长，形如竹节状，习称"竹节羌"。节上有多数点状或瘤状突起的根痕及棕色破碎鳞片。体轻，质脆，易折断，断面不平整，有多数裂隙，皮部黄棕色至暗棕色，油润，有棕色油点，木部黄白色，射线明显，髓部黄色至黄棕色。气香，味微苦而辛。

　　宽叶羌活　为根茎和根。根茎类圆柱形，顶端具茎和叶鞘残基，根类圆锥形，有纵皱纹和皮孔；表面棕褐色，近根茎处有较密的环纹，习称"条羌"。有的根茎粗大，不规则结节状，顶部具数个茎基，根较细，习称"大头羌"。质松脆，易折断，断面略平坦，皮部浅棕色，木部黄白色。气味较淡。

【商品规格】　传统规格按性状不同分为蚕羌、条羌、竹节羌和大头羌，详见《七十六种药材商品规格标准》。现行规格只分蚕羌与统装两类，都不分等级，均为统货，并标注产地。其中，川羌以蚕羌为主流商品，且质优。

【品质要求】　首选蚕羌或竹节羌，均以条粗长、表面棕褐色、有环轮、断面紧密、油点多、气味纯正者为佳；次选条羌或大头羌；不用"云南羌活"，又称"龙头羌"。

【检查】　**总灰分**　不得过 8.0%。**酸不溶性灰分**　不得过 3.0%。

【浸出物】　醇溶性浸出物（热浸法）不得少于 15.0%。

【含量测定】　**挥发油**　不得少于 1.4%（ml/g）。**羌活醇和异欧前胡素**　照高效液相色谱法测定，本品按干燥品计算，含羌活醇（$C_{21}H_{22}O_5$）和异欧前胡素（$C_{16}H_{14}O_4$）的总量不得少于 0.40%。

饮片

【处方用名】　羌活、宽叶羌活、裂叶羌活、蚕羌、川羌、竹节羌、条羌、西羌、曲药、狗引子花、灌姜、炉姜、雅姜、紫独活、螺丝羌、黑药（甘肃）。

【配方应付】　本品生饮同源。写以上处方用名，均付羌活。

【检查】【浸出物】【含量测定】　同药材。

【功能与主治】　解表散寒，祛风除湿，止痛。用于风寒感冒，头痛项强，风湿痹痛，肩背酸痛。

【用法与用量】　3～10 g。

【注意】　本品辛香温燥之性较烈，故阴血亏虚者慎用。本品用量过多，易致呕吐，脾胃虚弱者不宜服。

备注

1. 羌活之名始载于《神农本草经》独活项下，视其为独活的别名（紫独活），至唐《药性本草》始将二者分列，但《本草纲目》仍将两者合并。另：本品因集散地的不同，其药材商品又有灌羌（在灌县集散且质优）、炉羌（在打箭炉地区集散）、雅羌（在雅安集散）之分，各集散地又分别冠以灌姜、炉姜、雅姜等别名。

2. 川羌和西羌的药材商品都分蚕羌、竹节羌、条羌、大头羌四种。其中，蚕羌、竹节羌系"羌活"属，条羌、大头羌系"宽叶羌活"属。鉴别要点：凡顶端只有一个茎痕的系蚕羌或竹节羌；条羌，大头羌顶端具数个茎基。药用以川羌中的蚕羌质优。

　　3. 云南羌活为伞形科植物心叶棱子芹 *Pleurosprimum* K. T. Fu et Y. C. Ho 的根及根茎，又称"龙头羌"。本品根有纵沟，多有分枝，具密集环纹。

　　4. 本品系野生中药保护品种（Ⅲ级），见附录Ⅴ。

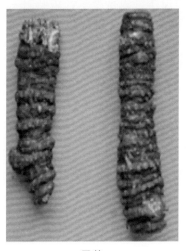
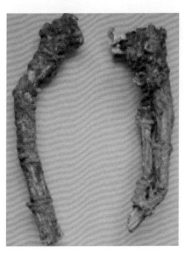
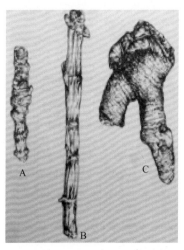

蚕羌　　　　　　　条羌　龙头羌　　　　　A. 蚕羌；B. 竹节羌；C. 大头羌

苦　参

Kushen

SOPHORAE FLAVESCENTIS RADIX

　　本品为豆科植物苦参 *Sophora flavescens* Ait. 的干燥根。春、秋二季采挖，除去根头和小支根，洗净，干燥，或趁鲜切片，干燥。

　　【产地】　全国各地均产，但主产于山西、河北、河南。

　　【性状】　本品呈长圆柱形，下部常有分枝。表面灰棕色或棕黄色，具纵皱纹和横长皮孔样突起，外皮薄，多破裂反卷，易剥落，剥落处显黄色，光滑。质硬，不易折断，断面纤维性，切片厚3～6 mm，切面黄白色，具放射状纹理和裂隙，有的具异型维管束呈同心性环列或不规则散在。气微，味极苦。

　　【商品规格】　分统货与选装货，且不分等级。

　　【品质要求】　以条匀，不带疙瘩头，皮细无须根，断面黄白色者为佳。

　　【检查】　**水分**（第二法）　不得过11.0%。**总灰分**　不得过8.0%。

　　【浸出物】　水溶性浸出物（冷浸法）不得少于20.0%。

　　【含量测定】　照高效液相色谱法测定，本品按干燥品计算，含苦参碱（$C_{15}H_{24}N_2O$）和氧化苦参碱（$C_{15}H_{24}N_2O_2$）的总量不得少于1.2%。

饮片

　　【处方用名】　苦参、野槐根、地参、川参、牛参、牛人参、山槐、水槐根、地槐根。

【配方应付】　本品生饮同源。写以上处方用名，均付苦参。

【检查】【浸出物】　同药材。

【含量测定】　同药材，含苦参碱（$C_{15}H_{24}N_2O$）和氧化苦参碱（$C_{15}H_{24}N_2O_2$）的总量不得少于 1.0%。

【功能与主治】　清热燥湿，杀虫，利尿。用于热痢，便血，黄疸尿闭，赤白带下，阴肿阴痒，湿疹，湿疮，皮肤瘙痒，疥癣麻风，外治滴虫性阴道炎。

【用法与用量】　4.5～9 g。外用适量，煎汤洗患处。

【注意】　不宜与藜芦同用；脾胃虚寒者禁用。

备注

1. 李时珍谓："苦以味名，参以功名。"其形似参，味苦而得名。

2. 本品必须趁鲜切制。故【常用饮片】项下的制法用于已切的药材"改刀"。

3. 有的地方曾将同科植物翅果甘草 *Glycyrrhiza pallidiflora* Maxim. 的根作苦参入药用。两者的鉴别要点：苦参栓皮紧，不易剥落，切面木部散有稀疏的小孔，嚼之味苦，有豆腥气；翅果甘草栓皮薄，多破裂反卷，易剥离，切面黄白色，具放射状纹理及裂隙，有的可见同心性环纹，味极苦。

板蓝根　　附：南板蓝根

Banlangen

ISATIDIS RADIX

本品为十字花科植物菘蓝 *Isatis indigotica* Fort. 的干燥根。秋季采挖，除去泥沙，晒干。

【产地】　主产于河北安国、江苏如皋、南通等地。以产于河北安国者质优。

【性状】　本品呈圆柱形，稍扭曲。表面淡灰黄色或淡棕黄色，有纵皱纹、横长皮孔样突起及支根痕。根头略膨大，可见暗绿色或暗棕色轮状排列的叶柄残基和密集的疣状突起。体实，质略软，断面皮部黄白色，木部黄色。气微，味微甜后苦涩。

【商品规格】　传统规格分二等（一等：长＞17 cm，芦下 2 cm 处直径＞1 cm，无须根；二等：芦下直径＞0.5 cm），现行规格不分等级，均为统货，并标注产地。

【品质要求】　只用板蓝根，以条长、粗壮、体实油润者为佳；不用南板蓝根。

【检查】　**水分**（第二法）　不得过 15.0%。**总灰分**　不得过 9.0%。**酸不溶性灰分**　不得过 2.0%。

【浸出物】　用 45% 乙醇作溶剂（热浸法），浸出物不得少于 25.0%。

【含量测定】　照高效液相色谱法测定，本品按干燥品计算，含（R，S）－告依春（C_5H_7NOS）不得少于 0.020%。

饮片

【处方用名】　板蓝根、靛青根、蓝靛根、靛根、菘蓝根、菘青根、兰龙根（四川）。

【配方应付】　本品生饮同源。写以上处方用名，均付板蓝根。

【检查】　**水分**　不得过 13.0%。**总灰分**　不得过 8.0%。**酸不溶性灰分**　同药材。

【浸出物】　同药材。

【含量测定】　同药材，含（R，S）—告依春（C_5H_7NOS）不得少于 0.030%。

【功能与主治】　清热解毒，凉血利咽。用于瘟疫时毒，发热咽痛，温毒发斑，痄腮，烂喉丹痧，大头瘟疫，丹毒，痈肿。

【用法与用量】　9～15 g。

【注意】　体虚而无实火热毒者禁服，脾胃虚寒者慎用。

备注

1. 本品始载于《神龙本草经》，名"蓝实"；其叶片呈扁椭圆形，"扁"与"板"同义，为蓝之一种，药用其根，故名。

2. 《中国药典》2010 年版已将本品与南板蓝根分列。后者为爵床科植物马蓝 *Baphicacanthus cusia*（Nees）Bremek. 的干燥根茎和根。二者的鉴别要点：板蓝根的药用部位为根。其根头部有轮状排列的叶柄残基和密集的疣状突起，断面略现菊花心，有梅干菜气；南板蓝根的药用部位为根茎和根。本品多分枝，断面略显纤维性，皮部蓝灰色，木部灰蓝色至黄棕色，断面中央有髓。另：二者的功效有别，不能混用或互相代用。

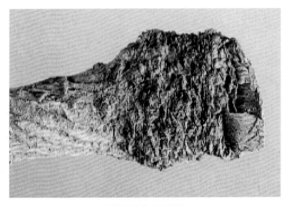

板蓝根头表面观

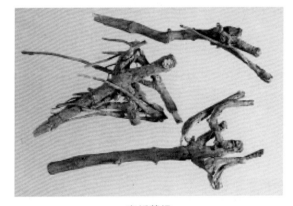

南板蓝根

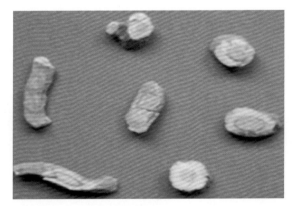

板蓝根饮片

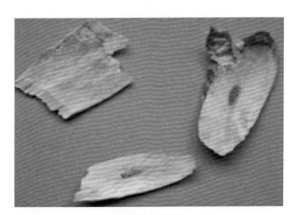

南板蓝根饮片

3. 据报道，本品的不良反应有过敏性休克、肾损害、多发性肉芽肿、溶血反应及消化道出血等。其中过敏性皮疹比例最高，过敏性休克多为使用注射液所致。

附：南板蓝根

Nanbanlangen

BAPHICACANTHIS CUSIAE RHIZOMA ET RADIX

本品为爵床科植物马蓝 *Baphicacanthus cusia*（Nees）Bremek. 的干燥根茎和根。夏、秋二季采挖，除去地上茎，洗净，晒干。

【产地】 主产于广东、广西、四川、福建等省区。

【性状】 根茎呈类圆形，多弯曲，有分枝。表面灰棕色，具细纵纹；节膨大，节上长有细根或茎残基；外皮易剥落，呈蓝灰色。易折断，断面不平坦，皮部蓝灰色，木部灰蓝色至淡黄褐色，中央有髓。根粗细不一，弯曲有分枝，细根细长而柔韧。气微，味淡。

【商品规格】 不分等级，均为统货，并标注产地。

【品质要求】 以条长、粗状、地上茎短、断面淡蓝色者为佳。

【检查】 **水分**（第二法） 不得过 12.0%。**总灰分** 不得过 10.0%。

【浸出物】 用稀乙醇作溶剂（热浸法）浸出物不得少于 13.0%。

【其他】 见板蓝根项下。

温 郁 金 类

郁金、莪术、姜黄与片姜黄均系姜科植物不同药材的通用名称，它们或同科不同属，或同属不同种，或虽然同种，但因药用部位及加工方法的不同，其性状有别，商品名各异。

郁金 为"温郁金""姜黄""广西莪术"或"蓬莪术"的干燥块根。其药材商品名分别为温郁金、黄丝郁金、桂郁金、绿丝郁金。

莪术 为"蓬莪术""广西莪术"或"温郁金"的干燥根茎，习称"文术"。

姜黄 为姜科植物姜黄 *Curcuma* longa L. 的干燥根茎，药材商品又分长形姜黄、圆形姜黄（习称"个姜黄"）等品规。其中，圆形姜黄为主根茎，又称"蝉肚姜黄"；长形姜黄为侧生根茎，一端钝圆，另一端为断面。

片姜黄 为温郁金的干燥根茎，虽然莪术也是温郁金的干燥根茎，但二者的加工方法不同：莪术是取温郁金的根茎洗净，蒸或煮至透心，切片，干燥即得；片姜黄是趁鲜纵切厚片，干燥即得。

此外，川郁金为姜科植物川郁金 *C. Chuanyuin* C. K. Hsieh et H. Zhang 的干燥块根，非《中国药典》收载品种。

郁　金

Yujin

CURCUMAE RADIX

本品为姜科植物温郁金 *Curcuma wenyujin* Y. H. Chen et C. Ling、姜黄 *Curcuma longa* L.、广西莪术 *Curcuma kwangsiensis* S. G. Lee et C. F. Liang 或蓬莪术 *Curcuma phaeocaulis* Val. 的干燥块根。前两者分别习称"温郁金"和"黄丝郁金"，其余按性状不同习称"桂郁金"或"绿丝郁金"。冬季茎叶枯萎后采挖，除去泥沙和细根，蒸或煮至透心，干燥。

【产地】　温郁金主产于浙江，黄丝郁金主产于四川，桂郁金主产于广西、云南等地，绿丝郁金主产于浙江、福建、广西等地。

【性状】　**温郁金**　呈长圆形或卵圆形，稍扁，有的微弯曲，两端渐尖，长 3.5～7 cm，直径 1.2～2.5 cm。表面灰褐色或灰棕色，具不规则的纵皱纹，纵纹隆起处色较浅。质坚实，断面灰棕色，角质样，内皮层环明显。气微香，味微苦。

黄丝郁金　呈纺锤形，有的一端细长，长 2.5～4.5 cm，直径 1～1.5 cm。表面棕灰色或灰黄色，具细皱纹。断面橙黄色，外周棕黄色至棕红色。气芳香，味辛辣。

桂郁金　呈长圆锥形或长圆形，长 2～6.5 cm，直径 1～1.8 cm。表面具疏浅纵纹或较粗糙网状皱纹。气微，味微辛苦。

绿丝郁金　呈长椭圆形，较粗壮，长 1.5～3.5 cm，直径 1～1.2 cm。气微，味淡。

【商品规格】　传统规格按产地不同，分为温郁金、川郁金、桂郁金三类。其中，温郁金分一等干货和二等干货，一等干货每千克＜280 粒，二等干货每千克＞280 粒，直径＞0.5 cm。川郁金有黄丝、绿丝、白丝三种规格，一等每千克≤600 粒，二等每千克＞600 粒。桂郁金不分等级，均为统货，并标注产地。

现行规格也分温郁金、川郁金、桂郁金三类，都不分等级，均为统货，并标注产地。

【品质要求】　首选温郁金，次选桂郁金，均以个大、质坚实、外表纹理清晰、无刀口破瓣者为佳；次选黄丝郁金、绿丝郁金；不用川郁金。

【检查】　**水分**（第四法）　不得过 15.0%。**总灰分**　不得过 9.0%。

饮片

【处方用名】　郁金、玉金、温郁金、黑郁金、广郁金、桂郁金、黄丝郁金、绿丝郁金、白丝郁金、川郁金、莪苓。

【配方应付】　本品生饮同源。写以上处方用名，均付郁金。

【检查】　同药材。

【功能与主治】　活血止痛，行气解郁，清心凉血，利胆退黄。用于胸胁刺痛，胸痹心痛，经闭痛经，乳房胀痛，热病神昏，癫痫发狂，血热吐衄，黄疸尿赤。

【用法与用量】　3～10 g。

【注意】　郁金畏丁香，故不宜与丁香、母丁香同用。

备注

1. 温郁金、桂郁金、黄丝郁金、绿丝郁金、川郁金的性状差异参见附图。

2. 温郁金应用纵切的薄片，其他郁金还可用横切片，但均不宜用破碎后的颗粒状饮片，以利鉴别。

3. "无刀口"系指块根上所带须根及残蒂需用剪刀剪去而非切断所致。

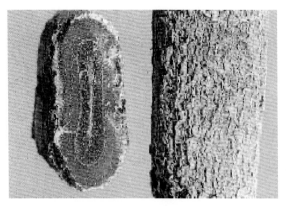

温郁金表面及断面观

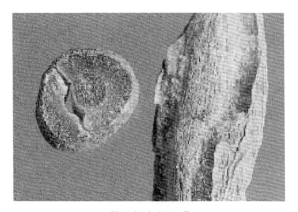

黄丝郁金断面观

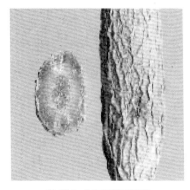

桂郁金表面及断面观

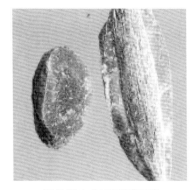

绿丝郁金表面及断面观

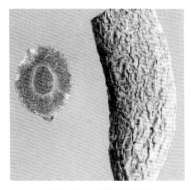

川郁金表面及断面观

莪　术

Ezhu

CURCUMAE RHIZOMA

本品为姜科植物蓬莪术 *Curcuma phaeocaulis* Val.、广西莪术 *Curcuma kwangsiensis* S. G. Lee et C. F. Liang 或温郁金 *Curcuma wenyujin* Y. H. Chen et C. Ling 的干燥根茎。后者习称"温莪术"。冬季茎叶枯萎后采挖，洗净，蒸或煮至透心，晒干或低温干燥后除去须根和杂质。

【产地】　蓬莪术主产于福建，四川双流、乐山等地区。广西莪术主产于广西桂东南地区。温莪术主产于浙江、瑞安、乐清等地。

【性状】　**蓬莪术**　呈卵圆形、长卵形、圆锥形或长纺锤形，顶端多钝尖，基部钝圆。表面灰黄色至灰棕色，上部环节突起，有微凹的须根痕或残留须根，有的两侧各有一列下陷的芽痕和类圆形的侧生根茎痕，有的可见刀削痕。体重，质坚实，断面灰褐色至蓝褐色，蜡样，常附有灰棕色粉末，皮层与中柱易分离，内皮层环纹棕褐色。气微香，味微苦而辛。

广西莪术　环节稍突起，断面黄棕色至棕色，附有淡黄色粉末，内皮层环纹黄白色。

温莪术　断面黄棕色至棕褐色，常附有淡黄色至黄棕色粉末。气香或微香。

【商品规格】　不分等级，均为统货，并标注产地。

【品质要求】　首选蓬莪术，以个大质坚实、断面灰绿色者为佳。次选其他莪术。

【检查】　**吸光度**　照紫外-可见分光光度法测定，在242 nm波长处有最大吸收，吸光度不得低于0.45。**水分**（第四法）　不得过14.0%。**总灰分**　不得过7.0%。**酸不溶性灰分**　不得过2.0%。

【浸出物】　用稀乙醇作溶剂（热浸法），出物不得少于7.0%。

【含量测定】　**挥发油**　本品含挥发油不得少于1.5%（ml/g）。

饮片

【处方用名】　莪术、文术、蓬莪术、土莪术、蓬药、广西莪术、温莪术、毛莪术、蓝心姜、蓝姜、乌姜、绿姜、黑姜、三七姜、黑心羲、广茂、羌七、醋莪术。

【配方应付】　写以上除醋莪术外的处方用名，均付莪术；写醋莪术，付醋莪术。

【常用饮片】　**莪术**　除去杂质，略泡，洗净，蒸软，切厚片，干燥。

【含量测定】　同药材，含挥发油不得少于1.0%（ml/g）。

【检查】【浸出物】　同药材。

醋莪术（临方炮制）取净莪术，照醋煮法煮至透心，取出，稍凉，切厚片，干燥。

【含量测定】　同药材，含挥发油不得少于1.0%（ml/g）。

【检查】【浸出物】　同药材。

【功能与主治】　行气破血，消积止痛。用于癥瘕痞块，瘀血经闭，胸痹心痛，食积胀痛。破血祛瘀宜醋炒。

【用法与用量】　6～9 g。

【注意】　本品为破血之品，月经过多者及孕妇禁用。本品易伤气耗血，应中病即止，不宜久服。

备注

1. 本品历来以断面灰绿色者为佳，故首选蓬莪术，以利甄别。

2. 蓬莪术与温莪术的鉴别要点：前者上部环节凸起，有圆形微凹陷的须根痕，有的两侧各有一列下陷的芽痕和类圆形的侧生根茎痕，有的可见刀削痕，断面灰绿色至蓝褐色；后者断面黄棕色至棕色，常附有淡黄色粉末。

3. 蓬莪术与广西莪术的鉴别要点：后者表面黄棕色至灰色，顶端钝尖，基部钝圆；质重，不易折断，击碎面浅棕色，皮部与木部易分离。

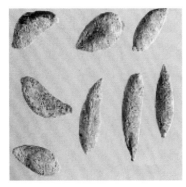
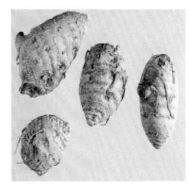
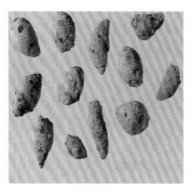

蓬莪术　　　　　　　　温莪术　　　　　　　　广西莪术

姜　黄

Jianghuang

CURCUMAE LONGAE RHIZOMA

　　本品为姜科植物姜黄 *Curcuma longa* L. 的干燥根茎。冬季茎叶枯萎时采挖，洗净，煮或蒸至透心，晒干，除去须根。

　　【产地】　主产于四川、云南、贵州、广东、福建、广西等地。以产于四川犍为、双流、崇州，广东佛山者质优，以产于云贵高原者为主流商品。

　　【性状】　本品呈不规则卵圆形、圆柱形或纺锤形，常弯曲，有的具短叉状分枝，长 2～5 cm，直径 1～3 cm。表面深黄色，粗糙，有皱缩纹理和明显环节，并有圆形分枝痕及须根痕。质坚实，不易折断，断面棕黄色至金黄色，角质样，有蜡样光泽，内皮层环纹明显，维管束呈点状散在。气香特异，味苦、辛。

　　【商品规格】　按产地与性状的不同分为川姜黄、建姜黄、广东长形姜黄、广东圆形姜黄等，都不分等级，均为统货，并标注产地。以广姜黄及川姜黄质优。

　　【品质要求】　首选圆形姜黄，次选长形姜黄且有折断面者；均以质地坚实，断面金黄色，香气浓厚者为佳。

　　【检查】　**水分**（第四法）　不得过 16.0%。**总灰分**　不得过 7.0%。

　　【浸出物】　用稀乙醇作溶剂（热浸法）浸出物不得少于 12.0%。

　　【含量测定】　**挥发油**　本品含挥发油不得少于 7.0%（ml/g）。**姜黄素**　照高效液相色谱法测定，本品按干燥品计算，含姜黄素（$C_{21}H_{20}O_6$）不得少于 1.0%。

饮片

　　【处方用名】　姜黄、黄姜、川姜黄、广姜黄、建姜黄、宝鼎香、圆形姜黄、长形姜黄、个姜黄、蝉肚姜黄、子姜黄、色姜黄。

　　【配方应付】　本品生饮同源。写以上处方用名，均付姜黄。参见"备注"1。

　　【检查】　**水分**　同药材，不得过 13.0%。**总灰分**　同药材。

　　【浸出物】　同药材。

【含量测定】 同药材，含挥发油不得少于 5.0%（ml/g），含姜黄素（$C_{21}H_{20}O_6$）不得少于 0.90%。

【功能与主治】 破血行气，通经止痛。用于胸胁刺痛，胸痹心痛，痛经经闭，癥瘕，风湿肩臂疼痛，跌扑肿痛。

【用法与用量】 3～10 g。外用适量。

【注意】 本品为破血行气之品，易耗气伤血，故血虚者慎用。

备注

1. 按中医药传统用药习惯，"个姜黄"多用于固体制剂的投料，因其易于粉碎，如"如意金黄散"等，而不宜用于汤剂等液体制剂，因其所含姜黄素系七大天然色素之一，具有很强的染色能力，"一碗黄汤"易引起患者的不悦，且不易洗除。为此，凡汤剂处方，其处方用名与配方应付应为"片姜黄"。

2. 圆形姜黄与长形姜黄的药材商品统称"个姜黄"，其性状差异参见附图。

（1）有无折断面是长形姜黄与圆形姜黄的鉴别要点。

（2）长形姜黄与干姜的性状差异参见"干姜"项下。

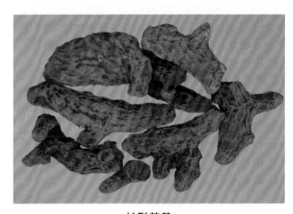
长形姜黄

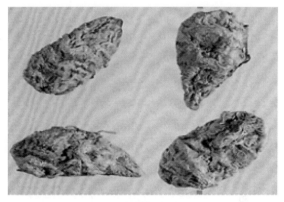
圆形姜黄

3. 本品原植物"先花后叶，花生于根"是其与"片姜黄"的主要区别之一。而《中国药典》在姜黄与片姜黄项下所述二者的【功能与主治】相同。

4. 本品始载于《新修本草》，称郁金；后因其形似姜而色黄，故名。

片 姜 黄

Pianjianghuang

WENYUJIN RHIZOMA CONCISUN

1. 本品为姜科植物温郁金 *Curcuma wenyuJin* Y. H. Chenet C. Ling 的干燥根茎。冬季茎叶枯萎后采挖，洗净，除去须根，趁鲜纵切厚片，晒干。

2. 本品因富含纤维，故韧性极强，药材必须趁鲜切制，饮片不再改刀，系典型的"生饮同源"品种。

3. 本品与姜黄的功效相同，用于汤剂应以本品替代姜黄。孕妇慎用。

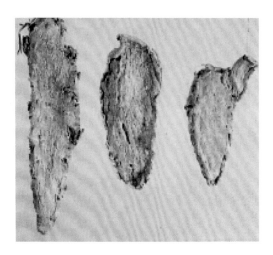

片姜黄

虎　杖

Huzhang

POLYGONI CUSPIDATI RHIZOMA ET RADIX

本品为蓼科植物虎杖 *Polygonum cuspidatum* Sieb. et Zucc. 的干燥根茎和根。春、秋二季采挖，除去须根，洗净，趁鲜切短段或厚片，晒干。

【产地】　全国多地有产，但主产于华东、中南、西南等地。

【性状】　本品多为圆柱形短段或不规则厚片。外皮棕褐色，有纵皱纹和须根痕，切面皮部较薄，木部宽广，棕黄色，射线放射状，皮部与木部较易分离。根茎髓中有隔或呈空洞状。质坚硬。气微，味微苦、涩。

【商品规格】　不分等级，均为统货。

【品质要求】　本品以"形如拐杖、皮有虎斑"（《本草纲目》），须根短少，质坚扭曲，断面色黄者为佳。禁用"博落回"。

【检查】　水分（第二法）　不得过 12.0%。总灰分不得过 5.0%。酸不溶性灰分　不得过 1.0%。

【浸出物】　醇溶性浸出物（冷浸法）不得少于 9.0%。

【含量测定】　照高效液相色谱法测定，本品按干燥品计算。大黄素含大黄素（$C_{15}H_{10}O_5$）不得少于 0.60%；虎杖苷　避光保持，含虎杖苷（$C_{20}H_{22}O_8$）不得少于 0.15%。

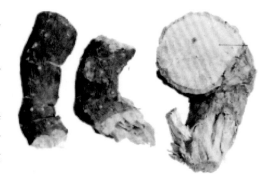

虎杖

饮片

【处方用名】　虎杖、活血莲、活血龙、紫金龙、川筋龙、大力黄、黄地榆、山大黄、土黄连、水黄芩、酸汤杆、大叶蛇总管、阴阳莲（广东、广西）、斑杖（湖北、云南）。

【配方应付】　本品生饮同源。写以上处方用名，均付虎杖。

【功能与主治】　利湿退黄，清热解毒，散瘀止痛，止咳化痰。用于湿热黄疸，淋浊，带下，风湿痹痛，痈肿疮毒，水火烫伤，经闭，癥瘕，跌打损伤，肺热咳嗽。

【用法与用量】　9～15 g。外用适量，制成煎液或油膏涂敷。

【注意】　孕妇慎用。

备注

本品在采收期，其叶均枯萎脱落，仅剩残基同罂粟科的博落回 *Macleaya cordata*（Willd.）R. Br. 的残基相似，均为中空似竹，极易误采，导致药材商品中常混有博落回根。博落回有毒，应注意区分。两者的性状与显微特征的主要区别见下表。

虎杖与博落回性状与显微特征区别表

项目	虎杖	博落回
性状	根的横切面棕黄色，射线放射状致密，质坚实，较重，皮部与木部较易分离。气微，味微苦、涩	根的横切面浅黄色或夹红色，有放射状裂隙和年轮样圆环，较松、轻。气微，味较苦
显微	淀粉粒较多，单粒并有 4 分粒组成的复粒，草酸钙簇晶形大，直径 21～100 μm	淀粉粒较少，未见复粒，未见草酸钙簇晶

明　党　参

Mingdangshen

CHANGII RADIX

本品为伞形科植物明党参 *Changium smyrnioides* Wolff 的干燥根。4—5 月采挖，除去须根，洗净，置沸水中煮至无白心，取出，刮去外皮，漂洗，干燥。

【产地】　主产于江苏、浙江、安徽、四川等地。以产于江苏者为道地药材；以产于四川者为主流商品且质优，习称川明参。

【性状】　本品呈细长圆柱形、长纺锤形或不规则条块。表面黄白色或淡棕色，光滑或有纵沟纹和须根痕，有的具红棕色斑点。质硬而脆，断面角质样，皮部较薄，黄白色，有的易与木部剥离，木部类白色。气微，味淡。

【商品规格】　传统规格按加工方法的不同分为明党参和"粉沙参"二类。其中，明党参按大小又分为 4 个等级。现行规格不分等级，均为统货，并标注产地。

【品质要求】　首选无大头（即匀条者）的明党参，以身干、条细匀、体重、质坚实、色黄白、断面角质明亮者为佳。次选"粉沙参"，禁用"川明党"。

【检查】　**水分**（第二法）　不得过 13.0%。**总灰分**　不得过 3.0%。

【浸出物】　水溶性浸出物（冷浸法）不得少于 20.0%。

饮片

【处方用名】　明党参、明党、牙党、粉沙参、川明参、土人参、粉沙参、山河宝。

【配方应付】　本品生饮同源。写上述处方用名，均付明党参。

【检查】　同药材。

【功能与主治】　润肺化痰，养阴和胃，平肝，解毒。用于肺热咳嗽，呕吐反胃，食少口干，目赤眩晕，疗毒疮疡。

【用法与用量】　6～12 g。

【注意】　本品性寒，脾虚泄泻者慎用。

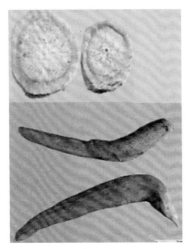　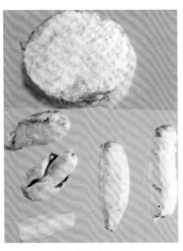　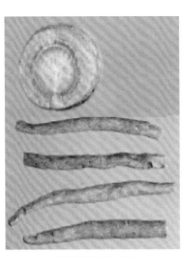

明党参及断面观　　　　　粉沙参及断面观　　　　　川明党及断面观

 备注

　　明党参之名始见于《饮片新参》，《本草纲目拾遗》曾以"土人参"之名入药。其中：①凡不经燀水，直接刮去外皮晒干入药者，又称"粉沙参"。②"川明党"（*Chuanminshen violaceum* Sheh et Shan）系药材名，又称"明沙参"，与明党参同科不同属，不得误以为是产于四川的明党参。③川明党根呈长圆条形，下端略细，表面黄棕色至淡棕黄色，有极稀疏环状纹理，环纹凹下处常附有未去净的栓皮，断面内心数圈白色透明的层状环纹，中央略显白色。④粉沙参表面浅黄白色，无光泽，质硬，断面不呈角质样，环纹明显。

知　母

Zhimu

ANEMARRHENAE RHIZOMA

　　本品为百合科植物知母 *Anemarrhena asphodeloides* Bge. 的干燥根茎。春、秋二季采挖，除去须根和泥沙，晒干，习称"毛知母"，或除去外皮，晒干，习称"知母肉"。

【产地】　主产于内蒙古、河北、北京、山西、陕西等地。以产于内蒙古者质优，系主流商品；

以产自河北易县者为道地药材。

　　【性状】　本品呈长条状，微弯曲，略扁，偶有分枝，一端有浅黄色的茎叶残痕。表面黄棕色至棕色，上面有一凹沟，具紧密排列的环状节，节上密生黄棕色的残存叶基，由两侧向根茎上方生长，下面隆起而略皱缩，并有凹陷或突起的点状根痕。质硬，易折断，断面黄白色。气微，味微甜、略苦，嚼之带黏性。

　　【商品规格】　分野生与家种两类，每类又分毛知母、光知母、知母肉三种规格，都不分等级，均为统货，并标注产地。（注：光知母系指"带皮无毛"的知母）

　　【品质要求】　首选产于内蒙古或河北的知母肉，次选光知母，均以条粗长、质硬、断面色黄白者为佳；不用毛知母，禁用川射干。

　　【检查】　水分（第二法）　不得过 12.0% 。总灰分不得过 9.0% 。酸不溶性灰分　不得过 4.0% 。

　　【含量测定】　照高效液相色谱法测定本，本品按干燥品计算，含芒果苷（$C_{19}H_{18}O_{11}$）不得少于 0.70% ，含知母皂苷 B II（$C_{45}H_{76}O_{19}$）不得少于 3.0% 。

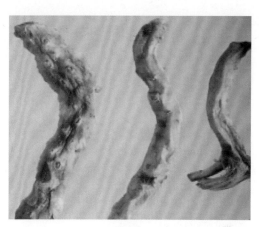

知母肉

饮片

　　【处方用名】　知母、光知母、知母肉、毛知母、肥知母、蚔（zhǐ）母、西陵知母、京知母、羊胡子根、蒜瓣子草、竹莲花、盐知母。

　　【配方应付】　写以上除盐知母外的处方名，均付知母；写盐知母，付盐知母。

　　【常用饮片】　知母肉　取光知母，刮去外皮，除去杂质，润透，切厚片，干燥。

　　【检查】　酸不溶性灰分　同药材，不得过 2.0% 。水分　总灰分　同药材。

　　【含量测定】　同药材，含芒果苷（$C_{19}H_{18}O_{11}$）不得少于 0.50% ，含知母皂苷 B II（$C_{45}H_{76}O_{19}$）不得少于 3.0% 。

　　盐知母（临方炮制）取净知母肉，照盐水炙法炒干。

　　【检查】　酸不溶性灰分　不得过 2.0% 。水分　总灰分　同药材。

　　【含量测定】　同药材，含芒果苷（$C_{19}H_{18}O_{11}$）不得少于 0.40% ，含知母皂苷 B II（$C_{45}H_{76}O_{19}$）不得少于 2.0% 。

　　【功能与主治】　清热泻火，滋阴润燥。用于外感热病，高热烦渴，肺热燥咳，骨蒸潮热，内热消渴，肠燥便秘。

　　【用法与用量】　6～12 g。

　　【注意】　本品性寒质润，有滑肠之弊，脾虚便溏者不宜用。

备注

　　1. 本品始载于《神农本草经》，原名蚔母。因其根茎横走，下部生有多数肉质须根，如蚔虻之状，故名蚔母，后讹为知母。

　　2. 有的地区用鸢尾的根茎（系川射干）误作知母入药，应予更正。两者其饮片的鉴别要点：本品淡黄色、质柔软、不易折断，加温水浸泡用力振摇能产生持久性泡沫；川射干黄褐色，质松脆，易折断，加温水浸泡用力振摇不产生泡沫。

3. 药材商品将光知母再除去表皮，称为"知母肉"，与《中国药典》的界定不一。

4. 据报道，知母肉用盐炒后，盐知母中多糖的含量高于生品。但盐知母易吸潮并黏结成块，不易配方称量与贮藏，故应临方炮制。

金 果 榄

Jinguolan

TINOSPORAE RADIX

本品为防己科植物青牛胆 *Tinospora sagittata*（Oliv.）Gagnep. 或金果榄（毛柄青牛胆）*T. capillipes* Gagnep. 的干燥块根。秋、冬二季采挖，除去须根，洗净，晒干。

【产地】　主产于云南、四川、湖南、广西、湖北、贵州等省区。以产于云南、四川的毛柄青牛胆为主流商品。

【性状】　本品呈不规则圆块状。表面棕黄色或淡褐色，粗糙不平，有深皱纹。质坚硬，不易击碎、破开，横断面淡黄白色，导管束略呈放射状排列，色较深。气微，味苦。

【商品规格】　不分等级，均为统货，并标注产地。

【品质要求】　以个大、体重、质坚实、断面色黄白者为佳。

【检查】　**水分**（第二法）　不得过 13.0%。**总灰分**　不得过 7.0%。

【浸出物】　醇溶性浸出物（热浸法）不得少于 7.0%。

【含量测定】　照高效液相色谱法测定，本品按干燥品计算，含古伦宾（$C_{20}H_{22}O_6$）不得少于 1.0%。

【处方用名】　金果榄、青牛胆、金牛胆、天鹅蛋、九龙胆、九连珠、蛇莲、地苦胆。

【配方应付】　本品生饮同源。写以上处方用名，均付金果榄。

【检查】【浸出物】【含量测定】　同药材。

【功能与主治】　清热解毒，利咽，止痛。用于咽喉肿痛，痈疽疔毒，泄泻，痢疾，脘腹疼痛。

【用法与用量】　3～9 g。外用适量，研末吹喉或醋磨涂敷患处。

【注意】　脾胃虚弱者慎用。

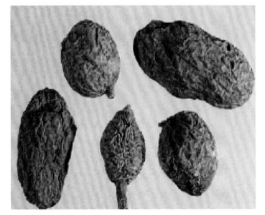

金果榄

备注

1. 本品在《现代中药材鉴别手册》等文献中均界定为"青牛胆"的块根，不含"金果榄"（有的文献称为"毛柄青牛胆")的块根，其主流商品亦多为青牛胆。

2. 同属植物四川青牛胆 *T. szechuanensis* S. Y. Hu、中型青牛胆 *T. intermedia* S. Y. Hu、云南青牛胆 *T. yunnanensis* S. Y. Hu、叠基青牛胆 *T. imbricata* S. Y. Hu 等与青牛胆外形极为相似。均为地区习用品。

3. 本品与毛茛科植物单叶铁线莲 *Clematis henryi* Oliv. 的块根鉴别要点：前者横切面木部呈放射状纹理，味苦；后者横切面，初生木质部的原型纤维颇多，味淡。

狗　脊

Gouji

CIBOTII RHIZOMA

本品为蚌壳蕨科植物金毛狗脊 *Cibotium barometz*（L.）J. Sm. 的干燥根茎。秋、冬二季采挖，除去泥沙，干燥，为狗脊条；或去硬根、叶柄及金黄色绒毛，切厚片，干燥，为"生狗脊片"；蒸后晒至六七成干，切厚片，干燥，为"熟狗脊片"。

【产地】　主产于福建、四川、广东、广西、湖南等地，以产于广西者为主流商品。

【性状】　呈不规则的长块状。表面深棕色，残留金黄色绒毛，上面有数个红棕色的木质叶柄，下面残存黑色细根。质坚硬，不易折断。味淡、微涩。生狗脊片呈不规则长条形或圆形，切面浅棕色，较平滑，近边缘处有一条棕黄色隆起的木质部环纹或条纹，边缘不整齐，偶有金黄色绒毛残留，质脆，易折断，有粉性。熟狗脊片呈黑棕色，质坚硬。

【商品规格】　药材商品按产地加工方法的不同分为生狗脊条、生狗脊片、熟狗脊片三种规格，都不分等级，均为统货，并标注产地。

【品质要求】　只用生狗脊片，以肥大、质坚实、无空心，外表略有金黄色毛茸者为佳；不用取狗脊条，燎去或用热砂烫去毛后，再行切制的"烫狗脊片"，以及"熟狗脊片"；禁用"狗脊蕨"、金毛狗（索骨丹根）。

【检查】　**水分**（第二法）　不得过 13.0%。**总灰分**　不得过 3.0%。

【浸出物】　用稀乙醇作溶剂（热浸法），浸出物不得少于 20.0%。

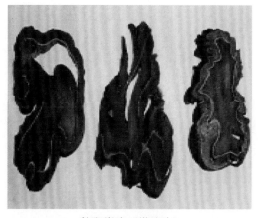

熟狗脊片（横块片）

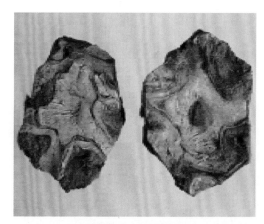

生狗脊片（横段切片）

饮片

【处方用名】　狗脊、金毛狗脊、金毛狮子、毛狗头、金毛猴、金狗子、龙骨风、鬼灯檠，烫狗脊、狗脊条、熟狗脊片。

【配方应付】　写以上处方用名，均付生狗脊片。

【常用饮片】　**狗脊**（系指生狗脊片）取生狗脊片，除去杂质，大片改刀。

【性状】　片面浅棕色，近边缘处（横切片）一棕黄色隆起的环状纹理，质脆，易折断，略有粉性。在紫外灯（254 nm）下观察，断面显浅紫色荧光，凸起的木质部环显黄色荧光。

【检查】【浸出物】　同药材。

【功能与主治】　祛风湿，补肝肾，强腰膝。用于风湿痹痛，腰膝酸软，下肢无力。

【用法与用量】　6～12 g。

【注意】　肾虚有热、小便不利或短涩黄赤、口苦舌干者慎用。

备注

1. 本品始载于《神农本草经》，因其形（指狗脊条）似狗的脊骨，故而得名。

2. 生、熟狗脊片的鉴别要点：除颜色外，后者无"生狗脊片"的荧光反应。

3. 狗脊蕨为乌毛科植物狗脊蕨 *Woodwardia japonica*（L. f.）Sm. 的根茎，呈不规则团块状，表面深棕褐色，可见叶柄残基。

4. 金毛狗系索骨丹根的别名，收载于 1977 年版《中国药典》一部。

5.《中国药典》还收载了烫狗脊，但未述其功能主治，故不列入【常用饮片】项下。

泽　泻

Zexie

ALISMATIS RHIZOMA

本品为泽泻科植物泽泻 *Alisma orientale*（Sam.）Juzep. 的干燥块茎。冬季茎叶开始枯萎时采挖，洗净，干燥，除去须根和粗皮。

【产地】　主产于福建、四川、广西等地。以产于四川、广西者为主流商品，习称川泽泻；以产于福建者为道地药材，习称建泽泻。

【性状】　本品呈类球形、椭圆形或卵圆形。表面黄白色或淡黄棕色，有不规则的横向环状浅沟纹和多数细小突起的须根痕，底部有的有瘤状芽痕。质坚实，断面黄白色，粉性，有多数细孔。气微，味微苦。

【商品规格】　传统规格按不同产地，分为建泽泻与川泽泻二类。其中，前者分 3 个等级，后者分 2 个等级。建泽泻（均指干货）一等：每千克≤32 个；二等：每千克≤56 个；三等：每千克≥56 个，最小直径应＞2.5 cm。川泽泻（均指干货）一等：每千克≤50 个；二等：每千克≥50 个，最小直径应＞2 cm。现行规格不分等级，均为统货，并标注产地。

【品质要求】　首选建泽泻，次选川泽泻；均以个大、质坚、色黄白、无双花者为佳。

【检查】　**水分**（第二法）　不得过 14.0%。**总灰分**　不得过 5.0%。

【浸出物】　醇溶性浸出物（热浸法）不得少于 10.0%。

【含量测定】　照高效液相色谱法测定，本品按干燥品计算，含 23-乙酰泽泻醇 B（$C_{32}H_{50}O_5$）不得少于 0.050%。

饮片

【处方用名】　泽泻、建泽泻、川泽泻、水泽、水白菜、如意菜、盐泽泻。

【配方应付】　写以上除盐泽泻外的处方用名，均付泽泻；写盐泽泻，付盐泽泻。

【常用饮片】　**泽泻**　除去杂质，稍浸，润透，切厚片，干燥。

【检查】　**水分**　同药材，不得过 12.0%。**总灰分**　同药材。

【浸出物】【含量测定】　同药材。

盐泽泻（临方炮制）取净泽泻片，照盐水炙法炒干。

【检查】　**水分**　同药材，不得过 13.0%。**总灰分**　同药材，不得过 6.0%。

【浸出物】　同药材。

【含量测定】　同药材，含 23-乙酰泽泻醇 B（$C_{32}H_{50}O_5$）不得少于 0.040%。

【功能与主治】　利水渗湿，泄热，化浊降脂。用于小便不利，水肿胀满，泄泻尿少，痰饮眩晕，热淋涩痛，高脂血症。

【用法与用量】　6～10 g。

【注意】　肾虚精滑，无湿热者慎用。

备注

1. 本品始载于《神农本草经》。李时珍曰："去水曰泻，如泽水之泻也。"故名。

2. 建泽泻与川泽泻的鉴别要点：前者表面有许多细小突起的须根痕；后者表面皮较粗糙，底部有的有瘤状芽痕。

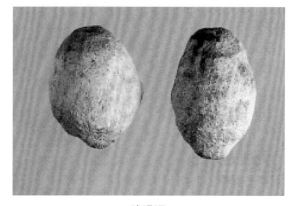
建泽泻

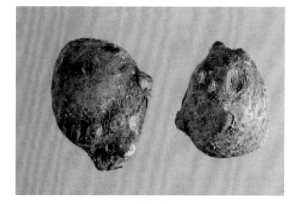
川泽泻

3. 本品应在移栽后的当年 12 月下旬采收，过迟则乃新生顶芽，形成"双花"。

4. 《湖北省中药饮片炮制规范》还收载了"麸炒泽泻"，鉴于《中国药典》未所载此种饮片，故不列入【常用饮片】。

5. 本品又称"天鹅蛋"，与金果榄的别名相同，应注意区别。参见"金果榄"项下。

细　辛

Xixin

ASARI RADIX ET RHIZOMA

本品为马兜铃科植物北细辛 *Asarum heterotropoides* Fr. Schmidt var. *mandshuricum*（Maxim.）Kitag.、汉城细辛 *Asarum sieboldii* Miq. var. *seoulense* Nakai 或华细辛 *Asarum sieboldii* Miq. 的干燥根和根茎。前二种习称"辽细辛"。夏季果熟期或初秋采挖，除净地上部分和泥沙，阴干。

【产地】　辽细辛主产于吉林、辽宁、黑龙江三省东部山区，以吉林抚松、临江产者为道地药材；汉城细辛主产于辽宁、吉林；华细辛主产于陕西中南部、四川东部、湖北西部山区，江西、浙江、安徽等省亦产，以陕西华阳产者质量较优；均以栽培品为主流商品。

【性状】　**北细辛**　常卷曲成团。根茎横生呈不规则圆柱状，具短分枝，直径 0.2～0.4 cm；表面灰棕色，粗糙，有环形的节，节间长 0.2～0.3 cm，分枝顶端有碗状的茎痕。根细长，密生节上；表面灰黄色，平滑或具纵皱纹；有须根和须根痕；质脆，易折断，断面平坦，黄白色或白色。气辛香，味辛辣、麻舌。

汉城细辛　根茎直径 0.1～0.5 cm，节间长 0.1～1 cm。

华细辛　根茎长 5～20 cm，直径 0.1～0.2 cm，节间长 0.2～1 cm。气味较弱。

【商品规格】　商品分辽细辛和华细辛。其中，辽细辛又分"统根""净根"与"水洗全棵"三种规格，都不分等级，均为统货，并标注产地。

【品质要求】　首选辽细辛，次选华细辛，均以根多色灰黄、味辛辣、麻舌，且系野生者为佳；禁用"杜衡"（习称马细辛、马辛、马牙细辛、马蹄香）。

【检查】　**水分**（第三法）　不得过 10.0%。**总灰分**　不得过 12.0%。**酸不溶性灰分**　不得过 5.0%。**马兜铃酸 I 限量**　照高效液相色谱法测定，本品按干燥品计算，含马兜铃酸 I（$C_{17}H_{11}O_7N$）不得过 0.001%。

【浸出物】　醇溶性浸出物（热浸法）不得少于 9.0%。

【含量测定】　**挥发油**　本品含挥发油不得少于 2.0%（ml/g）。**细辛脂素**　照高效液相色谱法测定，本品按干燥品计算，含细辛脂素（$C_{20}H_{18}O_6$）不得少于 0.050%。

饮片

【处方用名】　细辛、辽细辛、华细辛、北细辛、金盆草、细参、大药、小辛、细草、山人参、山细辛、独叶草。

【配方应付】　本品生饮同源。写上述处方用名，均付细辛。

【检查】　**总灰分**　同药材，不得过 8.0%。**马兜铃酸 I 限量**　同药材。

【浸出物】【含量测定】　同药材。

【功能与主治】　解表散寒，祛风止痛，通窍，温肺化饮。用于风寒感冒，头痛，牙痛，鼻塞流涕，鼻鼽，鼻渊，风湿痹痛，痰饮喘咳。

【用法与用量】　1～3 g。散剂每次服 0.5～1 g。外用适量。

【注意】　本品辛香温散，故气虚多汗、阴虚阳亢头痛、阴虚或肺热咳嗽者忌用；十八反中细辛反藜芦，不宜同用。

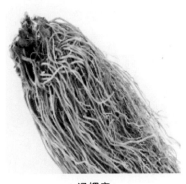
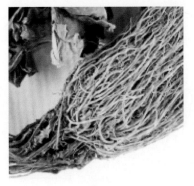
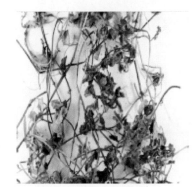

| 辽细辛 | 华细辛 | 马细辛（杜衡） |

1. 细辛与杜衡的原药用部位均为地上部分，现已改用根和根茎。二者的鉴别要点：前者根表面灰黄色，质脆，易折断，气辛香、味辛辣、麻舌；后者多为浅棕色，质脆，易折断，气芳香、味辛、不麻舌（参见《湖北省中药材质量标准》2009 年版）。

2. 辽细辛、华细辛、汉城细辛根茎的主要区别见下表。

辽细辛、汉城细辛、华细辛（根茎）的鉴别要点表

品名	根茎长（cm）	根茎直径（cm）	节间长（cm）	说明
辽细辛	1~10	0.2~0.4	0.2~0.3	辽细辛与华细辛的主要区别为前者根茎短而粗，后者细而长
汉城细辛	1~10	0.1~0.5	0.1~1.0	
华细辛	5~20	0.1~0.2	0.2~1.0	

3. 本品历来习用全草，因其地上部分含马兜铃酸Ⅰ超限，具肾毒性，自 2005 版《中国药典》改定其药用部位为根及根茎。

4. 本品应购完整的整株或单株根系并自行切断，以利于鉴别。

5. 本品有野生与栽培两种，其中野生品属野生中药保护品种（Ⅲ），见附录Ⅴ。

茜　草

Qiancao

RUBIAE RADIX ET RHIZOMA

本品为茜草科植物茜草 *Rubia cordifolia* L. 的干燥根和根茎。春、秋二季采挖，除去泥沙，干燥。

【产地】　主产于陕西、河南、山西、安徽、河北、山东、江苏等省。以产于陕西、河南者质优，且系主流商品。

【性状】　本品根茎呈结节状，丛生粗细不等的根。根呈圆柱形，略弯曲；表面红棕色或暗棕色，具细纵皱纹和少数细根痕；皮部脱落处呈黄红色。质脆，易折断，断面平坦，皮部狭窄，紫红色，木部宽广，浅黄红色，导管孔多数。气微，味微苦，久嚼刺舌。

【商品规格】　分"选装"与"统装"，都不分等级，均为统货，并标注产地。

【品质要求】　首选产于河南或陕西的"选装"货（红茜草），以条粗、外皮红棕色、断面黄红色者为佳。禁用"欧茜草""蓬子菜"。

【检查】　**水分**（第二法）　不得过12.0%。**总灰分**　不得过15.0%。**酸不溶性灰分**　不得过5.0%。

【浸出物】　醇溶性浸出物（热浸法）不得少于9.0%。

【含量测定】　照高效液相色谱法测定，本品按干燥品计算，含大叶茜草素（$C_{17}H_{15}O_4$）不得少于0.40%，羟基茜草素（$C_{14}H_8O_5$）不得少于0.10%。

饮片

【处方用名】　茜草、红茜草、小红根、血见愁、血茜草、小活血、捻捻草、涩涩草、娃娃拳头、小血藤、女儿红、活血草、红根草、破血丹、调经炒、金剑草、茜草炭。

【配方应付】　写除茜草炭外的处方用名，均付茜草；写茜草炭、付茜草炭。

【常用饮片】　**茜草**　除去杂质，洗净，润透，切厚片或段，干燥。

【检查】【浸出物】　同药材。

【含量测定】　同药材，含大叶茜草素（$C_{17}H_{15}O_4$）不得少于0.20%，羟基茜草素（$C_{14}H_8O_5$）不得少于0.080%。

茜草炭　取茜草片或段，照炒炭法炒至表面焦黑色。

【检查】　**水分**　同药材，不得过8.0%。

【浸出物】　同药材，不得少于10.0%。

【功能与主治】　凉血，祛瘀，止血，通经。用于吐血，衄血，崩漏，外伤出血，瘀阻经闭，关节痹痛，跌扑肿痛。

【用法与用量】　6～10 g。

备注

1. 本品与同科植物蓬子菜 Galium verum L. 的根（又称白茜草、土茜草）的鉴别要点：茜草用热水浸泡后，水呈淡红色，白茜草呈淡黄色。

2. 欧茜草为茜草科植物欧茜草 Rubin tinctorum L. 的干燥根及根茎。茜草与欧茜草的鉴别要点：前者断面平坦，皮部较窄，紫红色，木部宽广，浅黄红色，皮部与木部不易分离，味微苦，久嚼麻舌；后者断面皮部红棕色，木部黄棕色，味淡，不麻舌。

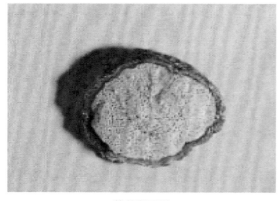

茜草断面观

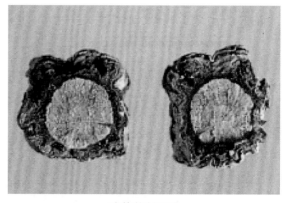

欧茜草断面观

胡 黄 连

Huhuanglian

PICRORHIZAE RHIZOMA

本品为玄参科植物胡黄连 *Picrorhiza scrophulariiflora*. Pennell 的干燥根茎。秋季采挖，除去须根和泥沙，晒干。

【产地】　国内主产于西藏；国外主产于印度、印度尼西亚。以进口品为主流商品。

【性状】　呈圆柱形，略弯曲，偶有分枝。表面灰棕色，粗糙，有较密的环状节，具稍隆起的芽痕或根痕，上端密被暗棕色鳞片状的叶柄残基。体轻，质硬而脆，易折断，断面略平坦，淡棕色至暗棕色，木部有 4～10 个类白色点状维管束排列成环。气微，味极苦。

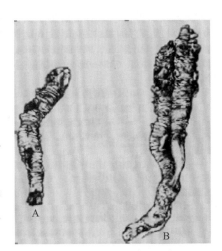

A. 过去胡黄连；B. 西藏胡黄连

【商品规格】　传统规格：按根条粗细分为胡连王、原胡连、沉胡连三等。现行规格：分国产品与进口品。其中进口品又分"选装"与"统装"，都不分等级，并标注产地。

【品质要求】　首选西藏胡黄连，次选进口胡黄连中的"选装"货；均以条粗、体轻、质脆（易折断）、断面灰黑色、味极苦者为佳。禁用"兔耳草"。

【检查】　**水分**（第二法）　不得过 13.0%。**总灰分**　不得过 7.0%。**酸不溶性灰分**　不得过 3.0%。

【浸出物】　醇溶性浸出物（热浸法）不得少于 30.0%。

【含量测定】　照高效液相色谱法测定，本品按干燥品计算，含胡黄连苷Ⅰ（$C_{24}H_{28}O_{11}$）与胡黄连苷Ⅱ（$C_{23}H_{28}O_{13}$）的总量不得少于 9.0%。

饮片

【处方用名】　胡黄连、胡连、西藏胡黄连。

【配方应付】　写以上处方用名，均付胡黄连。

【检查】【浸出物】【含量测定】　同药材。

【功能与主治】　退虚热，除疳热，清湿热。用于骨蒸潮热，小儿疳热，湿热泻痢，黄疸尿赤，痔疮肿痛。

【用法与用量】　3～10 g。

【注意】　脾胃虚寒者慎用。

备注

1. 西藏胡黄连与印度胡黄连同科同属不同种。前者系药材的商品名，后者为玄参科植物 P. Kurooa Royie ex Benth. 的干燥根茎，又称"进口胡黄连"。鉴于《中国药典》只收载前者，故列为首选。两者的性状区别：其根茎均呈圆柱形。但前者多弯曲，后者平直或弯曲；前者表面无光泽，后者有光泽；前者易折断、少掉渣、得量高，断面略平坦，中间有 4～10 个黄白色筋脉点（维管束）排列成环，后者折断时有粉尘飞出，易掉渣、损耗大，断面中央有灰黑色的髓部。

2.《中国药典》规定的药材或饮片的各项检测指标只适用于国产胡黄连。

3. 玄参科植物兔耳草 Lagotisp. 的根茎的形、色、气均与胡黄连相似。但兔耳草味淡，而胡黄连极苦。

4. 由于本品切片后损耗极大（习称"掉渣"），故现行的加工方法为手工折断。

5. 本品系野生中药保护品种（Ⅲ），见附录Ⅴ。

南 沙 参

Nanshashen

ADENOPHORAE RADIX

本品为桔梗科植物轮叶沙参 *Adenophora tetraphylla* （Thunb.）Fisch 或沙参 *A. stricta* Miq. 的干燥根。春、秋二季采挖，除去须根，洗后趁鲜刮去粗皮，洗净，干燥。

【产地】 主产于安徽、江苏、浙江、贵州等省。此外，陕西、东北等地亦有产。以产于安徽、江苏、浙江者质优；凡产于贵州者，习称"泡参"，系主流商品。

【性状】 本品呈圆锥形或圆柱形，略弯曲。表面黄白色或淡棕黄色，凹陷处常有残留粗皮，上部多有深陷横纹，呈断续的环状，下部有纵纹和纵沟。顶端具 1 个或 2 个根茎。体轻，质松泡，易折断，断面不平坦，黄白色，多裂隙。气微，味微甘。

【商品规格】 分"撞皮货"与"带皮货"，都不分等级，并标注产地。

【品质要求】 首选"沙参"（撞皮货），次选"轮叶沙参"（带皮货）；均以条状、粗细均匀、色黄白、无外皮、无空心、味甘淡者为佳。

【检查】 **水分**（第二法） 不得过 15.0%。**总灰分** 不得过 6.0%。**酸不溶性灰分** 不得过 2.0%。

【浸出物】 用稀乙醇作溶剂（热浸法）浸出物不得少于 30.0%。

饮片

【处方用名】 南沙参、沙参、泡参、四叶沙参、杏叶沙参、白沙参、空沙参、桔参。

【配方应付】 本品生饮同源。写以上处方用名，均付南沙参。

【功能与主治】 养阴清肺，益胃生津，化痰，益气。用于肺热燥咳，阴虚劳嗽，干咳痰黏，胃阴不足，食少呕吐，气阴不足，烦热口干。

【用法与用量】 9～15 g。

【注意】 本品性凉，风寒咳嗽、脾胃虚寒及寒饮喘咳者宜慎用；不宜与藜芦同用。

备注

1. 本品原名沙参，始载于《神龙本草经》，与人参、玄参、丹参、苦参共称为五参，即"诸参辛芍叛藜芦"之说中的诸参之一。

2. 轮叶沙参与沙参性状的主要区别：前者商品不去外皮，表面有扭曲的纵皱纹；后者商品应去外皮，根上部多有深陷的横纹，呈断续的环状。

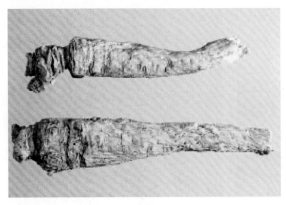

沙参

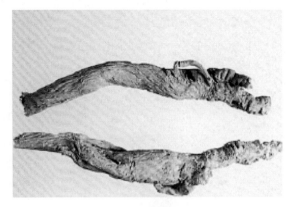

轮叶沙参

3. 两种沙参的饮片，《中国药典》均未规定检测项目。

4. "粉沙参"是明党参未燀水的加工品，"明沙参"是川明党燀水后的加工品，不得与沙参混用或互相代用。参见"明党参"项下。

威 灵 仙

Weilingxian

CLEMATIDIS RADIX ET RHIZOMA

本品为毛茛科植物威灵仙 *Clematis chinensis* Osbeck、棉团铁线莲 *C. hexapetala* Pall. 或东北铁线莲 *C. manshuria* Rupr. 的干燥根和根茎。秋季采挖，除去泥沙，晒干。

【产地】 威灵仙主产于江苏、浙江、江西、湖南、湖北、四川等省；绵团铁线莲主产于东北、朝鲜及山东等地；东北铁线莲主产于东北各省。

【性状】 **威灵仙** 根茎呈柱状，表面淡棕黄色，顶端残留茎基，质较坚韧，断面纤维性，下侧着生多数细根，根呈细长圆柱形，稍弯曲，表面黑褐色，有细纵纹，有的皮部脱落，露出黄白色木部，质硬脆，易折断，断面皮部较广，木部淡黄色，略呈方形，皮部与木部间常有裂隙。气微，味淡。

棉团铁线莲 根茎呈短柱状，表面棕褐色至棕黑色，断面木部圆形。味咸。

东北铁线莲 根茎呈柱状，根较密集，表面棕黑色，断面木部近圆形。味辛辣。

【商品规格】 分"水洗货"与"统装货"，都不分等级，均为统货，并标注产地。以产于朝鲜或山东的棉团铁线莲为主流商品。

【品质要求】

1. 首选威灵仙，次选棉团铁线莲或东北铁线莲；禁用铁皮威灵仙、铁脚威灵仙、铜脚灵仙及铁丝威灵仙。

2. 均以条粗、条匀、断面灰白色、质坚实、地上残基短者为佳。

【检查】 **水分（第二法）** 不得过 15.0%。**总灰分** 不得过 10.0%。**酸不溶性灰分** 不得过 4.0%。

【浸出物】 醇溶性浸出物（热浸法）不得少于 15.0%。

【含量测定】 照高效液相色谱法测定，本品按干燥品计算，含齐墩果酸（$C_{30}H_{48}O_3$）不得少于 0.30%。

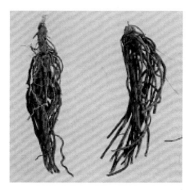
棉团铁丝莲

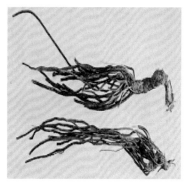
威灵仙

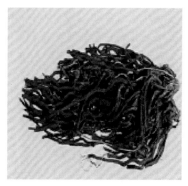
东北铁线莲

饮片

【处方用名】 威灵仙、灵仙、铁脚威灵仙、铁灵仙、土灵仙、杜灵仙、葳灵仙、马灵仙、黑灵仙、老虎须、铁扫帚、青龙须、岩壁须、移星草、粉灵仙。

【配方应付】 本品生饮同源。写以上处方用名，均付威灵仙。

【检查】【浸出物】【含量测定】 同药材。

【功能与主治】 祛风湿，通经络。用于风湿痹痛，肢体麻木，筋脉拘挛，屈伸不利。

【用法与用量】 6～10 g。

【注意】 本品辛散走串，气血虚弱者慎服。

备注

1. 威灵仙，《植物名实图考》释其名曰："其力劲，故曰威；其效捷，故曰灵。威灵合德，仙之上药也。"又：威灵仙新货为黄色，放置一段时间，即干后呈黑色，是其与铁线莲类或其他后缀"威灵仙"之名的品种的鉴别要点。

2. 《湖北省中药饮片炮制规范》收载有"酒制威灵仙"，而《中国药典》未收载，故本规定不将其列入【常用饮片】。

3. 民间用威灵仙治疗骨鲠，有"铁脚威灵仙，红糖用醋煎；骨刺卡在喉，化骨软如棉"之说。

4. 据报道过量服用本品可致胃肠道不良反应，如呕吐、胃腹灼痛、剧烈腹泻、排出黑便，继而出现口唇轻度糜烂，低血容量休克甚至死亡。

5. 铁皮威灵仙为山木通 *C. finetiana* Levl. et Vant 的干燥根及根茎，铁脚威灵仙为柱果铁线莲 *C. uncinata* champ. 的干燥根及根茎，铁丝威灵仙为百合科植物短梗菝葜 *Smilax scobinicaulis* C. H. Wright 的干燥根及根茎。3 种威灵仙的鉴别主要看根的断面：铁皮威灵木心较大、富粉性；铁脚威灵仙呈角质样；铁丝威灵仙根茎横生、呈块状、其上着生小刺。

骨　碎　补

Gusuibu

DRYNARIAE RHIZOMA

本品为水龙骨科植物槲蕨 *Drynaria fortunei* （Kunze）J. Sm. 的干燥根茎。全年均可采挖，除去泥沙，干燥，或再燎去茸毛（鳞片）。

【产地】　主产于湖南、湖北、浙江、江西、云南、广西。以产于云南者为主流商品。

【性状】　呈扁平长条状，多弯曲，有分枝。表面密被深棕色至暗棕色的小鳞片，柔软如毛，经火燎者呈棕褐色或暗褐色，两侧及上表面均具突起或凹下的圆形叶痕，少数有叶柄残基和须根残留。体轻，质脆，易折断，断面红棕色，维管束呈黄色点状，排列成环。气微，味淡，微涩。

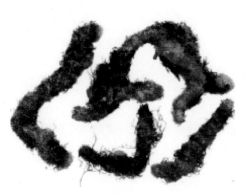

骨碎补

【商品规格】　不分等级，均为统货，并标注产地。

【品质要求】　以条粗长、肥壮、色棕、燎去茸毛、无枯黑者为佳。

【检查】　**水分**（第二法）　不得过 15.0%。**总灰分**不得过 8.0%。

【浸出物】　用稀乙醇作溶剂（热浸法），浸出物不得少于 16.0%。

【含量测定】　照高效液相色谱法测定，本品按干燥品计算，含柚皮苷（$C_{27}H_{32}O_{14}$）不得少于 0.50%。

【处方用名】　骨碎补、毛姜、申姜、猴姜、岩姜、崖姜、石樟姜、樟姜、石岩姜、爬岩姜、王姜、枫姜、大飞龙、石吊兰、烫骨碎补。

【配方应付】　写除烫骨碎补外的处方用名，均付骨碎补；写烫骨碎补，付烫骨碎补。

【常用饮片】　**骨碎补**　除去杂质，洗净，润透，切厚片，干燥。

【检查】　**水分**　同药材，不得过 14.0%。**总灰分**　同药材，不得过 7.0%。

【浸出物】【含量测定】　同药材。

烫骨碎补　取净骨碎补或片，照烫法，用沙烫至鼓起，撞去毛。

【功能与主治】　疗伤止痛，补肾强骨；外用消风祛斑。用于跌扑闪挫，筋骨折伤，肾虚腰痛，筋骨痿软，耳鸣耳聋，牙齿松动；外治斑秃，白癜风。

【用法与用量】　3～9 g。

【注意】　阴虚内热或无瘀者不宜服用。

备注

1. 本品始见于《开宝本草》。陈藏器谓："骨碎补本名猴姜，开元皇帝以其主伤折，补骨碎，故名。"又：本品的别名，"申姜"与"生姜"谐音，应注意区别。

2. 本品各地的习用品及其药材的商品名较为混乱，涉及3科、6属、12种，主要有同属植物"中华槲蕨"，骨碎补科植物"大叶骨碎补"（习称硬碎补、广碎补），水龙骨科植物"崖姜"（习称大骨碎补），以及同属植物"栎叶槲蕨"。

香 附

Xiangfu

CYPERI RHIZOMA

本品为莎草科植物莎草 *Cyperus rotundus* L. 的干燥根茎。秋季采挖，撞去或燎去毛须，晒干，即成"光香附"；取去毛香附置沸水中略煮或蒸透后晒干，即成"毛香附"。

【产地】 主产于山东泰安、河南嵩县、伊川等地，多系野生品（产于广东、广西等南方地区者多系栽培品）；以产于山东者为道地药材；以产于河南者为主流商品。

【性状】 本品多呈纺锤形，有的略弯曲。表面棕褐色或黑褐色，有纵皱纹，并有6～10个略隆起的环节，节上有未除净的棕色毛须和须根断痕。去净毛须者较光滑，环节不明显。质硬，经蒸煮者断面黄棕色或红棕色，角质样。生晒者断面色白而显粉性，内皮层环纹明显，中柱色较深，点状维管束散在。气香，味微苦。

【商品规格】 药材商品分家种与野生两类，每类又分光香附与毛香附两种规格，都不分等级，均为统货，并标注产地。

【品质要求】 首选野生光香附，以个大、去毛、质坚实、色棕褐、香气浓者为佳；次选毛香附。不用"盐水香附"（又称"大香附"）；禁用"两头尖"（习称竹节香附）。

【检查】 **水分**（第四法） 不得过13.0%。**总灰分** 不得过4.0%。

【浸出物】 用稀乙醇作溶剂（热浸法）浸出物不得少于15.0%。

【含量测定】 **挥发油** 本品含挥发油不得少于1.0%（ml/g）。

饮片

【处方用名】 香附、香附子、香附米、莎草根、红茅根、地贯草、夜夜青、缩缩草、三棱草、水三棱、雷公草（江西）、辣姜草（广西玉林）、醋香附、制香附、四制香附。

【配方应付】 写以上除醋香附、制香附、四制香附外的处方用名，均付光香附；写醋香附、制香附，均付醋香附；写四制香附，付四制香附。

【常用饮片】 **香附**（含制香附） 除去毛须及杂质，切厚片或碾碎。

【浸出物】 同药材，不得少于11.5%。

【检查】【含量测定】 同药材。

醋香附 取净香附片（粒），照醋炙法炒干。

【浸出物】 同药材，不得少于13.0%。

【含量测定】 同药材，含挥发油不得少于0.8%（ml/g）。

【检查】 同药材。

【功能与主治】 疏肝解郁，理气宽中，调经止痛。用于肝郁气滞，胸胁胀痛，疝气疼痛，乳房胀痛，脾胃气滞，脘腹痞闷，胀满疼痛，月经不调，经闭痛经。

【用法与用量】 6～10 g。

【注意】 气虚无滞、阴虚、血热者慎服。

备注

1. 本品始载于《名医别录》，原名莎（suō）草。李时珍曰："其（莎草）根相附连续而生，可以合香，故谓之香附子。"

2. 饮片：将去毛后切薄片者称制香附；取制香附用醋炙法炒干者，称醋香附。取光香附，依次用醋、食盐、红糖、酒浸润后，再行干燥者，称四制香附。

3. 盐水香附为莎草科植物粗根茎莎草 *C. stoloriferus* Retz 的干燥根茎。盐水香附与光香附的鉴别要点：盐水香附产于广东沿海，形大于光香附，环节明显，节间密集，两端尤为明显，且带咸味；光香附环节不明显，节间距较宽，参见附图。

4. 香附米与两头尖的鉴别要点：①二者虽都呈纺锤形，但后者两端尖细，且近一端膨大，膨大处呈鱼鳍状突起，环节不明显，参见附图。②前者味苦，后者味麻辣。

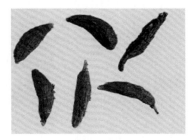
光香附（香附米）

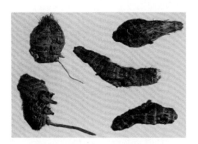
盐水香附（粗根茎莎草）

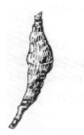
竹节香附（两头尖）

重 楼

Chonglou

PARIDIS RHIZOMA

本品为百合科植物云南重楼 *Paris polyphylla* Smith var. *yunnanensis* （Franch.） Hand. -Mazz. 或七叶一枝花 *Paris polyphylla* Smith var. *chinensis* （Franch.） Hara 的干燥根茎。秋季采挖，除去须根，洗净，晒干。

【产地】 主产于云南、广西、四川、湖北、广东、湖南等省。

【性状】 本品呈结节状扁圆柱形，略弯曲。表面黄棕色或灰棕色，外皮脱落处呈白色，密具层状突起的粗环纹，一面结节明显，结节上具椭圆形凹陷茎痕，另一面有疏生的须根或疣状须根痕。顶端具鳞叶和茎的残基。质坚实，断面平坦，白色至浅棕色，粉性或角质。气微，味微苦、麻。

【商品规格】 药材分国产与进口两类。其商品均按根茎大小划分等级，以大者质优，并标注产地；以产于四川者为主流商品。

【品质要求】 首选云南重楼，次选七叶一枝花；均以粗壮、质坚实、断面白色、粉性足者为佳。禁用"万年青"。

【检查】 **水分**（第二法） 不得过 12.0%。**总灰分** 不得过 6.0%。**酸不溶性灰分** 不得过 3.0%。

【含量测定】 照高效液相色谱法测定，本品按干燥品计算，含重楼皂苷I（$C_{44}H_{70}O_{16}$）、重楼皂苷II

（$C_{51}H_{82}O_{20}$）、重楼皂苷Ⅵ（$C_{39}H_{62}O_{13}$）和重楼皂苷Ⅶ（$C_{51}H_{82}O_{21}$）的总量不得少于 0.60%。

饮片

【处方用名】 重楼、蚤休、白蚤休、七叶一枝花、草河车、金线重楼、重楼金钱、三层草、白甘遂、七叶一盏灯、华重楼、罗汉七、海螺七、金盘托珠、白河车、滇重楼、独角莲（两广）、七叶莲（福建）、九道箍（四川）。

【配方应付】 本品生饮同源。写上述处方用名，均付重楼。

【功能与主治】 清热解毒，消肿止痛，凉肝定惊。用于疔疮痈肿，咽喉肿痛，蛇虫咬伤，跌扑伤痛，惊风抽搐。

【用法与用量】 3～9 g。外用适量，研末调敷。

【注意】 本品有小毒，若摄入过量，可致中毒。体虚、无实火热毒者及患阴证疮疡者均禁服。

备注

1. 本品始载于《神农本草经》，其原植物一茎 5～9 叶（多为 7 叶），分 2～3 层，故名重楼或七叶一枝花。李时珍谓："虫蛇之毒，得此治之即休，故有蚤休名。"

2. 云南重楼（又称滇重楼）与"七叶一枝花"的性状差异与鉴别要点：前者叶 5～9（多为 7 枚），根茎呈圆柱形，表面环节稀疏，突起不明显，味苦而不麻舌；后者其叶常为 7 枚，根茎呈类圆锥形，顶端及中部膨大，末端渐细，具斜向环节，且明显突出，味苦而麻舌。

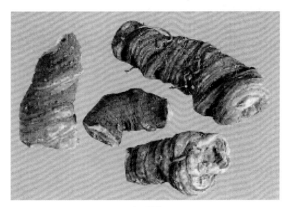

滇重楼

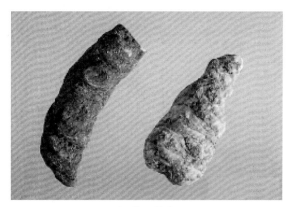

七叶一枝花

禹州漏芦

Yuzhouloulu

ECHINOPSIS RADIX

本品为菊科植物蓝刺头 *E. chinops latifolius* Tausch. 或华东蓝刺头 *E. grijisii* Hance 的干燥根。春、秋二季采挖，除去须根和泥沙，晒干。

【产地】 主产于河南、东北、甘肃、山东、内蒙古等地，产自河南者为道地药材。

【性状】 本品类圆柱形，稍扭曲。表面灰黄色或灰褐色，具纵皱纹，顶端有纤维状棕色硬毛。质硬，不易折断，断面皮部褐色，木部呈黄黑相间的放射状纹理。气微，味涩。

【商品规格】　不分等级，均为统货，并标注产地。

【品质要求】　只用禹州漏芦，以条粗、质坚实、色灰黄者为佳；不用"漏芦"（又称"祁州漏芦"）；禁用白头翁及委陵菜的根。

【检查】　**水分**（第二法）　不得过 13.0％。**总灰分**　不得过 10.0％。**酸不溶性灰分**　不得过 4.5％。

【浸出物】　用稀乙醇作溶剂（热浸法），浸出物不得少于 13.0％。

饮片

【处方用名】　禹州漏芦、漏芦、祁州漏芦、和尚头、华州漏芦、毛头、火绒球花根、狼头花根、马刺蓟根、追骨风、刺蓟、漏芦葱、龙葱根（河南）。

【配方应付】　本品生饮同源。写上述处方用名，均付禹州漏芦。

【检查】　**酸不溶性灰分**　不得过 2.0％。**水分　总灰分**　同药材。

【浸出物】　同药材。

【含量测定】　照高效液相色谱法测定，本品按干燥品计算，含 α-三联噻吩（$C_{12}H_8S_3$）不得少于 0.20％。

【功能与主治】　清热解毒，消痈，下乳，舒筋通脉。用于乳痈肿痛，痈疽发背，瘰疬疮毒，乳汁不通，湿痹拘挛。

【用法与用量】　5～10 g。

【注意】　孕妇慎用。

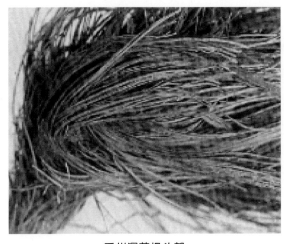

禹州漏芦根头部

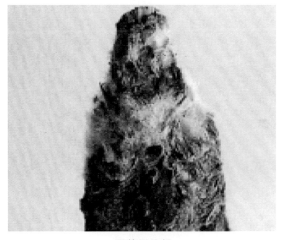

漏芦根头部

备注

1.《中国药典》既收载禹州漏芦，又收载漏芦［系指菊科植物祁州漏芦 *Rhaponicum uniflorum*（L.）DC 的干燥根］，《湖北省中药饮片炮制规范》却只收载后者。

2. 禹州漏芦与祁州漏芦的鉴别要点：二者均根头部膨大，上被有毛。但禹州漏芦顶端系纤维状硬毛，漏芦顶端系灰白色绒毛，故有"漏芦戴斗笠"。

3. 鉴于白头翁、委陵菜亦根头膨大，上被白色棉毛，为避免混用，宜用禹州漏芦，以利鉴别。参见"白头翁"项下。

独　活

Duhuo

ANGELICAE PUBESCENTIS RADIX

本品为伞形科植物重齿毛当归 *Angelica pubescens* Maxim. f. *biserrata* Shan et Yuan 的干燥根。春初苗刚发芽或秋末茎叶枯萎时采挖，除去须根和泥沙，烘至半干，堆置 2～3 d，发软后再烘至全干。

【产地】　主产于湖北巴东、长阳、鹤峰，四川奉节、巫山等地。以产于湖北省资丘地区的独活为道地药材，且系主流商品。

【性状】　本品根略呈圆柱形。根头部膨大，圆锥状，多横皱纹，顶端有茎、叶的残基或凹陷。表面灰褐色或棕褐色，具纵皱纹，有横长皮孔样突起及稍突起的细根痕。质较硬，受潮则变软，断面皮部灰白色，有多数散在的棕色油室，木部灰黄色至黄棕色，形成层环棕色。有特异香气，味苦、辛，微麻舌。

【商品规格】　不分等级，均为统货，并标注产地。

【品质要求】　首选产于湖北资丘或巴东的独活，均以条粗、质油润、香气浓者为佳；不用香独活；禁用牛尾独活中的"独活"。

【检查】　**水分**（第四法）　不得过 10.0％。**总灰分**　不得过 8.0％。**酸不溶性灰分**　不得过 3.0％。

【含量测定】　照高效液相色谱法测定，本品按干燥品计算，含蛇床子素（$C_{15}H_{16}O_3$）不得少于 0.50％，含二氢欧山芹醇当归酸酯（$C_{19}H_{20}O_5$）不得少于 0.080％。

饮片

【处方用名】　独活、大活、资丘独活、巴东独活、肉独活、川独活、大独活、西独活、丘独活、山大活、野独活、水独活、独滑、独摇草、长生草、玉活。

【配方应付】　本品生饮同源。写上述处方用名，均付独活。

【检查】　**酸不溶性灰分**　同药材，不得过 2.0％。**水分　总灰分**　同药材。

【含量测定】　同药材。

【功能与主治】　祛风除湿，通痹止痛。用于风寒湿痹，腰膝疼痛，少阴伏风头痛，风寒挟湿头痛。

【用法与用量】　3～10 g。

【注意】　阴虚血燥者慎服。

备注

1. 独活，《本草经集注》云："一茎独上，不为风摇，故名独活。"系湖北省特产药材，以产于该省长阳的"资丘独活"质量最佳，又称"丘独活"或"肉独活"。

2. 香独活为伞形科植物毛当归 *Angelica punescens* Maxim. 的干燥根。与独活的鉴别要点：香独活跟头部残留茎基不凹陷，少见横皱纹，味甘辛；独活跟头残留茎基凹陷，多横皱纹。味苦辛，微麻舌。牛尾独活含伞形科植物短毛独活 *Heracleum moellendorffii* Hance. 及独活 *H. hemsleyanum Diels.* 等的干燥根，不能误将其中的"独活"作独活入药。两者的性状差异明显。

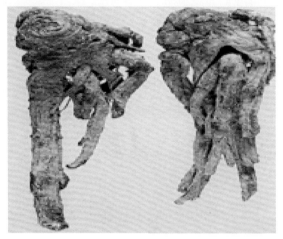

香独活

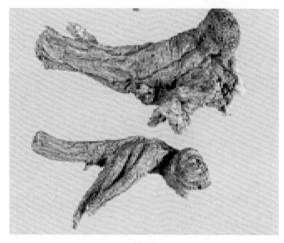

独活

前　胡

Qianhu

PEUCEDANI RADIX

本品为伞形科植物白花前胡 *Peucedanum praeruptorum* Dunn 的干燥根。冬季至次春茎叶枯萎或未抽花茎时采挖，除去须根，洗净，晒干或低温干燥。

【产地】　主产于浙江、湖南、四川等地。其中，以产于浙江者质优，且系道地药材；以产于湖南邵东一带者质稍次之，习称信前胡。

【性状】　本品呈不规则的圆柱形、圆锥形或纺锤形，稍扭曲，下部常有分枝。表面黑褐色或灰黄色，根头部多有茎痕和纤维状叶鞘残基，上端有密集的细环纹，下部有纵沟、纵皱纹及横向皮孔样突起。质较柔软，干者质硬，可折断，断面不整齐，淡黄白色，皮部散有多数棕黄色油点，形成层环纹棕色，射线放射状。气芳香，味微苦、辛。

【商品规格】　药材商品将白花前胡与紫花前胡混用，统称前胡，且分"信家种""信野生"及"带毛货"三种规格，都不分等级，均为统货，并标注产地。

【品质要求】　以条粗壮、质柔软、香气浓者为佳。禁用"红前胡""石防风"。

【检查】　**水分**（第二法）　不得过 12.0%。**总灰分**　不得过 8.0%。**酸不溶性灰分**　不得过 2.0%。

【浸出物】　用稀乙醇作溶剂（冷浸法），浸出物不得少于 20.0%。

【含量测定】　照高效液相色谱法测定，本品按干燥品计算，含白花前胡甲素（$C_{21}H_{22}O_7$）不得少于 0.90%，含白花前胡乙素（$C_{24}H_{26}O_7$）不得少于 0.24%。

饮片

【处方用名】　前胡、信前胡、官前胡、白花前胡、紫花前胡、鸡脚前胡、鸭脚前胡、水前胡、毛前胡、麝香草、野香芹、岩棕、叉凤、香草根、山芹菜、山胡芹、蜜前胡。

【配方应付】　写以上除蜜前胡外的处方用名，均付前胡；写蜜前胡，付蜜前胡。

【常用饮片】　**前胡**　除去杂质，洗净，润透，切薄片，晒干。

【检查】　**总灰分**　同药材，不得过 6.0%。**水分**　同药材。

【浸出物】【含量测定】　同药材。

蜜前胡（临方炮制）取前胡片，照蜜炙法炒至不黏手。

【检查】　**水分**　同药材，不得过 13.0%。**总灰分**　**酸不溶性灰分**　同药材。

【浸出物】【含量测定】　同药材。

【功能与主治】　降气化痰，散风清热。用于痰热喘满，咯痰黄稠，风热咳嗽痰多。

【用法与用量】　3～10 g。

【注意】　本品苦泄，故阴虚咳喘不宜用。

备注

1. 古有"本品形似柴胡而柔软，苗生柴胡之前"的说法，故名前胡。

2. 药材商品常将白花前胡与紫花前胡混用，《中国药典》将二者分列，而《湖北省中药饮片炮制规范》只收载前者。故本品（饮片）不宜再做【检查】与【含量测定】。

3. 白花前胡与紫花前胡的鉴别要点：前者根头部有纤维状（毛状）叶鞘，上端有密集的细环纹，习称"蚯蚓头"，下部常有 1～2 个分枝；后者顶端有残留茎基，茎基周围有膜状叶鞘。参见附图。

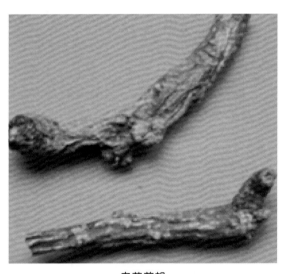

白花前胡

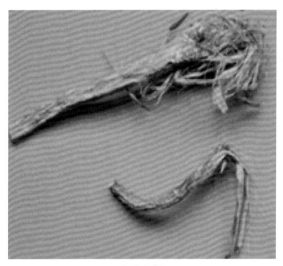

紫花前胡

4. 红前胡为伞形科植物红前胡 *Peucedanum rubricaudicum* Shan et Sheh 的干燥根，与白花前胡的鉴别要点：前者表面棕褐色至棕色，根上端无密集细环纹，质硬易折断；后者表面黑褐色或灰黄色，根上端有密集细环纹（习称"蚯蚓头"），质柔软，不易折断。

5. 石防风为伞形科植物石防风 *P. Terebiathareum* Fisch. Ex Turcz. 的干燥根。本品与石防风的鉴别要点：前者根稍扭曲，有纵皱纹及横长皮孔，外表灰棕色，根头部有柔软的纤维状（毛状）叶鞘；后者表面棕褐色，根头部有较硬的纤维状叶鞘，下端具明显的疣状突起和不规则的纵皱。

秦　艽

Qinjiao

GENTIANAE MACROPHYLLAE RADIX

本品为龙胆科植物秦艽 *Gentiana macrophylla* Pall.、麻花秦艽 *G. straminea* Maxim.、粗茎秦艽 *G. crasicaulis* Duthie ex Burk. 或小秦艽 *G. dahurica* Fisch. 的干燥根。前三种按性状不同分别习称"秦艽""云秦艽"和"麻花艽"，后一种习称"小秦艽"。春、秋二季采挖，除去泥沙；秦艽和麻花艽晒软，堆置"发汗"至表面呈红黄色或灰黄色时，摊开晒干，或不经"发汗"直接晒干；小秦艽趁鲜时搓去黑皮，晒干。

【产地】　秦艽主产于甘肃、陕西、山西、东北及内蒙古等地，其中产于甘肃、陕西者又称西秦艽，系道地药材；小秦艽主产于河北、内蒙古及陕西等地；产于四川、云南者统称川秦艽。

【性状】　**秦艽**　呈类圆柱形，上粗下细，扭曲不直，直径 1～3 cm。表面黄棕色或灰黄色，有纵向或扭曲的纵皱纹，顶端有残存茎基及纤维状叶鞘。质硬而脆，易折断，断面略显油性，皮部黄色或棕黄色，木部黄色。气特异，味苦、微涩。

粗茎秦艽　呈类圆柱形，多不分枝，稍粗大，直径 1～3.5 cm。表面黄棕色或暗棕色，有纵向扭转皱纹。顶端有较大的茎基，有黄色叶柄残基及纤维状的叶鞘残基。质硬脆，易折断，断面皮部黄白色或棕色，木心黄白色。气特异，味苦涩。

麻花艽　呈类圆锥形，多由数个小根纠聚而膨大，直径可达 7 cm。表面棕褐色，粗糙，有裂隙呈网状孔纹。质松脆，易折断，断面多呈枯朽状。

小秦艽　呈类圆锥形或类圆柱形，直径 0.2～1 cm。表面棕黄色。主根通常 1 个，残存的茎基有纤维状叶鞘，下部多分枝。断面黄白色。

【商品规格】　传统规格分大秦艽、麻花艽和小秦艽三种。其中，大秦艽：0.6 cm＜芦下直径＜1.2 cm；麻花艽：芦下直径＞0.3 cm。现行规格分家种、统货及小秦艽三种，都不分等级，均为统货，并标注产地。

【品质要求】　首选西秦艽、次选麻花艽；均以质坚实、色棕黄、气浓厚、主根粗壮者为佳。不用家种秦艽、粗茎秦艽、小秦艽。

【检查】　**水分**（第二法）　不得过 9.0%。**总灰分**　不得过 8.0%。**酸不溶性灰分**　不得过 3.0%。

【浸出物】　醇溶性浸出物（热浸法）不得少于 24.0%。

【含量测定】　照高效液相色谱法测定，本品按干燥品计算，含龙胆苦苷（$C_{16}H_{20}O_9$）和马钱苷酸（$C_{16}H_{24}O_{10}$）总量不得少于 2.5%。

饮片

【处方用名】　秦艽、麻花艽、辫子艽、罗卜艽、鸡腿艽、小秦艽、大艽、西大艽、原秦艽、左秦艽、左扭、左拧根、秦纠。

【配方应付】　本品生饮同源。写上述处方用名，均付秦艽。

【浸出物】　同药材，不得少于 20.0%。

【检查】【含量测定】　同药材。

【功能与主治】　祛风湿，清湿热，止痹痛，退虚热。用于风湿痹痛，中风半身不遂，筋脉拘挛，骨节酸痛，湿热黄疸，骨蒸潮热，小儿疳积发热。

【用法与用量】　3～10 g。

【注意】　久痛虚羸、多便溏泻者慎服。

备注

1. 本品始载于《神农本草经》。李时珍谓："秦艽出秦中，以根作罗纹交纠者佳，故名秦艽。"现今已将其列于野生中药保护品种（Ⅲ），见附录Ⅴ。

2.4 种秦艽的性状差异参见附图。其鉴别要点：秦艽根多去皮而扭曲，常有分枝；粗茎秦艽根较粗，有扭转皱皮，多不分枝；麻花艽主根下的分枝，先互相缠绕成麻花状或网状，后又连合成根条状；小秦艽为一个或数个根合生，中部以下常有分枝。

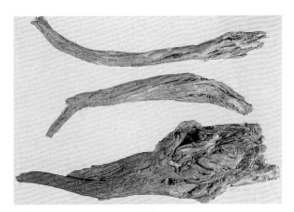

秦艽

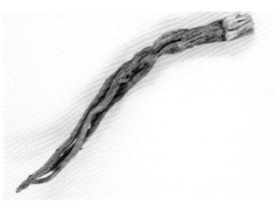

粗茎秦艽

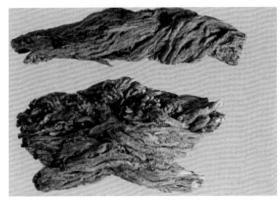

麻花艽

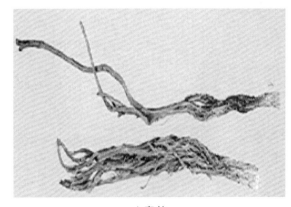

小秦艽

桔　梗

Jiegeng

PLATYCODONIS RADIX

本品为桔梗科植物桔梗 *Platycodon grandiflorum* （Jacq.） A. DC. 的干燥根。春、秋二季采

挖，洗净，除去须根，趁鲜剥去外皮或不去外皮，干燥。

【产地】　全国大部分地区均产。以东北、华北产量较大，分别习称"北桔梗""津桔梗"；以华东产者质优，习称"南桔梗"；以产于安徽者为主流商品。

【性状】　本品呈圆柱形或略呈纺锤形，下部渐细，有的有分枝，略扭曲。表面白色或淡黄白色，不去外皮者表面黄棕色至灰棕色，具纵扭皱沟，并有横长的皮孔样斑痕及支根痕，上部有横纹。有的顶端有较短的根茎或不明显，其上有数个半月形茎痕。质脆，断面不平坦，形成层环（习称"金井玉栏"，参见"西洋参"项下）棕色，皮部类白色，有裂隙，木部淡黄白色。气微，味微甜后苦。

【商品规格】　传统规格分南桔梗与北桔梗。其中，南桔梗分三等，一等应去净粗皮及细梢，上部直径＞1.4 cm，长 14 cm 以上；二等上部直径＞1 cm，长 12 cm 以上；三等上部直径＞0.5 cm，长 7 cm 以上。现行规格（均指南桔梗）分选装、统装与家种三种，都不分等级，并标注产地。

【品质要求】　首选南桔梗，次选北桔梗；以条肥大、体坚实、色白、味苦、"金井玉栏"明显者为佳。禁用"丝石竹"。

【检查】　水分（第二法）　不得过 15.0%。总灰分　不得过 6.0%。

【浸出物】　醇溶性浸出物（热浸法）不得少于 17.0%。

【含量测定】　照高效液相色谱法测定，本品按干燥品计算，含桔梗皂苷 D（$C_{57}H_{92}O_{28}$）不得少于 0.10%。

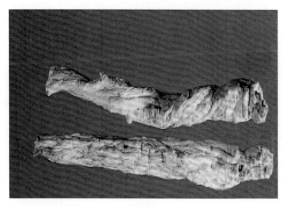

桔梗

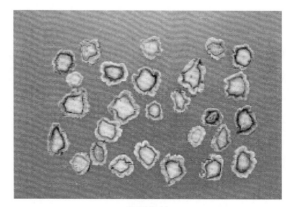

桔梗饮片

饮片

【处方用名】　桔梗、苦桔梗、南桔梗、北桔梗、白桔梗、玉桔梗、土桔梗、苦菜根、大药、荠苨、粉桔梗、秋桔梗。

【配方应付】　本品生饮同源。写以上处方用名，均付桔梗。

【检查】　水分　不得过 12.0%。总灰分　不得过 5.0%。

【浸出物】【含量测定】　同药材。

【功能与主治】　宣肺，利咽，祛痰，排脓。用于咳嗽痰多，胸闷不畅，咽痛音哑，肺痈吐脓。

【用法与用量】　3～10 g。

【注意】　本品药性升散，凡气机上逆，呕吐眩晕，或阴虚久咳及有咳血倾向者均不宜使用；本品用量过大易致恶心呕吐。

备注

1. "桔"读音有二：一为 jié，二为 jú。《说文解字》："桔（jié），桔梗也。"

2.《本草纲目》曰："桔梗荠苨乃一类，有苦甜二种。"即桔梗系指苦桔梗；荠苨系指甜桔梗，多作食用，不作药用。二者同科不同属。

3. 丝石竹为石竹科植物丝石竹 *Gypsophila oldhamiana* Miq. 的干燥根。与桔梗的鉴别要点参见桔梗与丝石竹的鉴别要点表。

4. 用本品的提取物制成酒精吸收抑制剂，饮酒时，能抑制人体血液中酒精含量升高。

桔梗与丝石竹的鉴别要点表

性状	桔梗	丝石竹
芦头	有明显的半月型芦碗	无芦碗，为茎基
断面	无同心环纹	有棕白两色相间的同心性环纹
粉末	有菊糖	有簇晶
气味	微甜而后苦	苦而麻舌

柴 胡 类

据不完全统计，我国约有 20 种植物的根作柴胡入药，多为地方习用品。其主流商品按性状的不同，分北柴胡（又称津柴胡）与南柴胡（又称红柴胡），均已被《中国药典》收载。除此之外，尚有"膜缘柴胡""狭叶柴胡""黑柴胡""小叶黑柴胡""秦岭柴胡""柴首"等。其中，膜缘柴胡的根与地上部分，各地虽分别入药，但统称竹叶柴胡；狭叶柴胡的幼嫩全草又称软柴胡或春柴胡，其根作南柴胡入药；可见软柴胡与南柴胡基原相同，只是二者的药用部分与采收季节不同。

大叶柴胡的根因含有毒成分水芹毒素，不可药用；银柴胡则与上述品种不同科属，不应列入柴胡类。

柴 胡

Chaihu

BUPLEURI RADIX

本品为伞形科植物柴胡 *Bupleurum chinense* DC. 或狭叶柴胡 *B. scorzonerifolium* Willd. 的干燥根。按性状不同，分别习称"北柴胡"（即"津柴胡"）和"南柴胡"（即"红柴胡"）。春、秋二季采挖，除去茎叶和泥沙，干燥。

【产地】 北柴胡主产于甘肃、内蒙古、山西、河北、河南、陕西及东三省；南柴胡主产于湖北、四川、黑龙江、吉林等地。

【性状】 **北柴胡** 呈圆柱形或长圆锥形。根头膨大，顶端残留 3～15 个茎基或短纤维状叶基，下部分枝。表面黑褐色或浅棕色，具纵皱纹、支根痕及皮孔。质硬而韧，不易折断，断面显纤维性，皮部浅棕色，木部黄白色。气微香，味微苦。

南柴胡　根较细，圆锥形，顶端有多数细毛状枯叶纤维，下部多不分枝或稍分枝。表面红棕色或黑棕色，靠近根头处多具细密环纹。质稍软，易折断，断面略平坦，不显纤维性。具败油气。

【商品规格】　分南、北柴胡两大类，以北柴胡为主流商品。其中，北柴胡产于内蒙古者分红柴胡与黑柴胡两种品规；其他产地者，分家种与野生，以野生品质优。两类柴胡都不分等级，均为统货，并标注产地。

【品质要求】

1. 首选北柴胡，次选南柴胡（其幼嫩全草作软柴胡入药，又称春柴胡）；禁用"膜缘柴胡"（其茎叶作竹叶柴胡入药），以及"大叶柴胡"。

2. 北柴胡与南柴胡均以主根条粗长、少分枝、有残留茎基及须根（以利鉴别）、质地柔软者为佳。其中，北柴胡残茎应不超过 1 cm，南柴胡残留苗茎应不超过 1.5 cm。

【检查】　**水分**（第二法）　不得过 10.0%。**总灰分**　不得过 8.0%。**酸不溶性灰分**　不得过 3.0%。

【浸出物】　醇溶性浸出物（热浸法）不得少于 11.0%。

【含量测定】　**北柴胡**　照高效液相色谱法测定，本品按干燥品计算，含柴胡皂苷 a（$C_{42}H_{68}O_{13}$）和柴胡皂苷 d（$C_{42}H_{68}O_{13}$）总量不得少于 0.30%。

饮片

【处方用名】　柴胡、茈胡、北柴胡、南柴胡、津柴胡、红柴胡、软柴胡、春柴胡、竹叶柴胡、地熏、硬柴胡、醋北柴胡、醋南柴胡。

【配方应付】　写柴胡、茈胡、北柴胡、津柴胡、南柴胡、红柴胡、地熏、硬柴胡，均付北柴胡或南柴胡；写软柴胡、春柴胡，付南柴胡的干燥幼嫩全草；写竹叶柴胡，付膜缘柴胡的干燥全草；写醋北柴胡、醋南柴胡，均付醋北柴胡或醋南柴胡。

【常用饮片】　**北柴胡**　除去杂质和残茎，洗净，润透，切厚片，干燥。

【检查】【浸出物】【含量测定】　同北柴胡。

醋北柴胡（临方炮制）取北柴胡片，照醋炙法炒干。

【浸出物】　醇溶性浸出物（热浸法）不得少于 12.0%。

【检查】【含量测定】　同北柴胡。

南柴胡　除去杂质，洗净，润透，切厚片，干燥。

醋南柴胡（临方炮制）取南柴胡片，照醋炙法炒干。

【功能与主治】　疏散退热，疏肝解郁，升举阳气。用于感冒发热，寒热往来，胸胁胀痛，月经不调，子宫脱垂，脱肛。

【用法与用量】　3～10 g。

【注意】　柴胡其性升散，古人有"柴胡劫肝阴"之说，故阴虚阳亢，肝风内动，阴虚火旺，气机上逆者不宜使用。

备注

1. 北柴胡与南柴胡的鉴别要点：参见二者的【性状】及附图。

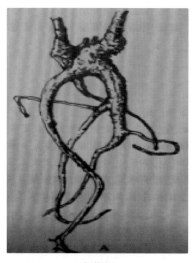
　　北柴胡

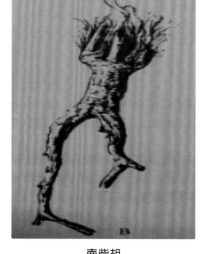
　　南柴胡

2. 大叶柴胡为伞形科植物 *B. longiradiatum* Turcz. 的干燥根及根茎。其根茎中空，表面黄黑色，密生环节，粗糙皱缩，断面黄白色。本品根因含有毒成分水芹毒素，不可药用。

3. 依据《湖北省中药材质量标准》（2009年版），该省习用的：①竹叶柴胡，应系膜缘柴胡 *B. marginatum* Wall. Ex DC. 的干燥全草，其【功能与主治】、【用法与用量】均同柴胡。夏、秋季花初开时采挖，且应茎占多数，根少见。②软柴胡，应系狭叶柴胡 *B. scorzonerifolia* Willd. 的幼嫩全草（又称春柴胡、软柴胡），其根似南柴胡而小，叶基生，绿色，线状披针形，基部渐狭长成柄，先端长渐尖，有平行数条，可见其叶形似竹叶，但不能因此误作竹叶柴胡入药。其实，软柴胡就是南柴胡，只是二者的药用部位与采收季节不同。

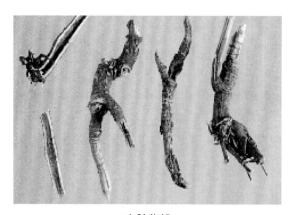
　　大叶柴胡

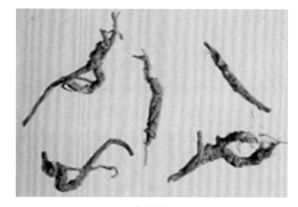
　　软柴胡

4. 现药材市场以北柴胡为主流商品，南柴胡已少见（多采集其幼嫩全草，干燥后作软柴胡入药）。

5. 柴胡始载于《神农本草经》，原名"茈（zǐ）胡"。因其嫩时可食，老则干枯为柴，故名。另：《中国药典》所规定的质检项目，均只适用于北柴胡。

6. 《湖北省中药饮片炮制规范》还收载了"酒柴胡"，鉴于《中国药典》未收载此种饮片，故不列入常用饮片。至于传统的"鳖血炒柴胡"，现已不作饮片入药，应予废弃。

党　参

Dangshen

CODONOPSIS RADIX

本品为桔梗科植物党参 *Codonopsis pilosula*（Franch.）Nannf.、素花党参 *C. pilosula* Nannf. var. *modesta*（Nannf.）L. T. Shen 或川党参 *C. tangshen* Oliv. 的干燥根。秋季采挖，洗净，晒干。

【产地】　党参主产于华北、东北、西北部分地区，以产于山西的潞党为道地药材；素花党参主产于甘肃、陕西、青海及四川西北部，以产于四川九寨沟刀口坝者最为出名，习称"西党""刀党"；川党参产于四川西北部、湖北西部（含"板党"）、湖南西北部，习称"条党"。

【性状】　**党参**　呈长圆柱形，稍弯曲。表面黄棕色至灰棕色，根头部有多数疣状突起的茎痕及芽，每个茎痕的顶端呈凹下的圆点状；根头下有致密的环状横纹，向下渐稀疏，有的达全长的一半，栽培品环状横纹少或无；全体有纵皱纹和散在的横长皮孔样突起，支根断落处常有黑褐色胶状物。质稍硬或略带韧性，断面稍平坦，有裂隙或放射状纹理，皮部淡黄白色至淡棕色，木部淡黄色。有特殊香气，味微甜。

素花党参（西党参）　表面黄白色至灰黄色，根头下致密的环状横纹常达全长的一半以上。断面裂隙较多，皮部灰白色至淡棕色。

川党参　表面灰黄色至黄棕色，有明显不规则的纵沟。质较软而结实，断面裂隙较少，皮部黄白色。

【商品规格】　传统规格分西党、川党、潞党、东党、白党五大类。其中，西党参包括"防党""纹党""晶党"等品种，每一品种又分为 3 个等级；川党参又称"条党参"（包括"板党"），每一品种亦分为 3 个等级；潞党参也分为 3 个等级；东党与白党均各分为 2 个等级。详见"七十六种药材商品规格标准"。

现行规格以产于甘肃的白条党参及纹党为主流商品。分白条党大、中、小三种规格。

【品质要求】　首选党参中的潞党参，次选素花党参中的西党；均以单条粗壮、皮松肉紧，有"狮子盘头"及致密横纹，质油润、味香甜、嚼之无渣者为佳。次选川党参（板党除外）、"管花党参"（又称白党）、"球花党参"（又称东党）；禁用"四叶参""迷果芹""山女娄菜"等植物的干燥根。

【检查】　**水分**（第二法）　不得过 16.0%。**总灰分**　不得过 5.0%。**二氧化硫残留量**　不得过 400 mg/kg。

【浸出物】　用 45% 乙醇作溶剂（热浸法），浸出物不得少于 55.0%。

饮片

【处方用名】　党参、潞党参、潞党、西党参、西党、川党、板党、板桥党、台党、东党、纹党、晶党、岷党、上党人参、中灵草、蔓人参、米炒党参、蜜党参。

【配方应付】　写以上除米炒党参、蜜党参外的处方用名，均付党参；写米炒党参，付米炒党参；写蜜党参，付蜜党参。

【常用饮片】　**党参片**　除去杂质，洗净，润透，切厚片，干燥。

【检查】【浸出物】 同药材。

米炒党参（临方炮制）将大米置热的炒药锅内，用中火加热至米冒烟时，投入净党参片拌炒，至呈黄色时取出，筛去米，放凉。

【检查】 **水分** 同药材，不得过10.0%。**总灰分 二氧化硫残留量** 同药材。

【浸出物】 同药材。

【功能与主治】 健脾益肺，养血生津。用于脾肺气虚，食少倦怠，咳嗽虚喘，气血不足，面色萎黄，心悸气短，津伤口渴，内热消渴。

【用法与用量】 9～30 g。

【注意】 实证、热证而正气不虚者不宜使用；不宜与藜芦同用。

备注

1. "党参"之名始见于《本草从新》，实为古本草人参之别名，系指产于山西上党（今长治地区）之人参，因生上党，故又有党生之名。至清代《本草从新》《本草纲目拾遗》及《植物名实图考》才专有党参之条。又因唐代上党郡称潞城，故又有"潞党参"之名，药材商品简称"潞党"。

2. 潞党、西党、川党其性状的主要区别在于"狮子盘头"（芦头）的大小与形状。其中潞党的芦头大且顶端平；西党的芦头顶端凸出；川党的芦头小，以至不明显。

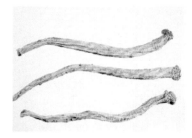
潞党野生品

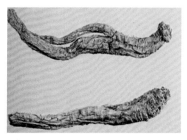
素花党参

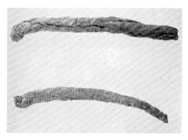
川党参

3. 管花党参、球花党参的性状特征与本文所选用的党参类品种的主要区别在于：① "狮子盘头"的有无及形状。其中，球花党参无"狮子盘头"；管花党参虽有"狮子盘头"，但其下略狭缩。②管花党参、球花党参木栓层中有石细胞，而本文此所选用的党参类品种均无石细胞。

4. 四叶参、山女娄菜、迷果芹的性状特征：① 四叶参为桔梗科植物羊乳 *C. lanceolata*（Sieb. Et Zucc.）Tratv. 的干燥根及根茎，本品与本文所选用的党参类品种的鉴别要点：该品种体轻、质松泡，易折断，且味苦。②山女娄菜为石竹科植物山女娄菜 *Meladrium tatarinowii*（Regel）Tsui 的根，本品与本文所选用的党参类品种的鉴别要点：该品种顶端根茎呈横向膨大，断面呈角质样。③迷果芹为伞形科植物迷果芹 *Sphallerocarpus gracilis*（Bess.）K. Pol. 的根，本品与本文所选用的党参类品种的鉴别要点：该品种残留茎基四周有黑褐色叶柄残基环绕，具胡萝卜香气。

5. 《湖北省中药饮片炮制规范》收载了党参（片）、米炒党参、（蜜）炙党参、土炒党参、麸炒党参五种饮片。但《中国药典》只收载前两种。

6. 米炒党参的方法有两种：一是饮片与米共炒；二是先将米湿润后，平铺在锅内，再将饮片置于其上，一并加热，轻轻翻动米上饮片至黄棕色，取出、去米、放凉即得。此二法《湖北省中药饮片炮制规范》均已收载，而《中国药典》却未收载第二种方法。

7. 板党产于恩施宣恩县的板桥镇，系本省独有的特产药材。国内商品少见，多出口。

射干与川射干

Shegan Yu Chuanshegan

BELAMCANDAE RHIZOMA Et IRIDIS TECTORI RHIZOMA

射干与川射干分别为鸢尾科植物射干 *Belamcanda chinensis*（L）DC. 和 鸢尾 *Iris tectorum* Maxim. 的干燥根茎。前者在春初刚发芽或秋末茎叶枯萎时采挖，后者全年均可采挖。均应除去须根和泥沙，干燥。

【产地】 **射干** 主产于湖北、河南、江苏、安徽等地。其中，以产于湖北者质优，且系道地药材；以产于河南的产量较大，且系主流商品。**川射干** 主产于广东、四川等地。

【性状】 **射干** 本品呈不规则结节状。表面黄褐色、棕褐色或黑褐色，皱缩，有较密的环纹。上面有数个圆盘状凹陷的茎痕，偶有茎基残存；下面有残留细根及根痕。质硬，断面黄色，颗粒性。气微，味苦、微辛。**川射干** 本品呈不规则条状或圆锥形，略扁，有分枝。表面灰黄褐色或棕色，有环纹和纵沟。常有残存的须根及凹陷或圆点状突起的须根痕。质松脆，易折断，断面黄白色或黄棕色。气微，味甘、苦。

【商品规格】 二者都不分等级，均为统货，并标注产地。

【品质要求】 首选射干，次选川射干，不用白射干；均以条粗、身干、断面色黄、无须根者为佳。

【检查】 **射干** 水分（第二法） 不得过 10.0％。**总灰分** 不得过 7.0％。

川射干 水分 不得过 15.0％。**总灰分** 不得过 7.0％。

【浸出物】 醇溶性浸出物（热浸法） **射干** 不得少于 18.0％。**川射干** 不得少于 24％。

【含量测定】 照高效液相色谱法测定，本品按干燥品计算。**射干** 含次野鸢尾黄素（$C_{20}H_{18}O_8$）不得少于 0.10％。**川射干** 含射干苷（$C_{22}H_{24}O_{11}$）不得少于 3.6％。

饮片

【处方用名】 射干、川射干、寸干、扁竹、扁竹兰、剪刀草、黄知母、山蒲扇、老君扇、胡蝶花、黄花蔦蓄、冷水丹、紫良姜、冷水花、凤凰草。

【配方应付】 本品生饮同源。写以上处方用名，均付射干或川射干。

【检查】【浸出物】【含量测定】 同药材。

【功能与主治】 清热解毒，消痰，利咽。用于热毒痰火郁结，咽喉肿痛，痰涎壅盛，咳嗽气喘。

【用法与用量】 **射干** 3～10 g。**川射干** 6～10 g。

【注意】 脾虚便溏者不宜使用。

备注

1. 射干与川射干，其饮片的鉴别要点：前者断面黄色，具点状颗粒，气微，味苦、微辛；后者断面棕黄色，不呈颗粒性，气微，味甘、苦而后有刺舌感。

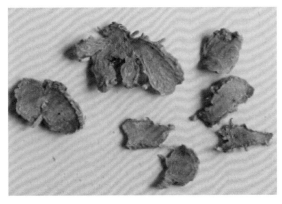

射干

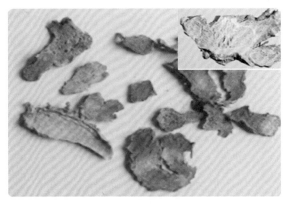

川射干及切面图

2. 白射干系鸢尾科植物野鸢尾 *Iris dischotoma* Pall. 的根茎，其断面中央有小木心，常与皮部分离，是其与射干、川射干的鉴别要点。

3. 川射干在《中国药典》2005 年版始载，并与射干分列，但二者的【功能与主治】完全相同，用于汤剂可以互相代用。

徐 长 卿

Xuchangqing

CYNANCHI PANICULATI RADIX ET RHIZOMA

本品为萝藦科植物徐长卿 *Cynanchum paniculatum*（Bge.）Kitag. 的干燥根和根茎。秋季采挖，除去杂质，阴干。

【产地】 主产于江苏、浙江、安徽、山东、湖北、河南等省，以产于山东者质优。

【性状】 本品根茎呈不规则柱状，有盘节，根茎节处周围着生多数根；有的顶端带有残茎，细圆柱形，断面中空。根呈细长圆柱形，弯曲。表面淡黄白色至淡棕黄色或棕色，具微细的纵皱纹，并有纤细的须根。质脆，易折断，断面粉性，皮部类白色或黄白色，形成层环淡棕色，木部细小。气香，味微辛凉。

【商品规格】 分水洗根、统装根与全棵货，都不分等级，均为统货，并标注产地。

【品质要求】 只用水洗根，不用统装根或带叶的全棵货；以根多（根茎少），气香浓郁者为佳。禁用"侧花徐长卿"。

【检查】 **水分**（第四法） 不得过 15.0%。**总灰分** 不得过 10.0%。**酸不溶性灰分** 不得过 5.0%。

【浸出物】 醇溶性浸出物（热浸法）不得少于 10.0%。

【含量测定】 照高效液相色谱法测定，本品按干燥品计算，含丹皮酚（$C_9H_{10}O_3$）不得少于 1.3%。

饮片

【处方用名】 徐长卿、逍遥竹、寮刁竹、鬼督邮、土细辛、铜锣草、干云竹、山刁竹、痢止草、柳叶细辛、竹叶细辛、鱼鳞草、香草、观音竹、对月草。

【配方应付】 本品生饮同源。写上述处方用名，均付徐长卿。

【功能与主治】 祛风，化湿，止痛，止痒。用于风湿痹痛，胃痛胀满，牙痛，腰痛，跌扑伤痛，风疹，湿疹。

【用法与用量】 3～12 g，后下。

【注意】 体弱者慎服；本品气味芳香，入煎剂不宜久煎。

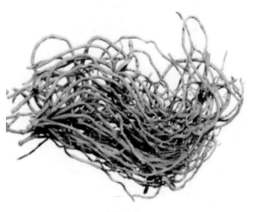

徐长卿

备注

1. 李时珍谓："徐长卿，人名也。"另：本品又名"鬼督邮"，出自《神农本草经》；但天麻又名"鬼独摇"，与"鬼督邮"谐音，故亦有鬼督邮的别名，应注意区别。

2. 本品在吉林、山东、甘肃、浙江、江西等地习用根及根茎，其他各地大多习用带根的全草。湖北省亦习用带根的全草，但现行版《湖北省中药饮片炮制规范》与《湖北省中药材质量标准》均未收载本品。

3. 同属植物侧花徐长卿 *C. hancockianum*（Maxim.）Al. Iljinski 的根及根茎在青海等地区曾混充徐长卿，两者的主要区别：侧花徐长卿无丹皮酚反应。这也是本品与细辛的鉴别要点。

4. 本品可与猪肉、白酒炖服，治风湿性关节炎；也可煎汁含漱，治牙痛。

高 良 姜

Gaoliangjiang

ALPINIAE OFFICINARUM RHIZOMA

本品为姜科植物高良姜 *Alpinia officinarum* Hance 的干燥根茎。夏末秋初采挖，除去须根和残留的鳞片，洗净，切段，晒干。

【产地】 主产于广东、广西、海南、云南、台湾等省区，以产于广东者质优，且系主流商品；以产于广东徐闻者为道地药材。

【性状】 本品呈圆柱形，多弯曲，有分枝。表面棕红色至暗褐色，有细密的纵皱纹和灰棕色的波状环节，节间长 0.2～1 cm，一面有圆形的根痕。质坚韧，不易折断，断面灰棕色或红棕色，纤维性，中柱约占 1/3。气香，味辛辣。

【商品规格】 传统规格：一等干货，长 2.4～4 cm，中部围径 > 3 cm，横枝不过 2 条；二等干货，长 2.4～4 cm，中部围径 > 1.5 cm，其余同一等。

现行规格：不分等级，均为统货，并标注产地。以产于广东者为主流商品。

【品质要求】 只用产于广东的高良姜，以分枝少，色红棕，气香味浓者为佳；不用"大高良姜""山姜"（又称"小高良姜"）。

【检查】 **水分**（第四法） 不得过 16.0%。**总灰分** 不得过 4.0%。

【含量测定】 照高效液相色谱法测定，本品按干燥品计算，含高良姜素（$C_{15}H_{10}O_5$）不得少于 0.70%。

饮片

【处方用名】 高良姜、良姜、小良姜、海良姜、山姜、凤姜、佛手姜、膏凉姜、大高良姜、小高良姜、蛮姜（广东）。

【配方应付】 本品生饮同源。写以上处方用名，均付高良姜。

【检查】 **水分** 同药材，不得过 13.0%。**总灰分** 同药材。

【含量测定】 同药材。

【功能与主治】 温胃止呕，散寒止痛。用于脘腹冷痛，胃寒呕吐，嗳气吞酸。

【用法与用量】 3～6 g。

【注意】 阴虚有热者禁服。

备注

1. 本品始载于《名医别录》《新修本草》云："高良姜，出高良郡。"其根似姜，故名。又：古时高良郡，辖今日广东之徐闻。

2. 大高良姜为姜科植物大高良姜 *Alpinia galanga*（L.）Swartz. 的干燥根茎，其果实为"红豆蔻"。与高良姜的鉴别要点：高良姜粗根茎围径 1～1.5 cm，中柱（即中部圆形部分）约占 1/3；大高良姜粗根茎围径 1.5～3 cm，中柱约占 1/2，故俗称"身粗心大"。

3. 小高良姜为姜科植物山姜 *A. japonica*（Thunb.）Miq. 的干燥根茎，药材习为"小良姜"。与高良姜的鉴别要点：高良姜表面棕红色至暗褐色，有灰棕色的波状环节，断面纤维性，中心有环纹；小良姜表面灰褐色或灰绿黑色，有灰棕色环节，断面纤维多而粗。

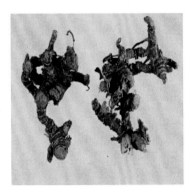
高良参

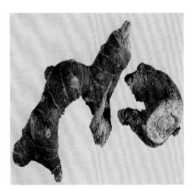
大高良姜

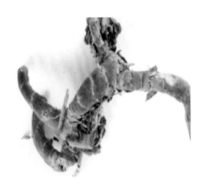
小良姜

拳 参

Quanshen

BISTORTAE RHIZOMA

本品为蓼科植物拳参 *Polygonum bistorta* L. 的干燥根茎。春初发芽时或秋季茎叶将枯萎时采挖，除去泥沙，晒干，去须根。

【产地】　主产于华北、西北、河南、湖北、江苏、山东等地。

【性状】　呈扁长条形或扁圆柱形，弯曲，有的对卷弯曲，两端略尖，或一端渐细。表面紫褐色或紫黑色，粗糙，一面隆起，一面稍平坦或略具凹槽，全体密具粗环纹，有残留须根或根痕。质硬，断面浅棕红色或棕红色，维管束呈黄白色点状，排列成环。气微，味苦、涩。

【商品规格】　不分等级，均为统货。

【品质要求】　只用拳参，以个大、体重、断面红棕色，鞣质反应（滴加 $FeCl_3$ 试液显蓝色）明显者为佳；不用"草血竭""支柱蓼""珠芽蓼"。

【检查】　水分（第二法）　不得过 15.0%。**总灰分**　不得过 9.0%。

【浸出物】　醇溶性浸出物（冷浸法）不得少于 15.0%。

饮片

【处方用名】　拳参、紫参、红蚤休、山虾、回头参、倒根草、虾参。

【配方应付】　本品生饮同源。写上述处方用名，均付拳参。

【检查】【浸出物】　同药材。

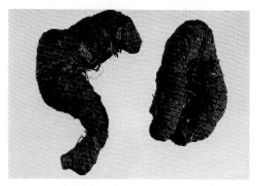

拳参

【功能与主治】　清热解毒，消肿，止血。用于赤痢热泻，肺热咳嗽，痈肿瘰疬，口舌生疮，血热吐衄，痔疮出血，蛇虫咬伤。

【用法与用量】　5～10 g。外用适量。

【注意】　无实火热毒者不宜使用。阴证疮疡患者禁服。

备注

1. 《神农本草经》称本品为"紫参"，但紫参亦系丹参的别名，为避免混淆，应以拳参为该药材的通用名称，即正名（见《中国药典》）。另："红蚤休"亦系本品的常用别名，但"白蚤休"则是"重楼"的别名，又名"蚤休"，应注意区别。

2. 草血竭为蓼科植物草血竭 *Polygonum paleaceum* Wall. 的干燥根茎（又称"血三七"）。本品与草血竭的鉴别要点：前者见拳参【性状】项下及附图；后者呈扁圆柱形，常弯曲，两端略尖，一面隆起，另一面有凹槽，密具粗环纹，断面可见颗粒状断续排列成环的筋脉小点（筋脉点）。

3. 本品与蓼科植物支柱蓼 *P. suffultum* Maxim. 的干燥根茎（又称"红三七"）的鉴别要点：后者成连珠状或结节状，有 6～12 个环节，有的两节之间有明显变细延长，习称"过江枝"，断面近边缘处有 12～30 个断续排列成环状黄白色小点（维管束），中央散有众多细小白色点状物（草酸钙簇晶）。

4. 本品与蓼科植物珠芽蓼 *P. viviparum* L. 的干燥根茎（又称"转珠莲"）的鉴别要点：后者常对卷曲成弯虾型，具环节，断面有 15～20 个小点断续排列成环状。

粉萆薢　附：绵萆薢

Fenbixie

DIOSCOREAE HYPOGLAUCAE RHIZOMA

本品为薯蓣科植物粉背薯蓣 *Dioscorea hypoglauca* Palibin 的干燥根茎。秋、冬二季采挖，除去须根，洗净，切片，晒干。

【产地】　主产于浙江、安徽、江西、湖北、湖南等省。以产于安徽者为主流商品。

【性状】　本品为不规则的薄片，边缘不整齐，大小不一，厚约 0.5 mm。有的有棕黑色或灰棕色的外皮。切面黄白色或淡灰棕色，维管束呈小点状散在。质松，略有弹性，易折断，新断面近外皮处显淡黄色。气微，味辛、微苦。

【商品规格】　药材商品分粉萆薢与绵萆薢，都不分等级，均为统货，并标注产地。

【品质要求】　首选粉萆薢，次选绵萆薢；均以片大而薄、切面色黄白、质松有弹性者为佳。不用"红萆薢""山萆薢"。

【检查】　**水分**（第二法）　不得过 11.0%。**总灰分**　不得过 3.0%。

【浸出物】　用稀乙醇作溶剂（热浸法），浸出物不得少于 20.0%。

饮片

【处方用名】　**粉萆薢类**　粉萆薢、绵萆薢、萆薢、大萆薢、小萆薢、黄萆薢、山萆薢、黄山药、山黄姜、黄薯、黄山姜、竹木、白菝葜、山田薯、土薯蓣。

绵萆薢类　萆薢、大萆薢、小萆薢、百脚灵、福州萆薢。

【配方应付】　本品生饮同源。写上述处方用名，均付粉萆薢或绵萆薢。

【功能与主治】　利湿去浊，祛风除痹。用于膏淋，白浊，白带过多，风湿痹痛，关节不利，腰膝疼痛。

【用法与用量】　9～15 g。

【注意】　本品利湿易伤阴，肾阴亏虚，遗精滑泄者慎用。

备注

1. 本品始载于《神农本草经》，原名萆薢。《中国药典》虽已将粉萆薢与绵萆薢分列，但对二者的【性味归经】、【功能与主治】、【用法与用量】的阐述相同，故用于汤剂时可以相互代用。

2. 2005 版《中国药典》将绵萆薢界定为 *Doscorea. septemloba* Thumb. 及 "福州薯蓣" *D. futschauensis* Uline ex R. Kunt 的干燥根茎，至 2010 版起《中国药典》改为 *D. spongiosa* J. Q. Xi，M. Mizuno et W. L. Zhao 或福州薯蓣的干燥根茎。

3. 粉萆薢与两种绵萆薢的鉴别要点：前者外皮棕黑色或灰棕色，切面黄白色或淡灰棕色，有不规则的黄色筋脉散在（维管束），对光照视，极为明显，质松，略有弹性，易折断。后者：①绵萆薢，外皮黄棕色至黄褐色，可见基部呈圆锥形凸起的根痕。切面灰白色至浅灰棕色，黄棕色筋脉点散在。质疏松，略呈海绵状。②福州薯蓣，表面凹凸不平，黄褐色，具不规则的皱缩沟纹，切面粗糙，有散的点状纹理，略显绵性。

4. 据报道：①菝葜、黑果菝葜、无刺菝葜、"长托菝葜"在云南亦作粉萆薢入药，且统称"红萆薢"。②粉萆薢的地方习用品还有同属植物"纤细薯蓣""山萆薢""细柄薯蓣""穿龙薯蓣"（又称"穿山龙")等植物的干燥根茎。

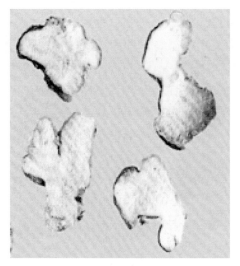

粉萆薢

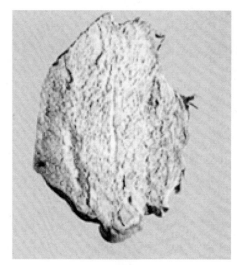

绵萆薢

附：绵萆薢

Mianbixie

DIOSCOREAE SPONGIOSAE RHIZOMA

本品为薯蓣科植物绵萆薢 *Dioscorea spongiosa* J. Q. Xi，M. Mizuno et W. L. Zhao 或福州薯蓣 *Dioscorea futschauensis* Uline ex R. Kunth 的干燥根茎。

【产地】　"绵萆薢"主产于浙江、江西、福建等省。此外，湖南、湖北亦有产。"福州薯蓣"主产于浙江、福建，且在当地多与绵萆薢混用。

【性状】　本品为不规则的斜切片，边缘不整齐，大小不一，厚2～5 mm。外皮黄棕色至黄褐色，有稀疏的须根残基，呈圆锥状突起。质疏松，略呈海绵状，切面灰白色至浅灰棕色，黄棕色点状维管束散在。气微，味微苦。

【检查】　**水分**（第二法）　不得过11.0%。**总灰分**　不得过6.0%。

【浸出物】　用稀乙醇作溶剂（热浸法），浸出物不得少于15.0%。

【其他】　见粉萆薢项下。

黄　芩

Huangqin

SCUTELLARIAE RADIX

本品为唇形科植物黄芩 *Scutellaria baicalensis* Georgi 的干燥根。春、秋二季采挖，除去须根和泥沙，晒后撞去粗皮，晒干。

【产地】　主产于河北、山西、陕西、甘肃、内蒙古及东北各地。其中，条芩以产于河北承德者质优；以产于山西、甘肃者为主流商品。

【性状】　本品呈圆锥形，扭曲。表面棕黄色或深黄色，有稀疏的疣状细根痕，上部较粗糙，有扭曲的纵皱纹或不规则的网纹，下部有顺纹和细皱纹。质硬而脆，易折断，断面黄色，中心红棕色；老根中心呈枯朽状或中空，暗棕色或棕黑色。气微，味苦。

栽培品较细长，多有分枝。表面浅黄棕色，外皮紧贴，纵皱纹较细腻。断面黄色或浅黄色，略呈角质样。味微苦。

【商品规格】　传统规格分条芩和枯芩。其中条芩又分两等：一等，条长大于 10 cm，中部直径＞1 cm；二等，条长大于 4 cm，0.4 cm＜中部直径＜1 cm。

现行规格分家种与野生两类，每类又分全撞皮（即条芩）与半川撞皮（多系枯芩）两种规格；都不分等级，均为统货，并标注产地。

【品质要求】　首选条芩，次选枯芩；调剂用野生品，制剂用栽培品；均以条长，根头少，色黄，质坚实，心实者为佳。不用碎芩，禁用"滇黄芩"。

【检查】　水分（第二法）　不得过 12.0%。总灰分　不得过 6.0%。

【浸出物】　用稀乙醇作溶剂（热浸法），浸出物不得少于 40.0%。

【含量测定】　照高效液相色谱测定，本品按干燥品计算，含黄芩苷（$C_{21}H_{18}O_{11}$）不得少于 9.0%。

饮片

【处方用名】　黄芩、子芩、枯芩、条芩、山茶根、黄金条根（河北）、黄芩炭。

【配方应付】　写以上除黄芩炭外的处方用名，均付黄芩；写黄芩炭，付黄芩炭。

【常用饮片】　黄芩片　除去杂质，置沸水中煮 10 min，取出，闷透，切薄片，干燥；或蒸 30 min，取出，切薄片，干燥（注意避免暴晒）。

【含量测定】　同药材，含黄芩苷（$C_{21}H_{18}O_{11}$）不得少于 8.0%。

黄芩炭　取净黄芩片，照炒炭法炒至外表焦黑色，取出，筛去灰屑，冷后收藏。

【功能与主治】　清热燥湿，泻火解毒，止血，安胎。用于湿温、暑湿，胸闷呕恶，湿热痞满，泻痢、黄疸，肺热咳嗽，高热烦渴，血热吐衄，痈肿疮毒，胎动不安。黄芩炭用于止血。

【用法与用量】　3～10 g。

【注意】　本品苦寒伤胃，脾胃虚寒者不宜使用。

备注

1. 本品始载于《神农本草经》，又名腐肠。其表面棕黄色，老根中心呈朽木状黑黄色，故为黔，黔也作芩，故名。

2. 条芩即枝芩、子芩，系内部充实的新根或幼根；枯芩系枯朽空洞的老根，且多已"破头"，二者的性状差异参见附图；碎芩系指破头块根。

3. 滇黄芩为唇形科植物滇黄芩 *S. viscidula* C. H. Wright 的干燥根，与条芩、枯芩性状的主要区别：本品根不扭曲，常有分枝，栓皮粗糙，断面纤维性，表面黄绿色；黄芩根多扭曲，无分枝，表面、断面均为深黄或黄棕色（不"发绿"）。

4. 据报道，栽培品所含黄芩苷高于野生品，两者性状鉴别要点：栽培品多有分枝，外皮紧贴，断面角质样，不苦；野生品单枝扭曲，根皮易脱落，味苦。

5.黄芩所含黄芩苷遇水极易被所含的酶酶解，导致颜色"发绿"，不宜药用。故本品无论产地加工或炮制均应置沸水中煮或蒸，利用水温先破坏酶，保留苷。

6.《中国药典》还收载了"酒黄芩"，由于系少数地区习用，故不作常用饮片。

7.古代医家云：①枯芩走肺，重在清肺火；子芩走大肠，重在清大肠火。②枯芩体轻主浮，专泻肺胃上焦之火；条芩体重主降，专泻大肠下焦之火。故药材商品亦将二者分开，但枯芩所含黄芩苷大多达不到《中国药典》的规定。

8.本品系野生中药保护品种（Ⅲ级），见附录Ⅴ。

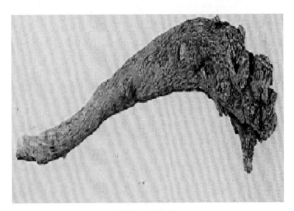

黄芩（枝芩）

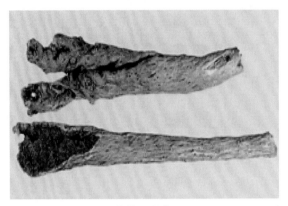

黄芩（枯芩）

黄芪与红芪

Huangqi yu hongqi

ASTRAGALI RADIX ET HEDYSARI RADIX

黄芪为豆科植物蒙古黄芪 *Astragalus membranaceus*（Fisch.）Bge. var. *mongholicus*（Bge.）Hsiao 或膜荚黄芪 *A. membranaceus*（Fisch.）Bge. 的干燥根；红芪为豆科植物多序岩黄芪 *Hedysarum polybot* rys Hand.-Mazz. 的干燥根。均在春、秋二季采挖，除去须根和根头，晒干。

【产地】 蒙古黄芪主产于山西、内蒙古、甘肃、吉林、河北等省区，习称"白皮芪"。以产于山西沁县者为道地药材，又称"绵芪"或"西黄芪"。膜荚黄芪主产于黑龙江、内蒙古、山西等地，习称"黑皮芪"。红芪系甘肃特产药材，习称"红皮芪"。

【性状】 **黄芪** 呈圆柱形，有的有分枝，上端较粗。表面淡棕黄色或淡棕褐色，有不整齐的纵皱纹或纵沟。质硬而韧，不易折断，断面纤维性强，并显粉性，皮部黄白色，木部淡黄色，有放射状纹理和裂隙，老根中心偶呈枯朽状，黑褐色或呈空洞。气微，味微甜，嚼之微有豆腥味。

红芪 呈圆柱形，少有分枝，上端较粗。表面灰红棕色，有纵皱纹、横长皮孔样突起及少数枝根痕，外皮易脱落。质硬而韧，不易折断，断面纤维性，并略显粉性，皮部黄白色，木部淡黄棕色，射线放射状，形成层环浅棕色。气微，味微甜，嚼之微有豆腥味。

【商品规格】 传统规格按产地不同分为"宁古塔芪""卜奎芪""北芪"等类别，各类又按药材的长短粗细各分 4 个等级（详见七十六种药材商品规格标准）。

现行规格分黄芪与红芪两大类，每类又分大、中、小条及统货；再不分等级，并标注产地；均以产于甘肃、内蒙古者为主流商品，且以栽培品质优。

【品质要求】　黄芪只用"白皮芪"，以条粗、断面黄白色、粉性足、味甜者为佳；不用"黑皮芪""红皮芪"；禁用紫花苜蓿、园叶锦葵及蜀葵的干燥根。

【检查】　**水分**（第二法）　不得过 10.0%。**总灰分**　不得过 5.0%。**重金属及有害元素**　照铅、镉、砷、汞、铜测定法测定，铅不得过 5 mg/kg；镉不得过 0.3 mg/kg；砷不得过 2 mg/kg；汞不得过 0.2 mg/kg；铜不得过 20 mg/kg。**有机氯农药残留量**　照农药残留量测定法测定，总六六六（总 BHC）不得过 0.2 mg/kg；总滴滴涕（总 DDT）不得过 0.2 mg/kg；五氯硝基苯（PCNB）不得过 0.1 mg/kg。

【浸出物】　水溶性浸出物（冷浸法）不得少于 17.0%。

【含量测定】　照高效液相色谱法测定，本品按干燥品计算，含黄芪甲苷（$C_{41}H_{68}O_{14}$）不得少于 0.040%，含毛蕊异黄酮葡萄糖苷（$C_{22}H_{22}O_{10}$）不得少于 0.020%。

注：以上各项检测项目及相关指标均只用于黄芪。

饮片

【处方用名】　**黄芪类**　黄芪、黄耆、怀芪、白皮芪、黑皮芪、绵黄芪、西黄芪、北黄芪、北芪、元芪、卜黄芪、绵芪、独根、茨（cí）松、炙黄芪。**红芪类**　红芪、红皮芪、晋芪、茨松、岩黄芪、独根（甘肃）。

【配方应付】　写以上除炙黄芪外的处方用名，均付黄芪；写炙黄芪，付炙黄芪。

【常用饮片】　**黄芪**　除去杂质，大小分开，洗净，润透，切厚片，干燥。

【检查】【浸出物】【含量测定】　同药材。

炙黄芪　取黄芪片，照蜜炙法炒至不黏手。

【检查】　**水分**（第二法）　不得过 10.0%。**总灰分**　不得过 4.0%。

【含量测定】　同药材，含黄芪甲苷（$C_{41}H_{68}O_{14}$）不得少于 0.030%，含毛蕊异黄酮葡萄糖苷（$C_{22}H_{22}O_{10}$）不得少于 0.020%。

【功能与主治】　**黄芪**　补气升阳，固表止汗，利水消肿，生津养血，行滞通痹，托毒排脓，敛疮生肌。用于气虚乏力，食少便溏，中气下陷，久泻脱肛，便血崩漏，表虚自汗，气虚水肿，内热消渴，血虚萎黄，半身不遂，痹痛麻木，痈疽难溃，久溃不敛。

炙黄芪　益气补中。用于气虚乏力，食少便溏。

【用法与用量】　9～30 g。

【注意】　凡表实邪盛，疮疡初起，或溃后热毒尚盛者，均不宜用。

备注

1. 黄芪原名"黄耆"，如今常将"耆"简写为"芪"。李时珍释其名曰："耆，长也，黄耆色黄，为补药之长，故名。"栽培的蒙古黄芪品质优于野生的膜荚黄芪。二者性状特征参见附图。其鉴别要点：前者根头较大，表面淡黄色或棕褐色，断面皮部占半径的 2/5～3/5，呈不规则的径向放射裂隙，木部有规则放射纹理及裂隙，老根中心多枯朽或呈空洞；后者根头较小，表面棕褐色或黑褐色，主茎基明显。

2. 红芪历来被视作黄芪的质次品。由于本品的基原、性状与黄芪不同，直到 1985 年版《中国药典》才收载本品并单列，但对其【功能与主治】的界定与黄芪相同。

3. 红芪与黄芪的鉴别要点：前者表面红棕色，外皮易剥离而现淡黄色的皮部及纤维；其断面皮部黄白色，占半径的 1/3～1/2，内侧可见一棕色环及放射状纹理。

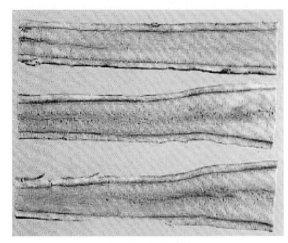

蒙古黄芪纵切面

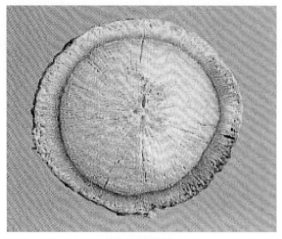

蒙古黄芪横切面

4. 蒙古黄芪与常见伪品的性状区别详见蒙古黄芪与常见的品性状鉴别表。

5. 黄芪素以产于我国西部地区者质优，皆因该地区土壤中富含硒。近代研究证实黄芪中含有丰富的硒元素，能提高机体对疾病的抵抗力和延缓细胞衰老。

蒙古黄芪与常见伪品性状鉴别表

品种	外形	质地	主根长（cm）	色泽	皮孔
蒙古黄芪	分枝少	柔韧，不易折断	40～90	黄白至棕褐色	横长
紫花苜蓿	根头粗，分枝多	硬脆，不易折断	10～15	灰棕色	少
园叶锦葵	有分枝	同上	5～10	黄棕色	线状
蜀葵	根头粗大	同上	10～40	灰黄色至灰褐色	细长

黄　连

Huanglian

COPTIDIS RHIZOMA

本品为毛茛科植物黄连 *Coptis chinensis* Franch.、三角叶黄连 *Coptis deltoidea* C. Y. Cheng et Hsiao 或云连 *Coptis teeta* wall. 的干燥根茎。以上 3 种分别习称"味连""雅连""云连"。秋季采挖，除去须根和泥沙，干燥，撞去残留须根。

【产地】　**味连**　主产于湖北利川、恩施、建始、巴东及四川南川、石柱等县，均地处长江南岸，故又称"南岸连"，并以"南岸连"质优量大；而产于湖北房县、秭归、巴东北部及四川巫山、巫溪等县者，又称"北岸连"；由于"南岸连"与"北岸连"往年均以四川万县为集散地，故又统称"川黄连"。**雅连**　主产于四川西部峨嵋、洪雅、乐山等县。**云连**　主产于云南德钦、维西、腾冲等县。

【性状】　**味连**　多集聚成簇，常弯曲，形如鸡爪，单枝根茎长 $3\sim6$ cm，直径 $0.3\sim0.8$ cm。表面灰黄色或黄褐色，粗糙，有不规则结节状隆起、须根及须根残基，有的节间表面平滑如茎杆，习称"过桥"。上部多残留褐色鳞叶，顶端常留有残余的茎或叶柄。质硬，断面不整齐，皮部橙红色或暗棕色，木部鲜黄色或橙黄色，呈放射状排列，髓部有的中空。气微，味极苦。**雅连**　多为单枝，略呈圆柱形，微弯曲，长 $4\sim8$ cm，直径 $0.5\sim1$ cm。"过桥"较长。顶端有少许残茎。**云连**弯曲呈钩状，多为单枝，较细小。

【商品规格】　传统规格分味连、雅连、云连，每种又各分两个等级，详见"七十六中药材商品规格标准"。

现行规格只分"单枝黄连"与"鸡爪黄连"，都不分等级，均为统货，并标注产地。其中，出口黄连主要是味连；其一等品习称"刁枝连"，二等品习称"大市连"，野生品习称"凤尾连"，品质最佳。

【品质要求】　首选味连，以条粗壮、质坚实、无残茎毛须、无过桥者为佳。次选雅连、云连。禁用固州黄连（参见【备注】项下）。

【检查】　水分（第二法）　不得过 14.0%。**总灰分**　不得过 5.0%。

【浸出物】　用稀乙醇作溶剂（热浸法），浸出物不得少于 15.0%。

【含量测定】　照高效液相色谱法测定，本品按干燥品计算。**味连**　以盐酸小檗碱（$C_{20}H_{17}NO_4$）计，含小檗碱（$C_{20}H_{17}NO_4$）不得少于 5.5%，表小檗碱（$C_{20}H_{17}NO_4$）不得少于 0.80%，黄连碱（$C_{19}H_{13}NO_4$）不得少于 1.6%，巴马汀（$C_{21}H_{21}NO_4$）不得少于 1.5%。**雅连**　以盐酸小檗碱（$C_{20}H_{18}ClNO_4$）计，含小檗碱（$C_{20}H_{17}NO_4$）不得少于 4.5%。**云连**　含小檗碱（$C_{20}H_{17}NO_4$）不得少于 7.0%。

饮片

【处方用名】　**味连类**　黄连、鸡爪连、川黄连、川连、味连、光连、单枝黄连（商品名）；**雅连类**　黄连、雅连、峨眉连、峨眉家连、嘉定连、刺盖连；**其他类**　云连、山黄连、尾连、鹰爪连；**临方炮制类**　酒黄连、姜黄连、萸黄连。

【配方应付】　写以上除姜黄连、萸黄连、酒黄连外的处方用名，均付黄连片（味连的加工炮制品）；写姜黄连，付姜黄连；写萸黄连，付萸黄连；写酒黄连，付酒黄连。

【常用饮片】　（味连）**黄连片**　除去杂质，润透后切薄片，晾干，或用时捣碎。

【检查】　**水分**　同药材，不得过 12.0%。**总灰分**　同药材，不得过 3.5%。

【浸出物】　同药材。

【含量测定】　同药材，以盐酸小檗碱计，含小檗碱（$C_{20}H_{17}NO_4$）不得少于 5.0%，含表小檗碱（$C_{20}H_{17}NO_4$）、黄连碱（$C_{19}H_{13}NO_4$）和巴马汀（$C_{21}H_{21}NO_4$）的总量不得少于 3.3%。

酒黄连　取净黄连片，照酒炙法炒干。每 100 kg 净黄连片，用黄酒 12.5 kg。

【检查】【浸出物】【含量测定】　同黄连片。

姜黄连　取净黄连片，照姜汁炙法炒干。每 100 kg 净黄连片，用生姜 12.5 kg。

【检查】【浸出物】【含量测定】　同黄连片。

萸黄连　取吴茱萸加适量水煎煮，煎液与净黄连片拌匀，待液吸尽，炒干。每 100 kg 净黄连片，用吴茱萸 10 kg。

【检查】【浸出物】【含量测定】　同黄连片。

【功能与主治】　清热燥湿，泻火解毒。用于湿热痞满，呕吐吞酸，泻痢，黄疸，高热神昏，心火亢盛，心烦不寐，心悸不宁，血热吐衄，目赤，牙痛，消渴，痈肿疔疮；外治湿疹，湿疮，耳道流脓。酒黄连善清上焦火热，用于目赤口疮。姜黄连清胃和胃止呕。用于寒热互结，湿热中阻，痞满呕吐。萸黄连舒肝和胃止呕。用于肝胃不和，呕吐吞酸。

【用法与用量】　2～5 g。外用适量。

【注意】　本品苦寒易伤脾胃，脾胃虚寒者禁用；苦燥易伤阴津，阴虚津伤者慎用。

备注

1. 本品始载于《神农本草经》。李时珍释其名曰："其根连珠而色黄，故名。"

2. 味连与雅连、云连的鉴别要点。①性状：味连多分枝，分枝成束状，形如鸡爪，"过桥"较短（一等品＜2 cm），且表面平滑，中央有小形红棕色的髓；雅连少分枝，蚕形或鸡腿状，"过桥"较长而明显；云连多单枝，细小弯曲呈钩状，形如蝎尾，无"过桥"。②味连皮层、中柱鞘有石细胞；雅连髓部有石细胞，云连无石细胞。

3. 药材商品所称的"单枝黄连"系指味连中无分枝及"过桥"者，品质较佳，但并非云连，应注意区别。

4. 固州黄连为毛茛科植物日本黄连 *Coptisjaponica Makino* 的干燥根茎。其性状与云连相似，均无"过桥"。

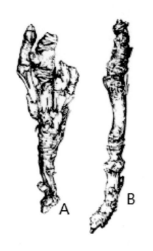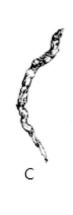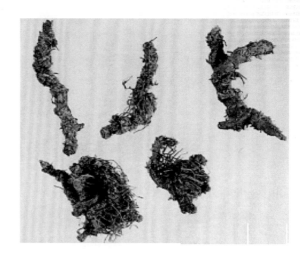

A. 味连；B. 雅连；C. 云连　　　　　　　　　　　固州黄连

5. 据报道本品炮制后，黄连中小檗碱的含量均有不同程度的提高，其增加程度为姜黄连＞酒黄连＞萸黄连＞黄连。其中，酒黄连（饮片）亦被《中国药典》收载。

6. 《中国药典》在本品饮片项下规定：黄连的各种饮片，均应是味连的炮制加工品。故炮制黄连的各种饮片，必须采购味连（药材），自行炮制，以利鉴别。

7. 本品系野生中药保护品种（Ⅱ级），见附录（Ⅴ）。

黄　精

Huangjing

POLYGONATI RHIZOMA

本品为百合科植物滇黄精 *Polygonatum kingianum* Coll. et Hemsl.、黄精 *Polygonatum sibiricum* Red. 或多花黄精 *Polygonatum cyrtonema* Hua 的干燥根茎。按形状不同，分别习称"大黄精""鸡头黄精""姜形黄精"。均在春、秋二季采挖，除去须根，洗净，置沸水中略烫或蒸至透心，干燥。

【产地】　大黄精主产于贵州、云南及广西；鸡头黄精主产于河北、内蒙古及辽宁等地；姜形黄精主产于贵州、湖南、四川、湖北等省，以产于湖南者为主流商品。

【性状】　**大黄精**　呈肥厚肉质的结节块状。表面淡黄色至黄棕色，具环节，有皱纹及须根痕，结节上侧茎痕呈圆盘状，圆周凹入，中部突出。质硬而韧，不易折断，断面角质，淡黄色至黄棕色。气微，味甜，嚼之有黏性。

鸡头黄精　呈结节状弯柱形，结节略呈圆锥形，常有分枝。表面黄白色或灰黄色，半透明，有纵皱纹，茎痕圆形，直径 5～8 mm。

姜形黄精　呈长条结节块状，长短不等，常数个块状结节相连。表面灰黄色或黄褐色，粗糙，结节上侧有突出的圆盘状茎痕，直径 0.8～1.5 cm。

【商品规格】　不分等级，均为统货，并标注产地。

【品质要求】　首选滇黄精，次选黄精、多花黄精，均以块大、肥润、色黄白、断面透明、质润泽（习称有冰糖渣）者为佳（凡苦味者不得入药）；不用"卷叶黄精"；禁用"湖北黄精"（习称"苦黄精"）、"热河黄精"。

【检查】　**水分**（第四法）　不得过 18.0%。**总灰分**　取本品，80℃干燥 6 h 粉碎后测定，不得过 4.0%。

【浸出物】　用稀乙醇作溶剂（热浸法），浸出物不得少于 45.0%。

【含量测定】　照紫外-可见分光光度法，在 582 nm 波长处测定吸光度，本品按干燥品计算，含黄精多糖以无水葡萄糖（$C_6H_{12}O_6$）计，不得少于 7.0%。

饮片

【处方用名】　黄精、大黄精、鸡头黄精、姜形黄精、鸡头参、滇黄精、北环精、鹿竹、九龙盘、白药、山白薯、山生姜、山姜（福建、江西、湖南、广东）、山捣臼（浙江）、老虎姜（四川、贵州）、酒黄精、蒸黄精。

【配方应付】　写以上除酒黄精外的处方用名，均付黄精；写酒黄精，付酒黄精。

【常用饮片】　**黄精**　除去杂质，洗净，略润，切厚片，干燥。

【检查】　**水分**　同药材，不得过 15.0%。**总灰分**　同药材。

【浸出物】【含量测定】　同药材。

酒黄精　取净黄精，照酒蒸法蒸透，稍凉，切厚片干燥。每 100 kg 黄精，用黄酒 20 kg。

【检查】　**水分**　同药材，不得过 15.0%。**总灰分**　同药材。

【浸出物】　同药材。

【含量测定】　同药材，含黄精多糖以无水葡萄糖（$C_6H_{12}O_6$）计，不得少于4.0%。

【功能与主治】　补气养阴，健脾，润肺，益肾。用于脾胃气虚，体倦乏力，胃阴不足，口干食少，肺虚燥咳，劳嗽咳血，精血不足，腰膝酸软，须发早白，内热消渴。

【用法与用量】　9～15 g。

【注意】　痰湿壅滞，中寒便溏，气滞腹胀者不宜服用。

备注

1. 本品始载于《名医别录》。李时珍曰："黄精为服食要药，故《别录》列于草部之首，家以为芝草之类，以其得坤土的精粹，故谓之黄精。"

2. 大黄精、鸡头黄精、姜形黄精的鉴别，参见【性状】项下及附图。

3. 卷叶黄精为百合科同属植物卷叶黄精 *P. cirrhifolium*（Wall.）Royle. 的干燥根茎。本品为二至数个结节连生的块状，多个结上有圆形茎痕，味微苦麻。

4. 湖北黄精为百合科同属植物湖北黄精 *P. zanlanscianense* Pamp. 的根茎。茎痕凹陷圆盘状，根痕凸起，断面有多数椭圆形棕色小点。味先微甜而后苦。至于热河黄精，又称多花黄精，参见"玉竹"项下。

5. 《中国药典》只收载了黄精与酒黄精两种饮片，《湖北省中药饮片炮制规范》还收载了"蒸黄精"（系产地加工），故蒸黄精不列于【常用饮片】项下。

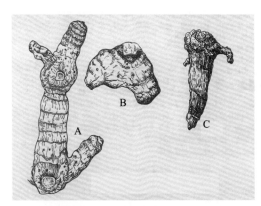

A. 姜形黄精　B. 鸡头黄精　C. 大黄精

常　山

Changshan

DICHROAE RADIX

本品为虎耳草科植物常山 *Dichroa febrifuga* Lour. 的干燥根。秋季采挖，洗净晒干。

【产地】　主产于四川、重庆、贵州、湖南、湖北等地，广西亦产。以产于四川的"鸡骨常山"（商品名）为主流商品，且质优；以产于重庆南川、酉阳、涪陵者为道地药材。

【性状】　本品呈圆柱形，常弯曲扭转，或有分枝。表面棕黄色，具细纵纹，外皮易剥落，剥落处露出淡黄色木部。质坚硬，不易折断，折断时有粉尘飞扬；横切面黄白色，射线类白色，呈放射状。气微，味苦。

【商品规格】　分土常山与鸡骨常山，都不分等级，均为统货，并标注产地。

【品质要求】　只用鸡骨常山，以质坚硬，断面淡黄色者为佳；不用"滇常山"及"伞花绣球"，即土常山；禁用"玉叶金花"或"展枝玉叶金花"（又称"白常山"）。

【检查】　**水分**（第二法）　不得过10.0%。**总灰分**　不得过4.0%。

饮片

【处方用名】　常山、土常山、黄常山、鸡骨常山、炒常山。

【配方应付】　写以上除炒常山外的处方用名，均付常山；写炒常山，付炒常山。

【常用饮片】　**常山**　除去杂质，分开大小，浸泡，润透，切薄片，晒干。

炒常山（临方炮制）取常山片，照清炒法炒至色变深。

【检查】　常山、炒常山均同药材。

【功能与主治】　涌吐痰涎，截疟。用于痰饮停聚，胸膈痞塞，疟疾。

【用法与用量】　5～9 g。

【注意】　孕妇慎用；体弱者慎用；有催吐副作用，用量不宜过大。

备注

1. 本品与滇常山 *Clerodendrun yunnanense* Hu ex Hand. Mazz 的干燥茎的鉴别要点：前者表面棕黄色，外皮易剥离，剥离处露出淡黄色木部，折断时有粉尘飞扬；后者外皮暗红色，不易折断，断面有髓，具特异臭气。

2. 伞花绣球为伞花绣球虎耳草科植物 *Hydrangea umbellata* Rehd. 的干燥根。与常山的性状差异明显（指药材），但饮片极为相似。

3. 本品与茜草科玉叶金花 *Mussacnda parviflora* Miq. 或展枝玉叶金花 *M. divaricata* Hutch. 的根的鉴别要点，参见常山与白常山性状特征比较表。

4.《湖北省中药饮片炮制规范》还收载"酒常山"，鉴于《中国药典》未收载此种饮片，故不列入本规定【常用饮片】项下。

常山与白常山性状特征比较表

品种	常山	白常山
性状	圆柱形，扭曲	粗直而长，或不规则弯曲
表面	黄棕色，有明显的细纵纹	灰棕色，具不规则纵横裂纹
质地	坚实而重，折断时有粉末飞扬	坚硬而稍轻
断面	黄白色，射线类白色，放射状	白色

银　柴　胡

Yinchaihu

STELLARIAE RADIX

本品为石竹科植物银柴胡 *Stellaria dichotoma* L. var. lanceolata Bge. 的干燥根。春、夏间植株萌发或秋后茎叶枯萎时采挖；栽培品于种植后第 3 年 9 月中旬或第 4 年 4 月中旬采挖，除去残茎、须根及泥沙，晒干。

【产地】　主产于宁夏、甘肃、陕西、内蒙古等省区。以产于甘肃者为主流商品，以产于宁夏陶乐、盐池、灵武、中卫等县者为道地药材。

【性状】 本品呈类圆柱形，偶有分枝。表面浅棕黄色至浅棕色，有扭曲的纵皱纹和支根痕，多具孔穴状或盘状凹陷，习称"砂眼"，从砂眼处折断可见棕色裂隙中有细砂散出。根头部略膨大，有密集的呈疣状突起的芽苞、茎或根茎的残基，习称"珍珠盘"。质硬而脆，易折断，断面不平坦，较疏松，有裂隙，皮部甚薄，木部有黄、白色相间的放射状纹理。气微，味甘。

栽培品有分枝，下部多扭曲。表面浅棕黄色或浅黄棕色，纵皱纹细腻明显，细支根痕多呈点状凹陷。几无砂眼。根头部有多数疣状突起。折断面质地较紧密，几无裂隙，略显粉性，木部放射状纹理不甚明显。味微甜。

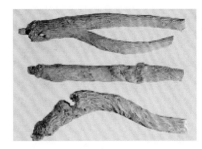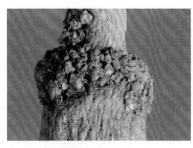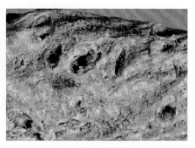

银柴胡　　　　　　银柴胡"珍珠盘"　　　　　银柴胡表面观及砂眼

【商品规格】 不分等级，均为统货，并标注产地。

【品质要求】 首选野生品，次选栽培品；均以根条粗长均匀，表面淡黄棕色，皮紧纹细，断面粉白，根顶珍珠盘明显，含细砂少者为佳；禁用"丝石竹"（又名霞草）、"灯心蚤缀""旱麦瓶草"。

【检查】 **酸不溶性灰分** 不得过5.0%。

【浸出物】 用甲醇作溶剂（冷浸法），浸出物不得少于20.0%。

饮片

【处方用名】 银柴胡、银胡、沙参儿、土参、银夏柴胡、白根子、牛肚根、山菜根。

【配方应付】 本品生饮同源。写以上处方用名，均付银柴胡。

【功能与主治】 清虚热，除疳热。用于阴虚发热，骨蒸劳热，小儿疳热。

【用法与用量】 3～10g。

【注意】 外感风寒，血虚无热者不宜使用。

备注

1.野生品与栽培品的鉴别要点：前者偶有分枝，有扭曲的纵皱纹，多呈空穴状或盘状凹陷，习称"砂眼"，根头部略膨大，有密集的点状凸起，习称"珍珠盘"；后者有分枝，下部多扭曲，"珍珠盘"不明显，但几无"砂眼"。

2.本品伪品甚多，但大多无"珍珠盘"及"砂眼"，可资鉴别。

3.本品的栽培品与党参的性状极相似，易混用，尤以饮片更甚。二者的鉴别方法：①取粉末0.5g，加水10ml，温浸30min，用力振摇滤液，凡产生持久性泡沫系党参。②取粉末0.2g，加乙醇5ml，浸渍1h（经常振摇），取滤液滴于滤纸上，置紫外灯（365nm）下检视，无荧光反应系党参，显蓝紫色荧光者系银柴胡。综上，本品应采购中药材，自行切片，以防掺伪、掺砂。

4.银柴胡水溶液大多能破坏红细胞，即有溶血作用，所含皂苷能导致支气管黏膜的过度分泌。

猫 爪 草

Maozhuacao

RANUNCULI TERNATI RADIX

本品为毛茛科植物小毛茛 *Ranunculus terrnatus* Thunb. 的干燥块根。春季采挖，除去须根和泥沙，晒干。

【产地】　主产于河南信阳地区。此外，江苏、浙江、湖北等省及广西北部亦有产，多野生；河南及安徽有栽培品。以产于河南者为主流商品。

【性状】　本品由数个至数十个纺锤形的块根簇生，形似猫爪，长 3～10 mm，顶端有黄褐色残茎或茎痕。表面黄褐色或灰黄色，久存色泽变深，微有纵皱纹，并有点状须根痕和残留须根。质坚实，断面类白色或黄白色，空心或实心，粉性。气微，味微甘。

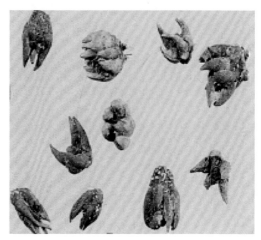

猫爪草

【商品规格】　分家种与野生两类。其中，家种品又分"大爪与小爪"两种规格（以小爪质优），都不分等级，均为统货，并标注产地。

【品质要求】　首选野生品，次选小爪栽培品；均以身干、色黄白（久贮变黑）、质坚实饱满、无空心的新货为佳。禁用"肉根毛茛"，以及猫爪草的全草。

【检查】　**水分**（第二法）　不得过 13.0%。**总灰分**　不得过 8.0%。**酸不溶性灰分**　不得过 4.0%。

【浸出物】　用稀乙醇作溶剂（热浸法），浸出物不得少于 30.0%。

饮片

【处方用名】　猫爪草、小毛茛、三散草、黄花草、金花草、小金凤花。

【配方应付】　本品生饮同源。写以上处方用名，均付猫爪草。

【功能与主治】　化痰散结，解毒消肿。用于瘰疬痰核，疔疮肿毒，蛇虫咬伤。

【用法与用量】　15～30 g，单味药可用至 120 g。

备注

1. 本品形似猫爪，诸多文献均指系由 5～6 个块根簇生而成，《中国药典》的描述为本品由数个至数十个纺锤形的块根簇生，形似猫爪。

2. 野生品与栽培品的主要区别：前者长 0.3～1 cm，直径 0.15～0.3 cm，后者长 0.8～1.5 cm，直径约 2 mm。

3. 本品与同属植物肉根毛茛 *R. polii* Franch. 的根的主要区别，参见猫爪草与肉根毛茛的主要区别表。

猫爪草与肉根毛茛的主要区别表

品名	猫爪草	肉根毛茛
性状	块根纺锤形，常5～6个簇生成猫爪状	须根长圆柱形，常2～6个簇生
长度（cm）	0.3～1	1.5～5
表面特征	表面黄褐色或灰黄色（新货）	表面黑褐色
质地	坚实	稍韧
断面	类白色或黄白色，空心或实心，粉性	灰白色至淡黄白色，实心，粉性

综上，猫爪草宜采购新货，以利鉴别。

4. 本品的全草所含原白头翁素，系有毒成分，花的毒性比其他部位大，误食后可引起黏膜发炎。至于根有无毒性，尚存争论，近十几年来未见本品有不良反应的报道。

麻 黄 根

Mahuanggen

EPHEDRAE RADIX ET RHIZOMA

本品为麻黄科植物草麻黄 *Ephedra sinica* Stapf 或中麻黄 *Ephedra intermedia* Schrenk et C. A. Mey. 的干燥根和根茎。秋末采挖，除去残茎、须根和泥沙，干燥。

【产地】　我国西北及北方各省均有产，但主产于山西、甘肃、内蒙古、新疆等地。

【性状】　本品呈圆柱形，略弯曲。表面红棕色或灰棕色，有纵皱纹和支根痕。外皮粗糙，易成片状剥落。根茎具节，节间长0.7～2 cm，表面有横长突起的皮孔。体轻，质硬而脆，断面皮部黄白色，木部淡黄色或黄色，射线放射状，中心有髓。气微，味微苦。

【商品规格】　不分等级，均为统货，并标注产地。以产于内蒙古者为主流商品。

【品质要求】　首选草麻黄的根或根茎，次选中麻黄的根或根茎；均以质硬、外皮色红棕、切面色黄白者为佳。禁用木贼麻黄的根或根茎。

【检查】　**水分**（第二法）　不得过10.0%。**总灰分**　不得过8.0%。

【浸出物】　水溶性浸出物（冷浸法）不得少于8.0%。

饮片

【处方用名】　麻黄根、苦椿菜、草麻黄根、苦棒菜根、川麻黄根、赤根。

【配方应付】　本品生饮同源。写以上处方用名，均付麻黄根。

【功能与主治】　固表止汗。用于自汗，盗汗。

【用法与用量】　3～9 g。外用适量，研粉撒扑。

【注意】　麻黄根收敛固涩之性强，攻专止汗，故有表邪者不宜使用。

备注

药用麻黄的"基原"有3种（见麻黄项下），但《中国药典》规定本品应为草麻黄、中麻黄（不含木贼麻黄）的干燥根或根茎，所以本品应选购整株草麻黄和中麻黄自行切断，挑选根和根茎入药。

商　陆

Shanglu

PHYTOLACCAE RADIX

本品为商陆科植物商陆 *Phytolacca acinosa* Roxb. 或垂序商陆 *P. americana* L. 的干燥根。秋季至次春采挖，除去须根和泥沙，切成块或片，晒干或阴干。

【产地】　商陆主产于河南、湖北、安徽，以产于河南安阳地区者为道地药材；垂序商陆主产于山东、浙江、江西等省。

【性状】　本品为横切或纵切的不规则块片，厚薄不等。外皮灰黄色或灰棕色。横切片弯曲不平，边缘皱缩；切面浅黄棕色或黄白色，木部隆起，形成数个突起的同心性环轮。纵切片弯曲或卷曲，木部呈平行条状突起。质硬，气微，味稍甜，久嚼麻舌。

【商品规格】　商品分横切片与纵切片两类，都不分等级，均为统货，并标注产地。

【品质要求】　只用横切片，以块片大、色黄白、显罗盘纹者为佳；不用纵切片或"闭鞘姜"；禁用"丝石竹""三分三""山莨菪"的根或根茎。

【检查】　**杂质**　不得过 2.0%。**水分**（第二法）　不得过 13.0%。**酸不溶性灰分**　不得过 2.5%。

【浸出物】　水溶性浸出物（冷浸法）不得少于 10.0%。

【含量测定】　照高效液相色谱法测定，本品按干燥品计算，含商陆皂苷甲（$C_{42}H_{66}O_{16}$）不得少于 0.15%。

饮片

【处方用名】　商陆、花商陆、遂荡、水萝卜、山萝卜、野萝卜、牛萝卜、湿萝卜、牛大黄、大苋菜、苋菜蓝、肥猪菜、见肿消、红商陆、白商陆、醋商陆。

【配方应付】　写除醋商陆外的处方用名，均付商陆；写醋商陆，付醋商陆。

【常用饮片】　**生商陆**　除去杂质，洗净，润透，横切厚片，干燥。

醋商陆（临方炮制）取商陆片，照醋炙法炒干。每 10 kg 商陆，用醋 30 kg。

【检查】　**酸不溶性灰分**　同药材，不得过 2.0%。**水分**　同药材。

【浸出物】　同药材，不得少于 15.0%。

【含量测定】　同药材，含商陆皂苷甲（$C_{42}H_{66}O_{16}$）不得少于 0.20%。

【功能与主治】　逐水消肿，通利二便，外用解毒散结。用于水肿胀满，二便不通；外治痈肿疮毒。

【用法与用量】　3～9 g。外用适量，煎汤熏洗。

【注意】　孕妇禁用。

备注

1. 本品始载于《神农本草经》，原名遂荡。因其能逐水气而得名。历代本草均称本品有赤、白两种，白者即商陆，赤者有大毒，但赤者为何物，至今不详。

2. 本品宜切横片，因其切面木部隆起，显罗盘纹，有利鉴别。

3. 湖北省及不少省区曾将石竹科植物丝石竹（霞草）*Gypsophila oldhamiana* Miq. 的根作商陆药用。其鉴别要点：商陆切面木部隆起，形成数个隆起的同心性环轮，习称"罗盘纹"，味甜，久嚼麻舌；丝石竹切面可见 2～3 轮环状纹理，与"罗盘纹"相似，但不突起，味苦，久嚼麻舌。

4. 茄科植物三分三 *Anisadus acutangulus* C. Y. Wu et C. Chen. 曾误作商陆药用，但本品有大毒，应注意鉴别：三分三外皮棕褐色或黑褐色，切面灰白色至微黄色，可见放射状纹理及数层同心性环纹（但不突起），呈颗粒状，味微苦麻。

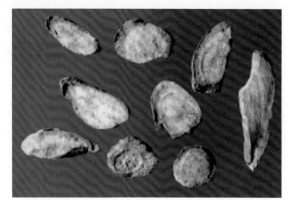

三分三

5. 姜科植物闭鞘姜 *Costus specious* （Koen.） Smith 的干燥根茎在广东作商陆药用，又称"广东商陆""广商陆"。本品多为纵切片或斜切片，切面散列众多纤维及维管束，质松较韧，味淡微苦。

6. 山莨菪为茄科植物山莨菪 *Anisodus tanguticus* （Maxim.） P. 的干燥根。商陆与山莨菪的鉴别要点：前者切面木部隆起，形成数个隆起的同心性环轮，味甜，久嚼麻舌；后者切面平坦，环纹偏向一侧，气微，味苦。

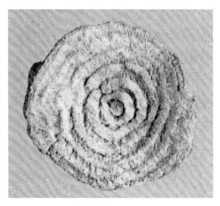

商陆横切面观

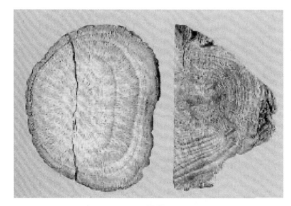

山莨菪

7. 《湖北省中药饮片炮制规范》还收载了"炒商陆"，鉴于《中国药典》未收载此种饮片，故不列于【常用饮片】项下。

续 断

Xuduan

DIPSACI RADIX

本品为川续断科植物川续断 *Dipsacus asper* Wall. ex Henry 的干燥根。秋季采挖，除去根头和须根，用微火烘至半干，堆置"发汗"至内部变绿色时，再烘干。

【产地】　主产于湖北、四川、湖南、贵州等省。以产于四川者为主流商品，以产于湖北鄂西者质优，以产于鄂西恩施鹤峰县者为道地药材。

【性状】　本品呈圆柱形，略扁，有的微弯曲。表面灰褐色或黄褐色，有稍扭曲或明显扭曲的纵皱及沟纹，可见横列的皮孔样斑痕和少数须根痕。质软，久置后变硬，易折断，断面不平坦，皮部墨绿色或棕色，外缘褐色或淡褐色，木部黄褐色，导管束呈放射状排列。气微香，味苦、微甜而后涩。

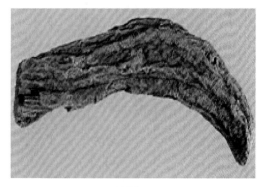

续断

【商品规格】　传统规格：按根条长短粗细分为四等。一等：长>6.7 cm，围径>4.6 cm；二等：长>6.7 cm，围径>2.3 cm；三等：长>6.7 cm，围径>2.0 cm；四等：围径>1.3 cm。现行规格：分选装与统装，都不分等级，并标注产地。

【品质要求】　只用当年秋季采收并加工的新货，以根粗、质软、外表黄褐色，断面绿褐色者为佳；不用隔年陈货，以及同属植物"续断"的干燥根；禁用"糙苏"。

【检查】　**水分**（第二法）　不得过10.0%。**总灰分**　不得过12.0%。**酸不溶性灰分**　不得过3.0%。

【浸出物】　水溶性浸出物（热浸法）不得少于45.0%。

【含量测定】　照高效液相色谱法测定，本品按干燥品计算，含川续断皂苷Ⅵ（$C_{47}H_{76}O_{18}$）不得少于2.0%。

饮片

【处方用名】　续断、川断、川续断、六旦、马蓟、六汗（四川）、盐续断、酒续断。

【配方应付】　写以上除盐续断、酒续断外的处方用名，均付续断；写盐续断，付盐续断；写酒续断，付酒续断。

【常用饮片】　**续断片**　洗净，润透，切厚片，干燥。

【检查】【浸出物】　同药材。

【含量测定】　同药材，含川续断皂苷Ⅵ（$C_{47}H_{76}O_{18}$）不得少于1.5%。

酒续断（临方炮制）取续断，照酒炙法炒至微带黑色。

【检查】【浸出物】　同药材。

【含量测定】　同药材，含川续断皂苷Ⅵ（$C_{47}H_{76}O_{18}$）不得少于1.5%。

盐续断（临方炮制）取续断片，照盐炙法炒干。

【检查】【浸出物】　同药材。

【含量测定】　同药材，含川续断皂苷Ⅵ（$C_{47}H_{76}O_{18}$）不得少于1.5%。

【功能与主治】　补肝肾，强筋骨，续折伤，止崩漏。用于肝肾不足，腰膝酸软，风湿痹痛，跌扑损伤，筋伤骨折，崩漏，胎漏。酒续断多用于风湿痹痛，跌扑损伤，筋伤骨折。盐续断多用于腰膝酸软。

【用法与用量】　9～15 g。

【注意】　风湿热痹者忌用。本品久贮易变色、变硬、质次，故宜用新货。

备注

1. 本品始载于《神农本草经》，原名"续断"；其主产地及优质品均出自湖北，因往年以四川万县为集散地，故俗称"川续断"；但川续断是其原植物的属名，并非药材名，应注意区别。此外，同属植物续断 D. Japonicus Miq. 的干燥根与本品同名异物，其根呈木质化，不作药用。这是二者的鉴别要点。

2. 糙苏为唇形科植物糙苏 *Phlomis umbrosa* Turcz. 的干燥块根，又称"苎麻续断""土续断""柴续断"。其块根为条形，上粗下细，细部多集生于短粗的根茎。

3. 续断之"续"，有接续、嗣续、连续三义：接续者，接续筋骨血脉也；嗣续者，保胎接代也；连续者，延年葆春也；故《神龙本草经》将本品列为上品。

绵马贯众　　附：紫萁贯众

Mianmaguanzhong

DRYOPTERIDIS CRASSIRHIZOMATIS RHIZOMA

本品为鳞毛蕨科植物粗茎鳞毛蕨 *Dryopteris crassirhizoma* Nakai. 的干燥根茎和叶柄残基，习称"东北贯众"。秋季采挖，削去叶柄，须根，除去泥沙，晒干。

【产地】　主产于黑龙江、吉林、辽宁等省。以产于东三省者为主流商品。

【性状】　本品呈长倒卵形，略弯曲，上端钝圆或截形，下端较尖，有的纵剖成两半。表面黄棕色至黑褐色，密被排列整齐的叶柄残基及鳞片，并有弯曲的须根。叶柄残基呈扁圆形，表面有纵棱线，质硬而脆，断面略平坦，棕色，有黄白色维管束 5～13 个，环列，每个叶柄残基的外侧常有 3 条须根，鳞片条状披针形，全缘，常脱落。质坚硬，断面略平坦，深绿色至棕色，有黄白色维管束 5～13 个，环列，其外散有较多的叶迹维管束。气特异，味初淡而微涩，后渐苦、辛。

【商品规格】　不分等级，均为统货，并标注产地。

【品质要求】　首选绵马贯众，以个大、质坚实、叶柄残基切面棕绿色、须根少者为佳；次选紫萁贯众；禁用狗脊蕨贯众、荚果蕨贯众及"贯众"。

【检查】　**水分**（第二法）　不得过 12.0%。**总灰分**　不得过 7.0%。**酸不溶性灰分**　不得过 3.0%。

【浸出物】　用稀乙醇作溶剂（热浸法），浸出物不得少于 25.0%。

饮片

【处方用名】　绵马贯众、贯众、东北贯众、贯仲、大贯仲、管仲、牛毛黄。

【配方应付】　本品生饮同源。写上述处方用名，均付绵马贯众。

【常用饮片】　**绵马贯众**　除去杂质，喷淋清水，洗净润透，切厚片干燥，筛去灰屑。

【检查】　**总灰分**　不得过 5.0%。**水分**　同药材。

【浸出物】　同药材。

【功能与主治】　清热解毒，止血，杀虫。用于时疫感冒，风热头痛，温毒发斑，疮疡肿毒，崩漏下血，虫积腹痛。

【用法与用量】　5～10 g。

【注意】　本品有小毒，用量不宜过大。

备注

1. 贯众类药材品种复杂，各地习用品各异。2005年版《中国药典》始载绵马贯众，2010年版增收紫萁贯众，2009年版《湖北省中药饮片炮制规范》始载绵马贯众，同时收载紫萁贯众、狗脊蕨贯众、荚果蕨贯众，并将后三者均命名为"贯众"，实则有误，因为"贯众"为鳞毛蕨科植物贯众 *Cyrtomium fortunei* J. Sm 的干燥根茎或叶柄残基，又称小贯众。此外，贯众类药材一直被中医用作杀虫药，经研究证实在贯众类多种药材中，唯有绵马贯众所含间苯三酚有明显的驱虫作用，且系贯众类药材的主流商品。

2. 5种贯众性状的主要区别参见5种贯众性状鉴别要点表及附图。

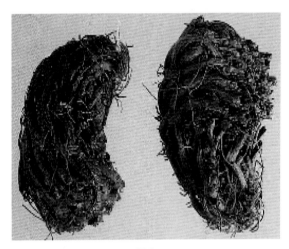
贯众

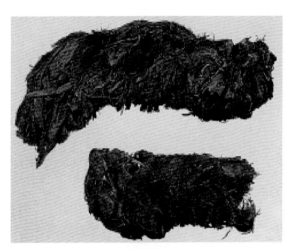
狗脊蕨贯众

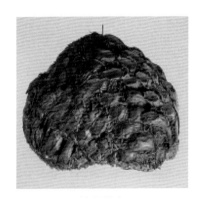
绵马贯众

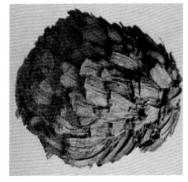
荚果蕨贯众

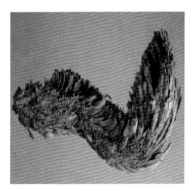
紫萁贯众

3. 《中国药典》还收载了绵马贯众炭，因系少数地区习用，故不列入【常用饮片】。

4. 绵马贯众与紫萁贯众的功效相同，用于汤剂时可以相互代用。

5 种贯众性状鉴别要点表

品名	绵马贯众	紫萁贯众	狗脊蕨贯众	荚果蕨贯众	贯众
根茎生长形状	斜生。倒卵形，形状似菠萝	横生或斜生。圆锥形或纺锤形，稍弯曲	横生。长圆柱形	斜生。椭圆形，下部尖呈尖嘴状突出	斜生。倒卵形，下端呈鸟嘴状
鳞片	黄棕色，条状披针形	无鳞片	近顶端较多，棕红色	部分黑棕色，部分浅黄棕色，披针形	常脱落，残存者亮棕色，大而圆
叶柄基维管束排列	黄白色5~13个，环列	1个"U"形筋脉纹	狗脊蕨：2~4个，内面一对较大，呈"八"字形；单芽狗脊蕨：5~8个，呈马蹄形	2个，呈"八"字字形	3~4个，半圆形

附：紫萁贯众

Ziqiguanzhong

OSMUNDAE RHIZOMA

本品为紫萁科植物紫萁 *Osmunda japonica* Thunb. 的干燥根茎和叶柄残基。春、秋两季采挖，洗净，除去须根，晒干。

【产地】 主产于河南、甘肃、山东、浙江、湖北、湖南、四川、云南、贵州等省。

【性状】 本品略呈圆锥形或圆柱形，稍弯曲。根茎横生或斜生，下侧着生黑色而硬的细根，上侧密生叶柄残基，叶柄基部呈扁圆形，斜向上，表面棕色或棕黑色，切断面有"U"形筋脉纹（维管束），常与皮部分开。质硬，不易折断。气微，味甘、微涩。

【检查】 **水分**（第二法） 不得过 10.0%。**总灰分** 不得过 6.0%。**酸不溶性灰分** 不得过 4.0%。

【浸出物】 用稀乙醇作溶剂（热浸法），浸出物不得少于 10.0%。

【其他】 见绵马贯众项下。

葛根与粉葛

Gegen yu Fenge

PUERARIAE LOBATAE RADIX ET PUERARIAE THOMSONII RADIX

葛根为豆科植物野葛 *Pueraria lobata* （Willd.）Ohwi 的干燥根，习称野葛、柴葛；粉葛为豆科植物甘葛藤 *P. thomsonii* Benth. 的干燥根；均在秋、冬二季采挖。野葛趁鲜切成厚片或小块，干燥；粉葛除去外皮，稍干，截段或再纵切两半或斜切成厚片，干燥。

【产地】 葛根主产于湖南、安徽、河南、广东、浙江、四川等省，以产于安徽者为主流商品；

粉葛主产于广东、广西、四川、云南等地，以产于广西者为主流商品。

【性状】 **葛根** 呈纵切的长方形厚片或小方块。外皮淡棕色，有纵皱纹，粗糙。切面黄白色，纹理不明显。质韧，纤维性强。气微，味微甜。

粉葛 呈圆柱形、类纺锤形或半圆柱形，有的为纵切或斜切的厚片，大小不一。表面黄白色或淡棕色，未去外皮的呈灰棕色。体重，质硬，富粉性，横切面可见由纤维形成的浅棕色同心性环纹，纵切面可见由纤维形成的数条纵纹。气微，味微甜。

【商品规格】 传统规格分葛方与葛片两类。前者系趁鲜切成的骰形丁块（约 1 cm³）；后者系趁鲜切成的 0.6～0.8 cm 厚片。二者均为干货统装，不分等级。

现行规格分柴葛与粉葛两类。其中，柴葛又分柴片与柴大丁两种规格；粉葛又分粉大丁与粉小丁两种规格；都不分等级，均为统货，并标注产地。

【品质要求】 首选葛根（柴葛），次选粉葛，均以色白、质坚实、粉性足、纤维少者为佳；禁用"苦葛根"；凡以葛根素的含量作质控指标的制剂，则只用柴葛。

【检查】 **葛根 水分**（第二法） 不得过 14.0%。**总灰分** 不得过 7.0%。

【浸出物】 用稀乙醇作溶剂（热浸法），浸出物不得少于 24.0%。

【含量测定】 照高效液相色谱法测定，本品按干燥品计算，含葛根素（$C_{21}H_{20}O_9$）不得少于 2.4%。

粉葛 水分 不得过 14.0%。**总灰分** 不得过 5.0%。**二氧化硫残留量** 不得过 400 mg/kg。

【浸出物】 醇溶性浸出物不得少于 10.0%。

【含量测定】 照高效液相色谱法测定，本品按干燥品计算，含葛根素（$C_{21}H_{20}O_9$）不得少于 0.30%。

饮片

【处方用名】 葛根、野葛、粉葛、甘葛、甘葛藤、柴葛、葛条、葛藤。

【配方应付】 写以上处方用名：调剂应付葛根或粉葛；制剂配料应付葛根。

【常用饮片】 葛根与粉葛均为生饮同源品种，多在产地加工。

【检查】 **葛根 水分** 同药材，不得过 13.0%。**总灰分** 同药材，不得过 6.0%。

【浸出物】【含量测定】 同药材。

粉葛 水分 同药材，不得过 12.0%。**总灰分 二氧化硫残留量** 同药材。

【浸出物】【含量测定】 同药材。

【功能与主治】 解肌退热，生津止渴，透疹，升阳止泻，通经活络，解酒毒。用于外感发热头痛，项背强痛，口渴，消渴，麻疹不透，热痢，泄泻，眩晕头痛，中风偏瘫，胸痹心痛，酒毒伤中。

【用法与用量】 10～15 g。

【注意】 虚寒、胃寒、表虚汗多者慎用。

备注

1. 葛在古代是重要的经济植物，分药用葛与食用葛，还用于织制葛布。其中，药用以野葛为主流商品，其根中黄酮类物质含量可达 12%，而粉葛只在 2% 左右，食用葛 *P. edulis* 可低至 1%。至于"苦葛根"则是同属植物云南葛藤 *P. Peduncularis* Grah. 的干燥根。大多用于农药作杀虫剂，且有毒，不可药用。

2. 苦葛根与葛根、粉葛的鉴别要点：前者味苦，后二者味微甜或淡。其性状差异：苦葛根其纤维成毛状，商品无丁块形，横切面有数条紫色环带。

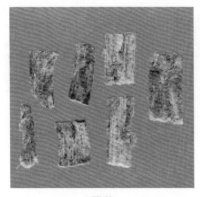
野葛

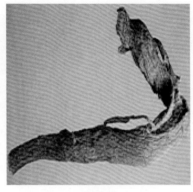
苦葛根

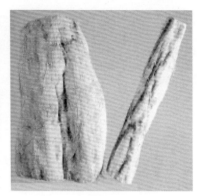
粉葛

3.《湖北省中药饮片炮制规范》还收载了"煨葛根"与"煨粉葛"两种饮片，但《中国药典》未收载，故不列于【常用饮片】项下。

4. 葛根与粉葛的功效相同，用于汤剂时可以相互代用。

5. 粉葛如用硫黄"熏制"，则制成品含 SO_2 应＜400 mg/kg，参见附录Ⅲ。

紫　草

Zicao

ARNEBIAE RADIX

本品为紫草科植物新疆紫草 *Arnebia euchroma*（Royle）Johnst. 或内蒙紫草 *Arnebia guttata* Bunge 的干燥根。春、秋二季采挖，除去泥沙，干燥。

【产地】　新疆紫草主产于新疆，又称"软紫草"，系主流商品，且质优。内蒙紫草主产于内蒙古。此外，二者在甘肃等西部地区亦有产。

【性状】　**新疆紫草**（软紫草）呈不规则的长圆柱形。表面紫红色或紫褐色，皮部疏松，呈条形片状，常 10 余层重叠，易剥落。顶端有的可见分歧的茎残基。体轻，质松软，易折断，断面不整齐，木部较小，黄白色或黄色。气特异，味微苦、涩。

内蒙紫草　呈圆锥形或圆柱形，扭曲。根头部略粗大，顶端有残茎 1 个或多个，被短硬毛。表面紫红色或暗紫色，皮部略薄，常数层相叠，易剥离。质硬而脆，易折断，断面较整齐，皮部紫红色，木部较小，黄白色。气特异，味涩。

【商品规格】　不分等级，均为统货，并标注产地。

【品质要求】　首选软紫草，次选内蒙紫草，均以条粗大，色紫，皮厚，易剥离，木心小且易折断者为佳；禁用"紫草"（又称硬紫草）、进口紫草及"紫草茸"。

【检查】　**水分**（第二法）　不得过 15.0%。

【含量测定】　**羟基萘醌总色素**　照紫外-可见分光光度法，在 516 nm 波长处测定吸光度，本品含羟基萘醌总色素以左旋紫草素（$C_{16}H_{16}O_5$）计，不得少于 0.80%。**β，β'-二甲基丙烯酰阿卡宁**　照高效液相色谱法测定，本品按干燥品计算，含 β，β'-二甲基丙烯酰阿卡宁（$C_{21}H_{22}O_6$）不得少于 0.30%。

饮片

【处方用名】　紫草、软紫草、内蒙紫草、进口紫草、红紫草、红石根、东紫草、紫草根、西紫草、山紫草、地血。

【配方应付】　本品生饮同源。写上述处方用名，均付软紫草或内蒙紫草。

【常用饮片】　**新疆紫草**　除去杂质，切厚片或段。

【检查】【含量测定】　同药材。

内蒙紫草　除去杂质，洗净，润透，切薄片。

【检查】【含量测定】　同药材。

【功能与主治】　清热凉血，活血解毒，透疹消斑。用于血热毒盛，斑疹紫黑，麻疹不透，疮疡，湿疹，水火烫伤。

【用法与用量】　$5\sim10\,g$。外用适量，熬膏或用植物油浸泡涂擦。

【注意】　脾虚便溏者慎用。

备注

1. 李时珍曰："此草花紫，根紫，可以染指，故名。"

2. 硬紫草为紫草科植物紫草 *A. erythrorhizon* Sieb. et zucc. 的干燥根，老版《中国药典》均有收载；但现行版《中国药典》已将其删去，故应视作伪品。

3. 软紫草与内蒙紫草的主要区别：前者有数个侧根扭集在一起，顶端常具分歧的茎基；皮部疏松，呈条形片状，常10余层重叠，不剥落；断面不整齐。后者顶端膨大，有残基1至数个，被短硬毛；断面较整齐，质硬而脆。

4. 软紫草与硬紫草的鉴别要点：前者有数个侧根扭集在一起，表面紫褐色或暗紫色，皮厚，质软，体轻，木部较小。后者有分枝，表面紫红色或紫黑色，粗糙有纵纹，皮薄，质硬而脆，木部较大。参见附图。

5. 药材商品有所谓"进口紫草"（药材商品名），据称产于巴基斯坦，不带木心，仅取皮部入药。参见附图。

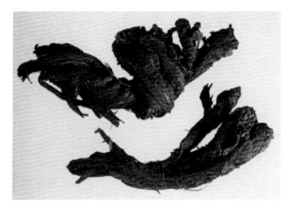

软紫草

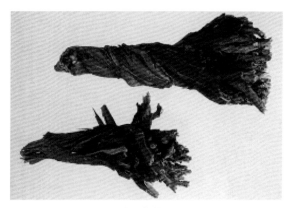

内蒙古紫草

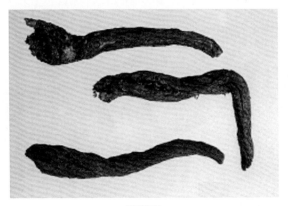

硬紫草

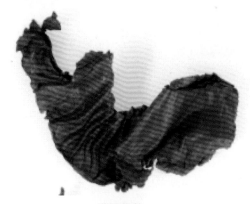

进口紫草

6. 紫草茸为胶蚧科紫胶虫等昆虫在树枝上分泌的胶质，并非取紫草捣制而成的茸状物，因而与艾茸、麻黄茸等系取原药材，经捣制而成的茸状物迥然不同，应注意区别。

7. 据报道，本品水煎液对小鼠具有潜在的遗传毒性，并呈剂量反应关系，故本品宜用植物油浸提。

8. 本品系野生中药保护品种（Ⅲ级），见附录Ⅴ。

紫 菀

Ziwan

ASTERIS RADIX ET RHIZOMA

本品为菊科植物紫菀 *Aster tataricus* L. f. 的干燥根和根茎。春、秋二季采挖，除去有节的根茎（习称"母根"）和泥沙，编成辫状晒干，或直接晒干。

【产地】 主产于河北、安徽、陕西、河南、内蒙古、甘肃、青海及东三省。以产于河北者为主流商品，且质优。

【性状】 本品根茎呈不规则块状，顶端有茎、叶的残基，质稍硬。根茎簇生多数细根，多编成辫状；表面紫红色或灰红色，有纵皱纹；质较柔韧。气微香，味甜、微苦。

【商品规格】 分水洗货与统装货，都不分等级，并标注产地。

【品质要求】 只用已去"母根"，且经水洗后编成辫子样的"辫紫菀"（又称软紫菀），以根长、块茎少、色紫红、质柔韧者为佳；不用山紫菀［即"肾叶橐（tuó）吾"，又称硬紫菀］；禁用川紫菀（即"总序橐吾"，又称细须毛紫菀），以及光紫菀。

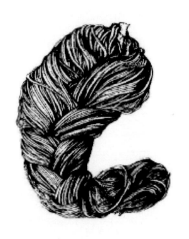

紫菀

【检查】 **水分**（第二法） 不得过 15.0％。**总灰分** 不得过 15.0％。**酸不溶性灰分** 不得过 8.0％。

【浸出物】 水溶性浸出物（热浸法）不得少于 45.0％。

【含量测定】 照高效液相色谱法测定，本品按干燥品计算，含紫菀酮（$C_{30}H_{50}O$）不得少于 0.15%。

饮片

【处方用名】 紫菀、辫紫菀、软紫菀、甜紫菀、青紫菀、紫菀茸（安徽）、蜜紫菀。

【配方应付】 写以上除蜜紫菀外的处方用名，均付紫菀；写蜜紫菀，付蜜紫菀。

【常用饮片】 **紫菀** 除去杂质，洗净（水洗货除外），稍润，切厚片或段，干燥。

【检查】 **水分** 同药材。

【浸出物】【含量测定】 同药材。

蜜紫菀 取净紫菀片（段），照蜜炙法炒至不黏手。

【检查】 **水分** 同药材，不得过 16.0%。

【含量测定】 同药材，含紫菀酮（$C_{30}H_{50}O$）不得少于 0.10%。

【功能与主治】 润肺下气，消痰止咳。用于痰多喘咳，新久咳嗽，劳嗽咳血。

【用法与用量】 5～10 g。

【注意】 有湿热者慎服。

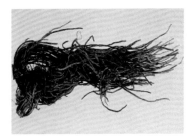　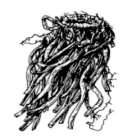　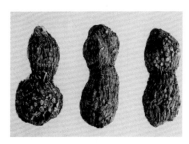

山紫菀　　　　　　　　毛紫菀　　　　　　　　光紫菀

备注

1. 本品极易与山紫菀、川紫菀混用，故应采购药材（辫紫菀）自行切制，以利鉴别并保证品质。此即《中国药典》规定应编成辫子状的原因，而后二者不能编成辫子状。

2. 山紫菀为菊科植物肾叶橐（tuó）吾 *Ligularia fischeri*（Ledeb.）Turcy 的根和根茎，与紫菀的主要区别参见紫菀与山紫菀主要鉴别要点表。

紫菀与山紫菀主要鉴别要点表

品种	紫 菀	山紫菀（肾叶橐吾）
形状	常编成辫状	马尾状或扭曲成团块状
表面	紫红色或灰色	黄棕色或棕褐色，密生黄色或黄棕色短绒毛
断面	无木心	中央有浅黄色木心
质地	质柔韧，不易折断	体轻质脆，易折断

3. 川紫菀为总序橐吾 *L. sibirica* Cass. var. *racemosa* kitum. 的根及根茎。因加工方法的不同分为毛紫菀和光紫菀两种。其中，毛紫菀的根茎呈圆形或椭圆形，上端留有残存棕色纤维状物（维管束），故称毛紫菀，根易折断（紫菀的根不易折断），有特殊枯草气，味淡（紫菀味甜）；光紫菀系

总序囊吾属多种植物的根茎，已去根，故称"光紫菀"，四川涪陵及鄂西北等地习用。

4. 至于"紫菀茸"，则系紫菀（饮片）的传统品规，现已无此商品。

薤 白

Xiebai

ALLIIMACROSTEMONIS BULBUS

本品为百合科植物小根蒜 *Allium macrostemon* Bge. 或薤 *A. chinense* G. . Don 的干燥鳞茎。夏、秋二季采挖，洗净，除去须根，蒸透或置沸水中烫透，晒干。

【产地】 小根蒜主产于东北、河北、陕西、江苏等地，以徐州、邳县所产者质优；薤主产于湖北孝感、黄冈等地，此外全国各地均有栽培。

【性状】 **小根蒜** 呈不规则卵圆形，高 0.5～1.5 cm，直径 0.5～1.8 cm。表面黄白色或淡黄棕色，皱缩，半透明，有类白色膜质鳞片包被，底部有突起的鳞茎盘。质硬，角质样。有蒜臭，味微辣。**薤** 呈略扁的长卵形，高 1～3 cm，直径 0.3～1.2 cm。表面淡黄棕色或棕褐色，具浅纵皱纹。质较软，断面可见鳞叶 2～3 层。嚼之黏牙。

【商品规格】 不分等级，均为统货，并标注产地。

【品质要求】 首选小根蒜，次选薤，均以身干、个大、质坚、饱满、断面黄白色、半透明者为佳；禁用"绵枣儿"。

【检查】 **水分**（第四法） 不得过 10.0%。**总灰分** 不得过 5.0%。

【浸出物】 用 75% 乙醇作溶剂（热浸法），浸出物不得少于 30.0%。

饮片

【处方用名】 薤白、荄白、小薤白、小根蒜、野蒜、宅蒜、夕白、山韭菜、薤白头。

【配方应付】 本品生饮同源。写以上处方用名，均付薤白。

【常用饮片】 **小根蒜** 除去杂质、须根、黑褐色僵粒及外被膜质鳞片，筛簸干净。

薤 除去杂质、须根、黑褐色僵粒。

【功能与主治】 通阳散结，行气导滞。用于胸痹心痛，脘腹痞满胀痛，泻痢后重。

【用法与用量】 5～10 g。

【注意】 本品性质滑利，无滞者不宜使用；胃弱纳呆者及不耐蒜味者不宜服用。

备注

1. 本品药食两用：药用以载培的小根蒜为主流商品，又称大薤（xiè）白；食用多为野生品。至于"薤"，又称藠（jiào）头、荞头，药材商品名为小薤白。

2. 小根蒜与薤的鉴别要点：前者半透明，有类白色膜质鳞片包被，底部有突起的鳞茎盘，质硬，角质样，有蒜臭味，嚼之微辣。后者质较软，外皮白色或粉红色，不破裂，无膜质鳞片，断面可见鳞叶 2～3 层，嚼之黏牙。

3. 绵枣儿系百合科植物绵枣儿 *Scilla sinensis*（Lour.）Merr. 的干燥鳞茎。呈长卵圆形，顶端渐尖，有抽沟及皱纹，鳞茎盘上残留棕色须根或须根痕。质坚硬，半透明，角质样。味苦，微辣。

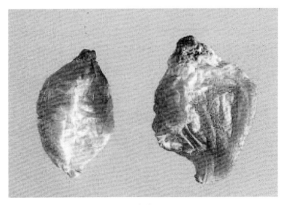

薤白

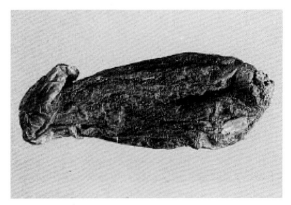

绵枣儿

藁　本

Gaoben

LIGUSTICI RHIZOMA ET RADIX

　　本品为伞形科植物藁本 *Ligusticum sinense* Oliv. 或辽藁本 *L. jeholense* Nakai et Kitag. 的干燥根茎和根。秋季茎叶枯萎或次春出苗时采挖，除去泥沙，晒干或烘干。

　　【产地】　藁本主产于四川、湖北、湖南、陕西、甘肃、新疆等地。以产于湖北的新货质优；以产于甘肃、新疆者为主流商品。辽藁本主产于辽宁，此外，河北、山西、山东、内蒙古等地亦有产。以产于辽宁者质优，且系主流商品。

　　【性状】　**藁本**　根茎呈不规则结节状圆柱形，稍扭曲，有分枝，长 3～10 cm，直径 1～2 cm。表面棕褐色或暗棕色，粗糙，有纵皱纹，上侧残留数个凹陷的圆形茎基，下侧有多数点状突起的根痕和残根。体轻，质较硬，易折断，断面黄色或黄白色，纤维状。气浓香，味辛、苦、微麻。**辽藁本**　较小，根茎呈不规则的团块状或柱状，长 1～3 cm，直径 0.6～2 cm。有多数细长弯曲的根。

　　【商品规格】　商品按产地和原植物来源分为两大类：产于四川及中南地区的藁本称为藁本（西芎、西芎藁本、香藁本）；产于华北地区的辽藁本称为北藁本（香藁本）。两类藁本都不分等级，均为统货，并标注产地。

　　【品质要求】　首选藁本，次选辽藁本，均以根茎个大匀整、香气浓郁者为佳；不用"新疆藁本""水藁本"。

　　【检查】　**水分**（第四法）不得过 10.0%。**总灰分**　不得过 15.0%。**酸不溶性灰分**　不得过 10.0%。

　　【浸出物】　醇溶性浸出物不得少于 13.0%。

　　【含量测定】　照高效液相色谱法测定，本品按干燥品计算，含阿魏酸（$C_{10}H_{10}O_4$）不得少于 0.050%。

饮片

　　【处方用名】　藁本、西芎、辽藁本、土芎、土川芎、秦芎、鬼卿、山茝（chǎi）、辛香、香本、山菍、水藁本、香藁本。

【配方应付】 本品生饮同源。写以上处方用名，均付藁本。

【检查】 **总灰分** 同药材，不得过 10.0%。**酸不溶性灰分** 同药材，不得过 5.0%。

【功能与主治】 祛风，散寒，除湿，止痛。用于风寒感冒，巅顶疼痛，风湿痹痛。

【用法与用量】 3～10 g。

【注意】 本品辛温香燥，凡阴血亏虚、肝阳上亢、火热内盛之头痛者忌服。

备注

1. 藁本与辽藁本的鉴别要点：前者根茎呈结节状，节间不明显；表面棕色及棕褐色；上端有数个凹圆形茎基和残茎，下端有多数点状突起的根痕；断面淡黄棕色或黄白色，纤维状，可见黄棕色点；草酸簇晶较多。后者根茎呈圆柱形或团块状，节膨大或突起；表面灰棕色至暗棕色；上端残留一至数条丛生的茎基，下端有多数细长而弯曲的根；断面黄白色至浅棕色，略呈纤维状，可见棕色点，无草酸钙结晶。

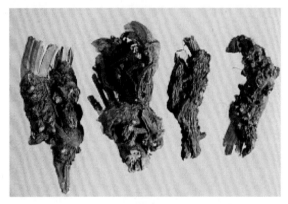 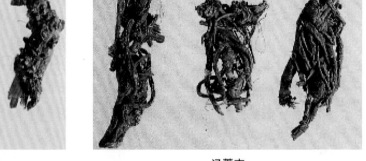

| 藁本 | 辽藁本 |

2. 水藁本与藁本的来源相同。其形状区别在于：水藁本的根茎不呈结节状，有较长且呈茎杆状的节间；表面灰棕色至棕褐色，有数个瘤状突起的根痕和细根；体较重，质硬，难折断，味甘，辛而麻舌。藁本体轻，质较硬，易折断，味辛、苦，微麻。

3. 新疆藁本为伞形科植物新疆藁本 *Conioselinunm tutaricum* Hoffm 的干燥根茎（注意不用根），呈不规则块状或稍扭曲柱状；表面棕褐色，环节密集，各节有大而深陷的圆形凹窝；断面不平坦，中部灰白色常显空隙；味甜，微辛，后麻舌。

藤木茎皮类

大血藤

Daxueteng

SARGENTODOXAE CAULIS

本品为木通科植物大血藤 *Sargentodoxa cuneata*（Oliv.）Rehd. et Wils. 的干燥藤茎。秋、冬二季采收，除去侧枝，截段，干燥。

【产地】 主产于安徽、江西、湖北、河南、江苏等省，以产于安徽者为主流商品。

【性状】 本品呈圆柱形，略弯曲。表面灰棕色，粗糙，外皮常呈鳞片状剥落，剥落处显暗红棕色，有的可见膨大的节和略凹陷的枝痕或叶痕。质硬，断面皮部红棕色，有数处向内嵌入木部，木部黄白色，有多数细孔状导管，射线呈放射状排列。气微，味微涩。

【商品规格】 不分等级，均为统货，并标注产地。以产于江西者质优。

【品质要求】 只用大血藤，且以条匀、色棕红者为佳。禁用"血藤"即"楔药五味子"或"翼梗五味子"的藤茎。

【检查】 **水分**（第二法） 不得过 12.0%。**总灰分** 不得过 4.0%。

【浸出物】 醇溶性浸出物（热浸法）不得少于 8.0%。

饮片

【处方用名】 大血藤、活血藤、红藤、血灌肠、花血藤。

【配方应付】 本品生饮同源。写以上处方用名，均付大血藤。

【检查】【浸出物】 同药材。

【功能与主治】 清热解毒，活血，祛风止痛。用于肠痈腹痛，热毒疮疡，经闭，痛经，跌扑肿痛，风湿痹痛。

【用法与用量】 9～15 g。

备注

1. 大血藤原名红藤，始载于《神农本草经》。大血藤之名始载于《植物名实图考》。《本草纲目》将大血藤附录于茜草项下。

2. 本品的别名甚多，且大多与鸡血藤的别名混用，参见鸡血藤项下。

3. 据《现代中药材鉴别手册》及《中国中药材真伪鉴别图典》描述：本品断面皮部有"六处"向内嵌入的木部，而《中国药典》改定为"数处"，应注意区别。参见附图。

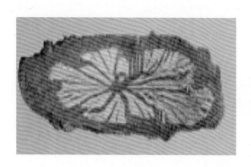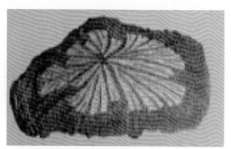

大血藤切面观

4. 血藤为木兰科植物楔药五味子 *Schisandra sphenanthera* Rehd. et Wils. 或翼梗五味子 *S. Henryi* Clarke 的藤茎，但药材商品至今将大血藤误称为"血藤"，在四川则将血藤与大血藤混用，统称为血藤，应注意区别。二者的性状差异：血藤茎表面及断面呈棕黄色，有细小的略呈圆圈状排列的小孔（导管），中央有一圆点状的髓。

川 木 通

Chuanmutong

CLEMATIDIS ARMANDII CAULIS

本品为毛茛科植物小木通 *Clematis armandii* Franch. 或绣球藤 *Clematis montana* Buch.-Ham. 的干燥藤茎。春、秋二季采收，除去粗皮，晒干，或趁鲜切薄片，晒干。

【产地】 主产于四川、湖北、贵州、湖南、陕西等省，以产于四川者为主流商品。

【性状】 本品呈长圆柱形，略扭曲。表面黄棕色或黄褐色，有纵向凹沟及棱线，节处多膨大，有叶痕及侧枝痕。残存皮部易撕裂。质坚硬，不易折断。切片边缘不整齐，残存皮部黄棕色，木部浅黄棕色或浅黄色，有黄白色放射状纹理及裂隙，其间布满导管孔，髓部较小，类白色或黄棕色，偶有空腔。气微，味淡。

【商品规格】 药材商品分木通（主产于四川）与三叶木通（主产于湖北）。注意：前者系指小木通，也是一枝三叶；后者系指绣球藤。都不分等级，均为统货，并标注产地。

【品质要求】 首选小木通，以条粗而均匀、少粗皮、断面色黄白、无黑心者为佳；次选绣球藤（三叶木通）；不用"白木通"；禁用"关木通"。

【检查】 **水分**（第二法） 不得过 12.0％。**总灰分** 不得过 3.0％。

【浸出物】 用 75％乙醇作溶剂（热浸法），浸出物不得少于 4.0％。

饮片

【处方用名】 川木通、木通、小木通、绣球藤、三叶木通、糯木通、淮木通（陕西）、山木通（湖北）、白木通（四川）。

【配方应付】 本品生饮同源。写上述处方用名，均付川木通。

【检查】【浸出物】 同药材。

【功能与主治】 利尿通淋，清心除烦，通经下乳。用于淋证，水肿，心烦尿赤，口舌生疮，经闭乳少，湿热痹痛。

【用法与用量】　3～6 g。

【注意】　气弱津伤，滑精遗尿，小便过多及孕妇禁服。

备注

1. 古代常将一些具通利、祛热功能的藤本植物都称为木通，导致木通类药材的来源复杂，主要有：①统称为川木通的毛茛科植物有小木通或绣球藤，以及同科植物山木通、大木通、滇淮木通等。②木通科的白木通，又称八月瓜藤。③马兜铃科的关木通等。其中，关木通因含马兜铃酸，具肾毒性，已不再入药。参见"青木香"项下。

2. 小木通与绣球藤的价格相差悬殊（以前者质优价高），其鉴别要点：前者表面黄棕色或黄褐色，断面黄白色，中心髓部较小，类白色；后者表面灰黑色或灰黄色，断面灰白色，中心髓部较大，且常变黑。

3. 白木通为木通科植物白木通 *Akebia trifoiata*（Thunb.）Koide. var. *Austalis*（Diels.）Rehd. 的干燥藤茎。关木通、川木通、白木通的鉴别要点参见 3 种"木通"的鉴别要点一览表及附图。

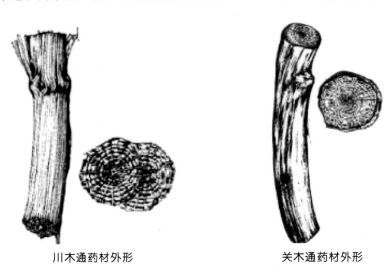

川木通药材外形　　　　　　　　关木通药材外形

3 种"木通"的鉴别要点一览表

	关木通	川木通	白木通
直径	达 3 cm	2～3.5 cm	1～1.2 cm，也有 2 cm 者
外表形态	外皮多未除去，表面有黄褐色斑块	外皮紫褐色，有明显纵沟纹	外皮大多已除去，表面呈现出整齐的波状凹凸

小通草与通草

Xiaotongcao yu Tongcao

STACHYURI MEDULLA HELWINGIAE MEDULLA ET TETRAPANACIS MEDULLA

小通草为旌节花科植物喜马山旌节花 *Stachyurus himalaicus* Hook. f. et Thoms.、中国旌节花 *Stachyurus chinensis* Franch 或山茱萸科植物青荚叶 *Helwingia japonica*（Thunb.）的茎髓；通草

为五加科植物通脱木 *Tetrapanax papyrifer*（Hook.）K. Koch 的干燥茎髓。二者均应秋季割取茎，截成段，趁鲜取出髓部，理直，晒干。

【产地】　**小通草**　以旌节花为原植物的小通草，主产于四川、湖北、陕西、贵州、湖南、甘肃、广西、云南等地；以青荚叶为原植物的小通草，主产于湖北、湖南、云南、四川等省。其中，前者以产于四川者为主流商品；后者以产于湖北者为主流商品；二者均以产于湖北者质优。**通草**主产于贵州、四川、云南、广西及台湾等地。

【性状】　**旌节花**　呈圆柱形，直径 0.5～1 cm。表面白色或淡黄色，无纹理。体轻，质松软，捏之能变形，有弹性，易折断，断面平坦，无空心，显银白色光泽。水浸后有黏滑感。气微，味淡。

青荚叶　表面有浅纵条纹。质较硬，捏之不易变形。水浸后无黏滑感。

通脱木　呈圆柱形，直径 1～2.5 cm。表面白色或淡黄色，有浅纵沟纹。体轻，质松软，稍有弹性，易折断，断面平坦，显银白色光泽，中部有直径 0.3～1.5 cm 的空心或半透明的薄膜，纵剖面呈梯状排列，实心者少见。气微，味淡。

【商品规格】　传统规格中小通草不分等级，均为统货；通草按加工方法的不同，分为通草棍、片通、通丝等规格，都不分等级，均为统货。现行规格分大通草（即通草）与小通草，都不分等级，均为统货，并标注产地。

【品质要求】　首选小通草，次选大通草。前者以色白、条匀、无斑点者为佳；后者以条粗、色白、有弹性、有光泽者为佳。禁用"梗通草""水马桑""刺通草"。

【检查】　**水分**（第二法）　不得过 16.0%。**总灰分**　不得过 8.0。

饮片

【处方用名】　通草、小通草、大通草、方通草、空藤杆（四川）、通花（湖南）。

【配方应付】　小通草与通草均系生饮同源品种，且其【功能与主治】相同（见《中国药典》），故写以上处方用名，均付小通草或通草。

【功能与主治】　清热，利尿，下乳。用于小便不利，淋证，乳汁不下。

【用法与用量】　3～6 g。

【注意】　气阴两虚，内无湿热及孕妇慎用。

备注

1. 通草之名始见于《神农本草经》，《名医别录》《新修本草》亦有记载，但均指其原植物系木通科木通。至明代《本草品汇精要》才在其木通条，以木通为药名，在通脱木条，以通草为药名将二者分开。正如李时珍所云："今之通草，乃古之通脱木也。"至于小通草，亦始载于《神农本草经》，湖北省 1983 年版《中草药炮制规范》以"通草梗"之名将其收载；至 2009 年版《湖北省中药饮片炮制规范》才将其更名为小通草。

2. 梗通草为豆科植物合萌（田皂角）*Aeschynomene indica* L. 去外皮的茎。在江浙地区作小通草用，有的地区还将其作通草用。本品表面黄白色，有纵纹及皮孔样的凹点及枝痕，断面不平坦，隐约可见同心性环纹，中央有小孔。应注意鉴别。

3. 旌节花、青荚叶、通脱木的鉴别要点：参见其【性状】项下及附图。

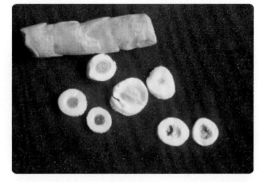

大通草

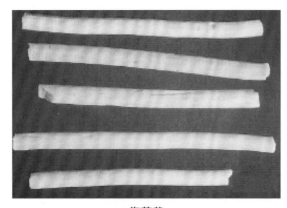

旌节花

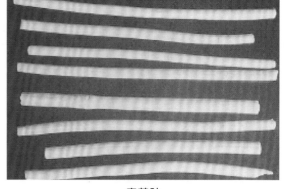

青荚叶

4. 棣棠花为蔷薇科植物棣棠花 *Keyria japonica*（L.）DC. 的茎髓，曾在湖北省误作小通草用，应予更正。鉴别要点：本品外表光滑无条纹，质较硬，捏之不易变形，水浸后无黏滑感。

5. 水马桑为忍冬科植物水马桑 *Weigela japonica* var. Sinica（Aehd.）Bailey 的茎髓。鉴别要点：本品外表有微突起的纵行条纹及凹沟。质硬而轻，易折断，断面略平坦。对光有银白色闪光。遇水无黏滑感，牙嚼有"沙沙"声。

6. 刺通草为五加科植物刺通草 *Trevesia palmate*（Roxb.）Vis 的茎髓，系大通草的常见伪品，性状与水马桑相似。但其断面无膜状间隔（无空心），质硬而坚。

五 加 皮

Wujiapi

ACANTHOPANACIS CORTEX

本品为五加科植物细柱五加 *Acanthopanax gracilistylus* W. W. Smith 的干燥根皮。夏、秋二季采挖根部，洗净，剥取根皮，晒干。

【产地】 主产于湖北、河南，此外，湖南、安徽、浙江、四川等省亦有产。以产于湖北者质优，且系主流商品，习称"南五加皮"；以产于湖北孝感者为道地药材。

【性状】 本品呈不规则卷筒状。外表面灰褐色，有稍扭曲的纵皱纹和横长皮孔样斑痕；内表面淡黄色或灰黄色，有细纵纹。体轻，质脆，易折断，断面不整齐，灰白色。气微香，味微辣而苦。

【商品规格】 药材商品分五加皮与香加皮。前者又称"南五加皮"，后者又称"北五加皮"或"杠柳皮"，都不分等级，均为统货，并标示产地。

【品质要求】 只用五加皮，禁用香加皮；以皮厚、断面灰白色、气香无木心者为佳。

【检查】 **水分**（第二法） 不得过12.0%。**总灰分** 不得过11.5%。**酸不溶性灰分** 不得过3.5%。

饮片

【处方用名】 五加皮、南五加皮、五甲皮、五加勒、大五加、五花《本草纲目》。

【配方应付】 本品生饮同源。写上述处方用名，均付五加皮。

【功能与主治】 祛风除湿，补益肝肾，强筋壮骨，利水消肿。用于风湿痹病，筋骨痿软、小儿行迟，体虚乏力，水肿，脚气。

【用法与用量】　5～10 g。

【注意】　阴虚火旺者慎服。

备注

1. 细柱五加均为掌状复叶。《神农本草经》称其"五叶交加者良，入药系用根皮"，故名五加皮。香加皮为萝藦科植物杠柳 *Perriploca sepium Bge.* 的干燥根皮，但历代本草均无记载，多年来一直误作五加皮入药，其名始见于《中国药典》1977 年版（一部）。至于"红毛五加皮""无梗五加皮""刺五加"等，均不得作五加皮入药。

2. 五加皮与香加皮均含有 4-甲氧基水杨醛，有抗风湿及镇痛作用。但香加皮主含杠柳强心苷，同时具有类似毛地黄的强心利尿功能，且有毒。故二者不能混用及互相代用。

3. 五加皮与香加皮的鉴别要点：前者呈不规则卷筒状，外表面灰褐色，断面灰白色，气微香，味微辣而苦。后者呈卷筒状或槽状，外表面灰棕色或黄棕色，栓皮疏松，常呈鳞片状，易剥离，断面黄白色，有特异香气，味苦，稍有麻舌感。

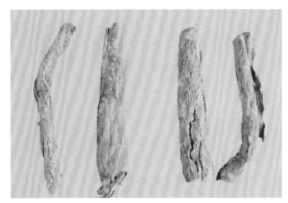

香加皮

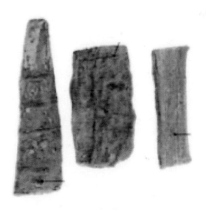

五加皮

4. 梁代陶弘景曾云："五加皮与酒相合，且味美；其气与酒相宜，酒得之其味更佳也。"可见我国生产五加皮酒的历史悠久，至今名闻天下。

石 楠 藤

Shinanteng

PIPERIS WALLICHII HERBA

本品为胡椒科植物石楠藤 *piper wallichi* （Miq.） Hand.-Mazz. 的干燥带叶藤茎。全年均可采挖，或于夏秋季采集茎、叶，除去杂质，干燥。

【产地】　主产于四川、广西、贵州、湖北等省区。以产于广西者为主流商品。

【性状】　本品藤茎呈扁圆柱形，有分枝；表面灰褐色或灰棕色，有细皱纹和纵沟纹，节膨大，具不定根；体轻而脆，易折断；断面纤维性，皮部窄，维管束与射线相间排列，呈射线状，髓部宽，内有纤维束数个。叶多皱缩，展平后呈卵圆形，顶端渐尖至短尖，基部稍偏斜，上表面灰绿色至灰褐色，下表面灰白色，两面或下面被短柔毛，有 5 条明显凸起的叶脉。气清香，味辛辣。

【商品规格】 分"带叶货"与"光杆货"，都不分等级，均为统货，并标注产地。

【品质要求】 只用带叶的嫩茎，其药材名为"石楠藤"，以叶片色绿完整、枝条均匀、色灰棕者为佳；不用不带叶的较粗老茎，其药材名为"巴岩香"，即药材商品所称的"光杆货"；禁用"石南""假蒟（jǔ）""毛蒟""山蒟""山胡椒"。

【检查】 **水分** 不得过 12.0%。**总灰分** 不得过 16.0%。**酸不溶性灰分** 不得过 7.0%。

【浸出物】 醇溶性浸出物不得少于 2.3%。

（饮片）

【处方用名】 石楠藤、楠藤、石南藤、南藤、爬岩香（四川）、巴岩香（湖北、湖南）、丁公藤（湖南）。

【配方应付】 本品生饮同源。写上述处方用名，均付石楠藤。

【功能与主治】 祛风胜湿，活血通络，补肾壮阳，止咳平喘。用于风寒湿痹，腰膝酸痛，阳痿，咳嗽气喘，痛经，跌打肿痛。

【用法与用量】 6～15 g。外用适量，浸酒外搽，鲜品捣烂敷或热敷。

【注意】 孕妇慎用。

（备注）

1. 本品以南藤之名始见于《开宝本草》，石南藤之名始见于《图经本草》。《中国药典》未收载本品。以上各条目所述内容均依据《湖北省中药材质量标准》（2009 版），取其通用名称：石楠藤。

2. 本品在许多地区与络石藤混用（参见"络石藤"项下），应予更正。此外，由于干燥带叶的石楠藤不易与络石藤鉴别，故大多地区习用不带叶的粗茎，以巴岩香之名入药。但巴岩香的基原至今不详，其性状又与"风藤"（即海风藤）极其相似，应予停用。参见"海风藤"项下及附图。

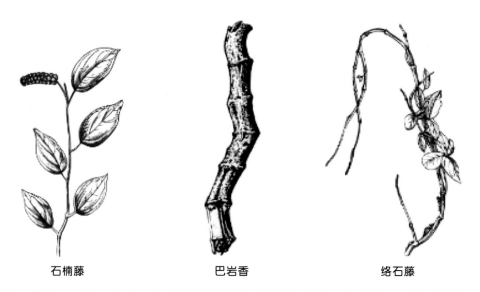

石楠藤　　　　　　　　　　巴岩香　　　　　　　　　　络石藤

3. 石南、假蒟、毛蒟、山蒟、山胡椒等植物的干燥带叶茎枝，在不同地区作石楠藤入药，详见石楠藤的地方习用品一览表。

石楠藤的地方习用品一览表

基原	习用地区
蔷薇科石南（Photinia serrulata Lindl.）	吉林、河北、山东、上海、北京等
胡椒科假蒟（Piper sarmentosum Xoxb.）	四川部分地区
胡椒科毛蒟（Piper puberulum Benth.）	四川部分地区
胡椒科山胡椒（P. hainanense Hemsl）	海南
胡椒科山蒟（P. Hancei Maxim.）	浙江、福建、广东、广西

白 鲜 皮

Baixianpi

DICTAMNI CORTEX

本品为芸香科植物白鲜 *Dictamnus dasycarpus* Turcz. 的干燥根皮。春、秋二季采挖根部，除去泥沙和粗皮，剥取根皮，干燥。

【产地】 境内主产于辽宁、吉林、河北、山东、江苏、安徽等省，境外主产于朝鲜。以产于辽宁者质优，以产于东北者为主流商品。

【性状】 本品呈卷筒状。外表面灰白色或淡灰黄色，具细纵皱纹和细根痕，有突起的颗粒状小点；内表面类白色，有细纵纹。质脆，折断时有粉尘飞扬，断面略呈层片状，剥去外层，迎光可见闪烁的小亮点（含草酸钙簇晶较多所致）。有羊膻气，味微苦。

【商品规格】 分"选装货"与"统装货"，都不分等级，均为统货，并标注产地。

【品质要求】 首选选装东北货，以条大、皮厚、少破碎、无木心、色灰白、具羊膻气者为佳；次选统装货；禁用"狭叶白鲜皮""锦鸡儿""鹅绒藤"。

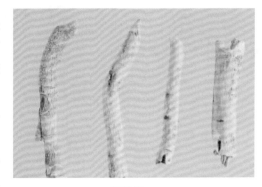
白鲜皮

【检查】 **水分**（第二法） 不得过 14.0%。

【浸出物】 水溶性浸出物（冷浸法）不得少于 20.0%。

【含量测定】 照高效液相色谱法测定，本品按干燥品计算，含梣酮（$C_{14}H_{16}O_3$）不得少于0.050%，黄柏酮（$C_{26}H_{34}O_7$）不得少于 0.15%。

饮片

【处方用名】 白鲜皮、白膻皮、北鲜皮、羊膻根、臭根皮、八股牛（东北）。

【配方应付】 本品生饮同源。写上述处方用名，均付白鲜皮。

【检查】【浸出物】【含量测定】 同药材。

【功能与主治】　清热燥湿，祛风解毒。用于湿热疮毒，黄水淋漓，湿疹，风疹，疥癣疮癞，风湿热痹，黄疸尿赤。

【用法与用量】　5～10 g。外用适量，煎汤洗或研粉敷。

【注意】　脾胃虚寒者慎用。

备注

1. 本品始载于《神农本草经》。李时珍谓："鲜者，羊之气也，此草根色白，有羊膻气，故名。"

2. 锦鸡儿为豆科植物锦鸡儿 *Caragana sinica*（Buchoz.）Rehd 的干燥根皮；鹅绒藤为萝藦科植物鹅绒藤 *Cynanchum chinense* R. Br. 的干燥根皮。二者与白鲜皮的主要区别参见白鲜皮与锦鸡儿、鹅绒藤的性状差异比对表。

白鲜皮与锦鸡儿、鹅绒藤的性状差异比对表

	白鲜皮	锦鸡儿	鹅绒藤
外表面	栓皮多已除去，灰黄色或灰白色，常有颗粒状小凸起	栓皮多已除去，黄棕色，平滑，具横长皮孔	栓皮灰棕色，有皱纹或裂隙
内表面	类白色，较平滑，有细纵纹	浅棕色，有细纹	平坦
质地	松脆	坚硬	松脆
断面	层片状	纤维状，带粉性	分两层，外层黄棕色，内层黄白色
气味	具羊膻气，微苦	具豆腥气，微甜	气微，味淡

3. 狭叶白鲜皮为同属植物狭叶白鲜皮 *D. Angustifolius* G. Don 的干燥根或根皮。白鲜皮与狭叶白鲜皮的鉴别要点：前者只用根皮，其外表面灰白色或淡灰黄色，略呈层片状，常有突起的颗粒状小点，折断时有粉尘飞扬，剥去外层，迎光可见闪烁的小亮点，有羊膻气，味微苦。后者既用根皮，又用根，外表面浅黄棕色至黄棕色，层片状结构不明显，折断时略带粉性，无羊膻气，味微苦。

地 骨 皮

Digupi

LYCII CORTEX

本品为茄科植物枸杞 *Lycium chinense* Mill. 或宁夏枸杞 *Lycium barbarum* L. 的干燥根皮。春初或秋后采挖根部，洗净，剥取根皮，晒干。

【产地】　主产于山西、河南、河北、宁夏、江苏、浙江等地。此外，四川、安徽、陕西、内蒙古亦有产。以山西、河南的产量较大，且系主流商品，习称"津骨皮"；以江苏、浙江所产者质优，习称"南骨皮"或"杜骨皮"。

【性状】　本品呈筒状或槽状。外表面灰黄色至棕黄色，粗糙，有不规则纵裂纹，易成鳞片状剥落。内表面黄白色至灰黄色，较平坦，有细纵纹。体轻，质脆，易折断，断面不平坦，外层黄棕色，内层灰白色。气微，味微甘而后苦。

【商品规格】　传统规格分四等。一等：长大于 10 cm，直径 2～2.5 cm，大小均匀整齐；二等：长 6 cm 以上者约占 25％；三等：长 3 cm 以上者约占 5％；四等均为统货。现行规格分红净皮、红皮、白皮三类，都不分等级，均为统货，并标注产地。

【品质要求】　首选"红净皮"，次选"红皮"，不用"白皮"，禁用"茎皮"；以块大、肉厚、无木心的"红净皮"为佳。

【检查】　**水分**（第二法）　不得过 11.0％。**总灰分**　不得过 11.0％。**酸不溶性灰分**　不得过 3.0％。

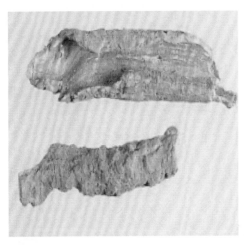

地骨皮

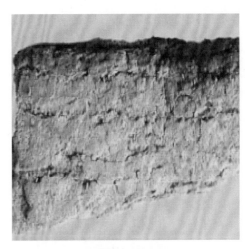

地骨皮外表面观

饮片

【处方用名】　地骨皮、枸杞根皮、南骨皮、津骨皮、红耳坠根（四川）、白葛针（内蒙古）、红榴根皮（河北）、狗奶子根皮（山东）、狗地芽皮（四川）。

【配方应付】　本品生饮同源。写上述处方用名，均付地骨皮。

【功能与主治】　凉血除蒸，清肺降火。用于阴虚潮热，骨蒸盗汗，肺热咳嗽，咯血，衄血，内热消渴。

【用法与用量】　9～15 g。

【注意】　外感风寒发热及脾虚便溏者不宜用。

备注

1. 本品始载于《神农本草经》，原名枸杞。因枸杞根深入地，故其根皮称地骨皮。

2. 茎皮系木樨科植物毛叶探春 *Jasminum giraldii* Diels 的根皮。本品外皮不呈鳞片状，有不规则的纵裂纹，裂纹处有黄色粉状物，气微香，味微苦而涩。参见附图。

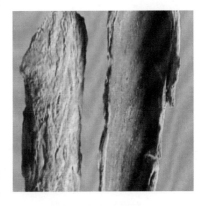

茎皮外、内表面观

肉 桂

Rougui

CINNAMOMI CORTEX

本品为樟科植物肉桂 *Cinnamomum cassia* Presl 的干燥树皮。多于秋季剥取，阴干。

【产地】 境内主产于广西、广东。以产于广西者质优，且系主流商品；以产于广西平南、藤县者为道地药材，习称"西江桂""六陈玉桂"。境外主产于越南、斯里兰卡、柬埔寨、印度等国；以越南的产量最大，品质较好。

【性状】 本品呈槽状或卷筒状，有单筒或对卷双筒二种。外表面灰棕色，稍粗糙，有不规则的细皱纹和横向突起的皮孔，有的可见灰白色的斑纹；内表面红棕色，略平坦，有细纵纹，划之显油痕。质硬而脆，易折断，断面不平坦，外层棕色而较粗糙，内层红棕色而油润，两层间有 1 条黄棕色的线纹。气香浓烈，味甜、辣。

【商品规格】 药材按其基原分为"肉桂"与"大叶清化桂"。药材商品按其品质由优至劣依次分为企边桂、油桂、板桂、桂通、桂心、桂碎等六种规格。其中，桂通又称油桂筒、官桂、单筒桂等。以上都不分等级，均为统货，并标注产地。

【品质要求】 首选企边桂，次选油桂；均以不破碎、质重、皮细而致密、断面色紫红、分层清晰、富油性、香气浓厚、味微甜辣、嚼之少渣者为佳。不用大叶清化桂及板桂、桂通、桂心、桂碎。禁用"阴香"及"柴桂"。

【检查】 **水分**（第四法） 不得过 15.0%。**总灰分** 不得过 5.0%。

【含量测定】 **挥发油** 照挥发油测定法测定，含挥发油不得少于 1.2%（ml/g）。**桂皮醛** 照高效液相色谱法测定，本品按干燥品计算，含桂皮醛（C_9H_8O）不得少于 1.5%。

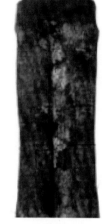

企边桂

饮片

【处方用名】 肉桂、玉桂、大桂、桂皮、菌桂、企边桂、筒桂、官桂、桂通、牡桂。

【配方应付】 本品生饮同源。写以上处方用名，均付肉桂。

【检查】 同药材。

【功能与主治】 补火助阳，引火归元，散寒止痛，温通经脉。用于阳痿宫冷，腰膝冷痛，肾虚作喘，虚阳上浮，眩晕目赤，心腹冷痛，虚寒吐泻，寒疝腹痛，痛经经闭。

【用法与用量】 1～5 g。用时捣碎。

【注意】 本品益火壮阳，辛热耗阴动血，故阴虚火旺者忌服，有出血倾向者慎用。不宜与赤石脂同用。孕妇慎用。

备注

1. 本品以牡桂、菌桂之名始载于《神农本草经》，肉桂之名始见于《唐本草》。广西简称"桂"，源于其境内盛产肉桂树。其中，以广西防城县产量最大；以产于广西平南、藤县者为道地药材，分别被誉为"六陈玉桂"及"西江桂"。

2. 企边桂系剥取 10 年以上的干皮，将两端削成斜面（即"企边"，以突出桂心），再压成两侧向内卷曲的双筒状肉桂；油桂系指两端削成斜面，呈半边竹筒状的肉桂；桂通系取 5～6 年生幼树的干皮、粗枝皮或老树枝皮，自然卷曲而成的单筒状肉桂；板桂系剥取老树最下部近地面的干皮，经压制而成的板状肉桂；桂碎系肉桂加工过程中产生的碎块，多作香料用。

3. 大叶清化桂为肉桂的变种 *C. cassia* Presl. var. *Macrophyllum* Chu 的树皮；阴香为同属植物阴香 *C. Burmannii*（Nees）Blume 的树皮；柴桂为同属植物 *C. tamaia*（Bbuch-Ham.）Nees et Eerm. 的树皮。

4. 据报道，肉桂不宜与赤石脂同用，是由于赤石脂对肉桂中的挥发性成分具有很强的吸附作用。将二者共煎，能降低煎液中肉桂所含有效成分的含量，从而降低疗效。

5. 本品的历史规格中有一种"安桂"，又称"高山桂"，是肉桂中的极品，并有"安桂止沸"之说：系指将安桂投入沸水中，此水立即停止沸腾，可见其含油量之高。

6. 本品宜采购药材，自行切片，以利鉴别其商品规格及品质优劣。另《中国药典》规定应用时捣碎，鉴于树皮类药材不易捣碎，故应破碎后配方，且应单包后下。但不宜先行粉碎备用，以防"走油失香"，生虫生霉。

7. 本品系常用食材，多作食品的调味剂与防腐剂，具有良好的清除自由基和抗油脂氧化作用。如"可口可乐"配方中就有肉桂成分。

竹　茹

Zhuru

BAMBUSAE CAULIS IN TAENIAS

本品为禾本科植物青秆竹 *Bambusa tuldoides* Munro、大头典竹 *Sinocalamus beecheyanus*（Munro）McClure var. pubescens P. F. Li 或淡竹 *Phyllostachys nigra*（Lodd.）Munro var. henonis（Mitf.）Stapf ex Rendle 茎秆的干燥中间层。全年均可采制，取新鲜茎，除去外皮，将稍带绿色的中间层刮成丝条，或削成薄片，捆扎成束，阴干。前者称"散竹茹"，后者称"齐竹茹"。

【产地】　主产于河南、广东、四川、江苏等省；此外，湖北、浙江、广西、江西、福建、云南等地亦有产。

【商品规格】　传统规格按产地加工方法的不同，分为散竹茹、齐竹茹（粗竹茹）、细竹茹；现行规格分青丝、白丝、手工球三种，都不分等级，均为统货，并标注产地。

【品质要求】　只用刮成细丝状的散竹茹或绕成球状的细竹茹，均以色黄绿、丝均匀、无篾片、质细软的二层皮，习称"二青竹茹"为佳；不用刮成带状长条，且扎成小把的粗竹茹（齐竹茹）；禁用"苦竹茹"。

【检查】　**水分**（第二法）　不得过 7.0％。

【浸出物】　水溶性浸出物（热浸法）不得少于 4.0％。

饮片

【处方用名】　竹茹、竹皮、淡竹茹、青竹茹、齐竹茹、竹二青、竹二皮、姜竹茹。

【配方应付】　写以上除姜竹茹外的处方用名，均付竹茹；写姜竹茹，付姜竹茹。

【常用饮片】　**竹茹**　除去杂质，切段或揉成小团。【检查】【浸出物】　同药材。

姜竹茹（临方炮制）取净竹茹，照姜汁炙法炒至黄色。每 100 kg 竹茹，用生姜 10 kg。

【功能与主治】　清热化痰，除烦，止呕。用于痰热咳嗽，胆火挟痰，惊悸不宁，心烦失眠，中风痰迷，舌强不语，胃热呕吐，妊娠恶阻，胎动不安。

【用法与用量】　5～10 g。

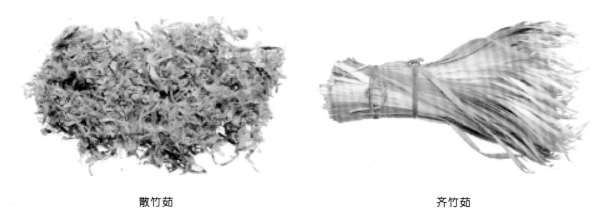

散竹茹　　　　　　　　　　　　　　　齐竹茹

备注

1. 古称"竹子"的茎秆分 3 层：表层为竹，中层为茹，内层为篾；入药应为茎秆的干燥中间层，故名竹茹。但市场上常有将篾绕成球状混充细竹茹，应注意鉴别。

2. 苦竹茹为同科植物苦竹 *Pleioblastus amarus*（Keng）Keng f. 茎秆的干燥中间层。系治尿血药，不能与竹茹混用，亦不能互相代用。

合　欢　皮

Hehuanpi

ALBIZIAE CORTEX

本品为豆科植物合欢 *Albizia julibrissin* Durazz. 的干燥树皮。夏秋二季剥皮晒干。

【产地】　主产于湖北、安徽及江浙地区，以产于湖北者质优，且系为主流商品。

【性状】　本品呈卷曲筒状或半筒状。外表面灰棕色至灰褐色，稍有纵皱纹，有的成浅裂纹，密生明显的椭圆形横向皮孔，棕色或棕红色，习称"珍珠疙瘩"，偶有突起的横棱或较大的圆形枝痕，常附有地衣斑；内表面淡黄棕色或黄白色，平滑，有细密纵纹。质硬而脆，易折断，断面呈纤维性片状，淡黄棕色或黄白色。气微香，味淡、微涩、稍刺舌，而后喉头有不适感。

【商品规格】　商品分干皮与枝皮，都不分等级，均为统货，并标注产地。

【品质要求】　首选干皮，次选枝皮；均以皮细嫩、无栓皮、珍珠疙瘩（皮孔）明显者为佳。禁用"山合欢皮"。

【检查】　**水分**（第二法）　不得过 10.0%。**总灰分**　不得过 6.0%。

【浸出物】　用稀乙醇作溶剂（热浸法），浸出物不得少于 12.0%。

【含量测定】　照高效液相色谱法测定，本品按干燥品计算，含（-）-丁香树脂酚-4-O-β-D-呋喃芹糖基-（1→2）-β-D-吡喃葡萄糖苷（$C_{33}H_{44}O_{17}$）不得少于 0.030%。

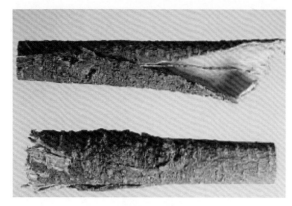

合欢皮（干皮）

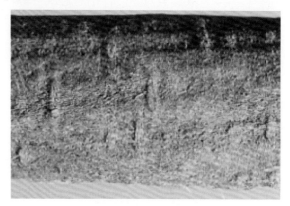

合欢皮（干皮）外表面观

饮片

【处方用名】　合欢皮、夜合欢皮、蠲（juān）忿皮、夜合皮、蠲忿、马樱树皮。

【配方应付】　本品生饮同源。写以上处方用名，均付合欢皮。

【浸出物】　同药材，不得少于 10.0%。

【检查】【含量测定】　同药材。

【功能与主治】　解郁安神，活血消肿。治心神不安，忧郁失眠，肺痈疮肿，跌扑伤痛。

【用法与用量】　6～12 g。外用适量，研末调敷。

备注

1.《中华古今注》云："欲蠲人之忿，则赠以青裳。青裳，合欢也。"蠲，意为除去，故合欢又名"蠲忿"；因其叶至暮而合，故又有夜合欢之名。

2. 本品历来只用树皮，药材商品称其为干皮，即树干的形成层以外的部分。但为保护合欢树，扩大药用资源，现今药材市场亦用枝皮入药，但无法定依据。

3. 山合欢皮为同属植物 *A. Kalkora*（Roxb.）Prain 的干燥树皮。合欢皮与山合欢皮的鉴别要点参见合欢皮与山合欢皮鉴别表。

合欢皮与山合欢皮鉴别表

	合欢皮	山合欢皮
形状	呈卷曲筒状或半筒状	多呈单卷筒状或槽状
外表面	灰绿色至灰褐色；老皮稍粗糙，无裂隙，木栓层薄，不易剥落，嫩皮无纵向棱线	灰褐色、棕褐色或灰黑色相间，老皮粗糙，有纵裂隙；木栓层厚，易剥落，薄树皮上有明显突起的纵向棱形
皮孔	老、嫩皮上均有多面明显的横向皮孔	嫩皮上有皮孔，老皮上不易见
气味	气微香、味稍有刺舌感	均较弱

灯 心 草

Dengxincao

JUNCI MEDULLA

本品为灯心草科植物灯心草 *Juncus effusus* L. 的干燥茎髓。夏末至秋季割取草茎，趁鲜剥去外皮，取出茎髓，晒干，理直，扎成小把。

【产地】　主产于江苏、江西、四川、云南；此外，浙江、福建、广东、贵州亦有产。系江苏省的特产药材，尤以苏州所产者质优；以产于江西者为主流商品。

【性状】　本品呈细圆柱形，长达 90 cm，直径 0.1～0.3 cm。表面白色或淡黄白色，有细纵纹。体轻，质软，略有弹性，易拉断，断面白色。气微，味淡。

【商品规格】　不分等级，均为统货，并标示产地。但四川西部地区将剥去外皮者称"灯心"，未剥去外皮者称"灯草"。

【品质要求】　只用"灯心"（即灯心草），以色白、条长、粗细均匀、有弹性者为佳。不用"灯草"，禁用"水灯心"。

【检查】　**水分**（第二法）　不得过 11.0%。**总灰分**　不得过 5.0%。

【浸出物】　用稀乙醇作溶剂（热浸法），浸出物不得少于 5.0%。

饮片

【处方用名】　灯心草、灯心（四川）、灯草（上海、陕西、四川）、灯心炭 。

【配方应付】　写灯心草、灯心、灯草，均付灯心草；写灯心炭，付灯心炭。

【常用饮片】　**灯心草**　除去杂质，剪段，每段长 4～6 cm。**灯心炭**　取灯心草照煅炭法制炭。

【功能与主治】　清心火，利小便。用于心烦失眠，尿少涩痛，口舌生疮。

【用法与用量】　1～3 g（或按"支"计）。

【注意】　下焦虚寒，小便失禁者慎用。

备注

1. 本品丛生于水泽之地，茎圆细且长直，可作油灯之"捻子"，故名灯心草。

2. 水灯心为同属植物拟灯心草 *J. Setchuensis* Buch. var. *Effusu* L. 的干燥地上部分（见《湖北省中药饮片炮制规范》），又称野灯心草，系另一种药材，不得混用。

3. 本品的处方剂量习用"支"，鉴于《中国药典》在本品性状项下称：本品呈细圆柱形，长达 90 cm，故本规定，每支的长度按 90 cm 计。另：为便于配方，应剪成 4～6 cm 的小段入药，但只能再用灯心草捆扎。参见附图。

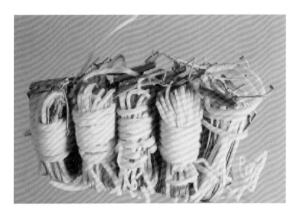

灯心草

苏　木

Sumu

SAPPAN LIGNUM

本品为豆科植物苏木 *Caesalpinia sappan* L. 的干燥心材。多于秋季采伐，除去白色边材，干燥。

【产地】　国外主产于越南、缅甸、印度尼西亚、马来西亚、泰国、巴西等地；我国主产于广西百色，云南昆明、大理、景东等地。此外，台湾、广东、海南等地亦有产。

【性状】　呈长圆柱形或对剖半圆柱形，黄红色至棕红色，具刀削痕，常见纵向裂缝。断面略具光泽，年轮明显，有的可见暗棕色、质松、带亮星的髓部。气微，味微涩。

【商品规格】　药材商品不分国产品与进口品，都不分等级，均为统货，并标注产地。

【品质要求】　以粗大、质坚实、色红黄、无白色边材、能使热水染成桃红色者为佳。禁用"小叶红豆木"。

【检查】　**水分**（第二法）　不得过 12.0%。

【浸出物】　醇溶性浸出物（热浸法）不得少于 7.0%。

饮片

【处方用名】　苏木、苏枋、苏枋木、红柴。

【配方应付】　本品生饮同源。写以上处方用名，均付苏木。

【功能与主治】　活血祛瘀，消肿止痛。用于跌打损伤，骨折筋伤，瘀滞肿痛，经闭，痛经，产后瘀阻，胸腹刺痛，痈疽肿痛。

【用法与用量】　3～9 g。

【注意】　本品具活血通经之功，故孕妇慎用。

备注

1. 本品原名苏枋，始载于《南方草木状》。《本草纲目》称海岛有苏方国，其地产此木，故名。又因其心材部分含巴西苏木素，在空气中易氧化成红色，故又有红柴之名。

2. 小叶红豆木为同科植物小叶红豆 *Ormosia microphylla*. Ex L. Chen 的干燥心材。苏木与小叶红豆木的鉴别要点：前者表面黄红色至棕红色；断面略具光泽，年轮明显，有的可见暗棕色、质松、带亮星的髓部。后者表面紫红色或棕褐色，有洞孔和凹窝；断面粗糙，无光泽，年轮不明显。

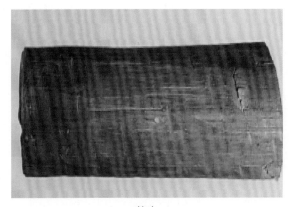

苏木

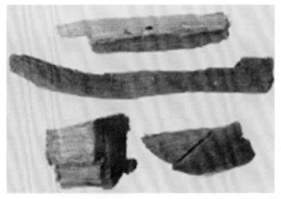

小叶红豆

杜 仲

Duzhong

EUCOMMIAE CORTEX

本品为杜仲科植物杜仲 *Eucommia ulmoides* Oliv. 的干燥树皮。4—6 月剥取，刮去粗皮，堆置"发汗"至内皮呈紫褐色，晒干。

【产地】 主产于四川、湖北、陕西、河南、贵州、云南等省。其中，产于四川者，习称川杜仲；产于陕西、湖北者，习称汉杜仲。此外，广西、湖南、江西、浙江等地亦有产。以四川、贵州的产量最大；以产于贵州者质优；以产于四川通江者为道地药材。

【性状】 本品呈板片状或两边稍向内卷，大小不一。外表面淡棕色或灰褐色，有明显的皱纹或纵裂槽纹，有的树皮较薄，未去粗皮，可见明显的皮孔。内表面暗紫色，光滑。质脆，易折断，断面有细密、银白色、富弹性的橡胶丝相连。气微，味稍苦。

【商品规格】 传统规格分川仲与汉仲两大类，每类又分 4 个等级（均指干货）。

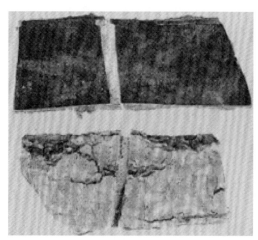

杜仲胶丝

特等：整张长 70～80 cm、宽≥50 cm、厚≥0.7 cm，碎块≤10%。

一等：长≥40 cm、宽≥40 cm、厚≥0.5 cm，碎块≤10%。

二等：长≥40 cm、宽≥30 cm、厚≥0.3 cm，碎块≤10%。

三等：凡不符以上相应规格要求的干皮、枝皮、根皮、碎块等，均属此等。

现行规格分板皮与枝皮，均为统货，并标注产地。其中，板皮又按厚度划分等级。

【品质要求】 只用厚度≥3 mm 且经"发汗"的干皮，以片张完整、皮厚、去净表面粗皮（习称糙皮）、内表面呈紫褐色、断面丝多者为佳。禁用"丝棉皮""红杜仲"。

【浸出物】 用 75%乙醇作溶剂（热浸法），浸出物不得少于 11.0%。

【含量测定】 照高效液相色谱法测定，本品按干燥品计算，含松脂醇二葡萄糖苷（$C_{32}H_{42}O_{16}$）不得少于 0.10%。

【处方用名】 杜仲、生杜仲、丝仲、扯丝皮、丝棉皮、丝连皮、盐杜仲。

【配方应付】 写除生杜仲外的处方用名，均付盐杜仲；写生杜仲，付生杜仲。

【常用饮片】 **杜仲** 刮去残留粗皮，洗净，切块或丝，干燥。

【浸出物】【含量测定】 同药材。

盐杜仲 取杜仲照盐炙法炒至断丝、表面焦黑色。

【检查】 **水分　总灰分** 同药材，分别不得过 13.0%、10.0%。

【浸出物】 同药材，不得少于 12.0%。

【含量测定】 同药材。

【功能与主治】 补肝肾，强筋骨，安胎。用于肝肾不足，腰膝酸痛，筋骨无力，头晕目眩，妊娠漏血，胎动不安。生杜仲适用于需用杜仲而伴有肾性高血压及妊娠期高血压的患者。

【用法与用量】 6～10 g。

【注意】 阴虚火旺者慎用。炒用破坏其胶质，更利于有效成分煎出。

备注

1. 杜仲是我国特有植物，但各地的习用品或伪品其原植物多达 10 科 41 种。其中，白杜仲为卫矛科植物白杜仲 *Euonymus bungeanus* Maxim 的树皮，又称丝棉皮；红杜仲为夹竹桃科植物毛杜仲藤 *Parabarium huaitingii* Chun et Tsing 及同属多种植物的树皮。它们与杜仲的鉴别要点参见杜仲与红杜仲、白杜仲性状差异比对表。

杜仲与红杜仲、白杜仲性状差异比对表

	杜仲	红杜仲	白杜仲
性状鉴别	表面灰褐色或淡棕色，具斜方形横裂皮孔，内表面光滑	表面红棕色或灰棕色，内表面有细纵纹	表面灰褐色，有细纵纹及近棱形凹陷
断面	胶丝拉至 1 cm 以上	胶丝稀疏，易断	胶丝光泽差，无弹性，易断
显微鉴别	石细胞多，木栓细胞多角形	有方晶	有草酸钙簇晶

2. 写除生杜仲外的处方用名，均付盐杜仲，系依据《湖北省中药饮片炮制规范》。

3. 本品凡内表皮色红者，均系未"发汗"所致，不易切片。

牡 丹 皮

Mudanpi

MOUTAN CORTEX

本品为毛茛科植物牡丹 *Paeonia suffruticosa* Andr. 的干燥根皮。秋季采挖根部，除去细根和泥沙，剥取根皮，晒干或刮去粗皮，除去木心，晒干。前者习称连丹皮，后者习称刮丹皮。

【产地】 主产于安徽、河南、四川、湖南、湖北、陕西、山东、甘肃、贵州等省；以产于安徽者质优，系主流商品；以产于安徽铜陵凤凰山者为道地药材，习称"凤丹皮"。

【性状】 **连丹皮** 呈筒状或半筒状，有纵剖开的裂缝，略向内卷曲或张开。外表面灰褐色或黄褐色，有多数横长皮孔样突起和细根痕，栓皮脱落处粉红色；内表面淡灰黄色或浅棕色，有明显的细纵纹，常见发亮的结晶（系丹皮酚析出所致）。质硬而脆，易折断，断面较平坦，淡粉红色，粉性。气芳香，味微苦而涩。

刮丹皮 外表面有刮刀削痕，外表面红棕色或淡灰黄色，有时可见灰褐色斑点状残存外皮。其他同连丹皮。

【商品规格】 传统规格分凤丹皮、连丹皮、刮丹皮三类，每类又分 4 个等级，均为干货，详见

《七十六种药材商品分等标准》。

现行规格分"白须货""黑须货"（均指带有须根者）、"白统货""黑统货"（均指不带须根者）及"抽芯货"，都应标注产地。其中，抽芯货应标明抽芯率，以抽芯率高者质优。

【品质要求】 只用抽芯率＞75％的凤丹皮、连丹皮或刮丹皮，不用白须货、黑须货、黑统货及"青根皮"；均以条长、皮厚、无青根、无须根、断面粉白色、粉性足、亮星多（即结晶物多）、抽芯率高、香气浓者为佳。禁用"茂丹皮"。

【检查】 **水分**（第四法） 不得过13.0％。**总灰分** 不得过5.0％。

【浸出物】 醇溶性浸出物（热浸法）不得少于15.0％。

【含量测定】 照高效液相色谱法测定，本品按干燥品计算，含丹皮酚（$C_9H_{10}O_3$）不得少于1.2％。

饮片

【处方用名】 牡丹皮、丹皮、粉丹皮、刮丹皮、连丹皮、凤丹皮、香丹皮。

【配方应付】 本品生饮同源。写上述处方用名，均付牡丹皮。

【检查】【浸出物】【含量测定】 同药材。

【功能与主治】 清热凉血，活血化瘀。用于热入营血，温毒发斑，吐血衄血，夜热早凉，无汗骨蒸，经闭痛经，跌扑伤痛，痈肿疮毒。

【用法与用量】 6～12 g。

【注意】 血虚有寒，月经过多及孕妇慎用。

备注

1. 本品及其提取物如丹皮酚等，对泽泻等中药材害虫有忌避作用，因而对防止泽泻等易生虫药材生虫有一定效果。

2. 本品有"清热凉血生用，活血化瘀用酒炒用，用于止血则炒炭用"之说。《湖北省中药饮片炮制规范》虽然收载了牡丹皮炭，但未收载"酒牡丹皮"，而《中国药典》只收载牡丹皮一种饮片。为此，本品应视同生饮同源品种。

3. 本品凡含青根者不得入药。所谓青根，系指"破土而出"、表皮色青似茎的根皮。

4. 凤丹皮与连丹皮、刮丹皮只是产地与品质的不同，以前者质优；连丹皮与刮丹皮（又称粉丹皮）则是因产地的加工方法不同，导致二者的性状有别。参见附图。

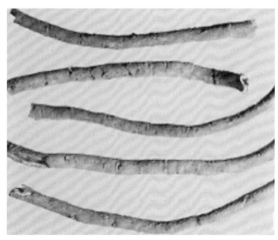

牡丹皮（凤丹）

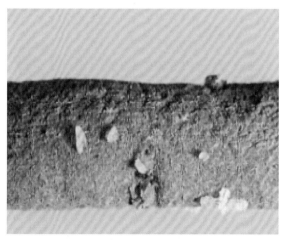

牡丹皮（凤丹）表面观

5. 茂丹皮为同属植物四川丹皮 *P. szechuanica* Fang 的干燥根皮。牡丹皮与茂丹皮的鉴别要点：前者呈筒状或半筒状，有纵剖开的裂缝，有刮去外皮（刮丹）或不去外皮（连丹）两种商品，且均味微苦而涩。后者呈卷筒状或半卷筒状，有明显的纵剖开的裂纹，商品不刮皮，稍有麻舌感。

皂 角 刺

Zaojiaoci

GLEDITSIAE SPINA

本品为豆科植物皂荚 *Gleditsia sinensis* Lam. 的干燥棘刺。全年均可采收，干燥，或趁鲜切片，干燥。

【产地】　主产于河南、湖北、广西、江苏等地，以产于河南者为主流商品。

【性状】　本品为主刺和 1～2 次分枝的棘刺，表面紫棕色或棕褐色，体轻，质坚硬，不易折断。主刺长圆锥形；分枝刺由下至上逐渐细小，刺端锐尖，在主干上呈螺旋状排列，即相邻的两个分枝刺不在同一平面上。切片常带有尖细的刺端；木部黄白色，髓部疏松，淡红棕色；质脆，易折断。气微，味淡。

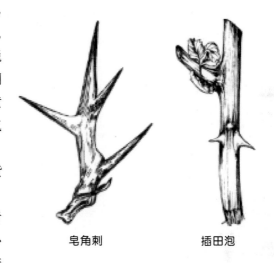

皂角刺　　　　插田泡

【商品规格】　商品分原装货（即药材）与片装货（即饮片），都不分等级，均为统货，并标注产地。

【品质要求】　原装货以色深紫、坚实、个大者为佳；片装货以片薄、均匀、带刺、无枝茎、中心粉砂者为佳。不用"野皂角刺""日本皂角刺"，禁用"插田泡"。

饮片

【处方用名】　皂角刺、天丁、皂荚刺、皂刺、皂角针、皂针、角针、角刺片、钩刺。

【配方应付】　本品生饮同源。写以上处方用名，均付皂角刺。

【功能与主治】　消肿托毒，排脓，杀虫。用于痈疽初起或脓成不溃；外治疥癣麻风。

【用法与用量】　3～10 g。外用适量，醋蒸取汁涂患处。

【注意】痈疽已溃者忌用。

备注

1. 野皂角刺、日本皂角刺与皂角刺同科同属，但不同种（见"大皂角项"下），均系皂角刺的地方习用品；插田泡为蔷薇科植物插田泡 *Rubus coreanus* Mia. 的茎，系皂角刺的常见伪品。

2. "髓"的性状与分枝刺的排列是鉴别皂角刺的要点：凡无髓或髓部中央非红棕色，以及分枝刺在主干上不呈螺旋状排列，即相邻的两个分枝刺在同一平面上者均系伪品。

沉香与进口沉香

Chenxiang yu jinkouchenxiang

AQUILARIAE LIGNUM RESINATUM ET AQUILARIAE LIGNUM AGALLOCHA

本品为瑞香科植物白木香 *Aquilaria sinensis*（Lour.）Gilghuohuo 或沉香 A. Agallocha Roxburgh. 含有树脂的木材。药材商品称前者为国产沉香，后者为进口沉香。全年均可采收，割取含树脂的木材，除去不含树脂的部分，阴干。

【产地】　国产沉香主产于海南、两广、台湾、福建、云南等省区，以产于台湾、海南的天然沉香质优，系"十大广药"之一。进口沉香产于印度尼西亚、马来西亚、柬埔寨、越南、印度等国。

【性状】　**沉香**　本品多呈不规则块、片状，有的为小碎块。表面凹凸不平，有刀削痕，偶有孔洞，可见黑褐色树脂与黄白色木部相间的斑纹，孔洞及凹窝表面多呈朽木状。质较坚实。断面刺状。气芳香，味苦。

进口沉香　本品多呈不规则条状或块片状，以及盔帽状，两端及表面有刀劈痕。表面黄棕色至黑褐色，密布断续的棕黑色细纵纹（含树脂部分），有时可见黑棕色树脂斑痕（习称油格，以人工结香者为甚），横切面可见细密棕黑色斑点（俗称芝麻点）。全体光润，质坚实，沉重，可沉入水或半沉入水，折断面刺状，黑褐色。香气浓烈，味苦。

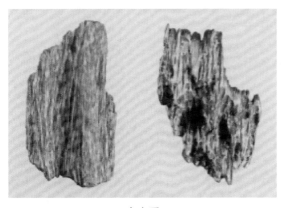

白木香

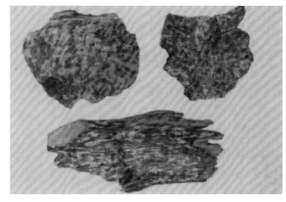

示油格

【商品规格】　传统规格分为国产沉香与进口沉香。其中，国产沉香按油格所占整块的比例又分4个等级。一等≥80％、二等≥60％、三等≥40％、四等≥25％。进口沉香按其性状分为大帽盔和小帽盔，按产地分为新洲香、会安香、伽南香、沙捞越沉香、婆罗洲沉香。其中，伽南香又分绿色伽南香、紫油伽南香、黑油伽南香、青丝伽南香等。

现行规格按醇溶性浸出物的含量分为2个等级：一级品在25％～30％之间；二级品在15％～25％之间；均应标注产地。

【品质要求】　首选沉香，次选进口沉香；均以色黑褐、香气浓、质坚、体重、无朽木、油润、味苦、燃之有油脂渗出，入水下沉者为佳。不用鸡骨香；禁用"假沉香""苦槛蓝"。

【浸出物】　醇溶性浸出物（热浸法）**沉香**　不得少于 10.0%；**进口沉香**　不得少于 15.0%。

饮片

【处方用名】　沉香、国产沉香、进口沉香、白木香、沉香木、沉水香、沉水木、落水沉、海南沉、舶沉香、女儿香、密香、耳香、莞香、伽南、伽落、齐南。

【配方应付】　写以上除进口沉香外的处方用名，均付沉香；写进口沉香，付进口沉香。

【功能与主治】　行气止痛，温中止呕，纳气平喘。用于胸腹胀闷疼痛，胃寒呕吐呃逆，肾虚气逆喘急。

【用法与用量】　1～5 g，捣碎后下或研末冲服。

【注意】　本品辛温助阳，故阴虚火旺及气虚下陷者慎用。

备注

1. 本品始载于《名医别录》："因其心节置水则沉、气香得名。"其中，浮在水面者为鸡骨香，其根为"黄熟香"，其干为"栈香"，细枝未烂者为"青桂香"。诸如此类，除鸡骨香外，如今均不作药用，且无商品。

2. 沉香与进口沉香同科同属但不同种，不要误以为二者的区别仅仅是：前者系国产品，后者系进口品。《中国药典》未收载"进口沉香"，本文中关于进口沉香的相关条目所述内容，均依据原卫生部《进口药材部版标准》。

3. 假沉香系指樟科植物樟树 Cinnamomum camphora （L.）Presl 的木材加工的船经多年水浸腐朽后的船底板的残木。其表面粗糙，黑褐色，常有纤维散在；质轻，易折断，断面不呈刺状；气微香，味不苦，有腐木气。

4. 苦槛蓝为苦槛蓝科植物近似苦槛蓝属 Myporum sp. 的木材。表面可见深浅相间的纹理或凹槽（注意：沉香是黑褐色树脂与黄白色木部相间的斑纹或凹窝），木质较细，略具香气。

忍　冬　藤

Rendongteng

LONICERAE JAPONICAE CAULIS

本品为忍冬科植物忍冬 Lonicera japonica Thunb. 的干燥茎枝。秋冬二季采割，晒干。

【产地】　主产于浙江、江苏、湖南、四川、河南、山东等地。以产于湖南、山东者为主流商品；以产于江浙者质优，系道地药材。

【性状】　本品呈长圆柱形，多分枝，常缠绕成束。表面棕红色至暗棕色，有的灰绿色，光滑或被茸毛；外皮易剥落。枝上多节，有残叶和叶痕。质脆，易折断，断面黄白色，中空。气微，老枝味微苦，嫩枝味淡。

【商品规格】　传统规格分嫩藤（银花藤）与老藤（忍冬藤）；现行规格不分等级，均为统货，并标注产地。

【品质要求】　只用金银花的干燥藤茎，不用山银花的干燥藤茎。以枝条均匀，表面色棕红，质嫩带叶者为佳。

【检查】　水分（第二法）　不得过 12.0%。**总灰分**
不得过 4.0%。

【浸出物】　用 50% 乙醇作溶剂（热浸法），浸出物
不得少于 14.0%。

【含量测定】　照高效液相色谱法测定，本品按干燥
品计算，含绿原酸（$C_{16}H_{18}O_9$）不得少于 0.10%，含马
钱苷（$C_{17}H_{26}O_{10}$）不得少于 0.10%。

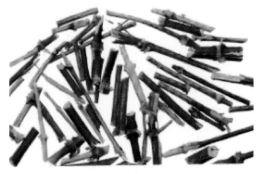

忍冬藤

饮 片

【处方用名】　忍冬藤、二花藤、银花藤、金花藤、金银藤、二花秧、双花秧。

【配方应付】　本品生饮同源。写上述处方用名，均付忍冬藤。

【含量测定】　同药材，含绿原酸（$C_{16}H_{18}O_9$）不得少于 0.070%。

【检查】【浸出物】【含量测定】（马钱苷）同药材。

【功能与主治】　清热解毒，疏风通络。用于温病发热，热毒血痢，痈肿疮疡，风湿热痹，关节
红肿热痛。

【用法与用量】　9～30 g。

备 注

本品因凌冬而不凋，且系藤茎而得名，其基原为《中国药典》所载"金银花"的干燥藤茎，而
非"山银花"的藤茎。

鸡　血　藤

Jixueteng

SPATHOLOBI CAULIS

本品为豆科植物密花豆 *Spatholobus suberectus* Dunn 的干燥藤茎。秋、冬二季采收，除去枝叶，
切片，晒干。

【产地】　境内主产于两广、云南、福建、江西等地；境外主产于越南；均系野生。

【性状】　本品为椭圆形、长矩圆形或不规则的斜切片，厚 0.3～1 cm。栓皮灰棕色，有的可见
灰白色斑，栓皮脱落处显红棕色。质坚硬。切面木部红棕色或棕色，导管孔多数；韧皮部有树脂状
分泌物呈红棕色至黑棕色，与木部相间排列呈数个同心性椭圆形环或偏心性半圆形环；髓部偏向一
侧。气微，味涩。

【商品规格】　药材商品分国产鸡血藤与进口鸡血藤；前者多为斜片，后者多为刨片；都不分等
级，均为统货，并标注产地。

【品质要求】

1. 只用"密花豆"的藤茎，不用"香花崖豆藤""常春油麻藤""白花油麻藤"的藤茎；禁用

"异型南五味子"的藤茎。

2.调剂用刨片，制剂用斜片。均以片面黑棕色或红棕色树脂状分泌物（呈同心性椭圆形环或偏心性半圆形环）多者为佳。

【检查】　水分（第二法）　不得过13.0%。总灰分　不得过4.0%。

【浸出物】　醇溶性浸出物（热浸法）不得少于8.0%。

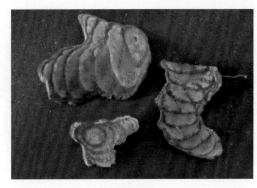

鸡血藤

【处方用名】　鸡血藤、血风藤、血藤。

【配方应付】　本品生饮同源。写上述处方用名，均付鸡血藤。

【功能与主治】　活血补血，调经止痛，舒筋活络。用于月经不调，痛经，经闭，风湿痹痛，麻木瘫痪，血虚萎黄。

【用法与用量】　9～15 g。

【注意】　阴虚火旺者慎用。

备注

1.本品始载于《本草备要》，因其藤汁殷红如鸡血而得名。①《本草纲目拾遗》所载用于制备"鸡血藤膏"所用的"鸡血藤"，则系五味子科南五味子属和五味子属多种植物的藤茎。至今仍在云南作熬制鸡血藤膏的原料，其商品称"凤庆鸡血藤膏"，而用于熬制鸡血藤膏的鸡血藤，应为木兰科植物异型南五味子 *Kadsura heteroclita*（Roxb.）Craib 的藤茎。②香花崖豆藤又称山鸡血藤、丰城鸡血藤，在江西、福建、两广、四川等个别地方仍作鸡血藤入药。③常春油麻藤在福建作鸡血藤入药。④禄劝鸡血藤为同科植物巴豆 *Craspedolobium schochii* Harms. 的藤茎，在昆明作鸡血藤用，且熬膏入药，其商品称"禄劝鸡血膏"。⑤白花油麻藤又称血风藤，在两广及浙江作鸡血藤用。⑥网络鸡血藤 M. retcul-ata Benth 在湖北省曾误作鸡血藤用，现已更正。

2.本品的别名及不同的地方名甚多，如红藤、活血藤、血藤、大血藤等，且大多与"大血藤"混用。为避免混淆，其【处方用名】按《湖北省中药饮片炮制规范》的规定，只用"鸡血藤、血风藤、血藤"。

3.本品必须趁鲜切片，其片形有刨成的薄片与斜切的厚片。其中，薄片适用于调剂，已成为主流商品，多从越南进口，但其片面的同心性椭圆形环或偏心性半圆形环多已破碎，不利鉴定其真伪质地；厚片为完整保留其片面的同心性椭圆形环或偏心性半圆形环，大多片大且厚，导致单片重量一般大于处方剂量，因而只适用于制剂。

4.香花崖豆藤为豆科植物香花崖豆藤 *Millettia dielsiana* Harms ex Diels 的藤茎；常春油麻藤为豆科植物常春油麻藤 *Mucuna sempervirens* Hemsl. 的藤茎；白花油麻藤为 *Mucuna birdwoodiana* Tutcher 的藤茎。它们与鸡血藤的鉴别要点是片面有无同心性椭圆形环或偏心性半圆形环，以及"环"的数量及性状。其中，香花崖豆藤、常春油麻藤无同心性椭圆形环或偏心性半圆形环；白花油麻藤仅有同心性椭圆形环2～3圈，且系红褐色，但鸡血藤的"环"为红棕色至黑棕色。

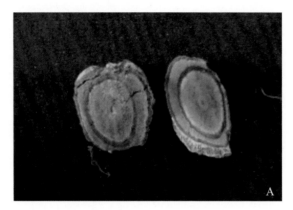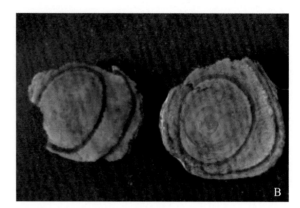

伪品

苦 楝 皮

Kulianpi

MELIAE CORTEX

本品为楝科植物川楝 *Melia toosendan* Sieb. et Zuec. 或楝 *Melia azedarach* L. 的干燥树皮和根皮。春、秋二季剥取，晒干，或除去粗皮，晒干。

【产地】 主产于四川、湖北、安徽、江苏、河南、贵州等省。此外，陕西、山东、云南、甘肃亦有产。以产于四川者质优，且系主流商品。

【性状】 本品呈不规则板片状、槽状或半卷筒状。外表面灰棕色或灰褐色，粗糙，有交织的纵皱纹和点状灰棕色皮孔，除去粗皮者淡黄色；内表面类白色或淡黄色。质韧，不易折断，断面纤维性，呈层片状，易剥离。气微，味苦。

【商品规格】 不分等级，均为统货，并标注产地。

【品质要求】 均以皮厚、条块大、断面层次分明、无粗皮者为佳。禁用"苦木皮"。

【检查】 **水分**（第二法） 不得过 12.0%。**总灰分** 不得过 10.0%。

【含量测定】 照高效液相色谱-质谱法测定，本品按干燥品计算，含川楝素（$C_{30}H_{38}O_{11}$）应为 0.010%～0.20%。

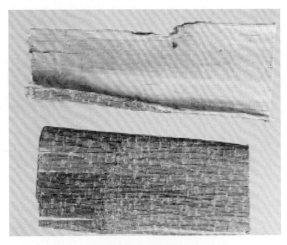

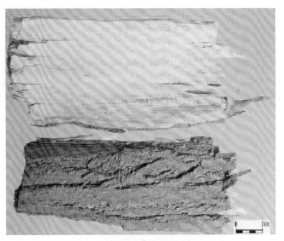

苦楝皮（枝皮）　　　　　　　　　　　　　苦楝皮（干皮）

饮片

【处方用名】　苦楝皮、川楝皮、楝皮、双白皮、楝树皮、苦皮楝、花心木、金斗木。

【配方应付】　本品生饮同源。写以上处方用名，均付苦楝皮。

【检查】【含量测定】　同药材。

【功能与主治】　杀虫，疗癣。用于蛔虫病，蛲虫病，虫积腹痛；外治疥癣瘙痒。

【用法与用量】　3～6 g。外用适量，研末，用猪脂调敷患处。

【注意】　本品有毒，不宜过量和持久服用；孕妇及脾胃虚寒者慎用；肝肾功能不全者慎用。

备注

1. 本品习用根皮，但商品无根皮与干皮之分，故在其所含川楝素符合规定的前提下，应尽量挑选根皮入药，以利鉴别。

2. 苦木皮为苦木科植物苦树 *Picrasma quassioides* （D. Don）Benn. 的树皮。与苦楝皮的鉴别要点参见苦楝皮与苦树皮的性状差异与鉴别方法比对表。

苦楝皮与苦树皮的性状差异与鉴别方法比对表

	苦楝皮	苦树皮
外表面	未去栓皮者较粗糙，有宽阔的裂纹	未去栓皮者较平坦，裂纹较少
折断面	纤维状，可层层剥离	纤维状，不可层层剥离
切片或水浸液加 5% FeCl₃	变蓝褐色	不变色
微量升华	有油滴状黄棕色黏稠物	无

降　香

Jiangxiang

DALBERGIAE ODORIFERAE LIGNUM

本品为豆科植物降香檀 *Dalbergia odorifera* T. Chen 树干和根的干燥心材。全年均可采收，除去边材，阴干。

【产地】　国内主产于海南；此外，福建、云南、广西亦有产。境外主产于东南亚、伊朗等国，商品称降真香。以产于海南者为主流商品，且质优。

【性状】　本品呈类圆柱形或不规则块状。表面紫红色或红褐色，切面有致密的纹理。质硬，有油性。气微香，味微苦。

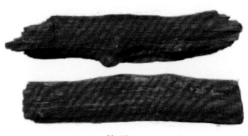

降香

【商品规格】　传统规格分广西货与广东货。其中，广西货大多产于海南（注：海南原隶属广西）；广东货大多系指进口货，又名降真香，从广东口岸入关。现行规格分国产品与进口品，都不分等级，均为统货，并标注产地。

【品质要求】　以色红紫、质坚实、不带外皮和白色边材，油润、香气浓者为佳。

【浸出物】　醇溶性浸出物（热浸法）不得少于 8.0%。

【含量测定】　**挥发油**　照挥发油测定法测定，含挥发油不得少于 1.0%（ml/g）。

饮片

【处方用名】　降香、降真香、紫降香。

【配方应付】　本品生饮同源。写降香、降真香、紫降香，均付降香。

【功能与主治】　化瘀止血，理气止痛。用于吐血，衄血，外伤出血，肝郁胁痛，胸痹刺痛，跌扑伤痛，呕吐腹痛。

【用法与用量】　9～15 g，后下。外用适量，研细末敷患处。

备注

《本草纲目》中的"降真香"实为芸香科植物降真香 *Acronyia*（L.）Miq. 的干燥心材，不能作药用降香或降真香入药。

厚　朴

Houpo

MAGNOLIAE OFFICINALIS CORTEX

本品为木兰科植物厚朴 *Magnolia officinalis* Rehd. et Wils. 或凹叶厚朴 *Magnolia officinalis* Rehd. et Wils. var. *biloba* Rehd. et Wils. 的干燥干皮、根皮及枝皮。4—6 月剥取，根皮和枝皮直接

阴干；干皮置沸水中微煮后，堆置阴湿处，"发汗"至内表面变紫褐色或棕褐色时，蒸软，取出，卷成筒状，干燥。

【产地】 主产于湖北、四川、江西、浙江等省。此外，湖南、贵州、福建、陕西、甘肃等省亦有产。以产于湖北、四川者为主流商品，且系道地药材，习称"川朴"或"紫油厚朴"；产于浙江、福建一带者，习称"温朴"。

【性状】 **干皮** 呈卷筒状或双卷筒状，习称"筒朴"；近根部的干皮一端展开如喇叭口，习称"靴筒朴"。其外表面灰棕色或灰褐色，粗糙，有时呈鳞片状，较易剥落，有明显椭圆形皮孔和纵皱纹，刮去粗皮者显黄棕色。内表面紫棕色或深紫褐色，较平滑，具细密纵纹，划之显油痕。质坚硬，不易折断，断面颗粒性，外层灰棕色，内层紫褐色或棕色，有油性，有的可见多数小亮星。气香，味辛辣、微苦。

根皮（根朴） 呈单筒状或不规则块片；有的弯曲似鸡肠，习称"鸡肠朴"。质硬，较易折断，断面纤维性。

枝皮（枝朴） 呈单筒状，质脆，易折断，断面纤维性。

【商品规格】 传统规格分为川朴、温朴、蔸朴、耳朴、根朴、枝朴等，均为干货。其中，蔸朴多为靴筒朴，可有少量根皮；耳朴为靠近根部，形似耳状的干皮；参见《七十六种药材商品分等标准》。

现行规格分根皮、枝皮、板皮、选统四类，都不分等级，均为统货，并标注产地。

【品质要求】 调剂多用筒朴或靴筒朴，制剂多用根朴，均以皮细厚实、内面紫棕色、油性足、断面少纤维、有颗粒状小亮星、嚼之少渣、香辣味浓烈者为佳。禁用滇缅厚朴。

【检查】 **水分**（第四法） 不得过 15.0%。**总灰分** 不得过 7.0%。**酸不溶性灰分** 不得过 3.0%。

【含量测定】 照高效液相色谱法测定，本品按干燥品计算，含厚朴酚（$C_{18}H_{18}O_2$）与和厚朴酚（$C_{18}H_{18}O_2$）的总量不得少于 2.0%。

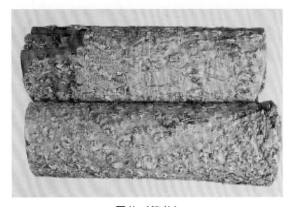
厚朴（筒朴）

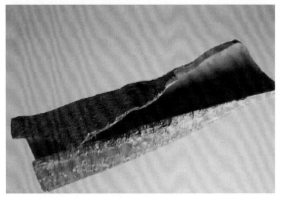
厚朴（靴朴）

饮片

【处方用名】 厚朴、川朴、川厚朴、紫油厚朴、紫油朴、赤朴、温朴、筒朴、靴筒朴、鸡肠朴、蔸朴、耳朴、根朴、枝朴、油朴、尺朴、万卷书、金庄、姜厚朴。

【配方应付】 写上述处方用名，均付姜厚朴（依据《湖北省中药饮片炮制规范》）。

【常用饮片】 **厚朴** 刮去粗皮，洗净，润透，切丝，干燥。

【检查】 **水分** 不得过 10.0%。**总灰分** 不得过 5.0%。**酸不溶性灰分** 同药材。

【含量测定】 同药材。

姜厚朴　取厚朴丝，照姜汁炙法炒干。

【检查】　**水分**　不得过10.0％。**总灰分**　不得过5.0％。**酸不溶性灰分**　同药材。

【含量测定】　同药材，含厚朴酚（$C_{18}H_{18}O_2$）与和厚朴酚（$C_{18}H_{18}O_2$）的总量不得少于1.6％。

【功能与主治】　燥湿消痰，下气除满。用于湿滞伤中，脘痞吐泻，食积气滞，腹胀便秘，痰饮喘咳。

【用法与用量】　3～10 g。

【注意】　本品辛苦温燥湿，易耗气伤阴，故气虚津亏者慎用。

备注

1.《说文解字》云："朴，木皮也。"颜师古注《急就篇》解释说："厚朴，一名厚皮，一名赤朴。凡木皆谓之朴，此树皮厚，故以厚朴为名。"

2. 湖北地区炮制姜厚朴的方法与《中国药典》有别，可以延用。其区别点为：《中国药典》是取净厚朴丝用姜汁炒干即得；湖北地区是取厚朴，刮去粗皮，用姜汁兑水将其润软，再切成丝，干燥即得。但两种方法所用生姜与厚朴的比例量应相同。

3. 厚朴与凹叶厚朴的鉴别要点：前者外表面粗糙呈鳞片状，皮孔呈椭圆形或圆形，内表面用指甲划后留油痕，味微辛苦。后者外表面多纵裂沟，皮孔大，开裂呈唇形，内表面用指甲划后无明显油痕，味微苦，但无辛辣味。参见附图。

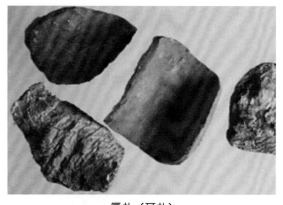

厚朴（耳朴）

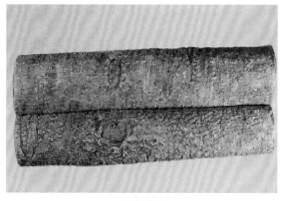

凹叶厚朴

4. 滇缅厚朴为木兰科植物大叶木兰 *M. Rostrata* W. W. Smith 的干燥干皮、根皮及枝皮。本品与厚朴的性状差异，主要是其外皮色黄、光滑、具横长皮孔、断面纤维性、味微苦涩。

5. 本品历来以干皮价高质优，根皮质次价廉。但现今药材市场，根皮的价高于干皮。据称系根皮含厚朴酚（$C_{18}H_{18}O_2$）与和厚朴酚（$C_{18}H_{18}O_2$）的总量高于干皮，适用于制剂投料。

钩　藤

Gouteng

UNCARIAE RAMULUS CUM UNCIS

本品为茜草科植物钩藤 *Uncaria rhynchophylla*（Miq.）Miq. ex Havil.、大叶钩藤 *U. macrophylla* Wall.、毛钩藤 *U. hirsuta* Havil.、华钩藤 *U. sinensis*（Oliv.）Havil. 或无柄果钩藤 *U. sessilifructus*

Roxb. 的干燥带钩茎枝。秋冬二季采收，去叶切段晒干。

【产地】　钩藤主产于广西、江西、湖南、浙江、福建等省区，以产于江西、湖南者为主流商品，且质优；大叶钩藤主产于广西；毛钩藤和无柄钩藤主产于广西、云南。华钩藤主产于四川、湖北、贵州、云南等地。

【性状】　茎枝呈圆柱形或类方柱形。表面红棕色至紫红色者具细纵纹，光滑无毛；黄绿色至灰褐色者有的可见白色点状皮孔，被黄褐色柔毛。多数枝节上对生两个向下弯曲的钩（不育花序梗），或仅一侧有钩，另一侧为突起的瘢痕。钩略扁或稍圆，先端细尖，基部较阔。钩基部的枝上可见叶柄脱落后的窝点状痕迹和环状的托叶痕。质坚韧，断面黄棕色，皮部纤维性，髓部黄白色或中空。气微，味淡。

【商品规格】　传统规格按来源分为钩藤和华钩藤两类，再按产地又分为温钩藤（浙江产）、西钩藤（四川产）等。各种钩藤均分为 4 个等级：1 级应为平钩，且无光杆（即无钩茎枝），色泽红润；2～4 级色泽渐次，含光杆依次应≤5%、≤10%、≤20%。

现行规格按产地及含钩比例划分。如 70%湖南钩、70%江西钩及统货等规格，都不分等级，均为统货，并标注产地。

【品质要求】　首选"湖南钩"或"江西钩"；次选大叶钩藤、毛钩藤、华钩藤、无柄果钩藤；禁用攀枝钩藤。另：前二者以双钩行如锚状、茎细、钩结实、光滑、色红褐、无梗、且系新货者为佳，其含钩比例应大于 90%。

【检查】　**水分**（第二法）　不得过 10.0%。**总灰分**　不得过 3.0%。

【浸出物】　醇溶性浸出物（热浸法）不得少于 6.0%。

饮片

【处方用名】　钩藤、双钩藤、倒挂金钩、勾丁、双钩、双丁、金钩藤、嫩钩钩、钩藤钩、钩钩藤、挂钩藤、吊钩子、金钩钓、方钩藤。

【配方应付】　本品生饮同源。写上述处方用名，均付钩藤。

【功能与主治】　息风定惊，清热平肝。用于肝风内动，惊痫抽搐，高热惊厥，感冒夹惊，小儿惊啼，妊娠子痫，头痛眩晕。

【用法与用量】　3～12 g，后下。

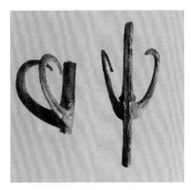 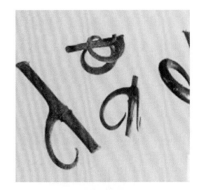 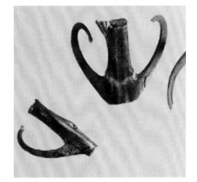

钩藤　　　　　　　　　大叶钩藤　　　　　　　　毛钩藤

备注

1. 钩藤原称钓藤，见《名医别录》。《本草纲目》云："钓藤，其刺曲如钓钩，故名。"

2. 本品所含有效成分钩藤碱加热后易被破坏，故不宜久煎，一般不超过 20 min。为此，《中国药典》将原产地加工方法（采收后，蒸片刻或置沸水中略烫，使其颜色变为紫红），改为晒干即得。

3. 钩藤与大叶钩藤、毛钩藤、华钩藤、无柄果钩藤及攀枝钩藤的鉴别要点参见其性状鉴别表。

4. 据报道：本品老枯的枝条较鲜嫩枝条的生物碱含量低 3～4 倍，故本品宜用新货。

5. 本品历代本草均认为系儿科专用药。现今用于肝风内动，高血压之头痛眩晕则始于晚清，《红楼梦》中就有此记载。

钩藤、大叶钩藤、毛钩藤、华钩藤、无柄果钩藤及攀枝钩藤性状鉴别表

品名	茎枝性状	表面颜色	有无被毛
钩藤	有突起的环节	红棕色至紫红色	光滑无毛
大叶钩藤	两侧有较深的纵沟	灰棕色至棕色	被黑褐色毛
毛钩藤	有粗糙纵纹	灰棕色或稍呈灰白色	被黑褐色毛
华钩藤	四面均有一纵沟	黄棕色或黄绿色	被褐色柔毛
无柄果钩藤	四面微有纵沟	棕褐色或棕黄色	被疏毛
攀枝钩藤	四面微有纵凹陷	棕黄色或棕红色	密被黄白色长柔毛

综上，凡茎枝上被有毛者，均非"钩藤"。

首 乌 藤

Shouwuteng

POLYGONI MULTIFLORI CAULIS

本品为蓼科植物何首乌 *Polygonum multiflorum* Thunb. 的干燥藤茎。秋、冬二季采割，除去残叶，捆成把或趁鲜切段，干燥。

【产地】　全国各地均有产。以产于湖北者为主流商品，以产于云南者质优。

【性状】　本品呈长圆柱形，稍扭曲，具分枝，长短不一。表面紫红色或紫褐色，粗糙，具扭曲的纵皱纹，节部略膨大，有侧枝痕，外皮菲薄，可剥离。质脆，易折断，断面皮部紫红色，木部黄白色或淡棕色，导管孔明显，髓部疏松，类白色。切段者呈圆柱形的段。外表面紫红色或紫褐色，切面皮部紫红色，木部黄白色或淡棕色，导管孔明显，髓部疏松，类白色。气微，味微苦涩。

【商品规格】　不分等级，均为统货，并标注产地。

【品质要求】　以枝条粗均，外皮紫红色，无叶者为佳。

【检查】　**水分**（第二法）　不得过 12.0%。**总灰分**　不得过 10.0%。

【浸出物】　醇溶性浸出物（热浸法）不得少于 12.0%。

【含量测定】　照高效液相色谱法测定，本品按干燥品计算，含 2，3，5，4′-四羟基二苯乙烯-2-O-β-D 葡萄糖苷（$C_{20}H_{22}O_9$）不得少于 0.20%。

【处方用名】　首乌藤、夜交藤、交藤、棋藤（南京）。

【配方应付】　本品生饮同源。写上述处方用名，均付首乌藤。

【检查】【浸出物】【含量测定】　同药材。

【功能与主治】　养血安神，祛风通络。用于失眠多梦，血虚身痛，风湿痹痛，皮肤瘙痒。

【用法与用量】　9～15 g。外用适量，煎水洗患处。

【注意】　狂躁属实火者慎服。

备注

何首乌始载于宋代《开宝本草》。本品系何首乌的藤茎，故名首乌藤，又因其有养血安神的功能，可治失眠，故又称夜交藤。

络　石　藤

Luoshiteng

TRACHELOSPERMI CAULIS ET FOLIUM

本品为夹竹桃科植物络石 *Trachelospermum jasminoides*（Lindl.）Lem. 的干燥带叶藤茎。冬季至次春采割，除去杂质，晒干。

【产地】　主产于浙江、江苏、安徽、湖北、山东；此外，广东、广西亦有产。以产于浙江者为主流商品，且质优。

【性状】　本品茎呈圆柱形，弯曲，多分枝，长短不一；表面红褐色，有点状皮孔和不定根；质硬，断面淡黄白色，常中空。叶对生，有短柄；展平后叶片呈椭圆形或卵状披针形；全缘，略反卷，上表面暗绿色或棕绿色，下表面色较淡；革质。气微，味微苦。

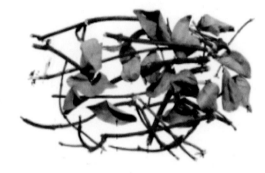

络石藤

【商品规格】　不分等级，均为统货，并标注产地。

【品质要求】　只用枝嫩且带叶及须根的新货，以叶多、色绿，茎枝色红且均匀者为佳；不用光杆老枝，以及薜荔藤；禁用"地瓜藤"、穿根藤、"扶桑藤"。

【检查】　**水分**（第二法）　不得过8.0%。**总灰分**　不得过11.0%。**酸不溶性灰分**　不得过4.5%。

【含量测定】　照高效液相色谱法测定，本品按干燥品计算，含络石苷（$C_{27}H_{34}O_{12}$）不得少于0.45%。

饮片

【处方用名】　络石藤、络石、爬山虎、爬墙虎（江苏）、白花藤、石龙藤（湖北）。

【配方应付】　本品生饮同源。写上述处方用名，均付络石藤。

【检查】　同药材。

【含量测定】　同药材，含络石苷（$C_{27}H_{34}O_{12}$）不得少于0.40%。

【功能与主治】　祛风通络，凉血消肿。用于风湿热痹，筋脉拘挛，腰膝酸痛，喉痹，痈肿，跌扑损伤。

【用法与用量】　6～12 g。

 备注

1. 本品因包络石木而生，且为藤茎，故而得名。另：本品不得与石楠藤混用。

2. 络石藤老、嫩茎枝的鉴别要点：前者茎枝表面为灰棕色，大多不带不定根（因茎枝枯朽而脱落），常附有灰白色的地衣；后者茎枝表面为红棕色，带明显的不定根。

3. 薜荔藤、地瓜藤、穿根藤、扶桑藤均系地方习用品，详见络石藤的地方习用品一览表。

络石藤的地方习用品一览表

基原	习用地区
桑科薜荔藤（Ficus pumila L.）	东北、华北、西南、华东及中南
桑科地瓜藤（Ficus tikoua Bur.）	贵州部分地区
茜草科穿根藤（Psychotria serpens L.）	两广部分地区
卫矛科扶桑藤（Euonymus fortunei H.）	山东、江苏等省

4. 络石藤与其地方习用品的性状差异参见络石藤及其地方习用品性状差异表。

络石藤及其地方习用品性状差异表

品名	表面	叶	石细胞环
络石藤	红棕色有点状皮孔不定根	对生侧脉明显，无托叶，叶全缘	在皮层外侧
扶桑藤	灰绿色多细根，具瘤状突起	对生，叶缘有锯齿	无
穿根藤	暗棕色节明显节处有不定根	对生，全缘主脉明显	在韧皮部外侧
薜荔藤	灰棕色至棕褐色，有纵皱纹，节处有须根及根痕	互生，全缘叶背网眼明显	皮部外侧
地瓜藤	棕褐色，节处有须根及根痕	互生，叶缘具微波状齿	无

秦　皮

Qinpi

FRAXINI CORTEX

本品为木犀科植物苦枥白蜡树 *Fraxinus rhynchophylla* Hance、白蜡树 *Fraxinus chinensis* Roxb.、尖叶白蜡树 *Fraxinus szaboana* Lingelsh. 或宿柱白蜡树 *Fraxinus stylosa* Lingelsh. 的干燥枝皮或干皮。春、秋二季剥取，晒干。

【产地】　主产于陕西、山西、东北、河北、内蒙古、河南等地；以产于陕西者质优，系主流商品，被奉为道地药材。

【性状】　**枝皮**　呈卷筒状或槽状。外表面灰白色、灰棕色至黑棕色或相间呈斑状，平坦或稍粗糙，并有灰白色圆点状皮孔及细斜皱纹，有的具分枝痕。内表面黄白色或棕色，平滑。质硬而脆，断面纤维性，黄白色。气微，味苦。

干皮　为长条状块片。外表面灰棕色，具龟裂状沟纹及红棕色圆形或横长的皮孔。质坚硬，断面纤维性较强。

【商品规格】　不分等级，均为统货，并标注产地。其中，商品又将产于陕西的苦枥白蜡树的干皮称为"陕西正品货"。

【品质要求】　首选陕西正品货，以条长、外皮薄而光滑者为佳；禁用"核桃楸皮"。

【检查】　**水分**（第二法）　不得过7.0%。**总灰分**　不得过8.0%。

【浸出物】　醇溶性浸出物（热浸法）不得少于8.0%。

【含量测定】　照高效液相色谱法测定，本品按干燥品计算，含秦皮甲素（$C_{15}H_{16}O_9$）和秦皮乙素（$C_9H_6O_4$）的总量，不得少于1.0%。

饮片

【处方用名】　秦皮、苦秦皮、梣皮、岑（cén）皮、秦白皮、蜡树皮、白蜡树皮。

【配方应付】　本品生饮同源。写以上处方用名，均付秦皮。

【检查】　**总灰分**　同药材，不得过6.0%。

【浸出物】　同药材，不得少于10.0%。

【含量测定】　同药材，含秦皮甲素（$C_{15}H_{16}O_9$）和秦皮乙素（$C_9H_6O_4$）的总量，不得少于0.80%。

【功能与主治】　清热燥湿，收涩止痢，止带，明目。用于湿热泻痢，赤白带下，目赤肿痛，目生翳膜。

【用法与用量】　6～12 g。外用适量，煎洗患处。

【注意】　本品苦寒，脾胃虚寒者忌服。

备注

1. 秦皮的原植物名为"梣"，即白蜡树。《淮南子》曰："梣（chén）木，苦枥木也。"故本品又名梣皮，其正品应为苦枥白蜡树的干皮。据《新修本草》云："（本品）皮有白点而不粗错，取水笊（zuó）渍皮便碧色，书纸看之皆青色者，是真。"

2. 核桃楸皮为胡桃科植物核桃楸 *Juglans mandshurica* Maxim. 的干燥枝皮。秦皮与核桃楸皮的鉴别要点：前者用热水浸泡，浸出液在日光下可见碧蓝色荧光；后者浸出液为浅黄色，无荧光。

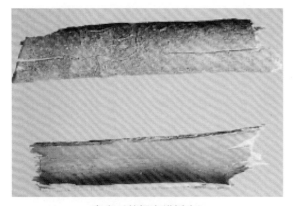

秦皮（苦枥白蜡树皮）

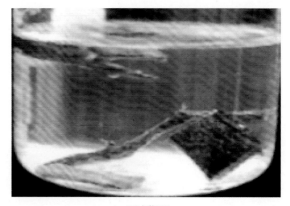

水试鉴别

桂 枝

Guizhi

CINNAMOMI RAMULUS

本品为樟科植物肉桂 *Cinnamomum cassia* Presl 的干燥嫩枝。春、夏二季采收，除去叶，晒干，或切片晒干。

【产地】 见"肉桂"项下。以产于广西者质优，且系主流商品。

【性状】 本品呈长圆柱形，多分枝，粗端直径 0.3～1 cm。表面红棕色至棕色，有纵棱线、细皱纹及小疣瘩状的叶痕、枝痕和芽痕，皮孔点状。质硬而脆，易折断。切片厚 2～4 mm，切面皮部红棕色，木部黄白色至浅黄棕色，髓部略呈方形。有特异香气，味甜、微辛，皮部味较浓。

【商品规格】 分"大片"与"小片"，都不分等级，均为统货，并标注产地。

【品质要求】 首选"小片"，次选"大片"；以枝嫩、色红、无叶、味辛辣者为佳。

【检查】 **水分**（第四法） 不得过 12.0%。**总灰分** 不得过 3.0%。

【浸出物】 醇溶性浸出物（热浸法）不得少于 6.0%。

【含量测定】 照高效液相色谱法测定，本品按干燥品计算，含桂皮醛（C_9H_8O）不得少于 1.0%。

【处方用名】 桂枝、桂枝尖、肉桂枝、桂树枝、柳桂、桂枝木、桂枝头、桂枝柴。

【配方应付】 本品生饮同源。写上述处方用名，均付桂枝。

【检查】【浸出物】【含量测定】 同药材。

【功能与主治】 发汗解肌，温通经脉，助阳化气，平冲降气。用于风寒感冒，脘腹冷痛，血寒经闭，关节痹痛，痰饮，水肿，心悸。

【用法与用量】 3～10 g。

【注意】

1. 桂枝辛温助阳，易伤阴动血，凡外感热病、阴虚火旺、血热妄行等证，均当忌用。

2. 桂枝辛温助阳，温通经脉，故孕妇及月经过多者慎用。

备注

"小片"与"大片"的区别：前者系指肉桂嫩枝的斜切片，习称"桂枝尖"，质优；后者系指含有老枝的横切片，习称"桂枝木"或"柳桂"，质次。

海 桐 皮 类

海桐始载于《开宝本草》，释名刺桐。其来源复杂，至少有 4 科 4 属 8 个品种以"海桐皮"之名入药。如海桐皮、浙桐皮、川桐皮、楤（sōng）木皮、木棉皮等。

1. 海桐皮、浙桐皮、川桐皮又各有 2 个品种，依次分别是豆科植物刺桐 *Erythrina variegata* L. var. Orientalis（L.）Merr. 及乔木刺桐 *E. Arborescens Roxb.* 的干燥树皮；芸香科植物樗（chū）叶花椒 *Zanthoxylum ailanhoides* Sieb. et Zucc. 及朵椒 *Z. Molle Rehd.* 的干燥树皮；五加科植物刺楸 *Kalopanax septemlobus*（Thunb.）koidz. 及毛刺楸 *K. S. var. Margnificus*（Zabel）Hand-Mazz. 的干燥树皮。

2. 历版《中国药典》均未收载海桐皮类药材。湖北省 1983 年版《中草药炮制规范》虽收载有"海桐皮"，却未规定其基原，故 2009 年版《湖北省中药饮片炮制规范》将其删除。2009 年版《湖北省中药材质量标准》收载了楤木皮与川桐皮，分别冠以"刺老包"（又称"鸟不宿"）与"刺楸皮"之名。

3. 中医药界一直认为海桐皮类药材，以皮上带钉者为佳。

川 桐 皮

Chuantongpi

CORTEX KALAPANACIS

系五加科刺楸或毛刺楸的干燥树皮，习称"川桐皮"。全年均可剥取树皮，晒干。

【产地】 主产于东北、华北、华中地区。

【性状】 树皮呈片状或微卷曲的不规则块片。外表面黑褐色或灰棕色，粗糙，多呈不规则鳞片状裂纹，并有地衣斑及菱形皮孔，其上密生大型瘤状的钉刺。钉刺扁圆锥形，纵向着生，高约 1 cm，顶端锐尖或已全部除掉，仅留有钉刺痕迹，钉刺基部 0.5～1.5 cm。较大的钉刺上可见环纹。内表面淡黄棕色至黄棕色，有斜网纹细条纹。质脆，断面纤维性，略呈层片状。气微，味微辛，略有麻舌感。

【商品规格】 不分等级，均为统货，并标注产地。

【品质要求】 只用刺楸或毛刺楸的树皮，以身干、皮薄、带钉刺者为佳。

饮片

【处方用名】 海桐皮、浙桐皮、川桐皮、木棉皮、楤木皮、刺桐皮、钉桐皮、丁皮、靴钉桐皮、鸟不宿、刺老包、刺楸皮。

【配方应付】 本品生饮同源。写以上处方用名，均付川桐皮。

【功能与主治】 祛风、除湿、通络、止痛、杀虫。用于风湿痹痛、腰膝酸痛；外治皮肤湿疹、疥癣。

【用法与用量】 9～15 g。外用适量。

备注

1. 几种"海桐皮"的性状差异及鉴别要点参见其性状差异表。

2. 刺桐皮与乔木刺桐皮性状：前者呈半筒状或板片状。外表面黄棕色至棕黑色，常有宽窄不等的纵凹纹，有粗糙的栓皮，或已剥落，钉刺多已除去，有的留有圆形瘢痕。内表面黄棕色，较平坦，有细纵纹。质坚硬，不易折断，断面裂片状，气微、味淡。后者多已切成横长条形，向内卷。外表面黄棕色或棕褐色，有的显暗绿色，粗糙。内表面浅黄棕色，较平滑，有细纵纹。质坚硬，折断面纤维性。气微，味微苦。

3. 樗叶花椒与朵椒树皮的性状：前者呈片状或板片状，两边略卷曲，外表面黑灰色或淡黑灰色，并有灰白色斑纹，具纵裂纹及少数皮孔，并分布较密的钉刺，钉刺呈乳突起。顶端有锐尖刺或已除去。内表面黄白色或黄棕色，光滑，有细纵纹。质坚而韧，折断面裂片状。气微、味微苦。后者外表面浅灰黑色，有纵向或横向乳头状钉刺，钉刺形状较鼓，顶端有锐尖刺，有的两个钉刺合生。

几种"海桐皮"的性状差异表

	刺桐	乔木刺桐	刺楸	樗叶花椒	朵椒	木棉
皮厚度（mm）	4～10	3～6	2～7	1.5～3	1.5～2	10～20
味道	淡	稍苦	微辛，略麻舌	微苦	——	淡，嚼之有黏性
钉刺形状	基部圆或纵向长圆形，尖刺或扁刺	多已除去	纵向扁长乳头状	乳头状	较鼓的乳头状	乳头状，有环纹
钉刺基部直径（cm）	0.4～0.8	——	0.5～1.5	0.8～2	0.7～2	1～3.5

海 风 藤

Haifengteng

PIPERIS KADSURAE CAULIS

本品为胡椒科植物风藤 *Piper kadsura* （Choisy）Ohwi 的干燥藤茎。夏、秋二季采割，除去根、叶，晒干。

【产地】　主产于福建、浙江、海南及台湾等省区。

【性状】　呈扁圆柱形，微弯曲。表面灰褐色或褐色，粗糙，有纵向棱状纹理及明显的节，节部膨大，上生不定根。体轻，质脆，易折断，断面不整齐，皮部窄，木部宽广，灰黄色，导管孔多数，射线灰白色，放射状排列，皮部与木部交界处有裂隙，中心有灰褐色髓。气香，味微苦、辛。

【商品规格】　不分等级，均为统货。

【品质要求】　只用"风藤"，以色灰褐、质硬、体轻、气香味辛者为佳。不用"松萝""长松萝"。禁用"巴岩香""石南藤"。

【检查】　**水分**（第二法）　不得过 12.0%。**总灰分**　不得过 10.0%。**酸不溶性灰分**　不得过 2.0%。

【浸出物】　用稀乙醇作溶剂（热浸法），浸出物不得少于 10.0%。

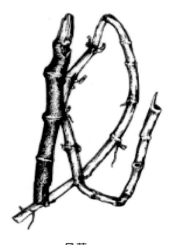

风藤

【处方用名】　海风藤、风藤、松萝、长松萝、青蒌藤。

【配方应付】　本品生饮同源。写上述处方用名，均付海风藤。

【功能与主治】　祛风湿，通经络，止痹痛。用于风寒湿痹，肢节疼痛，筋脉拘挛，屈伸不利。

【用法与用量】　6～12 g。

备注

湖北、四川、江西等地曾以松萝科植物松萝 *Usnea diffracta* vain.、长松萝 *U. Longissima* Ach. 作海风藤用，且至今仍在延用，应予更正。

桑　白　皮

Sangbaipi

MORI CORTEX

本品为桑科植物桑 *Morus alba* L. 的干燥根皮。秋末叶落时至次春发芽前采挖根部，刮去黄棕色粗皮，纵向剖开，剥取根皮，晒干。

【产地】　主产于湖北、河南、安徽、江苏、浙江等省，以产于湖北者为主流商品。

【性状】　本品呈扭曲的卷筒状、槽状或板片状，长短宽窄不一。外表面白色或淡黄白色，较平坦，有的残留橙黄色或棕黄色鳞片状粗皮；内表面黄白色或灰黄色，有细纵纹。体轻，质韧，纤维性强，难折断，易纵向撕裂，撕裂时有粉尘飞扬。气微，味微甘。

【商品规格】　商品分"色白货"与"统装货"，前者已剥去外皮，后者只刮去外皮；都不分等级，均为统货，并标注产地。

【品质要求】　只用剥去外皮的桑根白皮，以色白、皮厚、质柔韧、粉性足者为佳；不用刮去外皮的桑根白皮及"华桑"的根皮；禁用"构树""柘（zhè）树"的根皮。

饮片

【处方用名】　桑白皮、桑皮、桑根白皮、桑根皮、白桑皮、马额皮、蜜桑白皮。

【配方应付】　写上述除蜜炙品外的处方用名，均付桑白皮；写蜜桑白皮，付蜜桑白皮。

【常用饮片】　**桑白皮**　洗净，稍润切丝，干燥。

蜜桑白皮　取桑白皮丝，照蜜炙法炒至不黏手。

【功能与主治】　泻肺平喘，利水消肿。治肺热喘咳，水肿胀满尿少，面目肌肤浮肿。

【用法与用量】　6～12 g。

【注意】　喘咳系肺寒所致者不宜用。

备注

1. 本品产地加工有刮去外表粗皮或剥去外皮两种方法，形成两种商品。参见附图：前者系剥去外皮，后者系刮去外皮。

2. 华桑为同属植物华桑 *M. Cathayana* Hemsl. 的干燥根皮。桑白皮与华桑的鉴别要点：前者外表面白色或淡黄白色，较平坦，有的残留橙黄色或棕黄色鳞片状粗皮，易纵向撕裂，撕裂时有粉尘飞扬。气微，味微甘。后者外表面多为暗紫褐色，可见圆形或横向皮孔样瘢痕，不易纵向撕裂。

气微，味微咸。

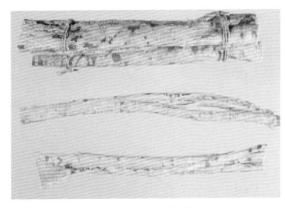

桑白皮（已去外皮）

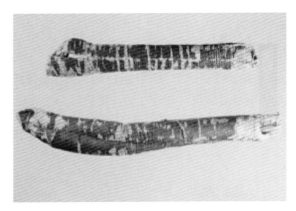

桑白皮

3. 桑白皮与构树皮、柘树皮的性状差异及鉴别要点参见其性状差异鉴别表。

桑白皮、构树皮、柘树皮的性状差异鉴别表

	桑白皮	构树皮	柘树皮
形状	呈卷筒状、槽状或片状	多呈扭曲筒状或片状	呈扭曲片状，两边向内卷
外表面	白色或淡黄白色，较平坦或有细纵纹，有残留栓皮	白色，有残留栓皮及点状须根痕	淡黄白色，粗糙，有横向皱纹及颗粒状突起
内表面	黄白色或灰黄色，有纵纹	淡黄色，光滑	灰白色，侧根痕穿孔
断面	纤维性极强	纤维性	略带纤维性
气味	气微，味微苦	气微，味淡	气微，味微苦涩
显微特征	含草酸钙方晶	含草酸钙方晶或簇晶	含草酸钙方晶，并形成晶鞘纤维

桑　枝

Sangzhi

MORI RAMULUS

本品为桑科植物桑 *Morus alba* L. 的干燥嫩枝。春末夏初采收，去叶，晒干，或趁鲜切片，晒干。

【产地】　参见"桑白皮"项下。

【性状】　本品呈长圆柱形，少有分枝。表面灰黄色或黄褐色，有多数黄褐色点状皮孔及细纵纹，并有灰白色略呈半圆形的叶痕和黄棕色的腋芽。质坚韧，不易折断，断面纤维性。皮部较薄，木部黄白色，射线放射状，髓部黄色或黄白色。气微，味淡。

【商品规格】　不分等级，均为统货。

【品质要求】　以枝细质嫩，断面黄白色者为佳。

【检查】　**水分**（第二法）　不得过 11.0%。**总灰分**　不得过 4.0%。

【浸出物】　醇溶性浸出物（热浸法）不得少于 3.0%。

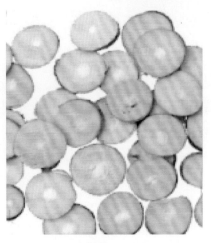

桑枝

饮片

【处方用名】　桑枝、桑枝片、桑条、炒桑枝。

【配方应付】　写桑枝、桑枝片、桑条，均付桑枝；写炒桑枝，付炒桑枝。

【常用饮片】　**桑枝**　未切片者，洗净，润透，切厚片，干燥。

【检查】　**水分**　同药材，不得过 10.0%。**总灰分**　同药材。

【浸出物】　同药材。

炒桑枝（临方炮制）　取净桑枝片，照清炒法炒至微黄。

【检查】　**水分**　同药材，不得过 10.0%。**总灰分**　同药材。

【浸出物】　同药材。

【功能与主治】　祛风湿，利关节。用于风湿痹病，肩臂、关节酸痛麻木。

【用法与用量】　9～15 g。

【注意】　脾胃虚弱及孕妇慎服。

备注

1. 桑根皮、桑枝、桑叶、桑椹子均为桑科植物桑的不同药用部位，但桑寄生与桑类药材不同科属。至于桑螵蛸则系动物类药材，但亦以采自桑树枝上者为佳。

2. 本品应用嫩枝（片面有髓），故应采购"新货"，以利鉴别。

桑寄生与槲寄生

Sangjisheng yu hujisheng

TAXILLI HERBA ET HERBA

前者为桑寄生科植物桑寄生 *Taxillus chinensis*（DC.）Danser 的干燥带叶茎枝，后者为同科植物槲寄生 *Viscum coloratum*（Komar.）Nakai 的干燥带叶茎枝。均在冬季至次春采割，除去粗茎切段，干燥，或蒸后干燥。

【产地】　**桑寄生**　主产于两广、福建、云南、四川等地，以产于广东者为主流商品。

槲寄生　主产于东三省及内蒙古；此外，河北、山东、河南、安徽等地亦有产。

【性状】　**桑寄生**　茎枝圆柱形；红褐色或灰褐色，具细纵纹，有多数细小突起的棕色皮孔，嫩枝可见棕褐色茸毛；质坚，断面不整齐，皮部红棕色，木部色浅。叶多卷曲，具短柄；叶片展平后呈卵形或椭圆形，表面黄褐色。幼叶被细茸毛，先端钝圆，基部圆形或宽楔形，全缘；革质。气微，味涩。

槲寄生　茎枝圆柱形，2~5叉状分枝；黄绿色或黄棕色，有纵皱纹；节膨大，节上有分枝或枝痕；体轻，质脆，易折断，断面不平坦，皮部黄色，木部色较浅，射线放射状，髓部常偏向一边。叶对生于枝梢，易脱落，无柄；呈长椭圆状披针形；先端钝圆，基部楔形，全缘；表面黄绿色，有细皱纹，主脉5出，中间3条明显，革质。气微味微苦，嚼之有黏性。

【商品规格】　分桑寄生、槲寄生、柳寄生，都不分等级，均为统货，并标注产地。

【品质要求】　二者均以枝细嫩、叶多未脱落的新货（桑寄生为红褐色、槲寄生为黄绿色）为佳。不用柳寄生，以及桑寄生属与槲寄生属的多种地方习用品。禁用"白果槲寄生"。

【检查】　**桑寄生**　照《中国药典》该品种【检查】项下强心苷的检查方法检测。

槲寄生　**杂质**　不得过2%。**水分**（第二法）　不得过12%。**总灰分**　不得过9%。**酸不溶性灰分**　不得过2.5%。

【浸出物】　**槲寄生**　醇溶性浸出物（热浸法）不得少于20.0%。

【含量测定】　**槲寄生**　照高效液相色谱法测定，本品按干燥品计算，含紫丁香苷（$C_{17}H_{24}O_9$）不得少于0.040%。

饮片

【处方用名】　桑寄生、桑上寄生、槲寄生、寄生、柳寄生、广寄生、上寄生、寄屑、茑（niǎo）木、北寄生、杜寄生。

【配方应付】　本品生饮同源。写上述处方用名，均付桑寄生或槲寄生。

【含量测定】　**槲寄生**　同药材，含紫丁香苷（$C_{17}H_{24}O_9$）不得少于0.025%。

【功能与主治】　祛风湿，补肝肾，强筋骨，安胎元。用于风湿痹痛，腰膝酸软，筋骨无力，崩漏经多，妊娠漏血，胎动不安，头晕目眩。

【用法与用量】　9~15 g。

备注

1. 桑寄生与槲寄生均始载于《神农本草经》，统称"桑上寄生"（因寄生于它物而生故名），但并非只寄生于桑上。由于寄生物本身及宿主的不同，导致习称桑寄生或槲寄生的品种繁多，多为地方习用品。其中，所谓桑寄生类有"湖北桑寄生""红花寄生""栗毛寄生""锈毛寄生""毛叶寄生"等；槲寄生类有"扁枝槲寄生""瘤果槲寄生""白果槲寄生""黄果槲寄生"等。且宿主有毒者，其寄生物亦多具毒性，如白果槲寄生，大剂量服用，可致中毒死亡。

2. 桑寄生与槲寄生的鉴别要点：前者茎枝表面红褐色或灰褐色，嫩枝可见棕褐色茸毛，中央有暗棕色的髓；叶片呈卵形或椭圆形；气微，味涩。后者茎枝呈2~5叉状分枝，表面黄绿色、金黄色或黄棕色，节膨大，髓明显；叶对生于枝梢，叶片呈长椭圆状披针形，主脉5出，中间3条明显；气微，味微苦，嚼之有黏性。参见附图。

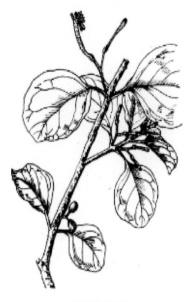 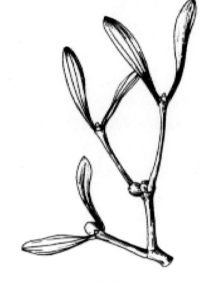

桑寄生外形　　　　　　　　　　　槲寄生外形

　　3. 桑寄生与槲寄生同科不同属，且其性状与所含成分差异较大。但《中国药典》对二者的【功能与主治】、【用法与用量】的界定，却完全相同。故二者可以互相代用，但不得混用，且实物与标注必须一致。

　　4. 不良反应：桑寄生由于所寄生的宿主及炮制方法的不同，有产生呕吐、下泻等不良反应乃至死亡的报道。

黄柏与关黄柏

Huangbo yu Guanhuangbo

PHELLODENDRI CHINENSIS CORTEX ET AMURENSIS CORTEX

　　黄柏　为芸香科植物黄皮树 *Phellodendron chinense* Schneid. 的干燥树皮，习称"川黄柏"；**关黄柏**　为同科同属植物黄檗 *P. amurense* Rupr. 的干燥树皮，习称"檗木"；二者均剥取树皮后，除去粗皮，晒干即得。

　　【产地】　**黄柏**　主产于四川、贵州、云南、陕西、湖北等省，以产于四川者为主流商品。**关黄柏**　主产于辽宁、吉林、黑龙江、河北等省，以产于关外者为主流商品。

　　【性状】　**黄柏**　呈板片状或浅槽状，长宽不一，厚 3～6 mm。外表面黄褐色或黄棕色，平坦或具纵沟纹，有的可见皮孔痕及残存的灰褐色粗皮；内表面暗黄色或淡棕色，具细密的纵棱纹。体轻，质硬，断面纤维性，呈裂片状分层，深黄色。气微，味极苦，嚼之有黏性，唾液被染成黄色。

　　关黄柏　商品大多较黄柏稍薄，长宽不一，厚 2～4 mm。外表面黄绿色或淡棕黄色，较平坦，有不规则的纵裂纹，皮孔痕小而少见，偶有灰白色的粗皮残留；内表面黄色或黄棕色。体轻，质较硬，断面纤维性，鲜黄色或黄绿色。气微，味极苦，嚼之有黏性。

【商品规格】　药材商品分川黄柏与关黄柏两大类，每类又分"去皮货"与"带皮货"两种规格；都不分等级，均为统货，并标注产地。

【品质要求】　首选去皮货；均以身干、皮厚、断面色鲜黄、去净粗皮、皮张均匀、纹理细密、味极苦者为佳。禁用"山黄柏"（又称"土黄柏"）。

【检查】　**水分**（第二法）　黄柏不得过 12.0％；关黄柏不得过 11.0％。**总灰分**　黄柏不得过 8.0％；关黄柏不得过 9.0％。

【浸出物】　黄柏用稀乙醇作溶剂（冷浸法），浸出物不得少于 14.0％；关黄柏用 60％乙醇作溶剂（热浸法），浸出物不得少于 17.0％。

【含量测定】　**黄柏**　照高效液相色谱法测定，本品按干燥品计算。**小檗碱**　含小檗碱以盐酸小檗碱（$C_{20}H_{17}NO_4 \cdot HCl$）计，不得少于 3.0％。**黄柏碱**　含黄柏碱以盐酸黄柏碱（$C_{20}H_{23}NO_4 \cdot HCl$）计，不得少于 0.34％。**关黄柏**　照高效液相色谱法测定，本品按干燥品计算，含盐酸小檗碱（$C_{20}H_{17}NO_4 \cdot HCl$）不得少于 0.60％，盐酸巴马汀（$C_{21}H_{21}NO_4 \cdot HCl$）不得少于 0.30％。

饮片

【处方用名】　黄柏、关黄柏、檗木、黄檗、盐黄柏、盐关黄柏、黄柏炭、关黄柏炭。

【配方应付】　写黄柏、关黄柏、檗木、黄檗，均付黄柏或关黄柏；写盐黄柏、盐关黄柏，均付盐黄柏或盐关黄柏；写黄柏炭、关黄柏炭，均付黄柏炭或关黄柏炭。

【常用饮片】　**黄柏、关黄柏**　除去杂质，喷淋清水，润透，切丝，干燥。

【检查】【浸出物】【含量测定】　同药材。

盐黄柏、盐关黄柏（均临方炮制）　取黄柏丝或关黄柏丝，照盐水炙法炒干即得。

盐黄柏【检查】【含量测定】　同药材。

盐关黄柏【检查】　**水分**　**总灰分**　同药材，分别不得过 10.0％、14.0％。

【浸出物】【含量测定】　同药材。

黄柏炭、关黄柏炭（均临方炮制）二者均取切丝饮片，照炒炭法炒至表面焦黑色。

【功能与主治】　清热燥湿，泻火除蒸，解毒疗疮。用于湿热泻痢，黄疸尿赤，带下阴痒，热淋涩痛，脚气痿躄，骨蒸劳热，盗汗，遗精，疮疡肿毒，湿疹湿疮。盐黄柏滋阴降火。用于阴虚火旺，盗汗骨蒸。

【用法与用量】　3～12 g。外用适量。

【注意】　本品苦寒，易伤胃气，脾胃虚寒者禁用。

备注

1. 黄柏本名檗木，《说文解字》云："檗，黄木也，檗木也。"后人为省写而取其谐音，写成"黄柏"。黄柏系芸香科植物黄皮树的树皮，而非小檗科小檗属（Berberis）多种植物的干皮（混称"山黄柏"），应注意区别。

2. 黄柏与关黄柏的鉴别要点：前者外表面黄褐色或黄棕色，平坦或具纵沟纹，残存的粗皮为灰褐色；断面呈裂片状分层，深黄色；嚼之唾液被染成黄色。后者外表面黄绿色或淡黄棕色，有不规则的纵裂纹，残存的粗皮为灰白色；断面不分层，鲜黄色或黄绿色。嚼之唾液不被染成黄色。参见附图。

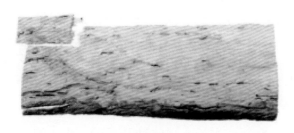
关黄柏

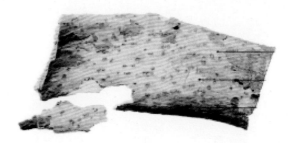
黄柏

3. 山黄柏类含小檗科小檗属和十大功劳属（Mahonia）多种植物的干皮。其药材习称"小檗皮"：多呈片状，略卷曲；外表面灰棕色，凹凸不平，有深陷的不规则沟纹；内表面蟹黄色，有细纵条纹；味苦而嚼之无黏性。

紫 苏 梗

Zisugeng

PERILLAE CAULIS

本品为唇形科植物紫苏 *Perilla frutescens* (L.) Britt. 的干燥茎。秋季果实成熟后采割，除去杂质，晒干，或趁鲜切片，晒干。

【产地】 见"紫苏子"项下。

【性状】 本品呈方柱形，四棱钝圆，长短不一。表面紫棕色或暗紫色，四面有纵沟和细纵纹，节部稍膨大，有对生的枝痕和叶痕。体轻，质硬，断面裂片状。切片常呈斜长方形，木部黄白色，射线细密，呈放射状，髓部白色，疏松或脱落。气微香，味淡。

【商品规格】 不分等级，均为统货。

【品质要求】 以梗嫩、外皮色紫棕、分枝少、香气浓郁者为佳。

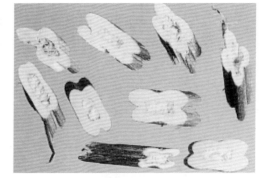
紫苏梗饮片

【检查】 **水分**（第二法） 不得过 9.0%。**总灰分**不得过 5.0%。

【含量测定】 避光操作。照高效液相色谱法测定，本品按干燥品计算，含迷迭香酸（$C_{18}H_{16}O_8$）不得少于 0.10%。

饮片

【处方用名】 紫苏梗、苏梗、紫苏茎。

【配方应付】 本品生饮同源。写上述处方用名，均付紫苏梗。【检查】 同药材。

【功能与主治】 理气宽中，止痛，安胎。用于胸膈痞闷，胃脘疼痛，嗳气呕吐，胎动不安。

【用法与用量】 5～10 g。

同属植物"白苏"的茎在江苏、四川等地作苏梗用，且与苏梗同名，但有悖《中国药典》的规定。参见紫苏子项下。

檀　香

Tanxiang

SANTALI ALBI LIGNUM

本品为檀香科植物檀香 *Santalum album* L. 树干的干燥心材。

【产地】 主产于东南亚、印度、澳大利亚、非洲等地；我国广东、广西、海南、云南、福建、台湾、崂山亦有产。

【性状】 本品为长短不一的圆柱形木段，有的略弯曲。外表面灰黄色或黄褐色，光滑细腻，有的具疤节或纵裂，横截面呈棕黄色，显油迹；棕色年轮明显或不明显，纵向劈开纹理顺直。质坚实，不易折断。气清香，燃烧时香气更浓；味淡，嚼之微有辛辣感。

【商品规格】 传统规格分黄、白、红三类，有多种规格。①印度老山檀香：又称"白皮散枝""老山香"或"檀香红"，产于印度。②血梨：色黄棕，产于澳大利亚。③西香：又称"新山檀香"或"线香"，色黄白，产于印度尼西亚。④国产檀香：灰黄色或黄褐色，以产于崂山者质优。此外，还有地门香、玫瑰香、泥山香等，产于非洲，系红檀香，多作"神香"用。

现行规格分红檀香与统装货。其中统装货又分片统（即镑片）和粉统（即碎块），都不分等级，均为统货，并标注产地。

【品质要求】 首选进口檀香，次选国产檀香，均以体重、质坚、香气浓郁、燃时其烟可直线上升者为佳。不用神香类（即红檀香）。禁用"扁柏木"。

【检查】 **水分**（第四法） 不得过 12.0%。

【含量测定】 **挥发油** 照挥发油测定法测定，本品含挥发油不得少于 3.0%（ml/g）。

【处方用名】 檀香、白檀香、黄檀香、真檀、浴檀、白檀、黄檀、白檀木。

【配方应付】 本品生饮同源。写上述处方用名，均付檀香。

【功能与主治】 行气温中，开胃止痛。用于寒凝气滞，胸膈不舒，胸痹心痛，脘腹疼痛，呕吐食少。

【用法与用量】 2～5 g。入汤剂宜后下。

【注意】 阴虚火旺，实热吐衄者慎用。

1. 亶，善也；檀，善木也；故字从亶，其气芳香，故名檀香。进口檀香以老山檀香质优，血梨檀香品质次之，新山檀香品质更次；国产檀香以产于崂山者质优。至于神香，系指用于制作敬神所烧的香，如药用则为下等货。

2. 扁柏木为柏科植物扁柏 *Chamaecyparis* sp. 的木材。檀香与扁柏木的鉴别要点：前者外表面灰黄色或黄褐色，横截面年轮明显或不明显，纵向劈开纹理顺直；燃烧时香气更浓，味淡，嚼之微有辛辣感。后者外表面黄色或黄棕色，断面年轮明显，纵向劈开纹理多弯曲；燃烧时香气无明显变化，味微苦。

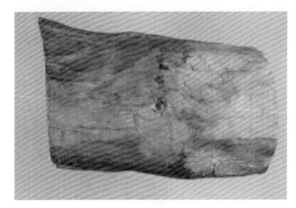

老山檀香

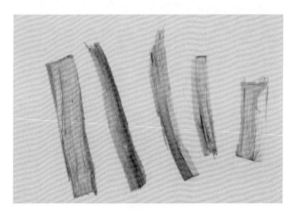

扁柏木

果实种子类

八角茴香

Bajiaohuixiang

ANISI STELLATI FRUCTUS

本品为木兰科植物八角茴香 *Illicium verum* Hook. f. 的干燥成熟果实。秋、冬二季果实由绿变黄时采摘，置沸水中略烫（习称"杀青"）后干燥或直接干燥。

【产地】 主产于广西西部和西南部及云南东部地区，以产于广西者质优，且系道地药材。此外，广东、福建、贵州等省区亦有产。

【性状】 本品为聚合果，多由 8 个蓇葖果组成，放射状排列于中轴上；外表面红棕色，有不规则皱纹，顶端呈鸟喙状，上侧多开裂；内表面淡棕色，平滑，有光泽；质硬而脆。果梗长 3～4 cm，连于果实基部中央，弯曲，常脱落。每个蓇葖果含种子 1 粒，扁卵圆形，长约 6 mm，红棕色或黄棕色，光亮，尖端有种脐；胚乳白色，富油性。气芳香，味辛、甜。

【商品规格】 广西（如玉林等）药材市场将本品分为 3 个规格、7 个等级：3 个规格（按质量优劣排序）分别为"大红八角"（1～3 等）、"角花八角"（1～3 等）、"干木八角"（统货）。亳州药材市场将本品分水烫货与统装货，都不分等级，并标注产地。

大红八角一等：大朵均匀，碎口≤5％，瘦果≤5％；二等：中朵均匀，碎口≤10％，瘦果≤10％；三等：中小朵均匀，碎口≤20％，瘦果≤20％。

角花八角一等：大朵均匀，碎口≤15％；二等：中朵均匀，碎口≤20％；三等：小朵欠均匀，碎口≤30％。

【品质要求】 首选大红八角，次选角花八角；只用水烫货（即杀青品），不用统货或干木八角；均以个大、完整、色赤红、无梗、香气浓者为佳。禁用"红茴香""披针茴香"（又称莽草）。

【含量测定】 **挥发油** 照挥发油测定法测定，本品含挥发油不得少于 4.0％（ml/g）。**反式茴香脑** 照气相色谱法测定，本品含反式茴香脑（$C_{10}H_{12}O$）不得少于 4.0％。

饮片

【处方用名】 八角茴香、大茴、八角茴、大茴香、舶上茴香、大料（四川）。

【配方应付】 本品生饮同源。写以上处方用名，均付八角茴香。

【功能与主治】 温阳散寒，理气止痛。用于寒疝腹痛，肾虚腰痛，胃寒呕吐，脘腹冷痛。

【用法与用量】 3～6 g。

【注意】 有报道称食用本品剂量过大时常有中毒反应。患者早期有恶心、呕吐、流涎等反应，随后出现阵发性上腹部钝痛、阵发性强直性四肢抽搐、牙关紧闭、全身发绀甚至意识丧失之中毒性脑病表现。

备注

1. 本品与小茴香气味略同，且其形大于小茴香，故以大茴香称之；又因其果实多呈八角放射状，遂有八角茴香之名；本品原为舶来品，以进口为主，故又名舶上茴香。

2. 本品多作调味剂，可谓"入方则为药、入食则为材"，即药材之本义。如单方使用，应选大红八角，且烫制（杀青）后，其质优于直接干燥品，而统货极易掺伪，不易剔除。

3. 红茴香为木兰科植物红茴香 *Illicum henryi* Diers 的干燥果实；莽草为木兰科植物披针叶茴香 *I. Lanceolatum* A. C. Smith 的干燥果实。本品与红茴香、莽草性状的主要区别见八角茴香、莽草、红茴香性状差异表及附图。

4. 后缀"茴香"二字的药材，除八角茴香、小茴香外，大多有毒，以莽草为甚，应注意鉴别。参见附图。

八角茴香、莽草、红茴香性状差异表

	八角茴香	莽草	红茴香
单一蓇葖果性状	呈小船形，肥厚，顶端钝或钝尖而平直、呈鸟喙状	呈小船形，尖端有一较长而向后弯曲的钩状尖头	呈鸟喙状，扁平，瘦小，先端渐尖而较长，略向腹面弯曲
蓇葖果数（个）	8	8～13	7～8
大小（cm）	长 1～2 宽 0.3～0.5 高 0.6～1	长 1.5～2 宽 0.8～1.2	长约 1.5 宽 0.4～0.7
果皮	较厚，背面有粗糙皱纹	较薄，外表多皱纹	较薄，背面粗糙有皱纹
果柄（cm）	较粗，弯曲成钩状，长 3～4	细小，直且常分离，长 3.5～6	较细瘦而弯曲，长 3～5
种子	1 粒，扁卵形红棕或黄棕色，光亮，尖端有种脐	1 粒，扁卵形，棕褐色，平滑，有光泽	1 粒，扁卵形，褐黄色，平滑，有光泽
气味	气芳香，味辛甜	略似樟脑气，味淡，久尝麻舌	香气特异，尝之先微酸后甜

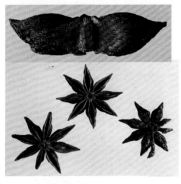

八角茴香蓇葖果（上）
与八角茴香（下）

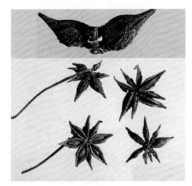

红茴香蓇葖果（上）
与红茴香（下）

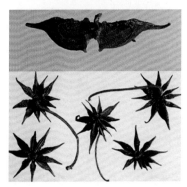

莽草蓇葖果（上）
与莽草（下）

大皂角与猪牙皂

Dazaojiao yu Zhuyazao

GLEDITSIAE SINENSIS FRUCTUS ET
GLEDITSIAE FRUCTUS ABNORMALIS

大皂角为豆科植物皂荚 *Gleditsia sinensis* Lam. 的干燥成熟果实，猪牙皂则是皂荚的不育果实。二者均在秋季果实成熟时采摘，晒干。

【产地】　主产于山东、河南、湖北、四川、陕西、云南、贵州等省。其中，大皂角以产于陕西者为主流商品，猪牙皂以产于山东者为主流商品。

【性状】　**大皂角**　本品呈扁长的剑鞘状，有的略弯曲。表面棕褐色或紫褐色，被灰色粉霜，擦去后有光泽，种子所在处隆起。基部渐窄而弯曲，有短果柄或果柄痕，两侧有明显的纵棱线，质硬，摇之有声，易折断，断面黄色，纤维性。种子多数，扁椭圆形，黄棕色至棕褐色，光滑。气特异，有刺激性，味辛辣。

猪牙皂　本品呈圆柱形，略扁而弯曲。表面紫棕色或紫褐色，被灰白色蜡质粉霜，擦去后有光泽，并有细小的疣状突起和线状或网状的裂纹。顶端有鸟喙状花柱残基，基部具果梗残痕。质硬而脆，易折断，断面棕黄色，中间疏松，有淡绿色或淡棕黄色的丝状物，偶有发育不全的种子。气微，有刺激性，味先甜而后辣。

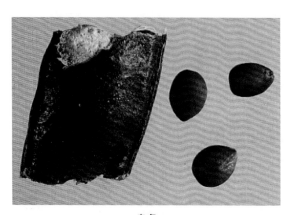

皂角

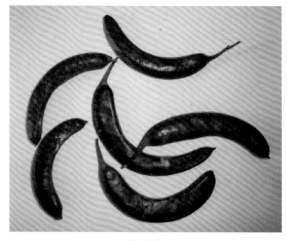

猪牙皂

【商品规格】　都不分等级，均为统货，并标注产地。

【品质要求】　**大皂荚**　不单用其种子（又称皂荚子）或"日本皂荚"，禁用"肥皂荚"，并以荚长、饱满、质坚实、无虫蛀者为佳。**猪牙皂**　以色黄褐，味苦者为佳。

【检查】　**猪牙皂**　水分（第二法）　不得过 14.0%。**总灰分**　不得过 5.0%。

【处方用名】　大皂角、大皂荚、皂角、皂荚、悬刀；猪牙皂、牙皂、小牙皂。

【配方应付】 大皂角、猪牙皂均系生饮同源品种。写大皂角、大皂荚、皂角、皂荚、悬刀等，均付大皂角；写猪牙皂、牙皂、小牙皂等，均付猪牙皂。

【功能与主治】 祛痰开窍，散结消肿。用于中风口噤，昏迷不醒，癫痫痰盛，关窍不通，喉痹痰阻，顽痰喘咳，咳痰不爽，大便燥结；外治痈肿。

【用法与用量】 1～1.5 g，多入丸散用。外用适量，研末吹鼻取嚏或研末调敷患处。

【注意】 孕妇及咯血、吐血患者忌服。

备注

1. 大皂角与猪牙皂的基原相同，但前者系成熟果实，后者系不育果实。二者均不单用其种子。另：古代无肥皂，洗衣则用大皂荚。但大皂荚并非"肥皂荚"（肥皂荚为同科植物肥皂荚 *Gymnocladus chinensis* Baill. 的干燥果实），大皂荚的种子也并非"肥皂子"（均系另一种药材，见《本草纲目》）。应注意区别。

2. 日本皂荚为同属植物日本皂荚 *G. japonica* Miq. 的干燥成熟果实。本品呈扁条形，扭转，并有泡状隆起。应注意鉴别。

大 枣

Dazao

JUJUBAE FRUCTUS

本品为鼠李科植物枣 *Ziziphus jujuba* Mill. 的干燥成熟果实。秋季采收，晒干。

【产地】 全国大部分地区有产，但主产于山东、山西、河南、河北、四川等省。以产于山西者质优，系主流商品；以产于河南新郑者为道地药材。

【性状】 **红枣** 呈椭圆形或球形。表面暗红色，略带光泽，有不规则皱纹。基部凹陷，有短果梗。外果皮薄，中果皮棕黄色或淡褐色，肉质柔软，富糖性而油润。果核纺锤形，两端锐尖，质坚硬。气微香，味甜。**鸡枣** 呈卵圆形，个较小，似鸡心状；表面红色或浅红色，皱缩纹紧缩而细；质柔而结实，果肉致密并紧贴果核，味甜而甘。

【商品规格】 传统规格：分乌枣、泡枣、小红枣（鸡枣）三种，都不分等级，均为统货。现行规格：分药用枣（以红枣为主流商品）与食用枣（以乌枣为主流商品）两类。其中药用枣又分优质货与统装货两种规格，均标注产地。

【品质要求】 只用药用枣，不用食用枣。其中，复方选用红枣，单方选用鸡枣（又称鸡心枣），均以色红、肉厚、核小、油润而味甜者为佳。

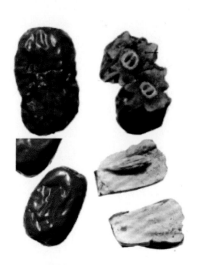

鸡枣（上）红枣（下）

【检查】 **总灰分** 不得过 2.0%。**黄曲霉毒素** 本品每1 000 g含黄曲霉毒素 B_1 不得过 5 μg，黄曲霉毒素 G_2、黄曲霉毒素 G_1、黄曲霉毒素 B_2 和黄曲霉毒素 B_1 的总量均不得过 10 μg。

饮片

【处方用名】 大枣、红枣、乌枣、小红枣、鸡枣、鸡心枣、枣子、牙枣、沙枣、黑枣。

【配方应付】 本品生饮同源。写上述处方用名，均付大枣。

【检查】 同药材。

【功能与主治】 补中益气，养血安神。用于脾虚食少，乏力便溏，妇人脏躁。

【用法与用量】 6～15 g。

【注意】 湿盛胀满，食积，虫积，龋齿作痛，痰热咳嗽慎用。

备注

1. 本品的商品名统称"红枣"，其药用枣与食用枣并无基原差异，但价格相差悬殊。

2. 本品习用"个或枚"作处方剂量。但无论用克、个或枚作处方剂量，均应将大枣破开或去核，单包入药，并分药到剂（注：凡以个或枚作处方剂量者，分药到剂可作发药交待）。

3. 本品的安全水分值为10%，故其含水量不宜超过10%。

山 茱 萸

Shanzhuyu

CORNI FRUCTUS

本品为山茱萸科植物山茱萸 *Cornus officinalis* Sieb. et Zucc. 的干燥成熟果肉。秋末冬初果皮变红时采收果实，烘或置沸水中略烫后，及时除去果核，干燥，即得"山萸肉"。

【产地】 主产于浙江、河南、安徽、陕西。以产于浙江者为主流商品，且质优，习称"淳萸肉"；以产于浙江杭州一带者为道地药材，习称"杭萸肉"。

【性状】 本品呈不规则的片状或囊状。表面紫红色至紫黑色，皱缩，有光泽。有的顶端有圆形宿萼痕，基部有果梗痕。质柔软。气微，味酸、涩、微苦。

【商品规格】 商品按产地与含核量分为"优质货"（产于浙江、河南，且基本无核），"含核货"（含核应低于3%），"统装货"及"投料货"，均标注产地。

【品质要求】 首选杭萸肉，次选其他产地的山萸肉，均只用含核量低于3%的"新货"，都以片大、肉厚、柔软、色红者为佳；禁用"滇枣皮""雕核樱"及掺矾的山萸肉。

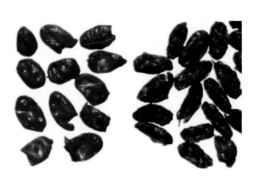

山茱萸（左：新货　右：陈货贮久）

【检查】 **杂质**（果核、果梗） 不得过3%。**水分**（第二法） 不得过16.0%。**总灰分** 不得过6.0%。

【浸出物】 水溶性浸出物（冷浸法）不得少于50.0%。

【含量测定】 照高效液相色谱法测定，本品按干燥品计算，含莫诺苷（$C_{17}H_{26}O_{11}$）和马钱苷（$C_{17}H_{26}O_{10}$）的总量不得少于1.2%。

饮片

【处方用名】　山茱萸、山萸肉、萸肉、枣皮、蜀枣、杭萸肉、醋萸肉、酒萸肉。

【配方应付】　写上述除醋萸肉外的处方用名，均付酒萸肉；写醋萸肉付醋萸肉。

【常用饮片】　**山茱萸**　除去杂质及残留果核。

【检查】　**水分　总灰分**　同药材。

【含量测定】　同药材。

酒萸肉　按《中国药典》该饮片项下规定的方法炮制即得。

【含量测定】　同药材，含莫诺苷（$C_{17}H_{26}O_{11}$）和马钱苷（$C_{17}H_{26}O_{10}$）的总量不得少于 0.70%。

【功能与主治】　补益肝肾，收涩固脱。用于眩晕耳鸣，腰膝酸痛，阳痿遗精，遗尿尿频，崩漏带下，大汗虚脱，内热消渴。

【用法与用量】　煎服，6～12 g；急救固脱，20～30 g。

【注意】　本品温补收敛，故命门火旺，素有湿热而致小便淋涩者不宜使用。

备注

1. 本品始载于《神农本草经》，原名"蜀枣"。另："萸"不得写成"芋"。

2. 滇刺枣为鼠李科植物滇刺枣 *Ziziphus mauritiana* Lam. 的干燥果肉。与本品的鉴别要点：山茱萸果皮有光泽，略透明，质柔软，味酸涩、微苦；滇刺枣果皮密被细皱纹，质硬而脆，呈革质状，味酸。

3. 雕核樱为蔷薇科植物雕核樱 *Prunus pleiocerasus* Kochne 的干燥果皮。鉴别要点：①山茱萸药用部位系果肉，雕核樱药用部位系果皮。②前者表面紫红色至紫黑色，内表面不平滑，有少数纵走脉纹，味酸涩、微苦；后者表面紫红，内表面具网状脉纹，气香味酸。

4. 《中国药典》只收载了山茱萸、酒萸肉两种饮片，《湖北省中药饮片炮制规范》还收载了醋萸肉，但该"规范"在其【配方应付】项下规定：写酒蒸山茱萸、萸肉、山萸肉、枣皮，均付酒萸肉，并未规定在什么情况下使用醋萸肉。

5. 本品掺明矾后，表面有明显的霜状物，且涩味加重，不得药用，应注意鉴别。

山　楂

Shanzha

CRATAEGI FRUCTUS

本品为蔷薇科植物山里红 *Crataegus pinnatifida* Bge. var. *major* N. E. Br. 或山楂 *C. pinnatifida* Bge. 的干燥成熟果实。秋季果实成熟时采收，切片，干燥。

【产地】　主产于山东临朐（qú）、沂（yí）水、盖都、安丘及辽宁、河南、河北等地。以临朐、沂水产量较大，且质优，系道地药材。

【性状】　本品为圆形片，皱缩不平。外皮红色，具皱纹，有灰白色小斑点。果肉深黄色至浅棕色。中部横切片具 5 粒浅黄色果核，但核多脱落而中空。有的片上可见短而细的果梗或花萼残迹。气微清香，味酸、微甜。

【商品规格】 药材商品分北山楂与南山楂，前者又分统片与选片两种规格，二者都不分等级，均为统货，并标注产地。

【品质要求】 只用北山楂（即山楂），以片大、皮红、肉厚、核少者为佳；不用南山楂（野山楂）、"湖北山楂""云南山楂"（山林果）；禁用尖嘴林檎（尖嘴海棠）。

【检查】 **水分**（第二法） 不得过12.0%。**总灰分** 不得过3.0%。**重金属及有害元素** 照铅、镉、砷、汞、铜测定法测定，铅不得过5 mg/kg，镉不得过0.3 mg/kg，砷不得过2 mg/kg，汞不得过0.2 mg/kg，铜不得过20 mg/kg。

【浸出物】 醇溶性浸出物（热浸法）不得少于21.0%。

【含量测定】 按干燥品计算，本品含有机酸以枸橼酸（$C_6H_8O_7$）计，不得少于5.0%。

饮 片

【处方用名】 山楂、生山楂、山里红、北山楂、南山楂、个楂、炒山楂、焦山楂。

【配方应付】 写除炒山楂、焦山楂外的处方用名，均付（生）山楂；写炒山楂、焦山楂，均付焦山楂（参见备注项下）。

【常用饮片】 **净山楂**（生山楂片）除去杂质及脱落的核。

炒山楂 取净山楂，照清炒法炒至色变深。

【含量测定】 同药材，含有机酸以枸橼酸（$C_6H_8O_7$）计，不得少于4.0%。

焦山楂 取净山楂，按清炒法炒至表面焦褐色，内部黄褐色。

【含量测定】 同药材，含有机酸以枸橼酸（$C_6H_8O_7$）计，不得少于4.0%。

【功能与主治】 消食健胃，行气散瘀，化浊降脂。用于肉食积滞，胃脘胀满，泻痢腹痛，瘀血经闭，产后瘀阻，心腹刺痛，胸痹心痛，疝气疼痛，高脂血症。焦山楂消食导滞作用增强。用于肉食积滞，泻痢不爽。

【用法与用量】 9～12 g。

【注意】 脾胃虚弱而无积滞者慎用。

备 注

1. 本品始载于《唐本草》，原名赤瓜木，《本草图经》名棠球子，自《本草纲目》始名山楂。

2. 本品的基原，《中国药典》界定为"山里红"或"山楂"的果实。由此可见，山楂既是药材名，又是植物名，但药材商品却有北山楂与南山楂之分。其中，凡以"山里红"或"山楂"的果实入药者，统称北山楂；南山楂系指同科植物野山楂 C. cuneata Sieb. et Zucc. 的干燥果实，习称"个楂"。但《中国药典》未收载南山楂，《湖北省中药饮片炮制规范》仍收载了南山楂。

3. 山里红与山楂的显微鉴别要点：前者横切面中果皮极厚，外侧薄壁细胞中有1～2列含棕色素，内侧薄壁细胞含淀粉粒和草酸钙方晶、簇晶，有维管束散在；后者中果皮薄壁组织中散在多数淡黄色、类圆形石细胞。

4. 北山楂与南山楂的鉴别要点：前者为圆形切片，多卷边，皱缩不平，外皮红色，有灰白色小斑点，果肉深黄至浅棕色，中部横切片具5粒浅黄色果核，但核多脱落而中空。气微清香，味酸、微甜。后者较小，类球形，表面棕色至棕红色，具细皱纹，顶端凹陷，基部有果柄残痕。气微，味酸、微甜。参见附图。

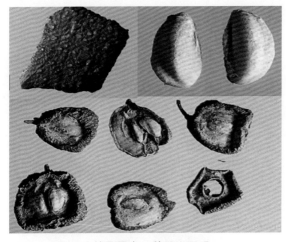

山楂及果实、种子表面观

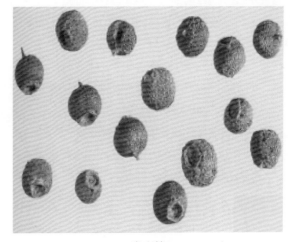

南山楂

5. 湖北山楂为蔷薇科植物湖北山楂 *C. hupensis* Sarg. 的干燥果实。与山楂的性状差异：本品较大，呈类球形，表面深红色，具显著小疣点，多切成两瓣入药。

6. 云南山楂为蔷薇科植物山林果 *C. scabrifolia* (Franch.) Rehd. 的干燥果实。本品多纵剖成两瓣，每瓣具种子 2～3 枚，果肉薄，表面暗红色至红棕色，具棕黄色小斑点。气微，味酸甜，微涩。

7. 尖嘴林檎为蔷薇科植物尖嘴海棠 *Marus melliana* (Hand.-Mzz.) Rehd. 的干燥果实。本品呈圆片形，外表棕红色至棕褐色，无斑点，切面中央 5 室，每室种子 2 粒。气微，味酸。

8. 《中国药典》收载了净山楂、炒山楂、焦山楂三种饮片，鉴于炒制品与焦制品不易界定，且二者含枸橼酸的限量相同，故处方用名炒山楂、焦山楂，配方均付焦山楂。

9. 不良反应：①有因山楂中含有多种有机酸及鞣质，前者可与重金属、后者可与胃酸中的蛋白质结合生成不溶于水的聚合物，再沉积形成硬块，即结石的报道。②有因食用本品导致早孕者流产的报道。

川　楝　子

Chuanlianzi

TOOSENDAN FRUCTUS

本品为楝科植物川楝 *Melia toosendan* Sieb. et Zucc 的干燥成熟果实。冬季果实成熟时采收，除去杂质，干燥。

【产地】　主产于四川、云南、贵州等省。其中，四川产量最大，且系道地药材。此外，湖北、湖南、河南、甘肃亦有产。

【性状】　本品呈类球形。表面金黄色至棕黄色，微有光泽，少数凹陷或皱缩，具深棕色小点。顶端有花柱残痕，基部凹陷，有果梗痕。外果皮革质，与果肉间常成空隙，果肉松软，淡黄色，遇水润湿显黏性。果核呈球形或卵圆形，质坚硬，两端平截，有 6～8 条纵棱，内分 6～8 室，每室含黑棕色长圆形的种子 1 粒。气特异，味酸、苦。

【商品规格】　不分等级，均为统货，并标注产地。

【品质要求】　只用川楝子，以个大、饱满、外皮金黄色、果肉黄白色而厚实、有弹性者为佳；禁用苦楝子。

【检查】　**水分**（第二法）　不得过 12.0%。**总灰分**　不得过 5.0%。

【浸出物】　水溶性浸出物（热浸法）不得少于 32.0%。

【含量测定】　照高效液相色谱-质谱法测定，本品按干燥品计算，含川楝素（$C_{30}H_{38}O_{11}$）应为 0.06%～0.20%。

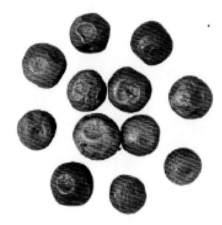

川楝子药材

饮片

【处方用名】　川楝子、金铃子、楝实、川楝实、楝树子、仁枣、炒川楝子。

【配方应付】　写上述处方用名，均付炒川楝子（见《湖北省中药饮片炮制规范》）。

【常用饮片】　**川楝子**　除去杂质，用布袋撞净，用时捣碎。

炒川楝子　取净川楝子，劈成两瓣或切厚片，照清炒法炒至表面焦黄色。

【检查】　**水分**　不得过 10.0%。**总灰分**　同药材，不得过 4.0%。

【浸出物】　同药材。

【含量测定】　同药材，含川楝素（$C_{30}H_{38}O_{11}$）应为 0.04%～0.20%。

【功能与主治】　疏肝泄热，行气止痛，杀虫。用于肝郁化火，胸胁、脘腹胀痛，疝气疼痛，虫积腹痛。

【用法与用量】　5～10 g。外用适量，研末调涂。

【注意】　①本品苦寒败胃，脾胃虚寒者忌用。②孕妇慎用。

备注

1.《中国药典》只收载川楝子与炒川楝子两种饮片，《湖北省中药饮片炮制规范》还收载了盐川楝子。此外，《中国药典》还规定：炒川楝子可用净川楝子碾碎后炒。由于川楝子不易碾碎，且碾碎后必有碎屑，故本品宜用劈成两瓣或切厚片的净川楝子炒制。

2. 苦楝子为楝科植物楝树 *M. azedarach* L. 的干燥成熟果实。川楝子与苦楝子的鉴别要点：前者直径 2～2.3 cm，表面具深棕色小点；外果皮与果肉间常有间隙；果核表面具 6～8 条纵棱，破开后有 6～8 室，每室含 1 粒种子；种子长圆形，黑紫色。后者较小，直径 1～2 cm，表面无深棕色小点；外果皮紧贴果肉；果核表面具 4～5 纵棱，破开后有 4～5 室，每室含 1 粒种子；种子扁棱形，紫红色。

3. 据报道：川楝素可损坏肺血管壁，引起肺出血，阻塞呼吸道，可导致患者因呼吸衰竭而死亡等不良反应。这是《中国药典》【含量测定】项下规定"本品含川楝素应为 0.04%～0.20%"的原因，也是本文宜用"炒川楝子"的原因。

女 贞 子

Nüzhenzi

LIGUSTRI LUCIDI FRUCTUS

本品为木犀科植物女贞 *Ligustrum lucidum* Ait. 的干燥成熟果实。冬季果实成熟时采收，除去枝叶，稍蒸或置沸水中略烫后，干燥，或直接干燥。

【产地】　主产于浙江。此外，江苏、湖南、福建、广西、四川、湖北等地亦产。

【性状】　本品呈卵形、椭圆形或肾形。表面黑紫色或灰黑色，皱缩不平，基部有果梗痕或具宿萼及短梗。体轻。外果皮薄，中果皮较松软，易剥离，内果皮木质，黄棕色，具纵棱，破开后种子通常为 1 粒，肾形，紫黑色，油性。气微，味甘、微苦涩。

【商品规格】　分猪腰女贞（瘦形女贞、鸡形女贞）和豆豉女贞（胖形女贞、圆形女贞），都不分等级，均为统货，并标注产地。前者以产于四川者为主流商品。

【品质要求】　只用猪腰女贞，以粒大、饱满、质坚实、置水中不漂浮、色灰黑者为佳；不用豆豉女贞；禁用"冬青子""小蜡"。

【检查】　**杂质**　不得过 3％。**水分**（第二法）　不得过 8.0％。**总灰分**　不得过 5.5％。

【浸出物】　用 30％乙醇作溶剂（热浸法），浸出物不得少于 25.0％。

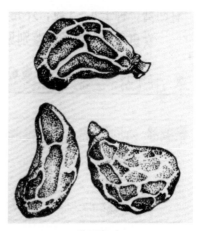

猪腰女贞

【含量测定】　照高效液相色谱法测定，本品按干燥品计算，含特女贞苷（$C_{31}H_{42}O_{17}$）不得少于 0.70％。

饮片

【处方用名】　女贞子、女贞实、猪腰女贞、豆豉女贞、酒女贞子、醋女贞子。

【配方应付】　写以上除酒女贞子、醋女贞子外的处方用名，均付产地已稍蒸或置沸水中略烫后的女贞子；写酒女贞子付酒女贞子；写醋女贞子付醋女贞子。

【常用饮片】　**女贞子**　除去杂质，洗净（仅指产地直接干燥者），干燥。

【检查】　**水分**　**总灰分**　同药材。

【浸出物】【含量测定】　同药材。

【功能与主治】　滋补肝肾，明目乌发。用于肝肾阴虚，眩晕耳鸣，腰膝酸软，须发早白，目暗不明，内热消渴，骨蒸潮热。

【用法与用量】　6～12 g。

【注意】　脾胃虚寒泄泻者忌服。

备注

1. 女贞子原名女贞实。李时珍曰："此木凌冬青翠，有贞守之操，故以贞女状之。"又曰："今人不知女贞，但呼为蜡树。"至于误将木樨科植物小蜡 *L. sinerse* Lour. 的干燥果实作女贞子入药，是否与此有关，有待考证。

2. 女贞子与小蜡的鉴别要点：前者多为肾形（猪腰女贞）或卵圆形（豆豉女贞），种子通常 1 粒，其中猪腰女贞入水不漂浮；后者呈类球形，种子通常 2 粒，体轻，入水漂浮。为此，为便于对女贞子与小蜡的鉴别，故宜用猪腰女贞，不用豆豉女贞。

3. 猪腰女贞和豆豉女贞皆出于同一植株，前者多长在向阳的枝条上。二者的主要区别：前者果皮紧贴，入水不漂浮；后者质轻松泡，入水漂浮，果皮易剥离。

4. 女贞子与冬青子的鉴别要点：前者多为肾形或卵圆形，表面黑紫或灰黑色，皱缩不平，种子多为 1 粒，显油性；后者呈椭圆形，籽粒较大，表面棕褐色，上部有凹窝，种子无油性。

5. 本品产地加工有稍蒸或置沸水中略烫后干燥或直接干燥两种方法。如购用前者作饮片入药，则不必再洗。由此可见，药材的产地加工与炮制的一体化问题亟待解决。

6.《中国药典》收载了女贞子、酒女贞子两种饮片，《湖北省中药饮片炮制规范》还收载了醋女贞子，并规定：写酒女贞子付酒女贞子，写醋女贞子付醋女贞子。至于写女贞子该付哪种饮片，却没有规定。

小 茴 香

Xiaohuixiang

FOENICULI FRUCTUS

本品为伞形科植物茴香 *Foeniculum vulgare* Mill. 的干燥成熟果实。秋季果实初熟时采割植株，晒干，打下果实，除去杂质。

【产地】 主产于山西、内蒙古、甘肃、四川等省区。以产于山西、甘肃者为主流商品；以产于内蒙古者质优，系道地药材。

【性状】 本品为双悬果，呈圆柱形或稍弯曲，表面黄绿色或淡黄色，两端略尖，顶端残留有黄棕色突起的柱基，基部偶有细小的果梗。分果呈长椭圆形，背面有纵棱 5 条，接合面平坦而较宽。横切面略呈五边形，背面的四边约等长。有特异香气，味微甜、辛。

【商品规格】 药材商品分"新货"与"陈货"，都不分等级，均为统货，并标注产地。

【品质要求】 首选"新货"，次选"陈货"，以粒大饱满、色黄绿（新货）、香气浓郁者为佳。禁用"莳萝""葛缕子"的果实。

【检查】 **杂质** 不得过 4%。**总灰分** 不得过 10.0%。

【含量测定】 **挥发油** 照挥发油测定法测定，含挥发油不得少于 1.5%（ml/g）。**反式茴香脑** 照气相色谱法测定，本品含反式茴香脑（$C_{10}H_{12}O$）不得少于 1.4%。

饮片

【处方用名】 小茴香、茴香、谷茴（贵州）、小茴（甘肃）、盐小茴香。

【配方应付】 写除盐小茴香外的处方用名，均付（生）小茴香；写盐小茴香付盐小茴香。

【常用饮片】 **小茴香** 除去杂质。

【检查】 **总灰分** 同药材。

【含量测定】 同药材。

盐小茴香（临方炮制）取净小茴香，照盐水炙法炒至微黄色。

【检查】　**总灰分**　同药材，不得过 12.0%。

【含量测定】　同药材。含反式茴香脑（$C_{10}H_{12}O$）不得少于 1.3%。

【功能与主治】　散寒止痛，理气和胃。用于寒疝腹痛，睾丸偏坠，痛经，少腹冷痛，脘腹胀痛，食少吐泻。盐小茴香暖肾散寒止痛。用于寒疝腹痛，睾丸偏坠，经寒腹痛。

【用法与用量】　3～6 g。

【注意】　本品辛散温燥，阴虚火旺者慎用。

备注

1. 本品以挥发油的含量作质量评价指标，含量越高，质量越好，而新货的挥发油含量高于陈货，故列于首选。新货与陈货的区别：前者为黄绿色，后者为淡黄色至黄白色。

2. 莳萝为伞形科植物莳萝 *Anethum graveolens* L. 的干燥果实。小茴香与莳萝的鉴别要点：前者表面黄绿色或淡黄色，背面有隆起的纵棱 5 条，接合面平坦而较宽，横切面略呈五边形，背面的四边约等长，有特异香气，味微甜、辛；后者分果呈广椭圆形，表面棕色或深棕色，背棱稍突起，侧棱延展成翅，合生面中央有 1 条棱线。

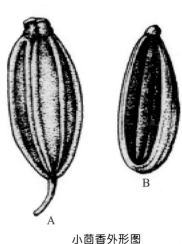

小茴香外形图
A. 背面；B. 合生面

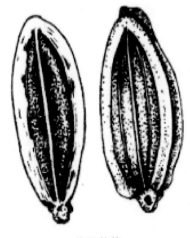

伪品莳萝

3. 葛缕子为伞形科植物葛缕子 *Carum carvi* L. 的干燥果实（又称野茴香、藏茴香）。小茴香与野茴香的鉴别要点：①前者双悬果合生，后者多分离成两个分果。②野茴香表面棕褐色，有明显纵肋线 5 条，用手揉搓有特异而浓烈的香气，味辛凉而麻舌。

马　钱　子

Maqianzi

STRYCHNI SEMEN

本品为马钱科植物马钱 *Strychnos nux-vomica* L. 的干燥成熟种子。其中凡进口品种，习称番木鳖或进口马钱子。冬季采收成熟果实，取出种子，晒干。

【产地】　进口马钱子多产于印度、越南、泰国、缅甸等国，国产马钱子主产于云南、广东、海南等地。以进口马钱子为主流商品。

【性状】　本品呈纽扣状圆板形，常一面隆起，一面稍凹下。表面密被灰棕或灰绿色绢状茸毛，自中间向四周呈辐射状排列，有丝样光泽。边缘稍隆起，较厚，有突起的珠孔，底面中心有突起的圆点状种脐。质坚硬，平行剖面可见淡黄白色胚乳，角质状，子叶心形，叶脉 5～7 条。气微，味极苦。

【商品规格】　药材商品不分国产品与进口品，都不分等级，均为统货，并标注产地。

【品质要求】　首选进口马钱子（番木鳖），次选国产马钱子，均以个大饱满，皮坚肉厚，表面灰棕色微带绿，有细密毛茸，味极苦者为佳；禁用木鳖子。

【检查】　水分（第二法）　不得过 13.0%。**总灰分**　不得过 2.0%。

【含量测定】　照高效液相色谱法测定，本品按干燥品计算，含士的宁（$C_{21}H_{22}N_2O_2$）应为 1.20%～2.20%，马钱子碱（$C_{23}H_{26}N_2O_4$）不得少于 0.80%。

饮片

【处方用名】　马钱子、番木鳖、苦实、大方人（上海）、生马钱子、马钱子粉。

【配方应付】　写除生马钱子、马钱子粉外的处方用名，均付制马钱子；写生马钱子，付生马钱子；写马钱子粉，付马钱子粉；或取马钱子粉制成（1∶10）的倍散，再按处方剂量折算称量。

【常用饮片】　**生马钱子**　除去杂质。

【检查】【含量测定】　同药材。

制马钱子　取净马钱子，照烫法，用砂烫至鼓起并显棕褐色或深棕色。

【检查】　水分　同药材，不得过 12.0%。**总灰分**　同药材。

【含量测定】　同药材。

马钱子粉　取制马钱子粉碎成细粉，再按本品【含量测定】项下规定的方法，测定士的宁的含量后，加适量淀粉混匀，即得含量符合规定马钱子粉。

【检查】　水分（第二法）　不得过 14.0%。

【含量测定】　本品应按《中国药典》马钱子粉项下规定的方法测定并计算：含士的宁（$C_{21}H_{22}N_2O_2$）应为 0.78%～0.82%，马钱子碱（$C_{23}H_{26}N_2O_4$）不得少于 0.50%。

【功能与主治】　通络止痛，散结消肿。用于跌打损伤，骨折肿痛，风湿顽痹，麻木瘫痪，痈疽疮毒，咽喉肿痛。

【用法与用量】　马钱子：0.3～0.6 g，炮制后入丸散用；马钱子粉：0.3～0.6 g，先制成 1∶10 的倍散，再入丸散用。

【注意】　有大毒。孕妇禁用，不宜多服、久服及生用，运动员慎用。本品所含有毒成分能经皮肤吸收，故外用不宜大面积涂敷。

备注

1. 本品形状像古代挂在马脖子上的连钱，故而得名。由于其味极苦，故又名"苦实"。

2. 番木鳖与木鳖子系两种药材，二者不得混用或相互代用。其中，番木鳖入药较晚，直至明代李时珍《本草纲目》始有记载，而木鳖子早在宋代即收载入药。但历代本草著述中，如《本草纲目》《本草经疏》等，都认为两者均"无毒"，1934 年出版的《中国药学大辞典》也认为番木鳖"苦寒无毒"、木鳖子"甘温无毒"，实则两者均有毒，而番木鳖毒性更大。

3. 国产马钱子各地的习用品有 8 种之多，其中以"云南马钱"最为多见。为此，诸多文献均在本品来源项下界定：本品为马钱科植物马钱 *S. nux-vomica* L. 或云南马钱 *S. Pierriana* A. W. Hill 的干燥成熟种子（见《现代中药材鉴别手册》）。但现行版《中国药典》只认定前者，故本文界定：首选进口马钱子，次选国产马钱子，以免混用。

4. 马钱子与云南马钱子的鉴别要点：前者呈纽扣状圆板形，边缘稍隆起，较厚，具突起的珠孔，子叶心形，叶脉 5～7 条；后者多呈略弯曲的扁椭圆或扁圆形，稍干瘪，边缘较薄而上翘，有微尖的珠孔，子叶卵形，叶脉 3 条。参见附图。

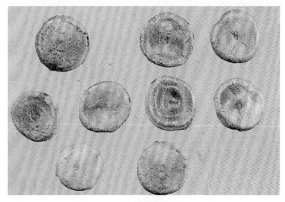 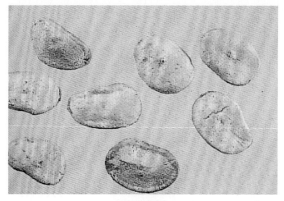

马钱子　　　　　　　　　　　　　　　云南马钱

5. 本品所含士的宁口服后，能很快被吸收而产生生理效应：先兴奋脊髓的反射功能，其次兴奋延髓中的呼吸中枢及血管运动中枢。不仅如此，士的宁进入人体后排泄缓慢，有蓄积作用，能产生较长时间的兴奋作用。因而被国际奥委会列入运动员禁用药品。

6. 生马钱子应按毒性药品管理。另《中国药典》规定：马钱子应炮制后入丸散用，即生品不得用于煎剂。本文关于处方用名写生马钱子付生马钱子，其依据见《湖北省中药饮片炮制规范》。

马 兜 铃

Madouling

ARISTOLOCHIAE FRUCTUS

本品为马兜铃科植物北马兜铃 *Aristolochia contorta* Bge. 或马兜铃 *A. debilis* Sieb. et Zucc. 的干燥成熟果实。秋季果实由绿变黄时采收，干燥。

【产地】　北马兜铃主产于黑龙江、吉林、辽宁、河北、山东、河南、陕西等地；马兜铃主产于浙江、安徽、江苏、湖北等地。

【性状】　本品呈卵圆形，表面黄绿色、灰绿色或棕褐色，有纵棱线 12 条，由棱线分出多数横向平行的细脉纹。顶端平钝，基部有细长果梗。果皮轻而脆，易裂为 6 瓣，果梗也分裂为 6 条。果皮内表面平滑而带光泽，有较密的横向脉纹。果实分 6 室，每室种子多数，平叠整齐排列。种子扁平而薄，钝三角形或扇形，边缘有翅，淡棕色。气特异，味微苦。

【商品规格】　不分等级，均为统货，并标注产地。

【品质要求】　只用北马兜铃或马兜铃，均以身干、个大、完整、不破裂、色黄绿、种子充实者为佳。禁用"麝香百合果""云南大百合果"。

饮片

【处方用名】　马兜铃、马斗铃、兜铃、斗铃、臭铃铛（河北）、后老婆罐（东北）、臭瓜蛋（山西）、茶叶包（黑龙江）、痒辣菜（江苏）、蜜马兜铃。

【配方应付】　写除蜜马兜铃外的处方用名，均付马兜铃；写蜜马兜铃，付蜜马兜铃。

【常用饮片】　**马兜铃　蜜马兜铃**　均按《中国药典》马兜铃项下规定的方法炮制。

【功能与主治】　清肺降气，止咳平喘，清肠消痔。用于肺热咳喘，痰中带血，肠热痔血，痔疮肿痛。

【用法与用量】　3～9 g。

【注意】　①本品含马兜铃酸，可引起肾脏损害等不良反应；儿童及老年人慎用；孕妇、婴幼儿及肾功能不全者禁用。②本品苦寒易伤胃气，故脾虚便溏及虚寒咳喘者忌服。③本品不宜长期服用，且用量不宜过大，以免引起呕吐。

备注

1. 本品的干燥茎叶，以"天仙藤"之名入药；其干燥根，原以"青木香"之名入药，但现行版《中国药典》未收载青木香。另：关于本品的使用规定，详见本文"青木香"项下。

2. 麝香百合果为百合科植物麝香百合 *Lilium longiflorum* Thunb. 的干燥果实；云南大百合果为百合科植物云南大百合 *Caediocrinum giganteum*（Wall.）Makino. var. *Yunnanensis*（Elwes）Stearn. 的果实。二者与马兜铃的性状差异见马兜铃、麝香百合果、云南大百合果的性状差异表及附图。

马兜铃、麝香百合果、云南大百合果的性状差异表

	马兜铃	麝香百合果	云南大百合果
形	卵圆形	六角圆柱型	椭圆形或卵圆形
色	黄绿色、灰绿色或棕褐色	黄棕色至褐色	红棕色至红褐色
棱线	纵棱线12条（背缝线与腹缝线各6条）	6棱6沟	纵棱线6条
顶端	平钝，不开裂	凹陷，裂成3瓣	开裂，有突起的花柱残基
基部	有细长果柄	有短粗果柄	有短粗果柄
果室	果实分6室	果实分3室	果实分3室

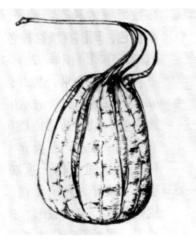

马兜铃

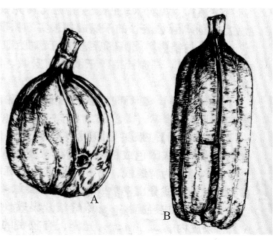

A. 云南大百合；B. 麝香百合

王不留行

Wangbuliuxing

VACCARIAE SEMEN

本品为石竹科植物麦蓝菜 *Vaccaria segetalis*（Neck.）Garcke 的干燥成熟种子。夏季果实成熟、果皮尚未开裂时采割植株，晒干，打下种子，除去杂质，再晒干。

【产地】　主产于河北、河南、湖北、江苏、山东、山西等省，以产于河北者为主流商品。

【性状】　本品呈球形，表面黑色，少数红棕色，略有光泽，有细密颗粒状突起，一侧有一凹陷的纵沟。质硬。胚乳白色，胚弯曲成环。气微，味微涩、苦。

【商品规格】　不分等级，均为统货，并标注产地。

【品质要求】　本品只用王不留行，以颗粒均匀、籽粒饱满、表面色黑者佳；不用"薜荔果"（即奶母果）、"川黄花稔"的种子；禁用"救荒野豌豆""四籽野豌豆"的种子。

【检查】　**水分**（第二法）　不得过 12.0%。**总灰分**不得过 4.0%。

【浸出物】　醇溶性浸出物（热浸法）不得少于 6.0%。

【含量测定】　照高效液相色谱法测定，本品按干燥品计算，含王不留行黄酮苷（$C_{32}H_{38}O_{19}$）不得少于 0.40%。

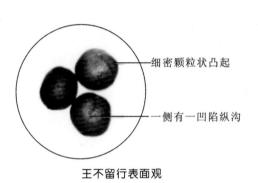

细密颗粒状凸起

一侧有一凹陷纵沟

王不留行表面观

饮片

【处方用名】　王不留行、王不留、留行子、麦蓝子、禁宫花、石留子、炒王不留行。

【配方应付】　写以上处方用名，均付炒王不留行。

【常用饮片】　**王不留行**　除去杂质。

【检查】【浸出物】【含量测定】　同药材。

炒王不留行　取净王不留行，照清炒法炒至大多数爆开白花。

【检查】　**水分**　同药材，不得过 10.0%。

【浸出物】　同药材。

【含量测定】　同药材，含王不留行黄酮苷（$C_{32}H_{38}O_{19}$）不得少于 0.15%。

【功能与主治】　活血通经，下乳消肿，利尿通淋。用于经闭，痛经，乳汁不下，乳痈肿痛，淋证涩痛。

【用法与用量】　5～10 g。

【注意】　本品性专通利，活血通经，孕妇慎用。

备注

1.《本草纲目》记载"俗有穿山甲王不留，妇人服了乳长流"之语。说明王不留行自古以来就用于治疗乳汁不畅。

2."薜荔果"的种子在两广等地区作王不留行使用。二者的区别见"奶母果"项下。

3. 药材川黄花稔为锦葵科植物川黄花稔 *Sida szechuensis* Matsuda 的干燥全草，其种子在云南作王不留行使用。

4. 王不留行与豆科植物救荒野豌豆（*Vicia sativa* L.）、四籽野豌豆［*V. Tetrasperma*（L.）Moench］的鉴别要点：前者种脐生于顶端，内陷，种子表面有明显的细密颗粒状突起；后二者种脐侧生，突起，种子表面无明显突起。

5. 至于处方用名写王不留行、炒王不留行及其别名，均付炒王不留行的依据，见 2009 版《湖北省中药饮片炮制规范》。该"规范"还规定：炒王不留行的爆花率不得低于 85%。

木　瓜

Mugua

CHAENOMELIS FRUCTUS

本品为蔷薇科植物贴梗海棠 *Chaenomeles speciosa*（Sweet）Nakai 的干燥近成熟果实。夏、秋二季果实绿黄时采收，置沸水中烫至外皮灰白色，对半纵剖，晒干。

【产地】　主产于四川、湖北、安徽、浙江等地。以产于湖北资丘、安徽宣城、浙江淳安者为道地药材；以产于湖北、四川的皱皮木瓜为主流商品。

【性状】　本品呈长圆形，多纵剖成两半。外表面紫红色或红棕色，有不规则的深皱纹；剖面边缘向内卷曲，果肉红棕色，中心部分凹陷，棕黄色；种子扁长三角形，多脱落。质坚硬。气微清香，味酸。

【商品规格】　分皱皮木瓜与光皮木瓜，都不分等级，均为统货，并标注产地。

【品质要求】　只用皱皮木瓜，以果实均匀、质坚肉厚（即内心小）、皮皱且色紫红、味酸涩者为佳；不用光皮木瓜；禁用云南小木瓜。

【检查】　**水分**（第二法）　不得过 15.0%。**总灰分**　不得过 5.0%。**酸度**　pH 值应为 3.0～4.0。

【浸出物】　醇溶性浸出物（热浸法）不得少于 15.0%。

【含量测定】　照高效液相色谱法测定，本品按干燥品计算，含齐墩果酸（$C_{30}H_{48}O_3$）和熊果酸（$C_{30}H_{48}O_3$）的总量不得少于 0.50%。

饮片

【处方用名】　木瓜、宣木瓜、皱皮木瓜、光皮木瓜。

【配方应付】　本品生饮同源。写以上处方用名，均付木瓜。

【检查】　同药材。

【功能与主治】　舒筋活络，和胃化湿。用于湿痹拘挛，腰膝关节酸重疼痛，暑湿吐泻，转筋挛痛，脚气水肿。

【用法与用量】　6～9 g。

【注意】　胃酸过多者不宜大量使用。内有郁热，小便短赤者慎服。

备注

1. 光皮木瓜为同属植物榠楂 *C. sinensis*（Thouin）Koehne 的干燥成熟果实（见《湖北省中药材质量标准》）。皱皮木瓜与光皮木瓜均系药材的商品名称，但《中国药典》（现行版）只收载前者。二者的鉴别要点：前者见【性状】项下；后者多纵剖成 2～4 瓣，表面光滑或稍粗糙，剖面边缘不卷曲，果肉显颗粒性，质硬，嚼之有沙粒感。

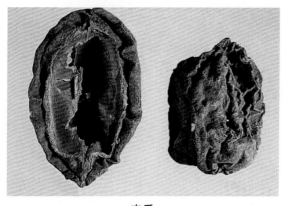

木瓜

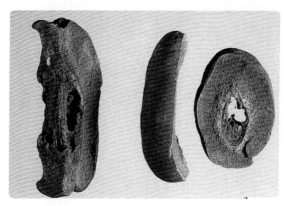

光皮木瓜

2. 云南小木瓜系同科植物移依 *Docynia delavayi* Schneid. 的果实，商品称小木瓜，与皱皮木瓜性状的主要区别：外表面无皱纹，但有细纵纹，具蜡样光泽，个小。

木　蝴　蝶

Muhudie

OROXYLI SEMEN

本品为紫葳科植物木蝴蝶 *Orozylum indicum* （L.）Vent. 的干燥成熟种子。秋、冬二季采收成熟果实，暴晒至果实开裂，取出种子，晒干。

【产地】　主产于云南、广西、贵州。此外，海南、四川、广东、福建等省亦有产。

【性状】　本品为蝶形薄片，除基部外三面延长成宽大菲薄的翅。表面浅黄白色，翅半透明，有绢丝样光泽，上有放射状纹理，边缘多破裂。体轻，剥去种皮，可见一层薄膜状的胚乳紧裹于子叶之外。子叶呈蝶形，黄绿色或黄色。气微，味微苦。

【商品规格】　传统规格将产于主产地（云贵高原）者分为2个等级：凡足干、色白、无青皱皮、无水渍、无霉坏者为一等；凡足干、色微青、有皱皮、无水渍、无霉坏者为二等。其他产地的商品都不分等级，均为统货，并标注产地。现行规格分国产品与进口品，以进口品为主流商品。其中进口品分选装货与统装货，其他都不分等级，均为统货，并标注产地。

【品质要求】　以色白、有光泽、无青皱皮、翼片大而柔软如绸、种子饱满者为佳。

【检查】　水分（第二法）　不得过6.0%。

【浸出物】　用70%乙醇作溶剂（热浸法），浸出物不得少于20.0%。

【含量测定】　照高效液相色谱法测定，本品按干燥品计算，含木蝴蝶苷 B（$C_{27}H_{30}O_{15}$）不得少于2.0%。

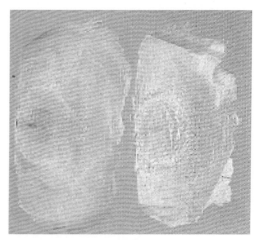

木蝴蝶

饮片

【处方用名】 木蝴蝶、云故纸、白故纸、玉蝴蝶、云蝴蝶、千张纸、千层纸、洋故纸、破布子。

【配方应付】 本品生饮同源。写以上处方用名，均付木蝴蝶。

【功能与主治】 清肺利咽，疏肝和胃。用于肺热咳嗽，喉痹，音哑，肝胃气痛。

【用法与用量】 1～3 g。

【注意】 脾胃虚弱者慎用。

备注

1. 本品始载于《滇南本草》，原名千张纸。因其种子极为扁薄，有白色透明的翅，形如蝴蝶，故名木蝴蝶。但各地习用的别名甚多，均与进口品有关，如海船果心（云南）、鸭船层纸（广西）、海船皮（四川）、千纸肉（广东）等。

2. 民间还将本品用于敷贴痈毒。

木 鳖 子

Mubiezi

MOMORDICAE SEMEN

本品为葫芦科植物木鳖 *Momordica cochinchinensis*（Lour.）Spreng. 的干燥成熟种子。冬季采收成熟果实，剖开，晒至半干，除去果肉，取出种子，干燥。

【产地】 主产于湖北、四川。此外，广西、广东、海南及江西亦有产。

【性状】 本品呈扁平圆板状，中间稍隆起或微凹陷。表面灰棕色至黑褐色，有网状花纹，在边缘较大的一个齿状突起上有浅黄色种脐。外种皮质硬而脆，内种皮灰绿色，绒毛样。子叶呈黄白色，富油性。有特殊的油腻气，味苦。

【商品规格】 药材商品均为带外种皮的种子，且不分等级，均为统货，并标注产地。

【品质要求】 以籽粒均匀饱满、外种皮尖硬且无破碎、种仁黄白色、不泛油者为佳。

【含量测定】 照高效液相色谱法测定，本品按干燥品计算，木鳖子仁含丝石竹皂苷元 3-O-β-D-葡萄糖醛酸甲酯（$C_{37}H_{56}O_{10}$）不得少于 0.25%。

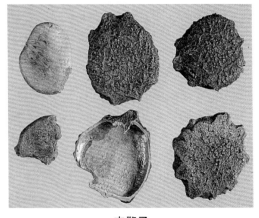
木鳖子

饮片

【处方用名】 木鳖子、木别子、土木鳖、壳木鳖、木鳖瓜、地桐子、藤桐子、木鳖子霜。

【配方应付】 写以上除木鳖子霜外的处方用名，均付木鳖子；写木鳖子霜，付木鳖子霜。

【常用饮片】 **木鳖子仁**（临方炮制）即去壳取仁，用时捣碎。

木鳖子霜 取净木鳖子仁，炒热，用纸包裹，加压去油即得。

【功能与主治】 散结消肿，攻毒疗疮。用于疮疡肿毒，乳痈，瘰疬，痔瘘，干癣，秃疮。

【用法与用量】 0.9~1.2 g。外用适量,研末用油或醋调涂患处。

【注意】 孕妇慎用。

备注

1. 本品形状似鳖,故名,但不能与"番木鳖"混淆。详见"马钱子"项下。

2. 本品应以药材上柜,饮片入药,即临用时去壳取仁,并捣碎;亦可在用前去壳取仁,打碎研末,用淀粉作填充剂,配成1:10的倍散,再按设定的剂量真空包装,上柜备用。

五味子与南五味子

Wuweizi yu Nanwuweizi

SCHISANDRAE CHINENSIS FRUCTUS et SCHISANDRAE SPHENANTHERAE FRUCTUS

五味子为木兰科五味子 *Schisandra chinensis*(Turcz.)Baill. 的干燥成熟果实,习称"北五味子、辽五味子";南五味子为同属植物华中五味子 *S. sphenanthera* Rehd. et Wils. 的干燥成熟果实,均在秋季果实成熟时采摘;前者晒干或蒸后晒干,后者直接晒干;均应除去果梗和杂质。

【产地】 五味子主产于辽宁、黑龙江、吉林;南五味子主产于河南、陕西、湖北、甘肃、四川、云南等省。

【性状】 **五味子** 呈不规则的球形或扁球形。表面红色、紫红色或暗红色,皱缩,显油润,有的表面呈黑红色或出现"白霜"。果肉柔软,种子呈肾形,表面棕黄色,有光泽,种皮薄而脆。果肉气微,味酸;种子破碎后,有香气,味辛、微苦。

南五味子 呈球形或扁球形,表面棕红色至暗棕色,干瘪,皱缩,果肉常紧贴于种子上。种子呈肾形,表面棕黄色,有光泽,种皮薄而脆。果肉气微,味微酸。

【商品规格】 **北五味子** 一等:干瘪粒不得超过2%;二等:干瘪粒不得超过20%。

南五味子 不分等级(其干枯粒不得超过10%),均为统货,并标注产地。

【品质要求】 首选生晒五味子,以粒大、色红、肉厚、有光泽、显油润或带"白霜"(系挥发油析出)者为佳;次选南五味子;不用已"蒸过性"的五味子;禁用"翼梗五味子"。

【检查】 **杂质** 均不得过1%。**水分** 五味子(第二法) 不得过16.0%;南五味子(第四法)不得过12.0%。**总灰分** 五味子不得过7.0%;南五味子不得过6.0%。

【含量测定】 照高效液相色谱法测定,本品按干燥品计算:**五味子** 含五味子醇甲($C_{24}H_{32}O_7$)不得少于0.40%;**南五味子** 含五味子酯甲($C_{30}H_{32}O_9$)不得少于0.20%。

饮片

【处方用名】 五味子、辽五味子、北五味子、北五味、南五味子、南五味、山五味、山花椒、五梅子、红铃子、香苏、醋五味子。

【配方应付】 写以上处方用名,均付醋五味子。依据见《湖北省中药饮片炮制规范》。

【常用饮片】 **醋五味子** 按《中国药典》醋五味子项下规定的方法炮制。

【检查】 **水分 总灰分** 同药材。

【浸出物】 醇溶性浸出物(热浸法)不得少于28.0%。

【含量测定】 同药材。

【功能与主治】 收敛固涩,益气生津,补肾宁心。用于久嗽虚喘,梦遗滑精,遗尿尿频,久泻不止，自汗盗汗，津伤口渴，内热消渴，心悸失眠。

【用法与用量】 2～6 g。用时捣碎。

【注意】 两种五味子其味甘酸，能收敛留邪。凡表邪未解，内有实热，咳嗽初起，麻疹初期，均不宜用。

备注

1. 宋代名医苏颂曾言："五味子皮肉甘酸，核中辛苦，都有咸味，以种子入药，故名五味子。"祖国医学认为：酸入肝、苦入心、甘入脾、辛入肺、咸入肾。本品五味俱全，故能养五脏。而诸多药书皆称本品味酸，实为"五味咸备，为酸独胜"。又李时珍谓："五味子今有南北之分，南产者色红，北产者色黑，入滋补药必用北产者良。"

2. 《中国药典》收载了五味子、醋五味子两种饮片，但《湖北省中药饮片炮制规范》只收载醋五味子。故本文不将（生）五味子作为【常用饮片】。

3. 五味子与南五味子的鉴别要点：前者表面红色、紫红色（新货）或暗红色（陈货），肉厚，显油润，有的表面出现"白霜"（挥发油析出），种子破碎后有香气；后者表面棕红色（新货）或暗棕色（陈货），肉薄，干瘪，果肉常紧贴种子，无霜，有时微有白色粉霜，种子呈颗粒状，破碎后无香气。参见附图。

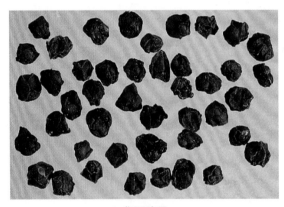
北五味子

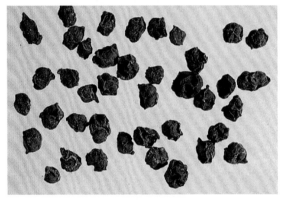
南五味子

4. 凡产地加工已蒸过性者，呈潮湿状，颗粒粘连，搓之即碎，不得入药。

5. 翼梗五味子为同科植物翼梗五味子 *S. henryi* Clark. 的干燥果实。与南、北五味子的鉴别要点：本品在放大镜下观察，其种皮表面具明显的多数细小的乳头状或小疣状突起。

车 前 子

Cheqianzi

PLANTAG SEMEN

本品为车前科植物车前 *Plantago asiatica* L. 或平车前 *P. depressa* Willd. 的干燥成熟种子。前者习称大粒车前子或凤眼车前，后者习称小粒车前子。夏、秋二季种子成熟时采收果穗，晒干，搓出种子，除去杂质。

【产地】 车前子主产于江西、河南；此外，东北、华北、西南亦产。平车前（子）主产于河北、辽宁、山西、四川；此外，黑龙江、内蒙古、吉林、青海、山东等地亦产。

【性状】　本品呈椭圆形、不规则长圆形或三角状长圆形，略扁。表面黄棕色至黑褐色，有细皱纹，一面有灰白色凹点状种脐。质硬。气微，味淡。

【商品规格】　分大粒车前子与小粒车前子，都不分等级，均为统货，并标注产地。

【品质要求】　首选大粒车前子，次选小粒车前子，均以粒大、饱满、色黑者为佳；不用"小车前"的干燥成熟种子；禁用"大叶车前"的种子。

【检查】　**水分**（第二法）　不得过 12.0％。**总灰分**　不得过 6.0％。**酸不溶性灰分**　不得过 2.0％。**膨胀度**　应不低于 4.0。

【含量测定】　照高效液相色谱法测定，本品按干燥品计算，含京尼平苷酸（$C_{16}H_{22}O_{10}$）不得少于 0.50％，毛蕊花糖苷（$C_{29}H_{36}O_{15}$）不得少于 0.40％。

饮片

【处方用名】　车前子、车前仁、前仁、前子、凤眼前仁、炒车前子、盐车前子。

【配方应付】　写以上除炒车前子、盐车前子外的处方用名，均付（生）车前子；写炒车前子、盐车前子，均付盐车前子。

【常用饮片】　**车前子**　除去杂质。

【检查】【含量测定】　同药材。

盐车前子　取净车前子，照盐水炙法炒至起爆裂声时，喷洒盐水，炒干。

【检查】　**水分**　**总灰分**　**酸不溶性灰分**　同药材，分别不得过 10.0％、9.0％、3.0％。**膨胀度**　应不低于 3.0。

【含量测定】　同药材，含京尼平苷酸（$C_{16}H_{22}O_{10}$）不得少于 0.40％，含毛蕊花糖苷（$C_{29}H_{36}O_{15}$）不得少于 0.30％。

【功能与主治】　清热利尿通淋，渗湿止泻，明目，祛痰。用于热淋涩痛，水肿胀满，暑湿泄泻，目赤肿痛，痰热咳嗽。

【用法与用量】　9～15 g，宜包煎。

【注意】　肾虚精滑及内无湿热者慎服。

备注

1. 本品的处方用名不能写成"车前"。其依据见"车前草"项下。

2. 大粒车前子与小粒车前子的鉴别要点：前者呈长圆形稍扁，或类三角形，边缘较薄；表面棕黑色至棕色，略粗糙不平；放大镜下可见腹面中央或一端有灰白色或黑色凹陷点状种脐；置入水中，有黏液释出，覆盖种子；气微，嚼之有黏性。后者呈两端略尖的扁长椭圆形，少数呈类三角形；表面棕黑色至棕色，但不粗糙；放大镜下可见腹面中央有明显的白色凹陷点状种脐。

3. 小车前为同属植物小车前 *P. minuta* Pallas 的干燥成熟种子。本品呈船状椭圆形，较大粒车前子比小粒车前子大；少数种子表面呈棕红色，微具光泽，略透明；多数种子腹面中心外侧包被灰棕色膜质黏液层；中央明显凹下，略呈船槽状。气微，味稍咸。

4. 车前、平车前与大叶车前的鉴别要点。叶：车前、平车前叶上无毛，大叶车前叶上、下表面均有毛；种子：前二者的种子浸入水中有黏液释出并覆盖其表面，后者无此现象。《中国药典》只收载车前子、盐车前子两种饮片，《湖北省中饮片炮制规范》还收载炒车前子，系指清炒品。

化 橘 红

Huajuhong

CITRI GRANDIS EXOCARPIUM

本品为芸香科植物化州柚 *Citrus grandis* Tomentosa 或柚 *C. G.* （L.）Osbeck 的未成熟或近成熟的外层果皮。前者习称"毛橘红"，后者习称"光橘红"。夏季果实未成熟时采收，置沸水中略烫后，将果皮割成 5 或 7 瓣，除去果瓤和部分中果皮，压制成形，干燥。

【产地】　毛橘红主产于广东、广西、云南、湖南等省区，以产于广东化州者为道地药材；光橘红主产于广东、广西、湖北、湖南、四川等省区。

【性状】　**化州柚**　呈对折的七角或展平的五角星状，单片呈柳叶形。外表面黄绿色，密布茸毛，有皱纹及小油室；内表面黄白色或淡黄棕色，有脉络纹。质脆，易折断，断面不整齐，外缘有一列不整齐的下凹的油室，内侧稍柔而有弹性。气芳香，味苦、微辛。**柚**　外表面黄绿色至黄棕色，无毛。

【商品规格】　传统规格分毛橘红、光七爪、光五爪。其中，毛橘红又分正毛七爪（表面色青绿而茸毛较密者）与副毛七爪（表面茸毛较少者），都不分等级，均为统货。

现行规格分七爪、五爪两种。其中，七爪以产于广东者为主流商品，五爪以产于湖南者为主流商品，都不分等级，均为统货，并标注产地。

【品质要求】　首选化州柚制成的毛橘红，次选柚子的果皮制成的光橘红，均以片张厚薄均匀，上有毛茸，气味香浓者为佳。

【检查】　**水分**（第四法）　不得过 11.0%。**总灰分**　不得过 5.0%。

【含量测定】　照高效液相色谱法测定，本品按干燥品计算，含柚皮苷（$C_{27}H_{32}O_{14}$）不得少于 3.5%。

饮片

【处方用名】　化橘红、毛橘红、光橘红、柚子皮、化皮、化红、柚皮橘红。

【配方应付】　本品生饮同源。写上述处方用名，均付化橘红。

【功能与主治】　理气宽中，燥湿化痰。用于咳嗽痰多，食积伤酒，呕恶痞闷。

【用法与用量】　3～6 g。

【注意】　阴虚内热者慎用。

备注

1. 二种化橘红鉴别要点：前者外皮黄绿色，密被茸毛；后者外皮黄色或棕黄色，无毛。

2. 本品的处方用名不能写成橘红、桔红或化桔红。

3. 有的地区将化州柚的幼果加工成细圆柱形（又称"化橘红胎"）作本品入药，但价格较贵。

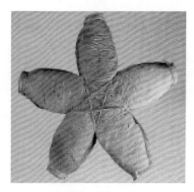

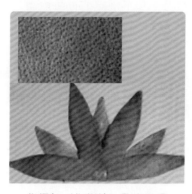

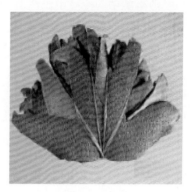

化橘红（光五爪）　　　　　　化橘红（化州柚）及表面观　　　　　化橘红（光七爪）

牛　蒡　子

Niubangzi

ARCTII FRUCTUS

　　本品为菊科植物牛蒡 *Arctium lappa* L. 的干燥成熟果实。秋季果实成熟时采收果序，晒干，打下果实，除去杂质，再晒干。

　　【产地】　全国大部分地区有产，但主产于河北、吉林、辽宁、湖北、四川、甘肃、浙江等省区。以产于浙江者质优，习称"浙大力"；以产于浙江桐乡、嘉兴者为道地药材，习称"杜大力"；以产于东北者为主流商品，习称"关大力"。

　　【性状】　本品呈长倒卵形，略扁，微弯曲，表面灰褐色，带紫黑色斑点，有数条纵棱，通常中间1～2条较明显；顶端钝圆，稍宽，顶面有圆环，中间具点状花柱残迹；基部略窄，着生面色较淡。果皮较硬，富油性。气微，味苦后微辛而稍麻舌。

　　【商品规格】　传统规格：按产地分为关大力、浙大力、川大力（四川）、汉大力（湖北）等，都不分等级，均为统货；现行规格：亦不分等级，均为统货，并标注产地。

　　【品质要求】　首选浙大力，次选关大力，均以粒大、饱满、色灰褐者为佳；不用"绒毛牛蒡子"；禁用"大鳍蓟"（新疆牛蒡子）、"云木香"的种子，以及"牛大力"。

　　【检查】　**水分**（第二法）　不得过9.0%。**总灰分**　不得过7.0%。

　　【含量测定】　照高效液相色谱法测定，本品按干燥品计算，含牛蒡苷（$C_{27}H_{34}O_{11}$）不得少于5.0%。

　　饮片

　　【处方用名】　牛蒡子、大力子、牛子、大牛子、恶实、鼠黏子、黑风子（青海）、老母猪耳朵（吉林）、炒牛蒡子。

　　【配方应付】　写以上除炒牛蒡子外的处方用名，均付（生）牛蒡子；写炒牛蒡子，付炒牛蒡子。牛蒡子与炒牛蒡子均应用时捣碎。

　　【常用饮片】　**牛蒡子**　除去杂质，洗净、干燥。

　　【检查】【含量测定】　同药材。

炒牛蒡子 按《中国药典》炒牛蒡子项下规定的方法炮制。

【检查】 **水分** 同药材，不得过 7.0%。**总灰分** 同药材。

【含量测定】 同药材。

【功能与主治】 疏散风热，宣肺透疹，解毒利咽。用于风热感冒，咳嗽痰多，麻疹，风疹，咽喉肿痛，痄腮，丹毒，痈肿疮毒。

【用法与用量】 6～12 g。用时捣碎。

【注意】 本品性寒，滑肠通便，气虚便溏者慎用。

备注

1. 菊科植物牛蒡的根、茎、叶、果实均可入药。其叶在河北习称"大夫叶"，有抗菌消炎之功能，且牛喜食之，习称"牛菜"；因牛力大，故其果实有"大力子"之名；又因其果实多勾，易附在人的衣上，令人生厌，故又称"恶实"；其勾黏在老鼠身上则难以摆脱，所以又名鼠黏子。

2. 关力子与浙大力的鉴别要点：前者表面黑褐色，有多数紫黑色小斑点，顶端钝圆突起；后者表面灰褐色，斑点稀疏，基部有一圆形果柄痕。参见附图。

3. 绒毛牛蒡子为菊科植物绒毛牛蒡 *A. tomentosum* Mill. 的干燥成熟果实。鉴别要点：牛蒡子呈长倒卵形，略扁；两端平截或顶端钝圆、稍宽，从顶端观有一圆环；表面有数条纵棱（通常中间 1～2 条较明显）及稀疏的紫黑色斑点；富油性。后者呈矩卵圆形，两端近平截，顶端观为多角形；表面具黑色小斑点，有较明显的数条纵棱及浅沟。

4. 新疆牛蒡子为同科植物大鳍蓟 *Onopordum acanthium* L. 的干燥成熟果实，产于新疆。与牛蒡子的鉴别要点：前者呈椭圆形，不弯曲，表面灰白色，有多数隆起的水波状横纹，顶端钝圆，稍凸起，常有白色冠毛残存；气微，味苦，但不麻舌。后者呈长倒卵圆形，微弯曲，表面灰褐色，带紫黑色斑点，有数条纵棱线；气微，味苦后微辛而稍麻舌。参见附图。

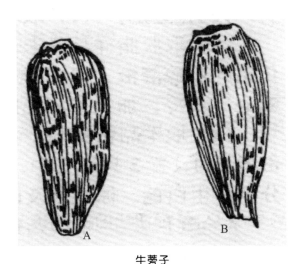

牛蒡子

A. 关大力；B. 浙大力

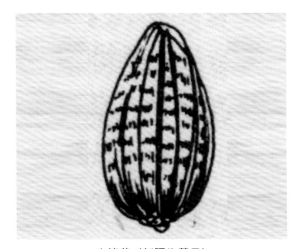

大鳍蓟（新疆牛蒡子）

5. 云木香子为菊科植物云木香 *Aucklandia lappa* Decne. 的干燥成熟果实。与牛蒡子的鉴别要点：本品呈楔形，具四钝棱，上端较宽；表面灰褐色至灰黑色，色浅者才现黑色斑点，有纵棱及细沟；顶面呈不规则三角形或四边形，边缘棕褐色，下端较尖；气微，味苦麻舌。

6. 药材商品中的牛大力，系豆科植物美丽崖豆藤 *Milletia speciosa* Champ. 的干燥根，其名称极易与牛蒡子的别名大力子混淆，应注意区别。

7.《中国药典》与《湖北省中药饮片炮制规范》均收载牛蒡子、炒牛蒡子两种饮片。

乌 梅

Wumei

MUME FRUCTUS

本品为蔷薇科植物梅 *Prunus mume*（Sieb.）Sieb. et Zucc. 的干燥近成熟果实。夏季果实近成熟时采收，低温烘干后闷至色变黑。

【产地】 主产于四川、浙江、福建、云南、湖南等省。以产于四川者为主流商品，以产于浙江者质优，以产于浙江长兴者为道地药材。

【性状】 本品呈类球形或扁球形。表面乌黑色或棕黑色，皱缩不平，基部有圆形果梗痕。果核坚硬，呈椭圆形，棕黄色，表面有凹点；种子扁卵形，淡黄色。气微，味极酸。

【商品规格】 商品按产地不同分为合溪梅、建梅、广东梅、川梅；按加工方法的不同，分为青梅、乌梅、熏梅；都不分等级，均为统货，并标注产地。

【品质要求】 首选采收后，用低温烘干，再闷至色变黑的乌梅；次选采收后，用烟熏至黑褐色的熏梅；均以个大肉厚、核小、外皮乌黑不破、味极酸者为佳。不用青梅；禁用杏、山杏、苦李子的果实。

【检查】 **水分**（第二法） 不得过 16.0%。**总灰分** 不得过 5.0%。

【浸出物】 水溶性浸出物（热浸法）不得少于 24.0%。

【含量测定】 照高效液相色谱法测定，本品按干燥品计算，含枸橼酸（$C_6H_8O_7$）不得少于 12.0%。

饮片

【处方用名】 乌梅、梅实、梅果、梅子、桔梅肉、酸梅、熏梅、乌梅肉、乌梅炭。

【配方应付】 写以上处方用名，均付乌梅。

【常用饮片】 **乌梅** 除去杂质，洗净，干燥。

【浸出物】【含量测定】 同药材。

乌梅肉 取净乌梅，水润使软或蒸软，去核。**乌梅炭** 取净乌梅照炒炭法炒至皮肉鼓起。

【功能与主治】 敛肺，涩肠，生津，安蛔。用于肺虚久咳，久泻久痢，虚热消渴，蛔厥呕吐腹痛。

【用法与用量】 6～12 g。

【注意】 本品性收敛，故外有表证或内有湿热积滞者不宜用。古代医家早有本品"多食损齿，多啖（dàn）伤骨"之说。

备注

1. 药用乌梅，传统的加工方法是取青梅用烟熏至黑褐色，药材商品习称"熏梅"，与《中国药典》规定的方法不同，应注意区别。

2.《中国药典》还收载了乌梅肉与乌梅炭这两种饮片。鉴于本品去核后极易掺伪或与杏、山杏、苦李子的果肉混用，故不宜批量炮制，应临方炮制。

3. 乌梅与杏、山杏、苦李子的鉴别要点：前者果核与果肉易剥离，核的表面有凹入小点；后三者果肉紧贴果核，不易剥离，果核表面无凹入小点。参见附图。

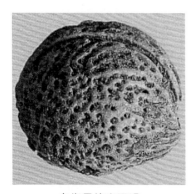
乌梅果核表面观

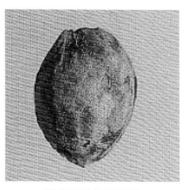
苦李子果核表面观

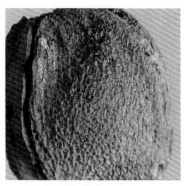
山杏果核表面观

火 麻 仁

Huomaren

CANNABIS SEMEN

本品为桑科植物大麻 *Cannabis sativa* L. 的干燥成熟果实。秋季果实成熟时采收，除去杂质，晒干。

【产地】 主产于山东、河南、四川、甘肃、江苏、河北等省，以产于山东莱芜者质优。

【性状】 呈卵圆形。表面灰绿色或灰黄色，有微细的白色或棕色网纹，两边有棱，顶端略尖，基部有一圆形果梗痕。果皮薄而脆，易破碎。种皮绿色，子叶呈乳白色，富油性。气微，味淡。

【商品规格】 不分等级，均为统货，标注产地。

【品质要求】 以籽粒饱满，种仁乳白色者为佳。

饮片

【处方用名】 火麻仁、大麻仁、麻仁、麻子、麻子仁、火麻子、大麻子、炒火麻仁。

【配方应付】 写除炒火麻仁外的处方用名，均付火麻仁；写炒火麻仁，付炒火麻仁。

【常用饮片】 **火麻仁** 除去杂质及果皮（除去果皮的原因与方法参见备注）。

炒火麻仁（临方炮制）取净火麻仁，照清炒法炒至微黄色，有香气。

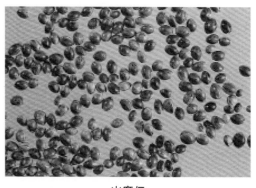
火麻仁

【功能与主治】 润肠通便。用于血虚津亏，肠燥便秘。

【用法与用量】 10～15 g。

【注意】　脾胃不足之便溏、阳痿、遗精、带下者慎服。

备注

　　本品始载于《神农本草经》，原名"麻子"，来源于经济植物大麻，其药用部位，诸多"本草"及相关文献，或曰果实，或曰种子。如《中国药典》（2005 版）规定：火麻仁的药用部位应为果实；2010 版改定为种子；2015 版又改定为果实。究其原因，皆因本品富含脂肪油。如用果实，则不易煎出药物成分；如用种子，则在储存期间极易"泛油"、虫蛀、霉变。故应遵照《中国药典》选用果实，即以"果实上柜、种子入药"。但是，凡富含脂肪油的果实类单味药，均不易打碎，且打碎后不易分离出果壳。故《中国药典》在本品的【用法与用量】项下规定应"用时打碎"，并在其【炮制】项下规定应去壳入药。这也不具备可操作性。故本品现已有"净火麻仁"（饮片）上市，系采用带有循环水冷却装置的破碎机破碎后去壳，再采用真空包装制得，可直接用于配方，以解决上述矛盾。

巴　豆

Badou

CROTONIS FRUCTUS

　　本品为大戟科植物巴豆 *Croton tiglium* L. 的干燥成熟果实。秋季果实成熟时采收，堆置 2～3 d，摊开，干燥。

　　【产地】　主产于四川、福建、广西等地，以产于四川者为道地药材。

　　【性状】　本品呈卵圆形，一般具三棱。表面灰黄色或稍深，粗糙，有纵线 6 条，顶端平截，基部有果梗痕。破开果壳，可见 3 室，每室含种子 1 粒。种子呈略扁的椭圆形，表面棕色或灰棕色，一端有小点状的种脐和种阜的瘢痕，另端有微凹的合点，其间有隆起的种脊；外种皮薄而脆，内种皮呈白色薄膜；种仁黄白色，油质。气微，味辛辣。

　　【商品规格】　传统规格分米巴豆与壳巴豆（前者系取后者去壳取仁即得），现行规格只有后者，都不分等级，均为统货，并标注产地。

　　【品质要求】　入药只用米巴豆（巴豆仁）或巴豆霜，前者以粒大饱满、种仁黄白色为佳；不用壳巴豆；禁用"毛果巴豆"。

　　【检查】　**水分**（第二法）　不得过 12.0％。**总灰分**　不得过 5.0％。

　　【含量测定】　**脂肪油**　按《中国药典》巴豆项下规定的方法测定，含脂肪油不得少于 22.0％。**巴豆苷**　照高效液相色谱法测定，本品按干燥品计算，含巴豆苷（$C_{10}H_{13}N_5O_5$）不得少于 0.80％。

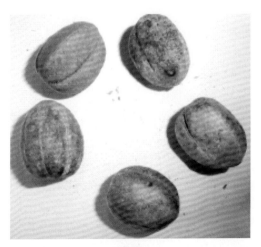
巴豆

饮片

【处方用名】 巴豆、巴豆仁、生巴豆、江子、毒鱼子、猛子仁、肥鼠子、巴果、巴仁、刚子、巴豆霜。

【配方应付】 写以上除生巴豆外的处方用名，均付巴豆霜；写生巴豆，付生巴豆。

【常用饮片】 **生巴豆** 去壳取净仁。

【功能与主治】 外用蚀疮。用于恶疮疥癣，疣痣。

【用法与用量】 外用适量，研末涂患处，或捣烂以纱布包擦患处。

【注意】 有大毒，孕妇禁用。不宜与牵牛子同用。

巴豆霜 取净巴豆仁，照《中国药典》制霜法制霜或研细后，照【含量测定】项下的方法，测定脂肪油含量，加适量淀粉，使脂肪油含量符合规定（标示量），混匀即得。

【检查】 **水分 总灰分** 分别不得过12.0%、7.0%。

【含量测定】 **脂肪油** 按《中国药典》巴豆霜项下规定的方法测定，含脂肪油应为18.0%～20.0%。**巴豆苷** 照高效液相色谱法测定，本品按干燥品计算，含巴豆苷（$C_{10}H_{13}N_5O_5$）不得少于0.80%。

【功能与主治】 峻下冷积，逐水退肿，豁痰利咽；外用蚀疮。用于寒积便秘，乳食停滞，腹水膨胀，二便不通，喉风，喉痹；外治痈肿脓成不溃，疥癣恶疮，疣痣。

【用法与用量】 0.1～0.3g，制成1：10的倍散以利称准分匀，多入丸散用。外用适量。

【注意】

1. 有大毒，孕妇禁用。不宜与牵牛子同用。

2. 巴豆油能引起腹痛、腹泻等下消化道炎症。内服巴豆中毒主要表现为口腔、咽喉异常灼热、刺痛，流涎，呕吐，腹泻，剧烈腹痛，便血，甚至引起失水虚脱。本品有肾毒性，可发生尿血，尿闭等。巴豆去油后的残渣含一种毒性蛋白（巴豆毒素），能引起皮肤黏膜发红或造成炎症，并可溶解红细胞，使局部组织坏死。外敷可致过敏反应。

【贮藏】 巴豆应带壳贮藏。巴豆霜应置阴凉干燥处。

备注

1. 巴豆因产于巴蜀，其形似豆而得名。其中，凡带壳者称为壳巴豆，去壳者称为米巴豆或巴米，均系巴豆的药材商品名。

2. 毛果巴豆为大戟科植物毛果巴豆 *C. lachnocarpus* B. enth. 的干燥果实。巴豆与毛果巴豆的鉴别要点：前者果壳多不开裂，具三棱；表面粗糙，有纵线6条；破开果壳，可见3室，每室含种子1粒；种子呈略扁的椭圆形，表面棕色或灰棕色；气微，味辛辣。后者果壳多已开裂；种子呈椭圆形，具四棱，棕褐色；气微，味微苦辛。

3. 本品应按毒性药品管理。

4. 因巴豆油具有明显的致炎作用，故现多作复制急性炎症模型的工具药。如将巴豆油溶液涂擦家兔声带处，能使家兔声带组织急性发炎。

5. 《中国药典》将巴豆与巴豆霜分列，并规定前者仅作外用，后者多入丸、散用。至于处方用名写巴豆付巴豆霜的规定，系依据《湖北省中药饮片炮制规范》。

石　榴　皮

Shiliupi

GRANATI PERICARPIUM

本品为石榴科植物石榴 *Punica granatum* L 的果皮。秋季果实成熟后收集果皮，晒干。

【产地】　主产于江苏、湖南、山东、四川、云南、湖北等地。

【性状】　本品呈不规则的片状或瓢状，大小不一。外表面红棕色、棕黄色或暗棕色，略有光泽，粗糙，有多数疣状突起，有的有突起的筒状宿萼及粗短果梗或果梗痕。内表面黄色或红棕色，有隆起呈网状的果蒂残痕。质硬而脆，断面黄色，略显颗粒状。气微，味苦涩。

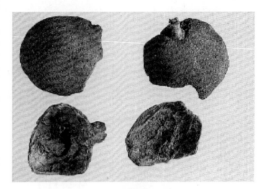
石榴皮

【商品规格】　不分等级，均为统货。

【品质要求】　以块大、皮厚、外皮红棕色、味酸、陈久者为佳。

【检查】　**杂质**　不得过 6％。**水分**（第二法）　不得过 17.0％。**总灰分**　不得过 7.0％。

【浸出物】　醇溶性浸出物（热浸法）不得少于 15.0％。

【含量测定】　**鞣质**　照鞣质含量测定法测定，含鞣质不得少于 10.0％。**鞣花酸**　照高效液相色谱法测定，本品按干燥品计算，含鞣花酸（$C_{14}H_6O_8$）不得少于 0.30％。

【饮片】

【处方用名】　石榴皮、酸石榴皮、石榴壳、安石榴皮、酸榴皮。

【配方应付】　本品生饮同源。写以上处方用名，均付石榴皮。

【检查】　**水分**　同药材，不得过 15％。**总灰分**　同药材。

【功能与主治】　涩肠止泻，止血，驱虫。用于久泻，久痢，便血，脱肛，崩漏，带下，虫积腹痛。

【用法与用量】　3～9 g。

【注意】　泻痢初起、邪气壅盛者不宜使用。

【备注】

《本草图经》云："安石榴本生西域，今处处有之。实有甘、酢（cù）二种，甘者可食，酢者入药。"《本草衍义》云："石榴有酸淡两种，惟酸石榴入药，须老木所结，收留陈久者乃佳。"另：本品可炒炭入药，见《中国药典》。

龙 眼 肉

Longyanrou

LONGAN ARILLUS

本品为无患子科植物龙眼 *Dimocarpus longan* Lour. 的假种皮。夏、秋二季采收成熟果实，干燥，除去壳、核，晒至干爽不黏。

【产地】 主产于广西、广东及福建等地。以产于广西者为主流商品；以产于福建者质优，以产于福建莆田地区的生晒品为道地药材。

【性状】 本品为纵向破裂的不规则薄片，或呈囊状。棕黄色至棕褐色，半透明。外表面皱缩不平，内表面光亮而有细纵皱纹。薄片者质柔润，囊状者质稍硬。气微香，味甜。

【商品规格】 传统规格：按产地加工方法的不同，分为生晒品与焙制品。现行规格：分生晒品（龙眼肉）与蜜饯类桂圆肉。都不分等级，均为统货，并标注产地。

【品质要求】 只用生晒品，以身干、肥厚、片大、色黄、半透明、嚼之不黏牙（习称"起砂"）且味甜者为佳；不用蜜饯类桂圆肉；禁用荔枝肉。

【检查】 **水分**（第二法） 不得过 15.0%。**总灰分** 不得过 4.0%。

【浸出物】 水溶性浸出物（热浸法）不得少于 70.0%。

饮片

【处方用名】 龙眼肉、桂圆肉、元肉、亚荔枝、荔奴、荔枝奴。

【配方应付】 本品生饮同源。故写以上处方用名，均付龙眼肉。

【功能与主治】 补益心脾，养血安神。用于气血不足，心悸怔忡，健忘失眠，血虚萎黄。

【用法与用量】 9～15 g。

【注意】 湿盛中满或有停饮、痰、火者忌用。

备注

1. 本品始载于《神农本草经》。《证类本草》云："闽广蜀道出荔枝处皆有之……，荔枝才过龙眼即熟。"故有亚荔枝、荔奴、荔枝奴等别名。又：凡入药者，习称龙眼肉；作蜜饯类果品者，习称桂圆肉。

2. 按《中国药典》规定：本品应晒至干爽不黏，即捏之成团，松之即散，且不黏手。商品称其为"生晒品"，其外表多为棕黄色。但桂圆肉多作蜜饯类果品，外表多为黑棕色，且黏结成不规则的团块状，黏性极强。以上系二者的性状差异与鉴别要点。

3. 荔枝肉为无患子科植物荔枝 *Litchi chinensis* Sonn. 的假种皮。龙眼肉与荔枝肉的鉴别要点：前者为纵向破裂的不规则薄片，常数片粘连，外表多为棕黄色，半透明；单片一面皱缩不平，另一面光亮而有细皱纹；味甚甜。后者非数片粘连；外表面黑褐色，皱缩不平，不透明，内表面（系指与核粘连的一面）光亮，且有较宽的细皱纹；味微甜、略酸。

4. 祖国医学认为，食品以荔枝为贵，而资益则龙眼为良，盖荔枝性热，龙眼性平也。

白　果

Baiguo

GINKGO SEMEN

　　本品为银杏科植物银杏 *Ginkgo biloba* L. 的干燥成熟种子。秋季种子成熟时采收，除去肉质外种皮，洗净，稍蒸或略煮后，烘干。

　　【产地】　主产于广西、云南、四川、湖北、河南、山东、辽宁等地。以产于广西者质优，以产于广西兴安县者为道地药材。

　　【性状】　略呈椭圆形，一端稍尖，另端钝。表面黄白色或淡棕黄色，平滑，具2～3条棱线。中种皮（壳）骨质，坚硬，内种皮膜质。种仁呈宽卵形或椭圆形，一端淡棕色，另一端金黄色，断面外层黄色，胶质样，内层淡黄色或淡绿色，粉性，中间有空隙。气微，味甘微苦。

　　【商品规格】　商品分净仁与统仁，都不分等级，均为统货，并标注产地。

　　【品质要求】　只用净仁（即不带中种皮者），不用统仁（即带中种皮者）。以粒大、壳色黄白、种仁饱满、横断面色淡黄者为佳。

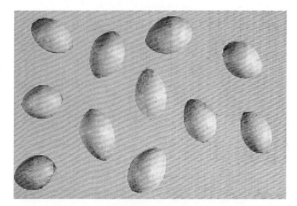

白果（带中种皮）

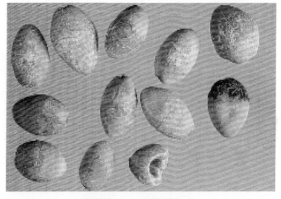

白果种仁（不带中种皮）

饮片

　　【处方用名】　白果、银杏、白杏、白果仁、银杏核、鸭脚、炒白果仁。

　　【配方应付】　写除炒白果仁外的处方用名，均付白果仁；写炒白果仁，付炒白果仁。

　　【常用饮片】　**白果仁**　取净白果，除去杂质及硬壳，用时捣碎。

　　炒白果仁　取净白果仁，照清炒法炒至有香气，用时捣碎。

　　【功能与主治】　敛肺定喘，止带缩尿。用于痰多喘咳，带下白浊，遗尿尿频。

　　【用法与用量】　5～10 g。

　　【注意】　本品生食有毒，不可多用，且小儿慎用。

备注

1. 本品其色银白，其形似杏，其叶似鸭掌，故名银杏，又名鸭脚。

2. 白果内含有氢氰酸毒素，毒性很强（遇热后毒性减小），如误服或过量服用，可引起发热、呕吐、腹泻、惊厥、肢体强直、皮肤青紫、瞳孔散大、昏迷、死亡等不良反应；生食更易中毒。若中毒，应及时催吐、洗胃、导泻。仓促间可服用鸡蛋清作临时解救之法。

3. 本品应采购统仁，用前去"壳"，用时捣碎。凡已破壳者不得验收入库，以利储藏。

白 扁 豆

Baibiandou

LABLAB SEMEN ALBUM

本品为豆科植物扁豆 *Dolichos lablab* L. 的干燥成熟种子。秋、冬二季采收成熟果实，晒干，取出种子，再晒干。

【产地】　国产货主产于安徽、陕西、湖南、河南、湖北、浙江、山西等省，进口品主产于缅甸、越南等东南亚国家。

【性状】　本品呈扁椭圆形或扁卵圆形。表面淡黄白色或淡黄色，平滑，略有光泽，一侧边缘有隆起的白色眉状种阜。质坚硬。种皮薄而脆，子叶肥厚，黄白色。气微，味淡，嚼之有豆腥气。

【商品规格】　药材商品分国产扁豆与进口扁豆，都不分等级，均为统货，并标注产地。

【品质要求】　只用国产白扁豆，不用进口白扁豆及扁豆衣（系指白扁豆的种皮）。以粒大、饱满、种皮色白、皮薄而脆、炒后焦香脱皮者为佳。

【检查】　**水分**（第二法）　不得过 14.0%。

饮片

【处方用名】　白扁豆、扁豆、峨眉豆、白花豆、白眉豆、藤豆、肉豆、炒白扁豆。

【配方应付】　以上处方用名，"写生付生"，无"生"字则付炒白扁豆。

【常用饮片】　**白扁豆**　除去杂质，用前打碎。**炒白扁豆**　取净白扁豆，照《中国药典》清炒法炒至微黄色具焦斑。用前捣碎。

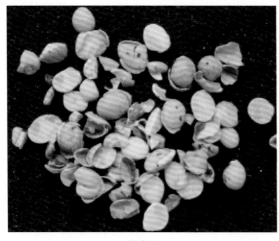

炒扁豆

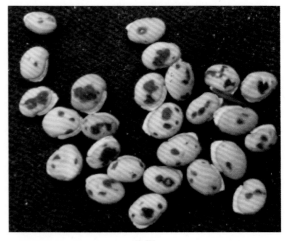

伪品

【功能与主治】　健脾化湿，和中消暑。用于脾胃虚弱，食欲不振，大便溏泻，白带过多，暑湿吐泻，胸闷腹胀。炒白扁豆健脾化湿。用于脾虚泄泻，白带过多。

【用法与用量】　9～15 g。

 备注

1. 扁豆的种子有黑、白两种，入药只用后者，故药材的通用名为"白扁豆"而非"扁豆"。另：药材商品将本品分为白扁豆与扁豆衣，且分别入药。鉴于《中国药典》《湖北省中药饮片炮制规范》《湖北省中药材质量标准》均未收载扁豆衣，故应停用。

2. 本品原本只用国产白扁豆。因其幼嫩豆荚多作蔬菜食用，致使本品货源短缺，导致进口品（基原不详）已成主流商品。但按《中国药典》【性状】项下关于本品的种皮应薄而脆的描述，显然系指国产白扁豆。

3. 国产白扁豆与进口白扁豆的鉴别要点：前者多呈椭圆形，质坚硬，表面黄白色，中部隆起，种阜较长；种皮薄而脆，炒后多脱落。后者多呈扁平状椭圆形，质软，表面较白，中部不隆起，种阜较短；种皮炒后不脱落。

4. 本品有生、炒两种饮片，其功效有别，不得混用或互相代用。本文中的【配方应付】系依据《湖北省中药饮片炮制规范》拟定。另：《中国药典》《湖北省中药饮片炮制规范》均规定应"用时捣碎"，宜改为"用前打碎"，即可用饮片上柜。

瓜　蒌　类

瓜蒌类药材包括栝楼、双边栝楼的不同药用部位，如全瓜蒌（果实）、瓜蒌皮（果皮）、瓜蒌子（种子）、瓜蒌根（天花粉）等。此外，尚有同属植物糙点栝楼 *T. dunniana* Levl.、长萼栝楼 *T. laceribractea* Hayata、大籽栝楼 *T. truncata* C. B. Clarked 等的果实、果皮及其种子。其伪品主要有同属植物王瓜 *T. cucumeroides* (Ser.) Maxim、日本栝楼 *T. japonica* Regel、湖北栝楼 *T. hupehensis* C. Y. Cheng et Yueh 等的果实、果皮及其种子，以及隔山消 *Cynanchun wilfordii* (Maxim.) Hemsl.（又称"白首乌"）、木鳖 *Momordica conchinchinensis* (Lour.) Spreng. 等的果实，应正本清源，注重甄别。

注意：栝楼又称瓜蒌，其药材名、饮片名及其别名，"栝"与"瓜"、"楼"与"蒌"通用；而原植物名只能用"栝"与"楼"，不能用"瓜"与"蒌"。

瓜　蒌

Gualou

TRICHOSANTHIS FRUCTUS

本品为葫芦科植物栝楼 *Trichosanthes kirilowii* Maxim. 或双边栝楼 *T. rosthornii* Harms 的干燥成熟果实。秋季果实成熟时，连果梗剪下，置通风处阴干。

【产地】　栝楼主产于山东、河南、河北等地，以河南及山东肥城、长清、淄博所产者质优，习称"糖瓜蒌"。其中，凡种子质佳、数多者，又称"子瓜蒌""仁瓜蒌"。双边栝楼主产于江苏、江西、湖北、湖南、广东、云南、四川等省。

【性状】 本品呈类球形或宽椭圆形。表面橙红色或橙黄色，皱缩或较光滑，顶端有圆形的花柱残基，基部略尖，具残存的果梗。轻重不一。质脆，易破开，内表面黄白色，有红黄色丝络，果瓤橙黄色，黏稠，与多数种子黏结成团。具焦糖气，味微酸、甜。

【商品规格】 药材商品分瓜蒌和双边瓜蒌，其商品名统称"全瓜蒌"或"全蒌丝"，都不分等级，均为统货，并标注产地。

【品质要求】 首选栝楼中的糖瓜蒌，次选瓜蒌或双边瓜蒌，均以个大完整、皮厚柔韧、不破皮、皱缩、橙色或红黄色、糖性足者为佳，且只用将其蒸软、压扁后再切丝或切块者（即全蒌丝）；不用"糙点栝楼""长萼栝楼"；禁用"王瓜"。

【检查】 **水分**（第二法） 不得过 16.0%。**总灰分** 不得过 7.0%。

【浸出物】 水溶性浸出物（热浸法）不得少于 31.0%。

饮片

【处方用名】 瓜蒌、糖瓜蒌、栝楼、糖栝楼、全栝楼、全瓜蒌、全蒌丝。

【配方应付】 本品生饮同源。写以上处方用名，均付瓜蒌（全蒌丝）。

【常用饮片】 **瓜蒌** 压扁，切丝或切块。

【检查】【浸出物】 同药材。

【功能与主治】 清热涤痰，宽胸散结，润燥滑肠。用于肺热咳嗽，痰浊黄稠，胸痹心痛，结胸痞满，乳痈，肺痈，肠痈，大便秘结。

【用法与用量】 9～15 g。

【注意】 不宜与川乌、制川乌、草乌、制草乌、附子同用。

备注

1. 本品有全瓜蒌和全蒌丝两种商品。后者系指产地加工已将其蒸软压扁后再切丝或切块者，旨在防止破壳后，同一果实中的果皮与种子分离。据此：凡处方用名全瓜蒌，不应按处方剂量各半，应分别称取瓜蒌子、瓜蒌皮。因为同一果实中的果皮与种子并非等量。

2. 糙点栝楼为葫芦科植物糙点栝楼 *T. dunniana* Levl. 的干燥果实（习称粗点栝楼），长萼栝楼为葫芦科植物长萼栝楼的干燥果实，二者与瓜蒌的性状差异参见附图。鉴别要点：瓜蒌的果瓤为橙黄色，糙点栝楼与长萼栝楼的果瓤均为墨绿色。

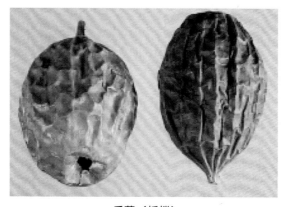

瓜蒌（栝楼）

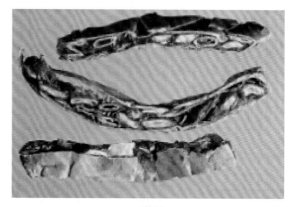

全蒌丝

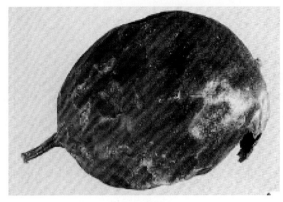

| 糙点栝楼 | 长萼栝楼 |

3. 王瓜为同属植物王瓜 *T. cucumeroides*（Ser.）Maxim. 的干燥果实。瓜蒌与王瓜的鉴别要点：参见"瓜蒌皮、瓜蒌子"项下及其附图。

4. "十八反"云："半蒌贝蔹及攻乌。"据报道，瓜蒌与附子、川乌、制川乌、草乌、制草乌配伍后，毒性反应均重于相应单味煎剂组。

瓜 蒌 皮

Gualoupi

TRICHOSANTHIS PERICARPIUM

本品为葫芦科植物栝楼 *Trichosanthes kirilowii* Maxim. 或双边栝楼 *T. rosthornii* Harms 的干燥成熟果皮。秋季采摘成熟果实，剖开，除去果瓤及种子，阴干。

【性状】　本品常切成 2 瓣至数瓣，边缘向内卷曲。外表面橙红色或橙黄色，皱缩，有的有残存果梗；内表面黄白色。质较脆，易折断。具焦糖气，味淡、微酸。

【商品规格】　传统规格分瓜蒌皮和双边瓜蒌皮，都不分等级，均为统货；现行规格按片张大小，分为大片与小片两种规格，都不分等级，均为统货，并标注产地。

【品质要求】　只用栝楼或双边栝楼的果皮，均以外表皮色橙红、内表面色黄白、皮厚者为佳；不用"糙点栝楼"或"长萼栝楼"的果皮；禁用"王瓜"的果皮。

饮片

【处方用名】　瓜蒌皮、栝楼皮、瓜蒌壳。

【配方应付】　写以上处方用名，均付瓜蒌皮。

【功能与主治】　清热化痰，利气宽胸。用于痰热咳嗽，胸闷胁痛。

【用法与用量】　9～15 g。

【注意】　不宜与川乌、制川乌、草乌、制草乌、附子同用。

备注

1. 本品与王瓜皮的鉴别要点：前者外皮较厚，皱缩明显，光滑发红，具焦糖气；后者果皮较前者薄，纵切片的果皮边缘向内卷曲，横切片形似"瓜皮小帽"，易碎，故不切丝，无焦糖气。参见附图。

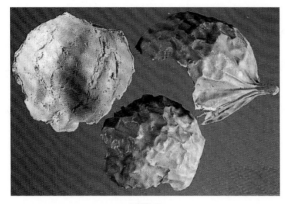

瓜蒌皮

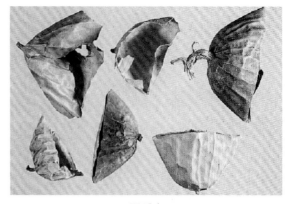

王瓜皮

2. 本品与长萼栝楼皮的鉴别要点：前者破开后边缘向内卷曲，皱缩明显，成网格状，附有丝络，果瓤为橙黄色；后者果皮质脆，破开后边缘不卷曲，果梗粗壮，果瓤为墨绿色，参见长萼栝楼图。

3. 本品与糙点栝楼皮的鉴别要点：前者外表面橙红色或橙黄色，果瓤为橙黄色；后者表面呈土黄色至深棕褐色，具不明显的斑点，质脆易碎，果柄较大，直径约 1 cm，果瓤为墨绿色，参见糙点栝楼图。

瓜 蒌 子

Gualouzi

TRICHOSANTHIS SEMEN

本品为葫芦科植物栝楼 *Trichosanthes kirilowii* Maxim. 或双边栝楼 *T. rosthornii* Harms 的干燥成熟种子。秋季采摘成熟果实，剖开，取出种子，洗净，晒干。

【性状】 **栝楼** 呈扁平椭圆形。表面浅棕色至棕褐色，平滑，沿边缘有一圈沟纹。顶端较尖，有种脐，基部钝圆或较狭。种皮坚硬；内种皮膜质，灰绿色，子叶呈黄白色，富油性。气微，味淡。

双边栝楼 较大而扁。表面棕褐色，沟纹明显而环边较宽。顶端平截。

【商品规格】 药材商品分瓜蒌仁与双边瓜蒌仁，都不分等级，均为统货，并标注产地。

【品质要求】 首选瓜蒌仁，次选双边瓜蒌仁，均以籽粒饱满、均匀、油性足者为佳；不用"大籽栝楼""糙点栝楼"的种子；禁用"王瓜"的种子。

【检查】 **水分**（第二法） 不得过 10.0％。**总灰分** 不得过 3.0％。

【浸出物】 用石油醚（60～90℃）作溶剂（冷浸法），浸出物不得少于 4.0％。

【含量测定】 照高效液相色谱法测定，本品按干燥品计算，含 3，29-二苯甲酰基栝楼仁三醇（$C_{44}H_{58}O_5$）不得少于 0.080％。

【处方用名】 瓜蒌子、栝楼子、瓜蒌仁、栝楼仁、蒌仁、炒瓜蒌子。

【配方应付】　写以上除炒瓜蒌子外的处方用名，均付瓜蒌子；写炒瓜蒌子，付炒瓜蒌子。

【常用饮片】　**瓜蒌子**　除去杂质和干瘪种子，洗净，晒干。用时捣碎。

【检查】【浸出物】【含量测定】　同药材。

炒瓜蒌子　取净瓜蒌子，照清炒法，用文火炒至微鼓起，取出，放凉。

【检查】　**水分**（第二法）　**总灰分**　分别不得过 10.0％、5.0％。

【含量测定】　照高效液相色谱法测定，本品按干燥品计算，含 3，29-二苯甲酰基栝楼仁三醇（$C_{44}H_{58}O_5$）不得少于 0.060％。

【功能与主治】　润肺化痰，滑肠通便。用于干咳痰黏，肠燥便秘。

【用法与用量】　9～15 g。用时捣碎。

【注意】　不宜与川乌、制川乌、草乌、制草乌、附子同用。

备注

1.《中国药典》将瓜蒌子与炒瓜蒌子分别收载，并规定前者用时打碎，后者不用打碎，目的均为防止"泛油"。但《湖北省中药饮片炮制规范》规定二者均应打碎入药，应予更正。

2. 栝楼子与双边栝楼子的鉴别要点：前者沿籽粒边缘有一环状棱纹，顶端较尖，下端钝圆，富油性；后者沿籽粒边缘的环状棱纹较宽，顶端平截。参见附图。

3. 瓜蒌子与王瓜种子的性状差异显著，鉴别要点：王瓜的种子中部有一隆起的宽带，俗称"玉带缠腰"。参见附图。

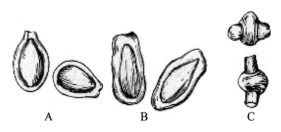

A. 栝楼子；B. 双边栝楼子；C. 王瓜子

4. 本品与大籽栝楼种子的鉴别要点：后者的种子大于前者（长 20～30 mm，宽 15～20 mm，厚 4～6 mm），表面浅棕色或黄棕色，种脐端钝或斜方形，另端钝圆，沿边缘有一环状棱纹。

5. 本品与糙点栝楼种子的鉴别要点：后者呈卵状椭圆形，其长：宽的比值大于前者，表面呈棕色或棕褐色，一端略尖，另端钝圆。

6. 上述各种"瓜蒌子"，以栝楼子最富油性，多用于"炒瓜蒌子"，且炒后不应打碎，应在用时打碎（或参照"火麻仁"项下规定的方法处理），以利防蛀、防霉。

冬瓜子　附：冬瓜皮

Dongguazi

BENINCASAE SEMEN

本品为葫芦科植物冬瓜 *Benincasa hispida*（Thunb.）Cogn. 的干燥成熟种子。收集成熟种子，洗净，晒干。

【产地】 全国各地均产，以四川、江苏为主产地。

【性状】 本品呈卵圆形或长椭圆形，扁平。表面黄白色，略粗糙。一端钝圆，另一端尖，并有两个小突起，较大的突起上有明显的孔珠，较小的突起为种脐。边缘光滑（单边冬瓜子）或两面外缘各有一环纹（双边冬瓜子）。体轻，有油性，气微，味微甜。

【商品规格】 药材商品分单边冬瓜子与双边冬瓜子，都不分等级，均为统货。

【品质要求】 首选双边冬瓜子，次选单边冬瓜子，均以粒大、饱满、色白者为佳。

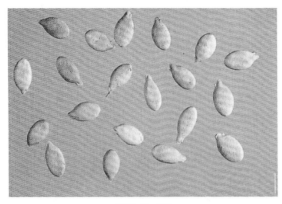　　　　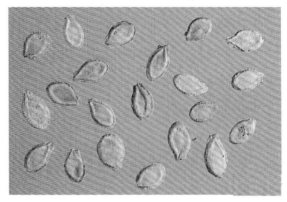

单边冬瓜子　　　　　　　　　　　双边冬瓜子

饮片

【处方用名】 冬瓜子、冬瓜仁、冬瓜米、白瓜子、甘瓜子、炒冬瓜子。

【配方应付】 写上述处方用名，均付炒冬瓜子。

【常用饮片】 **炒冬瓜子** 取净冬瓜子，照《中国药典》清炒法炒至微黄色略具焦斑。

【功能与主治】 润肺、化痰、消痈、利水。用于痰热咳嗽，肺痈、肠痈，淋病，水肿，脚气。

【用法与用量】 5～15 g。

备注

《中国药典》与《湖北省中药饮片炮制规范》均未收载本品。本文有关条目的相关内容依据《湖北省中药材质量标准》（2009 年版）拟定。

附：冬瓜皮

本品为葫芦科植物冬瓜 *Benincasa hispida* （Thunb.）Cogn. 的干燥外层果皮。食用冬瓜时，洗净，削取外层果皮，晒干。

【性状】 本品为不规则的碎片，常向内卷曲。外表面灰绿色或黄白色，被有白霜，有的较光滑不被白霜；内表面较粗糙，有的可见筋脉状维管束。体轻，质脆。气微，味淡。

【商品规格】 不分等级，均为统货。

【品质要求】 以片大、皮薄、有粉霜、洁净者为佳。

【检查】 **水分**（第二法） 不得过 12.0%。**总灰分** 不得过 12.0%。

饮片

【处方用名】 冬瓜皮、东瓜皮、枕瓜皮、白冬瓜皮、洋冬瓜皮、水芝皮。

【配方应付】 本品生饮同源。写以上处方用名，均付冬瓜皮。

【功能与主治】 利尿消肿。用于水肿胀满，小便不利，暑热口渴，小便短赤。

【用法与用量】 9～30 g。

奶　母

Naimu

FRUCTUS FICI PUMILAE

本品为桑科植物薜荔 *Ficus pumila* L. 的干燥成熟雄性隐花果。秋季雄性隐花果成熟时采收，以沸水浸泡约 1 min，取出，晒干。

【产地】 主产于江苏、四川、浙江、湖北及两广等地。

【性状】 本品呈梨形或倒卵形，表面黄绿色、黄褐色至黑褐色，长 2～7 cm，直径 1.5～4 cm，顶端近截形，微凹，中央有一稍突出的小孔，孔内有膜质的小苞片充塞，孔外通常有密集的褐色绒毛，花托下端渐狭，有的残留有短的果柄。内部生有多数细小黄棕色或红褐色圆球状有光泽的瘦果，内壁口部有多数雄花。质坚硬而轻。气弱，味甘涩。

【商品规格】 不分等级，均为统货。

【品质要求】 只用雄性隐花果，以个大、淡黄色至黄棕色、肉厚者为佳；不用雌性隐花果；禁用无花果。

【检查】 **水分** 不得过 14.0%。**总灰分** 不得过 9.0%。

【浸出物】 醇溶性浸出物不得少于 12.0%。

饮片

【处方用名】 奶母果、奶母、薜荔果、木莲、木馒头、馒头郎（广州、福建）、凉粉果（江西）、爬墙果（四川）、膀膀子（湖南）。

【配方应付】 本品生饮同源。写上述处方用名，均付奶母果。

【功能与主治】 补肾固精，清热利湿，通络催乳，解毒消肿。用于肾虚遗精，小便淋浊，阳痿，肠风下血，久痢脱肛，闭经，乳汁不下，痈肿，疥癣等。

【用法与用量】 6～15 g。外用适量，煎水洗。

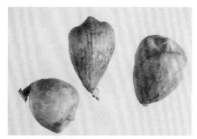
奶母雌性隐花果

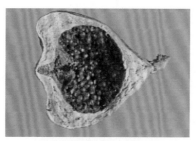
奶母雄性隐花果内的瘦

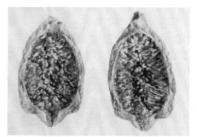
奶母雌性隐花果内的瘦果

备注

1. 本品以薜荔果之名始载于《本草拾遗》，又名木莲。李时珍曰："木莲，馒头，象其形也。"又因其果中有子，打破流白汁，故又名奶母或奶母子。

2. 《中国药典》及《湖北省中药饮片炮制规范》均未收载本品。上述有关条目的内容，均依据《湖北省中药材质量标准》阐述。其药用部位，诸多文献均指系薜荔 *F. pumila* L. 的干燥成熟花序托（即雌、雄均入药），而《湖北省中药材质量标准》规定应为薜荔 *F. pumila* L. 的干燥成熟雄性隐花果，据此界定"奶母"不用雌性花托。

3. 无花果系桑科植物无花果 *F. carica* L. 的干燥近成熟的肉质花序托。本品与薜荔果的性状差异参见附图。

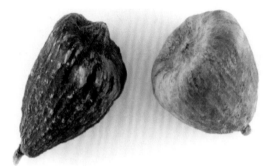

左：无花果；右：奶母果

丝　瓜　络

Sigualuo

LUFFAE FRUCTUS RETINERVUS

本品为葫芦科植物丝瓜 *Luffa cylindrica*（L.）Roem. 的干燥成熟果实的维管束。夏、秋二季果实成熟、果皮变黄、内部干枯时采摘，除去外皮、果肉、种子，洗净，晒干。

【产地】　全国各地均产。以产于南通、江苏者质优；以产于浙江慈溪者为道地药材。

【性状】　本品为丝状维管束交织而成，多呈长棱形或长圆筒形，略弯曲。表面淡黄白色。体轻，质韧，有弹性，不能折断。横切面可见子房三室，呈空洞状。气微，味淡。

【商品规格】　传统规格按筋之粗细和质地软硬分1～3等，并标注产地；现行规格分统装货与圆个货（以圆个货质优），且都不分等级，均为统货，并标注产地。

【品质要求】　首选圆个货，次选统装货，以个大质韧、脉络清晰、其形圆整、其筋细密、其色黄白者为佳。禁用棱角丝瓜成熟果实的维管束。

【检查】　**水分**（第二法）　不得过9.5%。**总灰分**　不得过2.5%。

饮片

【处方用名】　丝瓜络、丝瓜瓤、丝瓜网、丝瓜壳、丝瓜筋、瓜络、絮瓜瓤、丝瓜布、千层楼、六罗线、菜瓜瓤。

【配方应付】　本品生饮同源。写上述处方用名，均付丝瓜络。

【功能与主治】　祛风，通络，活血，下乳。用于痹痛拘挛，胸胁胀痛，乳汁不通，乳痈肿痛。

【用法与用量】　5～12 g。

备注

棱角丝瓜为葫芦科植物棱角丝瓜 *L. acutangula*（Linn.）Roxb. 的干燥成熟果实的维管束。主产于两广地区，又称"粤丝瓜络"。

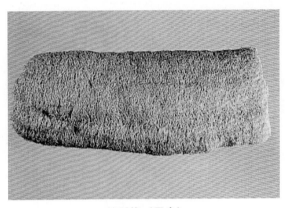

丝瓜络（圆个）

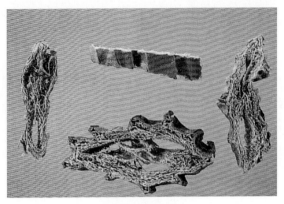

棱角丝瓜饮片

地 肤 子

Difuzi

KOCHIAE FRUCTUS

本品为藜科植物地肤 *Kochia scoparia*（L.）Schrad. 的干燥成熟果实。秋季果实成熟时采收植株，晒干，打下果实，除去杂质。

【产地】 主产于东北、江苏、山东、河南、河北，以产于东北者为主流商品。

【性状】 本品呈扁球状五角星形。外被宿存花被，表面灰绿色或浅棕色，周围具膜质小翅 5 枚，背面中心有微突起的点状果梗痕及放射状脉纹 5～10 条。剥离花被，可见膜质果皮，半透明。种子扁卵形，黑色。气微，味微苦。

【商品规格】 药材商品分水洗货与统装货，都不分等级，并标注产地。

【品质要求】 只用水洗货，以籽粒饱满、色灰绿的新货为佳；禁用"灰菜子"。

【检查】 **水分**（第二法） 不得过 14.0%。**总灰分**不得过 10.0%。**酸不溶性灰分** 不得过 3.0%。

【含量测定】 照高效液相色谱法测定，本品按干燥品计算，含地肤子皂苷 Ic（$C_{41}H_{64}O_{13}$）不得少于 1.8%。

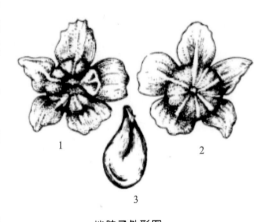

地肤子外形图

1. 果实顶面观；2. 背面；3. 种子

饮片

【处方用名】 地肤子、地子、扫帚菜、扫帚子、地帚子、扫帚菜子、蒿蒿头、地麦、千头子（河南、山东）。

【配方应付】 本品生饮同源。写以上处方用名，均付地肤子。

【功能与主治】 清热利湿，祛风止痒。用于小便涩痛，阴痒带下，风疹，湿疹，皮肤瘙痒。

【用法与用量】　9～15 g。外用适量，煎汤熏洗。

【注意】　内无湿热，小便过多者忌服。

备注

1. 本品已老化的植株，经加工可做扫帚或笤（tiáo）帚，其茎叶可做菜肴或榨油，故有扫帚菜、扫帚子等别名。

2. 灰菜子为同科植物藜 *Chenopodium album* L. 的胞果。地肤子与灰菜子的鉴别要点：前者呈扁球状五角星形，外被宿存花被，周围具膜质小翅 5 枚，背面中心有微突起的点状果梗痕及放射状脉纹 5～10 条；种子呈扁卵形，黑色，形似芝麻，放大镜下观察可见很多小麻点。后者胞果呈扁平状五角形，花被紧包果实，无翅；果实背面可见棱线 5 条，呈放射状排列；种子呈半圆球形，黑色，有光泽，具放射形点状纹理。

肉　豆　蔻

Roudoukou

MYRISTICAE SEMEN

本品为肉豆蔻科植物肉豆蔻 *Myristica fragrans* Houtt. 的干燥种仁。

【产地】　原主产于马来西亚、印尼、新加坡等地。此外，东印度、斯里兰卡、西印度群岛亦有产。广东、广西、海南等地也有栽培，但仍以进口品为主流商品。

【性状】　本品呈卵圆形或椭圆形。表面灰棕色或灰黄色，有时外被白粉（石灰粉末）。全体有浅色纵行沟纹和不规则网状沟纹。种脐位于宽端，呈浅色圆形突起，合点呈暗凹陷。种脊呈纵沟状，连接两端。质坚，断面显棕黄色相杂的大理石花纹，宽端可见干燥皱缩的胚，富油性。气香浓烈，味辛。

【商品规格】　商品均为进口品，分一等、二等及统货，并标注产地。

【品质要求】　首选一等进口品中的圆形玉果（即雌玉果），次选长形玉果（即雄玉果），均以个大、体重、坚实、呈圆形、破开后香气浓烈者为佳。不用带种皮的"长壳玉果"。

【检查】　**水分**（第四法）　不得过 10.0%。**黄曲霉毒素**　本品每 1 000 g 含黄曲霉毒素 B_1 不得过 5 μg，黄曲霉毒素 G_2、黄曲霉毒素 G_1、黄曲霉毒素 B_2 和黄曲霉毒素 B_1 的总量不得过 10 μg。

【含量测定】　**挥发油**　照挥发油测定法测定，含挥发油不得少于 6.0%（ml/g）。**去氢二异丁香酚**　照高效液相色谱法测定，本品按干燥品计算，含去氢二异丁香酚（$C_{20}H_{22}O_4$）不得少于 0.10%。

饮片

【处方用名】　肉豆蔻、玉果、肉果、迦拘勒、煨肉豆蔻、玉果霜、肉豆蔻霜。

【配方应付】　写以上除煨肉豆蔻、玉果霜、肉豆蔻霜外的处方用名，均付肉豆蔻；写煨肉豆蔻、玉果霜、肉豆蔻霜，均付麸煨肉豆蔻。

【常用饮片】　**肉豆蔻**　除去杂质、洗净、干燥。

【检查】【含量测定】　同药材。

麸煨肉豆蔻　取本品加入麸皮，麸煨温度150～160℃，约15 min，至麸皮呈焦黄色，肉豆蔻呈棕褐色，裏面有裂隙时取出，筛去麸皮，放凉。每100 kg肉豆蔻，用麸皮40 kg。

【含量测定】　同药材，含挥发油不得少于4.0%（ml/g），含去氢二异丁香酚（$C_{20}H_{22}O_4$）不得少于0.08%。

【检查】　同药材。

【功能与主治】　温中行气，涩肠止泻。用于脾胃虚寒，久泻不止，脘腹胀痛，食少呕吐。

【用法与用量】　3～10 g。用时捣碎。

【注意】　湿热泻痢及胃热疼痛者不宜使用。

备注

1. 本品始载于《本草拾遗》，释名肉果、迦拘勒。进口商品中呈圆形者，称雌玉果，系正品肉豆蔻，质优；呈长形者，称雄玉果，系肉豆蔻的变种（*Myristica* sp.），质次之；带种皮者，称"长壳玉果"，质更次，现已不再进口。

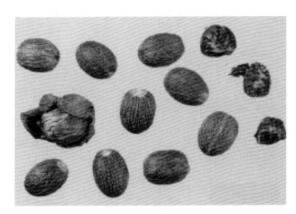

肉豆蔻

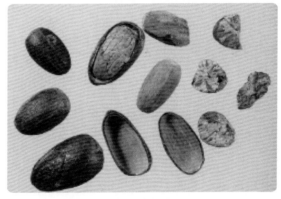

长形肉豆蔻

2. 本品有肉豆蔻、麸煨肉豆蔻、煨肉豆蔻等多种饮片，《中国药典》2010版只收载了前两种饮片。其中：①《湖北省中药饮片炮制规范》将麸煨肉豆蔻命名为豆蔻霜。②煨肉豆蔻还有用面粉加水，调成糊状，用其包裹肉豆蔻，置入已加热的滑石粉或砂中翻炒，再除去滑石粉、砂及面粉皮后所得的饮片。

决 明 子

Juemingzi

CASSIAE SEMEN

本品为豆科植物决明 *Cassia obtusifolia* L. 或小决明 *C. tora* L. 的干燥成熟种子。秋季采收成熟果实，晒干，打下种子，除去杂质。

【产地】　决明主产于天津、河北、山东、陕西、山西、湖北、四川等地，多系栽培品；小决明主产于广东、广西、云南、福建等地，多系野生品。

【性状】　**决明**　略呈菱方形或短圆柱形，两端平行倾斜。表面绿棕色或暗棕色，平滑有光泽。一端较平坦，另端斜尖，背腹面各有1条突起的棱线，棱线两侧各有1条斜向对称而色较浅的线形凹纹。质坚硬，不易破碎。种皮薄，子叶呈黄色，呈"S"形折曲并重叠。气微，味微苦。

小决明　呈短圆柱形，较小。表面棱线两侧各有1片宽广的浅黄棕色带。

【商品规格】　传统规格：分大决明子与小决明子两类，以大决明子为主流产品，都不分等级，均为统货。现行规格：药材商品将大、小决明子统称为"草决明"，分国产品与进口品两类，各类又分优质货与统装货，都不分等级，并标注产地。

【品质要求】　首选大决明子中的优质货，以籽粒饱满、身干、绿棕色、无杂质者为佳；次选小决明子及进口决明子；禁用"刺田菁"的干燥种子。

【检查】　**水分**（第二法）　不得过15.0%。**总灰分**　不得过5.0%。**黄曲霉毒素**　本品每1 000 g含黄曲霉毒素B_1不得过5 μg，黄曲霉毒素G_2、黄曲霉毒素G_1、黄曲霉毒素B_2和黄曲霉毒素B_1的总量不得过10 μg。

【含量测定】　照高效液相色谱法测定，本品按干燥品计算，含大黄酚（$C_{15}H_{10}O_4$）不得少于0.20%，含橙黄决明素（$C_{17}H_{14}O_7$）不得少于0.080%。

饮片

【处方用名】　决明子、草决明、假绿豆、马蹄决明、马蹄子（江苏）、野青豆（江西）、羊角豆（广东）、炒决明子。

【配方应付】　写除炒决明子外的处方用名，均付决明子；写炒决明子，付炒决明子。

【常用饮片】　**决明子**　除去杂质，洗净，干燥。用时捣碎。

【检查】【含量测定】　同药材。

炒决明子（临方炮制）取净决明子，照清炒法炒至有香气。

【检查】　**水分**　**总灰分**　同药材，分别不得过12.0%、6.0%。

【含量测定】　同药材，含大黄酚（$C_{15}H_{10}O_4$）不得少于0.12%，含橙黄决明素（$C_{17}H_{14}O_7$）不得少于0.080%。

【功能与主治】　清热明目，润肠通便。用于目赤涩痛，羞明多泪，头痛眩晕，目暗不明，大便秘结。

【用法与用量】　9～15 g。

【注意】　气虚便溏者不宜用。

备注

1. 本品是药学史上最早的眼科专用药。除决明、小决明的干燥成熟种子（前者习称大决明子或草决明、后者习称小决明子）外，现药材市场上还有所谓进口决明子出售，其基原不详。由于小决明子与进口决明子性状相似，为避免混用，应注意鉴别。

2. 本品单方泡服，治习惯性便秘，并可防治高血压及血管硬化。但凡作泡服用，应用炒决明子（炒前应将决明子用水抢洗干净）。

3. 大决明子与小决明子的鉴别要点：前者略呈菱方形或短圆柱形，背腹面各有1条突起的棱线，棱线两侧各有1条斜向对称而色较浅的线形凹纹；后者呈短圆柱形，较小，表面棱线两侧各有1片宽广的浅黄棕色带，且下凹不明显。

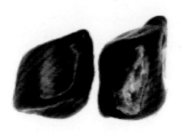 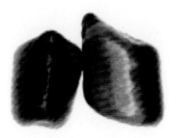

大决明子表面观　　　　　　　　小决明子表面观

4. 刺田菁为豆科植物刺田菁 *Sesbanin aculeata* Pers. 的干燥种子，与决明子性状的主要区别：本品呈短圆柱形，两端钝圆，中部略内缩。

红 豆 蔻

Hongdoukou

GALANGAE FRUCTUS

本品为姜科植物大高良姜 *Alpinia galanga* Willd. 的干燥成熟果实。秋季果实变红时采收，除去杂质，阴干。

【产地】　主产于广东、广西、云南、海南等地，以产于广西者为主流商品。

【性状】　本品呈长球形，中部略细。表面红棕色或暗红色，略皱缩，顶端有黄白色管状宿萼，基部有果梗痕。果皮薄，易破碎。种子呈扁圆形或三角状多面形，黑棕色或红棕色，外被黄白色膜质假种皮，胚乳灰白色。气香，味辛辣。

【商品规格】　传统规格分为两个等级，现行规格不分等级，二者均为统货并标注产地。

【品质要求】　以果实饱满，皮色鲜红，无嫩果、枝梗、破碎、霉败，有姜辣味者为佳。

【含量测定】　**挥发油**　照挥发油测定法测定，种子含挥发油不得少于 0.40%（ml/g）。

饮片

【处方用名】　红豆蔻、红蔻、红扣、红叩、良姜子、大良姜。

【配方应付】　本品生饮同源。写上述处方用名，均付红豆蔻。

【功能与主治】　散寒燥湿，醒脾消食。用于脘腹冷痛，食积胀满，呕吐泄泻，饮酒过多。

【用法与用量】　3～6 g。以果实"上柜"，调剂时再破碎入药。

备注

本品应在 30℃ 以下储藏，其安全水分值为 12%。

麦　芽

Maiya

HORDEI FRUCTUS GERMINATUS

本品为禾本科植物大麦 *Hordeum vulgare* L. 的成熟果实经发芽干燥的炮制加工品。麦粒用水浸泡后，保持适宜温、湿度，待幼芽长至约 5 mm 时，晒干或低温干燥。

【性状】　本品呈梭形，表面淡黄色，背面为外稃包围，腹面为内稃包围。除去内外稃后，腹面有 1 条纵沟，基部胚根处生出幼芽和须根，幼芽长披针状条形。须根数条，纤细而弯曲。质硬，断面白色，粉性。气微，味微甘。

【商品规格】　不分等级，均为统货。

【品质要求】　本品只用"大麦芽"，不用"小麦芽"。以出芽率高、芽完整、色淡黄者为佳。

【检查】　**水分（第二法）**　不得过 13.0%。**总灰分**　不得过 5.0%。**出芽率**　取本品 10 g，照《中国药典》药材取样法，取对角两份供试品，检查出芽粒数与总粒数，计算出芽率（%）。本品出芽率不得少于 85%。**黄曲霉毒素**　本品每1 000 g含黄曲霉毒素 B_1 不得过 5 μg，黄曲霉毒素 G_2、黄曲霉毒素 G_1、黄曲霉毒素 B_2 和黄曲霉毒素 B_1 的总量不得过 10 μg。

饮片

【处方用名】　麦芽、生麦芽、大麦芽、炒麦芽、焦麦芽。

【配方应付】　写麦芽、生麦芽、大麦芽，均付（生）麦芽；写炒麦芽，付炒麦芽；写焦麦芽，付焦麦芽。注：配制"焦三仙"应用焦麦芽。

【常用饮片】　**麦芽**　除去杂质。

【检查】　同药材。

炒麦芽（临方炮制）取净麦芽，照清炒法炒至深黄色，放凉，筛去灰屑。

【检查】　**水分　总灰分**　同药材，分别不得过 12.0%、4.0%。

焦麦芽　取净麦芽，照清炒法炒至焦褐色，放凉，筛去灰屑。

【检查】　**水分　总灰分**　同药材，分别不得过 10.0%、4.0%。

【功能与主治】　行气消食，健脾开胃，回乳消胀。用于食积不消，脘腹胀痛，脾虚食少，乳汁郁积，乳房胀痛，妇女断乳，肝郁胁痛，肝胃气痛。生麦芽健脾和胃，疏肝行气。用于脾虚食少，乳汁郁积；炒麦芽行气消食回乳，用于食积不消，妇女断乳；焦麦芽消食化滞，用于食积不消，脘腹胀痛。

【用法与用量】　10～15 g，回乳炒用 60 g。

【注意】　妇女授乳期忌用。

备注

《中国药典》与《湖北省中药饮片炮制规范》均收载了麦芽、炒麦芽、焦麦芽三种饮片，且三者的功效有别，故不能混用或互相代用。如配制"焦三仙"，则应用焦麦芽。

赤 小 豆

Chixiaodou

VIGNAE SEMEN

本品为豆科植物赤小豆 *Vigna umbellata* Ohwi et Ohashi 或赤豆 *V. angularis* Ohwi et Ohashi 的干燥成熟种子。秋季果实成熟而未开裂时拔取全株，晒干，打下种子，除去杂质，再晒干。

【产地】　赤小豆主产于浙江、江西、湖南、广东、广西等地；赤豆主产于吉林、天津、北京、河北、陕西、山东等地，且系主流商品。

【性状】　**赤小豆**　呈长圆形而稍扁。表面紫红色，无光泽或微有光泽，一侧有线形突起的种脐，偏向一端，白色，约为全长 2/3，中间凹陷成纵沟，另侧有 1 条不明显的棱脊。质硬，不易破碎。子叶呈乳白色。气微，味微甘。

赤豆　呈短圆柱形，两端较平截或钝圆。表面暗棕红色，有光泽，种脐不突起。

【商品规格】　分赤小豆与赤豆，都不分等级，均为统货，并标注产地。

【品质要求】　首选赤小豆，次选赤豆。均以粒大、饱满、色紫红者为佳。禁用"木豆""相思子"。

【检查】　**水分**（第二法）　不得过 14.0%。**总灰分**　不得过 5.0%。

【浸出物】　用 75% 乙醇作溶剂（热浸法），浸出物不得少于 7.0%。

饮片

【处方用名】　赤小豆、赤豆、红豆、红小豆、朱小豆、饭豆、红饭豆、菜豆、杜赤豆（浙江）、朱赤豆（上海）、小豆（华北）。

【配方应付】　本品生饮同源。写上述处方用名，均付赤小豆或赤豆。

【功能与主治】　利水消肿，解毒排脓。用于水肿胀满，脚气浮肿，黄疸尿赤，风湿热痹，痈肿疮毒，肠痈腹痛。

【用法与用量】　9～30 g。外用适量，研末调敷。

备注

1. 李时珍曰："此豆以紧小而赤黯色者入药，其稍大而鲜红、淡红色者，并不治病。"（前者系指赤小豆，后者即赤豆）。目前因赤小豆产量有限，导致赤豆已成药材的主流商品，且药用历史已久，但入药仍以赤小豆为佳。

2. 赤小豆与赤豆的鉴别要点：前者呈细长圆柱形，两端平截；表面紫红色，无光泽；一侧有白色线形突起的种脐，种脐中央凹陷成纵沟。后者呈矩圆柱形，两端较平截或钝圆；表面暗红棕色，有光泽；种脐不突起。

3. 木豆为豆科植物木豆 *Cajanus caian*（L.）Millsp. 的干燥种子。呈扁球形，一端略平截；表面棕色及暗棕色；种脐位于平截一端，长圆形，显著突起。

4. 相思子为同科植物相思子 *Abrus precatorius* L. 的种子，习称相思豆，有毒。据报道：本品在部分地区误作赤小豆入药，应注意鉴别。其鉴别要点："赤小豆"或"赤豆"表面整体均为紫红色或棕红色；相思豆表面一端为朱红色，另一端为黑色。

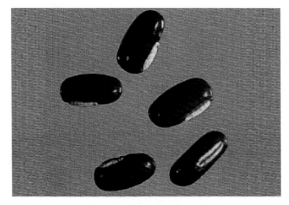

赤小豆表面观

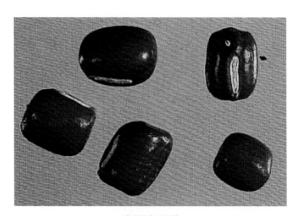

赤豆表面观

花椒　附：椒目

Huajiao

ZANTHOXYLI PERICARPIUM

本品为芸香科植物青椒 *Zanthoxylum schinifoliun* Sieb. et Zucc. 或花椒 *Z. bungeanum* Maxim. 的干燥成熟果皮。秋季采收成熟果实，晒干，除去种子和杂质。

【产地】　青椒主产于五岭以北，辽宁以南大多数省区，以产于辽宁海城者为道地药材；花椒主产于四川、甘肃、陕西、河北等省，以产于四川者为道地药材。

【性状】　**青椒**　多为2～3个上部离生的小蓇葖果，集生于小果梗上，蓇葖果球形，沿腹缝线开裂。外表面灰绿色或暗绿色，散有多数油点和细密的网状隆起皱纹，内表面类白色，光滑。内果皮常由基部与外果皮分离。残存种子呈卵形，表面黑色，有光泽。气香，味微甜而辛。

花椒　蓇葖果多单生。外表面紫红色或棕红色，散有多数疣状突起的油点，对光观察半透明，内表面淡黄色。香气浓，味麻辣而持久。

【商品规格】　药材商品分青椒与花椒两类，都不分等级，均为统货，并标注产地。其中，花椒因产地或品质的不同又分为秦椒、蜀椒（即川椒，其质优于秦椒）、大红袍（其质次于前两者）、梅花椒（主产于甘肃，质更次）等多种规格。

【品质要求】　首选花椒，次选青椒。其中，花椒以身干个大、色红、香气浓烈、麻辣味重而持久、无果梗及椒目者为佳。禁用"巴氏吴茱萸""竹叶椒""野花椒"。

【含量测定】　**挥发油**　照挥发油测定法测定，含挥发油不得少于1.5%（ml/g）。

饮片

【处方用名】　花椒、青椒、川椒、蜀椒、秦椒、红椒、大红袍、香椒子、炒花椒。

【配方应付】　写除炒花椒外的处方用名，均付花椒；写炒花椒，付炒花椒。

【常用饮片】　**花椒**　除去椒目、果柄等杂质。

炒花椒（临方炮制）取净花椒，照清炒法炒至有香气（习称"出汗"）即得。

【功能与主治】　温中止痛，杀虫止痒。用于脘腹冷痛，呕吐泄泻，虫积腹痛；外治湿疹，阴痒。

【用法与用量】　3～6 g。外用适量，煎汤熏洗。

【注意】　本品辛热，伤阴助火，故阴虚内热者慎用。

备注

1. 花椒入药，年代久远，马王堆汉墓出土文物中就有花椒。汉代后妃所居宫殿用其捣碎和泥涂壁，故称"椒房"，后来椒房一词就成了后妃的代称。

2. 青椒与花椒的鉴别要点：参见【性状】项下及附图。

3. 巴氏吴茱萸为同科植物巴氏吴茱萸 *Evodia baberi* Rehd. Et Wils. 的成熟果实，在本省襄阳地区作花椒入药。花椒与巴氏吴茱萸的鉴别要点：前者为1～2个蓇葖果，每一果自顶端沿背、腹缝线开列，呈基部相连的两瓣状，外表面紫红色或棕红色，散有多数疣状突起的油点；香气浓，味麻辣而持久。后者为5个蓇葖果并生，呈放射状排列，每一果从顶端开列，外表面绿褐色或棕褐色，有少数圆点状突起；香气较淡，味辣，微麻。

4. 竹叶椒为同属植物竹叶椒 *Z. planispinum* Sieb et Zucc. 的成熟果皮。与花椒性状的主要区别：果实顶端具短小喙尖，外果皮表面散有大而明显的半圆形突起的油点。

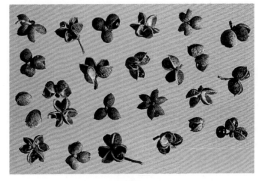

青椒

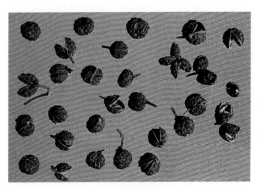

花椒

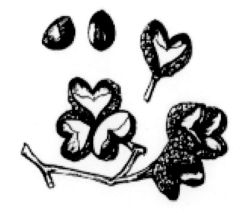

花椒外形

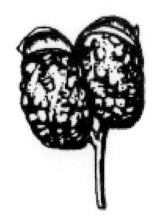

竹叶椒

5. 野花椒为同属植物野花椒 *Z. simulans* Hance 的成熟果皮。与花椒性状的主要区别：蓇葖果基部具明显的子房柄，其果着生在果柄上；内果皮光滑，淡黄色，薄革质；味微辣而后稍苦。

附：花椒目

本品为芸香科植物青椒 *Zanthoxylum schinifoliun* Sieb. et Zucc. 或花椒 *Z. bungeanum* Maxim. 的干燥成熟种子。

【功能与主治】　利水，消肿，逐饮。用于痰饮喘咳，水肿，小便不利。

【用法与用量】　3～6 g；研末吞服，1.5 g/次。外用适量，研末，醋调敷。

【注意】　阴虚火旺者忌服。

本品非《药典》品种，上述相关条目的内容见《湖北省中药饮片炮制规范》。其他见"花椒项下"。

芥　子

Jiezi

SINAPIS SEMEN

本品为十字花科植物白芥 *Sinapis alba* L. 或芥 *Brassica juncea*（L.）Czern. et Co 的干燥成熟种子。前者习称"白芥子"，后者习称"黄芥子"。夏末秋初果实成熟时采割植株晒干，打下种子，除去杂质。

【产地】　白芥子主产于山西、山东、安徽、四川、新疆等地，以产于四川者质优，系主流商品；黄芥子各地均有栽培，以产于河南、安徽者为主流商品。

【性状】　**白芥子**　呈球形。表面灰白色至淡黄色，具细微的网纹，有明显的点状种脐。种皮薄而脆，破开后内有白色折叠的子叶，有油性。气微，味辛辣。

黄芥子　较小。表面黄色至棕黄色，少数呈暗红棕色。研碎后加水浸湿，则产生辛烈的特异臭气。

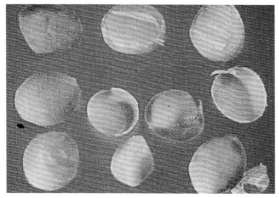

芥子表面及剖面观

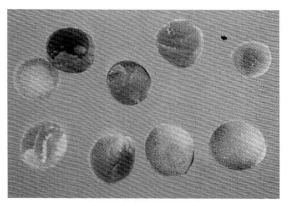

黄芥子表面及剖面观

【商品规格】　药材商品分白芥子与黄芥子，都不分等级，均为统货，并标注产地。

【品质要求】 首选白芥子，次选黄芥子；以粒大、饱满、色黄白、无杂质者为佳。

【检查】 **水分**（第二法） 不得过 14.0%。**总灰分** 不得过 6.0%。

【浸出物】 水溶性浸出物（冷浸法）不得少于 12.0%。

【含量测定】 照高效液相色谱法测定，本品按干燥品计算，含芥子碱以芥子碱硫氰酸盐（$C_{16}H_{24}NO_5 \cdot SCN$）计，不得少于 0.50%。

饮 片

【处方用名】 芥子、白芥子、白芥、芥末子、芥菜子、黄芥子、白辣芥子、苦菜子、辣菜子（云南）、白芥末子（山东）、苦芥子（四川）、炒芥子。

【配方应付】 写以上除炒芥子外的处方用名，均付芥子；写炒芥子，付炒芥子。

【常用饮片】 **芥子** 除去杂质。用时捣碎。

【检查】【含量测定】 同药材。

炒芥子（临方炮制）取净芥子，清炒法炒至淡黄色至深黄色，有香辣气。用时捣碎。

【检查】 **水分** 同药材，不得过 8.0%。**总灰分** 同药材。

【浸出物】 同药材。

【含量测定】 同药材，含芥子碱以芥子碱硫氰酸盐（$C_{16}H_{24}NO_5 \cdot SCN$）计，不得少于 0.40%。

【功能与主治】 温肺豁痰利气，散结通络止痛。用于寒痰咳嗽，胸胁胀痛，痰滞经络，关节麻木、疼痛，痰湿流注，阴疽肿毒。

【用法与用量】 3～9 g。外用适量，研碎后用水或醋调敷。

【注意】

1. 本品辛散走串之性强，非顽疾体壮邪实者慎用；气虚阴亏及有出血倾向者忌用。

2. 本品对皮肤有发泡作用，故皮肤过敏、破溃者不宜外敷。

备注

1. 药用以白芥子为主流商品，黄芥子多作调味品食用，但两种芥子不能混用。其鉴别要点分别见该品种【性状】 项下。

2. 本品煎汤内服，习用生芥子；外用则应用炒芥子。因生芥子对黏膜和皮肤有刺激性。

苍 耳 子

Cangerzi

XANTHII FRUCTUS

本品为菊科植物苍耳 *Xanthium sibiricum* Patr. 的干燥成熟带总苞的果实。秋季果实成熟时采收，干燥。除去梗、叶等杂质。

【产地】 主产于山东、江西、湖北、江苏等省，以产于山东、江苏者质优。

【性状】 本品呈纺锤形或卵圆形。表面黄棕色或黄绿色，全体有钩刺，顶端有 2 枚较粗的刺，分离或相连，基部有果梗痕。质硬而韧，横切面中央有纵隔膜，2 个室，各有 1 枚瘦果。瘦果略呈纺锤形，一面较平坦，顶端具一突起的花柱基，果皮薄，灰黑色，具纵纹。种皮膜质，浅灰色，子叶有油性。气微，味微苦。

【商品规格】　商品分青统与黄统。其中，黄统又分"大撞刺"与"小撞刺"两种规格，都不分等级，均为统货。

【品质要求】　首选青统，次选黄统，均以粒大、均匀饱满、色黄绿、无杂质者为佳。其中，黄统只用刺未撞尽的"小撞刺"品，供炒后去刺入药；不用带刺痕的"大撞刺"品；禁用"东北苍耳""刺苍耳"。

【检查】　**水分**（第二法）　不得过 12.0%。**总灰分**　不得过 5.0%。**羧基苍术苷**　照高效液相色谱法测定，本品按干燥品计算，含羧基苍术苷（$C_{31}H_{46}O_{18}S_2$）不得过 0.35%。

【含量测定】　照高效液相色谱法测定，本品按干燥品计算，含绿原酸（$C_{16}H_{18}O_9$）不得少于 0.25%。

饮片

【处方用名】　苍耳子、刺儿果、枲（xi）耳、苍子、苍浪子、苍棵子、苍耳蒺藜、老苍子、胡苍子、胡寝子、郎种、棉螳螂、罗春子、山茄、痴头果、炒苍耳子。

【配方应付】　写以上处方用名，均付炒苍耳子。

【常用饮片】　**炒苍耳子**　取生苍耳子，除去杂质。照清炒法炒至黄褐色，去刺，筛净。

【检查】　**水分**　同药材，不得过 10.0%。**苍术苷**　照高效液相色谱法测定，本品按干燥品计算，含苍术苷（$C_{30}H_{46}O_{16}S_2$）不得过 0.10%～0.30%。**总灰分**　同药材。

【含量测定】　同药材。

【功能与主治】　散风寒，通鼻窍，祛风湿。用于风寒头痛，鼻塞流涕，鼻衄，鼻渊，风疹瘙痒，湿痹拘挛。

【用法与用量】　3～10 g。

【注意】

1. 本品有毒，过量服用易致中毒，生品尤甚。

2. 孕妇慎用。

3. 本品辛苦温燥，血虚头痛者不宜服用。

备注

1. 本品原名枲耳，见《神农本草经》。李时珍曰："其叶形如枲麻，故有枲耳之名。"而苍耳之名，则始载于《尔雅》。

2. 本品所含毒蛋白和苍耳苷是其主要的有毒成分，具水溶性，可损害心脏、肝脏、肾脏等实质性器官，引起脏器肿胀、出血甚至坏死，其中对肝脏的损害最为严重。另据报道，本品炒后去刺毒性最小，炒品次之，生品毒性最大。

3. 不良反应：有学者收集了 76 例苍耳子中毒病例，其中死亡 11 例，急性中毒 51 例，慢性中毒 14 例，多因过量使用、未经炮制或炮制不当使用所致。临床表现有头痛、头昏、恶心、呕吐、腹痛、腹泻，严重者可出现昏迷、抽搐，甚至死亡。

4. 东北苍耳为同属植物东北苍耳 *X. Mongolicum* Kitag. 的干燥成熟带总苞的果实；刺苍耳为同属植物刺苍耳 *X. Spinosum* L. 的干燥成熟带总苞的果实。

5. 鉴别要点：苍耳子总苞表面为黄棕色或黄绿色（新货），着生较稀疏的勾状刺，顶端有两枚分离且较粗的喙状刺；东北苍耳总苞表面为黄棕色、棕色或棕黑色，多数着生勾状刺，但也有直刺，顶端有两枚合生且明显增粗的喙状刺；刺苍耳总苞表面密生勾状刺，但喙状刺离生。

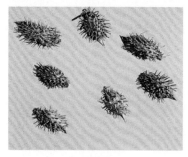
苍耳子

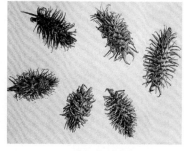
东北苍耳

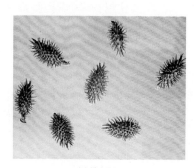
刺苍耳子

6. 本品不得生用，必须炒后去刺，方可入药。但是药材商品无论"大撞刺"品，还是"小撞刺"品，不经炒制，不可能去尽其刺。故应只用炒苍耳子，且应购用"小撞刺"品，自行炮制。

7. 本品宜用当年采收的"新货"（青统），其外表为绿色（微黄），以利鉴别。

8. 用作"六神曲"原料的鲜苍耳子草必须在农历六月前采收（此时尚未结果），以防混进苍耳子。

芡　实

Qianshi

EURYALES SEMEN

本品为睡莲科植物芡 *Euryale ferox* Salisb. 的干燥成熟种仁。秋末冬初采收成熟果实，除去果皮，取出种子，洗净，再除去硬壳（外种皮），晒干。

【产地】　主产于江苏、山东、湖南、湖北、安徽等地区的湖泊水面。其中，北芡实主产于山东、苏北、皖北地区，南芡实主产于湖北、湖南、苏南、皖南地区。

【性状】　本品呈类球形，多为破粒。表面有棕红色内种皮，一端黄白色，约占全体 1/3，有凹点状的种脐痕，除去内种皮显白色。质较硬，断面白色，粉性。气微，味淡。

【商品规格】　传统规格分北芡实、南芡实、苏芡实三种，都不分等级，均为统货。现行规格分整米、两瓣、碎米、壳统四种规格，都不分等级，均为统货，并标注产地。

【品质要求】　首选苏芡实（即已撞去紫红色内皮，呈全白色者），次选带内种皮的芡实，均以颗粒完整、饱满均匀、断面色白、粉性足、无碎末者为佳。

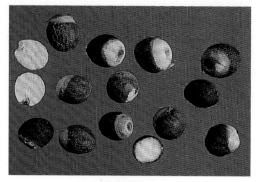
具内种皮芡实

【检查】　**水分**（第二法）　不得过 14.0%。**总灰分**　不得过 1.0%。

饮片

【处方用名】　芡实、芡实米、鸡头莲、鸡头实、鸡头果、鸡头米（东北及河北）、苏芡（江苏）、北芡实、南芡实、肇实、刀芡实、黄实、红莲子、麸炒芡实、炒芡实。

【配方应付】　写以上除炒芡实、麸炒芡实外的处方用名，均付芡实；写麸炒芡实、炒芡实，均付麸炒芡实。（见《湖北省中药饮片炮制规范》）

【常用饮片】　**芡实**　除去杂质。

【检查】　同药材。

麸炒芡实（临方炮制）取净芡实，照麸炒法炒至微黄色。

【检查】　**水分**　同药材，不得过 10.0%。**总灰分**　同药材。

【功能与主治】　益肾固精，补脾止泻，除湿止带。用于遗精滑精，遗尿尿频，脾虚久泻，白浊，带下。

【用法与用量】　9～15 g。

【注意】　本品味涩收敛，凡湿热为患所致之遗精白浊、尿频带下、泻痢及大小便不利者不宜使用。

备注

1. 本品始载于《神农本草经》，名鸡头实。陶弘景曰："茎上花似鸡冠，故名鸡头。"李时珍曰："芡可济俭歉，故谓之芡。"江苏镇江曾是芡实的集散地，以产南芡实中的苏芡实（系指已撞去内种皮者）出名。但苏芡实现已多作食品用。

2.《湖北省中药饮片炮制规范》还收载了"炒芡实"，鉴于《中国药典》未收载此种饮片，故不列入【常用饮片】 项下。

豆　蔻

Doukou

AMOMI FRUCTUS ROTUNDUS

本品为姜科植物白豆蔻 *Amomum kravanh* Pierre ex Gagnep. 或爪哇白豆蔻 *A. compactum* Soland ex Maton 的干燥成熟果实。前者又称原豆蔻，后者又称印尼白蔻。

【产地】　原豆蔻主产于越南、柬埔寨、泰国，以产于越南东坡山者质优，习称东坡蔻；印尼白蔻主产于印尼、斯里兰卡及印度南部的马拉巴海岸。此外，原豆蔻在海南、云南南部，以及广西、广东已有栽培。

【性状】　**原豆蔻**　呈类球形。表面黄白色至淡黄棕色，有 3 条较深的纵向槽纹，顶端有突起的柱基，基部有凹下的果柄痕，两端均具浅棕色绒毛。果皮体轻，质脆，易纵向裂开，内分 3 个室，每室含种子约 10 粒。种子呈不规则多面体，背面略隆起，表面暗棕色，有皱纹，并被有残留的假种皮。气芳香，味辛凉略似樟脑。

印尼白蔻　个略小。表面黄白色，有的微显紫棕色。果皮较薄，种子瘦瘪。气味较弱。

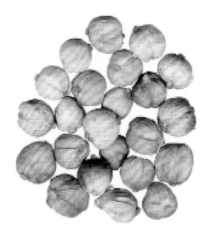

豆蔻药材

【商品规格】　以进口原豆蔻为主流商品，不分等级，均为统货，并标注产地。

【品质要求】　首选进口原豆蔻，次选印尼白蔻，均以个大饱满、果皮薄而完整、皮色洁白、气香味浓者为佳。其中，原豆蔻出仁率应不低于 65%，印尼白蔻出仁率应不低于 58%（均按重量计）；不用国内栽培品；禁用"小豆蔻"（又名"三角蔻"或"印度豆蔻"），其原植物为 *Elettaria cardamomum*（L.）Macon。

【检查】　**杂质**　原豆蔻不得过 1%；印尼白蔻不得过 2%。**水分**（第四法）　原豆蔻不得过 11.0%；印尼白蔻不得过 12.0%。

【含量测定】　**挥发油**　照挥发油测定法测定，原豆蔻仁含挥发油不得少于 5.0%（ml/g）；印尼白蔻仁不得少于 4.0%（ml/g）。**桉油精**　照气相色谱法测定，本品按干燥品计算，豆蔻仁含桉油精（$C_{10}H_{18}O$）均不得少于 3.0%。

饮片

【处方用名】　豆蔻、白豆蔻、蔻仁、白蔻仁、东坡蔻、原豆蔻、壳蔻、元蔻、老蔻。

【配方应付】　本品生饮同源。写上述处方用名，均付豆蔻。

【检查】【含量测定】　同药材。

【功能与主治】　化湿行气，温中止呕，开胃消食。用于湿浊中阻，不思饮食，湿温初起，胸闷不饥，寒湿呕逆，胸腹胀痛，食积不消。

【用法与用量】　3～6 g。用时打碎，入煎剂后下。

【注意】　阴虚血燥者慎用。

备注

1. 本品在早期诸多本草中均指"草豆蔻"，至唐代起始将二者分开入药。由于每粒豆蔻含种子 20～30 粒，李时珍云："盛多为蔻。"其种子灰白，形颇似豆，故名。

2. 原豆蔻与印尼豆蔻鉴别要点：前者类球形，直径 1.2～1.8 cm，表面有 3 条较深的纵向槽纹，两端均有浅棕色绒毛，果壳易纵向裂开；后者同为类球形，但较小（直径 0.8～1.2 cm），纵向槽纹不明显，两端无棕色绒毛，果壳不易裂开。

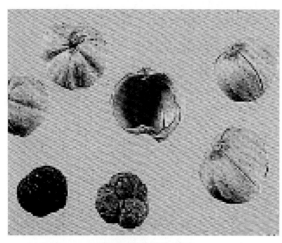

爪哇白豆蔻果实表面

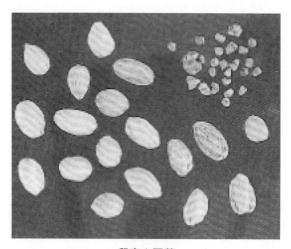

印度小豆蔻

3. 豆蔻与小豆蔻的鉴别要点：后者为长卵圆形，长 1～2 cm，直径 1～1.5 cm，表面多为淡棕色（豆蔻多为黄白色），果壳质韧，不易裂开。

连　翘

Lianqiao

FORSYTHIAE FRUCTUS

本品为木犀科植物连翘 *Forsythia suspensa* （Thunb.） Vahl 的干燥果实。秋季果实初熟尚带绿色时采收，除去杂质，蒸熟，晒干，习称"青翘"；果实熟透时采收，晒干，除去杂质，习称"老翘"或"黄翘"。

【产地】　主产于山西、河南、陕西、湖北、山东等地。以山西、河南者为主流商品；以产于山西、陕西者质优。

【性状】　本品呈长卵形至卵形，稍扁。表面有不规则的纵皱纹和多数突起的小斑点，两面各有 1 条明显的纵沟。顶端锐尖，基部有小果梗或已脱落。青翘多不开裂，表面绿褐色，突起的灰白色小斑点较少，质硬，种子多数，黄绿色，细长，一侧有翅。老翘自顶端开裂或裂成两瓣，表面黄棕色或红棕色，内表面多为浅黄棕色，平滑，具一纵隔，质脆，种子棕色，多已脱落。气微香，味苦。

【商品规格】　分青翘与老翘，都不分等级，均为统货，并标注产地。其中，青翘又分"青生晒"与"青水煮"两种规格。

【品质要求】　调剂用老翘，凡以连翘苷定标的制剂，用青翘。青翘以色绿、不开裂者为佳；老翘以色较黄、瓣大、壳厚者为佳；但不用青翘中的生晒品。

【检查】　**杂质**　青翘、老翘分别不得过 3％、9％。**水分**（第四法）　不得过 10.0％。**总灰分**不得过 4.0％。

【浸出物】　用 65％乙醇作溶剂（冷浸法），浸出物中，青翘不得少于 30.0％，老翘不得少于 16.0％。

【含量测定】　照高效液相色谱法测定，本品按干燥品计算，含连翘苷（$C_{27}H_{34}O_{11}$）不得少于 0.15％，含连翘酯苷 A（$C_{29}H_{36}O_{15}$）不得少于 0.25％。

饮片

【处方用名】　连翘、元翘、青翘、黄翘、老翘、落翘、空壳、连壳。

【配方应付】　本品生饮同源。写以上处方用名，均付连翘。

【功能与主治】　清热解毒，消肿散结，疏散风热。用于痈疽，瘰疬，乳痈，丹毒，风热感冒，温病初起，温热入营，高热烦渴，神昏发斑，热淋涩痛。

【用法与用量】　6～15 g。

【注意】　脾胃虚寒及气虚脓清者不宜用。

备注

1. 药材商品曾将"连翘心"（系连翘的种子）单列。现由于《中国药典》未收载此种饮片，故已停用。

2. 老翘与青翘的鉴别要点：前者自顶端开裂或裂成两瓣，表面黄棕色，内表面平滑，具一纵隔，质脆；后者多不开裂，表面绿褐色，有突起的灰白色斑点，质硬。

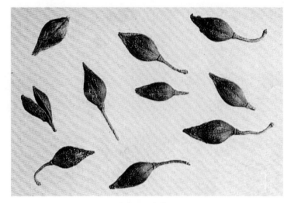

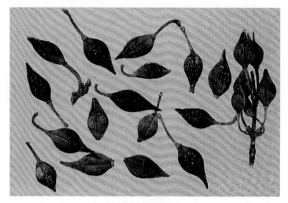

连翘（老翘）　　　　　　　　　　连翘（青翘）

3. 过去，中医药界一直认为老翘的疗效优于青翘，故不用青翘。但青翘的浸出物，以及连翘苷、连翘酯苷 A 的含量均高于老翘，故凡以连翘苷定标的制剂，应用青翘。青翘的生晒品（表面多为黑色），其杂质及总灰分极易超限，故不宜药用。

吴　茱　萸

Wuzhuyu

EUODIAE FRUCTUS

本品为芸香科植物吴茱萸 *Euodia rutaecarpa*（Juss.）Benth.、石虎 *E. rutaecarpa*（Juss.）*Benth* var. *officinalis*（Dode）Huang 或疏毛吴茱萸 *E. rutaecarpa*（Juss.）Benth. var. bodinieri（Dode）Huang 的干燥近成熟果实。8—11 月果实尚未开裂时，剪下果枝，晒干或低温干燥，除去枝、叶、果梗等杂质。

【产地】　全国大部分地区均产，但主产于贵州、广西、湖南。以产于贵州的疏毛吴茱萸产量最大，使用面最广，且系主流商品；以产于湖南常德者为道地药材。

【性状】　本品呈球形或略呈五角状扁球形。表面暗黄绿色至褐色，粗糙，有多数点状突起或凹下的油点。顶端有五角星状的裂隙，基部残留被有黄色茸毛的果梗。质硬而脆，横切面可见子房五室，每室有淡黄色种子 1 粒。气芳香浓郁，味辛辣而苦。

【商品规格】　传统规格分大粒与小粒两种，都不分等级，均为统货；现行规格分中花、小花、大花三种吴茱萸，都不分等级，均为统货，并标注产地。

【品质要求】　只用中花吴茱萸或小花吴茱萸，均以粒小均匀、色绿饱满、枝梗短少、气味浓香、果壳未开裂（习称"不见子"）者为佳。不用大花吴萸及已成熟或果壳已开裂者。

【检查】　**杂质**　不得过 7.0%。**水分**（第二法）　不得过 15.0%。**总灰分**　不得过 10.0%。

【浸出物】　用稀乙醇作溶剂（热浸法），浸出物不得少于 30.0%。

【含量测定】　照高效液相色谱法测定，本品按干燥品计算，含吴茱萸碱（$C_{19}H_{17}N_3O$）和吴茱萸次碱（$C_{18}H_{13}N_3O$）的总量不得少于 0.15%，柠檬苦素（$C_{26}H_{30}O_8$）不得少于 0.20%。

饮片

【处方用名】　吴茱萸、吴萸、吴萸子、吴芋、吴椒、吴于子、野茱萸、茶辣、茶辣子、曲药子、左力、伏辣子、米辣子、制吴茱萸。

【配方应付】　写除制吴茱萸外的处方用名，均付吴茱萸；写制吴茱萸，付制吴茱萸。

【常用饮片】　**吴茱萸**　去杂质。

【检查】　**水分**　**总灰分**　同药材。

【浸出物】【含量测定】　同药材。

　　制吴茱萸　取甘草捣碎，加适量水，煎汤，去渣，加入净吴茱萸，闷润吸尽后，炒至微干，取出，干燥。每 100 kg 吴茱萸用甘草 6 kg。

【检查】　**水分**　**总灰分**　同药材。

【浸出物】【含量测定】　同药材。

【功能与主治】　散寒止痛，降逆止呕，助阳止泻。用于厥阴头痛，寒疝腹痛，寒湿脚气，经行腹痛，脘腹胀痛，呕吐吞酸，五更泄泻。

【用法与用量】　2～5 g。外用适量。

【注意】　本品辛热燥烈，易耗气动火，故用药剂量不宜过大，且不宜久服。凡阴虚有热者忌用。孕妇慎用。

备注

1. 茱萸有山茱萸、吴茱萸、食茱萸三种。古有"遍插茱萸少一人"的诗句，句中的茱萸系指吴茱萸。《中国药学大辞典》释其名曰："本品南北皆可，入药以吴地（春秋战国时期的吴国）为佳，故名。"

2. 本品历来以"小果未裂者"为佳，以"陈久色黑者"为贵（即"六陈"之一）。

3. "吴茱萸"与"疏毛吴茱萸""石虎"的性状差异参见附图。

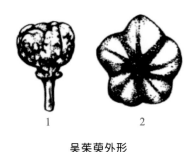 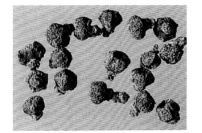 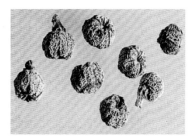

吴茱萸外形	疏毛吴茱萸果实表面观	石虎果实表面观

1. 侧面观；2. 顶面观

佛　手

Foshou

CITRI SARCODACTYLIS FRUCTUS

　　本品为芸香科植物佛手 *Citrus medica* L. var. *sarcodac-tylis* Swingle 的干燥果实。秋季果实尚未变黄或变黄时采收，纵切成薄片，晒干或低温干燥。

【产地】　主产于两广、四川、福建等地。其中，产于两广者，习称"广佛手"，系本品的主流商品，并以产于广东高要、肇庆者为道地药材；产于四川者，习称"川佛手"，以产于四川江津、合川、泸县者为道地药材；产于福建莆田、福安等地者，习称"建佛手"；产于浙江金华、兰溪等地者，习称"兰佛手"。后两者均系地方习用品。

【性状】　本品为类椭圆形或卵圆形薄片，常皱缩或卷曲。顶端稍宽，常有3~5个手指状的裂瓣，基部略窄，有的可见果梗痕。外皮黄绿色或橙黄色，有皱纹和油点。果肉浅黄白色，散有凹凸不平线状或点状维管束。质硬而脆，受潮后柔韧。气香，味微甜后苦。

【商品规格】　药材商品只分广佛手与川佛手，都不分等级，均为统货，并标注产地。

【品质要求】　首选广佛手，次选川佛手，均以身干片大、片张均匀、平整无皱、黄边白瓤（广佛手）或绿边淡黄（川佛手）、香气浓郁者为佳。禁用"佛手瓜"的切片。

【检查】　**水分**（第二法）　不得过15.0%。

【浸出物】　醇溶性浸出物（热浸法）不得少于10.0%。

【含量测定】　照高效液相色谱法测定，本品按干燥品计算，含橙皮苷（$C_{28}H_{34}O_{15}$）不得少于0.030%。

饮片

【处方用名】　佛手、广佛手、川佛手、佛手柑、五指柑、手柑、蜜罗柑、手片、佛掌、福寿柑、枸橼、佛手香橼、佛手香柑、香柚。

【配方应付】　本品生饮同源。写以上处方用名，均付佛手。

【功能与主治】　疏肝理气，和胃止痛，燥湿化痰。用于肝胃气滞，胸胁胀痛，胃脘痞满，食少呕吐，咳嗽痰多。

【用法与用量】　3~10 g。

【注意】　阴虚有热、气虚无滞者慎用。

备注

1. 本品以枸橼之名，始载于《本草图经》，可见其入药较晚，至明代才有记载。古人常将其与香橼混淆，认为佛手是香橼的别名，其实是香橼的变种。香橼的化痰作用大于佛手，而佛手的治呕作用大于香橼。至于佛手花，则偏于治胸胁气滞作痛，且只用广佛手的花。

2. 广佛手与川佛手的性状差异参见二者性状差异比对表及附图。

广佛手与川佛手的性状差异比对表

	果实	饮片	表面	切面	质地
广佛手	成熟果实	大薄片长8~15 cm，宽3~5 cm 厚0.1~0.2 cm	黄褐色	淡黄白色 黄边白瓤	质柔软
川佛手	嫩果	小厚片长5~6 cm，宽2~4 cm 厚0.4~0.8 cm	黄绿色	淡黄褐色 绿边白肉	质坚硬

3. 佛手瓜为葫芦科植物佛手瓜 *Sechium edule*（jacq.）Swartz 的干燥果实，多切成长圆形纵片，与佛手的性状差异明显。佛手瓜上半部较宽，顶端浅裂成两瓣，无凹点及指状分枝，片面具稀疏、细小的颗粒状突起，有明显的中脉，上部有较大的种子房，内有一枚特大的种子残片。

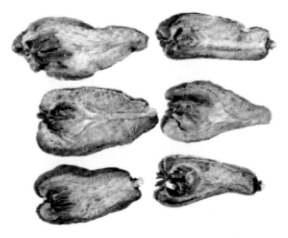

佛手（广佛手）

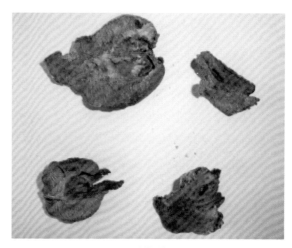

川佛手

谷芽与稻芽

Guya yu Daoya

SETARIAE FRUCTUS GERMINATUS et ORYZAE FRUCTUSGERMINATUS

谷芽为禾本科植物粟 *Setaria italica*（L.）Beauv. 的成熟果实经发芽干燥的炮制加工品。将粟谷用水浸泡，保持适宜的温度、湿度，待须根长至约 6 mm 时，晒干或低温干燥。

稻芽为禾本科植物稻 *Oryza sativa* L. 的成熟果实经发芽干燥的炮制加工品。将稻谷用水浸泡后，保持适宜的温度、湿度，待须根长至约 1 cm 时，晒干或低温干燥。

【产地】　谷芽主产于华北地区。稻芽在全国产稻区均有生产。

【性状】　**谷芽**　呈类圆形，顶端钝圆，基部略尖。外壳为革质的稃片，内含淡黄色或黄白色颖果（小米）1 粒。气微，味微甘。

稻芽　呈扁长椭圆形，两端略尖。外稃黄色，有白色细茸毛，具五脉。一端有 2 枚对称的白色条形浆片，于一浆片内侧伸出弯曲的须根 1～3 条。质硬，断面白色，粉性。气微，味淡。

【商品规格】　不分等级，均为统货。

【品质要求】　南方产稻区宜用稻芽，以粒大、出芽率高、芽完整、色淡黄者为佳。

【检查】　**谷芽**　**水分**（第二法）　不得过 14.0%。**总灰分**　不得过 5.0%。**酸不溶性灰分**　不得过 3.0%。**出芽率**　取本品 5 g，照《中国药典》药材取样法，取对角两份供试品，检查出芽粒数与总粒数，计算出芽率（%）。本品出芽率不得少于 85%。

稻芽　**出芽率**　取本品，照《中国药典》药材取样法，分取对角两份供试品至约 10 g，检查出芽粒数与总粒数，计算出芽率（%）。本品出芽率不得少于 85%。

饮片

【处方用名】　谷芽、稻芽、粟芽、炒谷芽、炒稻芽、炒粟芽、焦谷芽、焦稻芽、焦粟芽。

【配方应付】　写谷芽付生谷芽，写稻芽、粟芽均付（生）稻芽；写炒谷芽付炒谷芽，写炒稻芽付炒稻芽；写焦谷芽付焦谷芽，写焦稻芽付焦稻芽（临方炮制）。

【常用饮片】　**稻芽**　除去杂质。**炒稻芽**　取净稻芽，照清炒法炒至深黄色。**焦稻芽**（临方炮制）取净稻芽，照清炒法炒至焦黄色。

【功能与主治】　稻芽消食和中，健脾开胃。用于食积不消，腹胀口臭，脾胃虚弱，不饥食少。炒稻芽偏于消食，用于不饥食少。焦稻芽善化积滞，用于积滞不消。

【用法与用量】　9～15 g。

备注

1. 本品的处方用名"谷芽"，在南方产稻区习用稻芽，与不用粟的成熟果实经发芽干燥的炮制加工品，应注意区别。

2. 《中国药典》与《湖北省中药饮片炮制规范》均收载了稻芽、炒稻芽、焦稻芽三种饮片，且三者的功效有别，故不能混用或互相代用。

沙 苑 子

Shayuanzi

ASTRAGALI COMPLANATI SEMEN

本品为豆科植物扁茎黄芪 *Astragalus complanatus* R. Br. 的干燥成熟种子。秋末冬初果实成熟尚未开裂时采割植株，晒干，打下种子，除去杂质，晒干。

【产地】　主产于陕西、山西、河北。此外，辽宁、内蒙古等地亦产。以产于陕西大力县的"碧绿沙苑子"质优，是著名的道地药材。

【性状】　本品略呈肾形而稍扁，表面光滑，褐绿色或灰褐色，边缘一侧微凹处具圆形种脐。质坚硬，不易破碎。气微，味淡，嚼之有豆腥味。

【商品规格】　药材商品分水洗货与统装货，都不分等级，并标注产地。

【品质要求】　只用水洗货，以粒大饱满、绿褐色或灰褐色者为佳；不用统装货、"华黄芪""直立黄芪""膜荚黄芪""蒙古黄芪"的种子；禁用"紫云英"（又称草沙苑）、"田皂角""猪屎豆""光萼猪屎豆""凹叶野百合""崖州野百合"的种子。

【检查】　**水分**（第二法）　不得过 13.0%。**总灰分**　不得过 5.0%。**酸不溶性灰分**　不得过 2.0%。

【含量测定】　照高效液相色谱法测定，本品按干燥品计算，含沙苑子苷（$C_{28}H_{32}O_{16}$）不得少于 0.060%。

饮片

【处方用名】　沙苑子、潼蒺藜、沙苑蒺藜、扁茎黄芪子、中正苑、盐沙苑子。

【配方应付】　写除盐沙苑子外的处方用名，均付沙苑子；写盐沙苑子，付盐沙苑子。

【常用饮片】　**沙苑子**　除去杂质，抢洗、干燥。

【检查】【含量测定】　同药材。

盐沙苑子（临方炮制）照盐水炙法炒干。

【检查】　**水分**　不得过 10.0%。**总灰分**　同药材，不得过 6.0%。**酸不溶性灰分**　同药材。

【含量测定】　同药材，含沙苑子苷（$C_{28}H_{32}O_{16}$）不得少于 0.050%。

【功能与主治】　补肾助阳，固精缩尿，养肝明目。用于肾虚腰痛，遗精早泄，遗尿尿频，白浊带下，眩晕，目暗昏花。

【用法与用量】　9～15 g。

【注意】　阴虚火旺及小便不利者忌服。

备注

1. 沙苑子应为扁茎黄芪的种子。但国内不少地区仍将华黄芪、直立黄芪、膜荚黄芪、蒙古黄芪的干燥成熟种子作本品使用，系地方习用品，其基原见黄芪项下。

2. 沙苑子与华黄芪、直立黄芪、膜荚黄芪、蒙古黄芪种子的性状差异见其性状差异表。

沙苑子、华黄芪、直立黄芪、膜荚黄芪、蒙古黄芪种子性状差异表

性状	沙苑子	华黄芪	直立黄芪	膜荚黄芪	蒙古黄芪
形	圆肾形或肾形，两侧压扁，两端钝圆	较规则的肾形，子稍大于沙苑子且饱满	圆肾形略饱满，一端钝尖	圆肾形而扁，表面凹陷	圆肾形而扁，表面凹陷
色	灰褐色或绿褐色，表面光滑	暗绿色或棕绿色	表面有黑褐色斑点及细密点状网纹	棕褐色或浅棕褐色，无明显光泽	棕褐色及浅棕黑色，无明显光泽
气味	嚼之有豆腥味	气微味淡	嚼之有麻舌感	嚼之有豆腥味	嚼有豆腥味

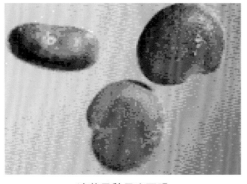

沙苑子种子表面观

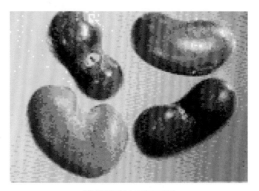

华黄芪种子表面观

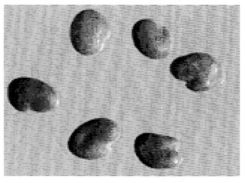

直立黄芪种子表面观

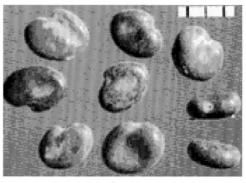

蒙古黄芪种子表面观

3. 紫云英为豆科植物紫云英 *A. sinicus* L. 的干燥种子（又称草沙苑），田皂角为豆科植物田皂角 *Aeschynomene indica* L. 的干燥种子，猪屎豆为豆科植物猪屎豆 *Crotalaria mucronata* Desvr. 的干燥种子，光萼猪屎豆为豆科植物光萼猪屎豆 *C. Zanzibzrica* Benth. 的干燥种子，凹叶野百合为豆科植物凹叶野百合 *C. retusa* L. 的干燥种子，崖州野百合为豆科植物崖州野百合 *C. Yaihsienensis* T. Chen 的干燥种子。

4. 沙苑子与"紫云英""田皂角""猪屎豆""光萼猪屎豆""凹叶野百合""崖州野百合"的鉴别必须在放大镜下观察。

（1）形状：沙苑子呈圆肾形或肾形，两侧压扁，两端钝圆，边缘一侧微凹处具圆形种脐，缺刻小而不明显；紫云英呈肾状斜长方形，两侧压扁明显，一端平截，向下弯成钩状，另一端钝圆或平截，腹面中央内凹，缺刻较深，呈半圆形；田皂角呈肾状长椭圆形，饱满，两端钝圆，一端较大，缺刻较深，呈半圆形，紧接大端；猪屎豆呈肾状三角形，一端较宽，圆截形，向下弯成钩状，另一端稍狭钝圆，腹面中央凹陷较深，光萼猪屎豆与猪屎豆相似，但种子较小，多饱满；凹叶野百合呈肾状三角形，饱满或稍压扁，缺刻小而浅；崖州野百合呈肾状三角形，较饱满，腹面凹陷，缺刻小而浅。

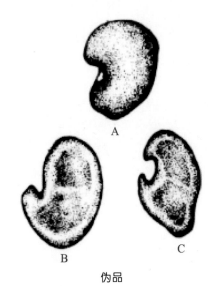

伪品

A. 田皂角；B. 猪屎豆；C. 紫云英

（2）颜色：沙苑子为灰褐色或绿褐色，表面光滑；紫云英为黄绿色或棕黄色，表面光滑；田皂角为棕黑色或黑色；猪屎豆为黄绿色或淡黄棕色，光滑，表面有暗色花纹；光萼猪屎豆为橙红色或棕红色，光滑；凹叶野百合为黑褐色、黄色或黄褐色；崖州野百合为紫黑色或黑色。

5. 尽管沙苑子嚼之有豆腥气，而猪屎豆、光萼猪屎豆、凹叶野百合、崖州野百合均无豆腥气，但后四种都含有毒生物碱，故不宜用口嚼的方法来鉴别。

6.《湖北省中药饮片炮制规范》规定本品应"用时打碎"，但《中国药典》无此规定。

诃子　附：毛诃子　西青果

Hezi

CHEBULAE FRUCTUS

本品为使君子科植物诃子 *Terminalia chebula* Retz. 或绒毛诃子 *T. chebula* Retz. var. *tomentella* Kurt. 的干燥成熟果实。秋、冬二季果实成熟时采收，除去杂质，晒干。

【产地】　进口品原产于印度、缅甸等地，引种品主产于云南、广东、广西。

【性状】　本品为长圆形或卵圆形，表面黄棕色或暗棕色，略具光泽，有 5～6 条纵棱线和不规则的皱纹，基部有圆形果梗痕。质坚实。果肉黄棕色或黄褐色。果核长，浅黄色，粗糙坚硬。种子狭长，纺锤形，种皮黄棕色，子叶呈白色，相互重叠卷旋。气微，味酸涩后甜。

【商品规格】 传统规格按大小分为"大诃子"与"小诃子"：大诃子长应为 3.5～4.5 cm，直径≥2 cm，产地应为云南或进口；"小诃子"长约 1.8～3 cm，直径 1.3～1.8 cm，多为两广所产。现行规格分诃子与诃子肉，都不分等级，统称"金诃子"，并标注产地。

【品质要求】 首选大诃子、次选小诃子，均以肉厚、质坚、果肉与果核易剥离、表面黄棕色（金诃子）、皱缩、有光泽，味酸涩者为佳；不用西青果；禁用毛诃子。

【检查】 **水分**（第二法） 不得过 13.0%。**总灰分** 不得过 5.0%。

【浸出物】 水溶性浸出物（冷浸法）不得少于 30.0%。

饮片

【处方用名】 诃子、大诃子、小诃子、诃黎勒、金诃子、诃子肉。

【配方应付】 本品生饮同源。写诃子、大诃子、小诃子、诃黎勒、金诃子，均付诃子（即未去核的诃子）；写诃子肉，付诃子肉（即已去核的诃子）。

【常用饮片】 **诃子** 取诃子，除去杂质，洗净，干燥。用前打碎。

诃子肉 取净诃子，稍浸，闷润，去核，干燥。

【功能与主治】 涩肠止泻，敛肺止咳，降火利咽。用于久泻久痢，便血脱肛，肺虚喘咳，久嗽不止，咽痛音哑。

【用法与用量】 3～10 g。

【注意】 凡外有表邪、内有湿热积滞者不宜使用。

备注

1. 唐代从波斯传来"三勒"，即诃黎勒（诃子）、毗黎勒（毛诃子）、庵摩勒（花诃子）。其中，毛诃子为使君子科植物毗黎勒 *T. Billerica* (Gaerin.) Roxb. 的干燥成熟果实（见《中国药典》毛诃子项下），不可与诃子或诃子的变种绒毛诃子混用。花诃子为使君子科植物小花诃子 *T. chebula* Retz. var. *parviflora* Thwaites 的干燥成熟果实，当今药材市场大多与小诃子混用（见本品【商品规格】项下）。应注意区别。

2. 西青果是诃子的干燥幼果（注意不含绒毛诃子），原名"藏青果"，系《中国药典》2010 版新增品种。但"青果"是橄榄科植物橄榄 *Canarium album* Raeusch 的干燥成熟果实，不得误作西青果入药。参见"西青果"项下及附图。

3. 3 种药用诃子，即诃子、绒毛诃子、小花诃子的性状差异参见附图。

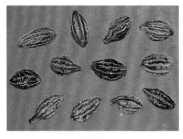
诃子

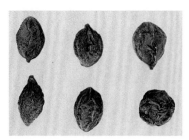
绒毛诃子

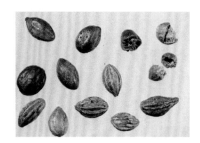
小花诃子

4. 诃子、小花诃子与西青果的鉴别要点：诃子有 5～6 条纵棱线和不规则的皱纹，表面黄棕色或暗棕色；小花诃子有 5～10 条，味纵棱（这是诃子已成熟的标志），表面黄棕色或黄褐色；西青果无纵棱，且具明显纵皱纹，表面黑褐色。参见西青果项下及附图。

5. 诃子与毛诃子的鉴别要点：前者表面黄棕色或暗棕色，略具光泽，有 5～6 条纵棱，味酸涩而后甜；后者表面棕褐色，被红棕色细密绒毛，具五棱脊，味涩、苦。参见毛诃子项下及附图。

附：毛诃子

Maohezi

TERMINALIAE BELLIRICAE FRUCTUS

本品系藏族习用药材，为使君子科植物毗黎勒 *T. bellirica*（Gaertn.）Roxb. 的干燥成熟果实。冬季果实成熟时采收，除去杂质，晒干。

【性状】 本品呈卵形或椭圆形，表面棕褐色，被细密绒毛，基部有残留果柄或果柄痕。具五棱脊，棱脊间平滑或有不规则皱纹。质坚硬。果肉暗棕色或浅绿黄色，果核淡棕黄色。种皮棕黄色，种仁黄白色，有油性。气微，味涩、苦。

【品质要求】 以个大、果肉厚、涩味浓者为佳。

【检查】 **水分**（第二法） 不得过 12.0%。**总灰分** 不得过 5.0%。

【浸出物】 水溶性浸出物（冷浸法）不得少于 20.0%。

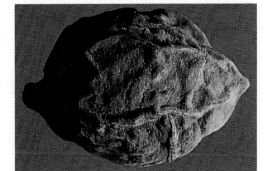

毛诃子果实表面观

饮片

【处方用名】 毛诃子、毗黎勒。

【配方应付】 写以上处方用名，均付毛诃子。

【功能与主治】 清热解毒，收敛养血，调和诸药。用于各种热证，泻痢，黄水病，肝胆病，病后虚弱。

【用法与用量】 3～9 g，多入丸散。

备注

本品有进口品与国产品之分。前者多呈卵圆形或西洋梨形，无棱而具纵沟纹。其他参见诃子项下。

附：西青果

Xiqingguo

CHEBULAE FRUCTUS IMMATURUS

本品为使君子科植物诃子 *T. chebula* Retz. 的干燥幼果。

【性状】 本品呈长卵形，略扁，表面黑褐色，具有明显的纵皱纹，一端较大，另一端略小，钝尖，下部有果梗痕。质坚硬，断面褐色，有胶质样光泽，果核不明显，常有空心，小者黑褐色，无空心。气微，味苦涩，微甘。

【品质要求】 以质坚实，无空心者为佳。

【检查】 水分（第二法） 不得过 12.0％。

【浸出物】 水溶性浸出物（冷浸法）不得少于 48.5％。

饮片

【处方用名】 西青果、藏青果。

【配方应付】 写以上处方用名，均付西青果。

【功能与主治】 清热生津，解毒。用于阴虚白喉。

【用法与用量】 1.5～3 g。

【注意】 脾胃虚寒及大便秘结者慎用。

备注

1. 本品不得与青果混用或互相代用，其他参见诃子项下。

2. 西青果与青果的性状差异与鉴别要点：前者呈长卵圆形，表面黑褐色，断面褐色，有胶质样光泽，核不明显，大者多为空心，小者无空心，味苦涩，微甘。后者呈纺锤形，两头钝尖，表面棕黄色或黑褐色，果核梭形，暗红棕色，具纵棱，味涩，越嚼越甜（注：青果又名橄榄，多作果品，越嚼越甜是其与西青果的鉴别要点）。

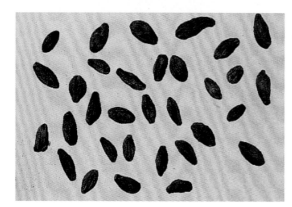 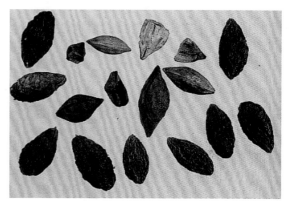

| 西青果 | 青果 |

补 骨 脂

Buguzhi

PSORALEAE FRUCTUS

本品为豆科植物补骨脂 *Psoralea corylifolia* L. 的干燥成熟果实。秋季果实成熟时采收果序，晒干，搓出果实，除去杂质。

【产地】 主产于河南、四川、安徽、陕西等省，以产于河南（习称"怀故子"）、重庆合川者（习称"川故子"）为道地药材。

【性状】 本品呈肾形，略扁，表面黑色、黑褐色或灰褐色，具细微网状皱纹。顶端圆钝，有一小突起，凹侧有果梗痕。质硬。果皮薄，与种子不易分离。种子 1 枚，子叶呈黄白色，有油性。气香，味辛、微苦。

【商品规格】 传统规格：按产地分怀故脂、川故脂与洋故脂（即进口品）；现行规格：分进口货与国产货；都不分等级，均为统货，并标注产地。

【品质要求】 首选进口货，次选国产货，均以粒大、饱满、色黑者为佳；禁用"曼陀罗子"。

【检查】 **杂质** 不得过 5%。**水分**（第二法） 不得过 9.0%。**总灰分** 不得过 8.0%。**酸不溶性灰分** 不得过 2.0%。

【含量测定】 照高效液相色谱法测定，本品按干燥品计算，含补骨脂素（$C_{11}H_6O_3$）和异补骨脂素（$C_{11}H_6O_3$）的总量不得少于 0.70%。

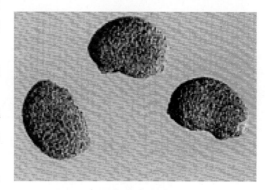

补骨脂果实表面观

饮片

【处方用名】 补骨脂、故子、破故纸、怀故脂、黑故子、川故脂、炒补骨脂、盐补骨脂。

【配方应付】 写以上除炒补骨脂、盐补骨脂外的处方用名，均付（生）补骨脂，写炒补骨脂、盐补骨脂，均付盐补骨脂。（参见《湖北省中药饮片炮制规范》）

【常用饮片】 **补骨脂** 除去杂质。

【检查】 **水分 总灰分 酸不溶性灰分** 同药材。

【含量测定】 同药材。

盐补骨脂 取净补骨脂，照盐炙法炒至微鼓起。

【检查】 **水分 总灰分** 同药材，分别不得过 7.5%、8.5%。

【含量测定】 同药材。

【功能与主治】 温肾助阳，纳气平喘，温脾止泻；外用消风祛斑。用于肾阳不足，阳痿遗精，遗尿尿频，腰膝冷痛，肾虚作喘，五更泄泻；外用治白癜风，斑秃。

【用法与用量】 6～10 g。外用：取生补骨脂，制成 20%～30%酊剂涂患处。

【注意】 阴虚火旺，大便秘结者忌用。

备注

1. 本品始载于《开宝本草》。李时珍曰："补骨脂言其功也，胡人呼为婆故纸，而俗讹为破故纸也。"（注意有别于"云故纸"即木蝴蝶）

2. 本品历代本草均有"国产品"不及"番舶品"（进口品）之说，如今药材市场仍以进口品为主流商品。其鉴别方法均依据其形、色，相对而言，川故脂粒小色黑，怀故脂粒稍大而色灰褐，进口品色褐而粒大。

3.《中国药典》收载补骨脂、盐补骨脂两种饮片，《湖北省中药饮片炮制规范》还收载炒补骨脂（系指清炒品）。用于酊剂则应用生补骨脂。

4. 曼陀罗子系指白花曼陀罗、毛曼陀罗及曼陀罗的种子（均有毒）。与补骨脂的鉴别要点：补骨脂表面具细微网状皱纹，顶端圆钝，有一小突起，凹侧有果梗痕；曼陀罗子表面有不规则隆起，具细密点状小凹坑，背侧弓形隆起，腹侧向下方具楔形种脐。

青 葙 子

Qingxiangzi

CELOSIAE SEMEN

本品为苋科植物青葙 *Celosia argentea* L. 的干燥成熟种子。秋季果实成熟时采割植株或摘取果穗，晒干，收集种子，除去杂质。

【性状】 呈扁圆形，少数呈圆肾形。表面黑色或红黑色，光亮，中间微隆起，侧边微凹处有种脐。种皮薄而脆。气微，味淡。

【产地】 全国各地均有生产。

【商品规格】 不分等级，均为统货。

【品质要求】 禁用"鸡冠花子"及"反枝苋子"。以籽粒细小、色黑光亮者为佳。

【检查】 **杂质** 不得过 2%。

饮片

【处方用名】 青葙子、野鸡冠花子、草蒿子、鸡冠苋、土鸡冠、无羽娲（wā）子。

【配方应付】 本品生饮同源。写上述处方用名，均付青葙子。

【功能与主治】 清肝泻火，明目退翳。用于肝热目赤，目生翳膜，视物昏花，肝火眩晕。

【用法与用量】 9～15 g。

【注意】 本品有扩散瞳孔作用，青光眼患者禁用。

备注

1. 本品始载于《神农本草经》，诸多"本草"均称其系同属植物鸡冠花 *C. cristata* L. 的种子，至明代李时珍在《本草纲目》中始将其分开。但二者的性状极难区别。在高倍放大镜下观察：鸡冠花子的盖果上偶有残留的花柱，长 0.2～0.3 cm，比青葙子盖果上有残留的花柱短 1/3 左右。

2. 反枝苋子为同科植物反枝苋 *Anaranthus retroflexus* L. 的种子。在高倍放大镜下观察：青葙子背面弓状隆起，侧边微凹处有种脐；反枝苋子两面隆起，有的附有薄膜，边缘处可见环状棱线，边缘钝刃状。一侧凹窝不显著。

苦 杏 仁

Kuxingren

ARMENIACAE SEMEN AMARUM

本品为蔷薇科植物山杏 *Prunus armeniaca* L. var. ansu Maxim.、西伯利亚杏 *P. sibirica* L.、东北杏 *P. mandshurica* (Maxim.) Koehne 或杏 *P. armeniaca* L. 的干燥成熟种子。夏季采收成熟果实，除去果肉和核壳，取出种子，晒干。

【产地】 山杏主产于辽宁、河北、内蒙古、山东、江苏等地，多野生，亦有栽培。西伯利亚杏主产于东北、华北各地，系野生。东北杏主产于东北各地，系野生。杏主产于东北、华北及西北等地区，系栽培。

【性状】　本品呈扁心形，表面黄棕色至深棕色，一端尖，另端钝圆，肥厚，左右不对称，尖端一侧有短线形种脐，圆端合点处向上具多数深棕色的脉纹。种皮薄，子叶呈乳白色，富油性。气微，味苦。

【商品规格】　传统规格：分魁杏仁（又称白皮杏仁）与府杏仁、京杏仁（又称红皮杏仁）。现行规格：分苦杏仁与甜杏仁，都不分等级，均为统货。其中，统货又分"皮统"与"仁统"。

【品质要求】　首选仁统，商品称白皮杏仁（即已去种皮的苦杏仁）；次选皮统，商品称红皮杏仁（即未去种皮的苦杏仁）。均以颗粒均匀、饱满、完整、味苦者为佳（甜杏仁除外）。

【检查】　**过氧化值**　不得过 0.11（甜杏仁除外）。

【含量测定】　照高效液相色谱法测定，本品按干燥品计算，含苦杏仁苷（$C_{20}H_{27}NO_{11}$）不得少于 3.0 %（甜杏仁除外）。

饮片

【处方用名】　苦杏仁、杏仁、山杏、甜杏仁、叭哒杏、叭杏、燀苦杏仁、炒苦杏仁。

【配方应付】　写苦杏仁、杏仁、生杏仁、山杏，均付（生）苦杏仁；写炒苦杏仁，付炒苦杏仁；写燀苦杏仁，付燀苦杏仁；写甜杏仁、叭哒杏、叭杏，均付甜杏仁。

【常用饮片】　**苦杏仁**　用时掘碎（即生用不去皮）。

【检查】【含量测定】　同药材。

燀苦杏仁　按《中国药典》燀苦杏仁项下规定的方法燀后去皮。

【检查】　同药材。【含量测定】　同药材，含苦杏仁苷（$C_{20}H_{27}NO_{11}$）不得少于 2.4%。

炒苦杏仁（临方炮制）取燀苦杏仁，按清炒法炒至色黄。

【检查】　同药材。【含量测定】　同药材，含苦杏仁苷（$C_{20}H_{27}NO_{11}$）不得少于 2.1%。

【功能与主治】　降气止咳平喘，润肠通便。用于咳嗽气喘，胸满痰多，肠燥便秘。

【用法与用量】　5～10 g，用时捣碎。生品入煎剂后下。

【注意】　内服不宜过量，以免中毒。阴虚咳嗽及大便溏泄者禁服，婴儿慎服。

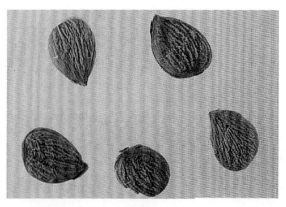

山杏仁

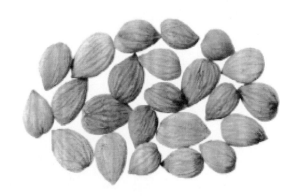

甜杏仁

备注

1. 苦杏仁是药材的通用名称，含山杏等四种同属不同种的植物的种子（见"来源"项下），其性状极其相似，大多混用，难以鉴别。故《中国药典》在苦杏仁【性状】项下未分别描述这四个品种的性状特征。

2.《中国药典》与《湖北省中药饮片炮制规范》均收载了 3 种饮片：即苦杏仁（生品带皮）、燀苦杏仁（燀后去皮）、炒苦杏仁（取燀苦杏仁再清炒）。但《湖北省中药饮片炮制规范》却在该品种【处方应付】项下规定：写苦杏仁、杏仁、生杏仁均付苦杏仁；写炒杏仁付炒杏仁。据此燀苦杏仁就不能作为处方用名，这明显有误，应予更正。

3.1998 年版《湖北省中药饮片炮制规范》曾收载甜杏仁，系蔷薇科植物杏及其栽培变种的干燥成熟味甜的种子，又称叭哒杏仁、叭杏。现多作糕点的辅料，系药食两用品种，其苦杏仁苷的含量低于杏及山杏的栽培品，尤其适用于儿科制剂。

4. 本品所含苦杏仁苷是苦杏仁的药效成分。该成分在遇湿热后，能被苦杏仁本身所含的苦杏仁酶分解，产生微量氢氰酸，对呼吸中枢有镇静作用，因而具有镇咳平喘的功能。但用量过大能抑制呼吸中枢，导致窒息，这也是称其具有毒性的原因。故本品大多先用沸水烫或炒后入药，旨在"杀酶保苷"。如取生品，用于煎剂，则应"后下"。

5. 由于苦杏仁苷能被消化道中的微生物分解，即使苦杏仁酶已被破坏，也能产生微量氢氰酸，保持药效与用药安全。但用量不宜过大。

苘 麻 子

Qingmazi

ABUTILI SEMEN

本品为锦葵科植物苘麻 *Abutilon theophrasti* Medic. 的干燥成熟种子。秋季采收成熟果实，晒干，打下种子，除去杂质。

【产地】 主产于四川、湖北、河南、江苏等省，安徽、江西、湖南、河北等地亦产。

【性状】 本品呈三角状肾形。表面灰黑色或暗褐色，有白色稀疏绒毛，凹陷处有类椭圆状种脐，淡棕色，四周有放射状细纹。种皮坚硬，重叠折曲，富油性。气微，味淡。

【商品规格】 不分等级，均为统货。

【品质要求】 只用苘麻子，即"冬葵子"，以籽粒饱满，无杂质者为佳；禁用"冬葵果"，历代"本草"均误称其为"冬葵子"。

【检查】 **杂质** 不得过 1%。**水分**（第四法） 不得过 10.0%。**总灰分** 不得过 7.0%。

【浸出物】 醇溶性浸出物（热浸法）不得少于 17.0%。

饮片

【处方用名】 苘麻子、冬葵子、磨盘草子、白麻子、空麻子、青麻子、𥣔麻子。

【配方应付】 本品生饮同源。写以上处方用名，均付苘麻子。

【功能与主治】 清热解毒，利湿，退翳。用于赤白痢疾，淋证涩痛，痈肿疮毒，目生翳膜。

【用法与用量】 3～9 g。

备注

　　本品的别名"冬葵子"，与另一种药材"冬葵果"（亦称"冬葵子"）仅一字有别，后者为同科植物锦葵 *Malva varticllata* L. 的干燥成熟果实，不能混淆。参见附图。

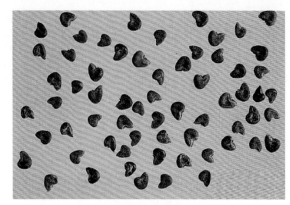

苘麻子（冬葵子）

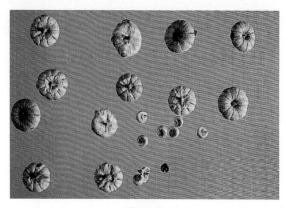

冬葵果

郁 李 仁

Yuliren

PRUNI SEMEN

　　本品为蔷薇科植物欧李 *Prunus humilis* Bge.、郁李 *P. japonica* Thunb. 或长柄扁桃 *Prunus pedunculata* Maxim. 的干燥成熟种子。前二种习称"小李仁"，后一种习称"大李仁"。夏、秋二季采收成熟果实，除去果肉和核壳，取出种子，干燥。

　　【产地】　小李仁主产于东北、内蒙古、河北、山东等地，以产于内蒙古者为主流商品，且质优；大李仁主产于甘肃、河南、河北、东北等地，以产于甘肃者为主流商品。长柄扁桃主产于内蒙古。

　　【性状】　**小李仁**　呈卵形，长 5～8 mm，直径 3～5 mm。表面黄白色或浅棕色，一端尖，另端钝圆。尖端一侧有线形种脐，圆端中央有深色合点，合点处向上具多条纵向维管束脉纹。种皮薄，乳白色，富油性。气微，味微苦。

　　【商品规格】　不分等级，均为统货，并标注产地。

　　【品质要求】　首选小李仁，次选大李仁；以表面淡黄偏白，果实饱满充实，且不泛油的小李仁为佳。不用蒙古扁桃，禁用"扁核李"。

　　【检查】　**水分**（第二法）　不得过 6.0%。**酸败度**　照酸败度测定法测定：**酸值**　不得过 10.0。**羰基值**　不得过 3.0。**过氧化值**　不得过 0.050。

　　【含量测定】　照高效液相色谱法测定，本品按干燥品计算，含苦杏仁苷（$C_{20}H_{27}NO_{11}$）不得少于 2.0%。

　　【处方用名】　郁李仁、大李仁、小李仁、欧李仁、梅桃仁、山樱桃仁、郁李人、赤李仁、侧李仁、麦李仁、秧李仁、柳李仁、野苦李仁。

【配方应付】　本品生饮同源。写以上处方用名，均付郁李仁。

【检查】【含量测定】　同药材。

【功能与主治】　润肠通便，下气利水。用于津枯肠燥，食积气滞，腹胀便秘，水肿，脚气，小便不利。

【用法与用量】　6～10 g。用时捣碎。

【注意】　孕妇慎用。

备注

1. 本品以郁李仁之名始载于《神农本草经》。因其花实郁香，故又名郁李。

2. 《湖北省中药饮片炮制规范》还收载了炒郁李仁，鉴于《中国药典》未收载此种饮片，故不将其列入【常用饮片】项下。

3. 个别地区误将药材蕤仁的种子（又称扁核李）作郁李仁使用，应予更正。

4. 蒙古扁桃的性状与大、小郁李仁相似，但籽粒较大，见附图及各品种的长与宽。

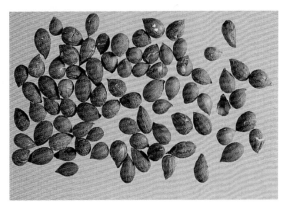

小李仁（欧李）

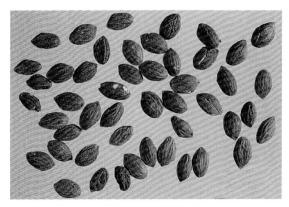

小李仁（郁李）

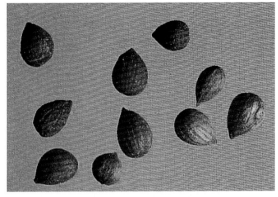

大李仁（长柄扁桃）

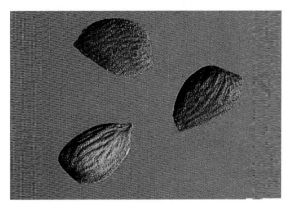

蒙古扁桃

罗 汉 果

Luohanguo

SIRAITIAE FRUCTUS

系葫芦科植物罗汉果 *Siraiti grosvenorii*（Swin gle）C. Jeffrey ex A. M. Lu et Z. Y. Zhang 的干燥果实。秋季果实由嫩绿色变深绿色时采收，晾数天后，低温干燥。

【产地】　主产于广西、广东，此外，云南、湖南、江西、福建等省亦有产。以产于广西者为主流商品，以产于广西永福、临桂、融安等县者为道地药材。

【性状】　本品呈卵形、椭圆形或球形。表面褐色、黄褐色或绿褐色，有深色斑块和黄色柔毛，有的具 6～11 条纵纹。顶端有花柱残痕，基部有果梗痕。体轻，质脆，果皮薄，易破。果瓤（中、内果皮）海绵状，浅棕色。种子呈扁圆形，多数，浅红色至棕红色，两面中间微凹陷，四周有放射状沟纹，边缘有槽。气微，味甜。

【商品规格】　传统规格分长形果与圆形果，并按果身中部围径划分等级：特大果≥20 cm、大果≥18 cm、中果≥16.5 cm、小果≥15 cm、等外果≥13.5 cm。

现行规格按统一包装箱中每箱的个数划分等级并标注产地，如 700 个/箱等。

【品质要求】　只用每箱少于 1 000 个的罗汉果，以身干个大、完整不破、摇之不响、色黄褐、味甜者为佳。禁用"山橙"。

【检查】　**水分**（第二法）　不得过 15.0%。**总灰分**　不得过 5.0%。

【浸出物】　水溶性浸出物（热浸法）不得少于 30.0%。

【含量测定】　照高效液相色谱法测定，本品按干燥品计算，含罗汉果皂苷 V（$C_{60}H_{102}O_{29}$）不得少于 0.50%。

【处方用名】　罗汉果、汉果、长寿果、野栝楼、拉汉果、假苦瓜（广西）、朋卡（云南侗语）、光果木鳖（《中国高等植物图鉴》）、金不换（广西苗语）。

【配方应付】　本品生饮同源。写以上处方用名，均付罗汉果。

【功能与主治】　清热润肺，利咽开音，滑肠通便。用于肺热燥咳，咽痛失音，肠燥便秘。

【用法与用量】　9～15 g，用时捣碎。

备注

1. 山橙为夹竹桃科植物山橙 *Meloldinus suaveolens* Champ. Ex Benth. 的干燥果实。本品与罗汉果的鉴别要点：山橙基部常有木质果柄，其皮厚而韧，味酸涩，且有毒。

2. 本品应在 30℃ 以下储藏，并勤检查，其安全水分值为 10%～12%。

使 君 子

Shijunzi

QUISQUALIS FRUCTUS

本品为使君子科植物使君子 *Quisqualis indica* L. 的干燥成熟果实。秋季果皮变紫黑色时采收，除去杂质，干燥。

【产地】 主产于四川、福建、广东、广西等地。其中，产于四川者称"川君子"，产于福建者称"建君子"。以产于四川者为主流商品；以产于四川眉山、成都、温江、宜宾等地者质优，且系道地药材。

【性状】 本品呈椭圆形或卵圆形，具 5 条纵棱，偶有 4～9 条棱。表面黑褐色至紫黑色，平滑，微具光泽。顶端狭尖，基部钝圆，有明显圆形的果梗痕。质坚硬，横切面多呈五角星形，棱角处壳较厚，中间呈类圆形空腔。种子长呈椭圆形或纺锤形；表面棕褐色或黑褐色，有多数纵皱纹；种皮薄，易剥离；子叶黄白色，有油性，断面有裂隙。气微香，味微甜。

【商品规格】 传统规格分长果与圆果，都不分等级，均为统货，并标注产地。其中统货又分选统与混统，选统系指长果与圆果分装，混统系指长果与圆果混装。

现行规格分壳统与仁统，其中，壳统又分选统与混统，其他同传统规格。

【品质要求】 首选长果（新货），次选圆果；均以个大、色紫黑、具光泽、仁饱满、色黄白、摇之无声者为佳。

【含量测定】 照高效液相色谱法测定，本品按干燥品计算，种子含胡芦巴碱（$C_7H_7NO_2$）不得少于 0.20%。

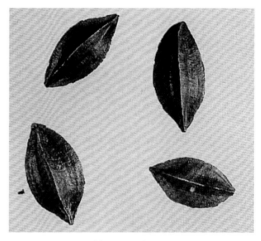

使君子（长果）

饮片

【处方用名】 使君子、君子、史君子、留求子、五棱子、索子果、病柑子、色干子、冬君子、君米、君子仁、使君肉、炒使君子仁。

【配方应付】 写除君米、君子仁、使君肉、炒使君子外的处方用名，均付使君子的果实；写君米、君子仁、使君肉，均付使君子的种子；写炒使君子仁，付炒使君子仁。

【常用饮片】 **使君子** 除去杂质。用时捣碎。

使君子仁（临方炮制） 取净使君子，除去外壳。

炒使君子仁（临方炮制） 取使君子仁，照清炒法炒至有香气。

【功能与主治】 杀虫消积。用于蛔虫病，蛲虫病，虫积腹痛，小儿疳积。

【用法与用量】 使君子 9～12 g，捣碎入煎剂；使君子仁 6～9 g，多入丸散用或炒香嚼服。凡炒香嚼服者：小儿每岁 1～1.5 粒，1 日总量不超过 20 粒。

【注意】

1. 本品与热茶同服能引起呃逆、腹泻，故服药时忌饮茶。

2. 本品大量服用可致呃逆、眩晕、呕吐、腹泻等反应。

备注

1. 本品原产印度，译名"留求子"，始见于《南方草木状》。据公元 973 年的《开宝本草》记载：国内系北宋年间，四川松潘人郭使君首先发现并采用本品，因此命名为"使君子"，以纪念其人。

2. 本品富含脂肪油，极易生虫"走油"，即使种仁已被虫蛀空，其外壳也不见虫眼。为判断本品是否已生虫，传统的方法是用手逐个震摇，凡发出响声者，即已生虫。但此法只适用于当年采收的长果形使君子。陈货及圆果形使君子，由于种仁大多干瘪，无虫摇之也有声响。故本品宜用当年采收的长果（新货）。

3.《中国药典》收载了使君子、使君子仁、炒使君子仁三种饮片，但用法有别：前者用于煎剂，用时捣碎（不去壳）；种仁多入丸散或炒香嚼服（用前去壳）。由此可见，3 种饮片均应"以药材上柜，破壳或去壳入药"，以防止储备期内生虫"走油"。

4. 不良反应：本品用量过大，不论是用于煎剂或嚼服，均能产生呃逆，严重病例还可出现恶心呕吐等。又：本品越陈，驱虫效果越差，而致呃逆越强。据《岭南采药录》记载：有呃逆不止者，唯用其壳煎水饮之，即止。

金 樱 子

Jinyingzi

ROSAE LAEVIGATAE FRUCTUS

本品为蔷薇科植物金樱子 *Rosa laevigata* Michx. 的干燥成熟果实。10—11 月果实成熟变红时采收，干燥，除去毛刺。

【产地】　主产于两广、浙江、江苏、江西、湖南等省区。以产于江西、湖南的红色金樱子质优，且系为主流商品。

【性状】　本品呈倒卵形纵剖瓣。表面红黄色或红棕色，有突起的棕色小点。顶端有花萼残基，下部渐尖。花托壁内面淡黄色，残存淡黄色绒毛。气微，味甘、微涩。

【商品规格】　分金樱子与金樱子肉，都不分等级，均为统货，并标注产地。

【品质要求】　只用金樱子肉，以个大、除尽毛刺核仁、色红黄且红色居多者为佳。禁用"美蔷薇"的果实。

【检查】　**水分**（第二法）　不得过 18.0%。**总灰分**　不得过 5.0%。

【含量测定】　金樱子肉按干燥品计算，含金樱子多糖以无水葡萄糖（$C_6H_{12}O_6$）计，不得少于 25.0%。

饮片

【处方用名】 金樱子、金樱子肉、糖罐子、糖刺果、金樱果、药樱、刺橄榄、山橄榄、倒挂刺、红金樱、大金英、山鸡头子、野石榴（浙江、湖南）、刺梨（福建）。

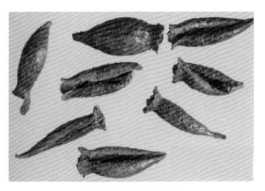

金樱子肉及金樱子

【配方应付】 本品生饮同源。写以上处方用名，均付金樱子肉。

【常用饮片】 **金樱子肉** 取净金樱子，略浸，润透，纵切两瓣，除去毛、核，干燥。

【检查】 **水分** 同药材，不得过 16.0%。

【含量测定】 同药材。

【功能与主治】 固精缩尿，固崩止带，涩肠止泻。用于遗精滑精，遗尿尿频，崩漏带下，久泻久痢。

【用法与用量】 6～12 g。

【注意】 本品功专收涩，故有实火、邪实者不宜使用。

备注

1. 据报道，金樱子有效药用部位为果肉，但其毛、核的重量约占整个金樱子重量的 44.06%。故《中国药典》只收载了金樱子肉一种饮片。

2. 美蔷薇为同属植物美蔷薇 *S. Bella* Rehd. Et Wisl 的果实。与金樱子的鉴别要点：前者呈倒卵形，表面有去刺后留下的多数突起的棕色小点。顶端有圆盘形花萼残基，下部渐尖。后者呈长卵形或圆球形，表面皱缩、无刺及突起的小点，顶端花萼残基非圆盘形。

荜 茇

Bibo

PIPERIS LONGI FRUCTUS

本品为胡椒科植物荜茇 *Piper longum* L. 的干燥近成熟或成熟果穗。果穗由绿变黑时采收，除去杂质，晒干。

【产地】 主产于印度尼西亚、菲律宾、越南等国。我国主产于云南、广东等省。

【性状】 本品呈圆柱形，稍弯曲，由多数小浆果集合而成，表面黑褐色或棕色，有斜向排列整齐的小突起，基部有果穗梗残存或脱落。质硬而脆，易折断，断面不整齐，颗粒状。小浆呈果球形。有特异香气，味辛辣。

【商品规格】 分"进口统"与"国产统"两类，都不分等级，并标注产地。

【品质要求】 首选进口统，次选国产统，均以条肥大、色黑褐、质坚实、断面稍红、气味浓者为佳。禁用"假蒟（jǔ）"。

【检查】　**杂质**　不得过3％。**水分**（第四法）　不得过11.0％。**总灰分**　不得过5.0％。

【含量测定】　照高效液相色谱法测定，本品按干燥品计算，含胡椒碱（$C_{17}H_{19}NO_3$）不得少于2.5％。

（饮片）

【处方用名】　荜茇、荜拔、必不、鼠尾、阿梨诃陀、荜拔梨。

【配方应付】　本品生饮同源。写上述处方用名，均付荜茇。用时捣碎。

【检查】【含量测定】　同药材。

【功能与主治】　温中散寒，下气止痛。用于脘腹冷痛，呕吐，泄泻，寒凝气滞，胸痹心痛，头痛，牙痛。

【用法与用量】　1～3 g。外用适量，研末塞龋齿孔中。

（备注）

1. 本品原系外来药，译名有"荜拔梨""阿梨柯陀"等。

2. 假蒟为同属植物假蒟 *P. sarmentosum* Roxb. 的果实。荜茇与假蒟的鉴别要点：前者基部有果柄或果柄痕，表面有多数聚合而突起的小浆果，呈斜向排列，整齐而致密。后者基部无果柄，表面突起的小浆果大小不等，且排列稀疏无序。参见附图。

3. 《本草纲目》等诸多古代医学文献均有牛乳半斤、荜茇三钱，同煎减半，空服顿服，治痢大效的记载。

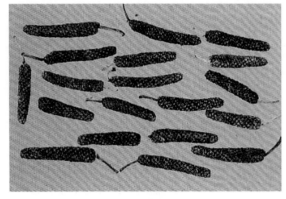

进品荜茇

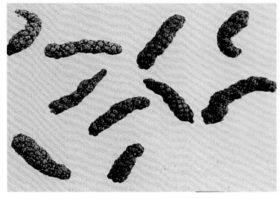

假蒟

荜　澄　茄

Bichengqie

LITSEAE FRUCTUS

本品为樟科植物山鸡椒 *Litsea cubeba* （Lour.） Pers. 的干燥成熟果实。秋季果实成熟时采收，除去杂质，晒干。

【产地】　主产于云南、广西、四川、贵州等地，以产于广西临桂者为道地药材。此外，江苏、福建、安徽、广东、湖南、湖北、江西等地亦有产。

【性状】　呈类球形，表面棕褐色至黑褐色，有网状皱纹。基部偶有宿萼和细果梗。除去外皮可见硬脆的果核，黄棕色，富油性。气芳香，味稍辣而微苦。

【商品规格】　不分等级，均为统货，并标注产地。以产于广西者为主流商品。

【品质要求】　以粒大、气味浓厚、富油性、无杂质者为佳。

【检查】　**水分**（第四法）　不得过 10.0%。**总灰分**　不得过 5.0%。

【浸出物】　醇溶性浸出物（热浸法）不得少于 28.0%。

【处方用名】　荜澄茄、澄茄子、山苍子。

【配方应付】　本品生饮同源。写上述处方用名，均付荜澄茄。

【功能与主治】　温中散寒，行气止痛。用于胃寒呕逆，脘腹冷痛，寒疝腹痛，寒湿郁滞，小便浑浊。

【用法与用量】　1～3 g。

【备注】

本品的基原历来就有争议：据《开宝本草》的记载，应为胡椒科植物荜澄茄 *Piper cubeba* L. 的果实，多系进口；1963 年版《中国药典》改用樟科植物山鸡椒，使国产资源得到利用。前者假果柄较细长，芳香气浓烈，有胡椒样辛辣味；后者果梗较短，气芳香，有姜样辛辣味。应注意区别。

草　豆　蔻

Caodoukou

ALPINIAE KATSUMADAI SEMEN

本品为姜科植物草豆蔻 *Alpinia katsumadai* Hayata 的干燥近成熟种子团。夏、秋二季采收，晒至九成干，或用水略烫，晒至半干，除去果皮，取出种子团，晒干。

【产地】　国产品以野生品为主，主产于广东、广西及海南地区。以产于海南者为主流商品；以产于海南万宁者质优。进口品多为栽培品。

【性状】　本品为类球形的种子团。表面灰褐色，中间有黄白色的隔膜，将种子团分成 3 瓣，每瓣有种子多数，粘连紧密，种子团略光滑。种子为卵圆状多面体，外被淡棕色膜质假种皮，种脊为一条纵沟，一端有种脐；质硬，将种子沿种脊纵剖两瓣，纵断面观呈斜心形，种皮沿种脊向内伸入部分约占整个表面积的 1/2；胚乳灰白色。气香，味辛、微苦。

【商品规格】　不分等级，均为统货，并标注产地。

【品质要求】　只用野生且经烫后去皮的晒干品，以个大、饱满、质坚实、气味浓、糖子不超过 5%、散子不超过 20%（广东标准）者为佳。不用"云南草蔻"，禁用"宽唇山姜"。

【含量测定】　**挥发油**　照挥发油测定法测定，含挥发油不得少于 1.0%（ml/g）。**山姜素、乔松素、小豆蔻明与桤木酮**　照高效液相色谱法测定，本品按干燥品计算，含山姜素（$C_{16}H_{14}O_4$）、乔松素（$C_{15}H_{12}O_4$）和小豆蔻明（$C_{16}H_{14}O_4$）的总量不得少于 1.35%，桤木酮（$C_{19}H_{18}O$）不得少于 0.50%。

饮片

【处方用名】　草豆蔻、草蔻、草蔻仁、草扣、草叩、草豆叩、草仁。

【配方应付】　本品生饮同源。写上述处方用名，均付草豆蔻。

【功能与主治】　燥湿行气，温中止呕。用于寒湿内阻，脘腹胀满冷痛，嗳气呕逆，不思饮食。

【用法与用量】　3～6 g。用时捣碎。

【注意】　本品温燥易伤津耗液，故阴虚血少、津液不足及未见寒湿者慎用。

备注

1. 本品始载于《名医别录》豆蔻项下，至《开宝本草》才将豆蔻分为白豆蔻与草豆蔻。

2. 烫后晒干的种子团不易产生"油子"（系指油脂渗出者，又称"糖子"）或"散子"。

3. 云南草蔻为姜科植物云南豆蔻 A. *blepharocalyx* K. Schum. 的干燥种子。草豆蔻与云南豆蔻的鉴别要点：前者的种子团表面呈灰褐色，具明显的 3 条纵沟，将种子团分为 3 瓣，每瓣有种子 20～100 粒，种子为卵圆形多面体；后者的种子团表面呈灰黄棕色，每瓣有种子 9～16 粒，密集成团，种子呈锥状四面体，背面稍隆起。

4. 宽唇山姜为姜科植物宽唇山姜 A. *platychilus* K. Schum. 的干燥种子，与草豆蔻的性状差异：草豆蔻的种子团呈类圆球形，宽唇山姜呈长圆球形；前者种子外被淡棕色膜质假种皮，后者假种皮呈深棕色，质脆。

5. 本品多作调味品，入药应以种子团"上柜"，用时捣碎，以防"泛油"失香。

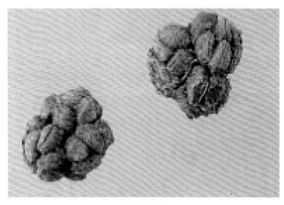

云南草蔻

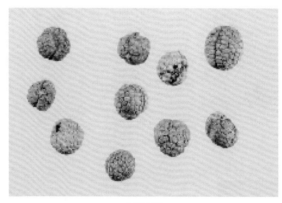

草豆蔻

草　果

Caoguo

TSAOKO FRUCTUS

本品为姜科植物草果 Amomum tsao-ko Crevost et Lemaire 的干燥成熟果实。秋季果实成熟时采收，除去杂质，晒干或低温干燥。

【产地】　主产于云南、广西、贵州等地。以产于云南者质优，且系主流商品。

【性状】　本品呈长椭圆形，具三钝棱。表面灰棕色至红棕色，具纵沟及棱线，顶端有圆形突起的柱基，基部有果梗或果梗痕。果皮质坚韧，易纵向撕裂。剥去外皮，中间有黄棕色隔膜，将种子团分成3瓣，每瓣有种子多为8～11粒。种子呈圆锥状多面体，表面红棕色，外被灰白色膜质的假种皮，种脊为一条纵沟，尖端有凹状的种脐，质硬，胚乳灰白色。有特异香气，味辛、微苦。

【商品规格】　药材商品分"壳统"与"仁统"，都不分等级，并标注产地。

【品质要求】　以个大、饱满、色红棕、味辛辣、无白色及破烂焦壳者为佳。

【检查】　水分（第四法）　不得过15.0％。**总灰分**　不得过8.0％。

【含量测定】　**挥发油**　照挥发油测定法测定，种子团含挥发油不得少于1.4％（ml/g）。

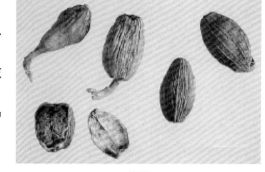

草果

【处方用名】　草果、草果仁、老扣、红草果、智之子、炒草果仁、姜草果仁、煨草果仁。

【配方应付】　写上述除姜草果仁、煨草果仁外的处方用名，均付炒草果仁。写姜草果仁、煨草果仁，分别付姜草果仁、煨草果仁。

【常用饮片】　**草果仁**　本品不用生品，故"草果仁"系指"炒"草果仁。

【检查】　**水分**　**总灰分**　同药材，分别不得过10.0％、6.0％。

【含量测定】　同药材，含挥发油不得少于1.0％（ml/g）。

姜草果仁（临方炮制）取净草果仁，照姜炙法炒干，用时捣碎。

【检查】　**水分**　**总灰分**　同药材，分别不得过10.0％、6.0％。

【含量测定】　同药材，含挥发油不得少于0.7％（ml/g）。

【功能与主治】　燥湿温中，截疟除痰。用于寒湿内阻，脘腹胀痛，痞满呕吐，疟疾寒热，瘟疫发热。

【用法与用量】　3～6 g。

【注意】　本品温燥伤津，凡阴虚血少者忌用，老弱虚怯者亦当慎用。

备注

1. 本品应采购果实，经炒后再去壳取仁（即"草果仁"，而非生草果仁或炒草果仁），用时捣碎（见《中国药典》）；或取其果实，经炒后取仁，再炒即得"草果仁"，亦非生草果仁或炒草果仁（见《湖北省中药饮片炮制规范》）；可见生草果不作药用。

2. 生草果仁与草果仁的鉴别要点：前者为红棕色，外被灰白色膜质假种皮；后者为淡黄色，偶附淡黄色膜质假种皮。凡已炒至黑褐色则不宜入药。

茺 蔚 子

Chongweizi

LEONURI　FRUCTUS

本品为唇形科植物益母草 *Leonurus japonicus* Houtt. 的干燥成熟果实。秋季果实成熟时采割地上部分，晒干，打下果实，除去杂质。

【产地】　全国大部分地区均有产，以产于安徽蚌埠、六安、芜湖一带者质优。

【性状】　本品呈三棱形，表面灰棕色至灰褐色，有深色斑点，一端稍宽，平截状，另一端渐窄而钝尖。果皮薄，子叶类白色，富油性。气微，味苦。

【商品规格】　不分等级，均为统货，并标注产地。以产于安徽者为主流商品。

【品质要求】　本品禁用"罗勒"的果实，并以粒大、饱满者为佳。

【检查】　**水分**（第二法）　不得过 7.0%。**总灰分**　不得过 10.0%。

【浸出物】　醇溶性浸出物（热浸法）不得少于 17.0%。

【含量测定】　照高效液相色谱法测定，本品按干燥品计算，含盐酸水苏碱（$C_7H_{13}NO_2 \cdot HCl$）不得少于 0.050%。

饮片

【处方用名】　茺蔚子、益母子、益母草子、三角胡麻、小胡麻、炒茺蔚子。

【配方应付】　写上述处方用名，均付炒茺蔚子。

【常用饮片】　**炒茺蔚子**　取净茺蔚子，照清炒法炒至有爆鸣声。

【功能与主治】　活血调经，清肝明目。用于月经不调，经闭痛经，目赤，头痛。

【用法与用量】　5～10 g。

【注意】　瞳孔散大者慎用。

备注

1. 本品系益母草的果实，因益母草原名"茺蔚"，故而得名。另：本品的别名又称三角胡麻、小胡麻；亚麻子又称大胡麻、胡麻子、壁虱胡麻；苘麻子（即冬葵子）又称白麻子、青麻子、空麻子、苘（qǐng）麻子；蓖麻子又称大麻子、草麻子。应注意区别。

2. 罗勒的果实（习称罗勒子）为同科植物罗勒 *Ocimum tasilicum* L. 的果实。茺蔚子与罗勒子的鉴别要点：前者呈三棱形，有深色斑点，一端稍宽，平截状，另一端渐窄而钝尖。气微，味苦。后者呈卵形，基部有果柄痕，表面微带光泽，有细密小点。气微，味淡。浸入水中膨胀后外表面有一层白色黏液质。参见附图。

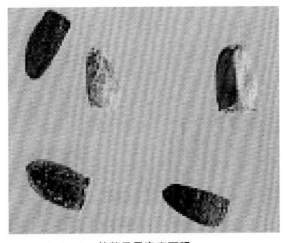

茺蔚子果实表面观

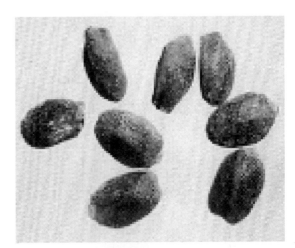

罗勒子果实表面观

3. 据报道：茺蔚子（生品）一次内服超过 20 g 即可发生中毒。其症状为突然全身无力，下肢不能活动而呈瘫痪状态。此外，有眼结膜充血和瞳孔放大等症状，故青光眼患者应慎用。

4. 本品《中国药典》只收载了"炒茺蔚子"一种饮片，因而不得生用。

胡 芦 巴

Huluba

TRIGONELLAE SEMEN

本品为豆科植物胡芦巴 *Trigonella foenum-graecum* L. 的干燥成熟种子。夏季果实成熟时采割植株，晒干，打下种子，除去杂质。

【产地】　原产欧、亚两洲，现国内亦有栽培。以产于山东者为主流商品。

【性状】　本品略呈斜方形或矩形。表面黄绿色或黄棕色，平滑，两侧各具一深斜沟，相交处有点状种脐。质坚硬，不易破碎。种皮薄，胚乳呈半透明状，具黏性；子叶淡黄色，胚根弯曲，肥大而长。气香，味微苦。

【商品规格】　商品分进口统货与国产统货，都不分等级，并标注产地。

【品质要求】　首选进口统货，次选国产统货；均以粒大、饱满、无杂质者为佳。

【检查】　**水分**（第二法）　不得过 15.0%。**总灰分**　不得过 5.0%。**酸不溶性灰分**　不得过 1.0%。

【浸出物】　用稀乙醇作溶剂（热浸法），浸出物不得少于 18.0%。

【含量测定】　照高效液相色谱法测定，本品按干燥品计算，含胡芦巴碱（$C_7H_7O_2$）不得少于 0.45%。

饮片

【处方用名】　胡芦巴、芦巴子、芦芭子、苦豆、香草、苦草、胡巴、季豆、香豆子、香草籽、香豆子、小木夏、盐胡芦巴。

【配方应付】　写除盐胡芦巴外的处方用名，均付胡芦巴；写盐胡芦巴，付盐胡芦巴。

【常用饮片】　**胡芦巴**　去杂质，洗净干燥。

【检查】【浸出物】【含量测定】　同药材。

盐胡芦巴　取净胡芦巴，照盐水炙法炒至鼓起，微具焦斑，有香气溢出时，取出。

【检查】　**水分**　**总灰分**　同药材，分别不得过 11.0%、7.5%。

【浸出物】【含量测定】　同药材。

【功能与主治】　温肾助阳，祛寒止痛。用于肾阳不足，下元虚冷，小腹冷痛，寒疝腹痛，寒湿脚气。

【用法与用量】　5～10 g。用时捣碎。

【注意】　阴虚火旺者忌用。

备注

1. "胡芦巴"不能写成"葫芦巴"，也不是"葫芦"的种子，应注意区别。

2. 《中国药典》规定：本品生用不捣碎，而经用盐炒后却要"用时捣碎"，值得商榷。

荔 枝 核

Lizhihe

LITCHI SEMEN

本品为无患子科植物荔枝 *Litchi chinensis* Sonn. 的干燥成熟种子。夏季采摘成熟果实，除去果皮和肉质假种皮，洗净，晒干。

【产地】 主产于两广及福建。此外，四川、贵州亦产；以产于广东、福建者质优。

【性状】 本品呈长圆形或卵圆形，略扁。表面棕红色或紫棕色，平滑，有光泽，略有凹陷及细波纹，一端有类圆形黄棕色的种脐，质硬。气微，味微甘、苦涩。

【商品规格】 不分等级，均为统货，并标注产地。以产于广东者为主流商品。

【品质要求】 以粒大饱满、表面光亮者为佳；以产于广西者质优，习称"大荔核"。

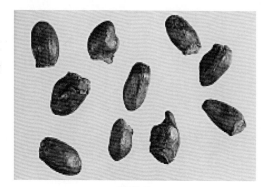

荔枝核

饮片

【处方用名】 荔枝核、荔仁、大荔核、离枝、荔奴核、丹荔、盐荔枝核。

【配方应付】 写除盐荔枝核外的处方用名，均付荔枝核；写盐荔枝核，付盐荔枝核。

【常用饮片】 **荔枝核** 用前捣碎。**盐荔枝核** 取净荔枝核，捣碎，照盐水炙法炒干。

【功能与主治】 行气散结，祛寒止痛。用于寒疝腹痛，睾丸肿痛。

【用法与用量】 5～10 g。

备注

1. 荔枝按白居易云："若离本枝，一日色变，三日味变，则离枝之名，又或取此义也。"离枝与荔枝同音，以核入药，故名荔枝核。参见"龙眼肉"项下。

2.《中国药典》规定：本品应用时捣碎（即临方炮制）。鉴于本品质坚，不易破碎，故可用前捣碎，即"上柜"时先行打碎，以利配方。

枳 壳

Zhiqiao

AURANTII FRUCTUS

本品为芸香科植物酸橙 *Citrus aurantium* L. 及其栽培变种的干燥未成熟果实。7月果皮尚绿时采收，自中部横切为两半，晒干或低温干燥。

【产地】 主产于江西、四川、湖南、湖北等省，此外，福建、浙江、江苏亦有产。以产于江西（习称江枳壳）、四川（习称川枳壳）者为道地药材；以产于湖南者为主流商品，习称"湘枳壳"；以产于江苏、浙江者质次，习称"苏枳壳"。

【性状】　本品呈半球形。外果皮棕褐色至褐色，有颗粒状突起，突起的顶端有凹点状油室，有明显的花柱残迹或果梗痕。切面中果皮黄白色，光滑而稍隆起，边缘散有 1～2 列油室，瓤囊 7～12 瓣，少数至 15 瓣，汁囊干缩呈棕色至棕褐色，内藏种子。质坚硬，不易折断。气清香，味苦、微酸。

【商品规格】　传统规格：按产地不同，分为"江枳壳""川枳壳""湘枳壳""苏枳壳""建枳壳"等，每种又分两个等级。一等：直径＞3.5 cm，肉厚＞0.5 cm；二等：直径＞2.5 cm，肉厚＞0.35 cm。现行规格：不分等级，均为统货，并标注产地。

【品质要求】　首选产于江西的"江枳壳"或产于四川的"川枳壳"，次选其他产地的枳壳；均以外果皮绿色、内果皮白色、肉厚凸起、质坚硬、香气浓者为佳。不用黄皮酸橙、朱栾、玳玳的果实，禁用"香圆枳壳""绿衣枳壳"。

【检查】　水分（第四法）　不得过 12.0%。总灰分　不得过 7.0%。

【含量测定】　照高效液相色谱法测定，本品按干燥品计算，含柚皮苷（$C_{27}H_{32}O_{14}$）不得少于 4.0%，新橙皮苷（$C_{28}H_{34}O_{15}$）不得少于 3.0%。

饮片

【处方用名】　枳壳、江枳壳、川枳壳、西枳壳、湘枳壳、苏枳壳、建枳壳、药枳壳、酸柑子、香柑、臭橙、酸广柑、橙柑、酸橙枳壳、麸炒枳壳。

【配方应付】　写以上除麸炒枳壳外的处方用名，均付枳壳；写麸炒枳壳，付麸炒枳壳。

【常用饮片】　枳壳　除去杂质，洗净，润透，切薄片，干燥后筛去碎落的瓤核。

【鉴别】【检查】【含量测定】　同药材。

麸炒枳壳　取净枳壳片，照麸炒法炒至色变深，取出，筛去麸皮。

【检查】【含量测定】　同药材。

【功能与主治】　理气宽中，行滞消胀。用于胸胁气滞，胀满疼痛，食积不化，痰饮内停，脏器下垂。

【用法与用量】　3～10 g。

【注意】　孕妇慎用。

备注

1. 唐代以前，枳壳与枳实不分，均以枳实之名首载于《神农本草经》。而枳壳之名始见于唐代甄权《药性论》。自宋《开元本草》，因二者的功效有别，才将枳壳单列。

2. 本品的栽培变种主要有黄皮酸橙 *Citrus aurantium* 'Huangpi'、玳玳 *C. a.* 'Daidai'、朱栾 *C. a.* 'Chuluan'、塘橙 *C. a.* 'Tangcheng' 的果实。参见附图。

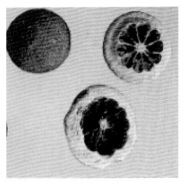

酸橙

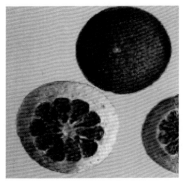
玳玳

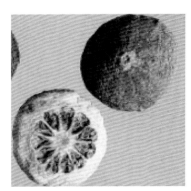
朱栾

3. 川枳壳、江枳壳与湘枳壳、苏枳壳的鉴别要点：前二者外表皮细腻，呈青绿色或黑绿色；后二者外表皮粗糙，呈棕褐色。

4. 香圆枳壳为同科植物香圆 *C. Wilsonii* Tanaka 的未成熟果实。枳壳与香圆的鉴别要点：前者外表面青绿色或黑绿色，有颗粒状突起，瓣囊 7～12 瓣；后者外表皮黄棕色至棕褐色，在果顶花柱基周围有一圆环，习称"金钱环"，瓣囊 9～11 瓣。

5. 绿衣枳壳为同科植物枸橘 *Poncirus trifoliata*（Tinn.）Raf. 的未成熟果实。本品较酸橙小，表面灰绿色或黄绿色，有细茸毛，瓤囊较大，6～8 瓣。

6. 本品属"六陈除外，余味皆鲜"的品种之列。参见陈皮项下。

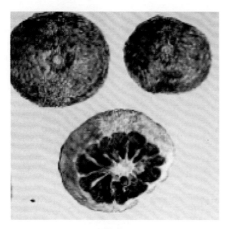 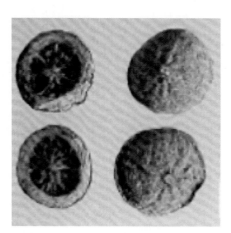

香圆枳壳　　　　　　　　　　　　　绿衣枳壳

枳　实

Zhishi

AURANTII FRUCTUS IMMATURUS

本品为芸香科植物酸橙 *Citrus aurantium* L. 及其栽培变种或甜橙 *C. sinensis* Osbeck 的干燥幼果。5—6 月收集自落的果实，除去杂质，自中部横切为两半，晒干或低温干燥，较小者直接晒干或低温干燥。

【产地】　酸橙枳实主产于江西、重庆、湖南、湖北、江苏、浙江、贵州等地。此外，广东亦有产。其中，产于江西新干、清江者，习称"江枳实"；产于重庆江津者，习称"川枳实"；产于湖南沅江者，习称"湘枳实"。以江枳实、川枳实为道地药材。甜橙枳实主产于贵州罗甸、息烽、湄潭，四川江津。此外，广东、广西等地亦有产。

【性状】　呈半球形，少数为球形。外果皮黑绿色或暗棕绿色，具颗粒状突起和皱纹，有明显的花柱残迹或果梗痕。切面中果皮略隆起，黄白色或黄褐色，边缘有 1～2 列油室，瓤囊棕褐色。质坚硬。气清香，味苦、微酸。

【商品规格】　传统规格：按产地分江枳实、川枳实、湘枳实、什路枳实等，其商品又各分两个等级。一等：直径 1.5～2.5 cm；二等：直径＜1.5 cm，间有未切的个子不得超过 30%。

现行规格：分"大、小"两种，均为统货，并标注产地；以湘枳实为主流商品。

【品质要求】 首选产于江西的"江枳实"或产于四川的"川枳实"，次选其他产地的"什路枳实"；均以个大、质坚硬、内果皮呈白色、肉厚、香气浓者为佳。不用"鹅眼枳实"，禁用"香圆枳实"。

【检查】 **水分**（第四法） 不得过 15.0%。**总灰分** 不得过 7.0%。

【浸出物】 用 70% 乙醇作溶剂，浸出物不得少于 12.0%。

【含量测定】 照高效液相色谱法测定，本品按干燥品计算，含辛弗林（$C_9H_{13}NO_2$）不得少于 0.30%。

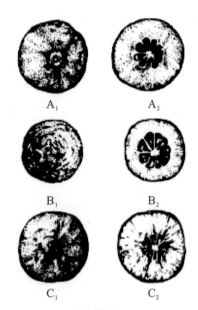

饮片

【处方用名】 枳实、江枳实、川枳实、湘枳实、金钱枳实、鹅眼枳实、麸炒枳实。

【配方应付】 写以上除麸炒枳实外的处方用名，均付枳实；写麸炒枳实，付麸炒枳实。

【常用饮片】 **枳实片** 除去杂质，洗净，润透，切薄片，干燥。

【检查】【浸出物】【含量测定】 同药材。

麸炒枳实 净取枳实片，照麸炒法炒至色变深，取出，筛去麸皮。

【检查】 **水分** 同药材，不得过 12.0%。**总灰分** 同药材。

【含量测定】 同药材。

【功能与主治】 破气消积，化痰散痞。用于积滞内停，痞满胀痛，泻痢后重，大便不通，痰滞气阻，胸痹，结胸，脏器下垂。

【用法与用量】 3～10 g。

【注意】 脾胃虚弱及孕妇慎用。

枳实外形

A_1：酸橙枳实外皮；A_2：内瓤；B_1：甜橙枳实外皮；B_2：内瓤；C_1：香圆枳实外皮；C_2：内瓤

备注

1. 酸橙枳实、甜橙枳实的鉴别要点：前者外果皮带绿色，具颗粒状突起和皱纹，瓣囊 7～12 瓣，味苦、微酸；后者外果皮带褐色，具微小颗粒状突起，瓣囊 8～13 瓣，味酸甜。

2. 香圆枳实的性状特征与鉴别要点参见枳壳项下。

3. 鹅眼枳实系指直径＜1.5 cm，且未切开的枳实。

4. 本品属"六陈除外，余味皆鲜"的品种之列。参见陈皮项下。其栽培变种同枳壳，参见枳壳项下。

柏 子 仁

Baiziren

PLATYCLADI SEMEN

本品为柏科植物侧柏 *Platycladus orientalis* (L.) Franco 的干燥成熟种仁。秋、冬二季采收成熟种子，晒干，除去种皮，收集种仁。

【产地】　主产于山东、辽宁、河南、河北等省。此外，山西、内蒙古、江苏、安徽、浙江、四川等省区亦产，以产于山东者质优，系主流商品。

【性状】　本品呈长卵形或长椭圆形。表面黄白色或淡黄棕色，外包膜质内种皮，顶端略尖，有深褐色的小点，基部钝圆。质软，富油性。气微香，味淡。

【商品规格】　传统规格：分壳柏子仁、净柏子仁、柏子仁霜三种，都不分等级，均为统货；现行规格：分统货与98货（系指净仁占98％以上者）等，并标注产地。

【品质要求】　只用98货。以粒大、饱满、黄白色、无皮壳杂质、未"泛油"者为佳。

【检查】　**酸败度**　照酸败度测定法测定。**酸值**　不得过40.0。**羰基值**　不得过30.0。**过氧化值**　不得过0.26。**黄曲霉毒素**　本品每1 000 g含黄曲霉毒素 B_1 不得过5 µg，黄曲霉毒素 G_2、黄曲霉毒素 G_1、黄曲霉毒素 B_2 和黄曲霉毒素 B_1 的总量不得过10 µg。

饮片

【处方用名】　柏子仁、柏木子、侧柏仁、柏仁、柏实、柏子、香柏子。

【配方应付】　本品生饮同源。写上述处方用名，均付柏子仁。

【常用饮片】　**柏子仁**　除去杂质及残留的种皮。

【检查】　同药材。

柏子仁霜　取净柏子仁，照制霜法制霜（通则0213）。

【检查】　同药材。

【功能与主治】　养心安神，润肠通便，止汗。用于阴血不足，虚烦失眠，心悸怔忡，肠燥便秘，阴虚盗汗。

【用法与用量】　3～10 g。

【注意】　便溏及痰多者忌服。

备注

本品以"柏实"之名始载于《神农本草经》。李时珍引陆佃《埤雅》云："柏有数种，入药唯取叶扁而侧生者，故曰侧柏。"侧柏的干燥枝梢及叶作"侧柏叶"入药。但侧柏叶的伪品较多，应注意这些伪品的种子混作柏子入药。参见侧柏叶项下。

栀　子

Zhizi

GARDENIAE FRUCTUS

本品为茜草科植物栀子 *Gardenia jasminoides* Ellis 的干燥成熟果实。9—11月果实成熟呈红黄色时采收，除去果梗和杂质，蒸至上气或置沸水中略烫，取出，干燥。

【产地】　主产于湖南、江西、福建、浙江、江苏、四川、湖北等地。以产于湖南者为主流商品，以产于浙江者质优。

【性状】　本品呈长卵圆形或椭圆形。表面红黄色或棕红色，具6条翅状纵棱，棱间常有1条明显的纵脉纹，并有分枝。顶端残存萼片，基部稍尖，有残留果梗。果皮薄而脆，略有光泽。内表面色较浅，有光泽，具 2～3 条隆起的假隔膜。种子多数，扁卵圆形，集结成团，深红色或红黄色，表面密具细小疣状突起。气微，味微酸而苦。

【商品规格】　一等：果实饱满，表面橙红色、红黄色或淡红色，无黑果；二等：果实较小，表面橙黄色、暗紫色或带青色，间有怪形果；均应标注产地。

【品质要求】　首选一等栀子，次选二等栀子，均以皮薄圆小、果实完整、种子饱满、色橙红者为佳；不用"小果栀子"；禁用"水栀子"。

【检查】　**水分**（第二法）　不得过 8.5％。**总灰分**　不得过 6.0％。

【含量测定】　照高效液相色谱法测定，本品按干燥品计算，含栀子苷（$C_{17}H_{24}O_{10}$）不得少于 1.8％。

饮片

【处方用名】　栀子、山栀、山栀子、红栀子、黄栀子、山黄栀、卮（zhī）子、焦栀子。

【配方应付】　写上述处方用名，均付焦栀子。依据《湖北省中药饮片炮制规范》。

【常用饮片】　**焦栀子**　取净栀子，照清炒法，用中火炒至表面焦褐色或焦黑色，果皮内表面和种子表面为黄棕色或棕褐色，取出，放凉。

【检查】　同药材。

【含量测定】　同栀子药材，含栀子苷（$C_{17}H_{24}O_{10}$）不得少于 1.0％。

【功能与主治】　泻火除烦，清热利湿，凉血解毒；外用消肿止痛。用于热病心烦，湿热黄疸，淋证涩痛，血热吐衄，目赤肿痛，火毒疮疡，外治扭挫伤痛。

【用法与用量】　6～9 g。

【注意】　本品苦寒伤胃，阴血亏虚，脾虚便溏者不宜用。

备注

1. 栀子原名"卮（zhī）子"，始载于《神农本草经》。《本草纲目》云："卮，酒器也，卮子象之，故名，俗作栀。"

2.《中国药典》收载了生栀子、炒栀子、焦栀子三种饮片，其中焦栀子单列。

3.《中国药典》【炮制】项下指出：焦栀子也可取栀子研碎后炒。但研后再炒，极易炭化，故本品宜用整栀子炒，且贮藏时应防压。

4. 小果栀子为同科植物小果栀子 *G. jasminoides* Ellisvar. Radicans（Thunb）Makino 的果实，系栀子的变种。其果实较小，气香。因其形似商品中的二等栀子，故应注意鉴别。

水栀子为同属植物大花栀子 *G. jasminoides* Ellisvar. Grandiflora Nakai 的果实，习称大栀子、马牙栀。栀子与水栀子的鉴别要点：前者呈椭圆形或卵圆形，翅状纵棱高约 1 mm，多不卷褶，果皮薄而脆；后者呈长椭圆形，个大于前者，翅状纵棱高于前者且多卷褶，果皮较厚，表面颜色较前者暗淡。

枸　杞　子

Gouqizi

LYCII FRUCTUS

本品为茄科植物宁夏枸杞 *Lycium barbarum* L. 的干燥成熟果实。夏、秋二季果实呈红色时采收，热风烘干，除去果梗，或晾至皮皱后，晒干，除去果梗。

【产地】　枸杞子主产于宁夏、内蒙古、甘肃、青海、新疆、陕西、河北等地。以产于宁夏中宁、银川者为道地药材。

【性状】　本品呈类纺锤形或椭圆形，表面红色或暗红色，顶端有小突起状的花柱痕，基部有白色的果梗痕。果皮柔韧，皱缩；果肉肉质，柔润。种子类肾形，扁而翘，表面浅黄色或棕黄色。气微，味甜。

【商品规格】　传统规格：按产地的不同分为"西枸杞"与"血枸杞"两类。其中：①西枸杞主产于宁夏、内蒙古、甘肃、青海、新疆，按每 50 g 所含的粒数不同分为 5 个等级：一等 370 粒以内；二等 580 粒以内；三等 1 000 粒以内；四等、五等 1 100 粒以内，且油果（发黑者）四等应≤15%、五等应≤30%。②血枸杞主产于河北、山西、陕西等地，按每 50 g 所含的粒数不同分为 3 个等级，依次为一等 600 粒以内，无油果；二等 800 粒以内，油果≤10%；三等 800 粒以上，包括油果。

现行规格：用产地及每 50 g 所含的粒数标示品规。如宁夏 280、青海 300 等。

【品质要求】　首选"宁夏枸杞"的果实，次选"新疆枸杞"的果实，均以粒大、肉厚、籽少、色红、质柔润、味甜者为佳；不用血枸杞、"枸杞""北方枸杞"的果实。

【检查】　**水分**（第二法，烘干温度应为 80℃）不得过 13.0%。**总灰分**　不得过 5.0%。**重金属及有害元素**　照铅、镉、砷、汞、铜测定法测定，铅不得过 5 mg/kg；镉不得过 0.3 mg/kg；砷不得过 2 mg/kg；汞不得过 0.2 mg/kg；铜不得过 20 mg/kg。

【浸出物】　水溶性浸出物（热浸法）不得少于 55.0%。

【含量测定】　**枸杞多糖**　照紫外-可见分光光度法，在 490 nm 的波长处测定吸光度，按干燥品计算，含枸杞多糖以葡萄糖（$C_6H_{12}O_6$）计，不得少于 1.8%。**甜菜碱**　照薄层色谱法进行扫描，含甜菜碱（$C_5H_{11}NO_2$）不得少于 0.30%。

饮片

【处方用名】　枸杞子、枸杞、贡果、宁夏枸杞、中宁枸杞、西枸杞、血枸杞、茨果子、红果子（宁夏）、山枸杞（山西）、白疙针（内蒙古）。

【配方应付】　本品生饮同源。写以上处方用名，均付枸杞子。

【功能与主治】　滋补肝肾，益精明目。用于虚劳精亏，腰膝酸痛，眩晕耳鸣，阳痿遗精，内热消渴，血虚萎黄，目昏不明。

【用法与用量】　6～12 g。

【注意】　脾虚便溏者慎用。

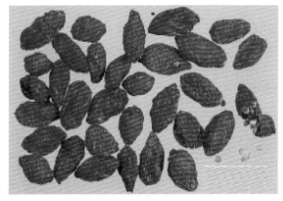

宁夏枸杞

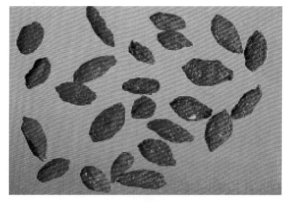

枸杞

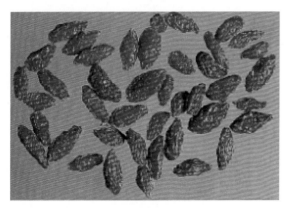

北方枸杞

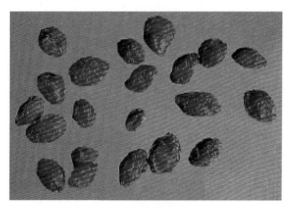

新疆枸杞

 备注

1. 宁夏枸杞、枸杞（*L. Chinense* Mill）、北方枸杞（*L. Chinense* Mill var. *potaninii* A. M. Lu.）、新疆枸杞（*L. Dasystemum* Pojank.）都是植物名，它们同科属不同种，其药用部位均为果实。但是，枸杞子是药材名，按《中国药典》的界定，专指宁夏枸杞的果实，应注意区别。至于其他枸杞的果实，凡入药者，均为地方习用品；至于西枸杞、血枸杞、黑枸杞则是药材（枸杞子）的商品名。其中黑枸杞的基原有待考证。

2. 西枸杞与血枸杞的鉴别要点：二者均隔皮不现种子。但前者粒大，糖分足，皮薄肉厚，籽少味甜；后者粒较小，皮薄籽多，味甜微酸。

3. 本品在药材市场的商品规格中设有"宁夏200"这种规格，系指每50 g所含的粒数少于200粒，习称"贡果"。

4. 不良反应：有患者自服本品约15 g，第3日感下腹部不适，尿频，尿道口有灼烧感，停服5 d后症状消失，3个月后再服，又出现以上症状。

5. 宁夏枸杞与枸杞、北方枸杞（又称河北大枸杞）、新疆枸杞的鉴别要点见其性状差异表。

宁夏枸杞、枸杞、北方枸杞、新疆枸杞性状差异表

性状	宁夏枸杞	枸杞	北方枸杞	新疆枸杞
形	长卵形或类纺锤形	椭圆形或类球形	长条状椭圆形	椭圆形或类圆形
色	鲜红或暗红	色红微黄	色红微黄	深红色
味	甜、微酸	微甜带苦	不甜微苦	微甜
种子	20～50 粒隔皮不见	10～30 粒隔皮可见	少于 20 粒隔皮可见	少于 20 粒隔皮不见

柿　蒂

Shidi

KAKI CALYX

本品为柿树科植物柿 *Diospyros kaki* Thunb. 的干燥宿萼。冬季果实成熟时采摘，食用时收集，洗净，晒干。

【产地】　主产于陕西、河南、山东、河北、山西等省。以产于陕西者为主流商品。

【性状】　本品呈扁圆形，中央较厚，微隆起，有果实脱落后的圆形瘢痕，边缘较薄，4 裂，裂片多反卷，易碎，基部有果梗或圆孔状的果梗痕。外表面黄褐色或红棕色，内表面黄棕色，密被细绒毛。质硬而脆。气微，味涩。

【商品规格】　分青色货与成熟货，都不分等级，均为统货，并标注产地。

【品质要求】　只用成熟货，以色红棕、质厚、味涩、表面带柿霜者为佳；不用青色货，禁用"黑枣蒂"的宿萼。凡果梗痕呈四边形者不得入药。

【检查】　**水分**（第二法）　不得过 14％。**总灰分**　不得过 8％。

🔵饮片

【处方用名】　柿蒂、柿丁、柿萼、柿钱、柿子把、柿顶、柿子蒂、柿饼蒂。

【配方应付】　本品生饮同源。写上述处方用名，均付柿蒂。

【检查】　同药材。

【功能与主治】　降逆止呃。用于呃逆。

【用法与用量】　5～10 g。

【注意】　气虚下陷者忌用。

🔵备注

1. 黑枣蒂为同属植物君迁子 *D. Lotus* L. 的宿萼。柿蒂与黑枣蒂的鉴别要点：前者中央较厚，微隆起，有果实脱落后的圆形瘢痕；后者中央稍厚，不隆起，果实脱落处的圆形瘢痕外侧有一明显黑色环。参见附图。

2. 柿的品种繁多，但药用柿蒂只有 *kaki* 一个种，其基部有果梗或圆孔状的果梗痕。凡果梗痕呈四边形者，均系伪品。

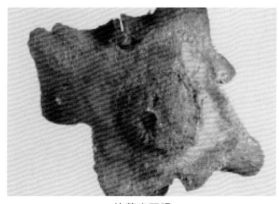

柿蒂表面观

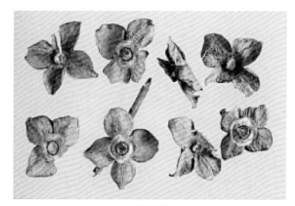

黑枣蒂

砂 仁

Sharen

AMOMI FRUCTUS

　　本品为姜科植物阳春砂 *Amomum villosum* Lour.、绿壳砂 *A. villosum* Lour. var. *xanthioides* T. L. Wu et Senjen 或海南砂 *A. longiligulare* T. L. Wu 的干燥成熟果实。夏、秋二季果实成熟时采收，晒干或低温干燥。

　　【产地】　阳春砂原主产于广东阳春、阳江、罗定、信宜、茂名等县，以阳春绣龙金花坑所产者为道地药材，现主产区已移至云南景洪、勐腊、勐海等地。绿壳砂主产于云南思茅、孟腊、西双版纳等地。海南砂主产于海南。缩砂（进口砂仁）与绿壳砂同种，主产于泰国、越南、缅甸等东南亚国家。

　　【性状】　**阳春砂、绿壳砂**　呈椭圆形或卵圆形，有不明显的三棱。表面棕褐色，密生刺状突起，顶端有花被残基，基部常有果梗。果皮薄而软。种子集结成团，具三钝棱，中有白色隔膜，将种子团分成 3 瓣，每瓣有种子 5～26 粒。种子表面棕红色或暗褐色，有细皱纹，外被淡棕色膜质假种皮，质硬，胚乳灰白色。气芳香而浓烈，味辛凉、微苦。

　　海南砂　呈长椭圆形或卵圆形，有明显的三棱。表面被片状、分枝的软刺，基部具果梗痕。果皮厚而硬。种子团较小，每瓣有种子 3～24 粒。气味稍淡。

　　【商品规格】　药材商品分国产砂仁与进口砂仁。其中：国产砂仁按药用部位的不同又分壳砂仁（果实）、净砂仁（种子团）、砂壳（果壳）、砂米（种子）四种商品；进口砂仁有壳砂圆果、壳砂长果、砂米三种规格；都不分等级，并标注产地。

　　【品质要求】　首选阳春砂，次选绿壳砂，均以果实饱满、色紫红、仁有光泽、香气浓者为佳；禁用"红壳砂仁""海南假砂仁""艳山姜""山姜"等。另：药用部位除"小包装中药饮片"可用净砂米外，一律只用壳砂仁。

　　【检查】　**水分**（第四法）　不得过 15.0%。

　　【含量测定】　**挥发油**　照挥发油测定法测定，阳春砂、绿壳砂种子团含挥发油不得少于 3.0% (ml/g)；海南砂种子团含挥发油不得少于 1.0%。**乙酸龙脑酯**　照气相色谱法测定，本品按干燥品计算，含乙酸龙脑酯（$C_{12}H_{20}O_2$）不得少于 0.90%。

饮片

【处方用名】　砂仁、砂米、壳砂仁、壳砂、阳春砂、绿壳砂、海南砂、缩砂、缩砂密。

【配方应付】　本品生饮同源。写以上处方用名，均付（壳）砂仁。

【检查】【含量测定】　同药材。

【功能与主治】　化湿开胃，温脾止泻，理气安胎。用于湿浊中阻，脘痞不饥，脾胃虚寒，呕吐泄泻，妊娠恶阻，胎动不安。

【用法与用量】　3～6 g。用时捣碎，入煎剂后下。

【注意】　阴虚血燥，火热内炽者慎用。

备注

1. 本品原名缩砂密，因其"实于根下，皮厚皱缩，仁如砂粒，密藏壳内"故而得名。

2. 阳春砂、绿壳砂与海南砂的鉴别要点：前两者果壳棕褐色，有不明显的三棱，密生刺状突起，果皮薄而软；后者果壳有明显的三棱，表面被片状、分枝的软刺，果皮厚而硬。

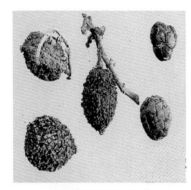　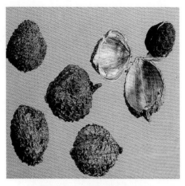　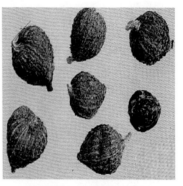

阳春砂果实及种子团　　　　　绿壳砂仁果实和种子团　　　　　海南砂仁果实及种子团

3. 红壳砂仁、海南假砂仁、艳山姜、山姜与砂仁的性状差异参见砂仁及其混淆品的性状差异比对表。

砂仁及其混淆品的性状差异比对表

		阳春砂	绿壳砂	海南砂	红壳砂仁	海南假砂仁	山姜	艳山姜
果实	形状	椭圆形或卵圆形	椭圆形或卵圆形	长椭圆形或卵圆形	类球形或卵圆形	椭圆形或卵圆形	长椭圆形	卵球形
	大小(cm)	长1.5~2，直径1~1.2	长1.5~2，直径1~1.5	长1.5~2，直径0.8~1.5	长1.3~1.8，直径0.7~1.1	长1.5~2，直径1~1.5	长1~1.8，直径0.5~0.7	直径1.3~1.8
	钝棱	不明显三棱	不明显三棱	明显三棱	明显三棱	明显三棱	不具三钝棱	不具三钝棱
	纵走棱线	不明显	不明显	明显	明显	明显	无	极明显
	突起	密生刺状突起	密生刺状突起	刺细小略成点状	刺长而疏	片状分枝疏软刺	无刺状突起	无刺状突起
	毛茸	无	无	无	被柔毛	被柔毛	被毛茸	无
种子	气	气香浓	气香	气微香	气微香	气微香	气微香	气微香
	味	辛凉味浓	辛凉味浓	辛凉味浓	无凉感	无凉感	无凉感	无凉感

4. 鉴于本品一旦除去外壳，则所含挥发油极易散失，如再将除去外壳的种子团破碎成种子，则不易鉴别，极易掺伪。为此，《中国药典》规定：本品的药用部位应为果实，且用时打碎（临方炮制）。故不得购用将果壳与种子团分开出售的药材商品。

5. 最近发现部分净砂仁搓之成团，捏后易散，且有潮湿感。系砂仁经过煮提后的所谓"回收料"，应严禁使用。

牵 牛 子

Qianniuzi

PHARBITIDIS SEMEN

本品为旋花科植物裂叶牵牛 *Pharbitis nil*（L.）Choisy 或圆叶牵牛 *P. purpurea*（L.）Voigt. 的干燥成熟种子。秋末果实成熟、果壳未开裂时采割植株，打下种子。

【产地】 全国各地均有产。

【性状】 本品似橘瓣状，表面灰黑色（黑丑）或淡黄白色（白丑），背面有一条浅纵沟，腹面棱线的下端有一点状种脐，微凹。质硬，横切面可见淡黄色或黄绿色皱缩折叠的子叶，微显油性。气微，味辛、苦，有麻感。

【商品规格】 药材商品分"黑丑"与"白丑"（即黑牵牛子与白牵牛子）两类，以黑牵牛子为主流商品，都不分等级，均为统货。

【品质要求】 首选黑丑，次选白丑；均以身干、籽粒饱满、无果皮等杂质者为佳（注：黑丑与白丑可混合入药，习称"二丑"）。禁用"多刺月光花""打碗花""西伯利亚鱼黄草""蕹（wèng）菜"等植物的干燥种子。

【检查】 **水分**（第二法） 不得过 10.0%。**总灰分** 不得过 5.0%。

【浸出物】 醇溶性浸出物（冷浸法）不得少于 15.0%。

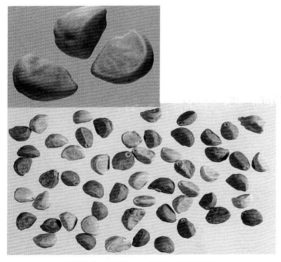

牵牛子（白丑）及种子表面观

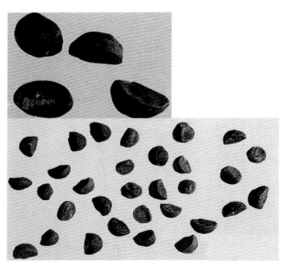

牵牛子（黑丑）及种子表面观

饮片

【处方用名】 牵牛子、二丑、黑丑、白丑、黑牵牛子、白牵牛子、炒牵牛子。

【配方应付】 写除炒牵牛子外的处方用名，均付牵牛子；写炒牵牛子，付炒牵牛子。

【常用饮片】 **牵牛子** 除去杂质。用时捣碎。

【检查】【浸出物】 同药材。

炒牵牛子 取净牵牛子，照清炒法炒至稍鼓起。

【检查】 **水分** 同药材，不得过 8.0%。

【浸出物】 同药材，不得少于 12.0%。

【功能与主治】 泻水通便，消痰涤饮，杀虫攻积。用于水肿胀满，二便不通，痰饮积聚，气逆喘咳，虫积腹痛。

【用法与用量】 3～6 g。入丸散服，每次 1.5～3 g（应先制成 1：10 的倍散）。

【注意】 孕妇禁用；不宜与巴豆、巴豆霜同用。

备注

1. 药名"牵牛子"，始载于陶弘景所著《名医别录》。据陶氏云："本品始出牵牛谢药之传说，故以名之。"但李时珍云："今人隐其名为黑丑白丑者，盖以丑属牛也。"，且"黑者处处野生尤多……白者人多种之……"。还有一说是：本品原植物凡开青蓝之花，则子黑，名黑丑，力速；凡开白色之花，则子白，名白丑，力迟。至于裂叶牵牛或圆叶牵牛则是本品的两种基原，并非划分黑白二丑的依据。

2. 多刺月光花为同科植物多刺月光花 *Calonyction muricatum*（L.）G. Don 的干燥种子。牵牛子与多刺月光花的种子的鉴别要点：前者似橘瓣状，表面灰黑色（黑丑）或淡黄白色（白丑），背面有一条浅纵沟，腹面棱线的下端有一点状种脐，微凹。显油性，有麻感。后者呈卵圆形，表面淡棕色，背面弓形隆起，腹面为一棱线，棱的一端有明显圆形白色的凹下种脐，不麻舌。

3. 打碗花为同科植物打碗花 *Calystegia hederacea* Wall. 的干燥种子。本品呈卵圆形，多为球体的 1/4 状；表面灰黑色，具众多的小突起；种脐呈缺刻状；不苦，不麻。

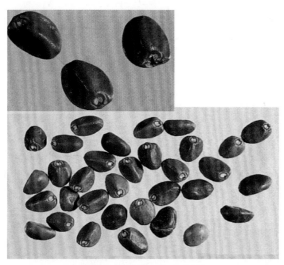

多刺月光花及种子表面观

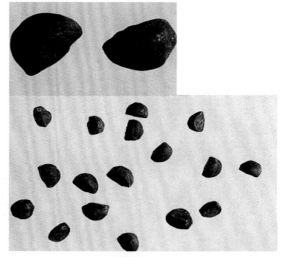

打碗花及种子表面观

4. 西伯利亚鱼黄草为同科植物西伯利亚鱼黄草 *Merremia sibica*（Pers.）Hall. F. 的干燥种子。本品呈卵形，多为球体的 1/4 状；表面灰褐色，被金黄色鳞片状腺毛，脱落处粗糙，呈小点状；背面弓形隆起，中央有浅纵沟；腹面为一棱线，棱线与背面结合处呈缺刻状；辛辣，不麻。

5. 蕹菜子为同科植物蕹菜子 *Ipomoea aquatica* Forsk. 的干燥种子（即空心菜的种子）。本品呈卵圆形；表面黑色，较光滑；种脐明显，呈缺刻状；棱线与背面结合处有 3 个明显的瘤状突起，中间一个较大，左右两个对等；不苦、不麻。

6.《湖北省中药饮片炮制规范》规定：本品处方用名牵牛子，配方应付炒牵牛子。但《中国药典》无此项规定。

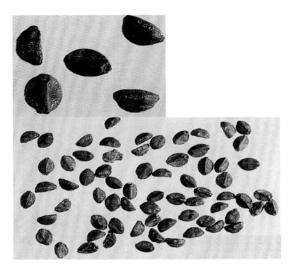

西伯利亚鱼黄草及种子表面观

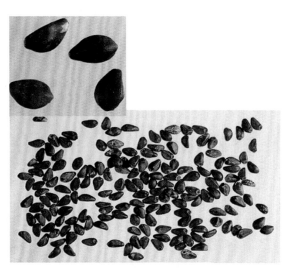

蕹菜子及种子表面观

鸦 胆 子

Yadanzi

BRUCEAE FRUCTUS

本品为苦木科植物鸦胆子 *Brucea javanica*（L.）Merr. 的干燥成熟果实。秋季果实成熟时采收，除去杂质，晒干。

【产地】 主产于广东、广西、云南。此外，福建、贵州、海南、台湾等地亦产。以产于广东者为主流商品，且质优。

【性状】 本品呈卵形，表面黑色或棕色，有隆起的网状皱纹，网眼呈不规则的多角形，两侧有明显的棱线，顶端渐尖，基部有凹陷的果梗痕。果壳质硬而脆，种子卵形，表面类白色或黄白色，具网纹；种皮薄，子叶乳白色，富油性。气微，味极苦。

【商品规格】 分大粒鸦胆子与小粒鸦胆子，都不分等级，均为统货，并标注产地。

【品质要求】 首选大粒鸦胆子，次选小粒鸦胆子；以籽粒饱满、色棕黑、种仁色白、油性足者为佳；禁用"牛耳枫"未成熟或已成熟的果实。

【检查】 **杂质** 不得过 2.5%。**水分**（第二法） 不得过 10.0%。**总灰分** 不得过 6.5%。

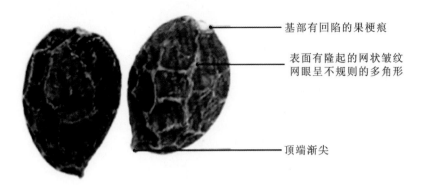

基部有回陷的果梗痕

表面有隆起的网状皱纹
网眼呈不规则的多角形

顶端渐尖

鸦胆子表面观

【含量测定】　照气相色谱法测定，本品按干燥品计算，含油酸（$C_{18}H_{34}O_2$）不得少于 8.0%。

饮片

【处方用名】　鸦胆子、鸭胆子、雅胆子、鸦蛋子、苦参子、解苦楝。

【配方应付】　本品生饮同源。写以上处方用名，均付鸦胆子。

【功能与主治】　清热解毒，截疟，止痢；外用腐蚀赘疣。用于痢疾，疟疾；外治赘疣，鸡眼。

【用法与用量】　0.5～2 g，用龙眼肉包裹或装入胶囊吞服。外用适量。

【注意】　①不宜煎服。②本品有小毒，对胃肠道及肝肾均有损害，故内服应严格控制剂量，不宜多服、久服。③胃肠道出血及肝肾病患者慎用。④外用注意用胶布保护好周围正常皮肤，以防止对正常皮肤的刺激。

备注

1. 本品形似鸟胆，其味极苦，成熟后色黑如鸦，故名鸦胆子，讹字谐音，故又名鸭胆子、雅胆子、鸭蛋子、鸦蛋子等。

2. 牛耳枫为交让木科植物牛耳枫 *Daphniphllum calycinum* Benth. 的干燥果实，分成熟与未成熟果实分别入药，均为地方习用品。鸦胆子与后二者的鉴别要点：前者参见本品【性状】项下。后者牛耳枫未成熟果实的表面灰棕色、黄棕色至淡红棕色，粗糙，有不规则皱纹或多疣状突起；顶端可见极短的花柱痕迹，分裂成二；种子表面棕褐色或黑褐色，有皱纹；气微，味微苦涩。牛耳枫成熟果实的表面蓝黑色或黑褐色，有时有浅蓝色粉末附着，粗糙，有不规则而密集的皱纹；顶端有 2 枚极短的花柱残迹，基部有圆点状凹入果柄痕；种子棕色，少油性；气微苦。参见附图。

3. 药材商品多将产于两广及云南的鸦胆子，因其籽粒较大，称为大粒鸦胆子；而将产于福建等省区的鸦胆子，因其籽粒较小，称为小粒鸦胆子。可见本品的籽粒大小与产地有关，但不是评价品质的依据。

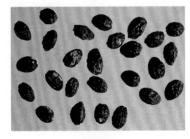

鸦胆子

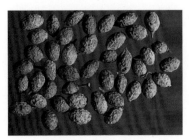

牛耳枫（未成熟果实）

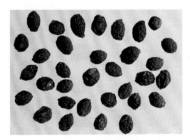

牛耳枫（成熟果实）

韭 菜 子

Jiucaizi

ALLII TUBEROSI SEMEN

本品为百合科植物韭菜 *Allium tuberosum* Rottl. ex Spreng. 的干燥成熟种子。秋季果实成熟时采收果序，晒干，搓出种子，除去杂质。全国各地均产。

【性状】 本品呈半圆形或半卵圆形，略扁，表面黑色，一面突起，粗糙，有细密的网状皱纹，另一面微凹，皱纹不甚明显。顶端钝，基部稍尖，有点状突起的种脐。质硬。气特异，味微辛。

【商品规格】 不分等级，均为统货。

【品质要求】 本品禁用"葱子"，并以粒大、饱满、色黑、嚼之韭菜味浓烈者为佳。

饮片

【处方用名】 韭菜子、韭菜仁、韭子、盐韭菜子。

【配方应付】 写韭菜子、韭菜仁、韭子，均付韭菜子；写盐韭菜子，付盐韭菜子。

【常用饮片】 **韭菜子** 除去杂质。**盐韭菜子** 取韭菜子，照盐水炙法炒干。

【功能与主治】 温补肝肾，壮阳固精。用于肝肾亏虚，腰膝酸痛，阳痿遗精，遗尿尿频，白浊带下。

【用法与用量】 3～9 g。

【注意】 阴虚火旺者忌用。

备注

本品的鳞茎叶中含硫化物和沉香醇，对阴道滴虫有杀灭作用；其根内服可止汗，外用消瘀止血。葱子为百合科植物葱 *A. fistulosum* L. 的干燥成熟种子，又称"葱实"。韭菜子与葱子的鉴别要点：前者隆起面有细密的网状皱纹，嚼之为韭菜味，后者表面较光滑，嚼之为葱味。

香 橼

Xiangyuan

CITRI FRUCTUS

本品为芸香科植物枸橼 *Citrus medica* L. 或香圆 *C. wilsonii* Tanaka 的干燥成熟果实。秋季果实成熟时采收，趁鲜切片，晒干或低温干燥。香圆亦可整个或对剖两半后，晒干或低温干燥。

【产地】 枸橼主产于云南、四川、陕西、广东等省，以产于四川者质优；香圆主产于浙江、江苏、福建等省，以产于福建者质优。

【性状】 **枸橼** 本品呈圆形或长圆形片。横切片外果皮黄色或黄绿色，边缘呈波状，散有凹入的油点；中果皮黄白色，有不规则的网状突起的维管束；瓤囊 10～17 室。纵切片中心柱较粗壮。质柔韧。气清香，味微甜而苦辛。

香圆 本品呈类球形、半球形或圆片。表面黑绿色或黄棕色，密被凹陷的小油点及网状隆起的粗皱纹，顶端有花柱残痕及隆起的环圈，基部有果梗残基。质坚硬。剖面或横切薄片，边缘油点明显；瓤囊 9～11 室，棕色或淡红棕色，间或有黄白色种子。气香，味酸而苦。

【商品规格】　药材分枸橼与香圆两类，其商品统称"香橼"，并以枸橼为主流商品，且都不分等级，均为统货，并标注产地。

【品质要求】　首选枸橼，次选香圆，不用纯果皮的"香橼皮"。其中，枸橼以片色黄白、香气浓者为佳；香圆以个大、皮粗、色黑绿、陈久者为佳。

【含量测定】　**香圆**　照高效液相色谱法测定，本品按干燥品计算，含柚皮苷（$C_{27}H_{32}O_{14}$）不得少于 2.5%。

饮片

【处方用名】　香橼、枸橼、香橼皮、香圆、香圆皮、粗皮香橼、陈香圆、蜜罗柑、香杨、香黄、云香、药柑、香橼果。

【配方应付】　本品生饮同源。写以上处方用名，均付香橼。

【功能与主治】　疏肝理气，宽中，化痰。用于肝胃气滞，胸胁胀痛，脘腹痞满，呕吐噫气，痰多咳嗽。

【用法与用量】　3～10 g。

【注意】　阴虚有热者慎用。

备注

1. 香圆与枸橼的鉴别要点：前者类球形、半球形；表面黑绿色或黄棕色，密被网状隆起的粗皱纹，有"金钱环"，瓤囊 10～17 室。后者为圆形或长圆形；横切片边缘波状，有不规则突起的网状筋脉纹（维管束）；瓤囊 9～11 室。

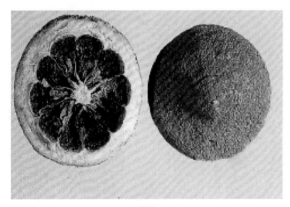

香圆

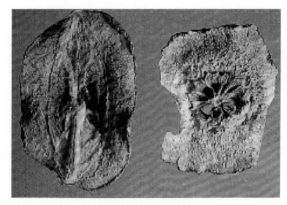

枸橼（纵、横切片）

2. 本品传统习用果皮，称香橼皮，现已改用果实，参见《中国药典》。

3. 香圆的药材商品，以陈久者为佳，故有"陈香圆"之名，属"六陈"之列。

胖　大　海

Pangdahai

STERCULIAE LYCHNOPHORAE SEMEN

本品为梧桐科植物胖大海 *Sterculia lychnophora* Hance 的干燥成熟种子。

【产地】　主产于越南、泰国、印度尼西亚等国，以产于越南者质优，以产于印尼者次之。我国广东湛江、海南、广西东兴、云南西双版纳等地也有引种。

【性状】　本品呈纺锤形或椭圆形。先端钝圆，基部略尖而歪，具浅色的圆形种脐。表面棕色或暗棕色，微有光泽，具不规则的干缩皱纹。外层种皮极薄，质脆，易脱落。中层种皮较厚，黑褐色，质松易碎，遇水膨胀成海绵状。断面可见散在的树脂状小点。内层种皮可与中层种皮剥离，稍革质，内有 2 片肥厚胚乳，广卵形。子叶 2 枚，菲薄，紧贴于胚乳内侧，与胚乳等大。气微，味淡，嚼之有黏性。

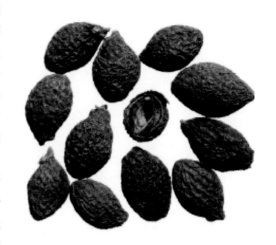

长形胖大海

【商品规格】　传统规格：按产地分为新州子（产于新加坡等马来半岛周边国家）、暹（xiān）罗子（产于泰国）、安南子（产于越南）。现行规格：分长果与圆果两种，都不分等级，均为进口统货，并标注产地。

【品质要求】　首选安南子，次选新州子或暹罗子，且只用长果，不用圆果，均以个大、质坚、色黄棕、表面有细皱纹及光泽、不破皮者为佳。禁用"圆粒苹婆"。

【检查】　**水分**（第二法）　不得过 16.0%。**黄曲霉毒素**　本品每 1 000 g 含黄曲霉毒素 B_1 不得过 5 μg，黄曲霉毒素 G_2、黄曲霉毒素 G_1、黄曲霉毒素 B_2 和黄曲霉毒素 B_1 的总量不得过 10 μg。

饮片

【处方用名】　胖大海、通大海、安南子、大海子、大洞果、大发、胡大海、蓬大海。

【配方应付】　本品生饮同源。写上述处方用名，均付胖大海。

【功能与主治】　清热润肺，利咽开音，润肠通便。用于肺热声哑，干咳无痰，咽喉干痛，热结便闭，头痛目赤。

【用法与用量】　2～3 枚，沸水泡服或煎服。

【注意】　不宜与茶叶共泡冲服。

备注

1. 胖大海之名始见于《本草纲目拾遗》，称其"出安南大洞山。……有名大洞果"。注：古之安南即今之越南，故本品又称安南子或大洞果。

2. 圆粒苹婆为梧桐科植物圆粒苹婆 *S. scphigera Wall.* 的干燥成熟种子。1979 年以前在我国一直作胖大海入药。本品与胖大海的性状差异见胖大海与圆粒苹婆区别表。

胖大海与圆粒苹婆区别表

品名	外部形态	胚乳	子叶	经验鉴别
胖大海	纺锤形或椭圆形，表面暗棕色，具纵向不规则纹理	有	2 片，大而菲薄，紧贴于胚乳内侧	浸泡水中膨胀快，其体积是原来的 4 倍。干燥振摇不响
圆粒苹婆	类圆形或卵圆形，表面黄棕色有细密网状纹理	无	2 片，肥厚	浸泡水中膨胀慢，其体积为原来的 2 倍。干燥振摇时作响

莱　菔　子

Laifuzi

RAPHANI SEMEN

本品为十字花科植物萝卜 *Raphanus sativus* L. 的干燥成熟种子。夏季果实成熟时采割植株，晒干，搓出种子，除去杂质，再晒干。

【产地】　主产于河北、河南、浙江、湖北、四川等地。

【性状】　本品呈类卵圆形或椭圆形，稍扁。表面黄棕色、红棕色或灰棕色。一端有深棕色圆形种脐，一侧有数条纵沟。种皮薄而脆，子叶 2 枚，黄白色，有油性。气微，味淡、微苦辛。

【商品规格】　不分等级，均为统货。

【品质要求】　以粒大、饱满、坚实、油性大、色红棕者为佳。

【检查】　**水分**（第四法）　不得过 8.0%。**总灰分**　不得过 6.0%。**酸不溶性灰分**　不得过 2.0%。

【浸出物】　醇溶性浸出物（热浸法）不得少于 10.0%。

【含量测定】　照高效液相色谱法测定，本品按干燥品计算，含芥子碱以芥子碱硫氰酸盐（$C_{16}H_{24}NO_5 \cdot SCN$）计，不得少于 0.40%。

饮片

【处方用名】　莱菔子、萝卜子、内菔子、萝卜米、大萝卜子、炒莱菔子。

【配方应付】　本品"写生付生，无生付熟"。即写以上处方用名，凡标注"生"字者，均付生莱菔子；无"生"字者，均付炒莱菔子。

【常用饮片】　**莱菔子**　除去杂质，洗净干燥。**炒莱菔子**　取莱菔子照清炒法炒至微鼓起。

【检查】【浸出物】【含量测定】　均同药材。

【功能与主治】　消食除胀，降气化痰。用于饮食停滞，脘腹胀痛，大便秘结，积滞泻痢，痰壅喘咳。

【用法与用量】　5～12 g。用时捣碎。

【注意】　①非脾虚气滞者，不宜与人参同用。②本品辛散耗气，气虚及无食积、痰滞者慎用。

备注

1. 莱菔子始载于《唐本草》，俗称萝卜子。李时珍曰："北人称萝卜，一种四名，春曰破地锥，夏曰夏生，秋曰萝卜，冬曰土酥。"

2. 本品【配方应付】项下的有关规定，系依据《湖北省中药饮片炮制规范》。

3. 本品以往习用除去种皮的莱菔子，但《中国药典》规定为带种皮入药。鉴于本品含脂肪油，故本品无论生用或炒制品，均应带皮入药，临用打碎。

4. 关于本品是否与人参"相恶"，争论颇多，至今尚无定论。

莲　子

Lianzi

NELUMBINIS SEMEN

　　本品为睡莲科植物莲 *Nelumbo nucifera* Gaertn. 的干燥成熟种子。秋季果实成熟时采割莲房，取出果实，除去果皮，干燥。

【产地】　主产于湖北（习称湖莲）、湖南（习称湘莲）、福建（习称建莲）、江西及江苏（习称白莲）等省，以产于湖北洪湖者为道地药材。

【性状】　本品略呈椭圆形或类球形，表面浅黄棕色至红棕色，有细纵纹和较宽的脉纹。一端中心呈乳头状突起，深棕色，多有裂口，其周边略下陷。质硬，种皮薄，不易剥离。

【商品规格】　商品分空心磨莲（通心莲）、白莲子、山东红等规格，均为统货，并标注产地。其中，空心磨莲又分选货与统货，都不分等级。

【品质要求】　只用带种皮的通心湖莲，以粒大、饱满、坚硬者为佳；不用石莲子；禁用苦石莲、抱石莲。

【检查】　**水分**（第二法）　不得过 14.0%。**总灰分**　不得过 5.0%。**黄曲霉毒素**　本品每 1 000 g 含黄曲霉毒素 B_1 不得过 5 μg，黄曲霉毒素 G_2、黄曲霉毒素 G_1、黄曲霉毒素 B_2 和黄曲霉毒素 B_1 总量不得过 10 μg。

饮片

【处方用名】　莲子、莲子米、莲米、通心莲、空心莲、藕实、莲实、莲蓬子。

【配方应付】　本品生饮同源。写以上处方用名，均付已"抽取"莲心的莲子。

【功能与主治】　补脾止泻，止带，益肾涩精，养心安神。用于脾虚泄泻，带下，遗精，心悸失眠。

【用法与用量】　6～15 g。

【注意】　脘腹痞满，大便燥结者不宜使用。

备注

　　1. 睡莲科植物莲的 10 个部位：莲子、莲须、莲子心、莲房、藕节、荷叶，以及荷花、荷叶蒂、荷梗、莲藕均可入药。其中，前 6 种已载入《中国药典》。

　　2.《中国药典》规定：莲子的药用部位应为莲的干燥成熟种子，故莲子是药材。用于调剂或制剂时，应取出莲子中的幼叶及胚根（莲子心），使成空心莲及莲子心两种饮片，分别入药。

　　3. 通心莲若不带皮煎煮，则极易导致药液糊化，影响其他药物成分的浸出，故用于汤剂或中药液体制剂时，宜用带种皮的通心湖莲。

　　4. 由于莲子去心，多由产地趁鲜加工成空心莲，而空心莲系生饮同源品种，故本文不再收录《中国药典》【炮制】项。

　　5. 石莲子系指带果壳的莲子，即莲的果实，它"老于莲房（莲的花托），坠入淤泥，经久变黑，质坚如石，故而得名，为热毒噤口痢之专药"。（见《本经逢源》）

　　6. 苦石莲为豆科植物喙荚云实 *Caesalpinia minax* Hance 的干燥种子，又称南蛇勒。石莲子与苦石莲的鉴别要点：前者两端微尖，表面无环形横纹；后者两端钝圆，表面具环形横纹。参见附图。

7. 抱石莲为水龙骨科植物抱石莲的干燥全草。

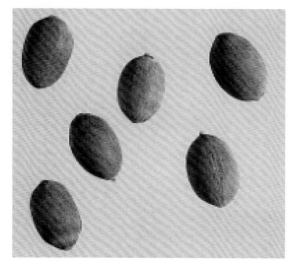

石莲子

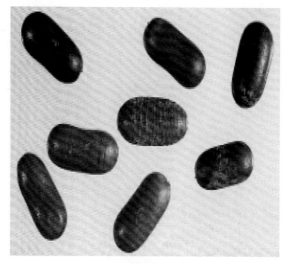

苦石莲

莲 子 心

Lianzixin

NELUMBINIS PLUMULA

本品是睡莲科植物莲 *Nelumbo nucifera* Gaertn. 的成熟种子中的干燥幼叶及胚根。取出，晒干。

【性状】　略呈细圆柱形，幼叶绿色，一长一短，卷成箭形，先端向下反折，两幼叶间可见细小胚芽。胚根圆柱形，长约 3 mm，黄白色。质脆易折断，断面有数个小孔。气微，味苦。

【商品规格】　不分等级，均为统货，并标注产地。

【品质要求】　不用胚根已折断品，以产于湖北者质优，且系主流商品。

【检查】　**水分**（第二法）　不得过 12.0%。**总灰**
分　不得过 5.0%。

【含量测定】　照高效液相色谱法测定，本品按干燥品计算，含莲心碱（$C_{37}H_{42}N_2O_6$）不得少于 0.20%。

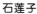

【处方用名】　莲子心、莲心、莲薏、苦薏、薏。

【配方应付】　本品生饮同源。写以上处方用名，均付莲子心。

【功能与主治】　清心安神，交通心肾，涩精止

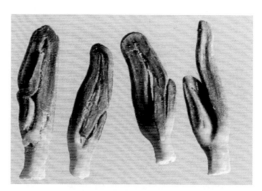

莲子心表面观

血。用于热入心包，神昏谵语，心肾不交，失眠遗精，血热吐血。

【用法与用量】　2～5 g。

【注意】　脾胃虚寒者忌服。

备注

莲薏、苦薏、薏均系莲子心的传统别名，并非薏苡仁的别名，应注意区别。

桃　仁

Taoren

PERSICAE SEMEN

本品为蔷薇科植物桃 *Prunus persica*（L.）Batsch 或山桃 *P. davidiana*（Carr.）Franch. 的干燥成熟种子。果实成熟后采收，除去果肉和核壳，取出种子，晒干。

【产地】　全国大部分省区有产，主产于四川、云南、陕西、山东、河北、山西、河南等地。以产于山东者质优；以产于河北的"刁仁"（系药材的商品名）为道地药材。

【性状】　**桃仁**　呈扁长卵形，表面黄棕色至红棕色，密布颗粒状突起，一端尖，中部膨大，另端钝圆稍偏斜，边缘较薄。尖端一侧有短线形种脐，圆端有颜色略深不甚明显的合点，自合点处散出多数纵向维管束。种皮薄，子叶 2 枚，类白色，富油性。气微，味微苦。

山桃仁　呈类卵圆形，较小而肥厚。

【商品规格】　商品分桃仁与山桃仁两种，都不分等级，均为统货，并标注产地。

【品质要求】　只用桃仁，不用山桃仁（以利与苦杏仁的鉴别）。以颗粒均匀、完整饱满、外皮色棕红、内仁色白净、富油性者为佳。

【检查】　**酸败度**　照酸败度测定法测定。**酸值**　不得过 10.0。**羰基值**　不得过 11.0。**黄曲霉毒素**　本品每 1 000 g 含黄曲霉毒素 B_1 不得过 5 μg，黄曲霉毒素 G_2、黄曲霉毒素 G_1、黄曲霉毒素 B_2 和黄曲霉毒素 B_1 总量不得过 10 μg。

【含量测定】　照高效液相色谱法测定，本品按干燥品计算，含苦杏仁苷（$C_{20}H_{27}NO_{11}$）不得少于 2.0%。

饮片

【处方用名】　桃仁、山桃仁、刁仁、燀桃仁、光桃仁、单桃仁、炒桃仁。

【配方应付】　写以上燀桃仁、炒桃仁外的处方用名，均付桃仁；写燀桃仁，付燀桃仁；写炒桃仁，付燀桃的清炒品（临方炮制）。

【常用饮片】　**桃仁**　除去杂质，用时捣碎。

【检查】【含量测定】　同药材。

燀桃仁　按《中国药典》燀桃仁项下规定的方法炮制。用时捣碎。

【检查】　同药材。

【含量测定】　同药材，含苦杏仁苷（$C_{20}H_{27}NO_{11}$）不得少于 1.5%。

炒桃仁　取燀桃仁，照清炒法炒至黄色，用时捣碎。

【含量测定】　同药材，含苦杏仁苷（$C_{20}H_{27}NO_{11}$）不得少于 1.60%。

【功能与主治】 活血祛瘀，润肠通便，止咳平喘。用于经闭痛经，癥瘕痞块，肺痈肠痈，跌扑损伤，肠燥便秘，咳嗽气喘。

【用法与用量】 5～10 g。

【注意】 本品润燥滑肠，脾虚便溏者慎用。孕妇慎用。

备注

1. 《中国药典》与《湖北省中药饮片炮制规范》均收载了3种饮片：即桃仁（生品带皮）、燀桃仁（燀后去皮）、炒桃仁（取燀桃仁再清炒）。其中，《中国药典》还将燀桃仁与炒桃仁又分为燀桃仁、燀山桃仁及炒桃仁、炒山桃仁，其质控项目与质控指标略有不同。

2. 现今药材市场大多将桃仁与山桃仁混装（刁仁除外），应注意区别。

3. 桃仁与山桃仁的鉴别要点：桃仁呈扁椭圆形，边缘较薄，表面有细小颗粒状突起；山桃仁呈类卵圆形，较小而肥厚，边缘不薄，表面颗粒状突起较粗而密。参见附图。

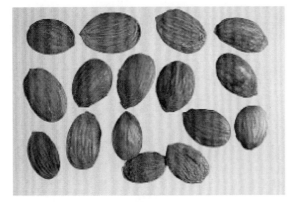 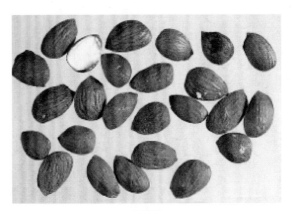

桃仁　　　　　　　　　　　　　　　山桃仁

核 桃 仁

Hetaoren

JUGLANDIS SEMEN

本品为胡桃科植物胡桃 *Juglans regia* L. 的干燥成熟种子。秋季果实成熟时采收，除去肉质果皮，晒干，再除去核壳和木质隔膜。

【产地】 主产陕西、山西、河北、东北、内蒙古等地，以产于山西汾阳者质优。

【性状】 本品多破碎，为不规则的块状，有皱曲的沟槽，大小不一；完整者类球形，直径2～3 cm。种皮淡黄色或黄褐色，膜状，维管束脉纹深棕色。子叶类白色。质脆，富油性。气微，味甘；种皮味涩、微苦。

【商品规格】 不分等级，均为统货，并标示产地。

【品质要求】 以色黄、饱满、个大、断面白色者为佳。

【检查】 **水分**（第二法） 不得过 7.0%。**酸败度** 照酸败度测定法测定。**酸值** 不得过 10.0。**羰基值** 不得过 10.0。**过氧化值** 不得过 0.10。

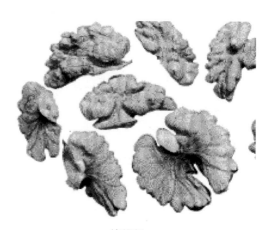

核桃仁

饮片

【处方用名】　核桃仁、胡桃仁、胡桃肉。

【配方应付】　本品生饮同源。写以上处方用名，均付核桃仁。

【功能与主治】　补肾，温肺，润肠。用于肾阳不足，腰膝酸软，阳痿遗精，虚寒喘嗽，肠燥便秘。

【用法与用量】　6～9 g。

【注意】　阴虚火旺、痰热咳嗽、便溏者不宜服用。

备注

1. 本品始载于宋《开宝本草》，原产于羌胡，自张骞出使西域，始得种还植之，名为"核桃"，药用其种子，故名。

2.《中国药典》规定：本品应除去木质隔膜，即应分离种隔（分心木），故用前应打碎。

益　智

Yizhi

ALPINIAE OXYPHYLLAE FRUCTUS

本品为姜科植物益智 *Alpinia oxyphylla* Miq. 的干燥成熟果实。夏、秋间果实由绿变红时采收，晒干或低温干燥。

【产地】　主产于海南、广东、广西、云南、福建等地，以产于海南者为主流商品。

【性状】　本品呈椭圆形，两端略尖。表面棕色或灰棕色，有纵向凹凸不平的突起棱线，顶端有花被残基，基部常残存果梗。果皮薄而稍韧，与种子紧贴，种子集结成团，中有隔膜将种子团分为 3 瓣，每瓣有种子 6～11 粒。种子呈不规则的扁圆形，略有钝棱，表面灰褐色或灰黄色，外被淡棕色膜质的假种皮；质硬，胚乳白色。有特异香气，味辛、微苦。

【商品规格】　不分等级，均为统货，并标注产地。以产于海南者质优，且系主流商品。

【品质要求】　以粒大饱满（瘦瘪果＜10％）、质坚硬、显油性、气味浓者为佳。

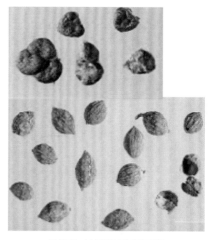

益智与益智种子表面观

【检查】　**总灰分**　不得过 8.5％。**酸不溶性灰分**　不得过 1.5％。

【含量测定】　**挥发油**　照挥发油测定法测定，种子含挥发油不得少于 1.0％（ml/g）。

饮片

【处方用名】　益智、益智仁、益智子、盐益智仁。

【配方应付】　写以上除盐益智仁外的处方用名，均付益智；写盐益智仁，付盐益智仁。

【常用饮片】　**益智仁**　除去杂质及外壳，用时捣碎。

【含量测定】　同药材。

盐益智仁　取净益智仁，照水炙法炒干即得。

【检查】　同药材。

【功能与主治】　暖肾固精缩尿，温脾止泻摄唾。用于肾虚遗尿，小便频数，遗精白浊，脾寒泄泻，腹中冷痛，口多唾涎。

【用法与用量】　3～10 g。用时捣碎。

【注意】　阴虚火旺及大便秘结者忌服。

备注

1. 益智既是药材的通用名，又是该药材原植物的属名，其药用部位系指果实，故不能称其为益智仁。因为益智仁系指益智的种仁，即益智的饮片名，应注意区别。

2. 鉴于本品果皮与种子紧贴（不易去壳），故现行商品以种子团为主流商品，在种子团的挥发油含量符合《中国药典》规定的前提下，可直接购用种子团。

3. 本品应以种子团"上柜"，调剂时再破碎入药。

桑　椹

Sangshen

MORI FRUCTUS

本品为桑科植物桑 *Morus alba* L. 的干燥果穗。4—6月果实变红时采收晒干，或略蒸后晒干。

【产地】　全国大部分地区均产。主产于江苏、浙江、湖南、四川。

【性状】　本品为聚花果，由多数小瘦果集合而成，呈长圆形。黄棕色、棕红色或暗紫色，有短果序梗。小瘦果卵圆形，稍扁，外具肉质花被片4枚。气微，味微酸而甜。

【商品规格】　分水煮无硫货、青桑椹、黑桑椹、色黄货，都不分等级，均为统货。

【品质要求】　本品只用生晒、其色紫红的桑椹；不用尚未成熟的"青桑椹"或已熟透的黑桑椹，以及所谓水煮无硫货、色黄货等。均以个大、色暗紫、肉厚者为佳。

【检查】　水分（第二法）　不得过 18.0%。**总灰分**　不得过 12.0%。

【浸出物】　用 85% 乙醇作溶剂（热浸法），浸出

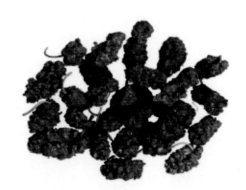
桑椹

物不得少于 15.0％。

饮片

【处方用名】　桑椹、桑枣、桑果、桑泡。

【配方应付】　写以上处方用名，均付桑椹。

【功能与主治】　滋阴补血，生津润燥。用于肝肾阴虚，眩晕耳鸣，心悸失眠，须发早白，津伤口渴，内热消渴，肠燥便秘。

【用法与用量】　9～15 g。

【注意】　脾虚便溏者忌服。

备注

1. 本品无论药材还是饮片，其通用名称均不能称其为"桑椹子"。

2. 本品历来不分等级，均为统货。但现今药材市场将其分为水煮无硫货、青桑椹、黑桑椹、色黄货等规格，均不符合《中国药典》来源项下的有关规定，不得采用。

菟 丝 子

Tusizi

CUSCUTAE SEMEN

本品为旋花科植物南方菟丝子 *Cuscuta australis* R. Br. 或菟丝子 *C. chinensis* Lam. 的干燥成熟种子。秋季果实成熟时采收植株，晒干，打下种子，除去杂质。

【产地】　原主产地为辽宁、吉林、山东、河北、河南、江苏等地，现主产地为内蒙古、宁夏、甘肃陇西、新疆和田等地。以产于内蒙古、宁夏者为主流商品。

【性状】　本品呈类球形。表面棕黄色至浅黄色，粗糙，种脐线形或扁圆形。质坚实，用指甲不易压碎。气微，味淡。

【商品规格】　药材商品分大菟丝子与小菟丝子两类，每类又分净货与水洗货两种规格，都不分等级，均为统货，并标注产地。

【品质要求】　首选菟丝子，次选南方菟丝子，均用水洗货；均以身干、质坚、颗粒饱满、表面黄棕色、用手指不易压碎者为佳。不用大菟丝子，禁用"欧菟丝子"。

【检查】　**水分**（第二法）　不得过 10.0％。**总灰分**　不得过 10.0％。**酸不溶性灰分**　不得过 4.0％。

【含量测定】　照高效液相色谱法测定，本品按干燥品计算，含金丝桃苷（$C_{21}H_{20}O_{12}$）不得少于 0.10％。

饮片

【处方用名】　菟丝子、吐丝子、缠龙子、豆须子、萝丝子、黄藤子、山麻子、无娘子、无娘藤米、龙须子、黄萝子、黄藤子、麻棱丝子、雷真子、金黄丝子、盐菟丝子。

【配方应付】　写除盐菟丝子外的处方用名，均付菟丝子；写盐菟丝子，付盐菟丝子。

【常用饮片】　**菟丝子**　除去杂质，抢水洗净，捞起干燥。

盐菟丝子（临方炮制）取菟丝子，照盐炙法炒至微起。

【检查】【含量测定】 均同药材。

【功能与主治】 补益肝肾，固精缩尿，安胎，明目，止泻；外用消风祛斑。用于肝肾不足，腰膝酸软，阳痿遗精，遗尿尿频，肾虚胎漏，胎动不安，目昏耳鸣，脾肾虚泻；外治白癜风。

【用法与用量】 6～12 g。外用适量。

【注意】 本品为平补之药，但偏补阳，阴虚火旺、大便燥结、小便短赤者不宜服用。

备注

1. 本品始载于《神农本草经》。因其用水煮煎，则种皮破裂，有白色卷旋状种胚外露，习称吐丝，而吐、菟谐音，故名菟丝子。

2. 本品为寄生植物，寄主尤以黄豆、大豆、黑豆等豆科植物为佳。为保护豆类经济物，扩大本品资源，2005 年版《中国药典》仅收载"菟丝子"一个品种，2010 年版《中国药典》增加了"南方菟丝子"（同现行版《中国药典》）。其商品的主产地也随之发生变迁，多为非豆类经济植物主产地。

3. 本品历来分色棕黄而细者（菟丝子）与色浅黄而大者（南方菟丝子）两种，并以粒小者入药为佳。

4. 大菟丝子为同属植物日本菟丝子（金灯藤）*C. japonica* Choisy 的种子。大菟丝子与菟丝子或南方菟丝子的鉴别要点：前者较大，直径 0.2～0.3 cm；表面具光泽，在放大镜下可见条纹状纹理及明显的"丫"形隆起。后二者较小，直径 0.1～0.16 cm；表面无光泽，在放大镜下可见布满白霜状细颗粒（菟丝子）或不均匀的颗粒状突起及网状纹理（南方菟丝子）。

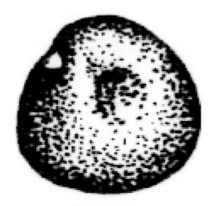 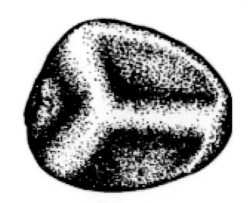

菟丝子外形图　　　　　　　　大菟丝子外形图

5. 欧菟丝子多为两粒种子粘结在一起，呈半球形，表面呈绿褐色，与药用的两种菟丝子性状差异明显，易于鉴别，不再赘述。

野 料 豆

Yeliaodou

GLYCINIS SOJAE SEMEN

本品为豆科植物崂豆 *Glycine Soja* Sieb. Et Zucc. 的干燥成熟种子。秋季采收成熟果实，晒干，打下种子，除去杂质。

【产地】 主产于江苏、浙江等省，习称"黑料豆"。

【性状】 种子矩圆形，略扁。种皮外面常被有黄褐色附着物，擦尽后可见黑褐色的外种皮，上有黄白色斑纹，微具光泽。一侧中央有长椭圆形种脐。质坚硬。嚼之有豆腥气。

【商品规格】 不分等级，均为统货。

【品质要求】 本品以颗粒饱满、色黑、搓尽外皮后有光泽者为佳。但禁用颗粒较小的黑豆作本品入药。

【处方用名】 野料豆、黑料豆、马料豆、料豆。

【配方应付】 写上述处方用名，均付野料豆。

【功能与主治】 补益肝肾，祛风解毒。用于阴亏目昏，肾虚腰痛，盗汗，筋骨疼痛，产后风痉，小儿疳疾。

【用法与用量】 9～15 g。

备注

本品始载于《饮片新参》，《中国药典》并未收载本品。其别名"黑料豆"，出自《中华本草》。至于"料豆衣"，则是黑豆（即黑大豆）的干燥种皮。黑料豆与料豆衣不得混淆或互相代用。

蛇 床 子

Shechuangzi

CNIDII FRUCTUS

本品为伞形科植物蛇床 *Cnidium monnieri* （L.）Cuss. 的干燥成熟果实，又称"蛇床实"。夏、秋二季果实成熟时采收，除去杂质，晒干。

【产地】 主产于广西宾阳、石龙，山东禹城、肥城、东平，浙江宁波，江苏镇江、苏州，四川双流等地。

【性状】 本品为双悬果，呈椭圆形。表面灰黄色或灰褐色，顶端有 2 枚向外弯曲的柱基，基部偶有细梗。分果的背面有薄而突起的纵棱 5 条，接合面平坦，有 2 条棕色略突起的纵棱线。果皮松脆，揉搓易脱落。种子细小，灰棕色，显油性。气香，味辛凉，有麻舌感。

【商品规格】 分统货与净货，都不分等级，均为统货。以产于江浙一带者为主流商品。

【品质要求】 只用"蛇床实"，不用"旱芹"；以颗粒饱满、色灰黄、手搓之有辛辣香气者为佳。禁用"粗糙独活"（土蛇床）的果实。

【检查】 **水分**（第二法） 不得过 13.0%。**总灰分** 不得过 13.0%。**酸不溶性灰分** 不得过 6.0%。

【浸出物】 醇溶性浸出物（冷浸法）不得少于 7.0%。

【含量测定】 照高效液相色谱法测定，本品按干燥品计算，含蛇床子素（$C_{15}H_{16}O_3$）不得少于 1.0%。

饮片

【处方用名】　蛇床子、蛇床实、虺（huī）床、思益、蝇毒、枣棘、檣蘼、野胡萝卜子、野芜荽子、野茴香子、假芹菜子、蛇娘子、蛇床草子。

【配方应付】　本品生饮同源。写以上处方用名，均付蛇床子。

【功能与主治】　燥湿祛风，杀虫止痒，温肾壮阳。用于阴痒带下，湿疹瘙痒，湿痹腰痛，肾虚阳痿，宫冷不孕。

【用法与用量】　3～10 g。外用适量，多煎汤熏洗，或研末调敷。

备注

1. 据报道：本品多野生于荒冢坟坍（tān），温暖湿润之处，此处往往蛇巢较多，每逢夏日雷雨之前，础润之际，蛇也难耐闷湿之气，纷纷出洞，喜盘于蛇床草下。如李时珍所言："蛇虺喜卧于其下，故有蛇床、蛇粟诸名。"

2. 旱芹为同科植物旱芹 *Apium graveoiens* L. 的干燥成熟果实。蛇床子与旱芹的性状差异：前者见【性状】项下；后者表面灰褐色或灰绿色，分果背面隆起明显，具突起的浅色脊棱 5 条，接合面不平坦，手搓后有浓郁的芹菜香气，味辛凉，微苦。

3. 粗糙独活为同科植物粗糙独活 *Heracleum scabridum* Franch. 的干燥成熟果实，习称"土蛇床子"。其表面为淡棕色，分果两侧呈薄翼状，背面近平滑，脊棱 5 条呈线形，接合面略呈浅蝶状，香气特异，味辛，略涩。

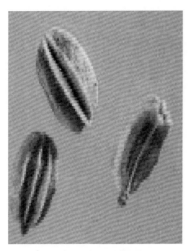　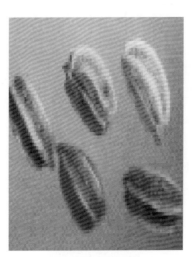　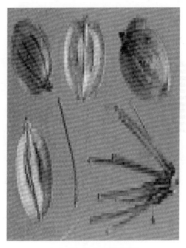

蛇床子分果表面观　　　　　　旱芹分果表面观　　　　　　土蛇床分果表面观

淡 豆 豉

Dandouchi

SOJAE SEMEN PRAEPARATUM

本品为豆科植物大豆 *Glycine max* （L.）Merr. 的成熟种子的发酵加工品。

【制法】　取桑叶、青蒿各 70～100 g，加水煎煮，滤过，煎液拌入净大豆 1 000 g 中，俟吸尽后，蒸透，取出，稍晾，再置容器内，用煎过的桑叶、青蒿渣覆盖，在 25～28℃、相对湿度 80％ 的条件下闷，使其发酵至黄衣上遍时，取出，除去药渣，洗净，置容器内（保持温度 50～60℃），再闷 15～20 d，至充分发酵、香气溢出时，取出，略蒸，干燥，即得淡豆（传统品规称其为"制豆豉"）。

【性状】　本品呈椭圆形，略扁，长 0.6～1 cm，直径 0.5～0.7 cm。表面黑色，皱缩不平。质柔软，断面棕黑色。气香，味微甘。

【商品规格】　传统规格分制豆豉与淡豆豉，都不分等级，均为统货；现行规格无制豆豉与淡豆豉之分，其药材商品只有淡豆豉，且不分等级，均为统货。

【品质要求】　以粒大、色黑、气香、质柔软、无糟粒、表面附有膜状物者为佳。

【检查】　取本品 1 g，研碎，加水 10 ml，在 50～60℃ 水浴中温浸 1 h，滤过。取滤液 1 ml，加 1％硫酸铜溶液与 40％氢氧化钾溶液各 4 滴，振摇，应无紫红色出现。

饮片

【处方用名】　淡豆豉、豆豉、淡豉、香豉、大豆豉、杜豆豉、香豆豉。

【配方应付】　写以上处方用名，均付淡豆豉。

【功能与主治】　解表，除烦，宣发郁热。用于感冒，寒热头痛，烦躁胸闷，虚烦不眠。

【用法与用量】　6～12 g。

备注

1. 本品始载于《名医别录》。李时珍谓："豉诸大豆皆可为之，以黑豆者入药。"故本品以产于东北者质优。

2. 传统品规中的制豆豉与淡豆豉的区别：前者系后者的原料，即取"制豆豉"，用麻黄煎浓汁拌匀再蒸即得"淡豆豉"（每 100 kg 黑豆用麻黄 6.25 kg）。

3. 本品的品规甚多，皆因所用辅料与加工方法的不同，其功效各异，不得混用或互相代用。如用桑叶、青蒿同制，药性偏于寒凉，适用于外感风热或温病初起之证；用麻黄、紫苏同制，药性偏于辛温，适用于外感风寒之证。故本品应按《中国药典》【制法】项下规定的方法自行制备。

葶 苈 子

Tinglizi

DESCURAINIAE SEMEN LEPIDII SEMEN

本品为十字花科植物播娘蒿 *Descurainia sophia*（L.）Webb. ex Prantl. 或独行菜 *Lepidium apetalum* Willd. 的干燥成熟种子。前者习称"南葶苈子"，后者习称"北葶苈子"。夏季果实成熟时采割植株，晒干，搓出种子，除去杂质。

【产地】　南葶苈子（又称"甜葶苈"）主产于安徽、河南、山东、江苏、浙江等省；北葶苈子（又称"苦葶苈"）主产于河北、辽宁、内蒙古等地。

【性状】　**南葶苈子**　呈长圆形，略扁。表面棕色或红棕色，微有光泽，具纵沟 2 条，其中 1 条较明显。一端钝圆，另端微凹或较平截，种脐类白色，位于凹入端或平截处。气微，味微辛、苦，略带黏性。**北葶苈子**　呈扁卵形。一端钝圆，另端尖而微凹，种脐位于凹入端。味微辛辣，黏性较强。

【商品规格】 传统规格分南、北葶苈子两类；现行规格无南、北葶苈子之分，但以南葶苈子为主流商品；都不分等级，均为统货，并标注产地。

【品质要求】 首选南葶苈子，次选北葶苈子；均以颗粒均匀、籽粒饱满、色黄棕、纯净者为佳。不用"柱毛独行菜""家独行菜""北美独行菜""宽叶独行菜"的种子；禁用"小花糖芥""沼生蔊菜""芝麻菜""菥蓂""葶苈"的种子，以及"蔊（hàn）菜子"。

【检查】 水分（第二法） 不得过9.0%。总灰分 不得过8.0%。酸不溶性灰分 不得过3.0%。膨胀度 照膨胀度测定法测定，南、北葶苈子分别不得低于3、12。

【含量测定】 南葶苈子 照高效液相色谱法测定，本品按干燥品计算，含槲皮素-3-O-β-D-葡萄糖-7-O-β-D-龙胆双糖苷（$C_{33}H_{40}O_{22}$）不得少于0.075%。

饮片

【处方用名】 葶苈子、南葶苈子、北葶苈子、苦葶苈、甜葶苈、播娘蒿子、独行菜子、辣蒿子、炒葶苈子。

【配方应付】 写除炒葶苈子外的处方用名，均付葶苈子；写炒葶苈子，付炒葶苈子。

【常用饮片】 葶苈子 除去杂质和灰屑。

【检查】【含量测定】 同药材。

炒葶苈子 取净葶苈子，照清炒法炒至有爆鸣声。

【检查】 水分 同药材，不得过5.0%。

【含量测定】 南葶苈子 同药材，含槲皮素-3-O-β-D-葡萄糖-7-O-β-D-龙胆双糖苷（$C_{33}H_{40}O_{22}$）不得少于0.080%。

【检查】 总灰分 酸不溶性灰分 同药材。

【功能与主治】 泻肺平喘，行水消肿。用于痰涎壅肺，喘咳痰多，胸胁胀满，不得平卧，胸腹水肿，小便不利。

【用法与用量】 3～10 g，包煎。

【注意】 肺虚咳喘、脾虚肿满者慎服。

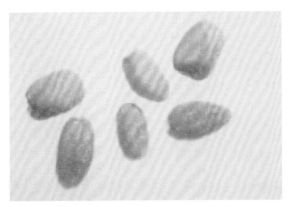

南葶苈子表面观

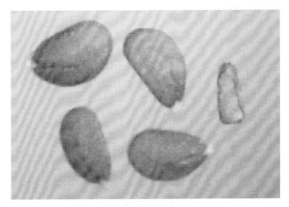

北葶苈子表面观

备注

1. 本品祛痰定喘、泻肺利水，"定"同"停"，"停"同"葶"，"利"与"苈"同义，药用种子，故名。2005年版《中国药典》界定本品为十字花科植物独行菜或播娘蒿的干燥成熟种子；现行版

《中国药典》改定本品为十字花科植物播娘蒿或独行菜的干燥成熟种子，故南葶苈子成为主流商品。

2. 注意：①南葶苈子虽又称甜葶苈，但其味微辛苦；北葶苈子虽又称苦葶苈，其味微辛辣，这也是两者的鉴别要点之一。②"葶苈"的种子不是葶苈子，而是同科植物葶苈（*Draba nemorosa* L.）的种子。③北葶苈子依据《中国药典》的规定不作含量测定。

3. 本品（其表皮细胞为黏液细胞）虽伪品甚多，但均易鉴别。方法是：取本品少量，加水浸泡后，用放大镜观察，南葶苈子透明状黏液层薄，厚度约为种子宽度的1/5以下。北葶苈子透明状黏液层较厚，厚度可超过种子宽度的1/2以上。凡无透明状黏液者均系伪品，如"小花糖芥""沼生蔊菜""芝麻菜""菥蓂""葶苈"的种子，以及"蔊菜子"等。

4. 本品的地方习用品甚多，大多为各种独行菜的种子，水泡后均有透明状黏液，且常混入北葶苈子入药。故应将南葶苈子列为首选。

5. 本品含α-亚麻酸，是人体必需脂肪酸，人与动物在体内都无法合成，必须从食物中摄取，故现已将本品作食用油的添加剂使用。

紫 苏 子

Zisuzi

PERILLAE FRUCTUS

本品为唇形科植物紫苏 *Perilla frutescens*（L.）Britt. 的干燥成熟果实。秋季果实成熟时采收，除去杂质，晒干。

【产地】 全国各地广有栽培，但主产于湖北、河南、山东、江西、江苏、浙江、四川、河北、黑龙江等地。以产于湖北者为主流商品。

【性状】 本品呈卵圆形或类球形。表面灰棕色或灰褐色，有微隆起的暗紫色网纹，基部稍尖，有灰白色点状果梗痕。果皮薄而脆，易压碎。种子黄白色，种皮膜质，子叶2枚，类白色，有油性。压碎有香气，味微辛。

【商品规格】 药材市场分大粒、中粒、小粒及白苏子四种规格（实则品种不同），都不分等级，均为统货，并标注产地。

【品质要求】 只用紫苏子，以颗粒饱满、均匀、灰棕色、油性足、搓之香气浓郁、无杂质者为佳；不用"玉苏子"或"野生紫苏子"；禁用"石荠苧""华荠苧""疏花荠苧""苏州荠苧""杭州荠苧""回回苏"等植物的果实或种子。

【检查】 **水分**（第二法） 不得过8.0%。

【含量测定】 照高效液相色谱法测定，本品按干燥品计算，含迷迭香酸（$C_{18}H_{16}O_8$）不得少于0.25%。

饮片

【处方用名】 紫苏子、苏子、黑苏子、赤苏子、红苏子、鸡苏子、香苏子、家苏子、小苏子、杜苏子、大紫苏子、红苏、青苏、香苏、苏麻、野苏、炒紫苏子。

【配方应付】 本品"写生付生，无生付熟"。即写以上处方用名，如名称前冠有"生"字，则付生紫苏子；无"生"字，则付炒紫苏子。

【常用饮片】　**紫苏子**　除去杂质，洗净，干燥。

【检查】【含量测定】　同药材。

炒紫苏子　取净紫苏子，照清炒法炒至有爆声。

【检查】　**水分**　同药材，不得过 2.0%。

【含量测定】　同药材，含迷迭香酸（$C_{18}H_{16}O_8$）不得少于 0.20%。

【功能与主治】　降气化痰，止咳平喘，润肠通便。用于痰壅气逆，咳嗽气喘，肠燥便秘。

【用法与用量】　3～10 g。

【注意】　阴虚咳喘、脾虚便溏者慎用。

备注

1. 古代本草所载"紫苏"均以"苏"为名，始见于《名医别录》。《本草纲目》收载"苏"，亦即紫苏；又另收载"荏"，释名白苏；并云：其叶面背皆紫者为"紫苏"，面背皆白者为"白苏"。可见自古苏叶只用紫苏，而苏子则紫苏子、白苏子均入药。

2. 本品与玉苏子（又称白苏子，系唇形科植物白苏的干燥成熟果实）虽系两种药材，且分别入药，但其基原均为 *Perilla frutescens*（L.）Britt.。虽其性状差异显著（参见附图），但其【功能与主治】相同。故《中国药典》不再收载玉苏子。

3. 《现代中药材鉴别手册》等文献将本品的基原界定为紫苏或野紫苏的干燥成熟种子（应为果实，且野紫苏系紫苏的变种，与栽培无关），但《中国药典》只收载紫苏的干燥成熟果实。故野紫苏的干燥成熟种子不再入药。

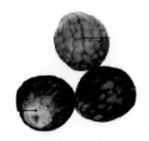 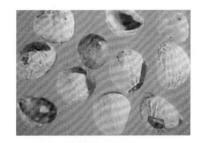 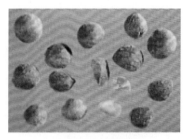

紫苏子表面观　　　　　　白苏子表面观　　　　　　野紫苏子表面观

4. 石荠苧为同科植物 *Mosla scabra*（Thunb.）C. Y. Wu et H. W. Li 的干燥成熟果实；华荠苧见香薷项下；疏花荠苧（又称小鱼仙草子）为同科植物小鱼仙草 *Mosla dianthera*（Buch.-Ham.）Maxim. 的干燥成熟果实；回回苏 P. F.（L.）Briit. 系紫苏的变种。以上品种均系紫苏的常见伪品，其性状差异参见几种"苏子"性状差异比对表。

5. 本文【配方应付】系依据《湖北省中药饮片炮制规范》。

几种"苏子"性状差异比对表

	果实表面（放大镜下）	果梗（或种脐痕）
紫苏	表面灰棕色或灰褐色，网纹较深，网间灰棕色或淡棕色	明显，扇形至类圆形，淡棕色
野紫苏	表面棕色，网纹较深，网间淡棕色	略呈扇形，淡灰棕色
石荠苧	表面灰褐色，网纹较浅，网间褐色	扇形，稍小，褐色
华荠苧	表面棕色，网间棕色	略呈扇形，顶端5齿

续表

	果实表面（放大镜下）	果梗（或种脐痕）
小花茑苈	表面棕色或棕褐色，网纹浅，网间棕色	扇形，褐色
疏花茑苈	表面棕色，网纹浅，网间棕色	扇形，色浅
苏州茑苈	较小，表面黑褐色，网纹细	
杭州茑苈	表面具粗网纹、深穴状雕纹	
回回苏	表面棕色或棕褐色，网纹皱纹隆起，网间暗褐	略呈扇形，其上有白色晶状物

蒺 藜

Jili

TRIBULI FRUCTUS

本品为蒺藜科植物蒺藜 *Tribulus terrestris* L. 的干燥成熟果实。秋季果实成熟时采割植株，晒干，打下果实，除去杂质。

【产地】 主产于河南、河北、山东、内蒙古、宁夏、安徽、四川、山西、陕西等地，以产于内蒙古者为主流商品。

【性状】 本品由 5 个分果瓣组成，呈放射状排列。常裂为单一的分果瓣，分果瓣呈斧状；背部黄绿色，隆起，有纵棱及多数小刺，并有对称的长刺和短刺各 1 对，两侧面粗糙，有网纹，灰白色。质坚硬。气微，味苦、辛。

【商品规格】 商品分撞刺统与带刺统两种，都不分等级，均为统货，并标注产地。

【品质要求】 只用已撞刺的新货，以粒大饱满，色黄白带绿（即新货）者为佳；不用"大花蒺藜"，禁用"软蒺藜"。

【检查】 **水分**（第二法） 不得过 9.0%。**总灰分** 不得过 12.0%。

饮片

【处方用名】 蒺藜、刺蒺藜、白蒺藜、硬蒺藜、巴藜子、鬼见愁、鬼头针、蒺骨子、白吉利、地菱儿、地菱、草黄子、吉力、菱角刺、炒蒺藜。

【配方应付】 写上述处方用名，均付炒蒺藜。

【常用饮片】 **炒蒺藜** 取净蒺藜，照清炒法炒至微黄色。

【检查】 同药材。

【功能与主治】 平肝解郁，活血祛风，明目，止痒。用于头痛眩晕，胸胁胀痛，乳闭乳痈，目赤翳障，风疹瘙痒。

【用法与用量】 6～10 g。

【注意】 本品辛散，血虚气弱及孕妇慎用。

备注

1. 本品始载于《神农本草经》，原名"蒺藜子"，又名"茨""屈人""止行"等。据李时珍解释："蒺，疾也；藜，利也；茨，刺也；其刺伤人，甚疾而利也；屈人、止行皆因甚伤人也。"但诸多本草所记载的白蒺藜实为沙苑子，又称沙苑蒺藜。如今白蒺藜系指蒺藜，两者名称不能混淆，亦不能混用或互相代用。

2. 不良反应：蒺藜植物中含有硝酸钾，摄入体内后能被酶还原成有毒的亚硝酸钾，有引起高铁血红蛋白致窒息的潜在危害，但本品在临床运用中却未见相关报道。为确保用药安全，故处方用名蒺藜，配方应付炒蒺藜。

3. 本品尤以新货（带绿色者）质优，故应采购生品自行炮制，以利鉴别。

4. 大花蒺藜为同属植物大花蒺藜 *T. cistoides* L. 果实，在云贵地区多作蒺藜入药。蒺藜与大花蒺藜的鉴别要点：前者分果瓣呈斧状，背部黄绿色，隆起，有纵棱及多数小刺，并有对称的长刺和短刺各 1 对；后者分果瓣呈长方形，背部淡黄色，稍隆起，有多数尖疣状小突起，并具白色短柔毛，中部并有 "V" 状对称且粗而长的硬刺 1 对。参见附图。

5. 软蒺藜为藜科植物中亚滨藜 *Atriplex centralasiatica*. Lljin 和西伯利亚滨藜 *A. sibirica* L. 的干燥果实，在山东等少数地区多作蒺藜入药。本品与蒺藜性状差异明显，其果实为胞果，呈扇形，质软、无针刺，易于鉴别。

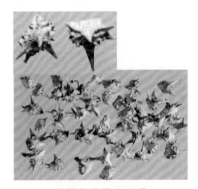

蒺藜及分果表面观

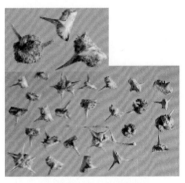

大花蒺藜及分果表面观

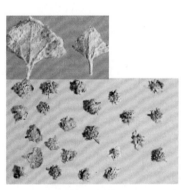

中亚滨藜及胞果表面观

槐　角

Huaijiao

SOPHORAE FRUCTUS

本品为豆科植物槐 *Sophora japonica* L. 的干燥成熟果实。冬季采收，去杂质干燥。

【产地】　全国各地均有产，但主产于河南、河北、山东及京、津、唐等地。

【性状】　本品呈连珠状。表面黄绿色或黄褐色，皱缩而粗糙，背缝线一侧呈黄色。质柔润，易在收缩处折断，断面黄绿色，有黏性。种子 1～6 粒，肾形，表面光滑，棕褐色，一侧有灰白色圆形种脐，质坚硬。果肉气微，味苦，种子嚼之有豆腥气。

【商品规格】　不分等级，均为统货，并标注产地。以产于山东者为主流商品。

【品质要求】　以身干、肥大、角长、饱满、色黄绿、无杂质、有豆腥气者为佳。

【含量测定】　照高效液相色谱法测定，本品按干燥品计算，含槐角苷（$C_{21}H_{20}O_{10}$）不得少于4.0%。

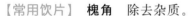

【处方用名】　槐角、槐实、槐豆、绿槐角、槐子、槐花树角、紫槐角、白槐角、黑槐角、黄槐角、国槐荚、槐树胆、中槐荚、豆槐荚、家槐荚、天豆、槐花果、槐连豆（山东）、槐连灯（河南）、炒槐角、槐角炭、蜜槐角。

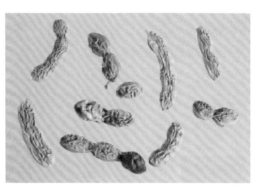

槐角

【配方应付】　写上述除炒槐角、槐角炭、蜜槐角外的处方用名，均付槐角（生品）；写炒槐角、槐角炭均付槐角炭；写蜜槐角，付蜜槐角。

【常用饮片】　**槐角**　除去杂质。

【含量测定】　同药材。

蜜槐角　取净槐角，照蜜炙法炒至外皮光亮、不黏手。每100 kg槐角，用炼蜜5 kg。

槐角炭　取净槐角，照《湖北省中药饮片炮制规范》炒炭法炒至表面焦黑色。

【含量测定】　**蜜槐角**　同药材。按干燥品计算，含槐角苷（$C_{21}H_{20}O_{10}$）不得少于2.0%。

【功能与主治】　清热泻火，凉血止血。用于肠热便血，痔肿出血，肝热头痛，眩晕目赤。

【用法与用量】　6～9 g。

【注意】　脾胃虚寒、食少便溏及孕妇慎服。

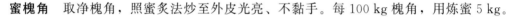

1. 槐角始载于《神农本草经》，原名槐实，早于明代始作药用的槐花（含槐米）。由于本品能治各种出血病，故又有"木质阿胶"之美称。

2. 本品有（生）槐角、蜜槐角、炒槐角、槐角炭四种饮片。其中，《中国药典》未收载炒槐角、槐角炭，鉴于：①（生）槐角含芦丁，临床已用于治疗高血压、冠心病。②炒槐角、槐角炭加热"程度"及性状差异不易界定。③经查全国各地"中药饮片炮制规范"大多收载了蜜槐角。故本文以（生）槐角、蜜槐角、槐角炭为【常用饮片】。

3. 本品所含水溶性成分染料木素和山柰酚具雌激素活性，故待孕者及孕妇慎服。

路　路　通

Lulutong

LIQUIDAMBARIS FRUCTUS

本品为金缕梅科植物枫香树 *Liquidambar formosana* Hance 的干燥成熟果序。冬季果实成熟后采收，除去杂质，干燥。

【产地】　主产于浙江、江苏、陕西、安徽、湖北等省。

【性状】　本品为聚花果，由多数小蒴果集合而成，呈球形。基部有总果梗。表面灰棕色或棕褐色，有多数尖刺及喙状小钝刺，常折断，小蒴果顶部开裂，呈蜂窝状小孔。体轻，质硬，不易破开。气微，味淡。

【商品规格】　不分等级，均为统货。

【品质要求】　以个大、色灰棕、无果梗者为佳。

【检查】　**水分**（第二法）　不得过 9.0%。**总灰分**　不得过 5.0%。**酸不溶性灰分**　不得过 2.5%。

【含量测定】　照高效液相色谱法测定，本品按干燥品计算，含路路通酸（$C_{30}H_{46}O_3$）不得少于 0.15%。

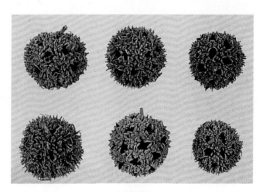

路路通

饮片

【处方用名】　路路通、枫球子、枫果、枫实、枫树球、摄子、九空子、狼目。

【配方应付】　本品生饮同源。写上述处方用名，均付路路通。

【功能与主治】　祛风活络，利水，通经。用于关节痹痛，麻木拘挛，水肿胀满，乳少，经闭。

【用法与用量】　5～10 g。

【注意】　虚寒血崩者勿服，月经过多者禁用。孕妇忌服。

备注

1. 本品多孔，孔孔相通，故名"路路通"。

2.《湖北省中药饮片炮制规范》还收载了"炒路路通"。鉴于《中国药典》未收载此种饮片，故视其为生饮同源。

蔓　荆　子

Manjingzi

VITICIS FRUCTUS

本品为马鞭草科植物单叶蔓荆 *Vitex trifolia* L. var. *simplicifolia* Cham. 或蔓荆 *V. trifolia* L. 的干燥成熟果实。秋季果实成熟时采收，除去杂质，晒干。

【产地】　单叶蔓荆子主产于山东、江西、福建等省区，蔓荆子主产于广东、广西、云南、湖北等省。以产于山东的单叶蔓荆为主流商品且质优。

【性状】　本品呈球形。表面灰黑色或黑褐色，被灰白色粉霜状茸毛，有纵向浅沟 4 条，顶端微凹，基部有灰白色宿萼及短果梗。萼长为果实的 1/3～2/3，5 齿裂，其中 2 裂较深，密被茸毛。体轻，质坚韧，不易破碎。横切面可见 4 室，每室有种子 1 枚。气特异而芳香，味淡、微辛。

【商品规格】　不分等级，均为统货，并标注产地。

【品质要求】　首选单叶蔓荆，次选蔓荆；均以粒大饱满、具灰白色粉霜、气辛香者为佳。禁用"黄荆子""倒地铃"。

【检查】　**杂质**　不得过 2%。**水分**（第四法）　不得过 14.0%。**总灰分**　不得过 7.0%。

【浸出物】　用甲醇作溶剂（热浸法），浸出物不得少于 8.0%。

【含量测定】　照高效液相色谱法测定，本品按干燥品计算，含蔓荆子黄素（$C_{19}H_{18}O_8$）不得少于 0.030％。

饮片

【处方用名】　蔓荆子、蔓荆实、蔓荆、蔓青子、万京子、京子、荆条子、万青子、沙荆子、蔓金子、万荆子、炒蔓荆子。

【配方应付】　写以上处方用名，均付炒蔓荆子。

【常用饮片】　**蔓荆子**　除去杂质。

【检查】　**水分　总灰分**　同药材。

【含量测定】　同药材。

炒蔓荆子　取净蔓荆子，照清炒法微炒后，即行破碎。

【检查】　**水分**　同药材，不得过 7.0％。**总灰分**　同药材。

【浸出物】【含量测定】　同药材。

【功能与主治】　疏散风热，清利头目。用于风热感冒头痛，齿龈肿痛，目赤多泪，目暗不明，头晕目眩。

【用法与用量】　5～10 g。

备注

1. 本品始载于《神农本草经》，原名"蔓荆"，因其细枝柔弱，近似蔓生（实为灌木或小乔木，并非蔓生），种子入药，故称蔓荆子。"蔓"音讹为"万"，"荆"谐音为"京"或讹音为"青"，故有万京子、万青子等别名。

2. 本品《中国药典》收载生、炒两种饮片，并规定后者应"用时捣碎"。究其原因：①蔓荆子质坚韧，其成分不易煎出。②本品含挥油，不宜破碎后储存，故宜在用前微炒，即行破碎。

3. 黄荆子为同属植物黄荆 *V. Negundo* L. 的干燥成熟果实。蔓荆子与黄荆子的鉴别要点：前者呈球形；表面灰黑色或黑褐色，被灰白色粉霜状茸毛，有纵向浅沟 4 条；萼长为果实的 1/3～2/3，密被茸毛；气特异而芳香，味淡、微辛。后者呈倒圆锥形，上端稍大而平圆，下端稍尖；表面棕褐色，密被白色细绒毛；萼长为果实的 2/3，外有 10 条明显的脉纹；气香，味微苦涩。

4. 倒地铃为无患子科植物倒地铃 *Cardiospermum halicabus* L. 的干燥种子，与蔓荆子的性状差异：本品体重，种皮革质，被灰白色薄膜状霜；底部有黄白色扁桃形种脐，占种子的 1/3～1/4。

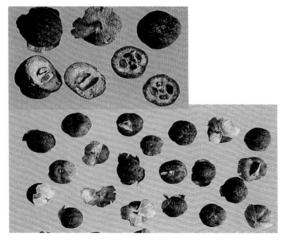

蔓荆子及切面观

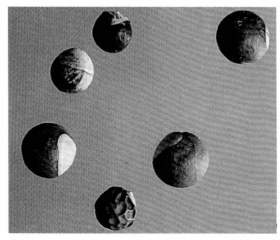

倒地铃

榧　子

Feizi

TORREYAE SEMEN

本品为红豆杉科植物榧 *Torreya grandis* Fort. 的干燥成熟种子。秋季种子成熟时采收，除去肉质假种皮，洗净，晒干。

【产地】　主产于浙江、江西，此外，江苏、湖北、安徽、福建也有产。以产于浙江者为主流商品；以产于浙江磐安、东阳一带者为道地药材。

【性状】　本品呈卵圆形或长卵圆形。表面灰黄色或淡黄棕色，有纵皱纹，一端钝圆，可见椭圆形的种脐，另端稍尖。种皮质硬。种仁表面皱缩，外胚乳灰褐色，膜质；内胚乳黄白色，肥大，富油性。气微，味微甜而涩。

【商品规格】　传统规格分"椒盐榧子"（已去壳）与"淡制榧子"（未去壳）；现行规格只用带壳"榧子"，且不分等级，均为统货，并标注产地。

【品质要求】　调剂用榧子，嚼服用椒盐榧子；均以个大、饱满、种仁黄白色、不泛油、不破碎者为佳。不用"巴山榧子"，禁用"云南榧子"。

【检查】　**酸败度**　照酸败度测定法测定。**酸败度酸值**　不得过 30.0。**羰基值**　不得过 20.0。**过氧化值**　不得过 0.50。

饮片

【处方用名】　榧子、榧树子、木榧、榧实、玉榧、香榧、香榧子、圆榧、米榧、大榧、南榧、草榧、药榧、彼子、三代果、赤果、椒盐榧子、淡制榧子。

【配方应付】　写除椒盐榧子外的处方用名，均付榧子；写椒盐榧子，付椒盐榧子。

【常用饮片】　**榧子**（临方炮制）去壳取仁或带壳入药，用时捣碎。

椒盐榧子（临方炮制）取粗沙倒入热锅中炒至滑利，加入与沙相同重量的榧子共炒约 10 min 后即刻取出，去壳、装入袋里，浸入盐水中 5～10 min，取出滤干，再炒至种仁米黄色即得。每 100 kg榧子用盐 5 kg，其依据见《中华道地药材》（2011 年版）。

【功能与主治】　杀虫消积，润肺止咳，润燥通便。用于钩虫病，蛔虫病，绦虫病，虫积腹痛，小儿疳积，肺燥咳嗽，大便秘结。

【用法与用量】　9～15 g。入煎剂宜生用，嚼服应用已去壳且经炒制的椒盐榧子。

【注意】　大便溏薄、肺热痰嗽者不宜用。本品不宜与绿豆同服。

备注

1. 本品因产地加工方法的不同，传统商品分椒盐榧子与淡制榧子，但《中国药典》并未收载椒盐榧子与淡制榧子，导致如今已无商品。鉴于本品单味嚼服（系中医药传统用药方法），宜用已经炒制的椒盐榧子，故可临方炮制，以利传承。

2. 榧子富含油脂，极易泛油、酸败、虫蛀、霉败。故本品应以"药材上柜，用时打碎，带壳入药"。其依据见《中华道地药材》（2011 年版）。

3. 巴山榧子为同属植物巴山榧 *T. Fargesii* Franch. 的干燥种子。与榧子的鉴别点：榧子呈卵圆形或长卵圆形，表面有纵皱纹，种仁外胚乳灰褐色，膜质，横切面外胚乳呈不规则浅嵌入。巴山榧子呈卵状球形，表面略光滑，种仁外胚乳皱缩，横切面外胚乳不规则深嵌入，几乎至中部。

4. 云南榧子为同属植物云南榧 *T. yunnanensis Cheng. Et L. K. Fu.* 的干燥种子，与榧子的性状差异：本品呈宽卵圆形，表面黄棕色、紫红色或紫色，种仁棕褐色，两侧各有一条纵凹槽。

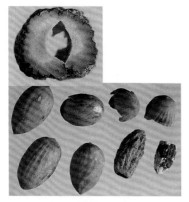
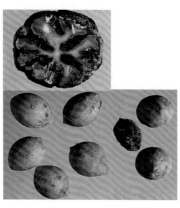
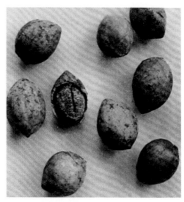

榧子及种仁切面观　　　　巴山榧子及切面观　　　　云南榧子

槟榔　附：大腹皮　大腹毛

Binglang

ARECAE SEMEN

本品为棕榈科植物槟榔 *Areca catechu* L. 的干燥成熟种子。春末至秋初采收成熟果实，用水煮后，干燥，除去果皮，取出种子，干燥。

【产地】　国内主产于广东、广西、云南、海南、福建等地；国外主产于菲律宾、印度、印度尼西亚等国，以产于马来半岛者为道地药材。

【性状】　本品呈扁球形或圆锥形，表面淡黄棕色或淡红棕色，具稍凹下的网状沟纹，底部中心有圆形凹陷的珠孔，其旁有一明显瘢痕状种脐。质坚硬，不易破碎，断面可见棕色种皮与白色胚乳相间的大理石样花纹。气微，味涩，微苦。

【商品规格】　传统规格：按每千克所含的个数不同分为两个等级，一等＜160 个，无枯心、破碎；二等＞160 个，间有破碎、枯心，但不超过 5％，轻度虫蛀不超 3％。

现行规格：不分等级，均为统货，并标注产地。以进口品为主流商品。

【品质要求】　首选进口槟榔，次选国产槟榔，均以个大、体重、质坚实、切面大理石样花纹明显、无虫蛀者为佳；不用鸡心槟榔，禁用枣槟榔。

【检查】　**水分**（第二法）　不得过 10.0％。**黄曲霉毒素**　本品每 1 000 g 含黄曲霉毒素 B_1 不得过 5 μg，黄曲霉毒素 G_2、黄曲霉毒素 G_1、黄曲霉毒素 B_2 和黄曲霉毒素 B_1 总量不得过 10 μg。

【含量测定】　照高效液相色谱法测定，本品按干燥品计算，含槟榔碱（$C_8H_{13}NO_2$）不得少于 0.20％。

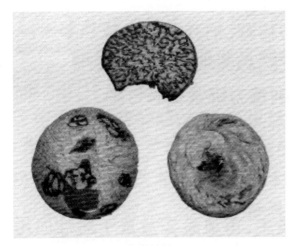

槟榔药材

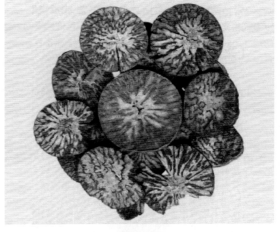

槟榔饮片

饮片

【处方用名】　槟榔、大白、花槟榔、大腹子、青仔、榔玉、炒槟榔、焦槟榔。

【配方应付】　写除炒槟榔、焦槟榔外的处方用名，均付槟榔；写炒槟榔，付炒槟榔；写焦槟榔，付焦槟榔。

【常用饮片】　槟榔（切薄片）、炒槟榔（临方炮制）、焦槟榔（临方炮制）均按《中国药典》槟榔项下规定的方法炮制。

【检查】【含量测定】　同药材。**焦槟榔**　**水分**（第二法）　**总灰分**　分别不得过 9.0%、2.5%。按干燥品计算，含槟榔碱（$C_8H_{13}NO_2$）不得少于 0.10%。

【功能与主治】　杀虫，消积，行气，利水，截疟。用于绦虫病，蛔虫病，姜片虫病，虫积腹痛，积滞泻痢，里急后重，水肿脚气，疟疾。焦槟榔消食导滞。用于食积不消，泻痢后重。

【用法与用量】　$3\sim10\,g$；驱绦虫、姜片虫 $30\sim60\,g$。孕妇慎用。

【注意】　本品下气破积之力较强，能伤正气，气虚下陷或脾虚便溏者忌用。

备注

1. 本品与益智、砂仁、巴戟天合称"四大南药"，产地多作果品食用。凡贵客（当地习称"宾郎"）临门，先呈此果，以示欢迎。因"宾"音同"槟"，"郎"音同"榔"，故名槟榔。其花苞、花朵、果核、果皮（即大腹皮、大腹毛）均可入药。

2. 现行版《中国药典》规定槟榔、炒槟榔含槟榔碱≥0.2%，焦槟榔≥0.1%，其指标均低于2000版药典规定的≥0.3%。

3. 产于马来半岛的槟榔与国产槟榔的鉴别要点：前者正圆形，个大质坚实，断面呈较密集的大理石样花纹；后者扁球形或圆锥形，个小质轻，断面大理石样花稀疏。

4. 鸡心槟榔为槟榔科槟榔属一种 Areca sp. 的干燥成熟种子。与本品的差异明显，易于鉴别。枣槟榔是本品的未成熟或近成熟的果实，似干瘪的枣。表面暗棕色，具细密的纵皱纹，气微香，味甘。

5. 本品应切薄片，古有"白芍不见边，槟榔飞上天"之说。有此刀工，足以彰显中药的特色技艺。

附：大腹皮　大腹毛

本品为棕榈科植物槟榔 *Areca catechu* L. 的干燥果皮。冬季至次春采收未成熟的果实，煮后干燥，纵剖两瓣，剥取果皮，习称"大腹皮"；春末至秋初采收成熟果实，煮后干燥，剥取果皮，打松，晒干，习称"大腹毛"。

【产地】　同槟榔。

【性状】　**大腹皮**　略呈椭圆形或长卵形瓢状，外果皮深棕色至近黑色，具不规则的纵皱纹及隆起的横纹，顶端有花柱残痕，基部有果梗及残存萼片。内果皮凹陷，褐色或深棕色，光滑呈硬壳状。体轻，质硬，纵向撕裂后可见中果皮纤维。气微，味微涩。

大腹毛　略呈椭圆形或瓢状。外果皮多已脱落或残存。中果皮棕毛状，黄白色或淡棕色，疏松质柔。内果皮硬壳状，黄棕色，内表面光滑，偶有纵向破裂。气微，味淡。

【商品规格】　药材商品分软壳（即大腹毛）与硬壳（即大腹皮）两种品规，都不分等级，均为统货，并标注产地。

【品质要求】　大腹皮以深棕色、皱皮者为佳；大腹毛以色黄白、质柔韧者为佳。

【检查】　**水分**（第二法）　不得过 12.0%。

【功能与主治】　行气宽中，行水消肿。用于湿阻气滞，脘腹胀闷，大便不爽，水肿胀满，脚气浮肿，小便不利。

【用法与用量】　5～10 g。

【注意】　气虚体弱者慎用。

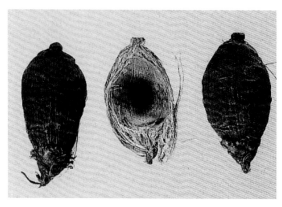

大腹皮

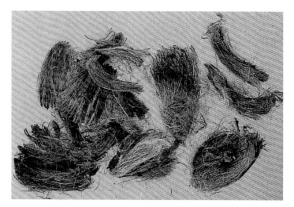

大腹毛

药材及饮片均分大腹皮与大腹毛，大多习用前者。基于"是药不丢，非药不用"的原则，应将加工时已脱落的大腹毛（即中果皮纤维）填入破开的大腹皮中，再行捆扎。

酸 枣 仁

Suanzaoren

ZIZIPHI SPINOSAE SEMEN

本品为鼠李科植物酸枣 *Ziziphus jujuba* Mill. var. *spinosa*（Bunge）Hu ex H. F. Chou 的干燥成熟种子。秋末冬初采收成熟果实，除去果肉和核壳，收集种子，晒干。

【产地】 主产于河北、辽宁、河南。此外，山东、山西、陕西、内蒙古等地亦有产。以产于河北者为主流商品，以产于河北邢台、辽宁朝阳者为道地药材。

【性状】 本品呈扁圆形或扁椭圆形。表面紫红色或紫褐色，平滑有光泽，有的有裂纹。有的两面均呈圆隆状突起。有的一面较平坦，中间有 1 条隆起的纵线纹，另一面稍突起。一端凹陷，可见线形种脐，另端有细小突起的合点。种皮较脆，胚乳白色，子叶 2 枚，浅黄色，富油性。气微，味淡。

【商品规格】 传统规格分顺枣仁与东枣仁（以顺枣仁质优），二者又各分两个等级：一等含核壳应<2%，碎仁应<5%；二等含核壳应<5%，碎仁应<10%。

现行规格分国产酸枣仁与进口酸枣仁。其中，前者又按"净度"分等，如"净度98%""净度95%"等；后者不分等级，均为统货；且二者均应标注产地。

【品质要求】 只用"净度95%"以上的国产酸枣仁，以粒大、饱满、外皮红棕色、有光泽，无黑仁、破粒、核壳、虫、霉者为佳；不用进口酸枣仁；禁用理枣、枳椇子。

【检查】 **杂质**（核壳等） 不得过 5%。**水分**（第二法） 不得过 9.0%。**总灰分** 不得过 7.0%。**黄曲霉毒素** 本品每1 000 g含黄曲霉毒素 B_1 不得过 5 μg，黄曲霉毒素 G_2、黄曲霉毒素 G_1、黄曲霉毒素 B_2 和黄曲霉毒素 B_1 总量不得过 10 μg。

【含量测定】 照高效液相色谱法测定，本品按干燥品计算，含酸枣仁皂苷 A（$C_{58}H_{94}O_{26}$）不得少于 0.030%，含斯皮诺素（$C_{28}H_{32}O_{15}$）不得少于 0.080%。

饮片

【处方用名】 酸枣仁、枣仁、生枣仁、硬枣仁、顺枣、东枣、赤刺仁、炒酸枣仁。

【配方应付】 写上述除生枣仁外的处方用名，均付炒酸枣仁；写生枣仁，付生枣仁。

【常用饮片】 **酸枣仁** 除去残留核壳，用时捣碎。

【检查】 **水分 总灰分** 同药材。

【含量测定】 同药材。

炒酸枣仁 取净酸枣仁，照清炒法炒至鼓起，色微变深。

【检查】 **水分 总灰分** 同药材，分别不得过 7.0%、4.0%。

【含量测定】 同药材。

【功能与主治】 养心补肝，宁心安神，敛汗，生津。用于虚烦不眠，惊悸多梦，体虚多汗，津伤口渴。

【用法与用量】 10～15 g。用时捣碎。

【注意】　有湿邪及滑泻者慎服。

备注

1. 本品始载于《神农本草经》，宋代马志云："若云是大枣味酸者，全非也。"诸多文献对其性状的描述均为腹面平坦，另一面凸起，腹面有一条隆起的纵线。但现行版《中国药典》增加了"有的两面均呈隆状突起"的描述，商品称其为进口枣仁。

2. 理枣为鼠李科植物滇刺枣 *Z. mauritian* Lam. 的干燥成熟种子；枳椇子系同科植物北枳椇 *Hovenia dulcis* Thunb. 的干燥成熟种子。二者与酸枣仁的鉴别要点：酸枣仁表面紫红色或红棕色，平坦面（腹面）有一条隆起的纵线纹，味淡，其无水乙醇浸取液在波长 212 nm 和 226 nm 处有最大吸收峰；理枣棕黄色，平坦面无纵线纹，味微酸，其无水乙醇提取液在波长 211 nm 处有最大吸收峰；枳椇子表面光滑，呈红棕色至棕黑色，腹面虽有一条纵棱，但不突起，且基部有小凹陷，味微苦涩。

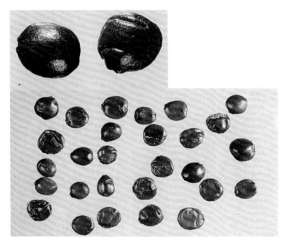

滇刺枣及表面观

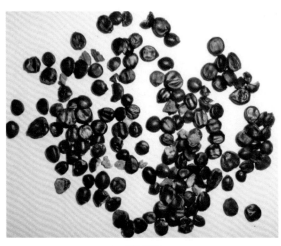

酸枣仁

3. 《中国药典》与《湖北省中药饮片炮制规范》均收载了生、炒酸枣仁两种饮片。至于古人虽有生枣仁治多眠、炒枣仁治失眠之说，但药物实验与临床运用均未见如此相反的作用。故本品应"写生付生，无生付熟"，参见《湖北省中药饮片炮制规范》。

罂 粟 壳

Yingsuqiao

PAPAVERISPERICARPIUM

本品为罂粟科植物罂粟 *Papaver somniferum* L. 的干燥成熟果壳。秋季将成熟果实或已割取浆汁后的成熟果实摘下，破开，除去种子和枝梗，干燥。

【产地】　原产于欧洲南部及亚洲，我国由政府指定的农场栽培。

【性状】　本品呈椭圆形或瓶状卵形，多已破碎成片状。外表面黄白色、浅棕色至淡紫色，平滑，略有光泽，无割痕或有纵向或横向的割痕；顶端6～14条放射状排列呈圆盘状的残留柱头；基部有短柄。内表面淡黄色，微有光泽；有纵向排列的假隔膜，棕黄色，上面密布略突起的棕褐色小点。体轻，质脆。气微清香，味微苦。

【商品规格】 不分等级，均为统货。

【品质要求】 以个大、色黄白、皮厚、少碎片者为佳。

【检查】 **杂质**（枝梗、种子） 不得过 2％。**水分**（第二法） 不得过 12.0％。

【浸出物】 用 70％乙醇作溶剂（热浸法），浸出物不得少于 13.0％。

【含量测定】 照高效液相色谱法测定，本品按干燥品计算，含吗啡（$C_{17}H_{19}O_3N$）应为 0.06％～0.40％。

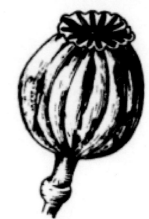

罂粟壳外形图

饮片

【处方用名】 罂粟壳、米壳、御米壳、粟壳、蜜罂粟壳。

【配方应付】 以上处方用名："写生付生"；无"生"字，则付"蜜罂粟壳"。

【常用饮片】 **罂粟壳** 除去杂质，捣碎或洗净，润透，切丝，干燥。

【检查】 **水分** 同药材。

【浸出物】【含量测定】 同药材。

蜜罂粟壳（临方炮制） 取净罂粟壳丝，照蜜炙法炒至放凉后不黏手。

【检查】 **水分** 同药材。

【含量测定】 同药材。

【浸出物】 同药材，不得少于 18.0％。

【功能与主治】 敛肺，涩肠，止痛。用于久咳，久泻，脱肛，脘腹疼痛。

【用法与用量】 3～6 g。

【注意】

1. 本品酸涩收敛，凡肺经火盛，或风寒外束而邪气未散之咳嗽，肠胃积滞，或湿热壅盛之泻痢初起，命门火盛，或湿热下注之遗精者，均忌服。

2. 孕妇、儿童禁用，运动员慎用。

3. 本品易成瘾，只宜轻用暂用，不宜过量或持续服用，以免中毒或成瘾。

备注

本品易成瘾，必须按麻醉药品管理，且不得制成蜜炙品储存。如配方需要，无论生品或是蜜炙品，均应分药到剂，再与方中其他饮片混合，不得交患者自行处理。

蕤 仁

Ruiren

PRINSEPIAE NUX

本品为蔷薇科植物蕤核 *Prinsepia uniflora* Batal. 或齿叶扁核木 *P. uniflora* Batal. var. *serrata*

Rehd. 的干燥成熟果核。夏、秋间采摘成熟果实，除去果肉，洗净，晒干。

【产地】　蕤核主产于陕西、山西、江苏、四川、湖北等省，齿叶扁核木主产于山西、陕西、甘肃、内蒙古、河南等地。均以产于陕西者为主流商品，且质优。

【性状】　本品呈类卵圆形，稍扁。表面淡黄棕色或深棕色，有明显的网状沟纹，间有棕褐色果肉残留，顶端尖，两侧略不对称。质坚硬。种子呈扁平卵圆形，种皮薄，浅棕色或红棕色，易剥落，子叶 2 枚，乳白色，有油脂。气微，味微苦。

【商品规格】　不分等级，均为统货，并标注产地。

【品质要求】　以完整、色淡黄、仁饱满、表面网状沟纹明显者为佳。

【检查】　**水分**（第二法）　不得过 11.0%。

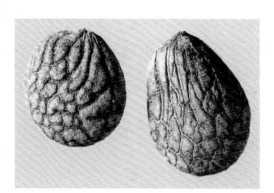

蕤仁

饮片

【处方用名】　蕤仁、蕤核、芮仁、马茹子、茹茹子、蕤子、蒸蕤仁。

【配方应付】　本品生饮同源。写上述处方用名，均付蕤仁。用时捣碎。

【功能与主治】　疏风散热，养肝明目。用于目赤肿痛，睑弦赤烂，目暗羞明。

【用法与用量】　5～9 g。

【注意】　目病非关风热，而因于肝肾两虚者不宜用。

备注

李时珍曰："《尔雅》棫（yù），白桵即此也。其花实蕤蕤下垂，故谓之桵（ruí）后人作蕤。"《现代中药材鉴别手册》所收载的蕤仁仅指"蕤核"，并将其种名"蕤核"称为"扁核木"*Prinsepia uniflora* Batal.，应予更正。

鹤虱与南鹤虱

Heshi yu Nanheshi

CARPESII FRUCTUS et CAROMLE FRUCTUS

鹤虱为菊科植物天名精 *Carpesium abrotanoides* L. 的干燥成熟果实；南鹤虱为伞形科植物野胡萝卜 *Daucus carota* L. 的干燥成熟果实。

【产地】　鹤虱全国各地均产。南鹤虱主产于江苏、安徽、湖北、浙江等省。

【性状】　**鹤虱**　呈圆柱状，细小，长 3～4 mm，直径不及 1 mm。表面黄褐色或暗褐色，具多数纵棱。顶端收缩呈细喙状，先端扩展成灰白色圆环；基部稍尖，有着生痕迹。果皮薄，纤维性，种皮菲薄透明，子叶 2 枚，类白色，稍有油性。气特异，味微苦。

南鹤虱　本品为双悬果，呈椭圆形，多裂为分果。表面淡绿棕色或棕黄色，顶端有花柱残基，基部钝圆，背部隆起，具有 4 条窄翅状次棱，翅上密生 1 列黄白色钩刺，次棱间的凹下处有不明显的主棱，其上散生短柔毛，接合面平坦，有 3 条脉纹，上有柔毛。种仁类白色，有油性。体轻。搓碎时有特异香气，味微辛、苦。

【商品规格】　分南鹤虱与北鹤虱，都不分等级，均为统货，并标注产地。

【品质要求】　首选鹤虱（天名精），即北鹤虱，且以粒大、饱满者为佳；次选南鹤虱，即野胡萝卜果实；禁用"华南鹤虱""窃衣"（即东北鹤虱）的果实。

饮片

【处方用名】　鹤虱、天名精、北鹤虱、南鹤虱、东北鹤虱、华南鹤虱、窃衣。

【配方应付】　本品生饮同源。写以上处方用名，均付鹤虱。

【功能与主治】　杀虫消积。用于蛔虫病，蛲虫病，绦虫病，虫积腹痛，小儿疳积。

【用法与用量】　3～9 g。

【注意】　鹤虱、南鹤虱均有小毒。

备注

1. 药材名中含有"鹤虱"二字的品种甚多，主要有鹤虱（又称北鹤虱）、南鹤虱、东北鹤虱、华南鹤虱等。但《中国药典》只收载了鹤虱与南鹤虱，并将其各自单列，其他均系地方习用品。其中，东北鹤虱为紫草科植物东北鹤虱 *Lappula echinata* Gilib. 的干燥果实；华南鹤虱为伞形科植物窃衣 *Torilis japonica* （Houtt.） DC. 的干燥果实。

2. 因鹤虱与其他"鹤虱"的性状差异较大，易于鉴别，而另三种"鹤虱"又极易混用，加上鹤虱与南鹤虱的功效相同（见《中国药典》），故入药宜用鹤虱，即"天名精"。

3. 鹤虱、南鹤虱、华南鹤虱、东北鹤虱的性状差异见其性状差异表，并参见附图。

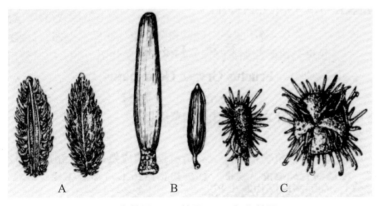

A. 南鹤虱　B. 鹤虱　C. 东北鹤虱

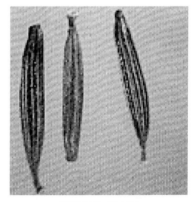

鹤虱果实表面观

鹤虱、南鹤虱、华南鹤虱、东北鹤虱的性状差异表

名称	外形	果实类型	表面	顶端	气味
鹤虱	圆柱形，长 0.3～0.4 cm，直径＜0.1 cm	瘦果	黄褐色，具多数细纵棱	呈细喙状顶面扩大成灰白色圆环	气特异，味微苦
华南鹤虱	椭圆形，长 0.2～0.4 cm，直径 0.15～0.2 cm	双悬果	棕黄色，主棱线状，有隆起，次棱槽内散生钩毛	具残留花柱	气香特异，味微辣而后苦

名称	外形	果实类型	表面	顶端	气味
东北鹤虱	卵状三棱形，长 0.2~0.3 cm，直径 0.1~0.15 cm	小坚果	棕褐色，密被瘤状突起，背面边缘有 2 列锚状钩刺，不等长	尖锐	气微，微苦、辛

薏 苡 仁

Yiyiren

COICIS SEMEN

本品为禾本科植物薏苡 *Coix lacryma-jobi* L. var. *mayuen.* （Roman.） Stapf 的干燥成熟种仁。秋季果实成熟时采割植株，晒干，打下果实，再晒干，除去外壳、黄褐色种皮和杂质，收集种仁。

【产地】 野生品主产于福建、河北、江苏、辽宁等省，以产于福建、河北者质优；栽培品则全国各地均有栽培。

【性状】 本品呈宽卵形或长椭圆形。表面乳白色，光滑，偶有残存的黄褐色种皮；一端钝圆，另端较宽而微凹，有一淡棕色点状种脐；背面圆凸，腹面有 1 条较宽而深的纵沟。质坚实，断面白色，粉性。气微，味微甜。

【商品规格】 传统规格：按产地分"蒲米仁"（主产于福建）、"祁米仁"（主产于河北）等；按药用部位又分"仁统"（种仁）与"壳统"（果实）。

现行规格：分"大粒"薏苡仁（又称"洋苡米"，系进口品）与"小粒"薏苡仁（系国产品，其质优于进口品）；都不分等级，均为统货，并标注产地。

【品质要求】 只用"小粒"薏苡仁，以粒大、饱满、色白、无破碎者为佳；不用"大粒"薏苡仁；禁用"草珠子"。

【检查】 **杂质** 不得过 2%。**水分**（第二法） 不得过 15.0%。**总灰分** 不得过 3.0%。**黄曲霉毒素** 本品每 1 000 g 含黄曲霉毒素 B_1 不得过 5 μg，黄曲霉毒素 G_2、黄曲霉毒素 G_1、黄曲霉毒素 B_2 和黄曲霉毒素 B_1 总量不得过 10 μg。

【浸出物】 用无水乙醇作溶剂（热浸法），浸出物不得少于 5.5%。

【含量测定】 照高效液相色谱法测定，本品按干燥品计算，含甘油三油酸酯（$C_{57}H_{104}O_6$）不得少于 0.50%。

饮片

【处方用名】 薏苡仁、苡仁、薏米、苡米、苡茹仁、洋苡米、胶念珠、草珠子、回回米、菩提珠、麸炒薏苡仁、炒薏苡仁。

【配方应付】 写以上除麸炒薏苡仁、炒薏苡仁外的处方用名，均付（生）薏苡仁；写麸炒薏苡仁、炒薏苡仁，均付麸炒薏苡仁。注：炒薏苡仁见《湖北省中药饮片炮制规范》。

【常用饮片】 **薏苡仁** 除去杂质。注：《中国药典》未收载炒薏苡仁。

【检查】 **杂质** **总灰分** 同药材，分别不得过 1%、2.0%。**水分** **黄曲霉毒素** 同药材。

【浸出物】【含量测定】　同药材。

麸炒薏苡仁（临方炮制）　取净薏苡仁，照麸炒法炒至微黄。

【检查】　**水分　总灰分**　同药材，分别不得过 12.0%、2.0%。【浸出物】　同药材。

【含量测定】　同药材，含甘油三油酸酯不得少于 0.40%。

【功能与主治】　利水渗湿，健脾止泻，除痹，排脓，解毒散结。用于水肿，脚气，小便不利，脾虚泄泻，湿痹拘挛，肺痈，肠痈，赘疣，癌肿。

【用法与用量】　9～30 g。

【注意】　本品性质滑利，故孕妇慎用。

备注

1. 薏苡仁与草珠子的鉴别要点：前者略光滑，偶有残存的黄褐色种皮，一端钝圆，另端较宽而微凹，有一淡棕色点状种脐；后者略透明，呈角质样，偶有残存的红棕色种皮，两端截平，一端有棕黑色的点状种脐。参见附图。

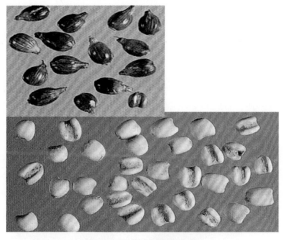
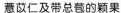

薏苡仁及带总苞的颖果

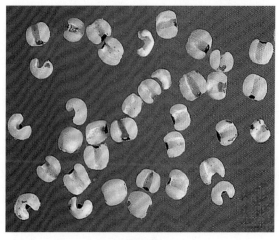

草珠子

2. 本品有两种：一种壳较薄而糯，可作食用；另一种壳较硬而厚，多作药用。故本品为药食两用品种。因其营养价值在禾本科植物中占居首位，故有"世界禾本科植物之王"的美誉。但是，诸多医学古籍与现代文献均有本品有"碍胎"之说，系孕妇禁用或慎用药品。

3. 注意：①"薏""苦薏""莲薏"都是"莲子心"的别名，不得混淆。②药材商品所称的"大粒"与"小粒"并非籽粒大小，而是产地不同。

橘　　类

橘类系指芸香科植物橘 *Citrus reticulata* Blanco 及其栽培变种（大红袍 *C. reticulata* Danongpao 与福橘 *C. reticulata*. Tangerina）果实的不同药用部位。包括陈皮、橘红、橘络、橘核、青皮等。

1. 陈皮是橘的果皮，因产地及加工切制片形的不同，又分为"陈皮"与"广陈皮"。

2. 橘红是橘的外层果皮，按产地的不同又分"橘红"与"化州橘红"（又称"赖橘红"）。

3. 橘络是橘的成熟果实的中果皮与内果皮之间的维管束群。

4. 青皮因采收季节的不同，分为个青皮与四花青皮两种药材（前者是橘的干燥幼果，后者是橘的未成熟果实）；按加工方法的不同，分为青皮与醋青皮两种饮片。

5. 橘核是橘的干燥成熟种子。虽可生用，但多炒后入药，且分清炒与盐炒两种饮片。

此外，同科植物橘、橙、橼、柚的幼果或未成熟的果实、果皮皆可入药，且性状大多相似，均有瓤囊，其瓤囊的瓣数是鉴别要点。

陈　皮

Chenpi

CITRI RETICULATAE PERICARPIUM

本品为芸香科植物橘 *Citrus reticulata* Blanco 及其栽培变种的干燥成熟果皮。药材分"陈皮"与"广陈皮"。采摘成熟果实，剥取果皮，晒干或低温干燥。

【产地】　陈皮主产于长江以南各省。其中，广陈皮主产于广东，以产于广东新会县（习称"新会皮"）或化州县（习称"化州皮"）者质优，且系道地药材。

【性状】　**陈皮**　药材常剥成数瓣，基部相连，有的呈不规则的片状。饮片外表面橙红色或红棕色，有细皱纹和凹下的点状油室；内表面浅黄白色，粗糙，附黄白色或黄棕色筋络状维管束。质稍硬而脆。气香，味辛、苦。

广陈皮　药材常剥成 3～4 瓣，且基部相连，形状整齐，厚度均匀。饮片点状油室较大，对光照视，透明清晰。质较柔软。

【商品规格】　传统规格分陈皮与广陈皮。其中，前者分两个等级，后者分 3 个等级。现行规格分切片与切丝，都不分等级，均为统货，并标注产地。

【品质要求】　首选切丝的广陈皮，次选陈皮；均以片张大、色橙红、有"鬃眼"、能透光，且陈久者良。

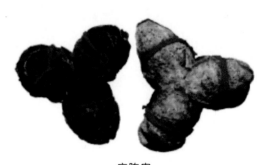

广陈皮

【检查】　**水分**（第四法）　不得过 13.0%。**黄曲霉毒素**　本品每 1 000 g 含黄曲霉毒素 B_1 不得过 5 μg，黄曲霉毒素 G_2、黄曲霉毒素 G_1、黄曲霉毒素 B_2 和黄曲霉毒素 B_1 总量不得过 10 μg。

【含量测定】　照高效液相色谱法测定，本品按干燥品计算，含橙皮苷（$C_{28}H_{34}O_{15}$）不得少于 3.5%。

饮片

【处方用名】　陈皮、广陈皮、橘皮、新会皮、化州皮、川橘皮、广皮、贵老、陈柑皮。

【配方应付】　本品生饮同源。写上述处方用名，均付陈皮。

【检查】　同药材。

【含量测定】　同药材，含橙皮苷（$C_{28}H_{34}O_{15}$）不得少于 2.5%。

【功能与主治】　理气健脾，燥湿化痰。用于脘腹胀满，食少吐泻，咳嗽痰多。

【用法与用量】　3～10 g。

【注意】　本品苦燥性温，易伤津助热。舌赤少津，内有实热，阴虚燥咳，以及咳血、吐血者慎用。

备注

1. 本品以"橘柚"之名始载于《神农本草经》，又名"橘皮"，陶弘景谓："须陈久者良。"故称"陈皮"。

2. 陈皮是橘的果皮，含中果皮与外果皮，橘红则是橘的外层果皮，两者功效不同，《中国药典》已将其分开收载。至于药材商品所称的"化州橘红"，则是产于广东化州，且除去橘白（中果皮）者，习称"赖橘红"，是橘红的道地药材（见"橘红"项下）。至于"化橘红"，则是"化州柚"（习称"毛橘红"）或柚的外层果皮（见《中国药典》"化橘红"项下），与橘皮、橘红的功效有别，不能混用。应注意区别。

3. 古有"六陈除外，余味皆鲜"之说，系指除含陈皮在内的 6 种药材外，其他药材均以新货为佳。至于是哪 6 种药材，说法不一。其中，《本草经集注》云："凡狼毒、枳实、橘皮、半夏、麻黄、吴茱萸皆须陈久者良。"

青　皮

Qingpi

CITRI RETICULATAE PERICARPIUM VIRIDE

本品为芸香科植物橘 *Citrus reticulata* Blanco 及其栽培变种的干燥幼果或未成熟果实的果皮。5—6 月收集自落的幼果，晒干，习称"个青皮"；7—8 月采收未成熟的果实，在果皮上纵剖成四瓣至基部，除尽瓤瓣，晒干，习称"四花青皮"。

【产地】　四花青皮主产于四川、广西、广东、福建、江西、湖北、湖南等地；个青皮产地同陈皮，以福建产者为优，习称"福州子"。

【性状】　**四花青皮**　药材果皮剖成 4 裂片，裂片长椭圆形。外表面灰绿色或黑绿色，密生多数油室；内表面类白色或黄白色，粗糙，附黄白色或黄棕色小筋络。质稍硬，易折断，断面外缘有油室 1～2 列。饮片呈不规则丝状。气香，味苦辛。

个青皮　呈类球形。表面灰绿色或黑绿色，微粗糙，有细密凹下的油室，顶端有稍突起的柱基，基部有圆形果梗痕。质硬，断面果皮黄白色或淡黄棕色，外缘有油室 1～2 列。瓤囊 8～10 瓣，淡棕色。饮片呈类圆形厚片。气清香，味酸、苦、辛。

【商品规格】　传统规格：按产地及形状的不同，将四花青皮分为"建四花""广四花""江西四花"等；按质地及大小的不同，将个青皮分为"泡青""扣青""青皮籽"等；都不分等级，均为统货。

现行规格：分四花青皮与个青皮。其中，个青皮又按其大小分为直径≈1.5 cm 者，习称"扣青"；直径≥1.8 cm 者，习称"泡青"。两种规格都不分等级，均为统货，并标注产地。以产于湖北者为主流商品，以建四花、广四花质优。

【品质要求】

1. 首选个青皮中的扣青,次选四花青皮中的建四花或广四花;不用泡青、江西四花,以及青皮籽;禁用柚、甜橙、酸橙、枸橘、玳玳的幼果。

2. 个青皮以色黑绿、质硬、个小、香气浓者为佳;四花青皮以外皮黑绿色、内果皮黄白色、香气浓者为佳。

【检查】 **水分**(第四法) 不得过 11.0%。**总灰分** 不得过 6.0%。

【含量测定】 照高效液相色谱法测定,本品按干燥品计算,含橙皮苷($C_{28}H_{34}O_{15}$)不得少于 5.0%。

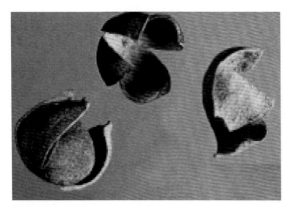
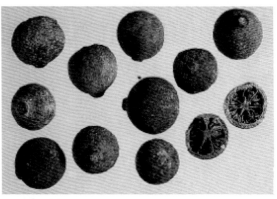

四花青　　　　　　　　　　　　　　个青皮

饮片

【处方用名】 青皮、个青皮、个青、扣青、扣青皮、大青皮、中青皮、小青皮、均青、青皮子、四花青皮、四化青皮、四开青皮、福州子、建青皮、醋青皮。

【配方应付】 写以上除醋青皮外的处方用名,均付青皮;写醋青皮,付醋青皮。

【常用饮片】 **青皮** 除去杂质,洗净,闷润,切厚片或丝,干燥。

【检查】 **水分** 同药材,不得过 11.0%。**总灰分** 同药材。

【含量测定】 同药材,含橙皮苷($C_{28}H_{34}O_{15}$)不得少于 4.0%。

醋青皮 取青皮片或丝,照醋炙法炒至微黄色。每 100 kg 青皮,用醋 15 kg。

【检查】 **水分** 同药材,不得过 11.0%。**总灰分** 同药材。

【含量测定】 同药材,含橙皮苷($C_{28}H_{34}O_{15}$)不得少于 3.0%。

【功能与主治】 疏肝破气,消积化滞。用于胸胁胀痛,疝气疼痛,乳癖,乳痈,食积气滞,脘腹胀痛。

【用法与用量】 3～10 g。

【注意】 青皮性烈破气,气虚者及孕妇慎用。

备注

1. 四花青皮中,建四花、广四花的质量优于"江西四花"。个青皮中,泡青系指收获较晚,已形成内瓤,个大、皮薄、泡轻者;青皮籽系指橘的细小而幼嫩的果实。

2. 瓣囊的瓣数是鉴别青皮、枳壳、枳实等芸香科四大柑果(橘、橙、橼、柚)及香圆类药材的重要依据。其中,柚、甜橙、酸橙、枸橘、玳玳的幼果是青皮的常见伪品,或用于向扣青中掺伪,参见"枳壳、枳实"项下。

3. 个青中直径近 2 cm 者，极易与"鹅眼枳实"混用，其鉴别要点：前者表面有细密凹下的小油点，切面中央有 8～10 瓣淡棕色的瓤囊；后者表面有颗粒状突起，瓤囊 7～12 瓣，少数至 15 瓣。参见"枳实"项下。

橘　红

Juhong

CITRI EXOCARPIUM RUBRUM

本品为芸香科植物橘 *Citrus reticulata* Blanco 及其栽培变种的干燥外层果皮。秋末冬初果实成熟后采收，用刀削下外果皮，晒干或阴干。

【产地】　主产于四川、广东、浙江及福建等省，以产于广东化州者为道地药材。

【性状】　呈长条形或不规则薄片状，边缘皱缩向内卷曲。外表黄棕色或橙红色，存放后呈棕褐色，密布黄白色突起或凹下的油室。内表黄白色，密布凹下透光小圆点。质脆易碎，气芳香，味微苦、麻。

【商品规格】　不分等级，均为统货，并标注产地。

【品质要求】　以皮薄片大、色红油润、密布透光凹点、香气浓烈者为佳。

【检查】　**水分**（第四法）　不得过 13.0%。**总灰分**　不得过 5.0%。

【含量测定】　照高效液相色谱法测定，本品按干燥品计算，含橙皮苷（$C_{28}H_{34}O_{15}$）不得少于 1.7%。

饮片

【处方用名】　橘红、化州橘红、赖橘红、川橘红、芸皮、川芸皮、温橘红。

【配方应付】　本品生饮同源。写上述处方用名，均付橘红。

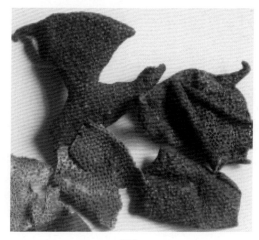

橘红

【功能与主治】　理气宽中，燥湿化痰。用于咳嗽痰多，食积伤酒，呕恶痞闷。

【用法与用量】　3～10 g。

【注意】　见"陈皮"项下。

备注

1. 橘红始载于元代《汤液本草》。王好古曰："橘皮以色红日久者为佳，故曰红皮，陈皮。去白者曰橘红也。"中医药传统认为：本品的品质与疗效优于陈皮，但现在研究的结果是陈皮所含橙皮苷高于橘红。

2. 《中国药典》因陈皮与橘红的药用部位与功能主治有别，已将二者分列，故不得混用或互相代用。

橘　络

Juluo

CITRI RETICULATAE RETINERVUS FRUCTUS

本品为芸香科植物橘 *Citrus reticulata* Blanco 及其栽培变种成熟果实的中果皮与内果皮之间的维管束群。冬季采收，除去杂质，摘除橘蒂，用水喷润后撕开，低温干燥。

【产地】　见"陈皮"项下。

【性状】　**顺筋**　呈长形松散网络状，顶端有"橘蒂"，呈帽状；筋络顺向下延成束状，形似凤尾，又称"凤尾橘络"；外表呈黄白色（新货）或棕黄色（陈货）；香气浓，味微苦。

乱筋　呈疏松散丝团状，又如乱丝，长短不一，与橘蒂相混合。

铲筋　橘络多疏散碎断，并带少量橘白，呈白色片状小块，夹杂橘蒂及少量肉瓤碎皮。

【商品规格】　药材商品按产地加工方法的不同，分为"顺筋"（顺丝橘络、凤尾橘络）、"乱筋"（乱丝橘络、金丝橘络）、"铲筋"（铲络）；都不分等级，均为统货。

【品质要求】　首选顺丝橘络，次选乱丝橘络，不用铲络。以色黄白、丝顺直、质柔软、气香、味微苦者为佳。其中，顺丝橘络的质量优于乱丝橘络，铲络的质量最差。

【检查】　**杂质（橘蒂等）**　不得过 10%。**总灰分**　不得过 12.0%。**酸不溶性灰分**　不得过 5.0%。

【浸出物】　醇溶性浸出物不得少于 3.0%。

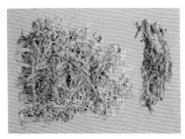 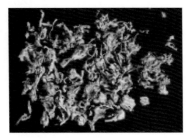 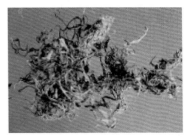

顺筋　　　　　　　　　　　铲筋　　　　　　　　　　　乱筋

饮片

【处方用名】　橘络、橘丝、橘筋、凤尾橘络、金丝橘络、铲橘络。

【配方应付】　本品生饮同源。写上述处方用名，均付橘络。

【功能与主治】　化痰通络。用于痰热咳嗽，胸肋痛，咯血。

【用法与用量】　3～9 g。

【注意】　虚寒者忌用。

备注

《中国药典》未收载本品，以上条目内容均依据《湖北省中药饮片炮制规范》。

橘　核

Juhe

CITRI RETICULATAE SEMEN

本品为芸香科植物橘 *Citrus reticulata* Blanco 及其栽培变种的干燥成熟种子。果实成熟后收集，洗净，晒干。

【性状】　本品略呈卵形。表面淡黄白色或淡灰白色，光滑，一侧有种脊棱线，一端钝圆，另端渐尖成小柄状。外种皮薄而韧，内种皮菲薄，淡棕色。气微，味苦。

【产地】　见"陈皮"项下。

【商品规格】　不分等级，均为统货，并标注产地。

 饮片

【处方用名】　橘核、橘子仁、橘子核、炒橘核、盐橘核。

【配方应付】　写除炒橘核、盐橘核外的处方用名，均付橘核；写炒橘核，付炒橘核；写盐橘核，付盐橘核（临方炮制）。

【功能与主治】　理气，散结，止痛。用于疝气疼痛，睾丸肿痛，乳痈乳癖。

【用法与用量】　3～9 g。

备注

《中国药典》只收载了橘核及盐橘核两种饮片，《湖北省中药饮片炮制规范》还收载了炒橘核，系该省习用。

覆　盆　子

Fupenzi

RUBI FRUCTUS

本品为蔷薇科植物华东覆盆子 *Rubus chingii* Hu 的干燥果实。夏初果实由绿变绿黄时采收，除去梗、叶，置沸水中略烫或略蒸，取出，干燥。

【产地】　主产于浙江、福建、江苏等华东省区，习称"奶头覆盆子"。此外，四川、湖北、江西、安徽亦有产，习称"小粒覆盆子"。前者以产于江浙者地区者质优，且系主流商品，并以产于浙江磐安者为道地药材；后者以产于四川者为主流商品。

【性状】　本品为聚合果，由多数小核果聚合而成，呈圆锥形或扁圆锥形。表面黄绿色或淡棕色，顶端钝圆，基部中心凹入。宿萼棕褐色，下有果梗痕。小果易剥落，每个小果呈半月形，背面密被灰白色茸毛，两侧有明显的网纹，腹部有突起的棱线。体轻，质硬。气微，味微酸涩。

【商品规格】　商品按产地划分（如浙江统、安徽统等），都不分等级，均为统货。

【品质要求】　只用奶头覆盆子，即华东覆盆子，以颗粒完整饱满、色黄绿、奶头形、具酸味者

为佳；不用小粒覆盆子，即山莓；禁用大粒覆盆子，
即悬钩子及毛柱莓。

【检查】　**水分**（第二法）　不得过 12.0%。**总灰
分**　不得过 9.0%。**酸不溶性灰分**　不得过 2.0%

【浸出物】　水溶性浸出物（热浸法）不得少
于 9.0%。

【含量测定】　照高效液相色谱法测定，本品按干
燥品计算，含鞣花酸（$C_{14}H_6O_8$）不得少于 0.20%，
含 山 奈 酚-3-O-芸 香 糖 苷（$C_{27}H_{30}O_{15}$）不得少
于 0.03%。

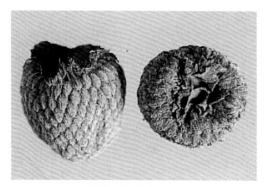

覆盆子果实表面观

饮片

【处方用名】　覆盆子、山泡、三月泡、牛奶莓、小托盘、刺葫芦、枸朴子、木莓。

【配方应付】　本品生饮同源。写上述处方用名，均付覆盆子。

【功能与主治】　益肾固精缩尿，养肝明目。用于遗精滑精，遗尿尿频，阳痿早泄，目暗昏花。

【用法与用量】　6～12 g。

【注意】　肾虚有火，小便短少者慎用。

备注

1. 覆盆子不能写成"复盆子"。购用本品，一定要挑选颗粒完整，且呈奶头状者，以防掺杂
使假。

2.《湖北省中药饮片炮制规范》还收载了"盐覆盆子"。鉴于《中国药典》未收载此种饮片，
故本文不将其列入【常用饮片】。

3. 悬钩子为同属植物悬钩子 R. Palmatus Thunb 的果实，又称"大粒覆盆子"。与华东覆盆子
的鉴别要点：大粒覆盆子近球形、色黄；华东覆盆子为圆锥形或扁圆锥形、呈奶头状，色黄绿或
淡棕。

4. 山莓为同属植物山莓 R. corchorifolius L.F. 的未成熟果实，又称"小粒覆盆子"。本品不呈
奶头形，表面微有毛茸。

5. 毛柱莓为同属植物毛柱莓 R. lasiostylus Focke 的果实，习称"毡毛泡"，在本省少数地区作
覆盆子用，应予更正。本品不呈奶头形，表面灰白色至灰棕色，密被绒毛。

花叶全草类

丁香 附：母丁香

Dingxiang

CARYPHYLLI FLOS

本品为桃金娘科植物丁香 *Eugenia caryophllata* Thunb. 的干燥花蕾。当花蕾由绿色转红时采摘，晒干。

【产地】 主产于坦桑尼亚、马达加斯加、印尼、马来西亚、印度、斯里兰卡等国，我国海南及雷州半岛亦有少量引种栽培；以产于坦桑尼亚、印尼为主流商品，以产于坦桑尼亚奔巴岛者为道地药材。

【性状】 本品略呈研棒状。花冠圆球形，花瓣 4 枚，复瓦状抱合，棕褐色或褐黄色，花瓣内为雄蕊和花柱，搓碎后可见众多黄色细粒状的花药。萼筒圆柱状，略扁，有的稍弯曲，红棕色或棕褐色，上部有 4 枚三角状的萼片，十字状分开。质坚实，富油性。气芳香浓烈，味辛辣、有麻舌感。

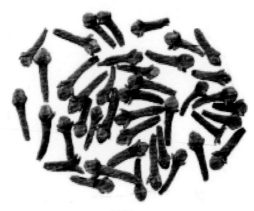
丁香

【商品规格】 本品历来进口，分"印尼大红""非洲小红"，都不分等级，均为统货，并标注产地。

【品质要求】 首选"印尼大红"，次选"非洲小红"，均以完整、个大、油性足、颜色深红、香气浓郁、入水下沉者为佳；禁用"肉桂子"。

【检查】 **杂质** 不得过 4.0%。**水分**（第四法） 不得过 12.0%。

【含量测定】 照气相色谱法测定，含丁香酚（$C_{10}H_{12}O_2$）不得少于 11.0%。

饮片

【处方用名】 丁香、公丁香、钉子香、子丁香、雄丁香、丁字香、花丁香、玫瑰子。

【配方应付】 本品生饮同源。写上述处方用名，均付丁香。

【检查】【含量测定】 同药材。

【功能与主治】 温中降逆，补肾助阳。用于脾胃虚寒，呃逆呕吐，食少吐泻，心腹冷痛，肾虚阳痿。

【用法与用量】 1～3 g，内服或研末外敷。

【注意】 畏郁金；热证及阴虚内热者忌用。

1. 丁香是一味古老的中药，在两千多年前的汉代马王堆中所出土的女尸手中就握有丁香。其文字记载始见于《齐民要术》（公元 533—544 年间），因其形似"钉子"，且像"丁"字，故又名"钉子香"或"丁字香"，而入药则始见于《名医别录》。

2. 必须指出：①含"丁香"二字的药材名甚多，应注意区别。如"桂丁香"系樟科植物肉桂的幼果，能温中散寒止痛；"苦丁香"系葫芦科植物甜瓜的瓜蒂，内服可催吐；"水丁香"系柳叶菜科植物丁香蓼的全草，能清热解毒、利水消肿；"白丁香"系麻雀的粪便，能化积消翳；"荷花丁香"系木犀科植物暴马丁香的花蕾，能镇咳利水。②至于《名医别录》所云：丁香的花蕾干燥后酷似鸡舌，故又名"鸡舌香"，实则有误。因为鸡舌香系"母丁香"的别名，详见"母丁香"项下。

3. 肉桂子为樟科植物肉桂 *Cinnamomun cassia* Presl 带宿萼的幼果。其形与丁香略同，但性状差异明显，易于鉴别。

4. 本品的含水率应≤12%，此系商品的安全水分值，以确保不"失香走色"；用于丸散，其干燥温度应低于 45℃。

5. 本品应在每年 7 月前，当花蕾含苞待放、微带红色时，及时采收。一旦花开，则养分消耗过多，入水不沉，不可药用。

附：母丁香

本品为桃金娘科植物丁香 *Eugenia caryophyllata* Thunb. 的干燥近成熟的果实。

【性状】 本品呈卵圆形或长椭圆形，长 1.5～3 cm，直径 0.5～1 cm。表面黄棕色或褐棕色，有细皱纹；顶端有 4 个宿存萼片向内弯曲成钩状；基部有果梗痕；果皮与种仁可剥离，种仁由两片子叶合抱而成，棕色或暗棕色，显油性，中央具一明显的纵沟；内有胚，呈细杆状。质较硬，难折断。气香，味麻辣。

【检查】 **水分**（第四法） 不得过 12.0%。**总灰分** 不得过 4.0%。

【浸生物】 醇溶性浸出物（热浸法）不得少于 15.0%。

【含量测定】 照高效液相色谱法测定，本品干燥品计算，含丁香酚（$C_{10}H_{12}O_2$）不得少于 0.65%。

【备注】 本品其他条目的相关内容参见"丁香"项下。

大青叶与蓼大青叶

Daqingye yu Liaodaqingye

ISATIDIS FOLIUM ET POLYGONI TINCTORII FOLIUM

前者为十字花科植物菘蓝 *Isatis indigotica* Fort. 的干燥叶；后者为蓼科植物蓼蓝 *Polygonum tinctorium* Ait. 的干燥叶。夏、秋二季分次采收，除去杂质，晒干。

【性状】 **大青叶** 本品多皱缩卷曲，有的破碎。完整叶片展平后呈长椭圆形至长圆状倒披针形；上表面暗灰绿色，有的可见色较深稍突起的小点；先端钝，全缘或微波状，基部狭窄下延至叶柄呈翼状；叶柄淡棕黄色。质脆。气微，味微酸、苦、涩。

　　蓼大青叶　本品多皱缩、破碎，完整者展平后呈椭圆形。蓝绿色或黑蓝色，先端钝，基部渐狭，全缘。叶脉浅黄棕色，于下表面略突起。叶柄扁平，偶带膜质托叶鞘。质脆。气微，味微涩而稍苦。

　　【产地】　**大青叶**　主产于河北、江苏，此外，浙江、安徽、河南、湖北等省亦产；以产于河北安国者质优，且系主流商品。

　　蓼大青叶　主产于东北、华北。此外，陕西、山东、湖北、四川、贵州亦产。

　　【商品规格】　药材商品统称大青叶，且都不分等级，均为统货，并标注产地。

　　【品质要求】　首选大青叶，次选蓼大青叶；不用"马蓝"及"路边青"的干燥叶。均以叶完整、色暗灰绿、无枝梗者为佳。其中，大青叶应具较浓的梅干菜气味。

　　【检查】　**水分**（第二法）　**大青叶**　不得过 13.0%。

　　【浸出物】　**大青叶**　醇溶性浸出物（热浸法）不得少于 16.0%。

　　【含量测定】　照高效液相色谱法测定。**大青叶**　按干燥品计算，含靛玉红（$C_{16}H_{10}N_2O_2$）不得少于 0.020%。**蓼大青叶**　按干燥品计算，含靛蓝（$C_{16}H_{10}N_2O_2$）不得少于 0.55%。

饮片

　　【处方用名】　大青叶、蓼大青叶、菘蓝叶、马蓝叶、蓼蓝叶、靛青叶、板蓝根叶。

　　【配方应付】　本品生饮同源，写上述处方用名，均付大青叶或蓼大青叶。

　　【检查】　**水分**　同药材，不得过 10.0%。

　　【浸出物】【含量测定】　同药材。

　　【功能与主治】　清热解毒，凉血消斑。用于温病高热，神昏，发斑发疹，痄腮，喉痹，丹毒，痈肿。

　　【用法与用量】　9～15 g。

　　【注意】　脾胃虚寒者慎用。

备注

　　1. 大青叶的根是菘蓝的根，即药材板蓝根，但不得以蓼大青叶的根作板蓝根入药。蓼大青叶原本是作青黛的原料，已被《中国药典》作药材收载，并将其与大青叶分列，但二者的【功能与主治】完全相同。至于南板蓝根，则是马蓝的根；"马蓝"及"路边青"的干燥叶，均系大青叶的地方习用品。

　　2. 马蓝叶为爵床科植物马蓝 *Baphicacanthus cusia*（Nees）Bremek. 的干燥叶；路边青为马鞭草科植物路边青 *Clerodendron cyrtophyllum* Turcz. 的干燥叶。菘蓝、蓼蓝、马蓝、路边青的性状差异及鉴别要点参见其性状差异对比表及附图。

菘蓝、蓼蓝、马蓝、路边青的性状差异对比表

性状	菘蓝叶	蓼蓝叶	马蓝叶	路边青叶
颜色	蓝绿色或黑蓝色	蓝绿色或黑蓝色	灰绿色或黑绿色	棕黄色或棕黄绿色
叶片形状	长椭圆形至圆状披针形	椭圆形	长椭圆或倒卵状长圆形	长卵圆或狭长卵圆形
叶缘	全缘或微波状	全缘	有细小钱锯齿	全缘或有微波状刺
叶柄	有翼，无托叶鞘	无翼，有膜质托叶鞘	无翼，无托叶鞘	无翼，无托叶鞘

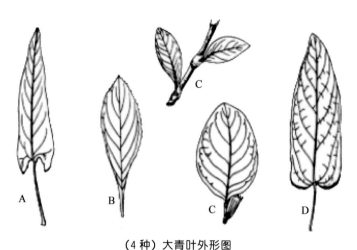

（4种）大青叶外形图

A. 菘蓝叶；B. 马蓝叶；C. 蓼蓝叶；D. 路边青叶

大蓟与小蓟

Daji yu xiaoji

CIRSII JAPONICI HERBA ET CIRSII HERBA

二者分别为菊科植物蓟 *Cirsium japonicum* Fisch. ex DC. 与刺儿菜 *C. setosum*（Willd.）MB. 的干燥地上部分。夏、秋二季花开时采割，除去杂质，晒干。

【产地】 全国大部分地区均产。

【商品规格】 不分等级，均为统货。

【性状】 **大蓟** 茎呈圆柱形，表面绿褐色或棕褐色，有数条纵棱，被丝状毛；断面灰白色，髓部疏松或中空。完整叶片展平后呈倒披针形或倒卵状椭圆形，羽状深裂，边缘具不等长的针刺；上表面灰绿色或黄棕色，下表面色较浅，两面均具灰白色丝状毛。头状花序顶生，球形或椭圆形，总苞黄褐色，羽状冠毛灰白色。气微，味淡。

小蓟 茎呈圆柱形，表面灰绿色或带紫色，具纵棱和白色柔毛。叶片多皱缩或破碎，叶齿尖具针刺；两面均具白色柔毛。头状花序，总苞钟状；花紫红色。气微，味苦。

【品质要求】 **大蓟** 以干燥、色紫褐、带头状花序者为佳；**小蓟** 以色绿、叶多者为佳。

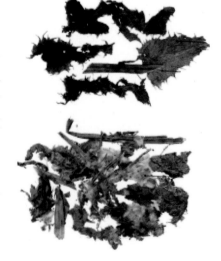

大蓟

【检查】 杂质 均不得过2%。水分（第二法） 大蓟不得过13.0%；小蓟不得过12.0%。酸不溶性灰分 大蓟不得过3.0%；小蓟不得过5.0%。

【浸出物】 用稀乙醇作溶剂（热浸法），大蓟不得少于15.0%；小蓟不得少于19.0%。

【含量测定】 照高效液相色谱法测定，本品按干燥品计算。**大蓟** 含柳穿鱼叶苷（$C_{28}H_{34}O_{15}$）

不得少于0.20%；**小蓟** 含蒙花苷（$C_{28}H_{32}O_{14}$）不得少于0.70%。

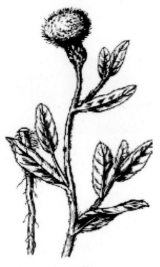

小蓟

饮片

【处方用名】 **大蓟类** 大蓟、马蓟、虎蓟、刺蓟（山东）、马刺蓟（陕西）、山牛蒡、野红花、大蓟炭。**小蓟类** 小蓟、猫蓟、刺儿菜、蓟蓟菜、大小蓟炭。

【配方应付】 写上述除大蓟炭、小蓟炭外的处方用名，分别付大蓟、小蓟；写大蓟炭、小蓟炭，分别付大蓟炭、小蓟炭。

【常用饮片】 **大蓟 小蓟** 分别除去杂质，抢水洗净，切段干燥。

【含量测定】 均同药材。

【检查】 **小蓟 水分 酸不溶性灰分** 同药材。

【浸出物】 **小蓟** 同药材，不得少于14.0%。

大蓟炭 小蓟炭 取净大蓟、小蓟段，照炒炭法炒至黑褐色。

【浸出物】 **大蓟炭** 用70%乙醇作溶剂（热浸法），不得少于13.0%。

【功能与主治】 凉血止血，散瘀解毒消痈。用于衄血，吐血，尿血，血淋，便血，崩漏，外伤出血，痈肿疮毒。

【用法与用量】 大蓟9～15g；大蓟炭5～10g，多入丸散服。小蓟、小蓟炭5～12g。

备注

1. 本品始载于《名医别录》，云："大蓟是虎刺，小蓟是猫刺，叶并多刺，相似。"李时珍曰："蓟犹髻也，其花如髻也。曰虎，曰猫，因其苗状狰狞也。曰马者大也。"

2. 大、小蓟在湖北地区：①历来习用其根，自2005年起，按《中国药典》的规定改用地上部分。②处方用名"大小蓟"，配方应付二者的等量混合品。

广藿香 附：藿香

Guanghuoxiang

POGOSTEMONIS HERBA

本品为唇形科植物广藿香 *Pogostemon cablin*（Blanco）Benth. 的干燥地上部分。枝叶茂盛时采割，日晒夜闷，反复至干。

【产地】 主产于广东高要、遂溪、吴川、石牌及海南万宁。此外，广西、福建、台湾、四川、云南、贵州亦有栽培。以海南的产量最大；以产于广东石牌、高要者为道地药材。

【性状】 本品茎略呈方柱形，多分枝，枝条稍曲折，表面被柔毛；质脆，易折断，断面中部有髓；老茎类圆柱形，被灰褐色栓皮。叶对生，皱缩成团，展平后叶片呈卵形或椭圆形，两面均被灰白色绒毛；先端短尖或钝圆，基部楔形或钝圆，边缘具大小不规则的钝齿；叶柄细，被柔毛。气香特异，味微苦。

【商品规格】 传统规格：按产地及品质分为石牌广藿香、高要广藿香、海南广藿香；含散叶限度依次为≤10％、＜15％、＜20％（药材应枝叶相连）。现行规格：分"统叶"与"统货"，含叶均应＞20％，且枝叶相连，并标注产地。

【品质要求】

1. 不用无叶或掺进少量叶片的老梗（商品称其为"藿梗"）。

2. 以茎枝粗壮、色青绿、茎叶相连、叶多而厚、香气浓者为佳。

【检查】　**杂质**　不得过2％。**水分**（第四法）　不得过14.0％。**总灰分**　不得过11.0％。**酸不溶性灰分**　不得过4.0％。**叶**　不得少于20％。

【浸出物】　醇溶性浸出物（冷浸法）不得少于2.5％。

【含量测定】　照气相色谱法测定，本品按干燥品计算，含百秋李醇（$C_{15}H_{26}O$）不得少于0.10％。

饮片

【处方用名】　广藿香、南藿香、合香、枝香（广东）。

【配方应付】　本品生饮同源。写上述处方用名，均付广藿香。

【常用饮片】　**广藿香**　除去残根和杂质，先抖下叶，筛净另放；茎洗净，润透，切段，晒干，再与叶混匀。

【功能与主治】　芳香化浊，和中止呕，发表解暑。用于湿浊中阻，脘痞呕吐，暑湿表证，湿温初起，发热倦怠，胸闷不舒，寒湿闭暑，腹痛吐泻，鼻渊头痛。

【用法与用量】　3～10 g。

备注

1. 广藿香与藿香的原植物同科不同属，系两种药材，其性状有别，功能各异，应分别入药，不得混用或互相代用。

2. 广藿香与藿香的鉴别要点：前者枝条稍扭曲，表面被柔毛，断面中部有髓；叶片呈卵形或椭圆形，两面均被灰白色绒毛；味微苦。后者分枝对生，断面白色中空；叶片两面无毛，多呈长卵形，先端急尖；穗状轮伞花序顶生；味淡。参见附图。

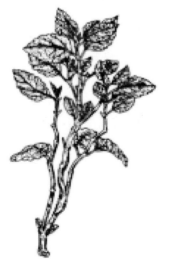
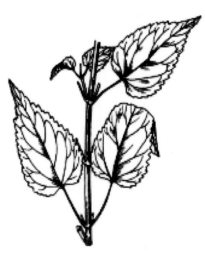

广藿香　　　　　　　　　　　土藿香外形图

3. 据报道：广藿香叶中挥发油的含量远高于茎中。故本品应采购药材，自行切片，以利检测各种规格的商品其含叶量是否符合相关规定。

4. 本品应在 28℃、相对湿度 75％ 以下储藏，商品安全水分值 12％～15％。

附：藿香

本品为唇形科植物藿香 *Agastache rugosa*（Fisch. et Mey.）O. Ktze. 的地上部分，入药有干、鲜品之分。

【检查】　叶　不得少于 25％。

【处方用名】　藿香、土藿香、鲜藿香。

【配方应付】　本品生饮同源。写藿香、土藿香，均付（干）藿香；写鲜藿香，付鲜藿香。

【功能与主治】　祛暑解表，化食和胃。用于暑湿感冒，胸腹满闷，腹痛吐泻。

【用法与用量】　6～12 g。

备注

1.《中国药典》未收载本品。上述条目及相关内容均依据《湖北省中药饮片炮制规范》，未列条目及相关内容参见"广藿香"项下。

2. 本品入夏后至夏末宜用鲜品。

马　齿　苋

Machixian

PORTULACAE HERBA

本品为马齿苋科植物马齿苋 *Portulaca oleracea* L. 的干燥地上部分。夏、秋二季采收，除去残根和杂质，洗净，略蒸或烫后晒干。

【产地】　全国各地均产。

【商品规格】　不分等级，均为统货。

【性状】　本品多皱缩卷曲，常结成团。茎呈圆柱形，表面黄褐色，有明显纵沟纹。叶对生或互生，易破碎，完整叶片呈倒卵形，绿褐色，先端钝平或微缺，全缘。花小，3～5 朵生于枝端，花瓣 5 枚，黄色。蒴果呈圆锥形，内含多数细小种子。气微，味微酸。

【品质要求】　以质嫩、叶多、干后青绿色，无杂质者为佳。

【检查】　水分（第二法）　不得过 12.0％。

饮片

【处方用名】　马齿苋、长命菜、五行草、马齿菜、马齿草、长寿菜、耐旱菜。

【配方应付】　本品生饮同源。写上述处方用名，均付马齿苋。

【检查】　水分　同药材，不得过 9.0％。

【功能与主治】　清热解毒，凉血止血，止痢。用于热毒血痢，痈肿疔疮，湿疹，丹毒，蛇虫咬伤，便血，痔血，崩漏下血。

【用法与用量】　9～15 g。外用适量，捣敷患处。

【注意】　脾胃虚寒，肠滑作泄者慎服。

备注

1. 李时珍曰："其叶比并如马齿，而性滑利似苋，故名。"因其叶青、梗赤、花黄、根白、籽黑，象征木火土金水五行，故又名"五行草"。又因本品长夏开花，朝开暮闭，炎夏酷暑太阳越炽，花却开得越盛，即使将其拔起，任凭风吹日晒，十天半月，照样开花结籽，兼能食用，故得名"长命菜"。

2. 下述说法，仅供参考。①据《本草经疏》记载："煎饵方中不得与鳖甲同入。"②李时珍认为本品能散血滑胎，故怀孕妇女，尤其是有习惯性流产的孕妇，应当忌服。

马 鞭 草

Mabiancao

VERBENAE HERBA

本品为马鞭草科植物马鞭草 *Verbena officinalis* L. 的干燥地上部分。6—8 月花开时采割，除去杂质，晒干。

【产地】　主产于湖北、江苏、贵州、广西等地。

【性状】　本品茎呈方柱形，多分枝，四面有纵沟，长 0.5～1 m；表面绿褐色，粗糙；质硬而脆，断面有髓或中空。叶对生，皱缩，多破碎，绿褐色，完整者展平后叶片深裂，边缘有锯齿。穗状花序细长，有小花多数。气微，味苦。

【商品规格】　不分等级，均为统货。

【品质要求】　以色青绿、带花穗、无杂质者为佳。

【检查】　**水分**（第二法）　不得过 10.0%。**总灰分**　不得过 12.0%。**酸不溶性灰分**　不得过 4.0%。

【含量测定】　照高效液相色谱法测定，本品按干燥品计算，含齐墩果酸（$C_{30}H_{48}O_3$）和熊果酸（$C_{30}H_{48}O_3$）的总量不得少于 0.30%。

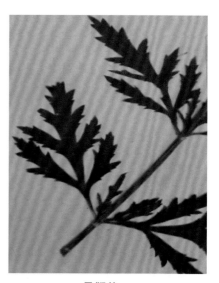
马鞭草

饮片

【处方用名】　马鞭草、铁马鞭、铁马莲、马鞭梢、土荆芥、野荆芥。

【配方应付】　本品生饮同源。写上述处方用名，均付马鞭草。

【检查】【含量测定】　同药材。

【功能与主治】　活血散瘀，解毒，利水，退黄，截疟。用于癥瘕积聚，痛经经闭，喉痹，痈肿，水肿，黄疸，疟疾。

【用法与用量】　5～10 g。

备注

1. 本品系湖北省特产药材之一，但外地入药所用品种较为混乱。如华北部分地区误用车前草，广东称马鞭石斛（金兰）为马鞭草等。

2. 诸多文献，含《湖北省中药饮片炮制规范》均称：本品孕妇慎用。但《中国药典》无此一说。

木 贼

Muzei

EQUISETI HIEMALIS HERBA

本品为木贼科植物木贼 *Equisetum hiemale* L. 的干燥地上部分。夏、秋二季采割，除去杂质，晒干或阴干。

【产地】 主产于东三省及陕西、湖北等省。以黑龙江、陕西产量最大；以产于辽宁者质优。

【性状】 呈长管状，不分枝。表面灰绿色或黄绿色，有 18～30 条纵棱，棱上有多数细小光亮的疣状突起；节明显，节间长 2.5～9 cm，节上着生筒状鳞叶，叶鞘基部和鞘齿黑棕色，中部淡棕黄色。体轻，质脆，易折断，断面中空，周边有多数圆形的小空腔。气微味淡微涩，嚼之有沙粒感。

【商品规格】 分"大木贼"与"小木贼"两种规格，都不分等级，均为统货。其中，"大木贼"应标注产地（多产于东北）。

【品质要求】 只用"大木贼"，以茎粗长、色绿、质厚、不脱节者为佳；不用"小木贼""笔管草"（习称"水木贼"）；禁用"节节草"（又称"土木贼"）。

【检查】 **水分**（第二法） 不得过 13.0%。

【浸出物】 醇溶性浸出物（热浸法）不得少于 5.0%。

【含量测定】 照高效液相色谱法测定，按干燥品计算，含山奈素（$C_{15}H_{10}O_6$）不得少于 0.20%。

饮片

【处方用名】 木贼、木贼草、笔管草、笔头草、节节草、锉草（东北）。

【配方应付】 本品生饮同源。写上述处方用名，均付木贼。

【检查】【浸出物】【含量测定】 同药材。

【功能与主治】 疏散风热，明目退翳。用于风热目赤，迎风流泪，目生云翳。

【用法与用量】 3～9 g。

备注

1. 李时珍曰："此草有节，面粗糙涩，治木骨者，用之搓擦则光亮，犹云木之贼也。故名。"但不应将其药材的通用名称之为木贼草。另：《中国药典》将其种名误写成 *hyemale*，应予更正。

2. 笔管草为木贼的同属植物 *E.debile* Roxb. 的地上部分，系木贼的地方习用品；节节草为木贼的同属植物 *E.Ramosisimum* Desf. 的地上部分。木贼与笔管草、节节草的性状区别参见几种木贼的性状差异与鉴别要点比对表，并参见附图。

几种木贼的性状差异与鉴别要点比对表

名称	药材形状	茎横切面
木贼	茎单一，不分枝，叶鞘基部和鞘齿具2圈棕黑色环，棱脊上有2排疣状突起物	皮层外侧的厚壁组织伸至薄壁组织，内皮层2列，连续
笔管草	茎有分枝，仅叶鞘基部具1圈棕黑色环，棱脊上有1排疣状物，主茎鞘筒长与径略等，但鞘肋背面平坦	内皮层1列，围绕着每个维管束
节节草	与笔管草相似，但主茎鞘筒长为径之2倍，鞘横切面较小，棱脊6～20条，厚壁组织不延伸到空腔，肋背面圆形	内皮层2列，但不连续

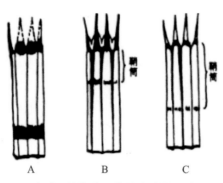

木贼、笔管草、节节草叶鞘比较

A. 木贼；B. 笔管草；C. 节节草

车　前　草

Cheqiancao

PLANTAGINIS HERBA

本品为车前科植物车前 *Plantago asiatica* L. 或平车前 *P. depressa* Willd. 的干燥全草。夏季采挖，除去泥沙，晒干。

【产地】　全国各地有产，主产于江西、安徽、江苏等省。

【性状】　**车前**　根丛生，须状。叶基生，具长柄；叶片皱缩，展平后呈卵状椭圆形或宽卵形；表面灰绿色或污绿色，具明显弧形脉5～7条；先端钝或短尖，基部宽楔形，全缘或有不规则波状浅齿。穗状花序，花茎长。蒴果盖裂，萼宿存。气微香，味微苦。

平车前　主根直而长。叶片较狭，长椭圆形或椭圆状披针形。

【商品规格】　不分等级，均为统货。

【品质要求】　只用车前、平车前的全草，禁用"大叶车前"的全草。车前草中可以含有果穗，但不能含有种子。以叶片完整、色灰绿者为佳。

【检查】　**水分**（第二法）　不得过13.0%。**总灰分**　不得过15.0%。**酸不溶性灰分**　不得过 5.0%。

【浸出物】 水溶性浸出物（热浸法）不得少于 14.0%。

【含量测定】 照高效液相色谱法测定，本品按干燥品计算，含大车前苷（$C_{29}H_{36}O_{16}$）不得少于 0.10%。

饮片

【处方用名】 车前草、车前、平车前、当道、车轱辘草、车轮菜、钱串草、牛舌草。

【配方应付】 本品生饮同源。写以上处方用名，均付车前草。

【功能与主治】 清热利尿通淋，祛痰，凉血，解毒。用于热淋涩痛，水肿尿少，暑湿泄泻，痰热咳嗽，吐血衄血，痈肿疮毒。

【用法与用量】 9～30 g。

【注意】 《本经逢源》："若虚滑精气不固者禁用。"

备注

1. 本品的处方名：写"车前"，配方应付"车前草"的依据见《湖北省中药饮片炮制规范》。

2. 车前草、平车前草与大叶车前（全草）的鉴别要点，参见"车前子"项下。

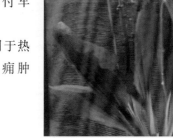

车前草

月 季 花

Yuejihua

ROSAE CHINENSIS FLOS

本品为蔷薇科植物月季 *Rosa chinensis* Jacq. 的干燥花。全年均可采收，花微开时采摘，阴干或低温干燥。

【产地】 主产于河南、江苏、浙江、山东等省，且各地均有栽培。以产于河南者为主流商品；以产于江苏者质优，系道地药材。

【性状】 本品呈类球形。花托长圆形，萼片 5 枚，暗绿色，尾尖；花瓣呈覆瓦状排列，有的散落，长圆形，紫红色或淡紫红色；雄蕊多数，黄色。体轻，质脆。气清香，味淡、微苦。

【商品规格】 商品分小花与统装两种规格，都不分等级，均为统货，并标示产地。

【品质要求】 以花朵小且完整、含苞未放、色紫红、气清香者为佳。

【检查】 **水分**（第二法） 不得过 12.0%。**总灰分** 不得过 5.0%。

【含量测定】 照高效液相色谱法测定，本品按干燥品计算，含金丝桃苷（$C_{21}H_{20}O_{12}$）和异槲皮苷（$C_{21}H_{20}O_{12}$）的总量不得少于 0.38%。

饮片

【处方用名】 月季花、月月红、四季花、日日红、月季红、月贵花、斗雪红、四季春。

【配方应付】 本品生饮同源。写上述处方用名，均付月季花。

【功能与主治】 活血调经，疏肝解郁。治气滞血瘀，月经不调，痛经闭经，胸胁胀痛。

【用法与用量】 3～6 g。

【注意】 孕妇忌服。

备注

1. 本品入药较晚，至明代《本草纲目》始有记载：①因其逐月开花而得名，故又名月月开、月月红等。有诗句云："惟有此花开不厌，一年常占四时春。"②"月季花"字意向征月经按月而至，即可用于月经不调，痛经，闭经等症。

2. 月季与玫瑰、蔷薇原本同科同属不同种，但三者的谱牒相通，均原产于中国，19 世纪传入欧美。至于"Rose"一词，原意泛指欧洲等地的蔷薇、玫瑰及中国月季，现已成为玫瑰的专用名词。

3. 本品极易与玫瑰花混淆或混用，应注意鉴别。其鉴别要点：月季花系子房下位（上位花），花托呈长圆形或倒圆锥形；裂片反卷，先端尾尖，周边有粗腺毛；味淡微苦。玫瑰花系子房中位（周位花），花托呈半圆形；裂片紧贴花冠，不反卷，先端钝圆，上被细柔毛；味微苦涩。参见月季花与玫瑰花主要性状差异比对表、附图及玫瑰花项下。

月季花与玫瑰花主要性状差异比对表

	玫瑰花	月季花
花托	半球形，基部钝圆	半长圆形，基部渐尖
雄蕊	长于花柱	短于花柱
花萼	花萼裂片不反卷	裂片反卷
气	浓香	清香

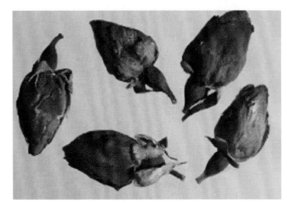

月季花

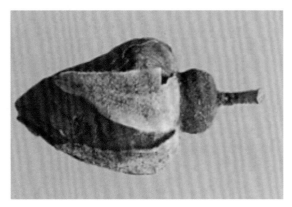

玫瑰花表面观

艾 叶

Aiye

ARTEMISIAE ARGYI FOLIUM

本品为菊科植物艾 *Artemisia argyi* Lemisia argyi 的干燥叶。夏季花未开时采摘，除去杂质，晒干。

【产地】　主产于安徽、湖北、河北、山东等省。以产于安徽滁县者为主流商品；以湖北蕲州所产者质优，系道地药材，习称蕲艾；以河北安国所产者质量稍次，习称祁艾。

【性状】　本品多皱缩、破碎，有短柄。完整叶片展平后呈卵状椭圆形，羽状深裂，裂片椭圆状披针形，边缘有不规则的粗锯齿；上表面灰绿色或深黄绿色，有稀疏的柔毛和腺点；下表面密生灰白色绒毛。质柔软。气清香，味苦。

【商品规格】　商品分艾叶和艾绒，都不分等级，均为统货，并标注产地。

【品质要求】　首选蕲艾，以色青、背面灰白色、绒毛多、叶厚、质柔软而韧、香气浓郁者为佳；不用"艾蒿"；禁用"野艾蒿""阴地蒿""黄花艾"。

【检查】　水分（第四法）　不得过 15.0%。总灰分　不得过 12.0%。酸不溶性灰分　不得过 3.0%。

【含量测定】　照气相色谱法测定，本品按干燥品计算，含桉油精（$C_{10}H_8O$）不得少于 0.050%。

饮片

【处方用名】　艾叶、艾、艾蒿、蕲艾、祁艾、家艾、香艾、艾绒、醋艾炭。

【配方应付】　写以上除艾绒、醋艾炭外的处方用名，均付艾叶；写艾绒，付艾绒；写醋艾炭，付醋艾炭。

【常用饮片】　**艾叶**　除去杂质及梗，筛去灰屑。

【检查】【含量测定】　同药材。

醋艾炭　取艾叶，照炒炭法炒至表面焦黑色，喷醋，炒干。每 100 kg 艾叶，用醋 15 kg。

艾绒（临方炮制）取艾叶，捣碎成绒团状，用手捻之似棉絮，筛去碎屑。

【功能与主治】　温经止血，散寒止痛；外用祛湿止痒。用于吐血，衄血，崩漏，月经过多，胎漏下血，少腹冷痛，经寒不调，宫冷不孕；外治皮肤瘙痒。醋艾炭温经止血，用于虚寒性出血。

【用法与用量】　3～9 g。外用适量（艾叶供熏洗用，艾绒供灸治用）。

【注意】　阴虚血热者慎用。本品有小毒，不宜过量使用。

不良反应：①可引起皮肤黏膜灼热潮红。②口服对胃肠可产生刺激性，吸收后则经门静脉到达肝脏，可引起肝细胞的代谢障碍，发生中毒性黄疸型肝炎。③对中枢神经系统最显著的作用是使中枢神经过度兴奋，导致惊厥。④由于神经反射的变化，以及血管壁本身受损，可使子宫充血、出血等。一般服用艾叶 20～30 g，即可引起中毒。

备注

1. 本品始载于《名医别录》："有陈久者方可用之说。"但本品的有效成分与有毒成分均为挥发油，故此说值得商榷。

2. 蕲艾被称为李时珍故里蕲州的四大珍宝之一，即蕲艾、蕲竹、蕲龟、蕲蛇。

3. 艾蒿为同属植物艾蒿 *A. vulgaris* L. 的干燥叶。艾叶与艾蒿的鉴别要点：前者叶片上表面有稀疏的柔毛和腺点；艾蒿叶片上表面无柔毛和腺点。

4. 野艾蒿为同属植物野艾蒿 *A. lavandulaefolia* DC. 的干燥叶；阴地蒿为同属植物阴地蒿 *A. sylvatica* Maxim. 的干燥叶；黄花艾为同属植物黄花艾 *A. princeps* Pamp. 的干燥叶，又称"魁蒿"。它们与艾叶的主要区别见艾叶、艾蒿、野艾蒿、阴地蒿、魁蒿的性状差异对比表。

艾叶、艾蒿、野艾蒿、阴地蒿、魁蒿的性状差异对比表

名称	叶分裂情况	叶缘	叶上表面
艾叶	羽状深裂，裂片椭圆状披针形	不规则粗锯齿	疏生蛛丝状毛及白色腺点
艾蒿	同上	同上	无蛛丝状柔毛与白色腺点
野艾蒿	二回羽状深裂，裂片条形至狭条状披针形	常微反卷	被短微毛，密生白色腺点
阴地蒿	羽状深裂，裂片条形	有齿或近全缘	无白色腺点，无毛
魁蒿	羽状3～5裂，或仅有不整齐缺刻，裂片卵圆形	边缘有疏齿或无齿	无白色腺点

5.《湖北省中药饮片炮制规范》收载了饮片：醋炒艾叶，还规定处方用名写炒艾叶，配方应付醋炒艾叶，但并未阐述其功能与主治。由于《中国药典》未收载这种饮片，故不列于【常用饮片】项下。

石 韦

Shiwei

PYRROSIAE FOLIUM

本品为水龙骨科植物庐山石韦 *Pyrrosia sheareri*（Baker.）Ching、石韦 *P. lingua*（Thunb.）Farwell 或有柄石韦 *P. petiolosa*（Christ）Ching 的干燥叶。全年均可采收，除去根茎和根，晒干或阴干。

【产地】 石韦主产于河南、浙江、安徽、湖北、云南、两广等地；庐山石韦主产于安徽、浙江、湖南、湖北、贵州、四川、广西等地；有柄石韦全国大部分地区均产。

【性状】 **庐山石韦** 叶片一型，革质，展平后呈披针形；先端渐尖，基部耳状偏斜，不对称；全缘，边缘常向内卷曲；上表面黄绿色或灰绿色，散布有黑色圆形小凹点；下表面密生红棕色星状毛，有的侧脉间布满棕色圆点状的孢子囊群。叶柄具四棱，略扭曲，有纵槽。气微，味微涩苦。

石韦 叶片二型，常内卷，披针形或长圆披针形；基部楔形，对称；上表面有凹点，下表面密生星状毛，孢子囊群在侧脉间，排列紧密而整齐。气微，味淡。

有柄石韦 叶片二型，叶片多卷曲呈筒状，展平后呈长圆形或卵状长圆形；基部楔形，对称；上表面有凹点，下表面侧脉不明显，布满孢子囊群。气微，味淡。

【商品规格】 药材商品分大叶石韦、小叶石韦及石韦三类，都不分等级，均为统货，并标注产地。其中，大叶石韦类有庐山石韦、毡毛石韦、光石韦；小叶石韦有石韦、有柄石韦、北京石韦；其他统装货均称石韦。

【品质要求】 只用《中国药典》所收载品种，不用毡毛石韦、光石韦、北京石韦等地方习品。均以身干、叶大而厚、背面色发红、叶片完整洁净者为佳。

【检查】 **杂质** 不得过3%。**水分**（第二法） 不得过13.0%。**总灰分** 不得过7.0%。

【浸出物】 用稀乙醇作溶剂（热浸法），浸出物不得少于18.0%。

【含量测定】 照高效液相色谱法测定，本品按干燥品计算，含绿原酸（$C_{16}H_{18}O_9$）不得少于 0.20%。

 饮 片

【处方用名】 石韦、石剑箬（ruò）、小石韦、金汤匙、金茶匙、肺心草、飞刀剑。

【配方应付】 本品生饮同源。写上述处方用名，均付石韦。

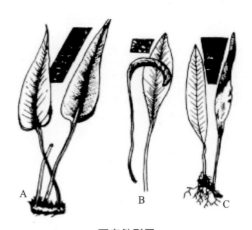

石韦外形图
A. 庐山石韦；B. 有柄石韦；C. 石韦

【检查】【浸出物】【含量测定】 同药材。

【功能与主治】 利尿通淋，清肺止咳，凉血止血。用于热淋，血淋，石淋，小便不通，淋沥涩痛，肺热喘咳，吐血，衄血，尿血，崩漏。

【用法与用量】 6～12 g。

【注意】 阴虚及无湿热者忌服。

备注

韦者皮也。本品蔓延石上，其叶柔韧如皮，故名石韦。药材商品有庐山石韦、石韦、有柄石韦及毡毛石韦、光石韦、北京石韦六个品种。其中，前三种为正品，后三种系地方习用品。其性状差异与鉴别要点如下所示。

1. 根状茎细长，叶片长一般在 15 cm 以下。

  2. 叶一型 ……………………………………………………………… 北京石韦 *P. davidii*

  2. 叶二型。

    3. 能育叶与不育叶同形，渐尖头，能育叶干后常向上内卷，几成筒状，不育叶下面侧脉不明显 ……………………………………………………………… 有柄石韦 *P. petiolosa*

    3. 不育叶长为能育叶的 2/3～1/2，钝尖头，能育叶片干后平展，不育叶片下面侧脉明显

……………………………………………………………………………………… 石韦 *P. lingua*

1. 根状茎粗壮，叶片长一般在 15 cm 以上。

    4. 叶柄长一般超过叶片一倍以上；叶片下面密被细绒毛和星状毛 ……………………

……………………………………………………………………………… 毡毛石韦 *P. drakeana*

    4. 叶柄长一般等于或短于叶片，叶片下面被星状毛或无毛。

      5. 叶披针形，基部下延，叶片下面被星状毛或老时无毛 ……………… 光石韦 *P. calvata*

      5. 叶阔披针形，基部不对称，呈耳状偏斜，叶片下面密被星状毛 …………………………

……………………………………………………………………………… 庐山石韦 *P. sheareri*

石 斛 类

据报道，全国商品石斛的原植物有 21 种，均为兰科 Dendrobium 属植物的新鲜或干燥茎。因其：①药材名、基原名及商品名大多混用。②同一药材因产地或加工方法的不同，其商品名称和商

品规格有别。③入药又分干品与鲜品，但干品或鲜品对药材品种的要求各异，导致其品规十分繁杂，且极易混淆。参见部分商品石斛的原植物名、原植物学名及商品名对照表。

部分商品石斛的原植物名、原植物学名及商品名对照表

植物名	原植物学名	商品名	说明
金钗石斛	D. nobile Lindl.	金钗石斛	历版《中国药典》同种
鼓槌石斛	D. chrysotoxum Lindl.	鼓槌石斛	2010 版新增
流苏石斛	D. fimbriatun Hook. var. Oculatum. Hook.	马鞭石斛	2005 版所载马鞭石斛有 2 种；2010 版将原种称流苏石斛去变种 Ocul.
马鞭石斛	D. officinale. Kimura et Migo	马鞭石斛	以上 4 种均系栽培品；干鲜品均入药
铁皮石斛	D. chrysanthum Wall. Ex Lin.	铁皮枫斗耳环石斛	2010 版将其单列，商品按加工方法划分，均为干品
束花石斛	D. loddigesii Rolfe	黄草石斛	注意黄草石斛不是黄草
粉花石斛	D. aduncum Wall ex Lindl.	环草石斛	注意环草石斛不是耳环石斛
钩状石斛	D. aduncum Wall ex Lindl.	大黄草	黄草系药材名，分大中小
重唇石斛	D. hercoglossum Rchbf.	中黄草	干、鲜品均入药
罗河石斛	D. lohohense Tang et Wang	小黄草	多用鲜品

石斛与铁皮石斛

Shihu yu Tiepishihu

CIRSII JAPONICI HERBA ET CIRSII HERBA

石斛为兰科植物金钗石斛 *Dendrobium nobile* Lindl.、鼓槌石斛 *D. chrysotoxum* Lindl. 或流苏石斛 *D. fimbriatum* Hook. 的栽培品及其同属植物近似种的新鲜或干燥茎。全年均可采收，鲜用者除去根和泥沙；干用者采收后，除去杂质，用开水略烫或烘软，再边搓边烘晒，至叶鞘搓净，干燥。

铁皮石斛为兰科植物铁皮石斛 *D. officinale* Kimura et migo 的干燥茎。11 月至翌年 3 月采收，除去杂质，剪去部分须根，边加热边扭成螺旋形或弹簧状，烘干；或切成段，干燥或低温烘干。前者习称"铁皮枫斗"或耳环石斛；后者习称"铁皮石斛"。

【产地】　**金钗石斛**　主产于广西、云南、贵州、四川、湖南、湖北等地，以产于广西者质优。**流苏石斛**　主产于广西、云南、贵州、四川等地。**铁皮石**

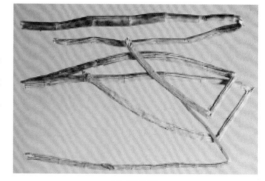

流苏石斛

斛　主产于广西、云南、贵州、安徽等地，古时以产于安徽霍山者为极品，又称霍山石斛。

【性状】　**鲜石斛**　呈圆柱形或扁圆柱形（多为金钗石斛之鲜品），表面黄绿色，光滑或有纵纹；节明显，色较深，节上有膜质叶鞘；肉质多汁。气微，味微苦而回甜，嚼之有黏性。

金钗石斛　呈扁圆柱形，节明显，色较深；表面金黄色或黄中带绿色，有深纵沟。质硬而脆，断面较平坦而疏松。气微，味苦。

鼓槌石斛　呈粗纺锤形，具3～7节；表面光滑，金黄色，有明显凸起的棱。质轻而松脆，断面海绵状。气微，味淡，嚼之有黏性。

流苏石斛　呈长圆柱形，节明显。表面黄色至暗黄色，有深纵槽。质疏松，断面平坦或呈纤维性。味淡或微苦，嚼之有黏性。

铁皮枫斗　本品呈"龙头凤尾"形或螺旋形弹簧状；后者通常为2～6个旋纹，表面黄绿色或略带金黄色，有细纵皱纹，节明显，节上有时可见残留的灰白色叶鞘；一端可见茎基部留下的短须根。质坚实，易折断，断面平坦，灰白色至灰绿色，略角质状。气微，味淡，嚼之有黏性。此外，近年来商品中出现一种"黑皮斗"，属铁皮石斛类，系用铁皮枫斗加工而成，但不呈"龙头凤尾"状，其加工方法不详。参见附图。

铁皮石斛　本品呈圆柱形的段，长短不等。

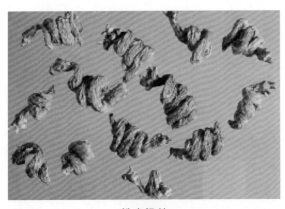

铁皮枫斗

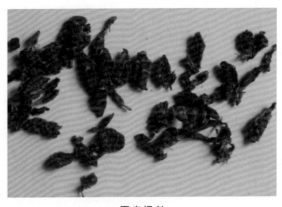

黑皮枫斗

【商品规格】　商品分为鲜石斛与干石斛两大类，均为统货。

1. 鲜石斛又分为金钗型（茎扁，来源于金钗石斛）与黄草型（茎圆，分大、中、小三种黄草）。其中，大黄草又称"木斗"，来源于石斛属多种植物的茎。参见"石斛类"。

2. 干石斛根据原植物及加工方法的不同分为金钗石斛、马鞭石斛、黄草石斛、铁皮石斛等规格。其中，铁皮石斛又分铁皮枫斗（耳环石斛）与黑皮枫斗。前者有龙头凤尾形、弹簧形、螺旋形等商品。参见"石斛类"。

【品质要求】

1. 干品：单方首选"龙头凤尾"形铁皮枫斗或黑皮枫斗，次选弹簧形螺旋状铁皮枫斗；复方只用金钗石斛，不用其他类石斛。鲜品首选金钗石斛，次选其他黄草。

2. 鲜石斛以青绿色、肥满多汁、嚼之发黏者为佳；干石斛以色金黄、有光泽、质柔韧者为佳。

【检查】　**甘露糖与葡萄糖峰面积比**　铁皮石斛　应为2.4～8.0。**水分**（第二法）　干石斛　铁皮石斛　均不得过12.0%。**总灰分**　干石斛　不得过5.0%；铁皮石斛　不得过6.0%。

【浸出物】　铁皮石斛　醇溶性浸出物（热浸法）不得少于6.5%。

【含量测定】　**金钗石斛**　照气相色谱法测定，本品按干燥品计算，含石斛碱（$C_{16}H_{25}NO_2$）不得少于 0.40%。**鼓槌石斛**　照高效液相色谱法测定，本品按干燥品计算，含毛兰素（$C_{18}H_{22}O_5$）不得少于 0.030%。**铁皮石斛**　**多糖**　按干燥品计算，含铁皮石斛多糖以无水葡萄糖（$C_6H_{12}O_6$）计，不得少于 25.0%；**甘露糖**　照紫外-可见光光度法，在 488 nm 波长处测定及光度，本品照高效液相色谱法测定，本品按干燥品计算，含甘露糖（$C_6H_{12}O_6$）应为 13.0%～38.0%。

饮片

【处方用名】　石斛、铁皮石斛、鲜石斛、金钗石斛、黄草、枫斗、木斗、铁皮枫斗、黑皮枫斗、耳环石斛、霍山石斛。

【配方应付】　写鲜石斛，付鲜石斛（首选金钗石斛之鲜品）；写石斛、金钗石斛、黄草、木斗，均付石斛；写铁皮石斛、铁皮枫斗、黑皮枫斗、枫斗、霍山石斛，均付铁皮石斛。

【常用饮片】　**干石斛**　除去残根，洗净，切段，干燥。

鲜石斛（临方炮制）除去根与叶片、洗净、切断。

【检查】　同药材。

【功能与主治】　益胃生津，滋阴清热。用于热病津伤，口干烦渴，胃阴不足，食少干呕，病后虚热不退，阴虚火旺，骨蒸劳热，目暗不明，筋骨痿软。

【用法与用量】　6～12 g；先煎。鲜品 15～30 g。

【注意】　本品能敛邪，故温热病不宜早用；又能助湿，若湿温病尚未化燥伤津者或脾胃虚寒，大便溏薄，舌苔厚腻者忌服。

【贮藏】　干品置通风干燥处，防潮；鲜品置阴凉潮湿处，防冻。

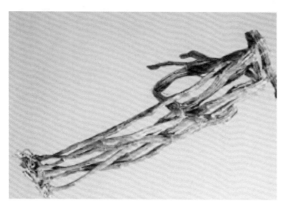

金钗石斛

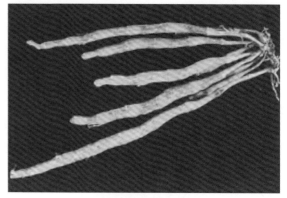

金钗石斛（鲜品）

备注

1. 石斛茎部有短爪，附石而生，花大、唇瓣矩圆形，形似斛状，故名。其中，生在石上，体瘦不肥，色黄如金，旁枝如钗者，又称金钗石斛，且大多越细越好。至于铁皮石斛，多长在悬崖峭壁上，"铁皮"与"贴壁"谐音，故而得名。

2. 野生铁皮石斛因资源匮乏，极难采收，被列为国家濒临灭种的二类保护药材，导致有多种栽培品及其同属植物近似种的新鲜或干燥茎作铁皮石斛入药。但野生铁皮石斛仍以物稀而名贵。

3. 鉴于历版《中国药典》所载的金钗石斛，其基原相同，易于鉴别，且干、鲜品均入药，故本文将其列为首选品种。

4. 金钗石斛与马鞭石斛的鉴别要点：前者茎扁，稍弯曲，略呈"之"字形；表面金黄色或绿黄色，节膨大，棕色；其黏液细胞中含草酸钙针晶束。后者茎圆，较直；表面黄色至暗黄色，节不膨大，与茎同色；无针晶束。

5. 有报道称铁皮石斛应单用久煎。《湖北省中药饮片炮制规范》亦称石斛入复方宜先煎，单用可久煎。虽《中国药典》无此说法，但应予传承。

6. 鲜石斛应带根插入湿砂中养护，并勤浇水，待需要时除去根与叶片，洗净，切断。

仙 鹤 草

Xianhecao

AGRIMONIAE HERBA

本品为蔷薇科植物龙芽草 *Agrimonia pilosa* Ldb. 的干燥地上部分。夏、秋二季茎叶茂盛时采割，除去杂质，干燥。

【产地】 主产于浙江、江苏、湖北。此外，安徽、福建、湖南、广东等地亦产。

【性状】 本品全体被白色柔毛。茎下部圆柱形，红棕色；上部方柱形，四面略凹陷，绿褐色，有纵沟和棱线，有节；体轻，质硬，易折断，断面中空。单数羽状复叶互生，暗绿色，皱缩卷曲；质脆，易碎；叶片有大小 2 种，相间生于叶轴上，顶端小叶较大，完整小叶片展平后呈卵形或长椭圆形，先端尖，基部楔形，边缘有锯齿；托叶 2 片，抱茎，斜卵形。总状花序细长，花萼下部呈筒状，萼筒上部有钩刺，先端 5 裂，花瓣黄色。气微，味微苦。

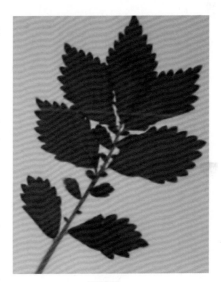

仙鹤草

【商品规格】 药材商品按产地分"浙江捆""湖北捆"等，都不分等级，均为统货。

【品质要求】 只用龙芽草的地上部分，又称"仙鹤草"；不用龙芽草带短小根茎的芽，习称"鹤草芽"及"金线龙芽草"；禁用"小花龙芽草""托叶龙芽草""大花龙芽草"。药用以茎红棕色、质嫩、叶多者为佳。

【检查】 **水分**（第二法） 不得过 12.0%。**总灰分** 不得过 10.0%。

饮片

【处方用名】 仙鹤草、龙芽草、金顶龙芽、狼牙草、子母草、产后草、劳力草。

【配方应付】 本品生饮同源。写以上处方用名，均付仙鹤草。

【检查】 **水分** 同药材，不得过 10.0%。

【功能与主治】 收敛止血，截疟，止痢，解毒，补虚。用于咯血，吐血，崩漏下血，疟疾，血痢，痈肿疮毒，阴痒带下，脱力劳伤。

【用法与用量】 6～12 g。外用适量。

备注

1. 本品以龙芽草之名始载于《图经本草》，仙鹤草一名始见于《伪药条辨》。

2. 金线龙芽草 *A. Pilosa Ledeb. var.* Japonica（Miq.）与仙鹤草的鉴别要点：其茎上有长、短两种毛，叶柄下面密布细小的金黄色腺点。

3. 仙鹤草与小花龙芽草 *A. Nipponica Koidz.* var. Occidentalis Skalicky、托叶龙芽草 *A. Coreana* Nakai、大花龙芽草 *A. Eupatoria*（Juz.）Skalicky. 的鉴别要点：前者叶肉内含草酸钙簇晶，后三种叶肉内含草酸钙方晶。

白花蛇舌草

Baihuasheshecao

HEDYOTIDIS HERBA

本品为茜草科植物白花蛇舌草 *Hedyotis diffusa* Willd. 的干燥全草。夏、秋两季采收，除去杂质，洗净，晒干。

【产地】　主产于广东、广西、云南、贵州、湖南、湖北、河南、江西、福建、浙江等地。其中，野生品以产于江西者为主流商品，家种品以产于河南者为主流商品。

【性状】　本品多扭曲成团，表面灰绿色、灰棕色或灰褐色。茎纤细，柔软，具细纵棱，基部多分枝；质脆，易折断，断面中心有白色髓部。叶对生，无柄，多皱缩破碎，常脱落，完整叶片展平后呈条形或条状披针形，先端渐尖，边缘略反卷或明显反卷。花偶见，细小单生或双生于叶腋，具短柄或不明显。蒴果呈扁球形，两侧各有一条纵沟，宿萼边缘具短刺毛，含多数极细小种子。气微，味微苦。

【商品规格】　商品分家种与野生两类，都不分等级，均为统货，并标注产地。

【品质要求】　首选野生品，次选家种品，不用"水线草"，禁用"纤花耳草"。

【检查】　**水分**　不得过 16.0%。**总灰分**　不得过 15.0%。**酸不溶性灰分**　不得过 9.0%。

【浸出物】　水溶性浸出物不得少于 11.0%。

饮片

【处方用名】　白花蛇舌草、鲜蛇舌草、蛇舌草（广西）、蛇总管（福建）、二叶葎。

【配方应付】　本品生饮同源。写上述处方用名，均付白花蛇舌草；外敷付鲜品。

【功能与主治】　清热解毒，利湿消肿。治咽喉肿痛，小便不利，湿热黄疸，疮疖肿痛，毒蛇咬伤。

【用法与用量】　15～30 g。外用鲜品适量，捣敷。

【注意】　阴疽及脾胃虚寒者禁用。

备注

1. 本品历代本草均无记载，《中国药典》和《湖北省中药饮片炮制规范》也未收载。本文有关条目所述内容，均依据《湖北省中药材质量标准》。

2. 家种品与野生品，其商品区别：前者无根，后者带根。

3. 水线草为同属植物水线草 *H. Corymbosa*（L.）Lam. 的全草。白花蛇舌草与水线草的鉴别要点：前者茎呈圆柱形，纤细而柔软。在放大镜下观察，其断面中心有白色髓部，花腋生，细小单生或双生于叶腋，具短柄或不明显。后者茎呈四方形，比前者粗大而硬。在放大镜下观察，其断面髓部有数个大小不等的裂隙，花2～4朵，伞房花序排列于叶腋。

4. 纤花耳草为同属植物纤花耳草 *H. Tenellifora* Bl. 的全草。与白花蛇舌草性状的主要区别：其茎呈四棱形，叶较长，花或卵形蒴果2～3个腋生，无柄。参见附图。

5. 据报道：白花蛇舌草含无机微量元素 Ti、Ca、Mg、Al、Mn 等，导致本品入药虽晚，现今却在处方中的使用频率颇高，且药用量日渐增大。

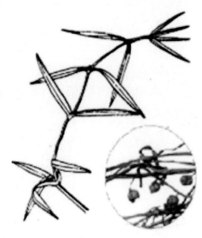

白花蛇舌草

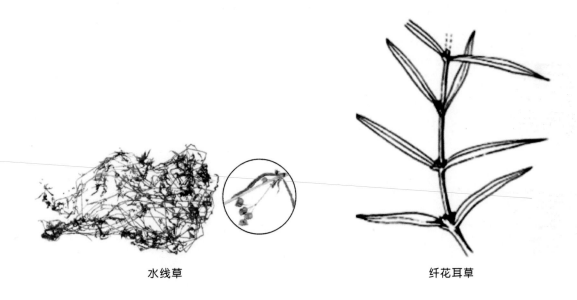

水线草　　　　　　　　　纤花耳草

半 边 莲

Banbianlian

LOBELIAE CHINENSIS HERBA

本品为桔梗科植物半边莲 *Lobelia chinensis* Lour. 的干燥全草。夏季采收，除去泥沙，洗净，晒干。

【性状】　本品常缠结成团。根茎极短；表面淡棕黄色，平滑或有细纵纹。根细小，黄色，侧生纤细须根。茎细长，有分枝，灰绿色，节明显，有的可见附生的细根。叶互生，无柄，叶片多皱缩，绿褐色，展平后叶片呈狭披针形，边缘具疏而浅的齿或全缘。花梗细长，花小，单生于叶腋，花冠基部筒状，上部5裂，偏向一边，浅紫红色，花冠筒内有白色茸毛。气微特异，味微甘而辛。

【产地】　主产于安徽、浙江、江苏一带，以产于江苏者为主流商品，且质优。

【商品规格】　不分等级，均为统货，并标注产地。

【品质要求】　以身干、茎叶色绿（即新货）、根黄、洗净泥沙、拣净杂质者为佳。

【检查】　**水分**（第二法）　不得过 10.0%。

【浸出物】　醇溶性浸出物（热浸法）不得少于 12.0%。

饮片

【处方用名】　半边莲、急解索、细米草、鱼尾花（江西）、半边菊（广西）、箭豆草（四川）、金菊草、蛇利草（注：本品在少数地区亦称"蛇舌草"）。

【配方应付】　本品生饮同源。写以上处方用名，均付半边莲。

【功能与主治】　清热解毒，利尿消肿。用于痈肿疔疮，蛇虫咬伤，臌胀水肿，湿热黄疸，湿疹湿疮。

【用法与用量】　9～15 g。

【注意】　虚证水肿禁用。

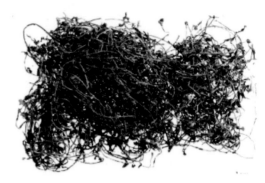

半边莲

半 枝 莲

Banzhilian

SCUTELLARIAE BARBATAE HERBA

本品为唇形科植物半枝莲 *Scutellaria barbata* D. Don 的干燥全草。夏、秋二季茎叶茂盛时采挖，洗净，晒干。

【产地】　主产于河南、江苏、浙江、福建，华北、华中、华东及西南地区亦有产。以产于河南者为主流产品。

【性状】　本品茎丛生，较细，方柱形；表面暗紫色或棕绿色，无毛或花轴上疏被毛。叶对生，有短柄；叶片多皱缩，展平后呈三角状卵形或披针形；先端钝，基部宽楔形，全缘或有少数不明显的钝齿；上表面暗绿色，下表面灰绿色。花单生于茎枝上部叶腋，花萼裂片钝或较圆；花冠二唇形，棕黄色或浅蓝紫色，长约 1.2 cm，被毛。果实呈扁球形，浅棕色。气微，味微苦。

【商品规格】　现行规格分头茬、二茬，都不分等级，均为统货，并标注产地。

【品质要求】　以色绿、味苦、头茬货（即新货）为佳。

【含量测定】　照紫外-可见分光光度法，在 355 nm

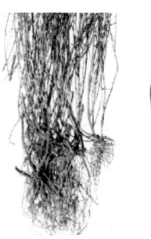
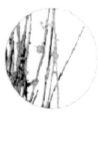

半枝莲

波长处测定吸光度，本品按干燥品计算，含总黄酮以野黄芩苷（$C_{21}H_{18}O_{12}$）计，不得少于 1.50%；照高效液相色谱法测定，本品按干燥品计算，含野黄芩苷（$C_{21}H_{18}O_{12}$）不得少于 0.20%。

饮片

【处方用名】　半枝莲、半支莲、半向花、并头草、牙刷草、通经草、四方草。

【配方应付】　本品生饮同源。写上述处方用名，均付半枝莲。

【功能与主治】　清热解毒，化瘀利尿。用于疔疮肿毒，咽喉肿痛，跌扑伤痛，水肿，黄疸，蛇虫咬伤。

【用法与用量】　15～30 g。

备注

景天科植物垂盆草 *Sedurm sarmentosum* Bge. 的干燥全草，亦称半枝莲；马齿苋科植物马齿苋 *Portulaca grandiflora* Hook. 的干燥全草，亦称半支莲（同半枝莲的别名）；应注意区别。

老 鹳 草

Laoguancao

ERODII HERBA GERANII HERBA

本品为牻牛儿苗科植物牻牛儿苗 *Erodium stephaniahum* Willd.、老鹳草 *Geranium wilfordii* Maxim. 或野老鹳草 *G. carolinianum* L. 的干燥地上部分，前者习称"长嘴老鹳草"，后两者习称"短嘴老鹳草"，夏、秋二季果实近成熟时采割，捆成把，晒干。

【产地】　主产于除华南以外的山东、山西、河北、四川、云南及东北等省区。

【性状】　**长嘴老鹳草**　茎多分枝，节膨大。表面灰绿色或带紫色，有纵沟纹和稀疏茸毛。质脆，断面黄白色，有的中空。叶对生，具细长叶柄；叶片卷曲皱缩，质脆易碎，完整者为二回羽状深裂，裂片披针线形。果实长圆形。宿存花柱形似鹳喙，有的裂成 5 瓣，呈螺旋形卷曲。气微，味淡。

短嘴老鹳草　茎较细，略短。叶片圆形，3 或 5 深裂，裂片较宽，边缘具缺刻。果实球形。花柱长，有的 5 裂向上卷曲呈伞形。

野老鹳草　叶片掌状，5～7 深裂，裂片条形，每裂片有 3～5 深裂。

【商品规格】　分长嘴老鹳草和短嘴老鹳草两类，都不分等级，均为统货，并标注产地。

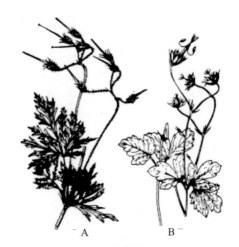

老鹳草

A. 长嘴老鹳草；B. 短嘴老鹳草

【品质要求】　首选长嘴老鹳草，次选短嘴老鹳草。二者均以色灰绿、花果多者为佳。

【检查】　**杂质**　不得过 2%。**水分**（第二法）　不得过 12.0%。**总灰分**　不得过 10.0%。

【浸出物】　水溶性浸出物（热浸法）不得少于 18.0%。

饮片

【处方用名】 老鹳草、牤（máng）鹳草、牤牛儿苗、老鹳嘴、老观草、老管草、五叶草。

【配方应付】 本品生饮同源。写以上处方用名，均付老鹳草。

【检查】 同药材。

【功能与主治】 祛风湿，通经络，止泻痢。用于风湿痹痛，麻木拘挛，筋骨酸痛，泄泻痢疾。

【用法与用量】 9～15 g。

备注

1. 本品因其蒴果顶端具坚硬长喙，形如老鹳嘴，故名。

2. 湖北所产鼠掌老鹳草 *G. Sibiricum* L. 的全草形似长嘴老鹳草，虽已无商品，但仍应注意鉴别。鉴别要点：鼠掌老鹳草的根及茎上有倒生的柔毛，蒴果密生柔毛；长嘴老鹳草的根、茎及蒴果上均无柔毛。

地 丁 类

地丁之名最早出现在唐、宋时期所出版的各种"方书"中，并非"本草"类药书中。但药材名中后缀地丁二字者甚多，如紫花地丁、白花地丁、苦地丁、甜地丁、广地丁等。它们均系不同科属的植物，其功效有别，性状各异，不能混用或相互代用。而药材中（含饮片）并没有"地丁"这个品种，即"地丁"并非药材，更不是饮片。由此可见，所谓"地丁"，只是药材名中后缀地丁二字的各品种的总称。

现行版《中国药典》仅收载紫花地丁与苦地丁两个品种，而 1977 年版《中国药典》曾收载广地丁。湖北省则习用紫花地丁及甜地丁（萝卜丁）。

紫 花 地 丁

Zihuadiding

VIOLAE HERBA

本品为堇菜科植物紫花地丁 *Violae yedoensis* Makino 的干燥全草。春、秋二季采收，除去杂质，晒干。

【产地】 主产于江苏、浙江、安徽等省。此外，东北地区亦有产。

【性状】 本品多皱缩成团。主根呈长圆锥形，淡黄棕色，有细纵皱纹。叶基生，灰绿色，展平后叶片呈披针形或卵状披针形，先端钝，基部呈截形或稍心形，边缘具钝锯齿，两面有毛；叶柄细，上部具明显狭翅。花茎纤细；花瓣 5 枚，紫堇色或淡棕色；花距细管状。蒴果呈椭圆形或 3 裂，种子多数，淡棕色。气微，味微苦而稍黏。

【商品规格】 药材商品将药材名中后缀地丁二字的各品种统称"地丁"。有紫花地丁、苦地丁、甜地丁三个品规，但不含白花地丁、广地丁，都不分等级，均为统货。

【品质要求】 只用紫花地丁，不用白花地丁、苦地丁、甜地丁、广地丁。均以色绿、带花或果、根色黄、干燥者为佳。

饮片

【处方用名】　紫花地丁、地丁草、箭头草。

【配方应付】　本品生饮同源。写上述处方用名，均付紫花地丁。

【功能与主治】　清热解毒，凉血消肿。用于疔疮肿毒，痈疽发背，丹毒，毒蛇咬伤。

【用法与用量】　15～30 g。

【注意】　体质虚寒者禁服。

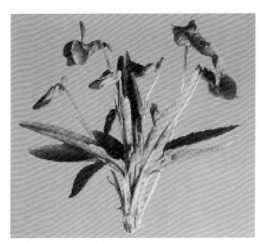
紫花地丁（鲜品）

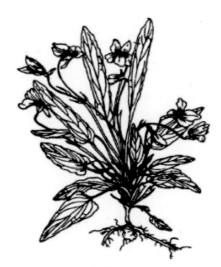
紫花地丁

备注

1. 本品因其花紫，地下根如钉，故名，但不能简写或简称为"地丁"。

2. 白花地丁为同属植物白花堇菜 *V. patrinii* DC. 的干燥全草。紫花地丁与白花地丁的鉴别要点：前者主根呈长圆锥形，淡黄棕色；叶片呈披针形或卵状披针形，边缘具钝锯齿，两面有毛；花瓣紫堇色或淡棕色。后者根短，有白色根；叶片三角状或呈长圆披针形，叶缘有疏齿或全缘；花瓣灰白色或淡黄色。

3. 苦地丁为罂粟科植物紫堇 *Corydalis bungeana* Turcz. 的干燥全草、甜地丁为豆科植物米口袋 *Gueldenstaedtia*（Georgi）A. Bor. 的干燥全草、广地丁为龙胆科植物华南龙胆 *Gentiana loureiri*（D. Don）Griseb. 的干燥全草。这三种"地丁"与紫花地丁的鉴别要点：苦地丁味极苦而持久，甜地丁味淡而稍甜。广地丁味微苦；紫花地丁味微苦而嚼之有黏性。

西　红　花

Xihonghua

CROCI STIGMA

本品为鸢尾科植物番红花 *Crocus sativus* L. 的干燥柱头。

【产地】　原产于地中海沿岸，经印度从西藏进口，故又称藏红花；现主产于西班牙、意大利、希腊、法国、伊朗等国。以产于西班牙者质优；我国浙江、江苏、上海、北京已引种成功，且有商品，但仍以进口品为主流商品。

【性状】　本品呈线形，三分枝，长约 3 cm。暗红色，上部较宽而略扁平，顶端边缘显不整齐的齿状，内侧有一短裂隙，下端有时残留一小段黄色花柱。体轻，质松软，无油润光泽，干燥后质脆易断。气特异，微有刺激性，味微苦。

【商品规格】

1. 品规：按产地及加工方法的不同分为"进口生晒西红花"与"国产生晒西红花"两大类。其中，进口生晒西红花又分为"干红花"与"湿红花"两种规格。

2. 等级：将进口品分为一级品与二级品两个等级，并标注产地。

3. 唛（mà）头：进口品均附有品牌标示或相关说明，即"唛头"，也是其评价品质的依据之一。如"人头牌""美女牌""象牌"等。

【品质要求】

1. 单方用西班牙产原装进口生晒西红花中的"净红花"或人头牌"净红花"，复方用沪光牌散装国产生晒西红花（上海产）；不用"湿红花"，如"美女牌""象牌"等西红花；禁用掺有花柱或用其雄蕊染色仿制而成的"西红花"。

2. 均以柱头细长弯曲、完整不碎、色紫红、油润、黄色花柱少、香气浓者为佳。如取本品置入清澈的水面上，顷刻应可见其成直线下降，水被染成淡黄色，且无沉淀。

【检查】　**干燥失重**　减失重量不得过 12.0%。**总灰分**　不得过 7.5%。**吸光度**　紫外-可见分光光度法，在 432 nm 的波长处测定吸光度，不得低于 0.50。

【浸出物】　用 30% 乙醇作溶剂（热浸法），浸出物不得少于 55.0%。

【含量测定】　避光操作。照高效液相色谱法测定，本品按干燥品计算，含西红花苷-Ⅰ（$C_{44}H_{64}O_{24}$）和西红花苷-Ⅱ（$C_{38}H_{54}O_{19}$）的总量不得少于 10.0%。

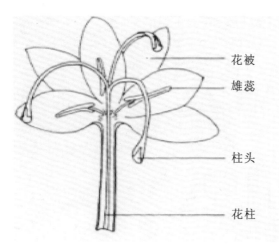

西红花鉴别示意图

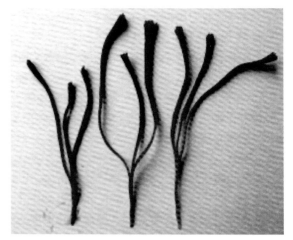

西红花药材

饮片

【处方用名】　西红花、番红花、藏红花、撒发郎、干红花、湿红花。

【配方应付】　本品生饮同源。写上述处方用名，均付西红花。

【功能与主治】　活血化瘀，凉血解毒，解郁安神。用于经闭癥瘕，产后瘀阻，温毒发斑，忧郁痞闷，惊悸发狂。

【用法与用量】　1～3g，煎服或沸水泡服。

【注意】　本品活血作用较强，且能通经，故孕妇慎用。

备注

1. 本品又名番红花、撒发郎，始载于《本草品汇精要》。《本草纲目》误将其与红花并列，并云："番红花出西番及天方国，即彼地红蓝花也。"但红蓝花是红花的别名。

2. "湿红花"系指在柱头中添加甘油、硼砂等辅料的加工品，如象牌、美女牌"西红花"等，我国现已禁止其进口。

3. 本品因产量小，价格昂贵，故伪品及掺伪品甚多，常见的有掺入花柱的西红花、用西红花的雄蕊染色的仿制品等。鉴别方法：①见本规定【品质要求】项下第2条，凡供试品入水不沉、有沉淀、水被染成红色或橙黄色，而非淡黄色者均非正品。②如掺有淀粉及糊精，用碘试液检测，则呈现蓝色或紫红色。③如有矿物油或植物油掺入，可用滤纸挤压，则在纸上留有油迹。④如掺有不挥发性盐类，则灰分含量增高。

4. 在境内销售本品，凡有唛头者（系指附在包装上的标识，包括文字、图形、批号、生产日期等），应持有合格的进口药品注册证，药材检疫合格证，以及口岸药检所出具的药检报告书，并留底备查。凡散装品，除应符合上述规定外，非药品生产企业，按 GSP 的规定，销售方不得自行分包。

肉　苁　蓉

Roucongrong

CISTANCHES HERBA

本品为列当科植物肉苁蓉 *Cistanche deserticola* Y. C. Ma 或管花肉苁蓉 *C. tubul-esa*（Schrenk）Wight 的干燥带鳞叶的肉质茎。春季苗刚出土时或秋季冻土之前采挖，除去茎尖。切段，晒干。

【产地】　主产于内蒙古西部、新疆地区，甘肃、宁夏沙漠边缘地带；青海、陕西等地亦有产。以产于新疆者为主流商品，以产于内蒙古、甘肃者质优；以产于甘肃定西地区及内蒙古阿拉善盟、锡林郭勒盟、巴彦淖尔盟者为道地药材。

【性状】　**肉苁蓉**　呈扁圆柱形，稍弯曲。表面棕褐色或灰棕色，密被覆瓦状排列的肉质鳞叶，通常鳞叶先端已断。体重，质硬，微有柔性，不易折断，断面棕褐色，有淡棕色点状维管束，排列成波状环纹。气微，味甜、微苦。

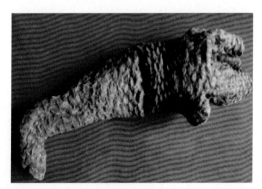

管花肉苁蓉

管花肉苁蓉　呈类纺锤形、扁纺锤形或扁柱形，稍弯曲。表面棕褐色至黑褐色。断面颗粒状，灰棕色至灰褐色，散生点状维管束。

【商品规格】　传统规格按采收季节的不同分为春货与秋货。现行规格按加工方法的不同分为

"甜苁蓉"（又称"淡大芸"）与"咸苁蓉"（又称"盐大芸"）；都不分等级，均为统货，并标注产地；但枯心均不得超过 10％，且无干梢。

【品质要求】 首选用肉苁蓉制得的淡大芸，次选用管花肉苁蓉制得的淡大芸；均以条粗状、密被鳞片、色棕褐、质柔润、少枯心、无干梢、无"盐霜"、且系春季采收者为佳。不用盐大芸，禁用"盐生肉苁蓉""沙苁蓉""草苁蓉"。

【检查】 **水分**（第二法） 不得过 10.0％。**总灰分** 不得过 8.0％。

【浸出物】 用稀乙醇作溶剂（冷浸法），肉苁蓉不得少于 35.0％；管花肉苁蓉不得少于 25.0％。

【含量测定】 照高效液相色谱法测定，本品按干燥品计算，肉苁蓉含松果菊苷（$C_{35}H_{46}O_{20}$）和毛蕊花糖苷（$C_{29}H_{36}O_{15}$）的总量不得少于 0.30％；管花肉苁蓉含松果菊苷（$C_{35}H_{46}O_{20}$）和毛蕊花糖苷（$C_{29}H_{36}O_{15}$）的总量不得少于 1.50％。

饮片

【处方用名】 肉苁蓉、管花肉苁蓉、淡大芸、盐大芸、咸大芸、大芸、酒苁蓉。

【配方应付】 写上述除酒苁蓉外的处方用名，均付肉苁蓉；写酒苁蓉，付酒苁蓉。

【常用饮片】 **肉苁蓉片** 取肉苁蓉除去杂质，洗净，润透，切厚片，干燥。

【检查】【浸出物】【含量测定】 同药材。

酒苁蓉 取净肉苁蓉片，照酒炖或酒蒸法炖或蒸至酒吸尽。每 100 kg 肉苁蓉，用黄酒 20 kg。

【检查】【浸出物】【含量测定】 同药材。

【功能与主治】 补肾阳，益精血，润肠通便。用于肾阳不足，精血亏虚，阳痿不孕，腰膝酸软，筋骨无力，肠燥便秘。

【用法与用量】 6～10 g。

【注意】 阴虚火旺、大便溏泻、热结便秘者不宜用。

备注

1. 李时珍曰："此物补而不泻，故有从容之号。从容，和缓之貌。"又：本品系生于沙漠边缘地带的沙生植物，属多年生肉质寄生草本植物。一到春天，便以圆柱状的体态，外披金黄鳞甲，纵任不拘，破土而出，从容生长，这时其质如肉，色白甜脆，可以啖食，故名。

2. 据报道：药用肉苁蓉有 5 种之多，除肉苁蓉、管花肉苁蓉外，尚有同属植物盐生肉苁蓉、沙苁蓉，以及同科不同属植物草苁蓉。《中国药典》自 1977 年版始载肉苁蓉，其后因其资源匮乏，2005 版增加管花肉苁蓉，均以春货为佳，过时花开，易中空，柴性大，不宜药用。

3. 本品的产地加工方法主要有晾晒、窖藏、灭活、盐渍四种。前三者制得淡大芸，质优；后者制得咸大芸，因附有盐霜而质次。另："芸"不能写成"云"。

4. 肉苁蓉与管花肉苁蓉（又称新疆肉苁蓉）的鉴别要点：前者呈扁圆柱形；表面棕褐色或灰棕色，密被覆瓦状排列的肉质鳞叶；体重，质硬，微有柔性，不易折断，断面棕褐色，有淡棕色点状维管束，排列成波状环纹。后者呈类纺锤形、扁纺锤形或扁柱形；表面棕红色或棕褐色至黑褐色，茎下部鳞叶较疏，上部密集；质硬，无柔性，难折断，断面颗粒状，有时中空。

5. 盐生肉苁蓉为同科同属植物盐生肉苁蓉 *C. salsa*（C. A. Mey.）Benth. et hook. f. 的干燥带鳞叶的肉质茎。呈圆柱形，较平直；上端钝圆，下端常截平；断面黄种色至暗棕色，有多数黄白色点状维管束排列成深波状环纹。

6. 沙苁蓉、草苁蓉分别为同科植物沙苁蓉 *C. Sinensis* G. Beck. 及草苁蓉 *Boschniakia rossia* (Cham. et Schltdl) *Fedtsch*. etFlerov 的干燥带鳞叶的肉质茎。二者与肉苁蓉或管花肉苁蓉的性状差异明显，易于鉴别。

7. 肉苁蓉滋而不腻，温而不燥，补而不峻；既可补阳，又可补阴，药性缓和，特别适用于年老体弱及病后体虚患者。故多种保健药方、药酒中常用肉苁蓉，尤以酒苁蓉为甚。

刘 寄 奴 类

以"刘寄奴"为名的药材商品，其基原较为混乱。南方地区主要为菊科植物奇蒿，亦称南刘寄奴；北方地区主要为玄参科植物阴行草，亦称北刘寄奴。但刘寄奴始载于《唐本草》，系指菊科植物奇蒿；北刘寄奴历代本草均无记载，仅见于《植物名实图考》。此外，南刘寄奴又称铁杆茵陈、灵茵陈（苏州）；北刘寄奴在南方地区又称金钟茵陈、土茵陈、黄花茵陈，甚至直接称茵陈（江西）；有的地区还称黑茵陈等等，均含茵陈二字，极易混淆。

就南刘寄奴而言，湖北省曾习用的品种有：①金丝桃科植物黄海棠（湖南连翘），而黄海棠在浙江、安徽、江苏、上海、天津、北京及东三省作红旱莲入药，在湖南作王不留行使用。②金丝桃科植物元宝草。③金丝桃科植物地耳草（田基黄）。④菊科植物白花蒿等。

综上，可见其混乱程度。故历版《中国药典》均未收载冠以"刘寄奴"之名的药材，至2010版始载"北刘寄奴"。

北 刘 寄 奴

Beiliujinu

SIPHONOSTEGIAE HERBA

本品为玄参科植物阴行草 *Siphonostegia chinensis* Benth. 的干燥全草。秋季采收，除去杂质，晒干。

【产地】　主产于东北、河北、河南、安徽、山东等省。

【性状】　全体被短毛。根短而弯曲，稍有分枝。茎呈圆柱形，有棱，有的上部有分枝，表面棕褐色或黑棕色；易折断，断面黄白色，中空或有白色髓。叶对生，多脱落破碎，完整者羽状深裂，黑绿色。总状花序顶生，花有短梗，花萼长筒状，黄棕色至黑棕色，有明显10条纵棱，先端5裂，花冠棕黄色，多脱落。蒴果呈狭卵状椭圆形，较萼稍短，棕黑色。种子细小。气微，味淡。

【商品规格】　药材商品分南刘寄奴与北刘寄奴，都不分等级，均为统货。

【品质要求】　只用北刘寄奴，不用南刘寄奴。以果多、无杂质者为佳。

【检查】　**水分**（第二法）　不得过12.0%。**总灰分**　不得过8.0%。

【浸出物】　用70%乙醇作溶剂（热浸法），浸出物不得少于10.0%。

【含量测定】　照高效液相色谱法测定，本品按干燥品计算，含木犀草素（$C_{15}H_{10}O_6$）不得少于0.050%，毛蕊花糖苷（$C_{29}H_{36}O_{15}$）不得少于0.060%。

饮片

【处方用名】　北刘寄奴、刘寄奴、阴行草、金钟茵陈、灵茵陈。

【配方应付】　本品生饮同源。写上述处方用名，均付北刘寄奴。

【检查】【浸生物】【含量测定】　可药材。

【功能与主治】　活血祛瘀，通经止痛，凉血，止血，清热利湿。用于跌打损伤，外伤出血，瘀血经闭，月经不调，产后瘀痛，癥瘕积聚，血痢，血淋，湿热黄疸，水肿腹胀，白带过多。

【用法与用量】　6～9 g。

备注

1. 李时珍曰："按李延寿南史云，宋高祖刘裕，小字寄奴。"故刘寄奴一名源于刘裕射蛇的传说。

2. 南刘寄奴系指菊科植物奇蒿 *Artemisiaanomala* S. Moore 的地上部分。药材中有无果实及果实的性状，是鉴别北刘寄奴与南刘寄奴的要点：前者必带有果实，而后者不带果实。参见附图。

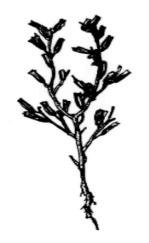

北刘寄奴（阴行草）

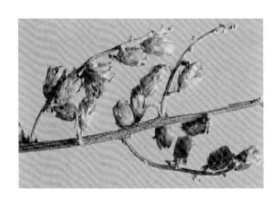

南刘寄奴花序表面观

红　花

Honghua

CARTHAMI FLOS

本品为菊科植物红花 *Carthamus tinctorius* L. 的干燥花。夏季花由黄变红时采摘，阴干或晒干。

【产地】　红花原产于中亚地区，我国多地早有引种栽培，已形成四大主产区，即河南、四川、浙江、江苏。如今以新疆的产量最大，已成为主流商品。

【性状】　本品为不带子房的管状花，长 1～2 cm。表面红黄色或红色。花冠筒细长，先端 5 裂，裂片呈狭条形，长 0.5～0.8 cm；雄蕊 5 朵，花药聚合成筒状，黄白色；柱头长圆柱形，顶端微分叉。质柔软。气微香，味微苦。

【商品规格】　传统规格：按产地的不同分为怀红花（河南产）、川红花（四川产）、杜红花（浙江产）、金红花（江苏产）、云红花（云南产）、新疆红花等，都分两个等级：一等色深红或鲜红，微带黄色、无枝叶、质柔软、不刺手、有香气、味微苦；二等其色浅红、暗红、或淡黄色，其余同一等。现行规格：不分等级，均为统货，并标注产地。

【品质要求】　不用"无刺红花"，禁用人为染色品。药用以质干、形长、色红黄而鲜艳、无枝刺、不刺手、质柔软、且"红多黄少"者为佳。

【检查】　**杂质**　不得过 2%。**水分**（第二法）　不得过 13.0%。**总灰分**　不得过 15.0%。**酸不溶性灰分**　不得过 5.0%。**吸光度**　**红色素**　照紫外-可见分光光度法，在 518 nm 的波长处测定吸光度，不得低于 0.20。

【浸出物】　水溶性浸出物（冷浸法）不得少于 30.0%。

【含量测定】　照高效液相色谱法测定，本品按干燥品计算，含羟基红花黄色素 A（$C_{27}H_{32}O_{16}$）不得少于 1.0%，含山柰素（$C_{15}H_{10}O_6$）不得少于 0.050%。

饮片

【处方用名】　红花、红蓝花、怀红花、川红花、杜红花、金红花、云红花、南红花、草红花、黄蓝、丹红、大寨花、散红花、板红花、有刺红花。

【配方应付】　本品生饮同源。写上述处方用名，均付红花。

【功能与主治】　活血通经，散瘀止痛。用于经闭，痛经，恶露不行，癥瘕痞块，胸痹心痛，瘀滞腹痛，胸胁刺痛，跌扑损伤，疮疡肿痛。

【用法与用量】　3～10 g。

【注意】　本品活血通经，易动胎气，孕妇慎用。

备注

1. 红花是"红蓝花"的简称，又名黄蓝、燕支；无刺红花（*Carthamus tinctoriusvar. Glabrus Hort*）系红花的变种，在华北及新疆地区习用。红花与无刺红花的鉴别要点：红花本有刺，其刺着生于花苞与叶上，故应在清晨露水未干时采摘，因此时其刺较软，不易带入红花中；而"无刺红花"则无刺，故名。

2. 因颜色是评价红花质量的重要依据，商品以"红多黄少"者为佳，导致市场上常见不可药用的"人为染色品"，应注意检测。用于染色的原料主要有柠檬黄、胭脂红、酸性红 73、金橙 II 等，其检测方法见《中国药典》（内控标准）。

3. 本品的不良反应多发生于含红花的外用制剂及注射剂。如正红花油可引起过敏性皮炎，表现为用药区灼热、瘙痒、红斑形成、丘疹、水疱严重者红斑水肿处有渗出、溃烂，多在用药的 1～3 d 出现，亦有 14 d 后才出现；红花注射液的不良反应主要是过敏反应约占 90%。多在用药过程中，严重者引起过敏性休克，累及机体多个系统；注射用红花黄色素的不良反应亦主要是变态反应，表现为过敏性皮炎、过敏性休克、过敏性喉头水肿等。

伸　筋　草

Shenjincao

LYCOPODII HERBA

本品为石松科植物石松 *Lycopodium japonicum* Thunb. 的干燥全草。夏、秋二季茎叶茂盛时采收，除去杂质，晒干。

【产地】 主产于湖北、湖南、四川、浙江、江苏等省。以产于湖北者为主流产品。

【性状】 本品匍匐茎呈细圆柱形，略弯曲，其下有黄白色细根；直立茎作二叉状分枝。叶密生茎上，螺旋状排列，皱缩弯曲，线形或针形，长 3～5 mm，黄绿色至淡黄棕色，无毛，先端芒状，全缘，易碎断。质柔软，断面皮部浅黄色，木部类白色。气微，味淡。

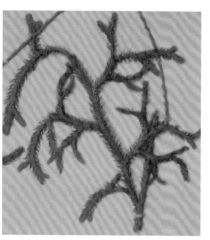

伸筋草

【商品规格】 不分等级，均为统货，并标注产地。

【品质要求】 以茎长、黄绿色者为佳。

【检查】 水分（第二法） 不得过 10.0%。总灰分 不得过 6.0%。

饮片

【处方用名】 伸筋草、小伸筋、筋骨草、舒筋草、石松、金毛狮子草、蜈蚣藤。

【配方应付】 本品生饮同源。写上述处方用名，均付伸筋草。【检查】 同药材。

【功能与主治】 祛风除湿，舒筋活络。用于关节酸痛，屈伸不利。

【用法与用量】 3～12 g。

备注

伸筋草（石松）的孢子，又称"石松子"，也供药用，可作撒布剂或丸剂的包衣。

谷精草 附：谷精珠

Gujingcao

ERIOCAULI FLOS

本品为谷精草科植物谷精草 *Eriocaulon buergerianum* Koern. 的干燥带花茎的头状花序。秋季采收，将花序连同花茎拔出，晒干。

【产地】 主产于江苏、浙江、安徽、江西、湖北、湖南等省，广东、广西亦有产。

【性状】 本品头状花序呈半球形，直径 4～5 mm。底部有苞片层层紧密排列，苞片淡黄绿色，有光泽，上部边缘密生白色短毛；花序顶部灰白色。揉碎花序，可见多数黑色花药和细小黄绿色未成熟的果实。花茎纤细，长短不一，直径不及 1 mm，淡黄绿色，有数条扭曲的棱线。质柔软，气微，味淡。

【商品规格】 不分等级，均为统货，并标注产地。

【品质要求】 本品以头状花序即花珠多、大而排列紧密、淡灰白色、花茎短、色青绿而肥、干燥、无根叶杂质者为佳；但不用"赛谷精草"，禁用"华南谷精草"。

饮片

【处方用名】 谷精草、天星草、移星草、流星草、鱼眼草、灌耳草、截星草、珍珠草（江苏）、瞉子草（湖南）、戴星草（《开宝本草》）、文星草（《本草纲目》）。

【配方应付】 本品生饮同源。写上述处方用名，均付谷精草。

【功能与主治】 疏散风热，明目退翳。用于风热目赤，肿痛羞明，眼生翳膜，风热头痛。

【用法与用量】 5～10 g。

 备注

1. 赛谷精草为同属植物赛谷精草 *E. Sieboldianum Sieb*. Et Zucc. 的干燥带茎叶的全草或带花茎的头状花序，与谷精草的鉴别要点：①凡带茎叶的全草，因其药用部位与谷精草不同，可资鉴别。②赛谷精草茎上无扭曲的棱线。

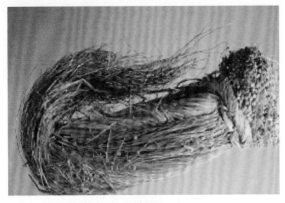 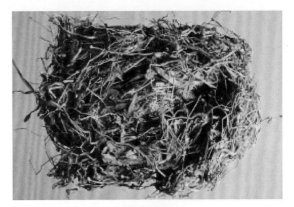

谷精草　　　　　　　　　　　　　　　　赛谷精草

2. 谷精珠为同属植物华南谷精草 *E. sexanguiare* L. 的干燥头状花序，与谷精草的异同点及性状差异参见"谷精珠"项下。

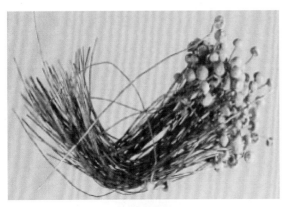 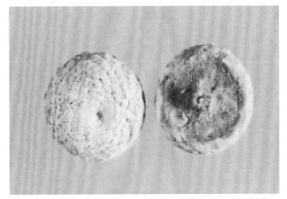

华南谷精草　　　　　　　　　　　　华南谷精草花序表面观

3. 石竹科植物蚤缀（鹅不食草）*Arenaria serphllif* L. 的干燥全草，在河南、陕西、青海、宁夏等地，习惯作谷精草用。

附：谷精珠

Gujingzhu

ERIOCAULI FLOS

本品为谷精草科植物华南谷精草 *Eriocaulon sexangulare* L. 的干燥头状花序。秋季采收，晒干。

【产地】　主产于浙江、福建、广东、广西、江苏、湖北等地。以产于浙江、广东、湖北者为主流商品；以产于浙江、江苏者质优。

【性状】　头状花序呈半球形或略呈圆形；顶端微凹，基部微凹或平截。苞片紧密排列，黄棕色，有光泽，边缘密生白色短毛；花序顶部灰白色。花序纵向切开，可见棕色卵形种子。残留花茎纤细，淡黄棕色或浅棕绿色，有数条扭曲的棱线。质硬，难揉碎。气微味淡。

【商品规格】　不分等级，均为统货，并标注产地。

【检查】　**杂质**　不得过8%。

【品质要求】　以苞片紧密、黄棕色、有光泽、无花茎等杂质者为佳。禁用"谷精草"。

饮片

【处方用名】　谷精珠、佛顶珠、固精珠。

【配方应付】　本品生饮同源。写上述处方用名，均付谷精珠。

【功能与主治】　散风，明目，退翳。用于头风，牙痛，赤眼目翳，咽喉肿痛。

【用法与用量】　5～10 g。

备注

1. 谷精草与谷精珠的原植物同属不同种，但药用拉丁名相同，而药用部位有别：前者为带花茎的头状花序，后者只用头状花序（习称花珠）；二者不能混用或互相代用。

2. 谷精草与谷精珠的鉴别要点：前者的花序，手搓即碎，揉碎花序，可见多数黑色花药和细小黄绿色未成熟的果实；后者手搓不碎，必须纵向切开，切开后，可见棕色卵形种子。

3. 《中国药典》未收载谷精珠。以上内容均依据《湖北省中药饮片炮制规范》。

辛　夷

Xinyi

MAGNOLIAE FLOS

本品为木兰科植物望春花 *Magnolia biondii* Pamp.、玉兰 *M. denudata* Desr. 或武当玉兰 *M. sprengeri* Pamp. 的干燥花蕾。冬末春初花未开放时采收，除去枝梗，阴干。

【产地】　望春花（望春玉兰）主产于湖北、河南、安徽、四川、陕西；玉兰主产于浙江、安徽、江西；武当玉兰主产于湖北、四川、陕西。均以产于湖北、河南者质优。

【性状】　**望春花**　形似毛笔头。常具短梗，梗上有类白色点状皮孔。苞片2～3层，每层2片，两层苞片间有小鳞芽，苞片外表面密被灰白色或灰绿色茸毛，内表面类棕色，无毛。花被片9片，棕色，外轮花被片3片，条形，约为内两轮长的1/4，呈萼片状，内两轮花被片6片，每轮3片，轮状排列。雄蕊和雌蕊多数，螺旋状排列。体轻，质脆。气芳香，味辛凉而稍苦。

玉兰　枝梗较粗壮，皮孔浅棕色。苞片外密被灰白色茸毛。花被片9片，内外轮同型。

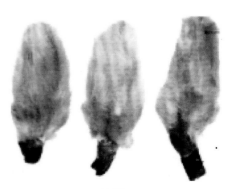

辛夷

武当玉兰　基部枝梗粗壮，皮孔红棕色。苞片外表面密被淡黄色或淡黄绿色茸毛，有的最外层苞片茸毛已脱落而呈黑褐色。花被片内外轮无显著差异，片数10～15片。

【商品规格】　传统规格：按产地分为会春花（产于河南）、安春花（产于安徽）、杜春花（产于浙江）。现行规格：分大花（武当玉兰）与小花（望春花、玉兰），都不分等级，均为统货，并标注产地。

【品质要求】　均以花完整、内瓣紧密、色灰绿、鲜艳光亮、香气浓、未开放者为佳。

【检查】　**水分**（第五法）不得过18.0%。

【含量测定】　**挥发油**　照挥发油测定法测定，本品含挥发现不得少于1.0%（ml/g）。**木兰脂素**　照高效液相色谱法测定，按干燥品计算，含木兰脂素（$C_{23}H_{28}O_7$）不得少于0.40%。

饮片

【处方用名】　辛夷、辛夷花、木笔花、望春花、迎春花、大毛桃、毛辛夷、辛夷桃。

【配方应付】　本品生饮同源。写以上处方用名，均付辛夷。

【功能与主治】　散风寒，通鼻窍。用于风寒头痛，鼻塞流涕，鼻鼽（qiú），鼻渊。

【用法与用量】　3～10g，包煎。外用适量。

【注意】　鼻病因阴虚火旺者忌服。

备注

1. 李时珍曰："夷者荑也，其苞初生如荑而味辛也。"因其花开最早，形似毛笔头，故名。另：本品入药，应为花蕾。俗云："开者为花（花朵），含苞为蕾（花蕾）。"故本品的药材通用名不宜写成"辛荑花"。

2. 望春花与玉兰的鉴别要点：前者基部常具短梗，梗上有类白色点状皮孔；后者基部枝梗较粗壮，皮孔浅棕色。

3. 望春花、玉兰与武当玉兰的鉴别要点：①前两者大小相似均小于武当玉兰。②望春花、玉兰、武当玉兰短梗上的点状皮孔分别为类白色、浅棕色、红褐色。③望春花、玉兰的花被片均为9片，武当玉兰为10～15片。

4. 安春花是本品的商品名之一，主产于安徽安庆，多为武当玉兰，质次。

5. 本品与厚朴花同属但不同种。其中，武当玉兰与厚朴花的花形大小、花被片数等性状极其相似，应注意区别，参见"厚朴花"项下。

鸡　冠　花

Jiguanhua

CELOSIAE CRISTATAE FLOS

本品为苋科植物鸡冠花 *Celosia cristata* L. 的干燥花序。秋季花盛开时采收，晒干。

【产地】　全国大部分地区均有产。

【性状】　本品为穗状花序，多扁平而肥厚，呈鸡冠状，上缘宽，具皱褶，密生线状鳞片，下端渐窄，常残留扁平的茎。表面红色、紫红色或黄白色。中部以下密生多数小花，每花宿存的苞片和花被片均呈膜质。果实盖裂，种子扁圆肾形，黑色，有光泽。体轻，质柔韧。气微，味淡。

【商品规格】　按花的颜色分为"红花"与"白花"两种，都不分等级，均为统货。

【品质要求】　本品以朵大、色红、肥厚、身干、少花茎、无杂质的新货为佳。但不用同属植物青葙 *C. Argentea* L. 的干燥花序，又称"青葙花"。

【检查】　**水分**（第二法）　不得过 13.0%。**总灰分**　不得过 13.0%。**酸不溶性灰分**　不得过 3.0%。

【浸出物】　水溶性浸出物（热浸法）不得少于 17.0%。

饮片

【处方用名】　鸡冠花、鸡公花、鸡髻（jì）花、鸡角枪、鸡冠花炭。

【配方应付】　写除鸡冠花炭外的处方用名，均付鸡冠花；写鸡冠花炭，付鸡冠花炭。

【常用饮片】　**鸡冠花**　除去杂质和残茎，切段。

鸡冠花炭（临方炮制）取净鸡冠花，照炒炭法炒至表面黑褐色，内部焦褐色，可见黑色种子。

【浸出物】　同药材，不得少于 16.0%。

【功能与主治】　收敛止血，止带，止痢。用于吐血，崩漏，便血，痔血，赤白带下，久痢不止。

【用法与用量】　6～12 g。

备注

1. 鸡冠花与青葙花同属不同种，后者多地误作鸡冠花入药，应予更正。另："青葙子"应为青葙花的种子，并非鸡冠花的种子，不得混用。

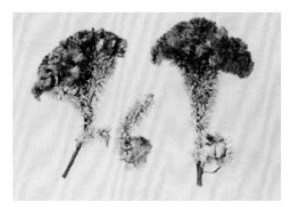
鸡冠花

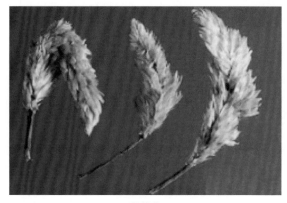
青葙花

2. 本品药用花序似公鸡冠，故名。鸡冠花与青葙花的性状差异显著，易于鉴别。

青　蒿

Qinghao

ARTEMISIAE ANNUAE HERBA

本品为菊科植物黄花蒿 *Artemisia annua* L. 的干燥地上部分。秋季花盛开时采割，除去老茎，阴干。

【产地】　全国大部分地区均产，以产于湖北省蕲春者为道地药材。

【性状】　本品茎呈圆柱形，上部多分枝；表面黄绿色或棕黄色，具纵棱线；质略硬，易折断，断面中部有髓。叶互生，暗绿色或棕绿色，卷缩易碎，完整者展平后为三回羽状深裂，裂片和小裂片呈矩圆形或长椭圆形，两面被短毛。气香特异，味微苦。

【商品规格】 不分等级，均为统货，并标注产地。

【品质要求】 只用"黄花蒿"，以色绿、质嫩、叶多、未开花、不带种子、香气浓者为佳；不用"青蒿"；禁用"牡蒿""南牡蒿""茵陈蒿""滨蒿"。

【检查】 水分（第二法） 不得过 14.0%。总灰分 不得过 8.0%。

【浸出物】 用无水乙醇作溶剂（冷浸法），浸出物不得少于 1.9%。

饮片

【处方用名】 青蒿、黄花蒿、黄蒿、香蒿、臭蒿、细叶蒿、鱼子青蒿、草蒿、野兰蒿、苦蒿、三更草、野茼蒿、野苦草、黑蒿（山东）、白染艮（福建）。

【配方应付】 本品生饮同源。写上述处方用名，均付青蒿。

【功能与主治】 清虚热，除骨蒸，解暑热，截疟，退黄。用于温邪伤阴，夜热早凉，阴虚发热，骨蒸劳热，暑邪发热，疟疾寒热，湿热黄疸。

【用法与用量】 6～12 g，后下。

【注意】 脾胃虚弱，肠滑泄泻者慎用。

备注

1. 古人云："三月茵陈四月蒿，过了五月当柴烧。"为此，后人多误以为青蒿与茵陈系一物，即嫩时为茵陈，老来为青蒿，其实不然。所谓"三月茵陈四月蒿"中的"蒿"，系指"茵陈蒿"，而非青蒿。参见"茵陈"项下。又：青蒿是"六神曲"的主要原料之一，要求在农历六月六前采收入药，可见"未当柴烧"。另据报道，青蒿素的含量高峰期在 7 月中旬至 8 月中旬，故应在花前盛叶期采割。凡秋后采收的青蒿，多已结籽，其种子的形色均似鱼籽，习称"鱼籽蒿"，质次，不宜药用。据此，《中国药典》称应在秋季花盛开时采割，值得商榷。

2. 青蒿为同属植物青蒿 A. Apiacea Hance 的干燥地上部分。黄花蒿与青蒿的鉴别要点：前者叶为三回羽状深裂，裂片和小裂片呈矩圆形或长椭圆形，两面被短毛；后者叶为二回羽状深裂，裂片呈矩圆形条形，两面无毛。

3. 牡蒿、南牡蒿、茵陈蒿、滨蒿与青蒿的主要区别，参见如下检索表。

1. 茎生叶裂片不呈毛发状或丝状
　2. 茎生叶楔状匙形，先端长齿裂或羽状深裂
　　3. 叶缘有齿或浅裂 ……………………………………………… 牡蒿 A. japonica
　　3. 叶通常羽状深裂 …………………………………………… 南牡蒿 A. eriopoda
　2. 茎生叶不呈楔状匙形而为 2 回或 3 回羽状深裂
　　4. 叶为 3 回羽状全裂，中轴不呈栉齿状，最终小裂片短尖，头状花序直径 0.15～0.2 cm，全株有臭气 ……………………………………………… 黄花蒿 A. annua
　　4. 叶为 2 回羽状全裂，中轴呈栉齿状，最终裂片长而渐尖，头状花序直径 0.5 cm，全株有清香气 ……………………………………………… 青蒿 A. apiacea
1. 茎生叶裂片呈毛发状或丝状
　　5. 头状花序直径 0.15～0.2 cm ……………………… 茵陈蒿 A. capillaris
　　5. 头状花序直径 0.1～0.12 cm …………………………… 滨蒿 A. scoparia

玫 瑰 花

Meiguihua

ROSAE RUGOSAE FLOS

本品为蔷薇科植物玫瑰 *Rosa rugosa* Thunb. 的干燥花蕾。春末夏初花将开放时分批采摘，及时低温干燥。

【产地】 主产于江苏、浙江、福建、山东、河北、甘肃等省。以产于江苏、山东者为主流商品；以产于浙江湖州者质优；以杭州笕（jiǎn）桥所产者为道地药材。

【性状】 本品略呈半球形或不规则团状。残留花梗上被细柔毛，花托半球形，与花萼基部合生；萼片5枚，披针形，黄绿色或棕绿色，被有细柔毛；花瓣多皱缩，展平后宽卵形，呈覆瓦状排列，紫红色，有的黄棕色；雄蕊多数，黄褐色；花柱多数，柱头在花托口集成头状，略突出，短于雄蕊。体轻，质脆。气芳香浓郁，味微苦涩。

本品与月季花的鉴别要点，参见"月季花"项下。

【商品规格】 传统规格按采收季节分"头小花""二小花""三小花"；现行规格分"炕货"与"晒货"；都不分等级，均为统货，并标注产地。

【品质要求】 首选头小花，次选二小花；均用炕干货，不用生晒货及三小花；均以朵大完整、含苞未放、瓣厚色紫、香气浓郁的炕干货为佳。

【检查】 **水分**（第二法） 不得过12.0%。**总灰分** 不得过7.0%。

【浸出物】 用20%乙醇作溶剂（热浸法），浸出物不得少于28.0%。

（饮片）

【处方用名】 玫瑰花、徘徊花、红玫瑰、笔头花、红玫花、刺玫花、湖花、离娘草。

【配方应付】 本品生饮同源。写上述处方用名，均付玫瑰花。

【功能与主治】 行气解郁，活血，止痛。用于肝胃气痛，食少呕恶，月经不调，跌扑伤痛。

【用法与用量】 3～6 g。

（备注）

1. 本品始载于《本草纲目拾遗》，称其："品有赤白两种，赤者入血分，白者入气分，茎上有刺，叶如月季而多齿。"注意：本品有"笔头花"之别名，应与形似笔头的辛夷相区别。

2. 本品属种子植物五大名科之一的蔷薇科，与蔷薇、月季并称为"蔷薇园三杰"，但我国古时将三者统称为蔷薇，而国外统称为玫（Rose）。此外，因其常使观赏者徘徊其间，流连忘返，故又有"徘徊花"之别名。虽然山东平阴县、北京妙峰山、甘肃苦水乡号称我国三大玫瑰产区，但入药则以杭州笕（jiǎn）桥所产者为道地药材。

3. 本品的药用部位应为花蕾，凡已开花，即使是初开花者，均不得药用，故应在花将开放时分批采摘（以头小花质优）。在国外，《荷兰药镜》亦认为："玫瑰须用新鲜有芳香之花蕾，香气散，即无效。"

4. 本品以低温迅速干燥者质优，凡晒干者颜色和香气较差；为使其不"失香走色"，烘干时，应将其摊放成薄层，花冠朝下，使其最先干燥，再翻转烘干其余部位。

5. 本品与月季花性状相似，但功效有别，不可混用或互相代用。其辨识方法，参见"月季花"项下。

枇　杷　叶

Pipaye

ERIOBOTRYAE FOLIUM

本品为蔷薇科植物枇杷 *Eriobotrya japonica*（Thunb.）Lindl. 的干燥叶。全年均可采收，晒至七八成干时，扎成小把，再晒干。

【产地】　产于华东、中南、西南及陕西、甘肃。以江苏产量最大（多家种），称苏杷叶；广东产者质优（多野生），称广杷叶。

【性状】　本品呈长圆形或倒卵形，先端尖，基部楔形，边缘有疏锯齿，近基部全缘；上表面灰绿色、黄棕色或红棕色，较光滑；下表面密被黄色绒毛，主脉于下表面显著突起，侧脉羽状；叶柄极短，被棕黄色绒毛。革质而脆，易折断。气微，味微苦。参见附图。

【商品规格】　药材商品分鲜叶、干叶、杷叶丝三种，又有摘叶（即青叶，系指直接从树上摘取的枇杷叶，质优）与落叶（即黄叶）之分。此外，按产地又分苏杷叶与广杷叶，以后者质优。都不分等级，均为统货并标注产地。

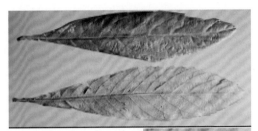
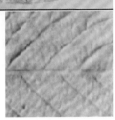
枇杷叶

【品质要求】　首选广杷叶中的青叶，以身干、叶大而厚、色绿、无破碎者为佳；次选苏杷叶或广杷叶的黄叶。

【检查】　**水分**（第二法）　不得过 13.0%。**总灰分**　不得过 9.0%。

【浸出物】　用 75% 的乙醇作溶剂（热浸法），浸出物不得少于 18.0%。

【含量测定】　照高效液相色谱法测定，本品按干燥品计算，含齐墩果酸（$C_{30}H_{48}O_3$）和熊果酸（$C_{30}H_{48}O_3$）的总量不得少于 0.70%。

饮片

【处方用名】　枇杷叶、杷叶、卢桔叶、蜜枇杷叶。

【配方应付】　写以上除蜜枇杷叶外的处方用名，均付枇杷叶；写蜜枇杷叶，付蜜枇杷叶。

【常用饮片】　**枇杷叶**　除去绒毛，用水喷润，切丝，干燥。

【检查】　**水分**　同药材，不得过 10.0%。**总灰分**　同药材，不得过 7.0%。

【浸出物】　同药材，不得少于 16.0%。

【含量测定】　同药材。

蜜枇杷叶　取枇杷叶丝，照蜜炙法炒至不黏手。每 100 kg 枇杷叶丝，用炼蜜 20 kg。

【检查】　**水分**　同药材，不得过 10.0%。**总灰分**　同药材，不得过 7.0%。

【功能与主治】　清肺止咳，降逆止呕。用于肺热咳嗽，气逆喘急，胃热呕逆，烦热口渴。

【用法与用量】　6～10 g。

备注

本品叶片的下表面密被黄色绒毛，俗称："未去尽此毛入煎，则毛落入煎剂中，能刺激支气管，引发反射性咳嗽，故应包煎。"但《中国药典》规定：应在炮制时去毛，故不必包煎。

松 花 粉

Songhuafen

PINI POLLEN

本品为松科植物马尾松 *Pinus massoniana* Lamb. 、油松 *Pinus tabulieformis* Carr. 或同属数种植物的干燥花粉。春季花刚开时，采摘花穗，晒干，收集花粉，除去杂质。

【产地】　主产于浙江、江苏、辽宁、吉林、湖北等地，以产于东北者为主流商品。

【性状】　本品为淡黄色的细粉。体轻，易飞扬，手捻有滑润感。气微，味淡。

【商品规格】　不分等级，均为统货，并标注产地。

【品质要求】　以体轻、细腻、色淡黄、入水不沉、无杂质、流动性强者为佳。

【检查】　**水分**（第二法）　不得过13.0%。**总灰分**　不得过8.0%。

饮片

【处方用名】　松花粉、松黄、松花。

【配方应付】　本品生饮同源。写上述处方用名，均付松花粉。

【功能与主治】　收敛止血，燥湿敛疮。用于外伤出血，湿疹，黄水疮，皮肤糜烂，脓水淋漓。

【用法与用量】　外用适量，撒敷患处。

备注

1. 《中国药典》称："本品应采摘花穗，晒干，收集花粉。"实则应为采摘"雄花穗"。

2. 本品不入煎剂，多用于外用散剂。不宜置日光下晒，否则变成白色（即走油）。

3. 本品与生蒲黄性状相似，应注意鉴别。参见"蒲黄"项下。

败 酱 草 类

败酱草始载于《神农本草经》，系指败酱科植物黄花败酱。目前药材商品主要有3类：①败酱科植物黄花败酱及白花败酱的带根全草，系败酱草的主流商品。②菊科植物苣荬菜的带根全草，系北方地区习用，又称北败酱。③十字花科植物菥蓂的干燥带果全草，在长江流域诸省习用，又称苏败酱或南败酱。

必须指出：①据考证，历代本草所载败酱草只有黄花败酱与白花败酱。但现以"败酱草"为药材名的同名异物者甚多。其中，败酱科植物中除黄花败酱、白花败酱外，另有狭叶败酱、异叶败酱等六种同属植物；菊科植物中除苣荬菜外，还有不同属植物苦荬菜；此外，蓼科植物西伯利亚蓼的干燥全草也混充败酱草入药。②上述所谓"败酱草"，历版《中国药典》均未收载。至于 2010 版《中国药典》所收载的"菥蓂"，能否做败酱草入药，尚有争论。

菥　蓂

Ximi

THLASPI HERBA

本品为十字花科植物菥蓂 *Thlaspi arvense* L. 的干燥地上部分。夏季果实成熟时采割，除去杂质，干燥。本品在长江流域诸省习用，又称苏败酱或南败酱。

【产地】　主产于江苏、浙江、湖北、安徽等省。

【性状】　本品茎呈圆柱形，表面黄绿色或灰黄色，有细纵棱线；质脆，易折断，断面髓部白色。叶互生，披针形，基部叶多为倒披针形，多脱落。总状果序生于茎枝顶端和叶腋，果实卵圆形而扁平；表面灰黄色或灰绿色，中心略隆起，边缘有翅，两面中间各有 1 条纵棱线，先端凹陷，基部有细果梗；果实内分 2 室，中间有纵隔膜，每室种子 5～7 粒。种子扁卵圆形。气微，味淡。

【商品规格】　药材商品分南、北败酱及黄花败酱三类，统称"败酱草"，都不分等级，均为统货，并标注产地。

【品质要求】　以"败酱草"之名入药，首选南败酱，以色黄绿、果实多者为佳；次选北败酱及黄花败酱。

【检查】　**杂质**　不得过 3%。**水分**（第四法）　不得过 10.0%。**总灰分**　不得过 10.0%。**酸不溶性灰分**　不得过 2.0%。

【浸出物】　水溶性浸出物（冷浸法）不得少于 15.0%。

饮片

【处方用名】　菥（xī）蓂（mì）、败酱、败酱草、苏败酱、南败酱、北败酱、黄花败酱、白花败酱、毛败酱、野黄花、黄花参、黄花龙芽。

【配方应付】　本品生饮同源。写上述处方用名，均付菥蓂。

【功能与主治】　清肝明目，和中利湿，解毒消肿。用于目赤肿痛，脘腹胀痛，胁痛，肠痈，水肿，带下，疮疖痈肿。

【用法与用量】　9～15 g。

【注意】　脾胃虚弱，食少泄泻者禁服。

备注

1. 本品系 2010 版《中国药典》新增品种。必须指出：据考证，历代本草所载败酱草只有黄花败酱与白花败酱。至于"菥蓂""北败酱"等各种"败酱草"，能否做败酱草入药，尚有争论。为此，当处方用名为败酱草时，如配方给付的是菥蓂，则药品标签上的名称必须与实物一致，亦可用 His 系统订正其处方用名。

2. 苏败酱、败酱草、北败酱系不同科属的植物，其性状差异显著，参见附图。

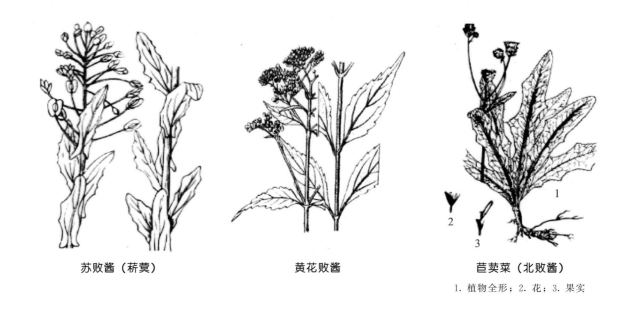

苏败酱（菥蓂）　　　　　黄花败酱　　　　　苣荬菜（北败酱）

1. 植物全形；2. 花；3. 果实

侧 柏 叶

Cebaiye

PLATYCLADI CACUMEN

本品为柏科植物侧柏 *Platycladus orientalis*（L.）Franco 的干燥枝梢和叶。多在夏、秋二季采收，阴干。

【产地】　侧柏是我国特产植物，除新疆、青海外，全国均有产，但主产于山东、河北、江苏、河南、广东等省。

【性状】　本品多分枝，小枝扁平。叶细小鳞片状，交互对生，贴伏于枝上，深绿色或黄绿色。质脆，易折断。气清香，味苦涩、微辛。

【商品规格】　不分等级，均为统货，并标注产地。

【品质要求】　只用阴干品（绿色），以枝嫩、色深绿、无碎末者为佳；不用晒干品（黄色）；禁用"柏木"的枝梢和叶。

【检查】　**杂质**　不得过 6%。**水分**（第四法）　不得过 11.0%。**总灰分**　不得过 10.0%。**酸不溶性灰分**　不得过 3.0%。

【浸出物】　醇溶性浸出物不得少于 15.0%。

【含量测定】　照高效液相色谱法测定，本品按干燥品计算，含槲皮苷（$C_{21}H_{20}O_{11}$）不得少于 0.10%。

饮片

【处方用名】　侧柏叶、扁柏叶、扁柏、香柏、侧柏炭。

【配方应付】　写除侧柏炭外的处方用名，均付侧柏叶；写侧柏炭，付侧柏炭。

【常用饮片】　**侧柏叶**　除去硬梗及杂质。

【检查】【浸出物】【含量测定】　均同药材。

侧柏炭　取侧柏叶，炒至表面黑褐色，内部焦黄色。

【功能与主治】　凉血止血，化痰止咳，生发乌发。用于吐血，衄血，咯血，便血，崩漏下血，肺热咳嗽，血热脱发，须发早白。

【用法与用量】　6～12 g。外用适量。

备注

1. 李时珍曰："柏有数种，入药唯取叶扁而侧生者，故曰侧柏。"

2. 本品为常绿植物，但其枝叶经曝晒后，其叶色变黄，易碎，不宜药用。

3. 柏木（*Cupressus funebris* Endl.）的干燥枝梢和叶，在多地常误作侧柏叶入药。二者的鉴别要点：侧柏叶多分枝，鳞叶先端钝圆，不刺手，交互对生，贴伏于枝上；柏木的枝梢和叶分枝较稀疏，鳞叶先端尖细，向外反曲，触之有刺手感。参见附图。

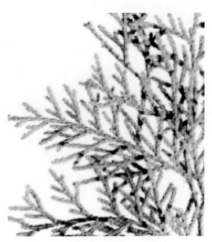

侧柏叶

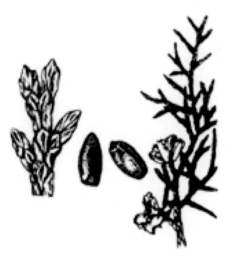

侧柏叶外形图

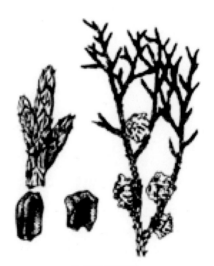

柏木叶外形图

金　钱　草　类

各地以"金钱草"之名入药者，其品种甚多。除多种"过路黄"外，尚有广金钱草、江苏金钱草、江西金钱草、小金钱草等。但《中国药典》仅收载金钱草（即过路黄）、广金钱草、连钱草这三个品种，且各自单列，其他均为地方习用品或伪品。参见金钱草类药材及其地方习用品一览表。

金钱草类药材及其地方习用品一览表

药材名	植物名	基源名	别名	习用地区
金钱草	报春花科过路黄	*Lysimachia christinae*	大金钱草	全国各地
巴东过路黄	巴东过路黄	*L. Patungensis*	——	——
风寒草	聚花过路黄	*L. congestiflora*	——	四川
点腺过路黄	点腺过路黄	*L. Hemsleyana*	本品系过路黄的伪品	——
广金钱草	豆科广金钱草	*Desmodium styracifolium*	假花生	两广
连钱草	唇形科活血丹	*Glechoma longituba*	江苏金钱草	江苏、上海
积雪草	伞形科积雪草	*Centella asiatica*	地钱草	湖南
马蹄金	旋花科马蹄金	*Dichondra repens*	小金钱草	四川、南宁
天胡荽	伞形科天胡荽	*Hydrocotyle sibthorpioides*	江西金钱草	江西

注：（1）金钱草、广金钱草已成为主流商品。

（2）《现代中药材鉴别手册》将巴东过路黄、点腺过路黄、聚花过路黄、马蹄金、积雪草列为金钱草的伪品。

金钱草与广金钱草

Jinqiancao yu Guangjinqiancao

LYSIMACHIAE HERBA ET DESMODII STYRACIFOLII HERBA

　　金钱草与广金钱草分别为报春花科植物过路黄 *Lysimachia christinae* Hance、豆科植物广金钱草 *Desmodium styracifolium* （Osb.）Merr 的干燥全草。均在夏、秋二季采收，除去杂质，晒干。

　　【产地】　**金钱草**　主产于四川及长江流域诸省；以产于四川者为主流商品，且质优，以产于四川乐山、青神等地者为道地药材。此外，陕西、山西、云南等地亦有产。

　　广金钱草　主产于两广地区。福建、云南、湖南等地亦有产。

　　【性状】　**金钱草**　本品常缠结成团，无毛或被疏柔毛。茎扭曲，表面棕色或暗棕红色，有纵纹，下部茎节上有时具须根，断面实心。叶对生，展平后呈宽卵形或心形，基部微凹，全缘；上表面灰绿色或棕褐色，下表面色较浅，主脉明显突起，用水浸后，对光透视可见黑色或褐色条纹；有的带花，花黄色，单生叶腋，具长梗。蒴果球形。气微，味淡。

　　广金钱草　本品茎呈圆柱形，密被黄色伸展的短柔毛；质稍脆，断面中部有髓。叶互生，小叶1片或3片，圆形或矩圆形；先端微凹，基部心形或钝圆，全缘；上表面黄绿色或灰绿色，无毛，下表面具灰白色紧贴的绒毛，侧脉羽状；叶柄上有托叶1对，披针形。气微香，味微甘。

　　【商品规格】　药材商品分"大叶"与"小叶"两种规格。其中，前者系指广金钱草，后者系指金钱草；都不分等级，均为统货，并标注产地。

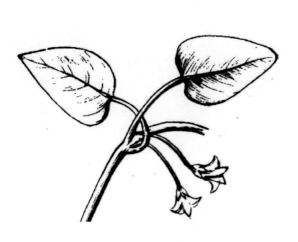
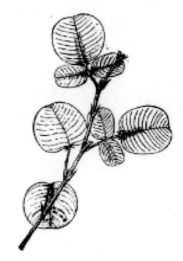

金钱草（过路黄）　　　　　　　广金钱草外形图

【品质要求】　**金钱草**　以叶大完整、色绿、气清香、少须根者为佳。不得以连钱草、马蹄金、积雪草、聚花过路黄作金钱草入药；禁用巴东过路黄、点腺过路黄。

广金钱草　以叶多、淡绿色、无花蕾、无须根者为佳。

【检查】　**金钱草**　杂质　不得过 8％。水分（第二法）　不得过 13.0％。总灰分　不得过 13.0％。酸不溶性灰分　不得过 5.0％。**广金钱草**　水分（第二法）　不得过 12.0％。总灰分　不得过 11.0％。酸不溶性灰分　不得过 5.0％。

【浸出物】　**金钱草**　用 75％乙醇作溶剂（热浸法），浸出物不得少于 8.0％。

广金钱草　水溶性浸出物（冷浸法）不得少于 5.0％。

【含量测定】　照高效液相色谱法测定，按干燥品计算。**金钱草**　含槲皮素（$C_{15}H_{10}O_7$）和山奈素（$C_{15}H_{10}O_6$）的总量不得少于 0.10％。**广金钱草**　含夏佛塔苷（$C_{26}H_{28}O_{14}$）计，不得少于 0.13％。

饮片

【处方用名】　**金钱草类**　金钱草、四川大金钱草（《中药大辞典》）、过路黄（原植物属名）、小叶金钱草（药材商品名）、大金钱草、对座草、蜈蚣草、铜钱草、路边黄（均系金钱草的别名）。

广金钱草类　广金钱草（又称广东金钱草）、大叶金钱草（药材商品名）、假花生。

【配方应付】　**金钱草与广金钱草**　均系生饮同源品种。写上述处方用名：单方泡服或煎服，应付广金钱草；复方煎服，应付广金钱草或金钱草；外用应付金钱草（鲜品）。

【检查】【浸出物】【含量测定】　同药材。

【功能与主治】　**金钱草**　利湿退黄，利尿通淋，解毒消肿。用于湿热黄疸，胆胀胁痛，石淋，热淋，小便涩痛，痈肿疔疮，蛇虫咬伤。

广金钱草　利湿退黄，利尿通淋。用于黄疸尿赤，热淋，石淋，小便涩痛，水肿尿少。

【用法与用量】　**金钱草**　15～60 g，煎服；外用鲜品适量，捣碎敷贴患处。

广金钱草　15～30 g。

【注意】　金钱草用鲜品煎水熏洗可能引起接触性皮炎，煎服可能引起过敏性反应。

备注

1. 据《四川百草堂验方》云："黄痧走胆周身黄，金钱草是救命王，炕干为末冲甜酒，草药更比官药强。"

2. 金钱草与广金钱草的鉴别要点：前者茎上无毛或被疏柔毛，断面实心；叶对生，质柔软，基部微凹，主脉明显突出，用水浸后，对光透视，可见黑色或褐色条纹。后者茎上密被黄色伸展的短柔毛，断面有髓；叶互生，质稍脆，先端为凹，基部心形或钝圆；叶上表面无毛，下表面具灰白色紧贴的绒毛。

3. 金钱草与其伪品的主要区别，参见金钱草与巴东过路黄、聚花过路黄、点腺过路黄、马蹄金、积雪草主要性状差异比对表及附图。

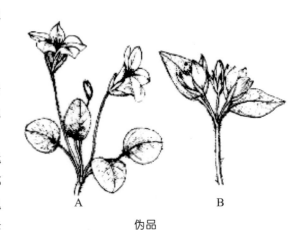

伪品

A. 巴东过路黄；B. 聚花过路黄

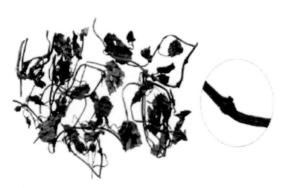

金钱草（饮片）

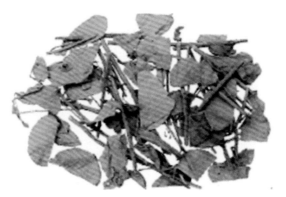

广金钱草（饮片）

金钱草与巴东过路黄、聚花过路黄、点腺过路黄、马蹄金、积雪草主要性状差异比对表

名称	叶序	叶形	花	花茸
金钱草	对生	宽卵形或心形	成对生于叶腋	无毛或微被柔毛
巴东过路黄	对生	宽卵形至近圆形	2～4朵生于茎或枝端	密被铁锈色柔毛
聚花过路黄	对生	卵形至宽卵形	2～4朵生于茎端	无毛或被黄褐色柔毛
点腺过路黄	对生	心形或宽卵形	单生于叶腋	全株被短柔毛
马蹄金	互生	圆形或肾形	单生于叶腋	茎被灰色短柔毛
积雪草	互生	肾形或近圆形	伞形花序	无毛或少有毛

金银花与山银花

Jinyinhua yu Shanyinhua

LONICERAE JAPONICAE FLOS ET LONICERAE FROS

金银花为忍冬科植物忍冬 *Lonicera japonica* Thunb. 的干燥花蕾或带初开的花。山银花为同科植物灰毡毛忍冬 *L. macranthoides* Hand.-Mazz.、红腺忍冬 *L. hypoglauca* Miq.、华南忍冬 *L. confusa* DC. 或黄褐毛忍冬 *L. fulvtomentosa* Hsuet S. C. Cheng 的干燥花蕾或带初开的花；均在夏初花开放前采收，干燥。

【产地】 金银花主产于山东者，药材商品习称"济银"或"东银花"，以产于沂蒙山区者为道地药材；主产于河南者，药材商品习称"密银"或"密银花"，以产于河南新密者为道地药材。山银花主产于湖南；此外，湖北、陕西、广西、四川等省亦有产。

【性状】 **金银花** 本品呈棒状，上粗下细，略弯曲。表面黄白色或绿白色（贮久色渐深），密被短柔毛。偶见叶状苞片。花萼绿色，先端5裂，裂片有毛。开放者花冠筒状，先端二唇形；雄蕊5朵，附于筒壁，黄色；雌蕊1朵，子房无毛。气清香，味淡、微苦。

灰毡毛忍冬 呈棒状而稍弯曲。表面绿棕色至黄白色。总花梗集结成簇，开放者花冠裂片不及全长之半。质稍硬，手捏之稍有弹性。气清香，味微苦甘。

红腺忍冬 表面黄白至黄棕色，无毛或疏被毛，萼筒无毛，先端5裂，裂片长三角形，被毛，开放者花冠下唇反转，花柱无毛。

华南忍冬 萼筒和花冠密被灰白色毛，子房有毛。

黄褐毛忍冬 花冠表面淡黄棕色或黄棕色，密被黄色茸毛。

【商品规格】 传统品规：分怀银花、密银花、东银花、济银花、种花、时花等。其中除山银花只分两个等级外，其他均分4个等级。现行品规：分"优质货""青花""白花"等；均为统货，并标注产地。其中，山银花无"青花"这种规格。

【品质要求】

1. 调剂首选密银花或济银花中的"优质货"或"青花"，次选山银花；禁用"夜香树"及"毛瑞香"的花蕾。凡以木犀草苷作质控指标的制剂，禁用山银花。

2. 均以身干、花蕾饱满不开或少开、气味清香者为佳。其中，金银花还应以淡绿色或微泛白、握之有"顶手"感、置于水中可直立者为佳；山银花应以黄白色、质柔软者为佳。

【检查】 **水分**（第四法） 金银花不得过 12.0%，山银花不得过 15.0%。**总灰分** 二者均不得过10.0%。**酸不溶性灰分** 二者均不得过 3.0%。**重金属及有害元素** **金银花** 照铅、镉、砷、汞、铜测定法测定，铅不得过 5 mg/kg；镉不得过 0.3 mg/kg；砷不得过 2 mg/kg；汞不得过 0.2 mg/kg；铜不得过 20 mg/kg。

【含量测定】 照高效液相色谱法测定，本品按干燥品计算。**金银花** 含绿原酸（$C_{16}H_{18}O_9$）不得少于1.5%，含木犀草苷（$C_{21}H_{20}O_{11}$）不得少于 0.050%。**山银花** 含绿原酸（$C_{16}H_{18}O_9$）不得少于2.0%，含灰毡毛忍冬皂苷乙（$C_{65}H_{106}O_{32}$）和川续断皂苷乙（$C_{53}H_{86}O_{22}$）的总量不得少于 5.0%。

饮片

【处方用名】　金银花、山银花、银花、二花、二宝花、忍冬花、双花。

【配方应付】　本品生饮同源。写以上除山银花以外的处方用名，均付金银花。写山银花，付山银花。

【功能与主治】　清热解毒，疏散风热。用于痈肿疔疮，喉痹，丹毒，热毒血痢，风热感冒，温病发热。

【用法与用量】　6～15 g。

【注意】　脾胃虚寒及气虚疮疡脓清者禁用。

备注

1. 本品为多年生半常绿灌木忍冬藤上所开的花，因其"初开者，蕊、瓣皆色白，经二三日后，则色变黄，新旧相参，黄白相映，故呼金银花"。其所植身的根系，即使在－17℃低温下也不会冻伤，可谓凌冬不调，故又称忍冬。

2. 商品金银花来源较复杂，原植物约有 20 种，而《中国药典》将山银花补列在金银花项下，始于 2005 年前。自 2005 年版《中国药典》才将二者分列，其依据之一是金银花含木犀草苷，而山银花不含木犀草苷；至 2015 版《中国药典》仍将二者分别收载，还将山银花的来源由 2005 版药典界定的灰毡毛忍冬、红腺忍冬及山银花，改定为灰毡毛忍冬、红腺忍冬、华南忍冬及黄褐毛忍冬。其中，华南忍冬的基原名仍是 2005 版药典所收载的山银花的基原名。尽管如此，《中国药典》对各种银花的【性味与归经】等的阐述却完全相同，导致处方调剂与临床应用，无论是金银花还是山银花，似乎均无差异。

3. 金银花与山银花的鉴别要点：前者表面多为淡绿色，微泛白，握之有"顶手"感，凡未开花者置于水中可直立不倒，且含木犀草苷；后者表面多为黄白色，质柔软，手捏之稍有弹性，不顶手；置于水中不能直立，且不含木犀草苷。参见附图。

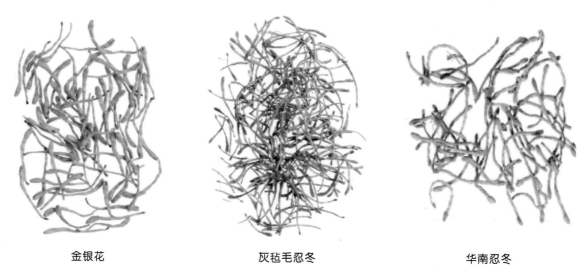

金银花　　　　　　　　灰毡毛忍冬　　　　　　　华南忍冬

4. 茄科植物夜香树 *Cestrum nocturnum* L. 的花蕾与银花的鉴别要点：银花含草酸钙簇晶及绿原酸，夜香树的花蕾含草酸钙方晶，但不含绿原酸。

5. 瑞香科植物毛瑞香 *Daphne odora* Thunb. var. Atrocaulis Rehd 的花蕾有毒，应注意鉴别。银花与毛瑞香的鉴别要点：前者含草酸钙簇晶及绿原酸，后者不含草酸钙簇晶，也不含绿原酸。

鱼 腥 草

Yuxingcao

HOUTTUYNIAE HERBA

本品为三白草科植物蕺菜 *Houttuynia cordata* Thunb. 的新鲜全草或干燥地上部分。鲜品全年均可采割；干品夏季茎叶茂盛花穗多时采割，除去杂质，晒干。

【产地】　长江以南各省区均有产，但主产于四川、江苏、浙江、江西、湖北、安徽等省。以产于四川者为主流商品，以产于浙江者为道地药材。

【性状】　**鲜鱼腥草**　茎呈圆柱形，上部绿色或紫红色，下部白色，节明显，下部节上生有须根，无毛或被疏毛。叶互生，叶片心形，先端渐尖，全缘；上表面绿色，密生腺点，下表面紫红色；叶柄基部与托叶合生成鞘状。穗状花序顶生。具鱼腥气，味涩。

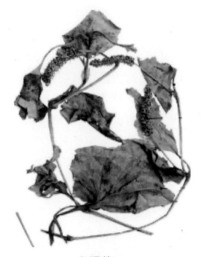

鱼腥草

干鱼腥草　茎呈扁圆柱形，扭曲，表面黄棕色，具纵棱数条；质脆，易折断。叶片卷折皱缩，展平后的性状参见鲜鱼腥草。

【商品规格】　商品分家种与野生两类，各类又分带根的鲜品与不带根的干品；都不分等级，均为统货，并标注产地。

【品质要求】　以叶多、色绿、有花穗、鱼腥气浓者为佳。

【检查】　**干鱼腥草**　**水分**（第二法）　不得过 15.0％。**总灰分**　不得过 2.5％。

【浸出物】　**干鱼腥草**　水溶性浸出物（冷浸法）不得少于 10.0％。

【处方用名】　鱼腥草、蕺菜、侧耳根、蕺儿根、九节莲、臭菜、臭根草、鲜鱼腥草。

【配方应付】　鲜、干鱼腥草均为生饮同源品种。写以上除鲜鱼腥草外的处方用名，均付鱼腥草；写鲜鱼腥草，付鲜鱼腥草。

【检查】【浸出物】　同药材（系指干鱼腥草）。

【功能与主治】　清热解毒，消痈排脓，利尿通淋。用于肺痈吐脓，痰热喘咳，热痢，热淋，痈肿疮毒。

【用法与用量】　15～25 g，不宜久煎；鲜品用量加倍，水煎或捣汁服。外用适量，捣敷或煎汤熏洗患处。

【注意】　虚寒证及阴性疮疡禁服。

1. 本品原名"蕺"，始载于《名医别录》。李时珍曰："其叶腥气，故俗称鱼腥草。"

2. 本品虽有三白草科植物裸蒴 *Gymnotheca chinensis* Decne. 及"白孢裸蒴" *G. Involcrata* Pie 等地方习用品，亦有将鲜品的根与地上部分分别入药的地区，但历代其主流商品并不混乱。

卷　柏

Juanbai

SELAGINELLAE HERBA

本品为卷柏科植物卷柏 *Selaginella tamariscina* （Beauv.）Spring 或垫状卷柏 *S. pulvinata*（Hook. et Grev.）Maxim. 的干燥全草。全年均可采收，除去须根和泥沙，晒干。

【产地】　卷柏主产于湖北、内蒙古、广东、河北等地，以产于湖北鄂西者为道地药材；垫状卷柏主产于四川、贵州、云南、山东、河北等省，以产于山东兖州者为道地药材。

【性状】　**卷柏**　本品卷缩似拳状，长 3～10 cm。枝丛生，扁而有分枝，绿色或棕黄色，向内卷曲，枝上密生鳞片状小叶，叶先端具长芒。中叶（腹叶）两行，卵状矩圆形，斜向上排列，叶缘膜质，有不整齐的细锯齿。背叶（侧叶）背面的膜质边缘常呈棕黑色。基部残留棕色至棕褐色须根，散生或聚生成短干状。质脆，易折断。气微，味淡。

垫状卷柏　须根多散生。中叶（腹叶）两行，卵状披针形，直向上排列。叶片左右两侧不等，内缘较平直，外缘常因内折而加厚，呈全缘状。

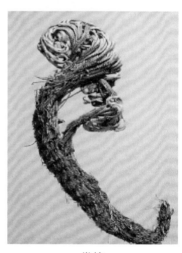
卷柏

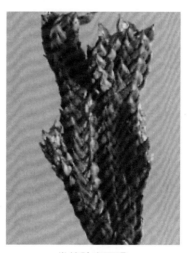
卷柏叶表面观

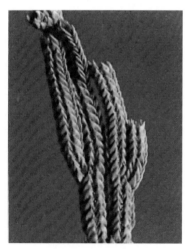
垫状卷柏叶表面观

【商品规格】　分水洗货与统装货两类，都不分等级，均为统货，并标注产地。

【品质要求】　首选卷柏，次选垫状卷柏，以色绿、叶多、完整不碎者为佳；不用"翠云草"等地方习用品。

【检查】　**水分**（第二法）　不得过 10.0%。

【含量测定】　照高效液相色谱法测定，本品按干燥品计算，含穗花杉双黄酮（$C_{30}H_{18}O_{10}$）不得少于 0.30%。

饮片

【处方用名】　卷柏、长生草、回生草、还魂草、还阳草、老虎爪、卷柏炭。

【配方应付】　写除卷柏炭外的处方用名，均付卷柏；写卷柏炭，付卷柏炭。

【常用饮片】　**卷柏**　除去残留须根及杂质，洗净，切段，干燥。

【检查】【含量测定】　同药材。

卷柏炭（临方炮制）取净卷柏，照炒炭法炒至表面显焦黑色。

【功能与主治】　活血通经。用于经闭痛经，癥瘕痞块，跌扑损伤。卷柏炭化瘀止血。用于吐血，崩漏，便血，脱肛。

【用法与用量】　5～10 g。

【注意】　本品为活血通经之品，孕妇慎用。

本品尚有同科同属多种地方习用品，如翠云草、中华卷柏、蔓生卷柏、旱生卷柏、深绿卷柏、江南卷柏等。因其与卷柏或垫状卷柏的性状差异明显，不易混用，故不再赘述。

泽兰类与佩兰类

泽兰与佩兰，除《中国药典》所收载的品种外，各地的习用品，其药材名、植物名、拉丁名等极易混淆，且多地将二者混用，应注意区别。参见泽兰与佩兰同物异名、异物同名品种一览表。

泽兰与佩兰同物异名、异物同名品种一览表

药材名	植物名	基原名	习用地区
泽兰	毛叶地瓜儿苗	*L. lucidus* Turcz. var. *hirtus* R—	全国
地笋	地瓜儿苗	*L. lucydus* Turcz	全国多地作泽兰用
欧地笋	欧地笋	*L. Europaeus* Linne.	新疆作泽兰用
佩兰	佩兰	*Eupatorium fortunei* Turcz.	全国作佩兰用，两广、四川部分地区亦作泽兰用
异叶佩兰	异叶佩兰	*E. Heterophyllum* DC.	云南作泽兰用
"泽兰"	单叶佩兰	*E. Japonicum* Thunb.	全国多地作泽兰用，广西、贵州等地作泽兰用
华佩兰	华佩兰	*E. Chinensis* L.	浙江作佩兰用，甘、鲁、湘作佩兰用
野马追	轮叶佩兰	*E. Lindleyanum* DC.	江苏、山东曾误作佩兰用
香佩兰	唇形科罗勒	*Ocimum Basilicun* Regel.	江苏、山东曾误作佩兰用
大麻叶佩兰	大麻叶佩兰	*E. Cannabinum* L.	西藏作佩兰用

注：表中泽兰与"泽兰"（即单叶佩兰）是两种药材，后者引号系笔者所加，以示区别。

泽　兰

Zelan

LYCOPI HERBA

本品为唇形科植物毛叶地瓜儿苗 *Lycopus lucidus* Turcz. var. hirtus Regel 的干燥地上部分。

夏、秋二季茎叶茂盛时采割，晒干。

【产地】　全国大部分地区均产，但主产于河南、江苏等省；以产于河南者为主流商品。

【性状】　茎呈方柱形，少分枝，四面均有浅纵沟，表面黄绿色或带紫色，节处紫色明显，有白色茸毛；质脆，断面黄白色，髓部中空。叶对生，有短柄或近无柄；叶片多皱缩，展平后呈披针形或长圆形；上表面黑绿色或暗绿色，下表面灰绿色，密具腺点，两面均有短毛；先端尖，基部渐狭，边缘有锯齿。轮伞花序腋生，花冠多脱落，苞片和花萼宿存，小包片披针形，有缘毛，花萼钟形，5齿。气微，味淡。

【商品规格】　传统规格分泽兰叶与泽兰梗；现行规格二者不分，且不分等级，均为统货，并标注产地。

【品质要求】　只用"毛叶地瓜儿苗"的干燥地上部分，以叶多、茎实、带有花枝、色黄绿、不破碎者为佳；不用"地瓜儿苗"（习称"地笋"）；禁用"泽兰"（即单叶佩兰）、"佩兰""异叶佩兰"的干燥地上部分。

【检查】　水分（第二法）　不得过13.0%。**总灰分**　不得过10.0%。

【浸出物】　醇溶性浸出物（热浸法）不得少于7.0%。

饮片

【处方用名】　泽兰、毛叶地瓜儿苗、地笋、地瓜儿苗、草泽兰、泽兰叶、地藕、旱藕。

【配方应付】　本品生饮同源。写上述处方用名，均付泽兰。

【检查】【浸出物】　同药材。

【功能与主治】　活血调经，祛瘀消痈，利水消肿。用于月经不调，经闭，痛经，产后瘀血腹痛，疮痈肿毒，水肿腹水。

【用法与用量】　6～12 g。

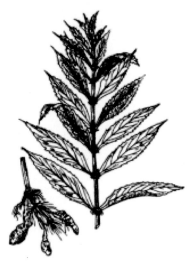

泽兰

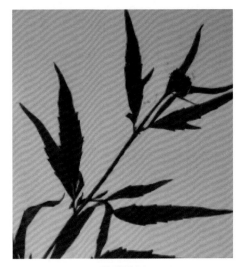

异叶泽兰

备注

1. 李时珍曰："本品其根可食，故称地笋。"但地笋茎上无白色毛茸，叶片两面均无毛。

2. 泽兰除《中国药典》所收载的品种外，各地习用的品种，其药材名、习用名、植物基原名、拉丁译名极易与佩兰混淆，且多地将二者混用，应注意区别。故本品应采购药材（新货），自行切片，以利鉴别。

3. 泽兰与"泽兰"（单叶佩兰）的鉴别要点：前者茎呈方柱形，表面黄绿色或带紫色，节处紫色明显，有白色茸毛；质脆，断面黄白色，髓部中空；轮伞花序腋生；气微，味淡。后者茎呈圆柱形，表面棕色或暗紫红色，被白色毛茸；质硬，断面纤维状，髓白色；伞房花序顶生；气微，味微苦。

4. 异叶佩兰茎呈圆柱形，表面灰棕色，下部木质，上部被白色短毛；叶边缘有圆锯齿，两面有黄色腺点及短白毛；味臭，味稍苦。

5. 泽兰与佩兰的性状差异及鉴别要点，参见"佩兰"项下。

佩　　兰

Peilan

EUPATORII HERBA

本品为菊科植物佩兰 *Eupatorium fortunei* Turcz. 的干燥地上部分。夏、秋二季分两次采割，除去杂质，晒干。

【产地】　主产于江苏、河北、山东等省。此外，浙江、安徽、河南、陕西等地亦有产。以产于江苏者为主流商品，且质优。

【性状】　茎呈圆柱形；表面黄棕色或黄绿色，有的带紫色，有明显的节和纵棱线；质脆，断面髓部白色或中空。叶对生，有柄，叶片多皱缩、破碎，绿褐色；完整叶片3裂或不分裂，分裂者中间裂片较大，展平后呈披针形或长圆状披针形，基部狭窄，边缘有锯齿；不分裂者展平后呈卵圆形、卵状披针形或椭圆形。气芳香，味微苦。

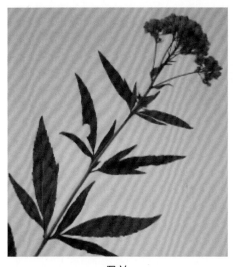
佩兰

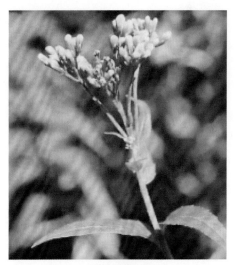
单叶佩兰

【商品规格】　除江苏货分"捆统"与统货（其中，捆统又分干品与鲜品）外，其他都不分等级，均为统货，并标注产地。

【品质要求】　只用菊科植物佩兰的干燥地上部分，以质嫩、叶多、色绿、茎少、未开花、香气浓郁者为佳；不用"华佩兰""轮叶佩兰"（野马追），禁用"罗勒"（香佩兰）。

【检查】　**水分**（第四法）　不得过 11.0％。**总灰分**　不得过 11.0％。**酸不溶性灰分**　不得过 2.0％。

【含量测定】　照挥发油测定法（甲法）测定，本品含挥发油不得少于 0.30％（ml/g）。

饮片

【处方用名】　佩兰、佩兰叶、华佩兰、香佩兰、山泽兰、香草、省头草、鲜佩兰。

【配方应付】　写以上除鲜佩兰外的处方用名，均付佩兰；写鲜佩兰，付鲜佩兰。

【常用饮片】　鲜、干佩兰均系生饮同源品种。

【含量测定】　同药材，含挥发油不得少于 0.25％（ml/g）。

【检查】　同药材。

【功能与主治】　芳香化湿，醒脾开胃，发表解暑。用于湿浊中阻，脘痞呕恶，口中甜腻，口臭，多涎，暑湿表证，湿温初起，发热倦怠，胸闷不舒。

【用法与用量】　3～10 g。

备注

1. 佩兰除《中国药典》所收载的品种外，各地习用的品种，其药材名、习用名、植物基原名、拉丁译名极易与泽兰混淆，且多地将二者混用，应注意区别。

2. 佩兰与泽兰的鉴别要点：前者茎呈圆柱形，上有纵棱线，无毛；完整叶片边缘有锯齿，3 裂或不分裂，分裂者中间裂片较大。后者茎呈方柱形，上有细纵纹理及柔毛，细枝上柔毛密被，叶多不分裂，两面均有柔毛，下表面尚有腺点。

3. 华佩兰、轮叶佩兰与佩兰的鉴别要点：后二者茎呈圆柱形，茎上及叶两面均密被白色毛；叶互生，叶两面被白色短柔毛及黄色腺点。

4. 香佩兰与佩兰的鉴别要点：后者茎方柱形，多分枝；叶长圆形，不分裂；轮伞花序顶生，延长，极多疏柔毛。

5. 本品应采购药材（新货），自行切片，以利鉴别，且暑期宜用鲜品。

荆芥与荆芥穗

Jingjie yu jingjiesui

SCHIZONEPETAE HERBA YU SCHIZONEPETAE SPICA

二者分别是唇形科植物荆芥 *Schizonepeta tenuifolia* Briq. 的干燥地上部分及干燥花穗。夏、秋二季花开到顶，穗绿时采割，除去杂质，晒干。

【产地】　主产于河北、江苏、浙江、江西、湖南、湖北等省。以产于河北者为主流商品，以产于江苏太仓、江西吉安者质优。

【性状】　**荆芥**　茎呈方柱形，上部有分枝；表面淡黄绿色或淡紫红色，被短柔毛；体轻，质脆，断面类白色。叶对生，多已脱落，叶片 3～5 羽状分裂，裂片细长。穗状轮伞花序顶生。花冠多脱落，宿萼钟状，先端 5 齿裂，淡棕色或黄绿色，被短柔毛；小坚果棕黑色。气芳香，味微涩而辛凉。

荆芥穗   穗状轮伞花序呈圆柱形。花冠多脱落，宿萼黄绿色，钟形，质脆易碎，内有棕色小坚果。气芳香，味为涩而辛凉。

【商品规格】   分荆芥（全草）、荆芥梗、荆芥穗三种，都不分等级，均为统货。

【品质要求】   首选荆芥穗，次选荆芥，均以色浅黄绿、茎细质嫩、穗长而密、香气浓郁者为佳；不用荆芥梗；禁用裂叶荆芥。

【检查】   **荆芥**   **水分**（第四法）   不得过 12.0%。**总灰分**   不得过 10.0%。**酸不溶性灰分**   不得过 3.0%。**荆芥穗**   **水分**   **酸不溶性灰分**   同荆芥。**总灰分**   不得过 12.0%。

【浸出物】   **荆芥穗**   醇溶性浸出物（冷浸法）不得少于 8.0%。

【含量测定】   照挥发油测定法测定。**荆芥**   含挥发油不得少于 0.60%（ml/g）；**荆芥穗**   含挥发油不得少于 0.40%（ml/g）。照高效液相色谱法测定，本品按干燥品计算。荆芥含胡薄荷酮（$C_{10}H_{16}O$）不得少于 0.020%；荆芥穗含胡薄荷酮（$C_{10}H_{16}O$）不得少于 0.080%。

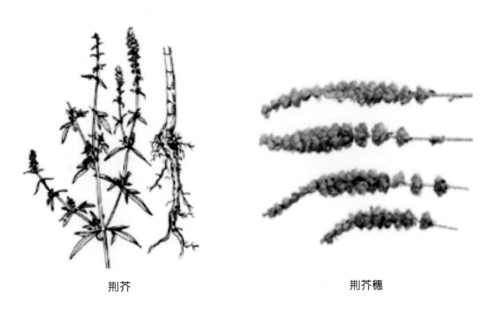

荆芥   荆芥穗

饮片

【处方用名】   荆芥、荆芥穗、香荆芥、假苏、荆芥炭、荆芥穗炭。

【配方应付】   写荆芥、香荆芥、假苏，均付荆芥；写荆芥穗，付荆芥穗；写荆芥炭、荆芥穗炭，均付荆芥炭。

【常用饮片】   **荆芥**   除去杂质，喷淋清水洗净润透，于 50℃ 烘 1 h，切段，干燥。

【含量测定】   同药材，含挥发油不得少于 0.30%（ml/g），含胡薄荷酮不得少于 0.020%。

荆芥炭   取荆芥段，照炒炭法炒至表面焦黑色，喷淋清水少许，熄灭火星，取出，晾干。

【功能与主治】   解表散风，透疹，消疮。用于感冒，头痛，麻疹，风疹，疮疡初起。炒炭收敛止血。用于便血，崩漏，产后血晕。

【用法与用量】   5～10 g。

备注

1. 荆芥始载于《神农本草经》，原名"假苏"。因棵似荆，子似芥，故名。

2. 裂叶荆芥为同属植物 *S. multifida*（L.）Briq. 的干燥地上部分，在东北、河北、江苏等地作荆芥入药。荆芥与裂叶荆芥的鉴别要点：前者表面淡黄绿色或淡紫红色，裂片细长，花冠多脱落；后者表面带蓝紫色，裂片较宽，花穗大而疏，花冠比宿萼长 1/2。

3. 荆芥和荆芥穗各有炒荆芥、荆芥炭、荆芥穗炭等多种饮片。其中《中国药典》未收载炒荆芥，并界定荆芥和荆芥穗的【功能与主治】【用法与用量】相同，但荆芥与荆芥炭、荆芥穗与荆芥穗炭的功效各异。故本文拟定：不用炒荆芥，亦不用荆芥穗炭。

茵　陈

Yinchen

ARTEMISIAE SCOPARIAE HERBA

本品为菊科植物滨蒿 *Artemisia scoparia* Waldst. et Kit. 或茵陈蒿 *A. capillaris* Thunb. 的干燥地上部分。春季幼苗高 6～10 cm 时采收或秋季花蕾长成至花初开时采割，除去杂质和老茎，晒干。春季采收的习称"绵茵陈"，秋季采割的称"花茵陈"。

【产地】　主产于陕西、河北、山西、湖北、安徽、江西、江苏等省。以产于湖北、江西、江苏者为主流商品；以产于陕西产者质优，习称"西茵陈"；以产于陕西三元、同川者为道地药材。

【性状】　**绵茵陈**　多卷曲成团状，灰白色或灰绿色，全体密被白色茸毛，绵软如绒。茎细小，除去表面白色茸毛后可见明显纵纹；质脆，易折断。叶具柄，展平后叶片呈一至三回羽状分裂，小裂片卵形或稍呈倒披针形、条形，先端锐尖。气清香，味微苦。

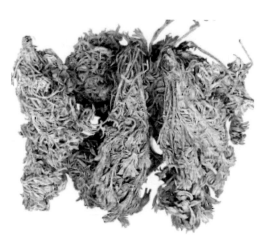

西茵陈

花茵陈　茎呈圆柱形，多分枝；表面淡紫色或紫色，有纵条纹，被短柔毛；体轻，质脆，断面类白色。叶密集，或多脱落；下部叶二至三回羽状深裂，裂片条形或细条形，两面密被白色柔毛；茎生叶一至二回羽状全裂，基部抱茎，裂片细丝状。头状花序卵形，多数集成圆锥状，有短梗；总苞片 3～4 层，卵形，苞片 3 裂；外层雌花 6～10 个，可多达 15 个，内层两性花 2～10 个。瘦果长圆形，黄棕色。气芳香，味微苦。

【商品规格】　商品分绵茵陈与花茵陈，都不分等级，均为统货，并标注产地。

【品质要求】　首选西茵陈中的绵茵陈，次选花茵陈（即茵陈蒿），均以干燥、质嫩、绵软、色灰白、香气浓者为佳；禁用青蒿、白色茵陈（牛至），以及刘寄奴类等易混淆品。

【检查】　**水分**（第二法）　不得过 12.0%。

【浸出物】　**绵茵陈**　水溶性浸出物（热浸法）不得少于 25.0%。

【含量测定】　照高效液相色谱法测定，本品按干燥品计算。**绵茵陈**　含绿原酸（$C_{16}H_{18}O_9$）不得少于 0.50%；**花茵陈**　含滨蒿内酯（$C_{11}H_{10}O_4$）不得少于 0.20%。

饮片

【处方用名】　茵陈、茵陈蒿、绵茵陈、西茵陈、白茵陈、绒蒿、细叶青蒿。

【配方应付】　本品生饮同源。写以上处方用名，均付茵陈。

【功能与主治】　清利湿热，利胆退黄。用于黄疸尿少，湿温暑湿，湿疮瘙痒。

【用法与用量】　6～15 g。外用适量，煎汤熏洗。

【注意】　蓄血发黄者及血虚萎黄者慎用。

备注

1.《本草拾遗》云："此虽蒿类，经冬不死，便由旧苗而生，故名茵陈。"所谓"三月茵陈四月蒿"中的"蒿"，也是"茵陈蒿"，而非青蒿。参见"青蒿"项下。

2. 绵茵陈与花茵陈的鉴别要点：前者全体密被白色茸毛，绵软如绒；叶片呈一至三回羽状分裂；有叶柄，无花、果。后者被短柔毛；茎生叶一至二回羽状全裂，基部抱茎；无叶柄，有花、果。

3. 药材名中，后缀"茵陈"二字的品种甚多，大多系南、北刘寄奴的别名，极易混淆，应注意区别。参见"刘寄奴"项下。

4. 白色茵陈系唇形科植物牛至（*Ochizonepeta tenuilia* Briq.），在湖南、广西等地以其带花的茎叶，并以土茵陈或白色茵陈之名入药。

5. 据国内、外的研究报道：本品的主要利胆成分茵陈色原酮和蒿属香豆精的含量以秋季为高，且秋季的产量比春季大。故我国清代以前取立秋所采茵陈入药是有道理的。为此，《中国药典》规定的采收季节之一：春季幼苗高 6～10 cm 时采收，值得商榷。

厚 朴 花

Houpohua

MAGNOLIAE OFFICINALIS FLOS

本品为木兰科植物厚朴 *Magnolia officinalis* Rehd. et Wils. 或凹叶厚朴 *M. officinalis* Rehd. et Wils. var. *biloba* Rehd. et Wils. 的干燥花蕾。春季花未开放时采摘，稍蒸后，晒干或低温干燥。

【产地】　厚朴花主产于四川、湖北，习称"川朴花"；凹叶厚朴花主产于浙江、福建，习称"温朴花"；以川朴花质优，且系主流商品。

【性状】　本品呈长圆锥形。红棕色至棕褐色。花被多为 12 片，肉质，外层的呈长方倒卵形，内层的呈匙形。雄蕊多数，花药条形，淡黄棕色，花丝宽而短。心皮多数，分离，螺旋状排列于圆锥形的花托上。花梗密被灰黄色绒毛，偶无毛。质脆，易破碎。气香，味淡。

【商品规格】　传统规格：按产地分"川朴花"与"温朴花"；按花形分"笔花"（花蕾）与"瓣花"（花瓣）。现行规格：不分等级，均为统货，并标注产地。

【品质要求】　首选川朴花，次选温朴花，二者均不用"瓣花"；以花朵完整、无散瓣、色棕红、花梗短、香气浓者为佳。禁用"深山含笑花"或"武当玉兰"，以及厚朴的叶芽。

【检查】　**水分**（第三法）　不得过 10.0%。**总灰分**　不得过 7.0%。

【含量测定】　照高效液相色谱法测定，含厚朴酚（$C_{18}H_{18}O_2$）的总量不得少于 0.20%。

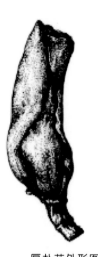
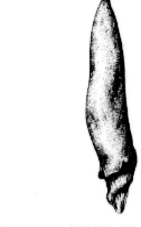

厚朴花外形图　　伪品厚朴叶芽

饮片

【处方用名】　厚朴花、川朴花、温朴花、调羹花。

【配方应付】　本品生饮同源。写以上处方用名，均付厚朴花。

【功能与主治】　芳香化湿，理气宽中。治脾胃湿阻气滞，胸脘痞闷胀满，纳谷不香。

【用法与用量】　3～9 g。

备注

1. 本品始载于 1936 年王一仁编的《饮片新参》，古代本草均未见记载。

2. 深山含笑花为同科植物深山含笑 *Michelia maudiae* Dunn 的花蕾。厚朴花与深山含笑花的鉴别要点：前者呈长圆锥形，花被多为 12 片，花梗上有毛；后者呈毛笔头状或长条状，先端急尖，花被 9 片，花梗上无毛。

3. 武当玉兰为同属植物山玉兰 *M. Delavayi* Franch. 的花蕾。厚朴花与武当玉兰的鉴别要点：前者花被多为 12 片，外层花被呈长倒卵形，花梗上无毛；后者花被 10～15 片，外层花被呈长圆形，花梗上有毛。

香　薷

Xiangru

MOSLAE HERBA

本品为唇形科植物石香薷 *Mosla chinensis* Maxim. 或江香薷 *M. chinensis* 'Jiangxiangru' 的干燥地上部分。前者习称"青香薷"，后者习称"江香薷"。夏季茎叶茂盛、花盛时择晴天采割，除去杂质，阴干。

【产地】　青香薷主产于湖南、广西、广东、福建、江西等地，江香薷主产于湖北及江浙地区。以江西所产者质优，又称"西香薷"；以江西分宜、新余、宜春所产者为道地药材。

【性状】　**青香薷**　植株基部紫红色，上部黄绿色或淡黄色，全体密被白色茸毛。茎方柱形，基部类圆形，节明显；质脆，易折断。叶对生，多皱缩或脱落，叶片展平后呈长卵形或披针形，暗绿色或黄绿色，边缘有 3～5 疏浅锯齿。穗状花序顶生及腋生，苞片圆卵形或圆倒卵形，脱落或残存；花萼宿存，钟状，淡紫红色或灰绿色，先端 5 裂，密被茸毛。小坚果 4 个，近圆球形，具网纹。气清香而浓，味微辛而凉。

江香薷　表面黄绿色，质较柔软。边缘有 5～9 疏浅锯齿。表面具疏网纹。

【商品规格】　商品分青香薷和江香薷。前者系石香薷野生种，后者系石香薷栽培品种；都不分等级，均为统货，并标注产地。

【品质要求】　首选青香薷，次选江香薷，均以枝嫩、穗多、青绿色、香气浓烈者为佳；不用土香薷；禁用"牛至"。

【检查】　**水分**（第四法）　不得过 12.0%。**总灰分**　不得过 8.0%。

【含量测定】　**挥发油**　取本品约 1 cm 的短段适量，照挥发油测定法测定，含挥发油不得少于 0.60%（ml/g）。**麝香草酚与香荆芥酚** 照气相色谱法测定，本品按干燥品计算，含麝香草酚（$C_{10}H_{14}O$）与香荆芥酚（$C_{10}H_{14}O$）的总量不得少于 0.16%。

饮片

【处方用名】　香薷、石香薷、青香薷、江香薷、西香薷、细香薷、香茹、香菜。

【配方应付】　本品生饮同源。写以上处方用名，均付香薷。

【功能与主治】　发汗解表，化湿和中。用于暑湿感冒，恶寒发热，头痛无汗，腹痛吐泻，水肿，小便不利。

【用法与用量】　3～10 g。

【注意】　本品辛温发汗之力较强，表虚有汗及暑热证当忌用。

备注

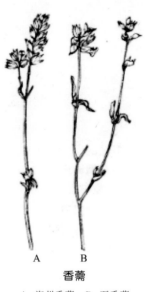

香薷

A. 海州香薷；B. 石香薷

1. 石香薷和江香薷的原植物拉丁名均为 *Mosla chinensis*。但前者的后缀系命名人（Maxim.），后者的后缀为'栽培品种'（*jiangxiangru*）。1990 年前的各版《中国药典》及诸多文献均以为江香薷系海州香薷（*Elshoitzia splendens* Nakai ex F. Maeka）的干燥地上部分，其实有误。现今药材商品中已无海州香薷。

2. 土香薷为同科植物香薷 *Elsholtzia ciliata*（Thunb.）Hyland. 的干燥全草，又称德昌香薷，在四川、陕西、山东等省部分地区曾作香薷药用。与香薷的性状差异：本品叶较大，卵状椭圆形或披针状椭圆形，穗状花序较大，花偏向一侧。

3. 牛至的基原及鉴别参见"茵陈"项下。

穿 心 莲

Chuanxinlian

ANDROGRAPHIS HERBA

本品为爵床科植物穿心莲 *Andrographis paniculata*（Burm. f.）Nees 的干燥地上部分。秋初茎叶茂盛时采割，晒干。

【产地】　主产于两广、福建等省区，现江苏、安徽、江西等省亦有栽培。

【性状】　茎呈方柱形，多分枝，节稍膨大；质脆，易折断。单叶对生，叶柄短或近无柄；叶片皱缩、易碎，完整者展平后呈披针形或卵状披针形，先端渐尖，基部楔形下延，全缘或波状；上表面绿色，下表面灰绿色，两面光滑。气微，味极苦。

【商品规格】　商品分全棵、叶、光杆三类，都不分等级，均为统货，并标注产地。

【品质要求】　首选叶，次选全棵；以叶多、色绿、味极苦者为佳，不用光杆货。

【检查】　**叶**　不得少于 30%。

【浸出物】　醇溶性浸出物（热浸法）不得少于 8.0%。

【含量测定】　本品照高效液相色谱法测定，按干燥品计算，含穿心莲内酯（$C_{20}H_{30}O_5$）和脱水穿心莲内酯（$C_{20}H_{28}O_4$）的总量不得少于 0.80%。

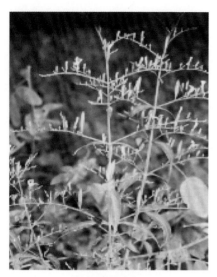

穿心莲原植物

（饮片）

【处方用名】　穿心莲、一见喜、苦草（福建）、榄核莲（广东）。

【配方应付】　本品生饮同源。写上述处方用名，均付穿心莲。

【功能与主治】　清热解毒，凉血，消肿。用于感冒发热，咽喉肿痛，口舌生疮，顿咳劳嗽，泄泻痢疾，热淋涩痛，痈肿疮疡，蛇虫咬伤。

【用法与用量】　6～9 g。外用适量。

【注意】　不宜多服久服；脾胃虚寒者不宜用。

（备注）

1. 本品载于 1954 年版《印度药典》，我国自 20 世纪 50 年代引种栽培，且多用于制剂。

2. 本品的有效成分主含于叶中，故本文拟定不用"光杆货"。另：《湖北省中药饮片炮制规范》规定含叶不得少于 10%；含穿心莲内酯（$C_{20}H_{30}O_5$）和脱水穿心莲内酯（$C_{20}H_{28}O_4$）的总量不得少于 0.50%；均低于《中国药典》的相关规定，应予更正。

莲　须

Lianxu

NELUMBINIS STAMEN

本品为睡莲科植物莲 *Nelumbo nucifera* Gaertn. 的干燥雄蕊。夏季花开时选晴天采收，盖纸晒干或阴干。

【性状】　本品呈线形，花药扭转，纵裂，淡黄色或棕黄色。花丝纤细，稍弯曲，淡紫色。气微香，味涩。

【商品规格】　不分等级，均为统货，并标注产地。以产于湖北者为佳。

【品质要求】　只用盖纸晒干或阴干品，不用曝晒品；以完整、质软、花药色淡黄者为佳。

（饮片）

【处方用名】　莲须、莲蕊须、莲花须、荷花蕊、荷花须、金樱草、莲旺、佛座须。

【配方应付】　本品生饮同源。写以上处方用名，均付莲须。

【功能与主治】　固肾涩精。用于遗精滑精，带下，尿频。

【用法与用量】　3～5 g。

【注意】　小便不利者慎用；忌葱蒜、地黄。

備注

本品又称"佛座须"，出自《本草纲目》。本品不能直接置太阳光下晒干，以免莲须硬脆而易碎。故本品宜购新货，自行干燥。至于其【产地】见"莲子"项下。

荷　叶

Heye

NELUMBINIS FOLIUM

本品为睡莲科植物莲 *Nelumbo nucifera* Gaertn. 的干燥叶。夏、秋二季采收，晒至七八成干时，除去叶柄，折成半圆形或折扇形，干燥。

【性状】　本品呈半圆形或折扇形，展开后呈类圆形，全缘或稍呈波状。上表面深绿色或黄绿色，较粗糙；下表面淡灰棕色，较光滑，有粗脉 21～22 条，自中心向四周射出；中心有突起的叶柄残基。质脆，易破碎。稍有清香气，味微苦。

【商品规格】　药材商品分干品与鲜品，都不分等级，均为统货，并标注产地。

【检查】　**水分**（第二法）　不得过 15.0％。**总灰分**　不得过 12.0％。

【浸出物】　用 70％乙醇作溶剂（热浸法），浸出物不得少于 10.0％。

【含量测定】　照高效液相色谱法测定，本品按干燥品计算，含荷叶碱（$C_{19}H_{21}NO_2$）不得少于 0.10％。

飲片

【处方用名】　荷叶、莲叶、藕叶、荷花叶、荷钱、荷叶炭。

【配方应付】　写以上除荷叶炭外的处方用名，均付荷叶；写荷叶炭，付荷叶炭。

【常用饮片】　**荷叶**　喷水，稍调，切丝，干燥。

【检查】【浸出物】　同药材。

【含量测定】　同药材，含荷叶碱（$C_{19}H_{21}NO_2$）不得少于 0.070％。

荷叶炭　取净荷叶，照煅炭法煅成炭。

【功能与主治】　清暑化湿，升发清阳，凉血止血。用于暑热烦渴，暑湿泄泻，脾虚泄泻，血热吐衄，便血崩漏。荷叶炭收涩化瘀止血。用于出血症和产后血晕。

【用法与用量】　3～10 g；荷叶炭 3～6 g。

【注意】　小便不利者慎用。

備注

1. 本品始载于《食疗本草》。《本草纲目》云："其茎、叶为荷，嫩者称荷钱……"
2. 鲜品多用于调剂，干品多用于炒炭。至于其【产地】见"莲子"项下。

夏 枯 草

Xiakucao

PRUNELLAE SPICA

本品为唇形科植物夏枯草 *Prunella vulgaris* L. 的干燥果穗。夏季果穗呈棕红色时采收，除去杂质，晒干。

【产地】 主产于江苏、安徽、湖北、河南等省，以产于江苏的白毛夏枯草质优。

【性状】 本品呈圆柱形，略扁，淡棕色至棕红色。全穗由数轮至 10 数轮宿萼与苞片组成，每轮有对生苞片 2 片，呈扇形，先端尖尾状，脉纹明显，外表面有白毛。每一苞片内有花 3 朵，花冠多已脱落，宿萼二唇形，内有小坚果 4 枚，卵圆形，棕色，尖端有白色突起。体轻。气微，味淡。

【商品规格】 药材商品分夏枯草与夏枯球（前者带茎叶，后者只用果穗）。其中夏枯草又分家种与野生，都不分等级，均为统货，并标注产地。

【品质要求】 只用夏枯球，以果穗粗长、柄短、色棕红、摇之作响者为佳；不用带茎叶的"夏枯草"或开白花的"白花夏枯草""粗毛夏枯草""长冠夏枯草"（冠山菠菜）及"白花长冠夏枯草"。

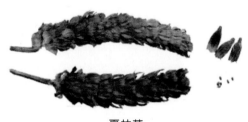

夏枯草

【检查】 **水分**（第二法） 不得过 14.0%。**总灰分** 不得过 12.0%。**酸不溶性灰分** 不得过 4.0%。

【浸出物】 水溶性浸出物（热浸法）不得少于 10.0%。

【含量测定】 照高效液相色谱法测定，本品按干燥品计算，含迷迭香酸（$C_{18}H_{16}O_8$）不得少于 0.20%。

饮片

【处方用名】 夏枯草、夏枯球、六月干、枯草穗、棒槌草、夏枯头。

【配方应付】 本品生饮同源。写以上处方用名，均付夏枯球。

【功能与主治】 清肝泻火，明目，散结消肿。用于目赤肿痛，目珠夜痛，头痛眩晕，瘰疬，瘿瘤，乳痈，乳癖，乳房胀痛。

【用法与用量】 9～15 g。

【注意】 脾胃虚弱者慎用。

备注

1. 草本植物，大多春生夏长秋实冬枯，唯有夏枯草与众不同，"冬至后生叶，三四月开花、结子作穗，五月便枯"，故有其名。系最早的抗结核药，始载于《神农本草经》。

2. 夏枯草既是药材的通用名，又是其原植物的属名。按《中国药典》的规定：本品的药用部位应为果穗，商品名称"夏枯球"，但云南、贵州、四川等地，除以果穗入药外，亦有以其茎、叶或带花的果穗一并入药，商品名称"夏枯草"。

3. 白花夏枯草、粗毛夏枯草、长冠夏枯草（山菠菜）、白花长冠夏枯草均为地方习用品，且都开白花，导致药材商品中多有残存的白花，而夏枯草的花为紫褐色。可资鉴别。

凌 霄 花

Lingxiaohua

CAMPSIS FLOS

本品为紫葳科植物凌霄 *Campsis grandiflora*（Thunb.）K. Schum. 或美洲凌霄 *Campsis radicans*（L.）Seem. 的干燥花。夏、秋二季花盛开时采摘，干燥。

【产地】　主产于江苏、浙江、广西等地。以产于江苏者为主流商品；以产于浙江者质优，习称"杜凌霄花"。

【性状】　**凌霄**　多皱缩卷曲，黄褐色或棕褐色，完整花朵长 4～5 cm。萼筒钟状，长 2～2.5 cm，裂片 5 片，裂至中部，萼筒基部至萼齿尖有 5 条纵棱。花冠先端 5 裂，裂片半圆形，下部联合呈漏斗状，表面可见细脉纹，内表面较明显。雄蕊 4 朵，着生在花冠上，两长两短，花药"个"字形，花柱 1 个，柱头扁平。气清香，味微苦、酸。

美洲凌霄　完整花朵长 6～7 cm。萼筒长 1.5～2 cm，硬革质，先端 5 齿裂，裂片短三角状，长约为萼筒的 1/3，萼筒外无明显的纵棱，花冠内表面具明显的深棕色脉纹。

【商品规格】　不分等级，均为统货，并标注产地。

【品质要求】　以身干、朵大、完整不碎、色黄棕者为佳；但不用"硬骨凌霄"的花，禁用"毛泡桐"的花。

【检查】　**水分**（第二法）　不得过 16.0%。**总灰分**　不得过 8.0%。**酸不溶性灰分**　不得过 2.0%。

饮片

【处方用名】　凌霄花、杜凌霄花、紫葳、堕胎花、藤罗花、倒挂金钟（广东、江西）、紫葳花（上海）、吹风亭（河南）、接骨丹（湖北）、望江南（江苏）、落阳花（山东）。

【配方应付】　本品生饮同源。写上述处方用名，均付凌霄花。

【功能与主治】　活血通经，凉血祛风。用于月经不调，经闭癥瘕，产后乳肿，风疹发红，皮肤瘙痒，痤疮。

【用法与用量】　5～9 g。

【注意】　本品为破血之品，孕妇慎用。

备注

1. 李时珍云："凌霄花不可近鼻闻。"另据报道，本品的花粉有毒，故"不可近鼻闻"之说可信。
2. 凌霄花、美洲凌霄花、硬骨凌霄花、泡桐花的鉴别要点参见其性状差异比对表及附图。

凌霄花、美洲凌霄花、硬骨凌霄花、泡桐花主要性状差异比对表

性状鉴别	凌霄花	美洲凌霄花	硬骨凌霄花	泡桐花
花萼	5 裂，裂片披针形，具 5 条明显的棱脊，质较薄	5 裂，裂片三角形，无脉纹，质厚	较小，5 裂，裂片三角形，无棱脊，质较硬	5 裂，肥厚，被毛茸，裂片先端较钝
花冠	5 裂，裂片半圆形，具纵细脉纹	同左	4 裂，上唇中央凹入呈 2 浅裂	5 裂，内表面紫黑色斑点众多，被毛茸

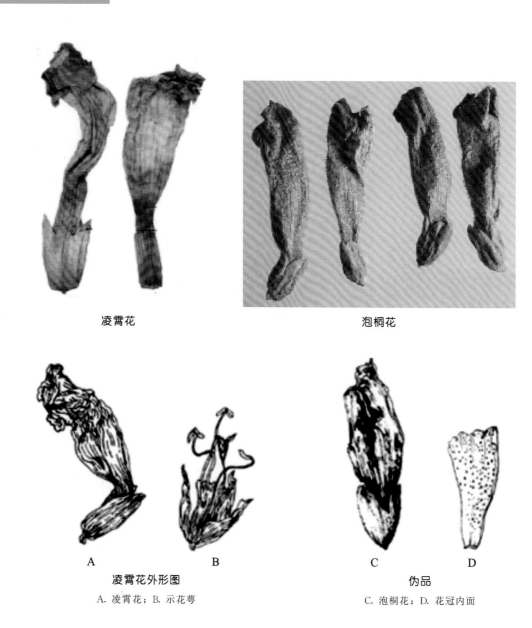

凌霄花   泡桐花

A   B   C   D

凌霄花外形图   伪品

A. 凌霄花；B. 示花萼   C. 泡桐花；D. 花冠内面

益 母 草

Yimucao

LEONURI HERBA

本品为唇形科植物益母草 *Leonurus japonicus* Houtt. 的新鲜或干燥地上部分。鲜品春季幼苗期至初夏花前期采割；干品夏季茎叶茂盛、花未开或初开时采割，晒干，或切段晒干。

【产地】 全国大部分地区均有产。

【性状】 **鲜益母草** 幼苗期无茎，基生叶圆心形，5～9 浅裂，每裂片有 2～3 钝齿。花前期茎呈方柱形，上部多分枝，四面凹下成纵沟，表面青绿色，质鲜嫩，断面中部有髓。叶交互对生，有柄；叶片青绿色，质鲜嫩，揉之有汁；下部茎生叶掌状 3 裂，上部叶羽状深裂或浅裂成 3 片，裂片全缘或具少数锯齿；气微，味微苦。

干益母草 茎表面灰绿色或黄绿色；体轻，质韧，断面中部有髓。叶片灰绿色，多皱缩、破碎，易脱落。轮伞花序腋生，小花淡紫色，花萼筒状，花冠二唇形。握之有刺手感。

【商品规格】 商品分大花、小花、童子三类，都不分等级，均为统货。

【品质要求】 首选童子，次选大花或小花；以质嫩、叶多、色黄绿者为佳。

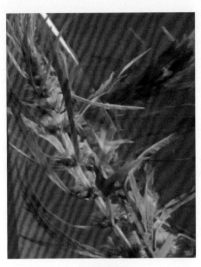

鲜益母草

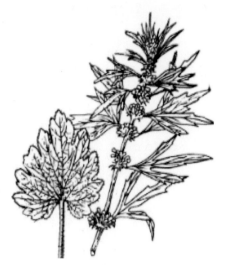

益母草

【检查】 **干益母草** **水分**（第二法） 不得过13.0%。**总灰分** 不得过11.0%。

【浸出物】 **干益母草**水溶性浸出物（热浸法）不得少于15.0%。

【含量测定】 **干益母草** 照高效液相色谱法测定，本品按干燥品计算，含盐酸水苏碱（$C_7H_{13}NO_2 \cdot HCl$）不得少于0.50%，含盐酸益母草碱（$C_{14}H_{21}O_5N_3 \cdot HCl$）不得少于0.050%。

饮片

【处方用名】 益母草、茺蔚、茺蔚草、月益草、坤草、鲜益母草。

【配方应付】 写上述除鲜益母草外的处方用名，均付益母草；写鲜益母草，付鲜益母草。

【常用饮片】 **鲜益母草** 除去杂质，迅速洗净，带根插入湿沙中养护，备用。

干益母草 除去杂质，迅速洗净，略润，切段，干燥。

【浸出物】 同药材，不得少于12.0%。

【含量测定】 同药材，含盐酸水苏碱（$C_7H_{13}NO_2 \cdot HCl$）不得少于0.40%，含盐酸益母草碱（$C_{14}H_{21}O_5N_3 \cdot HCl$）不得少于0.040%。

【检查】 同药材。

【功能与主治】 活血调经，利尿消肿，清热解毒。用于月经不调，痛经经闭，恶露不尽，水肿尿少，疮疡肿毒。

【用法与用量】 9～30 g；鲜品12～40 g。

【注意】 本品活血祛瘀且易动胎气，故孕妇慎用。

【贮藏】 干益母草置干燥处；鲜益母草置阴凉潮湿处。

备注

1.《本草纲目》述："此草及子皆茺盛密茂，其功宜于妇人及明目益精，故有益母之称。"中医有谚语云："坤草一把，胜过四物一车。"所谓"四物"，系指治疗妇科病的名方四物汤，由当归、白芍、川芎、熟地组成。可见本品为妇科要药。

2. 本品夏至即枯。如在夏至前采收，则称"童子"，其质嫩、叶多、色绿，品质与价格均优于带花果的益母草，但产量较低。

桑　叶

Sangye

MORI FOLIUM

本品为桑科植物桑 *Morus alba* L. 的干燥叶。初霜后采收，除去杂质，晒干。

【产地】　见"桑枝"项下。

【性状】　本品多皱缩、破碎。完整者有柄，叶片展平后呈卵形或宽卵形。先端渐尖，基部截形、圆形或心形，边缘有锯齿或钝锯齿，有的不规则分裂。上表面黄绿色或浅黄棕色，有的有小疣状突起；下表面颜色稍浅，叶脉突出，小脉网状，脉上被疏毛，脉基具簇毛。质脆。气微，味淡微苦涩。

【商品规格】　商品统称霜桑叶，分"青货"与"统货"，都不分等级。

【品质要求】　不用"青货"（系指夏季采收者，习称青桑叶或嫩桑叶）；以叶片完整、大而厚、色黄绿、初霜后采收且扎手者为佳。

【检查】　**水分**（第二法）　不得过 15.0%。**总灰分**　不得过 13.0%。**酸不溶性灰分**　不得过 4.5%。

【浸出物】　用无水乙醇作溶剂（热浸法），浸出物不得少于 5.0%。

【含量测定】　照高效液相色谱法测定，本品按干燥品计算，含芦丁（$C_{27}H_{30}O_{16}$）不得少于 0.10%。

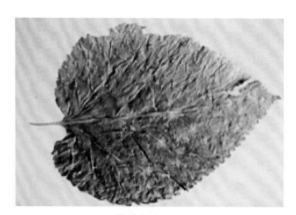

桑叶上表面观

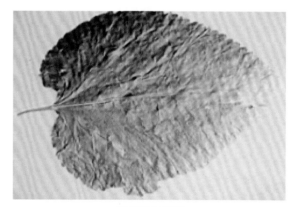

桑叶下表面观

饮片

【处方用名】　桑叶、霜桑叶、冬桑叶、双桑叶、桑树叶、双叶。

【配方应付】　本品生饮同源。写以上处方用名，均付桑叶。

【功能与主治】　疏散风热，清肺润燥，清肝明目。用于风热感冒，肺热燥咳，头晕头痛，目赤昏花。

【用法与用量】　5～10 g。

备注

1. 本品历来以初霜后采收者（多为第二番叶）为佳，故又名霜桑叶。

2. 《湖北省中药饮片炮制规范》还收载了"蜜桑叶"，鉴于《中国药典》未收载此种饮片，故不列于【常用饮片】项下。

菊　花

Juhua

CHRYSANTHEMI FLOS

本品为菊科植物菊 *Chrysanthemum morifolium* Ramat. 的干燥头状花序。9—11 月花盛开时分批采收，阴干或焙干，或熏、蒸后晒干。药材按产地和加工方法不同，分为"亳菊"（属白菊类）、"滁菊""贡菊""杭菊"。

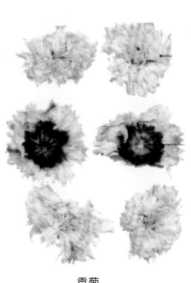

贡菊

【产地】　**亳菊**　主产于安徽亳州及河南商丘。其中，产于河南武陟、博爱者，称为怀菊；产于四川中江者，称为川菊或药菊；产于山东济南者，称为济菊；产于河北安国者，称为祁菊；产于湖南平江者，称为平江菊。**滁菊**　主产于安徽滁州。**贡菊**　主产于安徽歙（shè）县、徽州及浙江德清。**杭菊**　主产于浙江嘉兴、桐乡、吴乡，多系茶菊；产于海宁者多系黄菊。

【性状】　**亳菊**　呈倒圆锥形或圆筒形，有时稍压扁呈扇形，直径 1.5～3 cm，离散。总苞碟状；总苞片 3～4 层，卵形或椭圆形，草质，黄绿色或褐绿色，外被柔毛，边缘膜质。花托半球形，无托片或托毛。舌状花数层，雌性，位于外围，类白色，劲直，上举，纵向折缩，散生金黄色腺点；管状花多数，两性，位于中央，为舌状花所隐藏，黄色，顶端 5 齿裂。瘦果不发育，无冠毛。体轻，质柔润，干时松脆。气清香，味甘、微苦。

滁菊　呈不规则球形或扁球形，直径 1.5～2.5 cm。舌状花类白色，不规则扭曲，内卷，边缘皱缩，有时可见淡褐色腺点；管状花大多隐藏。

贡菊　呈扁球形或不规则球形，直径 1.5～2.5 cm。舌状花白色或类白色，斜升，上部反折，边缘稍内卷而皱缩，通常无腺点；管状花少，外露。

杭菊　呈碟形或扁球形，直径 2.5～4 cm，常数个相连成片。舌状花类白色或黄色，平展或微折叠，彼此粘连，通常无腺点；管状花多数，外露。

【商品规格】　商品分亳菊、滁菊、贡菊、杭菊、药菊（含怀菊、川菊、资菊）等。参见"七十六种药材商品规格标准"。

【品质要求】　以花朵完整、不散瓣、色白黄、新鲜、香气浓郁、无杂质者为佳。

【检查】 水分（第二法） 不得过 15.0％。

【含量测定】 照高效液相色谱法测定，本品按干燥品计算，含绿原酸（$C_{16}H_{18}O_9$）不得少于 0.20％，含木犀草苷（$C_{21}H_{20}O_{11}$）不得少于 0.080％，含 3，5-O-二咖啡酰基奎宁酸（$C_{25}H_{24}O_{12}$）不得少于 0.70％。

饮片

【处方用名】 菊花、杭菊花、白菊花、滁菊花、怀菊花、贡菊、杭菊、白菊、甘菊。

【配方应付】 本品生饮同源。写上述处方用名，均付菊花。

【功能与主治】 散风清热，平肝明目，清热解毒。用于风热感冒，头痛眩晕，目赤肿痛，眼目昏花，疮痈丹毒。

【用法与用量】 5～10 g。

【注意】 气虚胃寒，食欲不振，泄泻者慎用。

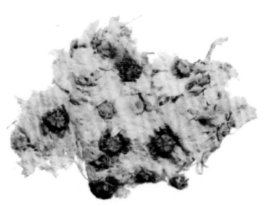

杭菊

备注

1. 据统计，我国的菊花品种已达 3 000 多种，入药者分白菊、滁菊、贡菊、杭菊四大类。其中，白菊含亳菊、怀菊、川菊、祁菊，多为皖、豫、冀地区所产；杭菊又分杭白菊与杭黄菊，均产于浙江桐乡一带。

2. 古称菊花为"四大怀药"之一，即以怀菊为优；延至当代，以安徽所产亳菊、滁菊最负盛名。

3. 菊花含多种微量元素，以硒的含量最高。硒是已知的抗衰老物质之一，故本品有抗衰老的作用。此外，本品所含的铬，可促进胆固醇的分解和排泄，对防治心血管疾病有益，故可作茶饮。

野 菊 花

Yejuhua

CHRYSANTHEMI INDICI FLOS

本品为菊科植物野菊 *Chrysanthemum indicum* L. 的干燥头状花序。秋、冬二季花初开放时采摘，晒干，或蒸后晒干。

【产地】 主产于湖北、江西、四川、河南及两广等地。以产于湖北者为主流商品。

【性状】 本品呈类球形，直径 0.3～1 cm，棕黄色。总苞由 4～5 层苞片组成，外层苞片呈卵形或条形，外表面中部灰绿色或浅棕色，通常被白毛，边缘膜质；内层苞片呈长椭圆形，膜质外表面无毛。总苞基部有的残留总花梗。舌状花 1 轮，黄色至棕黄色，皱缩卷曲；管状花多数，深黄色。体轻。气芳香，味苦。

【商品规格】 商品分统装货与颗粒货，都不分等级，均为统货，并标注产地。

【品质要求】 只用生晒颗粒货，不用统装货。以花完整未开，呈颗粒状，色黄且香气浓的生晒品为佳。

【检查】　**水分**（第二法）　不得过 14.0％。**总灰分**　不得过 9.0％。**酸不溶性灰分**　不得过 2.0％。

【含量测定】　照高效液相色谱法测定，本品按干燥品计算，含蒙花苷（$C_{28}H_{32}O_{14}$）不得少于 0.80％。

饮片

【处方用名】　野菊花、野黄菊、苦薏（注意：莲子心的别名亦为"苦薏"）。

【配方应付】　本品生饮同源。写以上处方用名，均付野菊花。

【功能与主治】　清热解毒，泻火平肝。用于疔疮痈肿，目赤肿痛，头痛眩晕。

【用法与用量】　9～15 g。外用适量，煎汤外洗或制膏外涂。

备注

本品以未开花即采摘的生晒品（多呈颗粒状）品质最佳，商品称其为"颗粒货"。

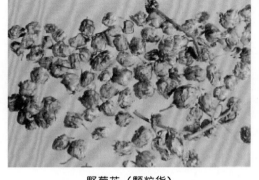

野菊花（颗粒货）

麻　黄

Mahuang

EPHEDRAE HERBA

本品为麻黄科植物草麻黄 *Ephedra sinica* Stapf、中麻黄 *E. intermedia* Schrenk et C. A. Mey. 或木贼麻黄 *E. equisetina* Bge. 的干燥草质茎。秋季采割绿色的草质茎，晒干。

【产地】　主产于山西、河北、甘肃、内蒙古、新疆等地。此外，华北、西北各省区亦有产。以产于山西者质优，系主流商品。

【性状】　**草麻黄**　呈细长圆柱形，少分枝，有的带少量棕色木质茎。表面淡绿色至黄绿色，有细纵脊线，触之微有粗糙感。节明显，节上有膜质鳞叶；膜质鳞叶裂片 2 片，锐三角形，先端灰白色，反曲，基部联合成筒状，红棕色。体轻，质脆，易折断，断面略呈纤维性，周边绿黄色，髓部红棕色，近圆形。气微香，味涩、微苦。

中麻黄　多分枝，有粗糙感。膜质鳞叶，裂片 3 片，先端锐尖。断面髓部呈三角状圆形。

木贼麻黄　较多分枝，无粗糙感。膜质鳞叶裂片 2 片，上部为短三角形，灰白色，先端多不反曲，基部棕红色至棕黑色。

【商品规格】　药材商品将 3 种麻黄混售，且分"把草"与"散草"两种规格，都不分等级，均为统货，并标示产地。

【品质要求】　只用草质茎的草麻黄、中麻黄及木贼麻黄，均以色淡绿或黄绿、内心红棕色、味苦涩、手拉不脱节者为佳；禁用"丽江麻黄"或经"霜打"，导致表面"发红"的麻黄。

【检查】　**杂质**　不得过 5％。**水分**（第二法）不得过 9.0％。**总灰分**　不得过 10.0％。

【含量测定】　照高效液相色谱法测定，本品按干燥品计算，含盐酸麻黄碱（$C_{10}H_{15}NO \cdot HCl$）和盐酸伪麻黄碱（$C_{10}H_{15}NO \cdot HCl$）的总量不得少于 0.80％。

饮片

【处方用名】　麻黄、草麻黄、中麻黄草、木贼麻黄、川麻黄、麻黄草、海麻黄、蜜麻黄。

【配方应付】　写上述除蜜麻黄外的处方用名，均付麻黄；写蜜麻黄，付蜜麻黄。

【常用饮片】　**麻黄**　除去木质茎、残根及杂质，切段。

【含量测定】　同药材。

【检查】　**水分　总灰分**　同药材，不得过9.0%。

蜜麻黄　取麻黄段，照蜜炙法炒至不黏手。每100 kg麻黄，用炼蜜20 kg。

【检查】　同药材。**总灰分**　同药材，不得过8.0%。

【含量测定】　同药材。

【功能与主治】　发汗散寒，宣肺平喘，利水消肿。用于风寒感冒，胸闷喘咳，风水浮肿。蜜麻黄润肺止咳。多用于表证已解，气喘咳嗽。

【用法与用量】　2～10 g。

【注意】　①麻黄发汗宣肺力强，凡表虚自汗、阴虚盗汗及肺肾两虚咳喘者均当慎用。②麻黄能兴奋中枢神经，收缩血管，升高血压，故运动员慎用。

备注

1. 草麻黄、中麻黄及木贼麻黄的性状差异与鉴别要点，参见【性状】项下及附图。

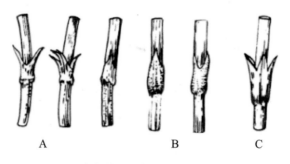

麻黄茎节门部及叶的形状

A. 草麻黄；B. 木贼麻黄；C. 中麻黄

2.《湖北省中药饮片炮制规范》还收载饮片：麻黄绒。鉴于《中国药典》未收载，故不将其列入常用饮片项下。另：3种药用麻黄中，草麻黄含生物碱约1.3%，其中L-麻黄碱占60%以上；中麻黄含生物碱约1.1%，其中L-麻黄碱占30%～40%；木贼麻黄含生物碱约1.7%，其中L-麻黄碱占85%～90%。

3. 丽江麻黄为麻黄科植物丽江麻黄 *Ephedra likiangensis* Floris. 的干燥茎枝，在少数地区作麻黄入药。3种药用麻黄与丽江麻黄的鉴别要点：前三者药用部位为草质茎，质软而细；后者药用部位为茎枝，故较前者质硬而粗状，且具明显的纵沟纹，基部1/2处合生。

鹿 衔 草

Luxiancao

PYROLAE HERBA

本品为鹿蹄草科植物鹿蹄草 *Pyrola calliantha* H. Andres 或普通鹿蹄草 *P. decorata* H. A. 的干燥全草。全年均可采挖，除去杂质，晒至叶片较软时，堆置至叶片变紫褐色，晒干。

【性状】　本品根茎细长。茎圆柱形或具纵棱。叶基生，长卵圆形或近圆形，暗绿色或紫褐色，先端圆或稍尖，全缘或有稀疏的小锯齿，边缘略反卷，上表面有时沿脉具白色的斑纹，下表面有时具白粉。总状花序有花 4～10 余朵；花半下垂，萼片 5 片，舌形或卵状长圆形；花瓣 5 片，早落，雄蕊 10 朵，花药基部有小角，顶孔开裂；花柱外露，有环状突起的柱头盘。蒴果扁球形，直径 7～10 mm，5 纵裂，裂瓣边缘有蛛丝状毛。气微，味淡、微苦。

【产地】　主产于浙江、安徽、贵州、陕西、云南、西藏、青岛等地。

【商品规格】　不分等级，均为统货，并标注产地。以产于浙江者为主流商品，且质优。

【品质要求】　首选"鹿蹄草"，次选"普通鹿蹄草"；均以叶片多、紫红色者为佳；不用"圆叶鹿蹄草""日本鹿蹄草""紫背鹿蹄草""短柱鹿蹄草"等地方习用品。

【检查】　水分（第二法）　不得过 13.0%。总灰分　不得过 7.0%。

【浸出物】　用稀乙醇作溶剂（热浸法），浸出物不得少于 11.0%。

【含量测定】　照高效液相色谱法测定，本品按干燥品计算，含水晶兰苷（$C_{16}H_{22}O_{11}$）不得少于 0.10%。

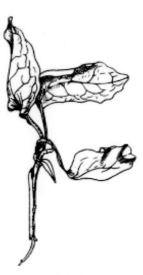

鹿衔草

🔘饮片

【处方用名】　鹿衔草、鹿含草、鹿蹄草、肺心草、鹿寿草、马鹿草、天青地红草。

【配方应付】　本品生饮同源。写以上处方用名，均付鹿衔草。

【检查】【浸出物】【含量测定】　同药材。

【功能与主治】　祛风湿，强筋骨，止血，止咳。用于风湿痹痛，肾虚腰痛，腰膝无力，月经过多，久咳劳嗽。

【用法与用量】　9～15 g。

【注意】　阴虚火旺者慎用。

🔘备注

1. 本品以鹿含草之名始载于《滇南本草》。鹿衔草之名始见于《植物名实图考》，因其叶似鹿蹄，故名。

2. 本品有多种地方习用品，如圆叶鹿蹄草、日本鹿蹄草、紫背鹿蹄草、短柱鹿蹄草等，大多产于东北，系当前药材市场作鹿衔草销售的主流商品，应注意区别，即产于东北者，均非正品。参见《现代中药材鉴别手册》。

旋 覆 花

Xuanfuhua

INULAE FLOS

本品为菊科植物旋覆花 *Inula japonica* Thunb. 或欧亚旋覆花 *Inula britannica* L. 的干燥头状花序。夏、秋二季花开放时采收，除去杂质，阴干或晒干。

【产地】 主产于河南、河北、江苏、安徽、湖北等省；以产于河南者为主流商品，以产于江苏、浙江者质优。

【性状】 本品呈扁球形或类球形。总苞由多数苞片组成，呈覆瓦状排列，苞片披针形或条形，灰黄色；总苞基部有时残留花梗，苞片及花梗表面被白色茸毛，舌状花1列，黄色，多卷曲，常脱落，先端3齿裂；管状花多数，棕黄色，先端5齿裂；子房顶端有多数白色冠毛。有的可见椭圆形小瘦果。体轻，易散碎。气微，味微苦。

【商品规格】 商品分无杆净货与混装统货，均不分等级，并标注产地。

【品质要求】 首选无杆净货旋覆花，以身干、朵大、完整、色金黄、有白绒毛、无枝梗者为佳；次选"欧亚旋覆花"；禁用"湖北旋覆花"。

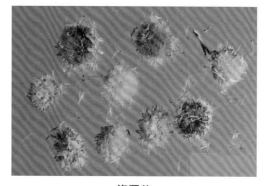

旋覆花

饮片

【处方用名】 旋覆花、金沸花、全福花、金钱花、蜜旋覆花。

【配方应付】 写除蜜旋覆花外的处方用名，均付旋覆花；写蜜旋覆花，付蜜旋覆花。

【常用饮片】 **旋覆花** 除去梗、叶及杂质。**蜜旋覆花** 取净旋覆花，照蜜炙法炒至不黏手。

【浸出物】 醇溶性浸出物（热浸法）不得少于16.0%。

【功能与主治】 降气，消痰，行水，止呕。用于风寒咳嗽，痰饮蓄结，胸膈痞闷，喘咳痰多，呕吐噫气，心下痞硬。

【用法与用量】 3～9 g，包煎。

【注意】 阴虚劳嗽、津伤燥咳者慎用。又因本品有绒毛，易刺激咽喉作痒而致呛咳呕吐，故需包煎（蜜旋覆花除外）。

备注

1. 旋覆花与欧亚旋覆花的鉴别要点：前者花序较短而稀散，呈扁球状或类球状，总苞片5层；后者花序细长而密集，呈绒球状，总苞片多为4层。

2. 湖北旋覆花为菊科植物湖北旋覆花 *Inula hupehensis* Ling 的干燥头状花序。旋覆花与湖北旋覆花的鉴别要点：前者无而后者有圆形突起，且中央呈圆孔状的花序托。

3. 欧亚旋覆花不宜蜜炙，这是次选欧亚旋覆花的原因之一。此外，旋覆花不检测【浸出物】

而蜜旋覆花应检测【浸出物】含量，但不用"包煎"，这有利于保障二者的疗效。

淫羊藿与巫山淫羊藿

Yinyanghuo yu wushan Yinyanghuo

EPIMEDII FOLIUM ET EPIMEDII WUSHANENSIS HERBA

本品为小檗科植物淫羊藿 *Epimedium brevicornu* Maxim.、箭叶淫羊藿 *E. sagittatum*（Sieb. et Zucc.）Maxim.、柔毛淫羊藿 *E. pubescens.* Maxim.、巫山淫羊藿 *E. wushanse* T. S. Ying 或朝鲜淫羊藿 *E. koreanum* Nakai 的干燥叶。夏、秋季茎叶茂盛时采收，晒干或阴干。

【产地】　淫羊藿主产于西北及山西、河南等省；箭叶淫羊藿主产于四川、湖北、浙江。此外，湖南、安徽等全国多数地区亦产。柔毛淫羊藿主产于四川，此外，陕西、湖北亦产；朝鲜淫羊藿主产于东三省；巫山淫羊藿主产于四川、陕西、贵州。

【性状】　**淫羊藿**　三出复叶；小叶片卵圆形；先端微尖，顶生小叶基部心形，两侧小叶较小，偏心形，外侧较大，呈耳状，边缘具黄色刺毛状细锯齿；上表面黄绿色，下表面灰绿色，主脉 7～9 条，基部有稀疏细长毛，细脉两面突起，网脉明显；小叶柄长 1～5 cm。叶片近革质。气微，味微苦。**箭叶淫羊藿**　三出复叶；小叶片呈长卵形至卵状披针形，先端渐尖，两侧小叶基部明显偏斜，外侧呈箭形。下表面疏被粗短伏毛或近无毛。叶片革质。**柔毛淫羊藿**　叶下表面及叶柄密被绒毛状柔毛。**朝鲜淫羊藿**　小叶较大，先端长尖。叶片较薄。**巫山淫羊藿**　小叶片呈披针形至狭披针形，先端渐尖或长渐尖，边缘具刺齿；侧生小叶基部的裂片外边大，三角形，内边小，圆形；近革质。

【商品规格】　不分等级，均为统货，并标示产地，如甘肃统、东北统、四川统等。其中：①甘肃统的价格远高于其他统装货。②目前以东北统为主流商品。

【品质要求】　只用《中国药典》所收载的 5 种淫羊藿，并首选"甘肃统"等西北货；均以叶片大、不破碎、色黄绿、无光杆叶柄及茎枝者为佳。不用"湖南淫羊藿""粗毛淫羊藿"等地区习用品。

【检查】　**杂质**（第二法）　不得过 3.0%。**水分**（第二法）不得过 12.0%。**总灰分**　不得过 8.0%。

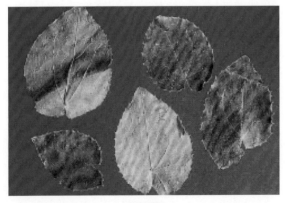

淫羊藿

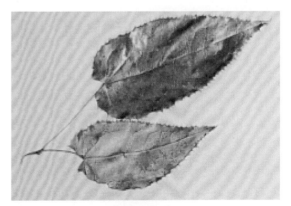

柔毛淫羊藿叶

【浸出物】　用稀乙醇作溶剂（冷浸法），浸出物不得少于 15.0%。

【含量测定】　**淫羊藿**　照紫外-可见分光光度法，在 270 nm 波长外测定吸光度，本品按干燥品计算，含总黄酮以淫羊藿苷（$C_{33}H_{40}O_{15}$）计，不得少于 5.0%。照高效液相色谱法测定，本品按干燥品计算，含淫羊藿苷（$C_{33}H_{40}O_{15}$）不得少于 0.50%。

巫山淫羊藿　照高效液相色谱法测定，按干燥品计算，含朝藿定 C（$C_{39}H_{50}O_{17}$）不得少于 1.0%。

饮　片

【处方用名】　淫羊藿、巫山淫羊藿、仙灵脾、三枝九叶草、炙淫羊藿、炙巫山淫羊藿。

【配方应付】　写淫羊藿、仙灵脾、三枝九叶草，均付淫羊藿；写巫山淫羊藿，付巫山淫羊藿；写炙淫羊藿，付炙淫羊藿；写炙巫山淫羊藿，付炙巫山淫羊藿。

【常用饮片】　**淫羊藿、巫山淫羊藿**　除去杂质，喷淋清水，稍润，切丝，干燥。

【含量测定】　**淫羊藿**　同药材，含淫羊藿苷（$C_{33}H_{40}O_{15}$）不得少于 0.40%。

【检查】　**淫羊藿**　**总灰分**　同药材。

炙淫羊藿、炙巫山淫羊藿　取羊脂油加热熔化，加入淫羊藿丝或巫山淫羊藿丝，用文火炒至均匀有光泽，取出，放凉。每 100 kg 淫羊藿或巫山淫羊藿，用羊脂油（炼油）20 kg。

【检查】　**炙淫羊藿**　**水分**　同药材，不得过 8.0%。**总灰分**　同药材。

【含量测定】　照高效液相色谱法测定，本品按干燥品计算，含淫羊藿苷（$C_{33}H_{40}O_{15}$）和宝藿苷 I（$C_{27}H_{30}O_{10}$）的总量不得少于 0.60%。注：巫山淫羊藿饮片不做【检查】及【含量测定】。

【功能与主治】　**淫羊藿及炙巫山淫羊藿**　均能补肾阳，强筋骨，祛风湿。用于肾阳虚衰，阳痿遗精，筋骨痿软，风湿痹痛，麻木拘挛；但炙巫山淫羊藿还可用于妇女绝经期眩晕。

【用法与用量】　6～10 g。

【注意】　阴虚火旺者慎用。

备　注

1. 陶弘景曰："服之使人好为阴阳。西川北部有淫羊，一日百遍合，盖食此藿所致，故名淫羊藿。"现代研究证实：淫羊藿所含淫羊藿苷确有促进性腺功能的作用。

2. 淫羊藿属植物在我国有 10 种之多。在《中国药典》所收载的 5 种中，除朝鲜淫羊藿外，其余 4 种均为我国特产。它们虽性状相似，但因品种或产地的不同，所含成分及其所含成分的量差异很大（甚至相差 10 倍）。应注意鉴别，尤其用于制剂。

3. 《中国药典》自 2010 版始：①将本品的药用部分由原定的地上部分改定为叶，并为控制带光叶柄及茎枝入药，规定含杂质不得过 3%。②将巫山淫羊藿单列。

4. 湖南淫羊藿为同属植物湖南淫羊藿 *E. Hunanense*（Hand-Mazz.）Hand-Mazz. 的干燥地上部分。主产于湖北、湖南等地。其主要鉴别特征为叶背面常被白粉，叶基部凹陷处常平截。

5. 粗毛淫羊藿 *E. Acuminatum* Franch. 的干燥地上部分，又称尖叶淫羊藿。主产于四川、云南、贵州等地，且在当地习用。其鉴别要点：该品种叶背面密被粗短硬毛。

淡　竹　叶

Danzhuye

LOPHATHERI HERBA

本品为禾本科植物淡竹叶 *Lophatherum gracile* Brongn. 的干燥茎叶。夏季未抽花穗前采割，晒干。

【产地】　主产于浙江、安徽、湖北、湖南、江西、广东等省区。其中，以产于浙江者为主流商品，且质优；以产于杭州者为道地药材，习称"杭竹叶"。

【性状】　本品表面浅绿色或黄绿色。茎呈圆柱形，有节，表面淡黄绿色，断面中空。叶鞘开裂。叶片披针形，有的皱缩卷曲。叶脉平行，具横行小脉，形成长方形的网格状，下表面尤为明显。体轻，质柔韧。气微，味淡。

【商品规格】　不分等级，均为统货，其中非产于浙江者，一般不标注产地。

【品质要求】　以色绿、叶大、梗少、不带根及花穗者为佳。

【检查】　**水分**（第二法）　不得过 13.0%。**总灰分**　不得过 11.0%。

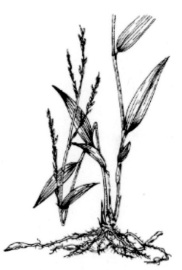

淡竹叶外形图

饮片

【处方用名】　淡竹叶、杭竹叶、竹叶麦冬（杭州）、山鸡米（广东）、迷身草（四川）、长竹叶（江苏）、地竹叶（广西）。

【配方应付】　本品生饮同源。写上述处方用名，均付淡竹叶。

【检查】　同药材。

【功能与主治】　清热泻火，除烦止渴，利尿通淋。用于热病烦渴，小便短赤涩痛，口舌生疮。

【用法与用量】　6～10 g。

【注意】　阴虚火旺，骨蒸潮热者慎用。

备注

1. 本品形似竹叶而味淡，故名。

2. 禁用同属植物中华淡竹叶（*L. Sinense* Rendle）的干燥茎叶。其小穗为宽披针形，宽 2.5～3 mm（淡竹叶的小穗为狭披针形），可供鉴别。

密　蒙　花

Mimenghua

BUDDLEJAE FLOS

本品为马钱科植物密蒙花 *Buddleja officinalis* Maxim. 的干燥花蕾和花序。春季花未开放时采收，除去杂质，干燥。

【产地】 主产于湖北、四川、河南、陕西、云南等地。以产于湖北、四川者为主流商品，且质优；以产于湖北者为道地药材。

【性状】 本品多为花蕾密聚的花序小分枝，呈不规则圆锥状。表面灰绿色（新货）至棕黄色，密被茸毛。花蕾呈短棒状，上端略大；花萼钟状，先端4齿裂；花冠筒状，与萼等长或稍长，先端4裂，裂片卵形；雄蕊4朵，着生在花冠管中部。质柔软。气微香，味微苦、辛。

【商品规格】 不分等级，均为统货，并标注产地。

【品质要求】 首选湖北或四川所产，表面为灰绿色的新货；以花蕾紧密排列、色灰绿、有密集细毛茸、质柔软、香气浓者为佳；不用"结香"。

【含量测定】 照高效液相色谱法测定，含蒙花苷（$C_{28}H_{32}O_{14}$）不得少于0.50%。

饮片

【处方用名】 密蒙花、蜜蒙花、蒙花、老蒙花、绵糊条子（湖北）、黄饭花（广西）、草春条（四川）。

【配方应付】 本品生饮同源。写上述处方用名，均付密蒙花。

【功能与主治】 清热泻火，养肝明目，退翳。用于目赤肿痛，多泪羞明，目生翳膜，肝虚目暗，视物昏花。

【用法与用量】 3～9 g。

【注意】 肝经风热目疾不宜用。

备注

1. 本品系湖北特产药材，其表面应为灰绿色（新货），密被锈色茸毛，致略显棕黄色，而《中国药典》所描述的表面为灰黄色或棕黄色，疑似陈货或出自外地。

2. 结香为瑞香科植物结香 *Edgeuorthia chysantha* Lindl. 的花蕾及头状花序，习称"新蒙花"或"蒙花珠"。密蒙花与结香的鉴别要点：前者多为花蕾密聚的花序小分枝，呈不规则圆锥状，花梗不弯曲，上无纵棱；花为二被花，雄蕊4朵，呈一轮着生在花冠管中部。气微香，味为苦辛。后者多数散生或由多数小花结成半圆形头状花序，花梗粗糙，上有纵棱，多呈钩状弯曲；单被花，雄蕊8朵，排成二轮；气微，味淡。参见附图。

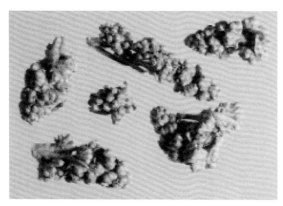

密蒙花

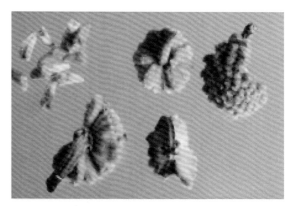

结香

款 冬 花

Kuandonghua

FARFARAE FLOS

本品为菊科植物款冬 *Tussilago farfara* L. 的干燥花蕾。12月或地冻前当花尚未出土时采挖，除去花梗和泥沙，阴干。

【产地】　主产于河南、甘肃、山西、陕西、四川、内蒙古等地。其中，以河南的产量最大，以甘肃、陕西所产者质优；以产于甘肃灵台者为道地药材。

【性状】　本品呈长圆棒状，单生或 2～3 个基部连生，上端较粗，下端渐细或带有短梗，外面被有多数鱼鳞状苞片。苞片外表面紫红色或淡红色，内表面密被白色絮状茸毛。体轻，撕开后可见白色茸毛。气香，味微苦而辛。

【商品规格】　分"优质货"与"统装货"，并标注产地。其中"优质货"又分两个等级：一等黑头≤3％，花柄≤0.5 cm；二等黑头≤10％，花柄≤1.0 cm。

【品质要求】　首选"优质货"，次选"统装货"。均以蕾大、完整（指花蕾不破碎）、色红鲜艳、花梗短、香气浓者为佳；凡木质老梗及已开花者不可药用。

【浸出物】　醇溶性浸出物（热浸法）不得少于 20.0％。

【含量测定】　照高效液相色谱法测定，本品按干燥品计算，含款冬酮（$C_{23}H_{34}O_5$）不得少于 0.070％。

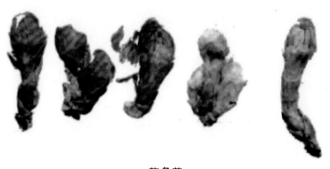

款冬花

饮片

【处方用名】　款冬花、冬花、款冬、九九花、看灯花、颗冻、蜜款冬花。

【配方应付】　写除蜜款冬花外的处方用名，均付款冬花；写蜜款冬花，付蜜款冬花。

【常用饮片】　**款冬花**　除去杂质及残梗。

【浸出物】【含量测定】　同药材。

蜜款冬花　取净款冬花，照蜜炙法用蜜水炒至不黏手。

【浸出物】　同药材，不得少于 22.0％。

【含量测定】　同药材。

【功能与主治】　润肺下气，止咳化痰。用于新久咳嗽，喘咳痰多，劳嗽咳血。

【用法与用量】　5～10 g。

【注意】　妇女怀孕期及哺乳期不得服用。

备注

1. 古云："款者至也，本品至冬而花，故名款冬花。"取其药用，始载于《神农本草经》，名"棵冻"；也曾被 J. P 第 3 版和 USP 第 12 版所收载，成为上述国家的法定药品。其中产于甘肃灵台的"连三朵"款冬花，又号称灵台隽（jùn）品"手攀花"。

2. 本品的性状：①有"一盆火"之说，系指其颜色以红为佳。②又要求"唇红齿白"，系指苞片外表面紫红色或淡红色，内表面密被白色絮状茸毛。③加上本品多基部 2 至 3 朵连生（习称"连二朵"或"连三朵"），且带黏性，故经常发现在"连二朵"或"连三朵"款冬花中掺入已研成粉末的磁石、赭石或染色细砂，应注意鉴别。

3. 本品易受潮变黑（习称黑头），受压散碎，故宜充氮密封包装。

4. 蜜款冬花应用稀蜜水炒制，以免苞片"脱落"。

萹　蓄

Bianxu

POLYGONI AVICULARIS HERBA

本品为蓼科植物萹蓄 *Polygonum aviculare* L. 的干燥地上部分。夏季叶茂盛时采收，除去根和杂质，晒干。

【产地】　全国大部分地区均产。主产于东北、河北、北京、河南、山西、湖北等地。

【性状】　茎呈圆柱形而略扁，有分枝。表面灰绿色或棕红色，有细密微突起的纵纹；节部稍膨大，有浅棕色膜质的托叶鞘；质硬，易折断，断面髓部白色。叶互生，近无柄或具短柄，叶完整者展平后呈披针形，全缘，两面均呈棕绿色或灰绿色。气微，味微苦。

【商品规格】　不分等级，均为统货。

【品质要求】　只用萹蓄，以质嫩、叶多、色灰绿者为佳。不用"异叶蓼""习见蓼"。

【检查】　**水分**（第二法）　不得过 12.0%。**总灰分**　不得过 14.0%。**酸不溶性灰分**　不得过 4.0%。

【浸出物】　用稀乙醇作溶剂（热浸法），浸出物不得少于 8.0%。

【含量测定】　避光操作。照高效液相色谱法测定，本品按干燥品计算，含杨梅苷（$C_{21}H_{20}O_{12}$）不得少于 0.030%。

饮片

【处方用名】　萹蓄、扁竹、扁猪牙、猪牙草、残竹草、大萹蓄、小萹蓄、竹节草。

【配方应付】　本品生饮同源。写上述处方用名，均付萹蓄。

【浸出物】　同药材，不得少于 10.0%。

【检查】【含量测定】　同药材。

【功能与主治】　利尿通淋，杀虫，止痒。用于热淋涩痛，小便短赤，虫积腹痛，皮肤湿疹，阴痒带下。

【用法与用量】　9～15 g。外用适量，煎洗患处。

【注意】　脾虚者慎用。

备注

异叶蓼和习见蓼均系萹蓄的同属植物 *P. Aviculare et P. Plebeium* 的干燥全草。前者习称"大萹蓄"，后者习称"小萹蓄"，在安徽、江苏、浙江、四川、云南、贵州等地均作萹蓄用。其性状与萹蓄极相似，不易鉴别，但在显微镜下观察：萹蓄的薄壁细胞中有草酸钙簇晶，而大、小萹蓄的薄壁细胞中均无草酸钙晶体。

紫 苏 叶

Zisuye

PERILLAE FOLIUM

本品为唇形科植物紫苏 *Perilla frutescens* （L.） Britt. 的干燥叶（或带嫩枝）。夏季枝叶茂盛时采收，除去杂质，晒干。

【产地】　主产于江苏、湖北、河北、浙江等地。以湖北、河北所产者质优。

【性状】　本品叶片多皱缩卷曲、破碎，完整者展平后呈卵圆形；先端长尖或急尖，基部圆形或宽楔形，边缘具圆锯齿。两面紫色或上表面绿色，下表面紫色，疏生灰白色毛，下表面有多数凹点状的腺鳞。叶柄长紫色或紫绿色。质脆。带嫩枝者，枝紫绿色，断面中部有髓。气清香，味微辛。

【商品规格】　不分等级，均为统货，并标注产地。

【品质要求】　以叶完整、色紫、香气浓、无杂质者为佳。不用带老枝，且断面无髓的紫苏叶，以及"野苏"的茎叶。

【检查】　水分（第四法）　不得过 12.0%。

【含量测定】　照挥发油测定法测定，含挥发油不得少于 0.40%（ml/g）。

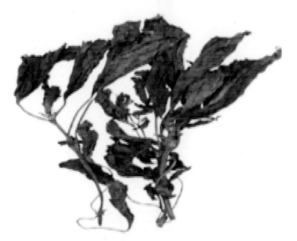

紫苏叶药材

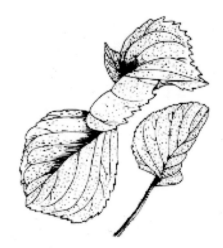

紫苏叶外形图

饮片

【处方用名】　紫苏叶、苏叶、香苏叶、青苏叶。

【配方应付】　本品生饮同源。写上述处方名，均付紫苏叶。

【含量测定】 同药材，含挥发油不得少于0.20%（ml/g）。

【检查】 同药材。

【功能与主治】 解表散寒，行气和胃。用于风寒感冒，咳嗽呕恶，妊娠呕吐，鱼蟹中毒。

【用法与用量】 5～10 g。

【注意】 阴虚、气虚及温病者慎用。

备注

1. 紫苏以"苏"之名始载于《名医别录》。古分紫苏与白苏：前者叶片两面皆为紫色；后者叶面色紫，背面色青。

2. 野苏为紫苏的变种。叶渐尖，叶两面均为绿色或灰绿色，被灰白色柔毛。

锁 阳

Suoyang

CYNOMORII HERBA

本品为锁阳科植物锁阳 *Cynomorium songaricum* Rupr. 的干燥肉质茎。春季采挖，除去花序，切段，晒干。

【产地】 主产于甘肃、新疆、青海、内蒙古浑善达克沙地西部、毛乌素沙地西部，以及河西走廊沙地、腾格里沙漠等地。以甘肃河西地区及内蒙古阿拉善盟所产者为道地药材。

【性状】 本品呈扁圆柱形，微弯曲。表面棕色或棕褐色，粗糙，具明显纵沟和不规则凹陷，有的残存三角形的黑棕色鳞片。体重，质硬，难折断，断面浅棕色或棕褐色，有黄色三角状维管束。气微，味甘而涩。

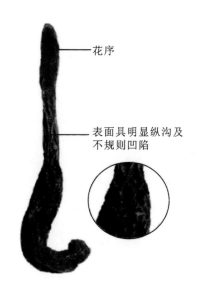

花序

表面具明显纵沟及不规则凹陷

锁阳及锁阳表面观

【商品规格】 不分等级，均为统货，并标注产地。

【品质要求】 以体肥大、质坚实、色紫红或粉红、不显筋脉者为佳。

【检查】 **杂质** 不得过2%。**水分**（第二法） 不得过12.0%。**总灰分** 不得过14.0%。

【浸出物】 醇溶性浸出物（热浸法）不得少于14.0%。

饮片

【处方用名】 锁阳、琐阳、不老药、锈铁棒、地毛球、锁药、锁燕、锁严子。

【配方应付】 本品生饮同源。写锁阳、琐阳、不老药，均付锁阳。

【功能与主治】 补肾阳，益精血，润肠通便。用于肾阳不足，精血亏虚，腰膝痿软，阳痿滑精，肠燥便秘。

【用法与用量】 5～10 g。

【注意】　阴虚阳亢，脾虚泄泻及实热便秘者忌服。

【备注】

1. 本品始载于《本草衍义补遗》，又名"琐阳"。《雷公炮制药性解》释其名曰："因其固精故有锁阳之名。"但锁阳虽系单科单种植物，从古到今其基原均无变化，却别名甚多。如羊锁不拉（内蒙古）、乌兰-告亚（内蒙古）、黄骨狼（宁夏）、锁严子（陕西、甘肃、青海）、锈铁棒（新疆）、耶耳买他格（维语）、血央（朝语）、准噶尔锁阳、地毛球等。

2. 本品为沙漠植物，常寄生在蒺藜科植物白刺的根上。春、冬两季均可采挖，以冬季，特别是三九天所采者质优（习称"三九三锁阳"），民谚有"三九三锁阳赛人参"之说。但《中国药典》只规定为春季采挖，值得商榷。

鹅 不 食 草

Ebushicao

CENTIPEDAE HERBA

本品为菊科植物鹅不食草 *Centipeda minima* （L.）A. Br. et Aschers. 的干燥全草。夏、秋二季花开时采收，洗去泥沙，晒干。

【性状】　本品缠结成团。须根纤细，淡黄色。茎细，多分枝；质脆，易折断，断面黄白色。叶小，近无柄；叶片多皱缩、破碎，完整者展平后呈匙形，表面灰绿色或棕褐色，边缘有 3～5 个锯齿。头状花序黄色或黄褐色。气微香，久嗅有刺激感，味苦、微辛。

【产地】　主产于浙江、江苏、湖北、江西等省。此外，广东、广西、福建等地亦有产。

【商品规格】　不分等级，均为统货，并标注产地。以产于湖北者为主流商品，且质优。

【品质要求】　只用"鹅不食草"的干燥全草，又称"石胡荽"；以色灰绿、刺激性气味强者为佳。但不用石竹科蚤缀的全草（在浙江等部分地区作鹅不食草入药）。

【检查】　**杂质**　不得过 2%。**水分**（第二法）　不得过 12.0%。

【浸出物】　水溶性浸出物（冷浸法）不得少于 15.0%。

【饮片】

【处方用名】　鹅不食草、石胡荽、山胡椒（岭南）、二郎戟（贵州）、猪屎草（福建）、砂药草（江苏）、白地茜（南宁）、通天窍（四川）、散星草（浙江）、球子草（广东）。

【配方应付】　本品生饮同源。写以上处方用名，均付鹅不食草。

【检查】　**水分**　同药材。

【浸出物】　同药材。

【功能与主治】　发散风寒，通鼻窍，止咳。用于风寒头痛，咳嗽痰多，鼻塞不通，鼻渊流涕。

【用法与用量】　6～9 g。外用适量。

【备注】

本品始载于《食性本草》，因其气辛熏不堪食用，鹅亦不食之，故名。

番　泻　叶

Fanxieye

SENNAEFOLIUM

本品为豆科植物狭叶番泻 *Cassia angustifolia* Vahl 或尖叶番泻 *C. acutifolia* Delile 的干燥小叶。

【产地】　狭叶番泻主产于红海以东至印度一带，以印度南端丁内未利产量最大。此外，埃及和苏丹亦产。尖叶番泻主产于埃及尼罗河中上游地区。现我国海南、广东及云南西双版纳等地均有栽培，但目前仍以进口品为主流商品。

【性状】　**狭叶番泻**　呈长卵形或卵状披针形，叶端急尖，叶基稍不对称，全缘。上表面黄绿色，下表面浅黄绿色，无毛或近无毛，叶脉稍隆起。革质。气微弱而特异，味微苦。

尖叶番泻　呈披针形或长卵形，叶端短尖或微突，叶基不对称，两面均有细短毛茸。

【商品规格】　传统规格：按产地不同分为印度番泻叶（丁内未利番泻叶）和埃及番泻叶（亚历山大番泻叶）。现行规格：按品质分为特号叶、一号叶、二号叶及普通叶四个等级，除特号叶不得含有杂质外，其他可含杂质的限量依次为≤3％～5％、≤6％～8％、≤9％～12％。

【品质要求】　首选狭叶番泻叶，次选尖叶番泻叶；均以片大、完整、色绿、少梗、无杂质者为佳。不用卵叶番泻叶，禁用耳叶番泻叶。

【检查】　**杂质**　不得过 6.0％。**水分**（第二法）　不得过 10.0％。

【含量测定】　照高效液相色谱法测定，本品按干燥品计算，含番泻苷 A（$C_{42}H_{38}O_{20}$）和番泻苷 B（$C_{42}H_{38}O_{20}$）的总量，不得少于 1.1％。

饮片

【处方用名】　番泻叶、泻叶、辛拿叶、泡竹叶、地熏叶、旃（zhān）那叶、通幽草。

【配方应付】　本品生饮同源。写以上处方用名，均付番泻叶。

【功能与主治】　泻热行滞，通便，利水。用于热结积滞，便秘腹痛，水肿胀满。

【用法与用量】　2～6 g，后下，或开水泡服。

【贮藏】　避光，置通风干燥处。

【注意】　体虚及孕妇、经期及哺乳期禁服。本品口服剂量过大，可引起恶心、呕吐、腹痛、腹泻、虚脱，甚至引起心血管反应和神经系统反应等不良反应。

备注

1. 本品在我国入药较晚，至今未过 200 年，最初译名那叶、辛拿叶，后因其系进口药材，且具有泻下功能，故统一译名为番泻叶。

2. 狭叶番泻叶与尖叶番泻叶的鉴别要点：前者叶片革质，上有压迭线纹，无毛或近无毛，叶脉稍隆起，稍有黏性；后者叶片微呈革质状，上无压迭线纹，两面均有细短毛茸。

3. 卵叶番泻叶为同属植物卵叶番泻 *C. oborata* Colladon 的干燥小叶。卵叶番泻叶的鉴别要点：叶形为倒卵形，无压迭线纹，具棘刺，被短毛。

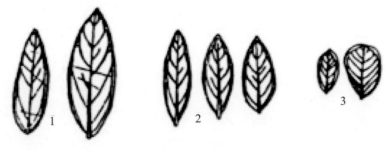

番泻叶外形图

1. 狭叶番泻叶；2. 尖叶番泻叶；3. 卵叶番泻叶

4. 耳叶番泻叶为同属植物耳叶番泻叶 *C. auriculata* L. 的干燥小叶。耳叶番泻叶的鉴别要点：叶形为倒卵形或倒卵圆形，先端钝圆；叶片灰黄色或红棕色，密被灰白色长茸毛，无压迭线纹。参见附图。

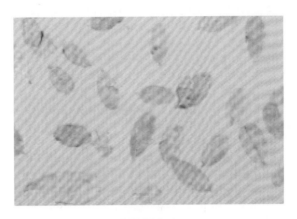

耳叶番泻叶

5. 注意：①本品必须避光储藏。②耳叶番泻叶因其不具泻下作用，不可药用。③国产泻叶均为尖叶番泻叶。

蒲 公 英

Pugongying

TARAXACI HERBA

本品为菊科植物蒲公英 *Taraxacum mongolicum* Hand.-Mazz.、碱地蒲公英 *T. borealisinense* Kitam. 或同属数种植物的干燥全草。春至秋季花初开时采挖，除去杂质，洗净，晒干。

【产地】　全国大部分地区均有产，但主产于甘肃、山西、河北、山东及东北地区。

【性状】　本品呈皱缩卷曲的团块。根呈圆锥状，多弯曲；表面棕褐色，抽皱；根头部有棕褐色或黄白色的茸毛，有的已脱落。叶基生，多皱缩破碎，完整叶片呈倒披针形，绿褐色或暗灰绿色，先端尖或钝，边缘浅裂或羽状分裂，基部渐狭，下延呈柄状，下表面主脉明显。花茎一至数条，每条顶生头状花序，总苞片多层，内面一层较长，花冠黄褐色或淡黄白色。有的可见多数具白色冠毛的长椭圆形瘦果。气微，味微苦。

【商品规格】　商品分家种、野生及蒲公英根三类，都不分等级，均为统货，并标注产地。

【品质要求】　以身干、叶多、色灰绿、花黄、根完整、无杂质者为佳。

【检查】　水分（第二法）　不得过 13.0％。

【含量测定】　照高效液相色谱法测定，按干燥品计算，本品含咖啡酸（$C_9H_8O_4$）不得少于 0.020％。

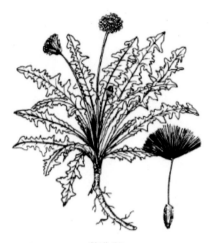

蒲公英

饮片

【处方用名】　蒲公英、公英、卜公英、黄花地丁、通天草（湖北）、蒲公英根。

【配方应付】　写上述除蒲公英根外的处方用名，均付蒲公英；写蒲公英根，付蒲公英根。

【检查】　水分　同药材，不得过 10.0％。

【浸出物】　用 75％乙醇作溶剂（热浸法），浸出物不得少于 18.0％。

【含量测定】　同药材。

【功能与主治】　清热解毒，消肿散结，利尿通淋。用于疔疮肿毒，乳痈，瘰疬，目赤，咽痛，肺痈，肠痈，湿热黄疸，热淋涩痛。

【用法与用量】　10～15 g。

【注意】　本品用量过大，可致缓泻。

备注

1. 蒲公英"四时有花，花罢飞絮，絮中有子，落地生根"（《本草衍义》），且"处处有之，岭南绝无"（《本草纲目》）。

2. 本品别名甚多，如婆婆丁（山东、河北、东北）、奶汁草（湖南）、黄花三七（杭州）、茅萝卜（四川）、古右丁（江苏）、通天草（湖北）等。

3. 本品虽有多种地方习用品及伪品，但由于蒲公英来源广泛，资源丰富，易于鉴别，价格低廉，导致其地方习用品及伪品多已淡出市场，故不再赘述。

4. 鲜嫩的蒲公英，不仅可作菜吃或生啖，其根还可制成咖啡饮用，既有兴奋作用，又不含咖啡碱，这是美洲印第安人的发明。据美国《从草药中获得健康》杂志报道：用蒲公英根制得的咖啡，对防治胆石的形成有优异的效果；对肝炎、黄疸亦有有利的效应。日本亦用蒲公英根研制做出系列糖果糕点等保健食品。"北京茯苓饼"亦是取蒲公英根研粉与茯苓粉混合制成。

蒲　黄

Puhuang

TYPHAE POLLEN

本品为香蒲科植物水烛香蒲 *Typha angustifolia* L.、东方香蒲 *T. orientalis* Presl 或同属植物

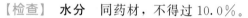

的干燥花粉。夏季采收蒲棒上部的黄色雄花序，晒干后碾轧，筛取花粉。剪取雄花后，晒干，成为带有雄花的花粉，即为草蒲黄。

【产地】　主产于浙江、江苏、河南、湖北、黑龙江、内蒙古等地，现以产于东北者为主流商品。

【性状】　系黄色粉末。体轻，入水飘浮。手捻有滑腻感，易附着手指上。气微，味淡。

【商品规格】　传统规格分细蒲黄与粗蒲黄（又称"草蒲黄"），都不分等级，均为统货。现行规格分统粉、精粉、天然粉，都不分等级，均为统货，并标注产地。

【品质要求】　首选天然粉，次选精粉，不用统粉。以纯净、粉细、体轻、色鲜黄、滑腻感强者为佳；以天然粉质优。

【检查】　**杂质**　不得过 10.0％。**水分**　不得过 13.0％。**总灰分**　不得过 10.0％。**酸不溶性灰分**　不得过 4.0％。

【浸出物】　醇溶性浸出物（热浸法）不得少于 15.0％。

【含量测定】　照高效液相色谱法测定，本品按干燥品计算，含异鼠李素-3-O-新橙皮苷（$C_{28}H_{32}O_{16}$）和香蒲新苷（$C_{34}H_{42}O_{20}$）的总量不得少于 0.50％。

饮片

【处方用名】　蒲黄、生蒲黄、毛蜡烛、水蜡烛、炒蒲黄、蒲黄炭。

【配方应付】　写生蒲黄、毛蜡烛、水蜡烛，均付生蒲黄；写蒲黄、炒蒲黄，付炒蒲黄；写蒲黄炭，付蒲黄炭（见《湖北省中药饮片炮制规范》）。

【常用饮片】　**生蒲黄**　揉碎结块，过筛。

【检查】【浸出物】【含量测定】　同药材。

炒蒲黄　取净蒲黄，用文火炒至黄褐色，迅速取出，摊薄放凉。

蒲黄炭　取净蒲黄，照炒炭法炒至棕褐色。

【浸出物】　同药材，不得少于 11.0％。

【功能与主治】　止血，化瘀，通淋。用于吐血，衄血，咯血，崩漏，外伤出血，经闭痛经，胸腹刺痛，跌扑肿痛，血淋涩痛。

【用法与用量】　5～10 g，包煎。外用适量，敷患处（指生蒲黄）。

【注意】　孕妇慎用。

备注

1. 本品在长江以北、华北、东北、西北等地，产地加工多制成纯花粉入药，习称净蒲黄，商品称精粉；在华东、中南、华南、西南等地，产地加工多制成带雄蕊的花粉，习称"草蒲黄"，商品称统粉。二者的性状差异：前者呈鲜黄色，捻之有滑腻感，易附着在手指上；后者多呈棕黄色絮状，手捻之易成团。至于天然粉，系指用蒲黄筛选的极细花粉。

2. 《中国药典》只收载了生蒲黄、蒲黄炭两种饮片，但《湖北省中药饮片炮制规范》还收载了炒蒲黄。究其原因："炒"蒲黄极易炭化成蒲黄炭，即用炒生蒲黄的方法制备"炒蒲黄"不具可操作性。至于用生蒲黄与蒲黄炭，按一定比例混匀制得的所谓"炒蒲黄"，不得入药。

3. 按《中国药典》内控标准：本品应检测是否用金钢 O 染色。鉴于《中国药典》尚未公开其检测方法，故本规定仍采用其内控标准的荧光法。

4. 本品与松花粉的性状极为相似，较难鉴别。传统方法是用手捻：凡粉末易附着于手指上者，多为蒲黄；凡易从手指间滑落者系松花粉。参见"松花粉"项下及附图。

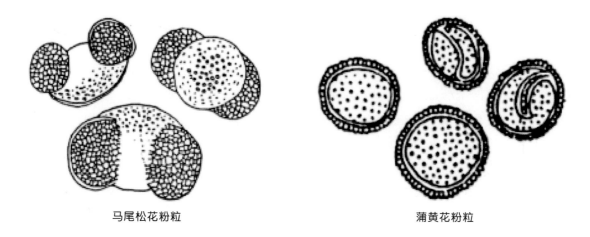

马尾松花粉粒　　　　　　　　　　蒲黄花粉粒

槐　花

Huaihua

SOPHORAE FLOS

本品为豆科植物槐 *Sophora japonica* L. 的干燥花及花蕾。夏季花开放或花蕾形成时采收，及时干燥，除去枝、梗及杂质。前者习称"槐花"，后者习称"槐米"。

【产地】　主产于河北、山东、河南等地，以产于山东者为主流商品。此外，山西、陕西、江苏、两广、辽宁等地亦有产。

【性状】　呈卵形或椭圆形。花萼下部有数条纵纹。萼的上方为黄白色未开放的花瓣。花梗细小。体轻，手捻即碎。气微，味微苦涩。

【商品规格】　药材商品分槐米与槐花两种，都不分等级，均为统货，并标注产地。其中，槐米的出口商品分为 3 个等级，亦有统货：一等黄绿色，花蕾饱满、花萼色绿而厚；黑粒≤5％，已开花蕾≤1％，枝、叶、杂质≤1％，水分≤11％。二等黑粒≤10％，已开花蕾≤2％，其余同一等。三等黑粒≤20％，已开花蕾≤3％，其余同一等。

【品质要求】　首选"槐米"，次选"槐花"。其中，槐米以花蕾饱满、花萼色绿而厚、无枝梗杂质者为佳；槐花以花初开、完整不碎、色黄白者为佳。

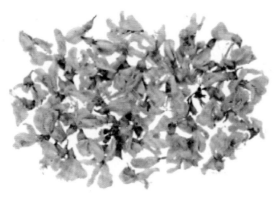

槐花

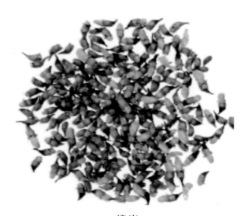

槐米

【检查】　**水分**（第二法）　均不得过 11.0％。**总灰分**　槐花不得过 14.0％；槐米不得过 9.0％。**酸不溶性灰分**　槐花不得过 8.0％；槐米不得过 3.0％。

【浸出物】　用 30％甲醇作溶剂（热浸法），槐花浸出物不得少于 37.0％；槐米不得少于 43.0％。

【含量测定】　照紫外-可见分光光度法，在 500 nm 波长处测定及长度，本品按干燥品计算，含总黄酮以芦丁（$C_{27}H_{30}O_{16}$）计，槐花不得少于 8.0％；槐米不得少于 20.0％。照高效液相色谱法测定，本品干燥的计算，含芦丁（$C_{27}H_{30}O_{16}$）槐花不得少于 6.0％；槐米不得少于 15.0％。

饮片

【处方用名】　槐花、槐米、槐树花、炒槐花、炒槐米、槐花炭、槐米炭。

【配方应付】　写槐花、槐树花，均付（生）槐花；写槐花炭，付槐花炭；写槐米，付（生）槐米；写炒槐米、槐米炭，均付炒槐米（见《湖北省中药饮片炮制规范》）。

【常用饮片】　**槐米**　除去杂质及灰屑。

【检查】【浸出物】【含量测定】　同药材。

炒槐米　取净槐米，照清炒法炒至表面深黄色。

【功能与主治】　凉血止血，清肝泻火。用于便血，痔血，血痢，崩漏，吐血，衄血，肝热目赤，头痛眩晕。

【用法与用量】　5～10 g。

【注意】　脾胃虚寒及阴虚发热而无实火者慎服。

备注

1.《中国药典》将本品视作一种药材，其通用名称命名为"槐花"，其药用部位为槐的干燥花及花蕾，并说明前者习称"槐花"，后者习称"槐米"。但《湖北省中药饮片炮制规范》却将"槐花"与"槐米"视作两种药材，各自单列。

2.《中国药典》未规定炒槐米的质控项目及相关指标。但《湖北省中药饮片炮制规范》却将《中国药典》对"生槐米"拟定的质控项目及相关指标用于炒槐米，应予更正。

3. 槐米中芦丁的含量远高于槐花，能增加毛细血管稳定性，降低其通透性和脆性，可预防糖尿病、高血压出血。

豨 莶 草

Xixiancao

SIEGESBECKIAE HERBA

本品为菊科植物豨莶 *Siegesbeckia orientalis* L.、腺梗豨莶 *S. pubescens* Makino 或毛梗豨莶 *S. glabrescens* Makino 的干燥地上部分。夏、秋二季花开前和花期均可采割，除去杂质，晒干。

【产地】　全国有产，但主产于湖北、湖南、江苏等省区。

【性状】　本品茎略呈方柱形，多分枝；表面灰绿色、黄棕色或紫棕色，有纵沟和细纵纹，被灰色柔毛；节明显，略膨大；质脆，易折断，断面黄白色或带绿色，髓部宽广，类白色，中空。叶对生，叶片多皱缩、卷曲，展平后呈卵圆形，灰绿色，边缘有钝锯齿，两面皆有白色柔毛，主脉三出。有的可见黄色头状花序，总苞片匙形。气微，味微苦。

【商品规格】　不分品种与等级，均为捆统货，并标示产地。

【品质要求】　均以叶多、枝嫩、色深绿者为佳。

【检查】　**水分**（第二法）　不得过15.0%。**总灰分**　不得过12.0%。

【含量测定】　照高效液相色谱法测定，本品按干燥品计算，含奇壬醇（$C_{20}H_{34}O_4$）不得少于0.050%。

饮片

【处方用名】　豨莶草、豨莶、小豨莶、绿豨莶、肥猪菜、风湿草、黏糊菜、酒豨莶草。

【配方应付】　写除酒豨莶草外的处方用名，均付豨莶草；写酒豨莶草，付酒豨莶草。

【常用饮片】　**豨莶草**　除去杂质，洗净，稍润，切段，干燥。

【检查】【含量测定】　同药材。

酒豨莶草　取净豨莶草，照酒蒸法蒸透。每100 kg豨莶草，用黄酒20 kg。

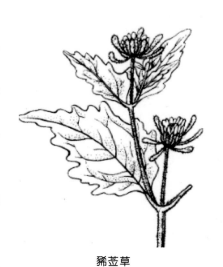

豨莶草

【检查】【含量测定】　同药材。

【功能与主治】　祛风湿，利关节，解毒。用于风湿痹痛，筋骨无力，腰膝酸软，四肢麻痹，半身不遂，风疹湿疮。

【用法与用量】　9～12 g。

【注意】　阴血不足者慎用。

备注

1. 李时珍曰："楚人呼猪为豨，呼草之气味辛毒为莶。此草气臭，如猪而味莶螫，故谓之豨莶。"《救荒本草》言其嫩苗炸熟，浸去苦味，油盐调食，故俗称黏糊菜。

2. 本品虽别名甚多，但"豨莶草"不能写成"稀莶草"。各地习用的别名主要有大叶草（江苏）、黏糊草（吉林）、棉苍（山东）、肥猪草（贵州）、稀贤草、豨莶、绿豨莶等。

3. 本品的地方习用品主要有"南方糙苏"与"防风草"，均为唇形科植物。前者在云南昆明等地习用，后者在两广及福建大部分地区习用，又名"感冒草"。至于北京地区曾习用的"鬼针草""狼把草"及"小花鬼针草"（均为菊科植物）均系豨莶草的伪品。综上，本品虽有多种地方习用品及伪品，但由于豨莶草来源广泛，资源丰富，易于鉴别，价格低廉，导致其地方习用品及伪品多已淡出市场，故不再赘述。

墨 旱 莲

Mohanlian

ECLIPTAE HERBA

本品为菊科植物鳢肠 *Eclipta prostrata* L. 的干燥地上部分。花开时采割，晒干。

【产地】　主产于江苏、浙江、江西、湖北、广东等省。

【性状】　本品全体被白色茸毛。茎呈圆柱形，有纵棱；表面绿褐色或墨绿色。叶对生，近无柄，叶片皱缩卷曲或破碎，完整者展平后呈长披针形，全缘或具浅齿，墨绿色。头状花序。瘦果椭圆形而扁，棕色或浅褐色。气微，味微咸。

【商品规格】　药材商品分墨旱莲与红旱莲（实非同种药材），都不分等级，均为统货。

【品质要求】　只用墨旱莲，以色墨绿、叶多者为佳；不用红旱莲；禁用"空心莲子草""虾钳草"。

【检查】　**水分**（第二法）　不得过 13.0%。**总灰分**　不得过 14.0%。**酸不溶性灰分**　不得过 3.0%。

【含量测定】　照高效液相色谱法测定，本品按干燥品计算，含蟛蜞菊内酯（$C_{16}H_{12}O_7$）不得少于 0.040%。

饮片

【处方用名】　墨旱莲、旱莲草、鳢肠、鳢肠草、莲子草、水旱莲、黑墨草、白花蟛蜞菊。

【配方应付】　本品生饮同源。写上述处方用名，均付墨旱莲。

【检查】【含量测定】　同药材。

【功能与主治】　滋补肝肾，凉血止血。用于肝肾阴虚，牙齿松动，须发早白，眩晕耳鸣，腰膝酸软，阴虚血热吐血、衄血、尿血，血痢，崩漏下血，外伤出血。

【用法与用量】　6~12 g。

【注意】　脾胃虚寒者忌用。

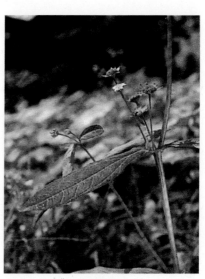

墨旱莲

备注

1. 本品摘其苗，皆有汁出，须臾而黑，故名墨旱莲（注：意指将"汁"作"汗"，"汗"与"旱"谐音；黑者墨也；参见《本草图经》）。

2. 红旱莲在东北及浙江部分地区曾误作墨旱莲用，在湖北曾误作刘寄奴入药，现已更正（见本书"北刘寄奴"项下）。

3. 空心莲子草（*Alternanthera philaxeroides* Griseb.）及虾钳草（*A. Sessils* DC.）均系墨旱莲的伪品。鉴别方法：将墨旱莲、空心莲子草、虾钳草分置水中，前者能使水呈黑色，后二者均不能使水变黑。

薄　荷

Bohe

MENTHAE HAPLOCALYCIS HERBA

本品为唇形科植物薄荷 *Mentha haplocalyx* Briq. 的干燥地上部分。夏、秋二季茎叶茂盛或花开至三轮时，选晴天，分次采割，晒干或阴干。

【性状】　本品茎呈方柱形，有对生分枝；表面紫棕色或淡绿色，棱角处具茸毛；质脆，断面白色，髓部中空。叶对生，有短柄；叶片皱缩卷曲，完整者展平后呈宽披针形、长椭圆形或卵形；上表面深绿色，下表面灰绿色，稀被茸毛，有凹点状腺鳞。轮伞花序腋生，花萼钟状，先端 5 齿裂，花冠淡紫色。揉搓后有特殊清凉香气，味辛凉。

【产地】　主产于江苏、浙江、江西、安徽、河南等省区。以产于江苏者质优；以产于江苏太仓者为道地药材，习称"苏薄荷"；以江苏苏州、太仓栽培的"龙脑薄荷"（系薄荷的变种，产量极小）为品质最好的薄荷，系制备天然薄荷脑（又称薄荷冰）的原料。

【商品规格】　药材商品均为栽培品。传统规格分头刀、二刀；现行规格分全棵、统叶、优质叶三类，再不分等级，均为统货，并标注产地。

【品质要求】　提取挥发油应用头刀薄荷，提取薄荷脑应用二刀薄荷；调剂首选优质叶，次选统叶，不用全棵，均以身干、无根、叶多、色绿、香气浓郁者为佳。

【检查】　叶　不得少于 30%。水分（第四法）　不得过 15.0%。总灰分　不得过 11.0%。酸不溶性灰分　不得过 3.0%。

【含量测定】　照挥发油测定法测定，本品含挥发油不得少于 0.80%（ml/g）。

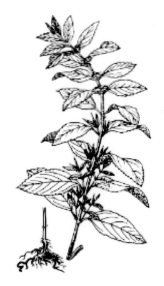
薄荷

饮片

【处方用名】　薄荷、野薄荷、见肿消（江苏）、水薄荷（四川、云南）、古尔蒂（西藏）、卜荷、苏荷、龙脑薄荷（湖北）、鲜薄荷。

【配方应付】　写上述处方用名（鲜薄荷除外），均付薄荷；写鲜薄荷，付鲜薄荷。

【检查】　水分　同药材，不得过 13.0%。总灰分　酸不溶性灰分　同药材。

【含量测定】　同药材，含挥发油不得少于 0.40%（ml/g）。

【功能与主治】　疏散风热，清利头目，利咽，透疹，疏肝行气。用于风热感冒，风温初起，头痛，目赤，喉痹，口疮，风疹，麻疹，胸胁胀闷。

【用法与用量】　3～6 g，后下。

【注意】　本品芳香辛散，发汗耗气，体虚多汗者不宜使用。

备注

1. 头刀薄荷系指在花蕾期或花初开时采收的薄荷，其茎长而粗，叶大而厚，但叶较少，出油率高，薄荷脑的含量较低；二刀薄荷系指在盛花期采收的薄荷，其茎短而细，叶小而密，出油率低，而薄荷脑的含量较高。

2. 薄荷脑系取鲜薄荷经水蒸气蒸馏、冷冻、重结晶得到的一种饱和的环状醇，为 1-1-甲基-4-异丙基环己醇-3。

3. 薄荷油和薄荷脑以江苏南通薄荷厂生产的"白猫牌"品质最佳，在国内外市场享有"亚洲之香"的美誉。

瞿　麦

Qumai

DIANTHI HERBA

本品为石竹科植物瞿麦 *Dianthus superbus* L. 或石竹 *D. chinensis* L. 的干燥地上部分。夏、秋二季花果期采割，除去杂质，干燥。

【产地】　主产于河北、四川、湖北、湖南、江苏等省。

【性状】　**瞿麦**　茎圆柱形，上部有分枝；表面淡绿色或黄绿色，光滑无毛，节明显，略膨大，断面中空。叶对生，多皱缩，展平叶片呈条形至条状披针形。枝端具花及果实，花萼筒状；苞片4～6片，宽卵形，长约为萼筒的1/4；花瓣棕紫色或棕黄色，卷曲，先端深裂成丝状。蒴果长筒形，与宿萼等长。种子细小，多数。气微，味淡。

石竹　萼筒长1.4～1.8 cm，苞片长约为萼筒的1/2；花瓣先端浅齿裂。

【商品规格】　不分等级，均为统货。

【品质要求】　以色黄绿、穗及叶多、无根须、花未开者为佳。

【检查】　**水分**（第二法）　不得过12.0%。**总灰分**　不得过10.0%。

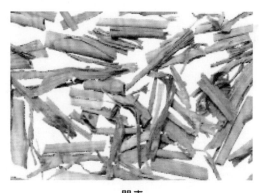

瞿麦

饮片

【处方用名】　瞿麦、石竹瞿麦、巨句麦、山瞿麦、石竹、巨麦、曲麦（湖北）、南天竺（河北及东北）。

【配方应付】　本品生饮同源。写上述处方用名，均付瞿麦。

【检查】　同药材。

【功能与主治】　利尿通淋，活血通经。用于热淋，血淋，石淋，小便不通，淋沥涩痛，经闭瘀阻。

【用法与用量】　9～15 g。

【注意】　脾、肾气虚者及孕妇慎用。

备注

本品的地方习用品主要有"东北石竹"，主产于东北，在当地习用。"东方石竹"主产于宁夏、新疆、西藏等地，在当地作瞿麦入药。另：本品的伪品亦甚多。但由于本品来源广泛，资源丰富，易于鉴别，价格低廉，导致其地方习用品及伪品多已淡出市场，故不再赘述。

动 物 类

九 香 虫

Jiuxiangchong

ASPONGOPUS

本品为蝽科昆虫九香虫 *Aspongopus chinensis* Dallas 的干燥体。11 月至次年 3 月前捕捉，置容器内，用酒少许将其闷死，取出阴干（习称"酒香虫"）；或置沸水中烫死，取出，干燥。

【产地】 全国除西北、东北地区外均有产，其主产地系四川、湖北、云南、贵州等省。以产于贵州者为主流商品，且质优。

【性状】 本品略呈六角状扁椭圆形，长 1.6～2 cm，宽约 1 cm。表面棕褐色或棕黑色，略有光泽。头部小，与胸部略呈三角形，复眼突出，卵圆状，单眼 1 对，触角 1 对各 5 节，多已脱落。背部有翅 2 对，外面的 1 对基部较硬，内部 1 对为膜质，透明。胸部有足 3 对，多已脱落。腹部棕红色至棕黑色，每节近边缘处有突起的小点。质脆，折断后腹内有浅棕色的内含物。气特异，味微咸。

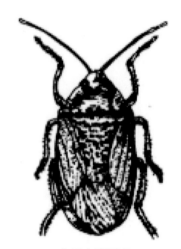

九香虫外形图

【商品规格】 不分等级，均为统货，并标注产地。

【品质要求】 只用用酒闷死的阴干品，习称"酒香虫"；不用置沸水中烫死，再取出烘干的"潮湿状"虫体（因油脂渗出所致）。均以身干、个匀、完整、光亮、棕褐色、油性大、无虫蛀者为佳。禁用"小皱蝽"。

【检查】 **总灰分** 不得过 6.0%。

【浸出物】 用稀乙醇作溶剂（热浸法），浸出物不得少于 10.0%。

饮片

【处方用名】 九香虫、打屁虫、黑兜虫、屁巴虫、酒香虫、炒九香虫。

【配方应付】 写除炒九香虫外的处方用名，均付九香虫；写炒九香虫，付炒九香虫。

【常用饮片】 **九香虫** 除去杂质，筛去灰屑。

【检查】【浸出物】 同药材。

炒九香虫（临方炮制）取净九香虫，照清炒法炒至有香气。

【功能与主治】 理气止痛，温中助阳。用于胃寒胀痛，肝胃气痛，肾虚阳痿，腰膝酸痛。

【用法与用量】 3～9 g。用时捣碎。

【注意】　阴虚内热者慎用。

【贮藏】　置木箱内衬以油纸，或置瓦罐内；防潮、防霉、防蛀；30℃以下保存。

备注

1. 九香虫主要寄生在葫芦科各种瓜类植物上。10月至11月上旬进入冬眠，以成虫越冬，惊蛰后即飞出，难以捕捉，并非《本草纲目》所称："惊蛰后即飞出，不可用矣。"

2. 本品富含脂肪油，且部分游离，烘制不当或受潮，极易析出，导致虫体呈"潮湿状"。故包装时，应置木箱内衬以油纸贮藏；验货时，应用白色滤纸擦拭虫体表面，纸上不得有油迹。另：本品的臭味来源于所含醛或酮类物质。

3. 小皱蝽为蝽科昆虫小皱蝽 *Cyclopelta parva* Distana 的干燥虫体。与九香虫的区别：其虫体较小，椭圆形，头小，与胸部呈半圆形，背部2对翅均为薄膜质。

土鳖虫（䗪虫）

Tubiechong

EUPOLYPHAGA STELEOPHAGA

本品为鳖蠊科昆虫地鳖 *Eupolyphaga Sinesis* Walker 或冀地鳖 *Steleophaga plancyi*（Boleny）的雌虫干燥体。捕捉后，置沸水中烫死，晒干或烘干。

【产地】　**地鳖**　主产于江浙及湖南、湖北、四川等地，习称"苏土鳖"，质优。**冀地鳖**　主产于河北、山东、河南、辽宁等地，习称"汉土鳖"，质次。此外，湖南平江县、河南商丘市是家养土鳖虫的主产地。

【性状】　**地鳖**　呈扁平卵形，长1.3～3 cm，宽1.2～2.4 cm。前端较窄，后端较宽，背部紫褐色，具光泽，无翅。前胸背板较发达，盖住头部；腹背板9节，呈覆瓦状排列。腹面红棕色，头部较小，有丝状触角1对，常脱落，胸部有足3对，具细毛和刺。腹部有横环节。质松脆，易碎。气腥臭，味微咸。

冀地鳖　长2.2～3.7 cm，宽1.4～2.5 cm。背部黑棕色，边缘有淡黄褐色斑块及黑色小点。

【商品规格】　传统规格分苏土鳖与汉土鳖；现行规格分清水货与掺盐货（以前者质优）；都不分等级，均为统货，并标注产地，均以家养品为主流商品。

【品质要求】　首选清水土鳖虫，以虫体完整、体肥、色紫褐者为佳；次选冀地鳖；不用金边地鳖及掺盐土鳖虫；禁用水鳖虫。

【检查】　**杂质**　不得过5%。**水分**（第二法）　不得过10.0%。**总灰分**　不得过13.0%。**酸不溶性灰分**　不得过5.0%。

【浸出物】　水溶性浸出物（热浸法）不得少于22.0%。

饮片

【处方用名】　土鳖虫、翼地鳖、地鳖虫、土别虫、土元、䗪虫、地乌龟、簸箕虫。

【配方应付】　本品生饮同源。写以上处方用名，均付土鳖虫。

【常用饮片】　**土鳖虫**　拣去杂质，筛去灰屑，用甘草水洗净，干燥。每100 kg土鳖虫，用甘草6 kg（甘草应先加水煎汁，过滤去渣）。

【功能与主治】　破血逐瘀，续筋接骨。用于跌打损伤，筋伤骨折，血瘀经闭，产后瘀阻腹痛，癥瘕痞块。

【用法与用量】　3～10 g。

【注意】　本品活血祛瘀力强，为破血通经之品，孕妇禁用。

备注

1. 本品始载于《神农本草经》，原名"䗪虫"；因其生活在土中，形扁如鳖，故又名"土鳖虫"。

2. 地鳖与冀地鳖的鉴别要点：前者背部紫褐色，具光泽；后者背部黑棕色，无光泽，边缘带有淡黄褐色斑块及黑色小点。

3. 金边地鳖为姬蠊科昆虫赤边水䗪 Opisthoplatia orientalis Burm 的干燥虫体，主产于两广地区，其前胸背板前缘有一黄色镶边是其鉴别要点。

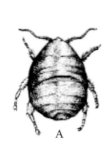 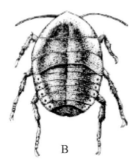 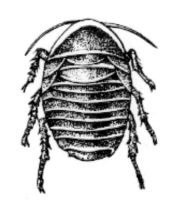

土鳖虫外形图　　　　　　　　　　　金边地鳖
A. 地鳖；B. 冀地鳖

4. 水鳖虫为龙虱科昆虫东方龙虱（三星龙虱）Cybister tripunctatus orientalis G. 的干燥虫体。鉴别要点：其背面黑绿色，无横节，有一对较厚的鞘翅，鞘翅边缘有棕黄色狭边；胸部有足三对，前足 2 对较小，后足 1 对较大。

5. 清水地鳖与掺盐地鳖的区别：前者质松脆，易碎，入水不沉；后者质坚实，难压碎，入水下沉。

五 灵 脂

Wulingzhi

TROGOPTERI FAECES

本品为鼯鼠科动物复齿鼯鼠 Trogopterus xanthipes Milne-Edwards 的干燥粪便。全年可采收。将沙石、泥土等杂质除净。按形状分为灵脂米与灵脂块（糖灵脂）。

【产地】　主产于太行山秦岭一带，如山西、河北、陕西等地。此外，河南、湖北等地亦有产。以产于陕西的灵脂米为主流商品，且质优。

【性状】　**灵脂米**　呈长椭圆形颗粒状，两端钝圆。表面黑棕色、红棕色或灰棕色，较平滑或微粗糙，常可见浅色的斑点，有的具有光泽，体轻而松，易折断，断面黄色，黄绿色或黑棕色，呈纤维性。气微具柏树叶样香气。

　　灵脂块　呈不规则的块状，大小不一。表面黑棕色、黄棕色、红棕色或灰棕色，凹凸不平，有的有油润性光泽，附的颗粒呈长椭圆形，其表面长碎裂，呈纤维性。体轻，质较硬，但较易破碎，断面不平坦，可模糊地看出粪粒的形状。带有柏树叶样香气。

　　【商品规格】　商品分灵脂米与灵脂块，都不分等级，均为统货，并标注产地。

　　【品质要求】　首选灵脂米，以纯净、体轻、断面黄绿色者为佳；次选灵脂块。以黑褐色、糖心润泽、光亮、夹有豆粒状物者为佳。不用"湖北灵脂米"，禁用"甘肃灵脂米"。

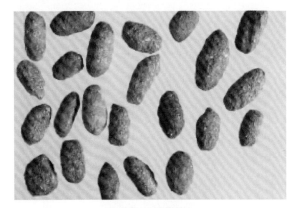

五灵脂（灵脂米）

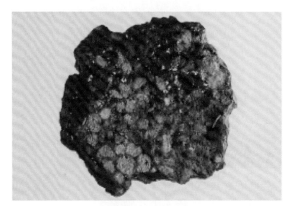

五灵脂（灵脂块）

饮片

　　【处方用名】　五灵脂、糖灵脂、灵脂米、寒号鸟粪（湖北）、九转子（山西）、醋灵脂。

　　【配方应付】　写上述除醋灵脂外的处方用名，均付五灵脂；写醋灵脂，付醋灵脂。

　　【常用饮片】　**五灵脂**　除去杂质，筛去灰土。**糖灵脂**　敲成小块。

　　醋灵脂　取净五灵脂（如系灵脂块须砍成小块），置锅内，用文火炒至有腥气溢出时，及时将醋洒入拌匀，待吸尽后，炒至微干，有光泽时，取出，放凉。每 100 kg 五灵脂，用醋 15 kg。

　　【功能与主治】　活血，散瘀，止痛。用于心腹气血诸痛，脘腹疼痛，痛经，经闭，产后血瘀疼痛，跌打损伤，蛇虫咬伤。

　　【用法与用量】　3～9 g。

　　【注意】　孕妇慎服。不宜与人参同用。

备注

　　1. 李时珍曰："其屎名五灵脂者，谓状如凝脂而受五形之灵气也。"又曰："五灵脂五色相嵌（系指其表面黑棕色、黄棕色、紫棕色、灰棕色、红棕色），功效灵验，其质油润如脂也。"由此可见，李时珍所描述的五灵脂，均指糖灵脂。但如今灵脂米已成为主流商品，且价格远高于糖灵脂。

　　2.《中国药典》未收载五灵脂。本文有关条目的内容均依据《湖北省中药饮片炮制规范》。

　　3. 湖北灵脂米系红白鼯鼠 *Petaurista alborufus* Milne-Edwards 的粪粒，产于湖北、四川，且在当地习用。本品无块状物，外表多为棕色，表面粗糙，捻碎后可见富含草质纤维，可供鉴别。甘肃灵脂米系红耳鼠兔 *Ochotona erythrotis* Buchner 的粪粒，产于甘肃、青海，且在当地习用。本品有块状物，外表可见黏结的粪粒，无柏油气，粪粒捻碎后呈黄褐色或绿褐色粒末，具草质纤维，味微涩，有麻舌感，可供鉴别。

4. 本品入汤剂等液体制剂应"包煎"。

牛　黄

Niuhuang

BOVIS CALCULUS

本品为牛科动物牛 *Bos taurus domesticus* Gmelin 的干燥胆结石（即天然牛黄）。宰牛时，如发现有牛黄，即滤去胆汁，将牛黄取出，除去外部薄膜，阴干。

【产地】　**国产牛黄**　主产于西北、西南、东北等地。其中，产于西北者，称西牛黄；产于东北者，称东牛黄；产于北京、天津者，称京牛黄。

进口牛黄　主产于印度、加拿大、阿根廷、美国、智利及澳洲等国。其中，产于加拿大、阿根廷、美国、智利者，称金山黄；产于印度者，称印度黄；产于澳洲者，称澳洲黄。

【性状】　天然牛黄多呈卵形、类球形、三角形或四方形，大小不一，少数呈管状或碎片。表面黄红色至棕黄色，有的表面挂有一层黑色光亮的薄膜，习称"乌金衣"；有的粗糙，具疣状突起；有的具龟裂纹。体轻，质酥脆，易分层剥落，断面金黄色，可见细密的同心层纹，有的夹有白心，习称"起白碱"。气清香，味苦而后甘，有清凉感，嚼之易碎，不黏牙。其水溶液可使指甲染黄，经久不褪，习称"挂甲"。

【商品规格】　按牛黄的出处分为天然胆黄（取自胆囊，质优）、天然管黄（取自胆管或肝管）、合成牛黄三类。其中，合成牛黄包括体外培育牛黄与人工牛黄。

【品质要求】　首选西牛黄中的胆黄，以完整、表面光泽细腻、色棕黄、质松脆、断面层纹清晰者为佳；次选管黄；以"牛黄"作处方用名者，不用合成牛黄、进口牛黄。

【检查】　**水分**（第二法）　不得过 9.0%。**总灰分**　不得过 10.0%。**游离胆红素**　照高效液相色谱法测定（避光操作），色谱条件与系统适用性试验同【含量测定】胆红素项下。

【含量测定】　**胆酸**　按干燥品计算，含胆酸（$C_{24}H_{40}O_5$）不得少于 4.0%。**胆红素**　照高效液相色谱法测定（避光操作），本品按干燥品计算，含胆红素（$C_{33}H_{36}N_4O_6$）不得少于 25.0%。

饮片

【处方用名】　牛黄、西牛黄、胆黄、管黄、丑宝、丑黄、西黄、犀黄、犀牛黄。

【配方应付】　本品生饮同源。写上述处方用名，均付牛黄。

【功能与主治】　清心，豁痰，开窍，凉肝，息风，解毒。用于热病神昏，中风痰迷，惊痫抽搐，癫痫发狂，咽喉肿痛，口舌生疮，痈肿疔疮。

【用法与用量】　0.15～0.35 g，多入丸散用。外用适量，研末敷患处。

【注意】　脾胃虚寒者慎用；孕妇慎用。

备注

1. 本品系牛的肝胆结石，其色金黄或棕黄，故名"牛黄"。又：牛属丑，故又有"丑宝"之名。亦是著名的"中医三宝"：安宫牛黄丸、紫血丹、至宝丹等成方的"君药"。

2. 经验鉴别：①取牛黄少量，加清水调和，涂于指甲上，能将指甲染成黄色。经久不退者为真品。②取小针烧红，刺入牛黄中，若牛黄分裂，裂片呈层状，质细密酥脆，内心有白点，气清香者则为真品。③用无色透明的杯子，装清水半杯，取牛黄少许投入水中，可见其吸水变湿而不变形。

3. 因天然牛黄资源短缺，如今已研制出下列替代品，多用于制剂，并应明确标注所用替代品的品名：**体外培育牛黄**　系以黄牛的新鲜牛胆汁作母液，加入复合胆红素钙、胆酸、去氧胆酸等，在体外培育所得的牛胆红素钙结石。参见《中国药典》。**人工牛黄**　系由牛胆粉、胆酸、猪去氧胆酸、牛磺酸、胆红素、胆固醇、微量元素等配制而成。为黄色疏松的粉末，味苦、微甘。参见《中国药典》。

乌　梢　蛇

Wushaoshe

ZAOCYS

本品为游蛇科动物乌梢蛇 *Zaocys dhumnades* （Cantor）的干燥体。多于夏、秋二季捕捉，剖开腹部或先剥皮留头尾，除去内脏，盘成圆盘状，干燥。

【产地】　主产于浙江。此外，江苏、安徽、江西、湖北、四川、贵州等省亦有产，以产于四川者为主流商品。另：现今药材商品有所谓进口乌梢蛇，其产地不详。

【性状】　本品表面黑褐色或绿黑色，密被菱形鳞片；背鳞行数成双，背中央2～4行鳞片强烈起棱，形成两条纵贯全体的黑线。头部眼大而向内凹陷，有光泽。上唇鳞8枚，第4～5枚入眶；颊鳞1枚；眼前下鳞1枚，较小；眼后鳞2枚。脊部高耸成屋脊状。腹部剖开边缘向内卷曲，脊肌肉厚，黄白色或淡棕色，可见排列整齐的肋骨。尾部渐细而长，尾下鳞双行。气腥，味淡。

【商品规格】　传统规格：按产地加工方法的不同分为蛇盘与蛇棍；按带皮与不带皮，分为全皮货与去皮货；都不分等级，均为统货。

现行规格：分"全开货"与"统装货"；都不分等级，均为统货，并标注产地。

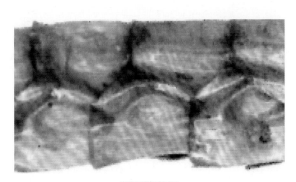

尾下鳞双行

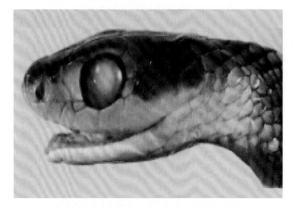

乌梢蛇头侧部观（示唇鳞、眼前下鳞）

【品质要求】　只用带皮的"全开货"，以身干坚实、头尾齐全、色黑如漆、肉黄质嫩、眼球不陷、背部有棱者为佳；禁用背鳞行数成单的赤链蛇、黑眉锦蛇、王锦蛇等。

【浸出物】　用稀乙醇作溶剂（热浸法），浸出物不得少于12.0%。

饮片

【处方用名】 乌梢蛇、黑乌梢、乌蛇、青蛇、乌风蛇、剑脊蛇、酒乌梢蛇。

【配方应付】 写上述处方用名，均付酒乌梢蛇。

【常用饮片】 **乌梢蛇** 去头及鳞片，切寸段。**乌梢蛇肉** 去头及鳞片后，用黄酒闷透，除去皮骨，干燥。**酒乌梢蛇** 取净乌梢蛇段，照酒炙法炒干。每 100 kg 乌梢蛇，用黄酒 20 kg。

【功能与主治】 祛风，通络，止痉。用于风湿顽痹，麻木拘挛，中风口眼㖞斜，半身不遂，抽搐痉挛，破伤风，麻风，疥癣。

【用法与用量】 6～12 g。

【注意】 血虚生风者慎服。

备注

1.《中国药典》收载"乌梢蛇""乌梢蛇肉""酒乌梢蛇"三种饮片，且 3 种饮片均应去头及鳞皮（其中"乌梢蛇肉"还应除去皮骨），故凡习用带皮饮片者，应予更正。

2. 本品的【配方应付】系依据《湖北省中药饮片炮制规范》的规定。

3. 本品的鉴别要点：背鳞行数成双、至枯死而眼球不陷（见《本草图经》）、手摸背有棱；其伪品（主要有赤链蛇、黑眉锦蛇、王锦蛇等）的背鳞行数均为单数。故本品应采购带皮的全蛇或仅头、尾带皮的蛇棍，自行剥皮去头，切断入药，以利鉴别。参见乌梢蛇与伪品的主要区别表。

乌梢蛇与伪品的主要区别表

区别	乌鞘蛇	赤链蛇	黑眉锦蛇	王锦蛇
头部	头扁圆似鬼头，黑褐色，眼大不陷	头略扁圆，眼较细，头黑色	头黄褐色，眼后有两条黑纹延伸至头	头略呈三角形，黄色，头顶有"王"字黑纹
背部	中央有一条暗黄线延至体中部，两侧各有一条黑线纵贯至尾，全体黑色	背部有多数红色窄横纹，两侧有红黑相间斑点	背部黄绿色，体前部有黑色梯状纹，梯中部起有 4 条黑纹延伸至尾	体前半部有 30 多条黄色斜横纹
腹部	白色	外侧有黑斑	灰白至淡黄	黄色有黑斑
尾部	细而长	有红斑	4 条黑线到尾	
鳞片	颈下 16 行，体中部 16 行，肛前 14 行，尾背鳞 2～4 行，有强棱	颈下 19 行，中部 17 行，肛前 15，鳞片平行	颈下 25 行，中部 23～25 行，肛前 19 行，具弱棱	颈下 23 行，中部 21～23 行，肛前 19 行，具强棱

水 蛭

Shuizhi

HIRUDO

本品为水蛭科动物蚂蟥 *Whitmania pigra* Whitman、水蛭 *Hirudo nipponica* whitman 或柳叶

蚂蟥 *Whitmania acranulata* Whitman 的干燥全体。夏、秋二季捕捉，用沸水烫死，晒干或低温干燥。

【产地】　蚂蟥主产于山东、江苏、浙江等省，水蛭主产于广东、广西、湖南、湖北等地，柳叶蚂蟥主产于陕西、河南、湖北等省。

【性状】　**蚂蟥**　呈扁平纺锤形，有多数环节，长 4～10 cm，宽 0.5～2 cm。背部黑褐色或黑棕色，稍隆起，用水浸后，可见黑色斑点排成 5 条纵纹；腹面平坦，棕黄色。两侧棕黄色，前端略尖，后端钝圆，两端各具一吸盘。前吸盘不显著，后吸盘较大。质脆，易折断，断面胶质状。气微腥。**水蛭**　扁长圆柱形，体多弯曲扭转，长 2～5 cm，宽 0.2～0.3 cm。**柳叶蚂蟥**　狭长而扁，长 5～12 cm，宽 0.1～0.5 cm。

【商品规格】　传统规格分宽水蛭、长条水蛭、小水蛭三种；现行规格分清水水蛭、矾水水蛭、小水蛭三种；都不分等级，均为统货，并标注产地。

【品质要求】　首选小水蛭，次选清水水蛭，均以体小、条整齐、黑褐色、无杂质者为佳；不用矾水水蛭；禁用金边蚂蝗。

【检查】　**水分**（第二法）　不得过 18.0%。**总灰分**　不得过 8.0%。**酸不溶性灰分**　不得过 2.0%。**酸碱度**　照 pH 值测定法测定，应为 5.0～7.5。**重金属及有害元素**　照铅、镉、砷、汞、铜测定法测定，铅不得过 10 mg/kg，镉不得过 10 mg/kg，砷不得过 5 mg/kg，汞不得过 10 mg/kg。**黄曲霉毒素**　本品每 100 g 含黄曲霉毒素，不得过 5 μg，黄曲霉毒素 G_1、黄曲霉毒素 G_2、黄曲霉毒素 B_1 和黄曲霉毒素 B_2 的总量不得过 10 μg。

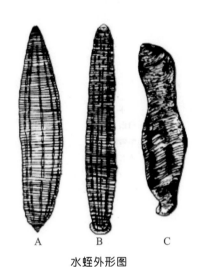

水蛭外形图

A. 柳叶蚂蝗；B. 水蛭；C. 蚂蝗

【含量测定】　本品每 1 g 含抗凝血酶活性水蛭应不低于 16.0 U；蚂蟥、柳叶蚂蟥应不低于 3.0 U。

饮片

【处方用名】　水蛭、蚂蝗、蚂蛭、蚂蝗干、肉钻子（吉宁）、沙塔干（江苏）、烫水蛭。

【配方应付】　写上述除烫水蛭外的处方用名，均付水蛭；写烫水蛭，付烫水蛭。

【常用饮片】　**水蛭**　洗净，切段，干燥。

烫水蛭（临方炮制）取净水蛭段，照烫法用滑石粉烫至微鼓起。

【检查】　**水分**　同药材，不得过 14.0%。**总灰分**　同药材，不得过 10.0%。**酸不溶性灰分**　同药材，不得过 3.0%。**酸碱度**、**重金属及有害元素**、**黄曲霉毒素**　同药材。

【功能与主治】　破血通经，逐瘀消癥。用于血瘀经闭，癥瘕痞块，中风偏瘫，跌扑损伤。

【用法与用量】　1～3 g。

【注意】　本品为破血逐瘀之品，月经过多者及孕妇禁用。

【不良反应】　吸入水蛭粉尘，可致中毒反应：4～6h 出现眼睛发红，喉痛干燥，呼吸加粗，继而寒热往来。另有服用水蛭导致过敏反应的报道：如周身瘙痒起疹，以胸前上肢为多，停用则痒止。

备注

1. 药材商品历来蚂蟥与水蛭不分。其中，所谓小水蛭即水蛭，以产于湖南、湖北者为药用水蛭的主流商品，质优；以产于东北者质次价廉。至于清水水蛭、矾水水蛭系指产地加工（用沸水烫）时：前者不用明矾，后者水中加有明矾，且以前者质优。

2. 金边蚂蟥为同科动物光润金线蛭 *W. Laevis*（Baird）的干燥体。其全体呈灰褐色或绿褐色，背部有黄色条纹，可供鉴别。

贝 壳 类

贝壳类药材主要有瓦楞子、石决明、牡蛎、珍珠母、蛤壳、白贝齿、紫贝齿等。其中，除白贝齿、紫贝齿外，其他均已被《中国药典》所收载。

【基原】　瓦楞子为蚶科动物毛蚶、泥蚶、魁蚶的贝壳；石决明为鲍科杂色鲍、皱纹盘鲍等动物的贝壳；牡蛎为牡蛎科动物牡蛎、大连湾牡蛎、近江牡蛎的贝壳；珍珠母为蚌科三角帆蚌等动物的贝壳；蛤壳为帘蛤科动物文蛤、青蛤的贝壳；紫贝齿为宝贝科阿纹绶贝等动物的贝壳。

【饮片】　上述药材均可制成生、煅两种饮片。煅制方法均为"明煅"，且煅后不"淬"。

【配方应付】　上述饮片，按"中国药品通用名称命名原则"及《湖北省中药饮片炮制规范》的相关规定：其处方用名，写"生"付生品；写"煅"付煅制品；无生、煅标注，均付生品。参见"石决明"项下。

石 决 明

Shijueming

HALIOTIDIS CONCHA

本品为鲍科动物杂色鲍 *Haliotis diversicolor* Reeve、皱纹盘鲍 *H. discus hannai* Ino、羊鲍 *H. ovina* Gmelin、澳洲鲍 *H. ruber*（Leach）、耳鲍 *H. asinina* Linnaeus 或白鲍 *H. laevigata*（Donovan）的贝壳。夏、秋二季捕捞，去肉，洗净，干燥。

【产地】　杂色鲍主产于广东、福建等地；皱纹盘鲍主产于辽宁、山东等地；羊鲍、耳鲍主产于海南、台湾、西沙及南沙群岛等地；澳洲鲍、白鲍主产于澳洲和新西兰。

【性状】　**杂色鲍**　呈长卵圆形，内面观略呈耳形。表面暗红色，有多数不规则的螺肋和细密生长线，螺旋部小，体螺部大，从螺旋部顶处开始向右排列有20余个疣状突起，末6～9个开孔，孔口与壳面平。内面光滑，具珍珠样彩色光泽。壳较厚，质坚硬，不易破碎。气微，味微咸。

皱纹盘鲍　呈长椭圆形，表面灰棕色，有多数粗糙而不规则的皱纹，生长线明显，常有苔藓类或石灰虫等附着物，末端4～5个开孔，孔口突出壳面，壳较薄。

羊鲍　近圆形，壳顶位于近中部而高于壳面，螺旋部与体螺部各占1/2，从螺旋部边缘有2行整齐的突起，尤以上部较为明显，末端4～5个开孔，呈管状。

澳洲鲍　呈扁平卵圆形，表面砖红色，螺旋部约为壳面的1/2，螺肋和生长线呈波状隆起，疣状突起 30 余个，末端 7～9 个开孔，孔口突出壳面。

耳鲍　狭长，略扭曲，呈耳状。表面光滑，具翠绿色、紫色及褐色等多种颜色形成的斑纹，螺旋部小，体螺部大，末端 5～7 个开孔，孔口与壳平，多为椭圆形，壳薄，质较脆。

白鲍　呈卵圆形，表面砖红色，光滑，壳顶高于壳面，生长线颇为明显，螺旋部约为壳面的 1/3，疣状突起 30 余个，末端 9 个开孔，孔口与壳平。

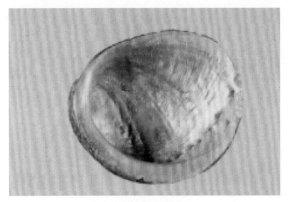

杂色鲍贝壳内表面观

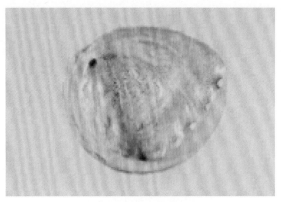

皱纹盘鲍贝壳内表面观

【商品规格】　传统规格分为 3 种：①光底石决明（又称海南决），以杂色鲍为主流商品，质优。②毛底石决明（又称关石决），包括皱纹盘鲍和羊鲍，质次于杂色鲍。③洋石决明（又分大洋石决和小洋石决），包括耳鲍和白鲍，以及其耳鲍的替代品（澳洲鲍），其质均次于光底石决明或毛底石决明。现行规格只分大、小鲍鱼壳，都不分等级，均为统货，并标注产地。

【品质要求】　首选九孔杂色鲍（习称"九孔石决明"），次选皱纹盘鲍或羊鲍、澳洲鲍、耳鲍、白鲍的贝壳，均以个大、整齐、无破碎、内外洁净并有光泽、壳厚者为佳；禁用美德鲍的贝壳。

【含量测定】　本品含碳酸钙（$CaCO_3$）不得少于 93.0%。

饮片

【处方用名】　石决明、生石决明、九孔石决明、鲍鱼壳、关海决、煅石决明。

【配方应付】　写以上除煅石决明外的处方用名，均付（生）石决明；写煅石决明，付煅石决明；外用付煅石决明（依据见《湖北省中药饮片炮制规范》）。

【常用饮片】　**石决明**　除去杂质，洗净，干燥，碾碎。

【含量测定】　同药材。

煅石决明　取净石决明，照明煅法煅至酥脆。

【含量测定】　同药材，含碳酸钙（$CaCO_3$）不得少于 95.0%。

【功能与主治】　平肝潜阳，清肝明目。用于头痛眩晕，目赤翳障，视物昏花，青盲雀目。

【用法与用量】　6～20 g，先煎。外用研成极细粉。

【注意】　本品咸寒，易伤脾胃，故脾胃虚寒，食少便溏者慎用。

备注

1. 本品始载于《名医别录》。因其附（礁）石而生，善能祛翳明目，故名。

2. 美德鲍为同属动物 *H. midae* Linnaeas 的贝壳，常混入澳洲鲍、耳鲍、白鲍中销售，故本规定次选澳洲鲍、耳鲍、白鲍。鉴别要点：壳面附着物多，其孔口突出于壳面，与壳体平行，壳内面具彩色光泽。

地　龙

Dilong

PHERETIMA

本品为钜蚓科动物参环毛蚓 *Pheretima aspergillum*（E. Perrier）、通俗环毛蚓 *P. vulgaris* Chen、威廉环毛蚓 *P. guillelmi*（Michaelsen）或栉盲环毛蚓 *P. Pectinifera* Michaelsen 的干燥体。前一种习称"广地龙"，后三种习称"沪地龙"。广地龙春至秋季捕捉，沪地龙夏季捕捉，及时剖开腹部，除去内脏和泥沙，洗净，晒干或低温干燥。

【产地】　**广地龙**　主产于广东、广西、福建。以产于广东者质优；以产于广东顺德、下滘（jiào）者为道地药材。**沪地龙**　主产于上海、江苏、浙江等地。

【性状】　**广地龙**　呈长条状薄片，弯曲，边缘略卷，长 15～20 cm，宽 1～2 cm。具环节，背部棕褐色至紫灰色，腹部浅黄棕色；第 14～16 环节为生殖带，习称"白颈"，较光亮。体前端稍尖，尾端钝圆，刚毛圈粗糙而硬，色稍浅。雄生殖孔在第 18 环节腹侧刚毛圈一小孔突上，外缘有数环绕的浅皮褶，内侧刚毛圈隆起，前面两边有横排（一排或二排）小乳突，每边 10～20 个不等。受精囊孔 2 对，位于 7/8～8/9 环节间一椭圆形突起上，约占节周 5/11。体轻，略呈革质，不易折断。气腥，味微咸。

　　沪地龙　长 8～15 cm，宽 0.5～1.5 cm。具环节，背部棕褐色至黄褐色，腹部浅黄棕色；第 14～16 环节为生殖带，较光亮。第 18 环节有一对雄生殖孔。通俗环毛蚓的雄交配腔能全部翻出，呈花菜状或阴茎状；威廉环毛蚓的雄交配腔孔呈纵向裂缝状；栉盲环毛蚓的雄生殖孔内侧有 1 个或多个小乳突。受精囊孔 3 对，在 6/7～8/9 环节间。

【商品规格】　传统规格分广地龙、沪地龙（又称苏地龙）、土地龙三种规格；现行规格分"大开"与"统装"两种规格，并标注产地，都不分等级，均为统货。

【品质要求】　首选大开广地龙，次选大开沪地龙，均以条大、肉厚、有白颈者（广地龙）为佳；不用未剖开的统装货；禁用土地龙。

【检查】　**杂质**　不得过 6%。**水分**（第二法）　不得过 12.0%。**总灰分**　不得过 10.0%。**酸不溶性灰分**　不得过 5.0%。**重金属**（第二法）　不得过 30 mg/kg。

【浸出物】　水溶性浸出物（热浸法）不得少于 16.0%。

饮片

【处方用名】　地龙、广地龙、沪地龙、苏地龙、蚯蚓、白颈蚯蚓、附蚓、寒蚓、土龙、地龙子、曲蟮、土地龙、土蟺（shàn）、虫鳝（贵州）。

【配方应付】　本品生饮同源。写以上处方用名，均付地龙。

【检查】　**黄曲霉毒素**　同药材。黄曲霉毒素本品每 1000 g 含黄霉毒素 B_1 不得过 5 μg，黄曲霉毒素 G_2、黄曲霉毒素 G_1、黄曲霉毒素 B_2 和黄曲霉毒素 B_1 的总量不得过 10 μg。

【功能与主治】　清热定惊，通络，平喘，利尿。用于高热神昏，惊痫抽搐，关节痹痛，肢体麻木，半身不遂，肺热喘咳，水肿尿少。

【用法与用量】　5～10 g。

【注意】　本品咸寒，易伤脾胃，故脾胃虚寒慎用。

备注

1. 历代本草均将本品称为蚯蚓，且分白颈蚯蚓与蚯蚓。所谓白颈：系指成年蚯蚓第 14～16 环节处的生殖带，只有参环毛蚓（广地龙）有此特征。

2. 地龙之名始见于《肘后备急方》，《名医别录》称其为土地龙。所谓土地龙，实系钜蚓科及正蚓科多种蚯蚓的干燥体，包括"缟蚯蚓""湖北环毛蚓"等。1990 年版《中国药典》也曾以"土地龙"之名予以收载，1995 年版将其删除，但至今仍有地方习用，且有商品，应注意鉴别：土地龙环带不明显，黄色至灰棕色，质轻而脆，皮薄无肉。

3. 广地龙与沪地龙的鉴别要点：前者有"白颈"，且均为"大开"货；后者无"白颈"，多为未剖开的统货。其他参见二者的【性状】项下及附图。

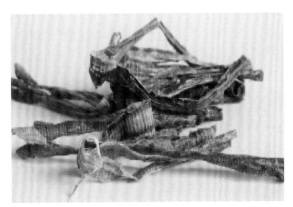

广地龙

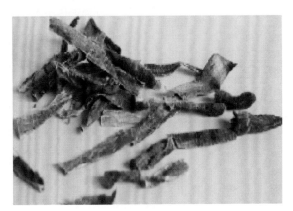

沪地龙

虫 白 蜡

Chongbaila

CERA CHINENSIS

本品为介壳虫科昆虫白蜡虫 *Ericerus pela*（Chavannes）Guerin 的雄虫群栖于木犀科植物白蜡树 *Fraxinus chinensis* Roxb.、女贞 *Ligustrum lucidum* Ait. 或女贞属他种植物枝干上分泌的蜡，经精制而成。

【产地】　主产于四川。此外，湖南、贵州、云南、浙江亦有产。以产于四川者为主流商品，且质优，习称"川白蜡"。

【性状】　本品呈块状，白色或类白色。表面平滑，或稍有皱纹，具光泽。体轻，质硬而稍脆，搓捻则粉碎。断面呈条状或颗粒状。气微，味淡。

【商品规格】　传统规格分川白蜡和高庆白蜡。其中，川白蜡又分"牙白蜡"和"米心白蜡"，以前者质优。现行规格不分等级，均为统货，并标注产地。

【品质要求】　以色白、质硬、致密而无气泡、熔点 81～85℃、无败油气味者为佳。

【检查】　**酸值**　应不大于 1。**皂化值**　应为 70～92。**碘值**　应不大于 9。

【用途】　作为赋形剂，制丸、片剂的润滑剂。

 备注

1. 药材中称"蜡"者，有虫白蜡、蜂蜡、石蜡三种商品。其中：①蜂蜡系"中华蜜蜂""意大利蜂"等工蜂分泌的蜡质；原本色黄，俗称"黄蜡"；经"打蜡花"（即漂白）后呈白色，亦称"白蜡"（参见"蜂蜡"项下）。②石蜡为石油提炼中得到的各种固形烃化物。

2. 虫白蜡、蜂蜡、石蜡的性状特征与鉴别要点参见虫白蜡、蜂蜡、石蜡的性状特征与鉴别要点一览表。

虫白蜡、蜂蜡、石蜡的性状特征与鉴别要点一览表

品名	熔点	色泽	溶解性
虫白蜡	81～83℃	白色或微黄色，不透明或略透明	不溶于乙醚、氯仿
石蜡	50～65℃	无色或白色，半透明	易溶于乙醚、氯仿
蜂蜡	62～66℃	黄色、黄白色、浅棕黄色，不透明，或微透明	可溶于乙醚、氯仿

3. 虫白蜡、蜂蜡、石蜡均可用作丸剂、片剂等固体制剂的赋形剂。其中：虫白蜡主要用作制丸剂或片剂的润滑剂，以及用于丸剂、片剂、硬胶囊剂的"打光"；蜂蜡主要用于制作蜡丸，系蜡丸的黏合剂；用40%的蜂蜡与60%的石蜡混合，加热熔化，可用于制作包装大蜜丸的蜡壳，又称"挂蜡皮"。

全　蝎

Quanxie

SCORPIO

本品为钳蝎科动物东亚钳蝎 *Buthus martensii* Karsch 的干燥体。春末至秋初捕捉，除去泥沙，置沸水或沸盐水中，煮至全身僵硬，捞出，置通风处，阴干。

【产地】　主产于山东、河北、河南、山西、陕西、湖北、安徽、江苏、浙江等省。以产于山东者为主流商品，以产于河南者质优；以河南禹县、鹿邑所产者为道地药材。

【性状】　本品头胸部与前腹部呈扁平长椭圆形，后腹部呈尾状，皱缩弯曲，完整者体长约6 cm。头胸部呈绿褐色，前面有1对短小的螯肢和1对较长大的钳状脚须，形似蟹螯，背面覆有梯形背甲，腹面有足4对，均为7节，末端各具2爪钩；前腹部由7节组成，第7节色深，背甲上有5条隆脊线。背面绿褐色，后腹部棕黄色，6节，节上均有纵沟，末节有锐钩状毒刺，毒刺下方无距。气微腥，味咸。

【商品规格】　传统规格按加工方法分清水全蝎与盐水全蝎；按产地分会全虫（河南禹州）与东全虫（山东）。现行规格只分清水蝎与盐水蝎，都不分等级，均为统货，并标注产地。

【品质要求】　只用清水全蝎，不用盐水全蝎；均以身干、完整、色绿褐、腹中无杂质者（多系"春蝎"）为佳；凡无尾虫体及腹部饱满者（多系"伏蝎"）不得入药。

【检查】　**黄曲霉毒素**　本品每 1 000 g 含黄曲霉毒素 B_1 不得过 5 μg，黄曲霉毒素 G_2、黄曲霉毒素 G_1、黄曲霉毒素 B_2 和黄曲霉毒素 B_1 的总量不得过 10 μg。

【浸出物】　用稀乙醇作溶剂（热浸法），浸出物不得少于 20.0%。

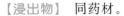

【处方用名】　全蝎、全虫、蝎子、清水全虫、淡全蝎、盐水全虫、咸全虫、春蝎、伏蝎、主簿虫、蝎、问荆蝎（《本草图经》）。

【配方应付】　本品生饮同源。写以上处方用名，均付全蝎。

【浸出物】　同药材。

【检查】　**黄曲霉毒素**　同药材。

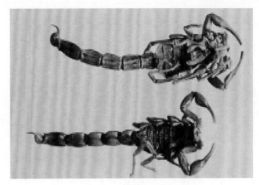

全蝎

【功能与主治】　息风镇痉，通络止痛，攻毒散结。用于肝风内动，痉挛抽搐，小儿惊风，中风，半身不遂，破伤风，风湿顽痹，偏正头痛，疮疡，瘰疬。

【用法与用量】　3～6 g。

【注意】　本品有毒，内服不可过量；血虚生风者及孕妇禁用。此外，有报道称全蝎盐制后，其有毒微量元素"钯"的含量明显增高，提示盐制后可能使其毒性增加。

【不良反应】　本品的不良反应以过敏反应最为常见，多为全身剥脱性皮炎、大疱性表皮坏死、松解症和剧烈腹痛等。

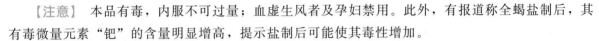

1. 蝎本名虿（chài），俗呼主簿虫，始载于《开宝本草》，名蝎。因其有毒，且毒在其尾，药用应为带尾全虫（以毒攻毒），故又名"全虫"。

2. 本品在清明至谷雨前捕捉者称"春蝎"，因尚未食泥，品质较佳；在夏季捕捉者称"伏蝎"，此时虽产量大，但已食泥，品质较差。

龟　甲

Guijia

TESTUDINIS CARAPAX ET PLASTRUM

本品为龟科动物乌龟 *Chinemys reevesii* （Gray）的背甲及腹甲。全年均可捕捉，以秋、冬二季为多。捕捉后杀死，剔除筋肉，取其全甲，晒干，药材商品称其为"血板"；将乌龟置沸水中煮后，剔除筋肉，取其全甲，干燥，药材商品称其为"烫板"。

【产地】　主产于长江流域的湖北、湖南、安徽、江苏、浙江等省。以产于江汉平原者质优，以产于湖北的"汉板"为道地药材。

【性状】　本品背甲及腹甲由甲桥相连，背甲稍长于腹甲，与腹甲常分离。背甲呈长椭圆形拱状；外表面棕褐色或黑褐色，脊棱 3 条；颈盾 1 块，前窄后宽；椎盾 5 块，第 1 椎盾长大于宽或近相等，第2~4椎盾宽大于长；肋盾两侧对称，各4块；缘盾每侧11块；臀盾2块。腹甲呈板片状，近长方椭圆形；外表面淡黄棕色至棕黑色，盾片12块，每块常具紫褐色放射状纹理，腹盾、胸盾和股盾中缝均长，喉盾、肛盾次之，肱盾中缝最短；内表面黄白色至灰白色，有的略带血迹或残肉，除净后可见骨板9块，呈锯齿状嵌接；前端钝圆或平截，后端具三角形缺刻，两侧残存呈翼状向斜上方弯曲的甲桥。质坚硬。气微腥，味微咸。

【商品规格】 传统规格：按药用部位的不同，分为背甲（背板）与腹甲（龟板）；按加工方法的不同，又分血板与烫板。现行规格与传统规格基本相同，但按药用部位的不同，分别称其为上甲与腹甲，并统称龟甲。都不分等级，均为统货。

【品质要求】 只用血板，以块大、完整、透光、洁净无肉者为佳；不用烫板或已用于餐饮后回收的龟甲；禁用"黄缘闭壳龟""黄喉水龟"及"缅甸陆龟"等的背甲或腹甲。

【浸出物】 水溶性浸出物（热浸法）不得少于4.5％。

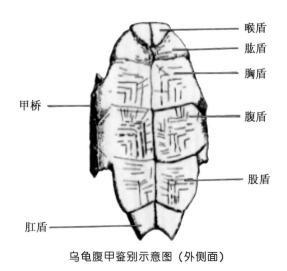

乌龟腹甲鉴别示意图（外侧面）

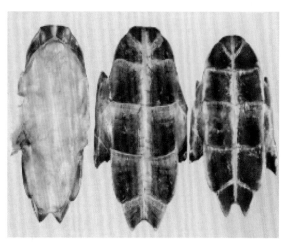

龟板外内表面观

饮片

【处方用名】 龟甲、龟板、乌龟壳、下甲、龟腹甲、败龟板、醋龟甲、醋龟板。

【配方应付】 写龟甲，付乌龟的背甲及腹甲；写龟板，付龟板；写醋龟甲，付醋龟甲。

【常用饮片】 **醋龟甲** 取净龟甲，照烫法用油砂炒至表面淡黄色，取出，醋淬，干燥。每100 kg龟甲，用醋20 kg。

【浸出物】 同药材，不得少于8.0％。

【功能与主治】 滋阴潜阳，益肾强骨，养血补心，固经止崩。用于阴虚潮热，骨蒸盗汗，头晕目眩，虚风内动，筋骨痿软，心虚健忘，崩漏经多。

【用法与用量】 9~24 g，用时捣碎。先煎。

【注意】 脾胃虚寒或内有寒湿者慎用。

备注

1. 龟甲（俗称"乌龟壳"）始载于《神农本草经》，是乌龟的背甲（又称上甲）与腹甲（习称龟板）的统称；自清代始，改名龟板，遂仅以腹甲入药，取其补阴之意。《中国药典》1963年版所载的龟板，亦仅指腹甲；至1990年版又改为龟甲，即上甲与腹甲均入药。但药材市场至今仍将上甲与腹甲分开销售，并统称"龟板"。

2. 武汉曾是龟甲的集散地，其药材商品有"汉板"之称。至于湖北蕲春所产的"蕲龟"（即绿毛龟，有"蕲春四宝"之誉），明代以前只作观赏之物，至今尚不作药用。但李时珍认为：蕲龟有通任脉、助阳道、补阴血、益精气、治痿弱之功能，近代临床应用亦证实确有上述功能，且有增进妇女乳汁分泌的功效。

3. 血板与烫板的经验鉴别：取腹甲对光观察，前者透光，后者不透光。凡已作餐饮后回收的龟甲，其水溶性浸出物（热浸法）的含量大多低于 4.5%。

4. 黄缘闭壳龟、黄喉水龟分别为同科动物 *Cuora flavonmarginata* (Gray)、*Clemmys mutica* (Cantor) 的干燥背、腹甲。缅甸陆龟为陆龟科动物缅甸陆龟 *Testudo elongata* Blyth 的干燥背、腹甲。这三种龟的甲壳，极易混入药用龟甲的饮片中销售，且不易鉴别。故药用龟甲应采购整板药材，自行炮制，以利鉴别。鉴别要点：乌龟的腹甲，前端钝圆或平截，后端具三角形或倒"V"字形缺刻，开口较小；黄缘闭壳龟的腹甲，前后浑圆，无缺刻；黄喉水龟的腹甲，前端平截、后端缺刻较深，每一盾片有一黑色斑块；缅甸陆龟的腹盾较大，约占全长的 1/3，肛盾小，有倒"V"字形缺刻，开口较大。

鸡 内 金

Jineijin

GALLI GIGERII ENDOTHELIUM CORNEUM

本品为雉（zhì）科动物家鸡 *Gallus gallus domesticus* Brisson 的干燥沙囊内壁。杀鸡后，取出鸡肫，立即剥下内壁，洗净，干燥。

【性状】　本品为不规则卷片，厚约 2 mm。表面黄色、黄绿色或黄褐色，薄而半透明，具明显的条状皱纹。质脆，易碎，断面角质样，有光泽。气微腥，味微苦。

【商品规格】　不分等级，均为统货。

【品质要求】　本品以干燥、色黄、少破碎者为佳。禁用鸭内金及用明矾水清洗的鸡内金。

【检查】　**水分**（第二法）　不得过 15.0%。**总灰分**　不得过 2.0%。

【浸出物】　用稀乙醇作溶剂（热浸法），浸出物不得少于 7.5%。

饮片

【处方用名】　鸡内金、鸡内筋、内金、鸡肫（zhūn）皮、鸡胗皮、炒鸡内金、醋鸡内金。

【配方应付】　写除鸡内金、炒鸡内金、醋鸡内金外的处方用名，均付（生）鸡内金；写炒鸡内金，付炒鸡内金；写醋鸡内金，付醋鸡内金。（依据《湖北省中药饮片炮制规范》）

【常用饮片】　**鸡内金**　洗净干燥。**炒鸡内金**　取净鸡内金，照清炒或烫法炒至鼓起。

醋鸡内金　取净鸡内金，照清炒法炒至鼓起，喷醋，取出干燥。每 100 kg，用醋 15 kg。

【功能与主治】　健胃消食，涩精止遗，通淋化石。用于食积不消，呕吐泻痢，小儿疳积，遗尿，遗精，石淋涩痛，胆胀胁痛。

【用法与用量】　3~10 g。

【注意】　脾虚无积者慎服。

备注

1. 鸭内金为鸭科动物鸭 *Anas domestica* L. 的干燥砂囊内壁。与鸡内金的鉴别要点：鸭内金呈碟形片状，较鸡内金片大且厚，表面黑绿色或紫黑色，皱纹少，质硬。参见附图。

2. 用明矾水清洗生鸡内金，虽能防腐，但炒制时不能使其"爆（bào）酥"，且味涩。故应禁用明矾水清洗鸡内金，或以此增重。

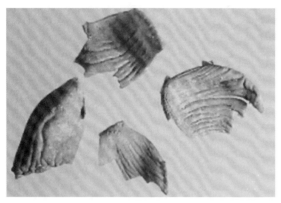

鸡内金

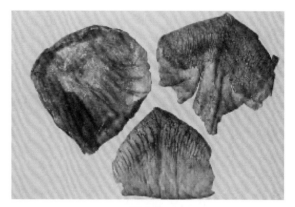

鸭内金

金钱白花蛇

Jinqianbaihuashe

BUNGARUS PARVUS

本品为眼镜蛇科动物银环蛇 *Bungarus multicinctus* Blyth 的幼蛇干燥体。夏、秋二季捕捉，剖开腹部，除去内脏，擦净血迹，用乙醇浸泡后盘成圆形，用竹签固定，干燥。

【产地】　主产于两广及江西等省区，以产于江西者为主流商品，以产于广东揭阳、普宁及江西南部者质优。现广东、河南等地亦有家养。

【性状】　呈圆盘状，盘径 3～6 cm，蛇体直径 0.2～0.4 cm。头盘在中间，尾细，常纳口内，口腔内上颌骨前端有毒沟牙 1 对，鼻间鳞 2 片，无颊鳞，上下唇鳞通常各为 7 片。背部黑色或灰黑色，有白色环纹 45～58 个，黑白相间，白环纹在背部宽 1～2 行鳞片，向腹面渐渐增宽，黑环纹宽 3～5 行鳞片，背正中明显突起一条脊棱，脊鳞扩大呈六角形，背鳞细密，通常 15 行，尾下鳞单行。气微腥，味微咸。

【商品规格】　商品分小条、中条、大条三种规格，并标注产地。其等级按盘径大小划分，依次为：小条 3～3.5 cm、中条 6～7 cm、大条 10～15 cm。

【品质要求】　本品应首选小条，次选中条，均以头尾齐全、有光泽、肉黄白、盘径小、头置于盘径中央且微翘、尾细且纳于口中的野生品为佳。不用大条及家养品；禁用"金环蛇""赤链蛇"，以及用赤链蛇等幼蛇涂黑漆再描背纹的伪品。

【浸出物】　用稀乙醇作溶剂（热浸法），浸出物不得少于 15.0%。

饮片

【处方用名】　金钱白花蛇、白花蛇、金钱蛇、小白花蛇、小银环蛇。

【配方应付】　本品生饮同源。写以上处方用名，均付金钱白花蛇。

【功能与主治】　祛风，通络，止痉。用于风湿顽痹，麻木拘挛，中风，口眼㖞斜，半身不遂，抽搐痉挛，破伤风，麻风，疥癣。

【用法与用置】　2～5 g。研粉吞服 1～1.5 g。

【注意】　本品有毒，慎用；血虚及风热者不宜。

备注

1. 本品始载于《饮片新参》，名"金钱白花蛇"。而"白花蛇"之名始见于《雷公炮制论》，其后被《开宝本草》正式收录。但自《开宝本草》以来，各种"本草"所收载的所谓白花蛇，均系蝰科动物蕲蛇（即五步蛇），应注意区别。

2. 金环蛇为眼镜蛇科动物金环蛇 *Bungarus fasciatus*（Schneider）的干燥体。金钱白花蛇与金环蛇的鉴别要点：后者背部棕褐色，有金黄色、4～5 鳞片宽的横斑纹，且相邻两斑纹几近等宽。

3. 赤链蛇为游蛇科动物赤链蛇 *Dinodin rufozonatum*（Cantor）的干燥体，与金钱白花蛇的性状差异：其背部可见多数红色且细密的横斑纹，体侧有红黑色相间的点状斑纹，尾下鳞双行。参见附图。

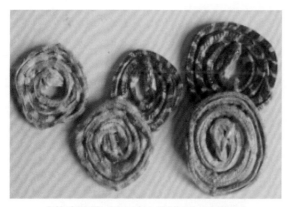 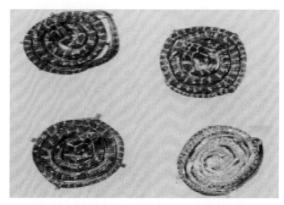

金钱白花蛇（左三条）和伪品（右两条）　　　　　　　赤链蛇

4. 中医药传统认为本品应头尾齐全，越小越好。故药材商品一直按条定价，但《中国药典》按醇溶性浸出物的高低评价其品质。故产地加工用乙醇浸泡（旨在防止蛇体腐败）应适度，一般为 2～3 h。"绕盘"时，应用竹签固定，以利紧固盘径；将蛇头放在中央，并稍上昂起；将蛇尾放入蛇嘴中，以示其头尾齐全。凡头尾不全者，不得入药。

鱼 脑 石

Yunaoshi

PSEUDOSCINAENAE OTOLTHUM

本品为石首鱼科动物大黄鱼 *Pseudosciaena crocea*（Richardson）或小黄鱼 *P. polyactis* Bleeker

头骨中的耳石。春、秋二季鱼汛期捕捞，取出头部最大的矢耳石（又称星石），洗净，晾干。

【产地】　大黄鱼主产于东海、南海；小黄鱼主产于渤海、黄海。药材以大黄鱼的矢耳石为主流商品，主产于浙江。

【性状】　本品长卵形，具三棱。大黄鱼的脑石长 1.5～2 cm，宽 0.8～1.8 cm。小黄鱼的脑石较小，长 1～1.2 cm，宽 0.5～0.7 cm。中间宽，一端稍圆，另一端尖。全体瓷白色。腹视面（即关节面）较平坦，表面可见明显的圆形节痕，另一面即背视面向一侧隆起，近尖端部有一斜的凹沟，并有横突数个，隆起的一侧下方可见细长纹理（生长线）。质坚硬，不易破碎。气微，味微涩。

【商品规格】　不分等级，均为统货。

【品质要求】　首选大黄鱼的星石，次选小黄鱼的星石，均以洁白、坚硬、无杂质者为佳；不用大、小黄鱼的其他耳石；禁用"黄姑鱼""皮氏叫姑鱼""鮸鱼"的耳石。

饮片

【处方用名】　鱼脑石、鱼首石、石首骨、黄鱼脑石、煅鱼脑石。

【配方应付】　本品生饮同源。写上述除煅鱼脑石外的处方用名，均付鱼脑石。写煅鱼脑石，付煅鱼脑石。

【功能与主治】　化石，通淋，消肿，解毒。用于石淋尿痛，小便不利，砒中毒，野菌中毒，疮毒，耳痛流脓，鼻渊。

【用法与用量】　3～9 g，用时捣碎。外用适量，研细末撒敷患处。

备注

1. 大、小黄鱼头部内耳中有 6 块耳石，药材只用最大的一块耳石，即矢耳石（又称星石）。

2.《中国药典》未收载本品，以上各条目内容系依据《湖北省中药饮片炮制规范》。

3. 伪品有以下同科动物的混伪物。①黄姑鱼 *Nibea albiflora* （Richardson）耳石：为椭圆状三棱体，瓷白色。长 1.1～1.7 cm，宽 7～9 mm。一端宽而圆，另一端平截。其明显特征为：腹视面的靠平截端处有一圆弧凹槽，凹槽一端上连一矩圆形凸起。②皮氏叫姑鱼 *Johnius belengerii* （Cuvier et Valenciennes）耳石：呈三棱形，全体瓷白色，两端尖，长 0.7～1.1 cm，中间最宽处 5～7 cm。腹视面呈棱形，棱形的较长端有一圆锥形凹洞，以此可与正品鱼脑石相区别。③鮸鱼 *Miichthys miiuy* （Basilewsky）耳石：呈长椭圆形，一端稍宽，形似葵花子。全体瓷白色，长 1.1～1.8 cm，最宽处 4～8 cm。腹视面靠稍宽一端有一 "V" 形凹槽，背视面靠稍宽一端有密集刺状突起，其突起所占范围约为背视面的 2/3。

珍　珠

Zhenzhu

MARGARITA

本品为珍珠贝科动物马氏珍珠贝 *Pteria martensii* （Dunker）、蚌科动物三角帆蚌 *Hyriopsis cumingii* （Lea）或褶纹冠蚌 *Cristaria plicata* （Leach）等双壳类动物外套膜受异物刺激或病理变化，分泌珍珠质而形成的有光泽的珠粒。前者习称海水珍珠，后二者习称淡水珍珠。其中，以异物为核的称为"有核珍珠"，病理变化的称为"无核珍珠"。均从动物体内取出，洗净，干燥即得。

【产地】　海水珍珠主产于广东、海南、广西，以产于两广合浦、廉州者（习称"南珠"）品质最佳（如今多作饰品用）；淡水珍珠主产于江苏、浙江、湖南、湖北，以产于江苏太湖者品质最佳，系道地药材。

【性状】　本品呈类球形、长圆形、卵圆形或棒形，直径 1.5～8 mm。表面类白色、浅粉红色、浅黄绿色或浅蓝色，半透明，光滑或微有凹凸，具特有的彩色光泽（既有本色，又有伴色）。质坚硬，破碎面显层纹。气微，味淡。

【商品规格】　药用珍珠的传统规格分为 5 个等级。一等：圆球形或近圆球形，单粒＞0.05 g；表面自然玉白色（或粉色），细腻光滑，显闪耀珠光。二等：圆球形、近圆球形、半圆形，大小不分；色较次于一等，表面自然玉白色（或彩色）浅，细腻光滑，显闪耀珠光。三等：圆球形、近圆球形、半圆形、馒头形、长圆形、腰鼓形，大小不分；表面玉白色，浅粉红色，浅黄色，浅橙色，浅紫色，光滑，显珠光。四等：半圆形、长形、腰鼓形，大小不分；表面基本光滑，显有珠光，不分颜色，有细皱纹或微沟纹。五等：不规则形，大小不分。珠身有明显皱纹或沟纹，有珠光。现行规格分统装货与优质货两类，并标注产地。

【品质要求】　以粒大、形圆、珠光闪耀、断面现层纹者为佳。

【检查】　**酸不溶性灰分**　不得过 4.0%。**重金属及有害元素**　照铅、镉、砷、汞、铜测定法测定，铅不得过 5 mg/kg；镉不得过 0.3 mg/kg；砷不得过 2 mg/kg；汞不得过 0.2 mg/kg；铜不得过 20 mg/kg。

饮片

【处方用名】　珍珠、真珠、濂珠、海水珍珠、淡水珍珠、合浦珠、蚌珠、珍珠粉。

【配方应付】　写除珍珠粉外的处方用名，均付相应品规的珍珠；写珍珠粉，付珍珠粉。

【常用饮片】　**珍珠**　洗净，拭干。**珍珠粉**　取净珍珠，碾细，照水飞法制成最细粉。

【功能与主治】　安神定惊，明目消翳，解毒生肌，润肤祛斑。用于惊悸失眠，惊风癫痫，目赤翳障，疮疡不敛，皮肤色斑。

【用法与用量】　0.1～0.3 g，多入丸散用。外用适量。

【注意】　脾胃虚寒者慎用。

备注

1. 珍珠既是高雅的装饰品，象征着健康、纯洁、富有和幸福，又是名贵的中药材。①因其所含钙质、10 多种氨基酸和微量元素，能被人体的表皮细胞吸收，抑制人体内"脂褐素"生长，使颜面细腻，故用于美容，且始于唐代。②因其具有安神定惊，明目消翳，解毒生肌的功能，除用于惊悸失眠、惊风癫痫、目赤翳障、疮疡不敛外，还是多种著名中成药的主要原料，如"安宫牛黄丸""六神丸""梅花点舌丹"等。

2. 产地、色泽和单粒重量是评价珍珠品质的主要依据。以产于波利尼西亚的阿鲁都亚岛的黑珍珠最为名贵，该岛是世界上唯一养殖黑珍珠的地方。海水珍珠以产于我国的南珠品质最佳，享誉海内外，素有"欧洲珠不及日本珠，日本珠不如合浦珠"之说。淡水珍珠中，产于江苏太湖的珍珠有天下第一的美誉。另据报道：世界上最大的珍珠保存在美国旧金山银行保险库里，重达 6 350 g。

3. 由于珍珠不溶于水，因此不宜煎服，应研成极细末，冲服或调入霜剂外用。传统的研磨的方法是：先将干净的珍珠装入布袋或纱布包裹，与豆腐或豆浆同煮 2～3 h，取出，洗净，再"水飞"成最细粉备用。

4. 珍珠以粒大、形圆、珠光闪耀、平滑细腻、断面有层纹者为佳。现在市售珍珠分为天然珍珠和养殖珍珠，前者的价格昂贵，是因其稀少而难得。选购时，切忌不要刻意追求所谓天然珍珠，原因是二者没有本质区别，而且无从鉴别。另有一种说法是：无核珍珠是天然珍珠，有核珍珠是养殖珍珠，这其实是误解。此外，珍珠有用硬质塑料和贝壳打磨的伪品。其鉴别方法：①参见珍珠与伪品的主要区别表。②冰凉感：将两手搓至发热，珍珠放在手心有冰凉的感觉，假珠则没有。③颜色：每一颗珍珠除了有"本色"（主色）外还带有伴色，凡只有本色，没有伴色的系伪品。

珍珠与伪品的主要区别表

区别	珍珠	贝壳伪制的珍珠	塑料仿制的珍珠
性状	呈类球形，卵圆形，表面光滑有闪耀的珠光，断面具同心层纹	颗粒大小均匀，表面白色无珠光，难破碎，破碎面见平行纹理	颗粒大小均匀，表面黄白色无珠光，质坚，破碎面无同心层纹
加丙酮	表面光彩不退	光泽全部脱落	光泽全部脱落
火烧	爆裂有声，呈同心性层状破碎	少数爆裂，平面块状破碎	有烧焦的塑料气
显微鉴别	有同心性环纹，连续成环	无同心性环纹	无同心性环纹

穿 山 甲

Chuanshanjia

MANIS SQUAMA

本品为鲮鲤科动物穿山甲 *Manis pentadactyla* Linnaeus 的鳞甲。捕获后，去尽内脏及骨、肉，取其皮及鳞甲，洗净、晒干，即为"甲张"；将甲张置沸水中，则鳞甲自行脱落，收集鳞甲，洗净，晒干，即为"甲片"。

【产地】　境内主产于两广、海南及云贵地区；境外主产于不丹、越南、老挝等国。

【性状】　本品呈扇面形、三角形、菱形或盾形的扁平片状或半折合状，中间较厚，边缘较薄，大小不一。外表面黑褐色或黄褐色，有光泽，宽端有数十条排列整齐的纵纹及数条横线纹；窄端光滑。内表面色较浅，中部有一条明显突起的弓形横向棱线，其下方有数条与棱线相平行的细纹。角质，半透明，坚韧而有弹性，不易折断。气微腥，味淡。

【商品规格】　传统规格分甲片与甲张，均系国产；现行规格分国产甲片与进口甲片，并标注产地；都不分等级，均为统货。

【品质要求】　首选国产甲片，次选进口甲片；均以片张完整且均匀，色青黑、不带皮肉者为佳。

【检查】　**杂质**　不得过 4%。**总灰分**　不得过 3.0%。

饮片

【处方用名】　穿山甲、川山甲、甲片、山甲片、麒麟甲、炮山甲（甲珠）、醋山甲。

【配方应付】　写上述处方用名，均付醋山甲（参见"备注"）。

【常用饮片】　**穿山甲**　除去杂质，洗净、干燥。

【检查】　同药材。

炮山甲　取净穿山甲，大小分开，照烫法用砂烫至鼓起。用时捣碎。

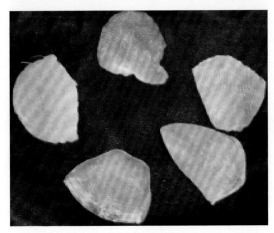
生甲片

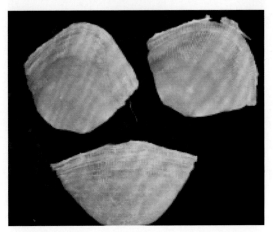
进口生甲片

【检查】　同药材。

醋山甲　取净穿山甲，大小分开，照烫法用砂烫至鼓起，醋淬，取出，干燥。每 100 kg 穿山甲，用醋 30 kg。

【检查】　同药材。

【功能与主治】　活血消癥，通经下乳，消肿排脓，搜风通络。用于经闭癥瘕，乳汁不通，痈肿疮毒，风湿痹痛，中风瘫痪，麻木拘挛。

【用法与用量】　5～10 g，一般炮制后用。用时捣碎。

【注意】　本品有促溃穿透之性，疮疡溃破者慎用。本品性善走窜，活血通经，故孕妇慎用。

备注

1. 本品曾以鲮鲤甲之名始载于《名医别录》，穿山甲之名始见于《图经本草》。

2. 鲮鲤科穿山甲属（*Manis*）动物，有 8 个物种。作为中药材，我国一直使用境内所产"中华穿山甲"（*pentadactylayla*）的鳞甲。因其已被列入国家二级保护野生药材物种目录，严禁私自采猎，并按计划供应，导致药用受限。至于当前药材市场所销售的替代品，即所谓进口甲片，其基原与合法性待定。

3. 国产甲片与进口甲片的鉴别要点：前者多呈扁平片状，其片长（3～5 cm）与片宽（3～5.5 cm）相近；后者多呈半折合状，其片长明显大于片宽。参见附图。

4. 本品为通乳要药（参见"王不留行"项下）。《中国药典》收载穿山甲、炮山甲、醋山甲三种饮片，并注明"本品一般炮制后用"，其中，炮山甲习称甲珠，醋山甲最为常用。

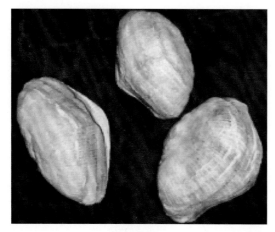
进品炮甲片

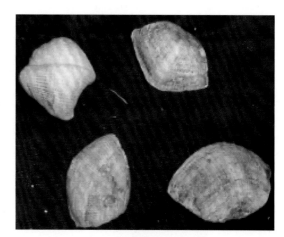
炮甲片

海 马

Haima

HIPPOCAMPUS

本品为海龙科动物线纹海马 *Hippocampus kelloggi* Jodan et Snyder、刺海马 *H. histrix* Kaup、大海马 *H. kuda* Bleeker、三斑海马 *H. trimaculatus* Leach 或小海马（海蛆）*H. japonicus* Kaup 的干燥体。夏、秋二季捕捞，洗净，晒干，或除去皮膜和内脏，将尾盘卷，晒干。

【产地】 线纹海马主产于广东、福建、台湾等沿海地区；刺海马主产于广东、福建、浙江等沿海地区；大海马主产于广东、海南等沿海地区；三斑海马主产于福建、广东等沿海地区；小海马（海蛆）主产于辽宁、河北、山东、浙江等沿海地区。进口海马主要来自马来半岛、菲律宾、印度尼西亚及澳洲等国。

【性状】 共同点：头略似马头，前方有一管状长吻；躯干部七棱形，尾部四棱形，渐细卷曲，体上有瓦楞形的节纹，习称"马头蛇尾瓦楞身"。雄体腹面有育儿囊。体轻，骨质坚硬。气微腥，味微咸。

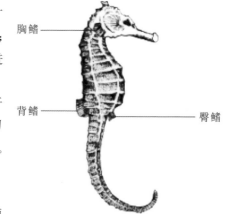
海马示意图（大海马）

（胸鳍 背鳍 臀鳍）

【商品规格】

1. 传统规格分国产海马和进口海马。①国产海马：①来源和形状分为海马、刺海马、海蛆三种；按颜色分为中海马（白色）、潮海马（黑色）、汉海马（褐色）；按大小分为4个等级：即对马（特等，选取长≥30 cm且大小相近的雌、雄海马各一只，并排用红线捆扎成对，即成商品所称的"对马"）、大条（一等，体长16～30 cm）、中条（二等，体长8～15 cm）、小条（三等，体长8 cm以下）；海蛆（商品名）：体长5～7 cm。②进口海马：分为光海马与刺海马两类（商品统称杂海马），每类各分4个等级，即对马（体长≥30 cm）、大海马（长11 cm以上）、中海马（长7 cm以上）和小海马（长5 cm以上）。

2. 现行规格分选装货与统装货。其中，选装货均按单只重量划分等级。

【品质要求】 首选国产海马中的雌海马，以体大、坚实、头尾齐全、尾部卷曲、色白者为佳；不用杂海马、"冠海马""日本海马"。

饮片

【处方用名】 海马、水马、马头鱼、大海马、刺海马、海蛆、对马、线纹海马、三斑海马、小海马、中海马、潮海马、汉海马、龙落子、克氏海马。

【配方应付】 本品生饮同源。写以上除海蛆、对马外的处方用名，均付尾部卷曲的雌海马；写海蛆，付海蛆（即体长 5～7 cm 的海马）；写对马，付对马。

【功能与主治】 温肾壮阳，散结消肿。用于阳痿，遗尿，肾虚作喘，癥瘕积聚，跌扑损伤；外治痈肿疔疮。

【用法与用量】 3～9 g。外用适量，研末敷患处。

【注意】 阴虚火旺者忌服。

备注

1. 海马的繁殖：雌海马将卵子置入雄海马的育儿囊内，由雄海马"负责"受精，并将受精卵孵生成小海马，导致雄海马药用价值降低。此外，由于育儿囊极易腐败或向内填充泥沙及金属碎屑等异物，凡尾部不卷曲者，多系未除去皮膜和内脏的海马，含有异物，且易腐败，故首选尾部卷曲的雌海马。

2. 本品系贵细药材，尤为男性阳虚患者所青睐。但不同品种及不同品规，其功效与价格差异明显，应注意甄别。参见 6 种海马外观性状及主要特征表及附图。

6 种海马外观性状及主要特征表

	线纹海马	三斑海马	大海马	刺海马	日本海马	冠海马
外观特征	黄白色，头部棘刺尖而上突体上呈线状斑点或节纹，体侧具细小白点	黄褐色或黑褐色，头与躯干部垂直，背部第 1、4、7 节体环，短棘基部各有一圆黑点	淡黄褐色或棕褐色，头部棘刺较发达，体上棘刺粗短，吻长与眼眶后的头部等长	黄白色，头部及体上棘刺发达且细而尖，仅尾的后端不明显	暗褐色，头侧及眶上棘刺发达，吻管短，第 1、7、11 体环及 5、9、13 尾环棘刺较明显	淡褐色，头冠特别高，约等于吻长，第 1、4、11 体环和第 4、10、14 尾环侧棘刺较长
胸鳍	18	17～18	16	18	12～13	14
背鳍	18～19	20～21	17	18	16～17	13～14

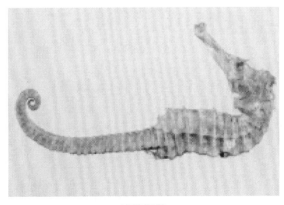

线纹海马

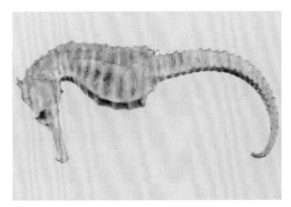

大海马

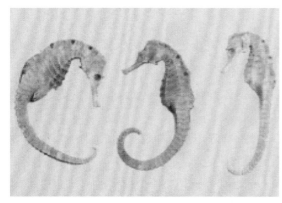

三斑海马

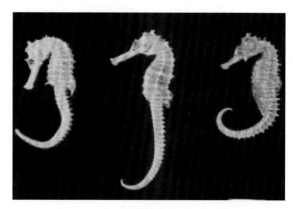

刺海马

海 螵 蛸

Haipiaoxiao

SEPIAE ENDOCONCHA

本品为乌贼科动物无针乌贼 *Sepiella maindroni* de Rochebrune 或金乌贼 *Sepia esculenta* Hoyle 的干燥内壳。收集乌贼鱼的骨状内壳，洗净，干燥。

【产地】　无针乌贼主产于浙江、福建沿海；金乌贼主产于辽宁、山东沿海地区。

【性状】　**无针乌贼**　呈扁长椭圆形，中间厚，边缘薄；背面有磁白色脊状隆起，两侧略显微红色，有不甚明显的细小疣点；腹面白色，自尾端到中部有细密波状横层纹；角质缘半透明，尾部较宽平，无骨针。体轻，质松，易折断，断面粉质，显疏松层纹。气微腥，味微咸。**金乌贼**　背面疣点明显，略呈层状排列；腹面的细密波状横层纹占全体大部分，中间有纵向浅槽；尾部角质缘渐宽，向腹面翘起，末端有一骨针，多已断落。

【商品规格】　传统规格分为无针乌贼与金乌贼两类；现行规格分大、中、小三种，并标注产地；都不分等级，均为统货。

【品质要求】　首选无针乌贼，次选金乌贼，均以片厚、色白、洁净者为佳；不用"白斑乌贼"。

【检查】　**重金属及有害元素**　照铅、镉、砷、汞、铜测定法测定，铅不得过 5 mg/kg；镉不得过 5 mg/kg；砷不得过 10 mg/kg；汞不得过 0.2 mg/kg；铜不得过 20 mg/kg。

【含量测定】　本品含碳酸钙（$CaCO_3$）不得少于 86.0%。

饮片

【处方用名】　海螵蛸、乌贼骨、乌贼甲、乌贼壳、海蛸、墨鱼骨、淡骨、柔骨、鳌骨。

【配方应付】　本品生饮同源。写上述处方用名，均付海螵蛸。

【功能与主治】　收敛止血，涩精止带，制酸止痛，收湿敛疮。用于吐血衄血，崩漏便血，遗精滑精，赤白带下，胃痛吞酸；外治损伤出血，湿疹湿疮，溃疡不敛。

【用法与用量】　5～10 g。外用适量，研末敷患处。

备注

1. 本品入药，以片厚者为佳。就无针乌贼与金乌贼而言，如片面大小相近，则前者较厚。二者的鉴别要点：无针乌贼无骨针，金乌贼有一骨针。参见附图。

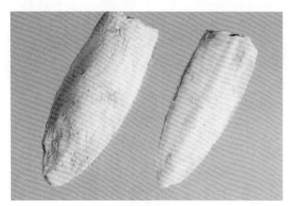 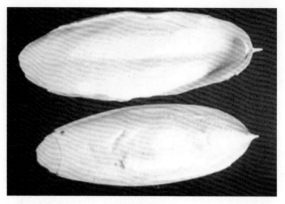

乌贼无骨针　　　　　　　　　　金乌贼

2. 白斑乌贼为同属动物白斑乌贼 *S. Hercukes* Pilsbry 的内壳，产于两广沿海，且为当地习用。其性状特征（可供鉴别）：本品背面密被细小的石灰质颗粒状突起，亦自后端开始略呈同心环状排列，四周有黄棕色角质峰；腹面横纹呈圆弧形，自后端至前端约占全长的 9/10。后端有一粗状骨针。

3. 《湖北省中药饮片炮制规范》规定：应"去硬壳"入药，但《中国药典》无此规定。

桑 螵 蛸

Sangpiaoxiao

MANTIDIS OÖTHECA

本品为螳螂科昆虫大刀螂 *Tenodera sinensis* Saussure、小刀螂 *Statilia maculata*（Thunberg）或巨斧螳螂 *Hierodula patellifera*（Serville）的干燥卵鞘。以上三种分别习称"团螵蛸""长螵蛸"及"黑螵蛸"。深秋至次春收集，除去杂质，蒸至虫卵死后，干燥。

【产地】　团螵蛸主产于广西、云南、湖南、湖北、河北、辽宁；长螵蛸主产于浙江、江苏、安徽、山东、湖北；黑螵蛸主产于河北、山东、河南、山西。

【性状】　**团螵蛸**　略呈圆柱形或半圆形，由多层膜状薄片叠成。表面浅黄褐色，上面带状隆起不明显，底面平坦或有凹沟。体轻，质松而韧，横断面可见外层为海绵状，内层为许多放射状排列的小室，室内各有一细小椭圆形卵，深棕色，有光泽。气微腥，味淡或微咸。

长螵蛸　略呈长条形，一端较细。表面灰黄色，上面带状隆起明显，带的两侧各有一条暗棕色浅沟和斜向纹理。质硬而脆。

黑螵蛸　略呈平行四边形。表面灰褐色，上面带状隆起明显，两侧有斜向纹理，近尾端微向上翘。质硬而韧。

【商品规格】　传统规格分团螵蛸、长螵蛸与黑螵蛸；现行规格分"熟大绵""生大绵""生二绵"等，并标注产地；都不分等级，均为统货。

【品质要求】 首选团螵蛸，次选长螵蛸，均只用其蒸制品，即"熟大绵"；且以完整不破（即卵未孵生或幼虫未出）、身干、色黄、体轻而带韧性、不带树皮杂质等异物者为佳。禁用其原生品，即"生大绵""生二绵"。

【检查】 水分（第二法） 不得过 15.0%。**总灰分** 不得过 8.0%。**酸不溶性灰分** 不得过 3.0%。

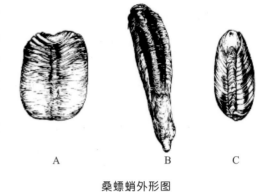

桑螵蛸外形图
A. 团螵蛸；B. 长螵蛸；C. 黑螵蛸

饮片

【处方用名】 桑螵蛸、桑蛸、刀螂子、螳螂蛋、螳螂壳、螳螂巢、刀螂蛋、软螵蛸。

【配方应付】 本品生饮同源。写以上处方用名，均付桑螵蛸。

【功能与主治】 固精缩尿，补肾助阳。用于遗精滑精，遗尿尿频，小便白浊。

【用法与用量】 5～10 g。用时剪碎。

【注意】 本品助阳固涩，阴虚火旺或内有湿热之遗精，膀胱湿热，小便短数者不宜。

备注

1. 本品始载于《神农本草经》。陶弘景云："以桑上生者为好，是兼得桑皮之津气也。"又："本品轻飘如绵，而须采桑树上者"，故名。

2. 药用桑螵蛸均为螳螂的干燥卵鞘。为防止卵鞘内所含虫卵孵生成虫，中医药传统的处理方法及《中国药典》均规定：采集后，应蒸至虫卵死后（即卵未孵生或幼虫未出）方为药材，故本品只用熟品，禁用生品（即药材商品所称的"生大绵""生二绵"）。

3. 3 种桑螵蛸，以团螵蛸（又称软螵蛸）最为绵软（药材商品称之为"大绵"），其品质最佳，故列为首选。

鹿　角

Lujiao

CERVI CORNU

本品为鹿科动物马鹿 *Cervus elaphus* Linnaeus 或梅花鹿 *C. nippon* Temminck 已骨化的角或锯茸后翌年春季脱落的角基，分别习称"马鹿角""梅花鹿角""鹿角脱盘"。多于春季拾取，除去泥沙，风干。

【产地】 马鹿角主产于东三省及内蒙古、青海、新疆等地，系主流商品。由于梅花鹿多用于锯茸，骨化角罕见，市场已几无商品。

【性状】 **马鹿角** 呈分枝状，通常分成 4～6 枝。主枝弯曲，直径 3～6 cm。基部盘状，上具不规则瘤状突起，习称"珍珠盘"，周边常有稀疏细小的孔洞。侧枝多向一面伸展，第一枝与珍珠盘相距较近，与主干几成直角或钝角伸出，第二枝靠近第一枝伸出，习称"坐地分枝"，第二枝与第三枝相距较远。表面灰褐色或灰黄色，有光泽，角尖平滑，中、下部常具疣状突起，习称"骨钉"，并具长短不等的断续纵棱，习称"苦瓜棱"。质坚硬，断面外圈骨质，灰白色或微带淡褐色，中部多呈灰褐色或青灰色，具蜂窝状孔。气微，味微咸。

梅花鹿角　又称花鹿角，通常分成3～4枝。侧枝多向两旁伸展，第一枝与珍珠盘相距较近，第二枝与第一枝相距较远，主枝末端分成两小枝。表面黄棕色或灰棕色，枝端灰白色。枝端以下具明显"骨钉"，纵向排成"苦瓜棱"，顶部灰白色或灰黄色，有光泽。

鹿角脱盘　又称"鹿花盘""磨盘磴"，呈盔状或扁盔状，直径3～6 cm（珍珠盘直径4.5～6.5 cm），高1.5～4 cm。表面灰褐色或灰黄色，有光泽。底面平，蜂窝状，多呈黄白色或黄棕色。珍珠盘周边常有稀疏细小的孔洞。上面略平或呈不规则的半球形。质坚硬，断面外圈骨质，灰白色或类白色。

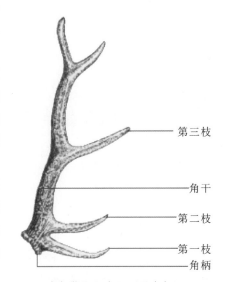

鹿角鉴别示意图（马鹿角）

【商品规格】　传统规格：按来源分马鹿角、梅花鹿角、鹿角脱盘；按产地分关鹿角、川鹿角（以成都为集散地）、西北角等。现行规格：分马鹿角与"驯鹿"角，并标注产地（商品规格中已无梅花鹿角）。以上都不分等级，均为统货。

【品质要求】　只用马鹿角中的"青枝退角"，以粗状、坚实、质重、表面无干枯裂隙者为佳；不用鹿角脱盘及驯鹿角。

【浸出物】　水溶性浸出物（热浸法）不得少于17.0%。

饮片

【处方用名】　鹿角、鹿角片、鹿角粉、脱角、干杈子、梅花鹿角。

【配方应付】　本品生饮同源。写以上除鹿角粉外的处方用名，均付鹿角片（镑片或刨片）；写鹿角粉，付鹿角粉（锉粉）。

【功能与主治】　温肾阳，强筋骨，行血消肿。用于肾阳不足，阳痿遗精，腰脊冷痛，阴疽疮疡，乳痈初起，瘀血肿痛。

【用法与用量】　6～15 g。

备注

1. 鹿角按采集方法原本分"砍角"与"退角"两大类。现因梅花鹿与马鹿已分别被列为国家一、二类保护动物，严禁猎杀。故《中国药典》规定："多于春季拾取"，即自然脱落的鹿角（习称"退角"），导致药材商品已无"砍角"。其中，退角又分"青枝"与"爬山货"。前者系指当年新脱落的鹿角，质优；后者为陈年货，质次。

2. 驯鹿角为同科动物驯鹿 *Rangifer farandus* L. 已骨化脱落的角。主产于内蒙古及黑龙江等地，亦为我国北方地区习用。鉴别要点：本品整枝角的分枝不多，各枝分叉（又称眉杈）多少不一。参见附图。

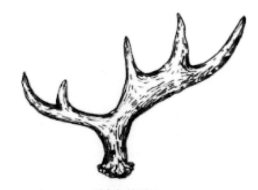

驯鹿角外形图

鹿　茸

Lurong

CERVI CORNU PANTOTRICHUM

本品为鹿科动物梅花鹿 *Cervus nippon* Temminck 或马鹿 *C. elaphus* Linnaeus 的雄鹿未骨化密生茸毛的幼角。前者习称"花鹿茸"，后者习称"马鹿茸"。夏、秋二季锯取鹿茸，经加工后，阴干或烘干。

【产地】　花鹿茸主产于吉林、辽宁、河北。马鹿茸主产于黑龙江、吉林、内蒙古、青海、新疆、四川及云南。其中，东北产者习称"东马鹿茸"，质优；西北产者习称"西马鹿茸"，质次。

【性状】　**花鹿茸**　呈圆柱状分枝，具一个分枝者习称"二杠"，主枝习称"大挺"，锯口直径 4～5 cm，离锯口约 1 cm 处分出侧枝，习称"门庄"，直径较大挺略细。外皮红棕色或棕色，多光润，表面密生红黄色或棕黄色细茸毛，上端较密，下端较疏；分岔间具 1 条灰黑色筋脉，皮茸紧贴。锯口黄白色，外围无骨质，中部密布细孔。具二个分枝者，习称"三岔"，大挺直径较二杠细，略呈弓形，微扁，枝端略尖，下部多有纵棱筋及突起疙瘩；皮红黄色，茸毛较稀而粗。体轻。气微腥，味微咸。二茬茸与头茬茸相似，但挺长而不圆或下粗上细，下部有纵棱筋。皮灰黄色，茸毛较粗糙，锯口外围多已骨化。体较重。无腥气。

马鹿茸　较花鹿茸粗大，分枝较多，侧枝一个者习称"单门"，二个者习称"莲花"，三个者习称"三岔"，四个者习称"四岔"或更多。按产地分为"东马鹿茸"和"西马鹿茸"。

东马鹿茸　"单门"大挺直径约 3 cm。外皮灰黑色，茸毛灰褐色或灰黄色二杠鹿茸外形图，锯口面外皮较厚，灰黑色，中部密布细孔，质嫩；"莲花"大挺较长，下部有棱筋，锯口面蜂窝状小孔稍大；"三岔"皮色深，质较老；"四岔"茸毛粗而稀，大挺下部具棱筋及疙瘩，分枝顶端多无毛，习称"捻头"。

西马鹿茸　大挺多不圆，顶端圆扁不一。表面有棱，多抽缩干瘪，分枝较长且弯曲，茸毛粗长，灰色或黑灰色。锯口色较深，常见骨质。气腥臭，味咸。

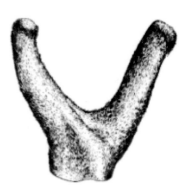

二杠鹿茸外形图

【商品规格】　传统规格：参见"七十六种中药材商品规格标准"。现行规格：只分花鹿茸与马鹿茸两类，均为"锯茸"，并标注产地（再不分头茬茸与再生茸）。其中，花鹿茸分花二杠与花三岔；马鹿茸分 5 个等级，依次为单门、莲花、三岔、四岔，以及"投料货"。参见《中华人民共和国国家标准》（国家标准局 1986 年 10 月 3 日发布）。

【品质要求】

1. 首选花鹿茸，次选一级马鹿茸；不用"投料货"，禁用"砍茸"。

2. 花鹿茸以体粗状、主枝圆、质嫩、毛细、顶端丰满、皮色红棕、有油润光泽者为佳；马鹿茸以饱满、体轻、毛色灰褐、下部无棱线者为佳。

饮片

【处方用名】　鹿茸、鹿茸片、鹿茸粉、花鹿茸、马鹿茸、黄毛茸、青毛茸。

【配方应付】　写以上除鹿茸粉外的处方用名，均付鹿茸片（血片或粉片）；写鹿茸粉，付鹿茸粉。

【常用饮片】　**鹿茸片**　取鹿茸，燎去茸毛，刮净，以布带缠绕茸体，自锯口面小孔灌入热白酒，并不断添酒，至润透或灌酒稍蒸，横切薄片，压平，干燥。

　　鹿茸粉　取鹿茸，燎去茸毛，刮净，劈成碎块，研成细粉。

【功能与主治】　壮肾阳，益精血，强筋骨，调冲任，托疮毒。用于肾阳不足，精血亏虚，阳痿滑精，宫冷不孕，羸瘦，神疲，畏寒，眩晕，耳鸣，耳聋，腰脊冷痛，筋骨痿软，崩漏带下，阴疽不敛。

【用法与用量】　1～2 g，研末冲服。

【注意】　凡阴虚阳亢，血分有热，胃火炽盛，肺有痰热，外感热病者忌用。服用鹿茸宜从小量开始，缓缓增加，不宜骤用大量，以免阳升风动，头晕目赤，伤阴动血。

备注

1. 鹿茸按采集方法原本分"砍茸"与"锯角"两大类。现因梅花鹿与马鹿已分别被列为国家一、二类保护动物，严禁砍茸（所谓砍茸，难免伤及鹿的头盖骨而危及鹿的生命）导致药材商品已无"砍茸"。

2. 鹿茸的饮片亦分花鹿茸片与马鹿茸片两大类，前者质优。每类又分"血片""粉片""骨片"三种商品。所谓"血片"，系指取鹿未骨化的角尖切得的圆形薄片，又称"蜡片"或"嘴片"，质优；取其中上部切得的薄片，即"粉片"，又称"蛋黄片"，质次；取其下部切得的厚片，即"骨片"，又称"老角片"，质更次。

3. 3种花鹿茸片的性状差异如下。①形：血片与粉片均为圆形或椭圆形薄片，骨片为类圆形厚片。②色：血片为浅黄白色或浅棕色至棕色（因锯茸后，即行抽取的血量不同，形成色差），蛋黄片呈黄白色，骨片呈粉白色。③边缘：前二者皮茸紧贴，有残存的茸毛；骨片周边粗糙，疏松，无茸毛。④片面：血片中央蜂窝状小孔致密，无空洞；蛋黄片蜂窝状小孔稍显稀疏粗糙，偶有空洞；骨片因周边粗糙，略具骨质（骨化圈）导致中央蜂窝状所占面积较小，空洞明显。参见附图。

4. 马鹿茸片周边灰黑色，中央灰黄色，蜂窝状细孔大小不一，排列紊乱，空洞明显。

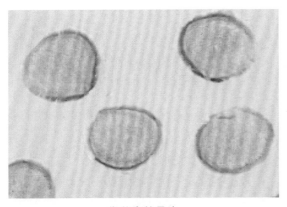

梅花鹿茸骨片

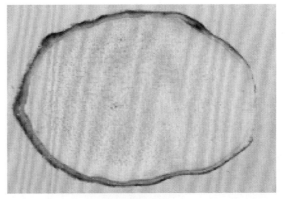

梅花鹿茸蛋黄片

羚 羊 角

Lingyangjiao

SAIGAE TATARICAE CORNU

本品为牛科动物赛加羚羊 *Saiga tatarica* Linnaeus 的角。猎取后锯取其角，晒干。

【产地】 境内主产于新疆天山北麓之伊犁、博落培拉河流及中俄交界处一带。此外，甘肃、青海之泽海河漠地区，西藏北部，内蒙古大兴安岭一带亦有产。境外主产于西伯利亚、小亚细亚一带。此外，泰国、越南亦有产。

【性状】 本品呈长圆锥形，略呈弓形弯曲，类白色或黄白色，基部稍呈青灰色。嫩枝对光透视有"血丝"或紫黑色斑纹，光润如玉，无裂纹，老枝则有细纵裂纹。除尖端部分外，有 10~16 个隆起环脊，间距约 2 cm，用手握之，四指正好嵌入凹处。角的基部横截面圆形，直径 3~4 cm，内有坚硬质重的角柱，习称"骨塞"，骨塞长约占全角的 1/2 或 1/3，表面有突起的纵棱与其外面角鞘内的凹沟紧密嵌合，从横断面观，其结合部呈锯齿状。除去"骨塞"，角的下半段成空洞，全角呈半透明，对光透视，上半段中央有一条隐约可辨的细孔道直通角尖，习称"通天眼"。质坚硬。气微，味淡。

【商品规格】 传统规格，分大枝、小枝、老角、角尖及进口品。现行规格只分 5 个等级，并标注产地。

【品质要求】 以整枝、质嫩、色白、光润、半透明、无裂纹、角尖有黑色斑纹，习称"乌云盖顶"，上半段对光透视有"血丝"及一条隐约可辨的细孔道直通角尖，习称"通天眼"或"血线通天"者为佳。

饮片

【处方用名】 羚羊角、羚羊角（粉）、羚羊角（片）、羚羊角（丝）。

【配方应付】 写羚羊角粉，付羚羊角粉；写羚羊角片、羚羊角丝，均付羚羊角片或羚羊角丝。

【常用饮片】 **羚羊角镑片** 取羚羊角，置温水中浸泡，捞出，镑片，干燥。

羚羊角粉（临方炮制）取羚羊角，用砂轮机磨成粉，或砸碎，粉碎成细粉。

【功能与主治】 平肝息风，清肝明目，散血解毒。用于肝风内动，惊痫抽搐，妊娠子痫，高热痉厥，癫痫发狂，头痛眩晕，目赤翳障，温毒发斑，痈肿疮毒。

【用法与用量】 1~3 g，宜另煎 2 h 以上；磨汁或研粉服，每次 0.3~0.6 g。

【注意】 脾虚慢惊者忌用。

备注

1. 羚羊在我国古代又称麢（líng）羊。名虽为"羊"，却系牛科动物。而赛加羚羊，又名高鼻羚羊。但"赛加"并无"高鼻"之义，而是俄文羚羊的译音。

2. 本品药用部分历来不含骨塞。近年来，由于赛加羚羊已被我国列入一级保护的野生动物，使药用资源更加匮乏。又：骨塞所含成分与骨质并无差异，去掉占整枝角重量高达 40% 以上的骨塞，实属浪费。故《中国药典》不再规定本品应去骨塞入药。

3. 本品必须采购整枝羚羊角，自行锉粉或镑片备用，以利鉴别与品质评价。凡有"乌云盖顶，血丝通天"者质优。参见附图。

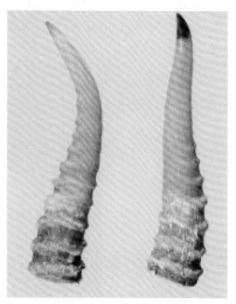

一等羚羊角

蛤　蚧

Gejie

GECKO

本品为壁虎科动物蛤蚧 *Gekko gecko* Linnaeus 的干燥体。全年均可捕捉，除去内脏，拭净，用竹片撑开，使全体扁平顺直，低温干燥。

【产地】　境内主产于广西、广东、云南、贵州等地，以产于广西者质优。其中，以产于广西龙州者为道地药材。境外主产于越南、缅甸、泰国等南亚和东南亚国家。

【性状】　本品呈扁片状，头颈部及躯干部长 9～18 cm，头颈部约占 1/3，腹背部宽 6～11 cm，尾长6～12 cm。头略呈扁三角状，两眼多凹陷成窟窿，口内有细齿，生于颚的边缘，无异型大齿。吻部半圆形，吻鳞不切鼻孔，与鼻鳞相连，上鼻鳞左右各 1 片，上唇鳞 12～14 对，下唇鳞（包括颏鳞）21 片。腹背部呈椭圆形，腹薄。背部呈灰黑色或银灰色，有黄白色、灰绿色或橙红色斑点散在或密集成不显著的斑纹，脊椎骨和两侧肋骨突起。四足均具 5 趾，趾间仅具蹼迹，足趾底有吸盘。尾细而坚实，微现骨节，与背部颜色相同，有 6～7 个明显的银灰色环带，有的再生尾较原生尾短，且银灰色环带不明显。全身密被圆形或多角形微有光泽的细鳞。气腥，味微咸。

【商品规格】　商品多以对为单位。

1. 传统规格。①性状要求：头较小，体皮厚，背灰青色，鳞细，具黄白色或灰绿色斑点。②过去要求以雌雄配对，后改为以一只长尾和一只短尾配对销售，且分断尾和全尾两种，其中全尾品按腹背上部宽度又分 5 个等级。即特装：宽度≥8.6 cm；5 装（系指每箱 5 对）：宽度 7.7～8.5 cm；10 装：宽度 7.2～7.6 cm；20 装：宽度 6.8～7.1 cm；30 装：宽度 6～6.7 cm；等外装：宽度<6 cm 或

断尾残次品。

2.现行规格只分大对、中对、小对三种，并标注产地，且应无断尾品。其中，大对的宽度（系指每只蛤蚧腹背上部的宽度）一般应＞8.5 cm，中对应为7.1～8.5 cm，小对应＞6 cm。进口规格参见"传统规格"项下，其区别是：头较大，体皮薄，具橙红色斑点；特装：宽度≥9.5 cm；5装：宽度8.5～9.49 cm；10装：宽度8～8.49 cm；20装：宽度7.5～7.9 cm；30装：宽度6.7～7.49 cm。

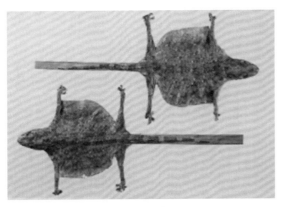 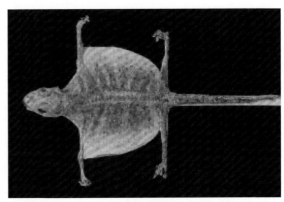

国产蛤蚧药材　　　　　　　　　　　进口蛤蚧

【品质要求】　只用大对或中对全尾蛤蚧，以体大、尾长且系原生尾、无虫蛀霉点者为佳；不用单只、断尾或再生尾及小对蛤蚧；禁用壁虎（即守宫类）或"蜡皮蜥"等。

【浸出物】　用稀乙醇作溶剂（冷浸法），浸出物不得少于8.0%。

饮片

【处方用名】　蛤蚧、大壁虎、蛤蟹、仙蟾、蛤蚧蛇。

【配方应付】　本品生饮同源。写上述处方用名，均付蛤蚧。

【常用饮片】　**蛤蚧**　用时除去鳞片、头足及竹片，切成小块（如系整对，应作发药交待）。

【功能与主治】　补肺益肾，纳气定喘，助阳益精。用于肺肾不足，虚喘气促，劳嗽咳血，阳痿，遗精。

【用法与用量】　3～6 g，多入丸散或酒剂。

【注意】　本品可致性早熟，故儿童慎用。外感风寒或实热咳嗽者忌服。

【贮藏】　用木箱严密封装，常用花椒拌存，置阴凉干燥处，防蛀。

备注

1.此物求偶，自呼其名：雄性叫声似"蛤"（gé），雌性叫声如"蚧"（此处读音应为gài），故名"蛤蚧"，其拉丁名"GECKO"、日文名、英语名的读音均为"Gégài"。但《中国药典》的注音为"Géjiè"，值得商榷。

2.蛤蚧"妙"在其尾，前行时能"掌舵"、助跳；遇敌害时，能自断其尾，所断之尾仍不断急剧收缩，不停地跳动，以此迷惑"敌人"，以利其弃尾而逃；断尾处，一定时间后长出新尾，即再生尾。中医认为，蛤蚧药力在尾，尾不全者无效。现代研究已证实，蛤蚧尾的药效高于体部。

3.蛤蚧已被列入国家二类保护动物，导致当前药材市场以进口蛤蚧为主流商品，且伪品甚多。鉴别要点：①国产蛤蚧其尾部有与背部颜色相同的6～7个明显的银灰色环带。但无论是进口蛤蚧，还是壁虎类或蜡皮蜥等伪品，其尾部均无环带。②国产蛤蚧的再生尾呈锥状，比原生尾短，且银灰色环带不明显。

4.《中国药典》规定：本品的【用法与用量】3～6 g，但药材商品却以对为单位。故配方时，应按处方剂量，取整对蛤蚧，除去鳞片、头足及竹签，切成小块，再行称定。

哈　蟆　油

Hamayou

RANAE OVIDUCTUS

本品为蛙科动物中国林蛙 *Rana temporaria chensinensis* David 雌蛙的输卵管，经采制干燥而得。

【产地】　主产于东三省及内蒙古东北部地区。此外，河北滦县、青海贵德亦有产。以产于吉林者质优。此外，吉林桦甸市至今仍是哈蟆油的主要集散地。

【性状】　本品呈不规则块状，弯曲而重叠，长 1.5～2 cm，厚 1.5～5 mm。表面黄白色，呈脂肪样光泽。摸之有滑腻感，在温水中浸泡体积可膨胀。气腥，味微甘，嚼之有黏滑感。

【商品规格】　传统规格按每 500 g 的个数划分等级：一等 32～36 个；二等 40～46 个；三等 50～56 个。现行规格按药材的性状差异分 4 个等级：一等淡黄白色，块大整齐，有光泽而透明，干净无皮、肌、卵等杂物；二等黄而不黑，干而纯净，皮、肌、粉籽及碎块等杂物＜1％；三等油色不纯白，不变质，碎块、粉籽、皮肉等杂物＜5％；四等因受潮或受热使成黑红色，但未变质，且碎块、粉籽、皮肉等杂物＜10％。

【品质要求】　只用产于吉林的一至三等品，不用四等品（注意：本品如产地不同，则品质与价格相差悬殊）。以质干、色白、块大、肥厚、有光泽、无皮膜、无血筋及卵粒者为佳。

【检查】　**膨胀度**　按《中国药典》规定的方法鉴测，不得低于 55。

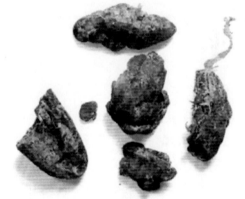

哈蟆油药材

饮片

【处方用名】　蛤膜油、蛤士油、蛤士膜油、田鸡油、血蛤、吧拉蛙。

【配方应付】　本品生饮同源。写上述处方用名，均付哈蟆油。

【常用饮片】　**哈蟆油**　除去杂质，剥去膜衣，筛去黑子。

【功能与主治】　补肾益精，养阴润肺。用于阴虚体弱，神疲乏力，心悸，失眠，盗汗不止，痨嗽咳血。

【用法与用量】　5～15 g，用水浸泡，炖服，或作丸剂服。

【注意】　外感初起及食少便溏者慎服。

1. 哈蟆（má）油与蛤士膜（mó）是两种药材。前者是"中国林蛙"的输卵管；后者是"中国林蛙"或"黑龙江林蛙"（*Rana amurensis* Boulenger）除去内脏的全体。另：诸多文献及药材商品中，也曾将"黑龙江林蛙"的输卵管作哈蟆油入药，现已更正。故本品的处方用名不得写成"蛤士膜"。

2. "中华大蟾蜍"及"黑斑蛙"的输卵管是哈蟆油中常见的伪品或掺伪品。但无论是伪品还是作掺伪品，可靠的鉴定方法是测其膨胀度，均远低于纯哈蟆油。

蜈　蚣

Wugong

SCOLOPENDRA

本品为蜈蚣科动物少棘巨蜈蚣 *Scolopendra subspinipes mutilans* L. Koch 的干燥体。春、夏二季捕捉，用竹片插入头尾，绷直，干燥。

【产地】　主产于湖北、浙江、安徽、江苏等省。此外，湖南、河南、陕西亦有产。以产于湖北、浙江者为主流商品；以产于湖北的"金头蜈蚣"质优，且系道地药材。

【性状】　本品呈扁平长条形。由头部和躯干部组成，全体共 22 个环节。头部暗红色或红褐色，略有光泽，有头板覆盖，头板近圆形，前端稍突出，两侧贴有颚肢一对，前端两侧有触角一对。躯干部第一背板与头板同色，其余 20 个背板为棕绿色或墨绿色，具光泽，自第四背板至第二十背板上常有两条纵沟线；腹部淡黄色或棕黄色，皱缩；自第二节起，每节两侧有步足一对；步足黄色或红褐色，偶有黄白色，呈弯钩形，最末一对步足尾状，故又称尾足，易脱落。质脆，断面有裂隙。气微腥，有特殊刺鼻的臭气，味辛、微咸。

【商品规格】

1. 传统规格：按虫体长度分为大、中、小条及碎条四种规格，不分等级，把装或散装。其中，大条体长>12 cm，中条 10～12 cm，小条 6.6～10 cm，碎条为断条、单节或相连几节者。

2. 现行规格：除完整虫体仍按其长度分为大、中、小条外，又增加了"蜈蚣皮"及"蜈蚣爪"两种品规（均按重量销售），且不分等级，均为统货，并标注产地。其中，大、中、小条的条长依次为 15 cm、13 cm、10 cm。

【品质要求】　首选大条或中条金头蜈蚣。均以条长、完整、腹干瘪者为佳；不用蜈蚣皮、蜈蚣爪及小条、碎条蜈蚣；禁用"多棘蜈蚣""墨江蜈蚣""黑头蜈蚣"。

【检查】　**水分**（第二法）　不得过 15.0%。**总灰分**　不得过 5.0%。**黄曲霉毒素**　本品每 1 000 g 含黄曲霉毒素 B_1 不得过 5 μg，黄曲霉毒素 G_2、黄曲霉毒素 G_1、黄曲霉毒素 B_2 和黄曲霉毒素 B_1 的总量不得过 10 μg。

【浸出物】　用稀乙醇作溶剂（热浸法），浸出物不得少于 20.0%。

饮片

【处方用名】　蜈蚣、百足虫、蝍蛆（qū）、百脚、吴公（《广雅》）。

【配方应付】　写上述处方用名，均付（焙）蜈蚣。

【常用饮片】 **蜈蚣**（临方炮制）去竹片，洗净，微火焙黄，剪段。

【功能与主治】 息风镇痉，通络止痛，攻毒散结。用于肝风内动，痉挛抽搐，小儿惊风，中风口喝，半身不遂，破伤风，风湿顽痹，偏正头痛，疮疡，瘰疬，蛇虫咬伤。

【用法与用量】 3～5 g。用于复方，严禁以"条"作剂量单位。

【注意】 本品有毒，用量不宜过大；血虚生风者慎用；孕妇禁用。

备注

1. 本品始载于《神农本草经》，称其："主啖诸蛇虫鱼毒。"亦系风靡世界的"季德胜蛇药片"的主要成分。

2. 多棘蜈蚣（*S. multidens* Newpot）、墨江蜈蚣（*S. Mojiangica* Zhang et Chi）、黑头蜈蚣（*S. Negrocapitis* Zhang et Wang）与蜈蚣的鉴别要点参见少棘巨蜈蚣（药用蜈蚣）与其伪品的鉴别要点表。

少棘巨蜈蚣（药用蜈蚣）与其伪品的鉴别要点表

品种	体长（cm）	头及第1体节颜色	躯干背部颜色	背板侧棱缘体节部位	第20对步足蚧刺	尾肢前骨节外侧棘数
少棘巨蜈蚣	9～18	暗红	棕绿或墨绿	10～21	有	2
多棘蜈蚣	15～24	赤锈	淡棕至棕褐	5～21	无	3 或 2
墨江蜈蚣	7.5～12	墨绿	墨绿	3～21	无	2
黑头蜈蚣	8.5～11.5	暗青	暗青	17～21	无	3

3. 不良反应：蜈蚣含有与蜂毒相似的两种有毒物质，即溶血蛋白质及组胺样物质。一般患者在用药后 0.5～4h 出现恶心、呕吐、腹痛、腹泻、全身乏力、呼吸困难、不省人事、心跳及脉搏缓慢、心律失常及血压下降等症状，也可出现休克。其常见的不良反应还有过敏反应、心肌受损、消化道疾患、急性肝肾功能损害、神经系统中毒反应、溶血性贫血等。

蜂 房

Fengfang

VESPAE NIDUS

本品为胡蜂科昆虫果马蜂 *Polistes olivaceous* (DeGeer)、日本长脚胡蜂 *Polistes japonicaus* Saussure 或异腹胡蜂 *Parapolybia varia* Fabricius 的巢。秋、冬二季采收，晒干，或略蒸，除去死蜂死蛹，晒干。

【产地】 全国大部分地区均有产。

【性状】 本品呈圆盘状或不规则的扁块状，有的似莲房状，大小不一。表面灰白色或灰褐色。腹面有多数整齐的六角形房孔，孔径 3～4 mm 或 6～8 mm，背面有 1 个或数个黑色短柄。体轻，质韧，略有弹性。气微，味辛淡。

【商品规格】 传统规格分胡蜂房、露蜂房、细蜂房三种（药材商品统称软蜂房），都不分等级，均为统货。现行规格分"家蜂房"（即软蜂房）与"野蜂房"（即胡蜂房），都不分等级，均为统货，并标注产地。

【品质要求】 首选露蜂房，次选细蜂房，以体轻、完整、色灰白、孔小、质软韧、房内无死蛹及杂质者为佳；不用胡蜂房，禁用"斑胡蜂"的蜂房；凡质酥脆或坚硬者不可供药用。

【检查】 **水分**（第二法） 不得过 12.0%。**总灰分** 不得过 10.0%。**酸不溶性灰分** 不得过 5.0%。

饮片

【处方用名】 蜂房、露蜂房、蜂巢、马蜂窝、纸蜂房、马蜂包、野蜂房、革蜂窠（kē）。

【配方应付】 本品生饮同源。写以上处方用名，均付蜂房。

【检查】 同药材。

【功能与主治】 攻毒杀虫，祛风止痛。用于疮疡肿毒，乳痈，瘰疬，皮肤顽癣，鹅掌风，牙痛，风湿痹痛。

【用法与用量】 3～5 g。外用适量。研末油调敷患处，或煎水漱，或洗患处。

备注

1. 药用蜂房，系胡蜂科昆虫果马蜂、日本长脚胡蜂及异腹胡蜂的巢。但蜂蜜、蜂乳、蜂胶、蜂蜡、蜂毒等，则系蜜蜂科昆虫中华蜜蜂 *Apis cerana* Fabricius 或意大利蜂 *Apis mellifera* Linnaeus 的分泌物的不同制品。切不可因都有"蜂"字而混淆。

2. 胡蜂房为胡蜂（野蜂）的窝，以色白、质软、扁形者为佳。若巢很大而质硬，形似喇叭状，或积成楼层状（习称楼蜂房），以及年久无蜂之巢，均不供药用。

3. 露蜂房为露天所采之蜂房，品质最佳。其色灰白，其质柔软，能捏之成团，但不破碎，一旦松开，能恢复原形。可供鉴别。

4. 细蜂房为一种体小、房孔斜上、背上有多数黄色横纹的蜂窝。其质仅次于露蜂房，多生于榆树上。

5. 斑胡蜂 *Vespa mandarinia* Sm. 的蜂巢呈圆球形，棕褐色。巢房有多层结构，每层均呈圆盘状，房孔常有白色膜。体轻质脆，以手扯之即粉碎。综上，可资鉴别。

蝉　蜕

Chantui

CICADAE PERIOSTRACUM

本品为蝉科昆虫黑蚱 *Cryptotympana pustulata* Fabricius 的若虫羽化时脱落的皮壳。夏、秋二季收集，除去泥沙，晒干。

【产地】 主产于山东、河南、河北、湖北、江苏、四川等省。以产于山东、河北者为主流商品，以产于河北者质优。

【性状】 本品略呈椭圆形而弯曲。表面黄棕色，半透明，有光泽。头部有丝状触角 1 对，多已断落，复眼突出。额部先端突出，口吻发达，上唇宽短，下唇伸长成管状。胸部背面呈十字形裂开，裂口向内卷曲，脊背两旁具小翅 2 对；腹面有足 3 对，被黄棕色细毛。腹部钝圆，共 9 节。体轻，中空，易碎。气微，味淡。

【商品规格】　分"统装货"与"水洗货"，都不分等级，均为统货，并标注产地。

【品质要求】　只用水洗货，不用统装货，以色棕黄、完整、无泥沙者为佳；禁用山蝉。

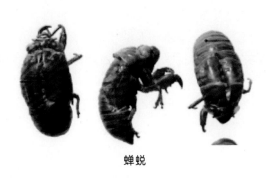

蝉蜕

饮片

【处方用名】　蝉蜕、蝉衣、蝉退、蝉蜕壳、知了壳、蝉壳、虫退、金蝉衣。

【配方应付】　本品生饮同源。写以上处方用名，均付蝉蜕。

【功能与主治】　疏散风热，利咽，透疹，明目退翳，解痉。用于风热感冒，咽痛音哑，麻疹不透，风疹瘙痒，目赤翳障，惊风抽搐，破伤风。

【用法与用量】　3～6 g。

【注意】　本品"主女子生子不出"（见《名医别录》），故孕妇慎用。

备注

1. 本品最早以蚱蝉入药，称其为"蜩"（tiáo），即蝉身而非蝉衣（见《神农本草经》）；"蝉壳"之名始载于《名医别录》；"蝉蜕"之名则见于《药性论》。又：蝉的一生有 4 个阶段，即卵、幼虫、拟蛹和成虫，其幼虫阶段即为若虫。

2. 蝉蜕入药，传统的加工方法应去头足（商品称其为"蝉肚"），并以本品多用于疏散风热，而带头足则生风为其理论依据。但经现代药理、药化及药效学研究证实，去头足与不去头足并无差异。

3. 山蝉为同科昆虫山蝉 *Cicada flammata* Dist. 的若虫羽化后的皮壳，又称"金蝉衣"。蝉蜕与山蝉的鉴别要点：前者腹部至尾端，共 9 节；后者为 7 节，且尾部有尖锐针状凸起。

4. 药材商品为使本品的外观光洁油润，往往在淘洗时（旨在除去泥沙）加入适量食用油。

僵　蚕

Jiangcan

BOMBYX BATRYTICATUS

本品为蚕蛾科昆虫家蚕 *Bombyx mori* Linnaeus 4～5 龄的幼虫感染（或人工接种）白僵菌 *Beauveria bassiana* （Bals.）Vuillant 而致死的干燥体。多于春、秋季生产，将感染白僵菌病死的蚕干燥。

【产地】　传统产区为江浙地区。以浙江的产量最大；以江苏镇江、浙江吴兴所产者为道地药材。现以四川、广西所产者为主流商品（多系人工培殖品）。

【性状】　本品略呈圆柱形，多弯曲皱缩。表面灰黄色，被有白色粉霜状的气生菌丝和分生孢子。头部较圆，足 8 对，体节明显，尾部略呈二分枝状。质硬而脆，易折断，断面平坦，外层白色，中间有亮棕色或亮黑色的丝腺环 4 个，习称"胶口镜面"。气微腥，味微咸。

【商品规格】　不分等级，均为统货，并标注产地。

【品质要求】　以条粗、质硬、色白、断面光亮者为佳。凡掺有石灰粉者，不可药用。

【检查】　**杂质**　不得过 3%。**水分**（第二法）　不得过 13.0%。**总灰分**　不得过 7.0%。**酸不溶性灰分**　不得过 2.0%。**黄曲霉毒素**　本品每 1 000 g 含黄曲霉毒素 B_1 不得过 5 μg，含黄曲霉毒素 G_2、黄曲霉毒素 G_1、黄曲霉毒素 B_2 和黄曲霉毒素 B_1 的总量不得过 10 μg。

【浸出物】　用稀乙醇作溶剂（热浸法），浸出物不得少于 20.0%。

饮片

【处方用名】　僵蚕、白僵蚕、僵虫、姜蚕、石蚕、白苟、羌蚕、瘟蚕、天虫、炒僵蚕。

【配方应付】　写上述处方用名，均付（麸）炒僵蚕。依据《湖北省中药饮片炮制规范》。

【常用饮片】　**僵蚕**　淘洗后干燥，除去杂质。

【浸出物】　同药材。

炒僵蚕　取净僵蚕，照麸炒法炒至表面黄色。

【功能与主治】　息风止痉，祛风止痛，化痰散结。用于肝风夹痰，惊痫抽搐，小儿急惊，破伤风，中风口㖞，风热头痛，目赤咽痛，风疹瘙痒，发颐痄腮。

【用法与用量】　5～10 g。

【注意】　无风邪者禁用；女子崩中，产后余痛，非风邪入侵者，不宜用；凡由于心虚不宁，血虚经络劲急所致的中风口噤、小儿惊痫、而无外邪为病者，不宜用；恶茯苓、茯神、桔梗、桑螵蛸、萆薢；勿过服，否则小腹冷痛、遗尿。

备注

1. 蚕属完全变态发育的昆虫，一生经过卵、幼虫、蛹（茧）、成虫四个时段，且长到一定阶段要脱去旧皮，产生新皮。蜕皮期间不食不动，系称为眠；眠与眠之间叫龄。

2. 本品有将成批病蚕用生石灰杀死，再混充僵蚕或作掺伪品入药，应注意鉴别。鉴别要点：凡用石灰杀死的病蚕，其断面无亮棕色或亮黑色的丝腺环，即"胶口镜面"，且混有白石灰粉。

3. 不良反应：46 例服用僵蚕急性中毒患者，临床表现为头晕、头痛、恶心、口周麻木、四肢无力、步态不稳、肌肉震颤、呕吐、流涎、出汗、昏迷、腹痛等。一旦确诊为僵蚕急性中毒，需按常规处理，给予催吐、洗胃、导泻及快速输液，并加用东莨菪碱、维生素 C、维生素 B_6、胞磷胆碱等。

4. 僵蛹为蚕（*Bombyx mori* L.）的蛹经白僵菌发酵的制成品，呈不规则的块状，表面黄白色。质轻脆，易折断。带有蚕蛹的腥气及霉菌味。在东北地区作僵蚕入药。

燕　窝

Yanwo

COLLOCALIAE NIDUS

本品为雨燕科动物金丝燕 *Collocalia esculenta* L. 及多种同属燕类分泌出的唾液与其绒羽混合凝结于悬崖峭壁上所筑成的巢窝。多在 2、4、8 月间采集。

【产地】 主产于印尼、泰国、缅甸等马六甲海峡周边国家。此外，我国福建、广东、海南及南海诸岛亦有产。但至今仍以境外所产者为主流商品，多从中国香港或东南亚进口。

【性状】 **燕盏** 本品呈半月形或船形，类白色或黄白色，内侧凹陷成窝。附着于岩石的一面较平，外面微隆起，附着面黏液凝成整齐的层状排列，较隆起面细致。窝内部粗糙，呈丝瓜络样。质硬而脆，断面角质。气微，味微咸。

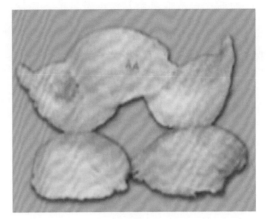
白燕

【鉴别】

1. 水试：浸透后的燕窝柔软而膨大，呈银白色，晶亮而透明，手按有弹性，拉扯时有伸缩，有拉"橡皮筋"之感。

2. 火试：在火上灼烧，则轻微迸裂，熔化起泡，无烟无臭，最后具少量白色灰烬。

【商品规格】

1. 药材商品按颜色分为白燕、毛燕、血燕三种。其中，白燕按加工后的形态，又分为燕盏、燕球及燕丝，以燕盏为主流商品；毛燕又分牡丹毛燕与暹（xiān）罗毛燕，后者品质优于前者。

2. 按产地分为洞燕与厝（cuò）燕。前者（即所谓天然燕窝，质优）产于沿海峭壁岩洞中，后者为人工饲养的金丝燕之燕巢，现已成为主流商品。

【品质要求】 发头：系指用水浸泡数小时待燕窝吸透水分后捞起，至不再滴水后称重，其重量与干品比较，极品应大于原重量的 10 倍，一般应为 5～8 倍。凡低于 5 倍者不得入药。

【功能与主治】 养阴润燥，益气补中。治虚损，痨瘵，咳嗽痰喘，咯血，吐血，久痢，久疟，噎膈反胃（见《湖北省中药饮片炮制规范》）。其中，血燕能治血痢，又能补血，尤其适用于妇女经血过多及失血患者。

【用法与用量】 煎服：每 10 g 燕窝用约 300 ml 水浸泡 4～8 h 后，用"绢"包裹，并加冰糖煎煮，沸后半小时即可。用于浸泡及煎煮的器皿，应是玻璃或陶瓷类器皿。

隔水炖服：先用水浸泡，要求同上，但应将燕窝用"绢"或"绸、缎"包裹，其间应时常振摇，浸透后，除去包裹物，再放入符合上述要求的器皿中，加冰糖隔水炖约 1 h 即可。

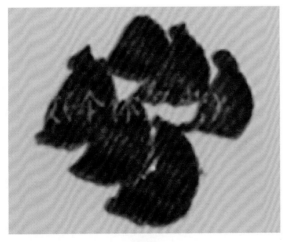
血燕

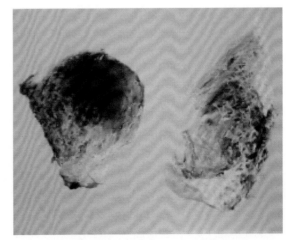
毛燕

备注

1. 本品分白燕、毛燕、血燕三类。其中，白燕系 2—3 月燕产卵前采集，质优；毛燕系 3—4 月燕产卵前再筑成的巢窝，带少量绒毛，质次；至于血燕，其来源有 3 种说法，至今未定：一是因海燕食用了海藻等含碘物致使唾液变红，二是巢窝被红色风化的岩石侵蚀，三是被海燕产卵时分泌的血液染红。

2. 凡采购进口燕窝，应索取相关"报告书"，参见"西红花"项下。

3. 据传：燕窝的最佳服用时间是五更天。慈禧常年头发坠地，指甲三寸，声宏如钟，容颜不老。得益于从她做兰贵人起，每日五更天必服燕窝。中医认定，本品具有润燥补肺之功，而肺主皮毛，气推血行，肺功能好，则中气足，末梢循环旺盛，毛发指甲不易枯朽，皮肤光泽细腻，可见燕窝为美容佳品。

鳖　甲

Biejia

TRIONYCIS CARAPAX

本品为鳖科动物鳖 *Trionyx sinensis* Wiegmann 的背甲。全年均可捕捉，以秋、冬二季为多，捕捉后杀死，置沸水中烫至背甲上的硬皮能剥落时，取出，剥取背甲，除去残肉，晒干。

【产地】　主产于长江流域的湖北、湖南、安徽、江苏、浙江、江西等省，以湖南岳阳所产者为道地药材。

【性状】　本品呈椭圆形或卵圆形，背面隆起。外表面黑褐色或墨绿色，略有光泽，具细网状皱纹和灰黄色或灰白色斑点，中间有一条纵棱，两侧各有左右对称的横凹纹 8 条，外皮脱落后，可见锯齿状嵌接缝。内表面类白色，中部有突起的脊椎骨，颈骨向内卷曲，两侧各有肋骨 8 条，伸出边缘。质坚硬。气微腥，味淡。

【商品规格】　不分等级，均为统货，并标注产地。

【品质要求】　只用鳖的背甲，不用其腹甲、"鳖首"；以个大、完整、无残肉、无腥臭味者为佳，尤以活杀取甲者为优；凡作菜肴后回收的鳖甲板，不得药用；禁用"缅甸缘板鳖"及"鼋"（yuán）的背甲。

【检查】　**水分**（第二法）　不得过 12.0%。

【浸出物】　用稀乙醇作溶剂（热浸法），浸出物不得少于 5.0%。

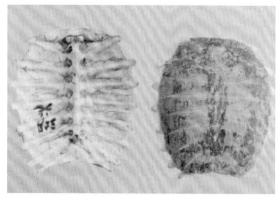

鳖甲

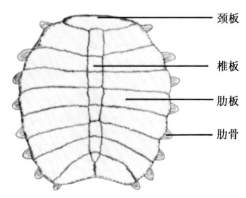

颈板

椎板

肋板

肋骨

鳖甲鉴别示意图（上图）

饮片

【处方用名】 鳖甲、别甲、甲鱼壳、鳖壳、团鱼壳、脚鱼壳、乳甲、王八盖、醋鳖甲。

【配方应付】 写上述处方用名，均付醋鳖甲。依据《湖北省中药饮片炮制规范》。

【常用饮片】 **醋鳖甲** 取净鳖甲，照烫法用砂烫至表面淡黄色，取出，醋淬，干燥。每100 kg鳖甲，用醋20 kg。

【功能与主治】 滋阴潜阳，退热除蒸，软坚散结。用于阴虚发热，骨蒸劳热，阴虚阳亢，头晕目眩，虚风内动，手足瘛疭，经闭，癥瘕，久疟疟母。

【用法与用量】 9～24 g，用时捣碎。先煎。

【注意】 脾胃虚寒，食少便溏者慎用。

备注

1. "鳖首"即鳖的头，系另一种药材。又：鳖与龟主要区别之一，龟能将头尾及四足均藏与腹内，故有"六藏之名"，但鳖无此功能。

2. 缅甸缘板鳖为鳖科动物缅甸缘板鳖 *Lissemys punctata* scutata（Schoepff）的背甲。鉴别要点：本品上宽下窄，呈猴脸状，表面密布颗粒状点状突起，腹面肋骨不伸出甲板之外。

3. 鼋背甲为鳖科动物鼋 *Pelochelys bibroni*（Owen）的背甲。鉴别要点：本品甲背白色，有不规则较粗大的蠕虫状凹坑纹理（呈黑褐色）。

麝　香

Shexiang

MOSCHUS

本品为鹿科动物林麝 *Moschus berezovskii* Flerov、马麝 *M. sifanicus* Przewalski 或原麝 *M. moschiferus* Linnaeus 成熟雄体香囊中的干燥分泌物。野麝多在冬季至次春猎取，并割取香囊，阴干，习称"毛壳麝香"；剖开香囊，除去囊壳，习称"麝香仁"。家麝直接从其香囊中取出麝香仁，阴干或用干燥器密闭干燥。

【产地】 主产于西藏、四川、青海等地。此外，陕西、云南、贵州、甘肃、新疆、湖北、安徽、内蒙古及东三省亦有产。以产于四川打箭炉地区者为道地药材。

【性状】 **毛壳麝香** 为扁圆形或类椭圆形的囊状体。开口面的皮革质，棕褐色，略平，密生白色或灰棕色短毛，从两侧围绕中心排列，中间有一小囊孔。另一面为棕褐色略带紫色的皮膜，微皱缩，偶显肌肉纤维，略有弹性，剖开后可见中层皮膜呈棕褐色或灰褐色，半透明，内层皮膜呈棕色，内含颗粒状、粉末状的麝香仁和少量细毛及脱落的内层皮膜（习称"银皮"）。

麝香仁 野生者质软，油润，疏松，其中不规则圆球形或颗粒状者习称"当门子"，表面多呈紫黑色，油润光亮，微有麻纹，断面深棕色或黄棕色。粉末状者多呈棕褐色或黄棕色，并有少量脱落的内层皮膜和细毛。饲养者呈颗粒状、短条形或不规则的团块。表面不平，紫黑色或深棕色，显油性，微有光泽，并有少量毛和脱落的内层皮膜。气香浓烈而特异，味微辣、微苦带咸。

【鉴别】

1. 针刺法：取毛壳麝香用特制槽针从囊孔插入，转动槽针，摄取麝香仁，立即检视，槽内的麝香仁应有逐渐膨胀高出槽面的现象，习称"冒槽"。麝香仁油润，颗粒疏松，无锐角，香气浓烈。不应有纤维等异物或异常气味。

2. 手捻法：取麝香仁粉末适量，置手掌中，加水润湿，用手搓之能成团，再用手指轻揉即散，不应黏手、染手、顶指或结块。

3. 火试法：取麝香仁适量，撒于炽热的坩埚中灼烧，初则迸裂，随即熔化膨胀起泡，香气浓烈四溢，应无毛、肉焦臭，无火焰或火星出现。灰化后，残渣（灰烬）白色或灰白色。

4. 水试法：取麝香适量，撒入盛有水的玻璃杯中，应多浮于水面，水液呈澄清的微黄色，香气四溢，若沉淀或水液混浊者，可能有掺杂。

5. 吸附法：取麝香适量，放在白色滤纸上，再用滤纸压之，则纸上不留水迹或油迹，纸也不染色。若纸被染色或有水迹、油痕，则含水量过高或掺油等。

6. 墨试法：磨墨于砚中，投入麝香少许，则墨汁分开。此法亦用于泛制"六神丸"。

【商品规格】 现行规格只分毛壳麝香与麝香仁，都不分等级，均为统货。

【品质要求】 毛壳麝香以饱满、皮薄、捏之有弹性、香气浓烈者为佳；麝香仁以"当门子"多，质柔润，香气浓烈者为佳。

【检查】 本品不得检出动、植物组织，矿物和其他掺伪物。不得有霉变。**干燥失重** 减失重量不得过 35.0%。**总灰分** 不得过 6.5%。

【含量测定】 照气相色谱法测定，含麝香酮（$C_{16}H_{30}O$）不得少于 2.0%。

饮片

【处方用名】 麝香、元寸、寸香、元寸香、当门子、香脐子、蜡子、臭子、麝其香。

【配方应付】 本品生饮同源。写上述处方用名，均付麝香。

【功能与主治】 开窍醒神，活血通经，消肿止痛。用于热病神昏，中风痰厥，气郁暴厥，中恶昏迷，经闭，癥瘕，难产死胎，胸痹心痛，心腹暴痛，跌扑伤痛，痹痛麻木，痈肿瘰疬，咽喉肿痛。

【用法与用量】 0.03～0.1 g，多入丸散用。外用适量。

【注意】 本品辛香走窜之性甚烈，易于耗气伤阳，夺血伤阴，故虚证者慎用，而脱证者当忌用；孕妇禁用。

【贮藏】 密闭，置阴凉干燥处，遮光，防潮，防蛀。

备注

1. 本品为四大动物香料之一，居灵猫香、海狸香、龙涎香之首；"麝"为鹿科动物，因其雄体香囊中的干燥分泌物"香气远射"，故名麝香。但据近年动物分类学报道，林麝、原麝、马麝均应归于麝科。

2. 麝已被列入国家二类保护动物，导致原本就因资源匮乏而紧缺的麝香更加紧俏。故有规定，本品入药：①应按测得的麝香酮的含量折算投料。②应用分析天平准确称量，再配称 1：10 的倍散混匀。

3. 本品是著名中成药六神丸的"君药"，其入药方法系置于黑香墨汁中，待其连同墨汁分散后泛丸，方能使其均匀分散在丸粒中。此系制备六神丸的特色技术，应予传承。

矿物类及其他类

马　勃

Mabo

LASIOSPHAERA CALVATIA

本品为灰包科真菌脱皮马勃 *Lasiosphaera fenzlii* Reich.、大马勃 *Calvatia gigantea*（Batsch ex Pers.）Lloyd 或紫色马勃 *Calvatia lilacina*（Mont. et Berk.）Lloyd 的干燥子实体。夏、秋二季子实体成熟时及时采收，除去泥沙，干燥。

【产地】　脱皮马勃主产于安徽、江苏、广西、甘肃；大马勃主产于甘肃、内蒙古、辽宁、青海、河北；紫色马勃主产于广东、江苏、安徽、湖北、广西。以安徽、辽宁、内蒙古的产量较大；以大马勃为主流商品。

【性状】　**脱皮马勃**　呈扁球形或类球形，无不孕基部，直径 15～20 cm。包被灰棕色至黄褐色，纸质，常破碎呈块片状，或已全部脱落。孢体灰褐色或浅褐色，紧密，有弹性，用手撕之，内有灰褐色棉絮状的丝状物。触之则孢子呈尘土样飞扬，手捻有细腻感。无味。

大马勃　不孕基部小或无。残留的包被由黄棕色的膜状外包被和较厚的灰黄色的内包被组成。光滑，质硬而脆，成块脱落。孢体浅青褐色，手捻有润滑感。

紫色马勃　呈陀螺形，或已压扁呈扁圆形，直径 5～12 cm，不孕基部发达。包被薄，两层，紫褐色，粗皱，有圆形凹陷，外翻，上部常裂成小块或已部分脱落。孢体紫色。

【商品规格】　商品分"灰大"与"灰小"两种规格，都不分等级，均为统货，并标注产地。其中，"灰大"多系脱皮马勃，直径 15～20 cm；"灰小"多系大马勃，直径 5～12 cm。

【品质要求】　首选脱皮马勃，次选大马勃或紫色马勃，均以个大、皮薄、饱满、松泡、按之如棉絮而有弹性、有粉尘飞出者为佳；不用"大口静灰球""栓皮马勃""长根静灰球"；禁用"无硬皮马勃""星裂硬马勃""豆包菌"。

【检查】　**水分**（第二法）　不得过 15.0％。**总灰分**　不得过 15.0％。**酸不溶性灰分**　不得过 10.0％。

【浸出物】　用稀乙醇作溶剂（热浸法），浸出物不得少于 8.0％。

饮片

【处方用名】　马勃、灰包、灰包菌、马屁勃、马屁包、马粪包、地烟。

【配方应付】　本品生饮同源。写上述处方用名，均付马勃。

【功能与主治】　清肺利咽，止血。用于风热郁肺咽痛，音哑，咳嗽；外治鼻衄，创伤出血。

【注意】　风寒伏肺、咳嗽失音者禁服。

【用法与用量】　2～6 g。外用适量，敷患处。

备注

1. 本品在梅雨季节 4~5 d 即可成熟，应注意及时采收。过早或过迟采收者，均不宜入药（俗有"过早不泡、过时无孢"之说）。

2. 外形大小、包被性状、不孕基部、孢丝及孢子（粉末颜色）是鉴别药用马勃及其地方习用品或伪品的 4 个要素。参见 3 种"马勃"的性状对比表与附图。

3. 本品宜包煎。外用应除去包被及不孕基部，只取孢丝及孢子（粉末）。

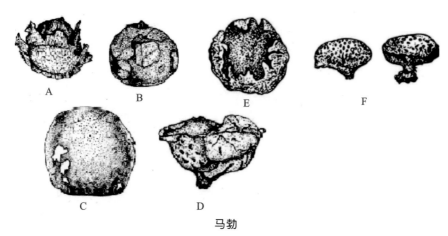

马勃

A. 紫色马勃；B. 大马勃；C. 脱皮马勃；D. 大口静灰球；E. 星裂马勃；F. 豆包菌

3 种"马勃"的性状比对表

	外形	直径（cm）	包被	不孕基部	孢丝	孢子
脱皮马勃	扁球形或类球形	≥15~20	外包被易脱落呈块片状，纸质，灰棕至黄棕色	无	长，分枝，彼此交织，浅褐色	球形，表面有规则的刺突，直径 6 μm
大马勃	扁球形或以压扁呈不规则块状	≥15~22	外包灰黄色，纸质；内包较厚硬而脆，黄棕色	无或很小	长，略分枝，有稀少横隔，青褐色	球形表面有不规则的疣突
紫色马勃	陀螺形	5~12	包被薄，紫褐色，常裂成小块，逐渐脱落或外翻	发达，基部有小柄	长，分枝，有横隔，互相交织，壁厚，色淡	球形，表面有规则的刺突

天 竺 黄

Tianzhuhuang

BAMBUSAE CONCRETIO SILICEA

本品为禾本科植物青皮竹 *Bambusa textilis* McClure 或华思劳竹 *Schizosta-chyum chinese* Rendle 等秆内的分泌液干燥后的块状物。秋、冬二季采收。

【产地】　境内主产于云南及两广地区，曾以广东所产者为道地药材，习称"广竹黄"；现以云南所产者为主流商品，且质优；境外主产于越南、印度等东南亚国，习称"洋竹黄"。

【性状】　本品为不规则的片块或颗粒，大小不一。表面灰蓝色、灰黄色或灰白色，有的洁白色，半透明，略带光泽。体轻，质硬而脆，易破碎。吸湿性强，用舌舔之黏舌。置水中产生气泡，但不溶解，吸水至一定量会崩解。气微，味淡。

【商品规格】　传统规格分广竹黄和洋竹黄。现行规格分天然竺黄和加工竺黄。其中，加工竺黄又分合成竹黄与人工竹黄，都不分等级，均为统货，并标注产地。

【品质要求】　只用天然竺黄，以身干、块大、色灰白、无碎末、体轻质硬、吸湿力强、夏季采收（云南）者为佳；不用加工竹黄中的人工竹黄；禁用合成竹黄，以及"竹黄"。

【检查】　**体积比**　取本品中粉 10 g，轻轻装入量筒内，体积不得少于 24 ml。**吸水量**　取本品 5 g，加水 50 ml，放置片刻，用湿润后的滤纸滤过，所得滤液不得超过 44 ml。

饮片

【处方用名】　天竺黄、天然竹黄、天竹黄、竺黄、竹膏、竹糖、山清竹、地清竹。

【配方应付】　本品生饮同源。写上述处方用名，均付天竺黄中的天然竺黄。

【功能与主治】　清热豁痰，凉心定惊。用于热病神昏，中风痰迷，小儿痰热惊痫、抽搐、夜啼。

【用法与用量】　3～9 g。

备注

1. 本品始载于《开宝本草》，云："天竺黄生天竺国，今诸竹内往往得之。"故名天竺黄，习称"天然竺黄"。但《本草纲目》称其为"竹黄"，而竹黄系另一种药材，即肉座菌科真菌竹黄 *Shiraia bambusicola* Henn 的子座，可见二者在名称上极易混淆。

2. 人工竹黄为人工在青皮竹或华思劳竹的竹杆上打洞，导致筒内积水而成的块状物。其表面色白，略呈粉性，稍具吸湿性，可资鉴别。参见附图。

3. 合成竹黄系指以硅酸盐凝胶为基础合成的块状物。多为不规则多面体的结晶状颗粒，呈玉白色，光洁，无尘粉状物黏附；体重质硬，易破碎，但只成颗粒，不成粉末；用手稍捏，即沙沙作响；水浸液加入酚酞指示液呈红色（天然竺黄无色）。参见附图。

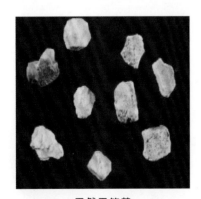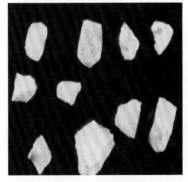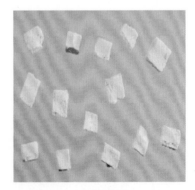

天然天竺黄　　　　　　　　　　合成竹黄　　　　　　　　　　人工天竹黄

4. 竹沥为禾本科植物淡竹及其同属多种植物的茎用火烤灼而流出的液汁。由此可见：天竺黄、人工竹黄与竹沥虽然都是"竹子"茎秆的分泌物。但前两者来源于青皮竹或华思劳竹，且以固态入药；后者来源于淡竹等同属多种"竹子"的茎秆，以液态入药。应注意区别。

五 倍 子

Wubeizi

GALLA CHINENSIS

本品为漆树科植物盐肤木 *Rhus chinensis* Mill.、青麸杨 *Rhus potaninii* Maxim. 或红麸杨 *Rhus punjabensisStew.* var. *sinica*（Diels）Rehd. et wils. 叶上的虫瘿，主要由五倍子蚜 *Melaphis chinensis*（Bell）Baker 寄生而形成。秋季采摘，置沸水中略煮或蒸（旨在杀死蚜虫）至表面呈灰色，取出，干燥。按其外形不同，分为"肚倍"和"角倍"。

【产地】 主产于四川、陕西、甘肃、河南、湖北、江西、福建、贵州、云南等地。

【性状】 **肚倍** 呈长圆形或纺锤形囊状。表面灰褐色或灰棕色，微有柔毛。质硬而脆，易破碎，断面角质样，有光泽，内壁平滑，有黑褐色死蚜虫及灰色粉状排泄物。气特异，味涩。

角倍 呈菱形，具不规则的钝角状分枝，柔毛较明显，壁较薄。

【商品规格】 商品分花倍（角倍）与独角倍（肚倍），都不分等级，均为统货，并标注产地。

【品质要求】 首选肚倍，次选角倍。均以个大、完整、壁厚、色灰褐者为佳。

【检查】 **水分**（第二法） 不得过 12.0%。**总灰分** 不得过 3.5%。

【含量测定】 **鞣质** 照鞣质含量测定法测定，按干燥品计算，含鞣质不得少于 50.0%。

没食子酸 照高效液相色谱法测定，本品按干燥品计算，含鞣质以没食子酸（$C_7H_6O_5$）计，不得少于 50.0%。

饮片

【处方用名】 五倍子、花倍、角倍、独角倍、肚倍、盐肤木倍子、倍蛋蚜、木附子。

【配方应付】 本品生饮同源。写上述处方用名，均付五倍子。

【检查】【含量测定】 同药材。

【功能与主治】 敛肺降火，涩肠止泻，敛汗，止血，收湿敛疮。用于肺虚久咳，肺热痰嗽，久泻久痢，自汗盗汗，消渴，便血痔血，外伤出血，痈肿疮毒，皮肤湿烂。

【用法与用量】 3～6 g。外用适量。

【注意】 外感风寒或肺有实热之咳嗽及积滞未清、湿热内蕴之泻痢不宜使用。

备注

1. 由五倍子蚜寄生在盐肤木树叶上所形成的虫瘿多为角倍。寄生在青麸杨或红麸杨树叶上所形成的虫瘿多为肚倍。以肚倍质优（其鞣质含量高于角倍）。

2. 肚倍与角倍的鉴别要点：前者呈长圆形或纺锤形囊状，灰褐色或灰棕色，微有柔毛；后者呈不规则菱形囊状，具不规则的钝角状分枝，密布灰白色绒毛。参见附图。

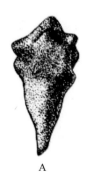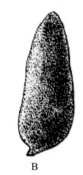

A   B

五倍子外形图

A. 角倍；B. 肚倍

石　膏

Shigao

GYPSUM FIBROSUM

本品为硫酸盐类矿物硬石膏族石膏，主含含水硫酸钙（$CaSO_4 \cdot 2H_2O$），采挖后，除去杂石及泥沙。

【产地】　主产于湖北、安徽、河南、山东等省区。以产于湖北、安徽者质优；以产于湖北应城的"应城石膏"最为著名，系道地药材。

【性状】　本品为纤维状结晶的集合体，呈长块状、板块状或不规则块状。白色、灰白色或淡黄色，有的半透明。块内常有夹层，夹有青灰色或灰黄色片状杂质（习称夹石）。体重，质软，纵断面具纤维状纹理，并显绢丝样光泽。气微，味淡。

【商品规格】　不分等级，均为统货，并标注产地；以产于湖北的石膏为主流商品。

【品质要求】　首选"应城石膏"，次选湖北出产的"纤维石膏"，均以块大、色浅黄至白色、半透明、显蜡样光泽、指甲划痕明显、纵断面呈纤维状、上下横截面平坦光滑、无夹石者为佳；禁用明石膏、硬石膏、红石膏等地方习用品。

【检查】　**重金属**　不得过 10 mg/kg。**砷盐**　不得过 2 mg/kg。

【含量测定】　本品含含水硫酸钙（$CaSO_4 \cdot 2H_2O$）不得少于 95.0%。

饮片

【处方用名】　石膏、生石膏、纤维石膏、应城石膏、软石膏、白虎、细理石、煅石膏。

【配方应付】　写以上除煅石膏外的处方用名，均付（生）石膏；写煅石膏，付煅石膏。

【常用饮片】　**石膏**　打碎，除去杂石，粉碎成粗粉。**煅石膏**　取石膏，照明煅法煅至酥松。

【检查】　**重金属**　均不得过10 mg/kg；**砷盐**　均不得过 2 mg/kg。

【含量测定】　**石膏、煅石膏**　前者含含水硫酸钙（$CaSO_4 \cdot 2H_2O$）不得少于 95.0%；后者含硫酸钙（$CaSO_4$）不得少于 92.0%〔1 g 硫酸钙（$CaSO_4$）相当于含水硫酸钙（$CaSO_4 \cdot 2H_2O$）1.26 g〕。

【功能与主治】　**石膏**　清热泻火，除烦止渴。用于外感热病，高热烦渴，肺热喘咳，胃火亢盛，头痛，牙痛。

煅石膏　收湿生肌，敛疮止血。外治溃疡不敛，湿疹瘙痒，水火烫伤，外伤出血。

【用法与用量】　**石膏**　15～60 g。用于汤剂应先煎；用于其他中药液体制剂，应包煎。

煅石膏　外用适量，研末撒敷患处。

【注意】　脾胃虚寒及阴虚内热者忌用生石膏。

备注

1. 石膏常存在于海湾盐湖和内陆湖泊形成的沉积岩中，前者又称"海相沉积"，后者又称"湖相沉积"。其中，取材于海向沉积的石膏，因含砷量较高，不得药用。

2. 主含硫酸钙（$CaSO_4$），并后缀"石膏"二字的药材或饮片主要有（生）石膏、煅石膏、明石膏、硬石膏、红石膏等。

（1）石膏（$CaSO_4 \cdot 2H_2O$）为单斜晶系，晶体多呈板状，集合体多呈纤维状，具柔性和挠性，故又称软石膏或纤维石膏，系药用石膏之正品。参见附图。

（2）明石膏（$CaSO_4 \cdot 2H_2O$）为单斜晶系，晶体呈薄板状或棱柱状，表面平滑，具玻璃样光泽且透明；敲击时可自平滑面平行列成片状（解理），颇似云母石；在北方诸省多作石膏入药。参见附图。

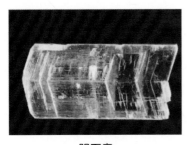 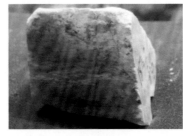 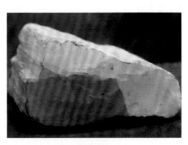

明石膏　　　　　　　　　　　石膏　　　　　　　　　　　红石膏

（3）硬石膏（$CaSO_4$）为正交晶系，常与石膏共生，但不含结晶水；其晶体多呈颗粒状或致密块状集合体，经水化作用后，即成为"石膏"。

（4）红石膏（$CaSO_4 \cdot 2H_2O$）为三方晶系红石膏（Gypsum Rubrum）的矿石，又称"北寒水石"。本品呈不规则扁平块状，表面粉红色，凹凸不平，侧面有纵纹理，呈淡黄色细丝状。参见附图。注意：药材商品所称的寒水石（Gypsum Rubrum seu Calcitum）有两种，即"南寒水石"与"北寒水石"。其中南寒水石，又称"方解石"（Calcitum），系碳酸盐类矿石，主含碳酸钙（$CaCO_3$）。

3. 石膏有3种结晶形态，即无水石膏、半水石膏和二水石膏。温度在110℃以上者，其结晶形态为无水石膏；温度在57℃以下者，为二水石膏；温度在57～110℃之间者，为半水石膏。故煅石膏应用"明煅法"，以利除尽其所含结晶水，使成无水石膏。

4.（生）石膏如用于内服液体制剂，应破碎成颗粒状；如含细粉，应包煎或筛除，以防其沉积于加热容器的底部，形成结垢，有碍传热且不易清除。煅石膏只用于外用制剂，且应在煅后再除去"夹石"。

5. 不良反应：在用煅石膏治疗耳郭囊肿时，在掀膜后有暂时性面部发红，1～2 h后消失。同时治疗过程中，可能出现轻中度皮肤干燥、脱屑、红斑等，停药后消失。

龙　骨

Longgu

Os Draconis

本品为古代哺乳动物如三趾马、犀类、鹿类、象类等的骨骼化石。分别习称为龙骨、白龙骨、土龙骨及五花龙骨。采挖后除去泥土及杂质。

【产地】　见龙齿项下。以产于宁夏者为主流商品，入药以五花龙骨质优。

【性状】　**五花龙骨**　呈不规则块状，偶见圆筒状或破开的圆筒状。其表面平滑，或有小裂隙，呈淡灰白色、淡棕色或灰色，杂有灰黑色、棕色或棕红色的斑块、条纹和松枝样花纹，故称五花龙骨。质硬，较酥脆，断面多粗糙，吸湿性强，以舌舔之有吸力。易风化成片状剥落，气无，味淡。

龙骨　呈骨骼状或已破碎成不规则的块状，大小不一。表面黄白色、灰白色或淡棕色，多较平滑，有的具纹理与裂隙或棕色条纹和斑点。质坚硬，不易破碎，断面不平坦，色白，于关节处有多数蜂窝状小孔。吸湿性强，以舌舔之有吸力。气无，味淡。

【商品规格】　药材商品分五花龙骨与白龙骨。前者又称土龙骨、粉龙骨，后者又称青花龙骨、花龙骨；都不分等级，均为统货，并标注产地。

【品质要求】

1. 首选五花龙骨，次选白龙骨。凡断面无吸湿性，烧之发烟且有臭味者不可供药用。

2. 五花龙骨以质轻、酥脆、分层、有花纹（龙骨以质硬色白）、吸湿性强者为佳。

饮片

【处方用名】　龙骨、生龙骨、五花龙骨、花龙骨、粉龙骨、白龙骨、煅龙骨。

【配方应付】　除煅龙骨外，写上述处方用名，均付龙骨；写煅龙骨，付煅龙骨。

【常用饮片】　**生龙骨**　去尽杂质，打碎。

煅龙骨　取净生龙骨，在无烟炉火上煅至红透，取出放凉，研碎即得。

【功能与主治】　平肝潜阳，镇惊安神，敛汗固精，外用生肌敛疮。用于治疗神志不安，惊悸不眠，自汗盗汗，遗精，崩漏，赤白带下，泻痢，溃疡。

【用法与用量】　10～15 g；先煎。外用研末撒或调敷。

备注

1. 药材商品所称的五花龙骨为中生代、新生代哺乳动物象的骨化石，而白龙骨系同时代多种哺乳动物的骨化石的总称。由于龙骨中常含有对人体有害的放射性元素及重金属，《中国药典》从1985 年版已不再收载，今后骨、齿类化石药材将逐渐趋于停用。

2. 五花龙骨与白龙骨的鉴别要点：前者表面平滑，略有光泽，呈牙白色，纵剖面易层层剥落，断面粗糙，以舌舔之有较强的吸湿性；后者表面粗糙，呈灰白色或灰黄色，纵剖面边缘具纵向纹理，中间有多数蜂窝状小孔，舌舔之有吸湿性。参见附图。

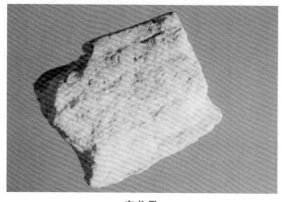

白龙骨

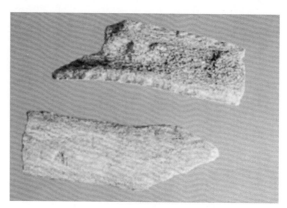

五花龙骨

龙　齿

Longchi

Dens Draconis

本品为古代大形哺乳动物如象、犀牛、三趾马、骆驼、羚羊的牙齿化石。采挖后，除去泥沙，敲去牙床。

【产地】　主产于山西、河南、陕西三省交界的黄河地区，以山西的产量最大。

【性状】　本品多已破碎成不规则块状，少数较完整。完整的齿状可分为犬齿与白齿：犬齿呈圆锥状先端，较细或略弯曲，近尖端处常中空；白齿呈圆柱形或柱形，略弯曲，一端较细，外表多具深浅不同的沟棱。其中，青龙齿表面光滑，呈青黑色或黑褐色；白龙齿表面粗糙，呈牙白色或红白色。二者均体重，质坚硬，断面粗糙，凹凸不平，或有不规则的凸起棱线，有吸湿性，舌舔之可吸舌，气无，味淡。

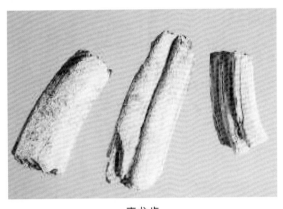
青龙齿

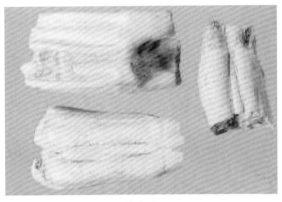
白龙齿

【商品规格】　传统规格分为青龙齿、白龙齿、龙齿墩三种；现行规格只分青龙齿与白龙齿两种；都不分等级，均为统货，并标注产地。

【品质要求】　首选青龙齿，次选白龙齿，不用龙齿墩。均以质坚实、表面光洁、不带牙床、破碎后吸湿性强者为佳。

饮片

【处方用名】　龙齿、青龙齿、白龙齿、龙齿墩、生龙齿、龙牙、齿化石、白条龙齿。

【配方应付】　本品生饮同源。写上述处方用名，均付龙齿。

【功能与主治】　镇惊安神，除烦热。用于惊悸癫狂，烦热不安，失眠，多梦。

【用法与用量】　9～15 g，打碎、先煎。

备注

1. 本品历来以青龙齿为佳。青龙齿与白龙齿的性状差异：前者质坚实、表面光洁，不破碎则不"吸舌"；后者质轻泡，表面粗糙，不破碎也能"吸舌"。

2. 龙齿墩系带有骨质牙床的较大齿。其性状参见附图。

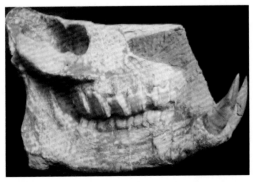
龙齿墩

白　矾

Baifan

ALUMEN

本品为硫酸盐类矿物明矾石经加工提炼制成，主含［KAl（SO$_4$）$_2$·12H$_2$O］。

【产地】　主产于江苏、浙江、福建、甘肃、山西、安徽、湖北、河北等省区。以产于江浙地区者为主流商品，且质优。

【性状】　本品呈不规则的块状或粒状。无色或淡黄白色，透明或半透明。表面略平滑或凹凸不平，具细密纵棱，有玻璃样光泽。质硬而脆。气微，味酸、微甘而极涩。

【商品规格】　不分等级，均为统货。

【品质要求】　以色白或无色透明、质硬而脆、无杂质者为佳。

【检查】　**铵盐　铜盐与锌盐　铁盐**　均按照《中国药典》该品种【检查】项下规定的方法检测，应符合要求。**重金属**　依法检查，不得过 20 mg/kg。

【含量测定】　本品含含水硫酸铝钾［KAl（SO$_4$）$_2$·12H$_2$O］不得少于 99.0％。

饮片

【处方用名】　白矾、明矾、矾石、石涅、羽涅、涅石、羽泽、枯矾（巴石）。

【配方应付】　写上述除枯矾外的处方用名，均付白矾；写枯矾，付枯矾。

【常用饮片】　**白矾**　除去杂质，用时捣碎。

【检查】【含量测定】　同药材。

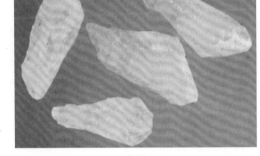

白矾

枯矾　取净白矾，敲成小块，置锅内，用武火加热至熔化，继续煅至膨胀松脆，完全干燥，停火，取出放凉，碾成细粉。

【功能与主治】　**白矾**　外用解毒杀虫，燥湿止痒；内服止血止泻，祛除风痰。外治用于湿疹，疥癣，脱肛，痔疮，聤耳流脓；内服用于久泻不止，便血，崩漏，癫痫发狂。

枯矾　收湿敛疮，止血化腐。用于湿疹湿疮，脱肛，痔疮，聤耳流脓，阴痒带下，鼻衄齿衄，鼻瘜肉。

【用法与用量】　0.6～1.5 g。外用适量，研末敷或化水洗患处。

【注意】　脾胃虚弱者，内服宜慎。枯矾对皮肤及黏膜微有刺激性。

备注

药用"矾石"，有 5 种之多，即白矾（明矾）、蓝矾（胆矾）、黄矾（金钱矾）、绿矾（绛矾）、皂矾（青矾）。这 5 种"矾石"（见《唐本草》）主含成分不同，性状差异明显，且功能各异，不能混用或互相代用。

白矾　既能内服，多用于汤剂；又能外用，多用于洗剂。因其味极涩，且易风化。故用于汤剂，大多剂量较小，且不得使用风化品，以利控制剂量（参见"芒硝"项下）。用于收湿敛疮，止血化腐，应用已煅去结晶水的枯矾。

胆矾　主含含水硫酸铜（$CaSO_4 \cdot 5H_2O$）。内服 $0.3 \sim 0.6 g$，能涌吐风痰，用于喉痹、癫痫；外治口疮、牙疳、风眼赤烂、疮疡肿毒。

黄矾　主含硫酸铁（$Fe_2O_3 \cdot 2SO_3 \cdot 10H_2O$），其中，$Fe_2O_3$ 占 32%，SO_3 占 32%，H_2O 占 36%。本品有毒，只可外用，能解毒、杀虫；用于痔瘘、恶疮、疥癣。其用法用量应遵医嘱。

绿矾　主含含水硫酸亚铁（$FeSO_4 \cdot 7H_2O$），亦称精制绿矾。本品经煅制后变为绛紫色，故又称绛矾。能解毒燥湿，杀虫补血。用于疳肿胀痛，疳积久痢，肠风便血，血虚萎黄，湿疮疥癣。用量 $1.5 \sim 4.5 g$；入丸、散。亦可研末外用或化水涂洗。

皂矾　主含硫酸亚铁，系提炼绿矾后所沉积的渣滓，亦称粗制绿矾。其他参见绿矾。

冬 虫 夏 草

Dongchongxiacao

CORDYCEPS

本品为麦角菌科真菌冬虫夏草菌 *Cordyceps sinensis*（BerK.）Sacc. 寄生在蝙蝠蛾科昆虫幼虫上的子座和幼虫尸体的干燥复合体。夏初子座出土、孢子未发散时挖取，晒至六七成干，除去似纤维状的附着物及杂质，晒干或低温干燥。

【产地】　主产于四川甘孜州、阿坝州等地，西藏的那曲及西藏东南部，青海玉树、果洛、同德、同仁等地，以及云南中甸、德钦、丽江等地；此外，甘肃亦产。以产于西藏质最优，习称藏草；以产于四川、青海者为主流商品，习称川草。

【性状】　本品由虫体与从虫头部长出的真菌子座相连而成。虫体似蚕，表面深黄色至黄棕色，有环纹 $20 \sim 30$ 个，近头部的环纹较细。头部与子座连接处有红棕色斑点，该斑点不易脱落或褪色。虫体上有足 8 对，近头部 3 对，中部 4 对，尾部 1 对；中部足明显突出，头、尾足不甚明显；头部足与中部足距离较尾部足与中部足距离近。虫体质脆，易折断，断面略平坦或有裂隙，淡黄白色。子座细长圆柱形，单生，不分枝；表面深棕色至棕褐色，有细纵皱纹，上部稍膨大；质柔韧，断面类白色。气微腥，味微苦。

【商品规格】　传统规格按产地分川草（四川虫草）、藏草（西藏虫草）、青海虫草、滇虫草；按大小分虫草王、散虫草、把虫草三档；现行规格均按每千克的条数分档。

【品质要求】　首选藏草，次选川草或青海虫草。以虫体色泽黄亮、丰满肥大、断面黄白色、子座短小、无断支者为佳。不用滇虫草。禁用"亚香棒草""新疆虫草"。凡按支计价者，不得有断支"插签"品；凡按重量计价者，如有断支，可插非金属签连接，其连接处必须吻合，以防用非原支所折断的两部分相连接。

【含量测定】　照高效液相色谱法测定，本品含腺苷（$C_{10}H_{13}N_5O_4$）不得少于 0.010%。

饮片

【处方用名】　冬虫夏草、冬虫草、虫草、雅扎贡布（西藏）、川草、藏草。

【配方应付】　本品生饮同源。写上述处方用名，均付冬虫夏草。

【功能与主治】　补肾益肺，止血化痰。治肾虚精亏，阳痿遗精，腰膝酸痛，久咳虚喘，劳嗽咯血。

【用法与用量】　3～9 g。

【注意】　阴虚火旺者，不宜单独使用。

备注

1. 本品原本藏药，名曰：雅扎贡布。雅是夏、扎是草、贡是冬、布是虫，故名冬虫夏草。本品生长在海拔 3 000～4 500 m 的高寒地带，只有在夏至前后，积雪未融时从雪堆中采集。现在由于气候变暖，雪线升高，使其产量锐减。加上冬虫夏草不能人工培植，更不能化学合成，故使其更加稀有而珍贵。

2. 藏草与川草、青海虫草、滇虫草的鉴别要点：前者断面有一"V"字形裂隙；后三者大多无裂隙，即使有也非"V"字形。

3. 亚香棒草为麦角菌科真菌亚香棒草 *Cordyceps hawkesii* Gray 寄生在鳞翅目昆虫幼虫上的子座与幼虫尸体的干燥复合体。冬虫夏草与亚香棒草的鉴别要点：前者虫体表面深黄色至黄棕色，头部与子座连接处有红棕色斑点，断面有一"V"字形裂隙或无裂隙；子座细长圆柱形，单生，不分枝，上部稍膨大，有不孕顶端，表面深棕色至棕褐色，横切面周围由卵形至椭圆形子囊壳（其下部埋入凹陷的子座内）组成。后者虫体表面有类白色的菌膜，除去菌膜显褐色，头部与子座连接处可见黑点状气门，断面有"一"字形裂隙；子座成长棒状或有分枝，上部膨大，无不孕顶端，表面灰褐色，横切面周围由近矩形子囊壳（其下部不埋入子座内）组成。参见附图。

4. 新疆虫草为麦角菌科真菌新疆虫草 C. Sp. 寄生在鳞翅目昆虫幼虫上的子座与幼虫尸体的干燥复合体。其鉴别要点：其商品多已除去子座，虫体呈蚕状，较细；表面土黄色至紫褐色；味较苦。

5. 虫草是真菌学中一大类虫生真菌的通称，全世界已发现的虫草约有 300 多种，我国有 60 余种，而药用冬虫夏草只是其中的一种。其真伪的鉴别要点参见【性状】项下：①有无红棕色斑点，以及该斑点是否易脱落或褪色。②虫体上的足对数、性状及足距。③子座是否单生及有无分枝。

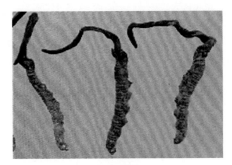
冬虫夏草

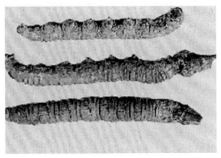
冬虫夏草虫体表面观

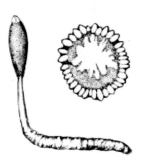
冬虫夏草

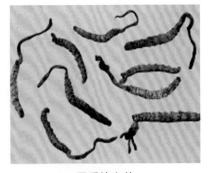
亚香棒虫草

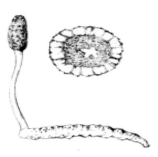
亚香棒虫草

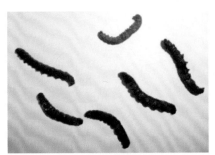
新疆虫草

芒硝与玄明粉

Mangxiao yu Xuanmingfen

NATRII SULFAS ET NATRII SULFAS EXSICCATUS

　　芒硝为硫酸盐类矿物芒硝族芒硝，经加工精制而成的结晶体，主含含水硫酸钠（$Na_2SO_4 \cdot 10H_2O$）。玄明粉为芒硝经风化干燥制得的粉末，主含硫酸钠（Na_2SO_4）。

　　【性状】　**芒硝**　为棱柱状、长方形或不规则块状及粒状；无色透明或类白色半透明；质脆，易碎，断面呈玻璃样光泽；气微，味咸。**玄明粉**　系白色粉末；气微，味咸。

　　【产地】　全国大部分地区均有产。

　　【商品规格】　传统规格：按产地分东芒硝（山东沿海）与水芒硝（江苏沿海），以东芒硝质佳；现行规格：不分等级，均为统货。

　　【品质要求】　首选净芒硝（即精制芒硝），且以无色、透明、呈结晶块状者为佳；次选玄明粉（习称风化硝）；不用土硝、朴硝（又称皮硝）、盆硝；禁用硝石。

　　【检查】　**芒硝**　**铁盐与锌盐**　**镁盐**　按《中国药典》该品种项下规定方法检测，应符合规定。**干燥失重**　取本品，在105℃干燥至恒重，减失重量应为51.0%～57.0%。**重金属**　**砷盐**　均不得过 10 mg/kg。

　　玄明粉　**铁盐**　**锌盐**　**镁盐**　照芒硝项下的方法检查，但取用量减半，应符合规定。**重金属砷盐**　均不得过 20 mg/kg。

　　【含量测定】　**芒硝、玄明粉**　均按干燥品计算，含硫酸钠（Na_2SO_4）均不得少于99.0%。

饮片

　　【处方用名】　芒硝、朴硝、皮硝、盆硝、马牙硝、消石朴、朴硝石、盐消、海皮硝、毛硝、玄明粉、风化硝。

　　【配方应付】　写上述除玄明粉、风化硝外的处方用名，均付芒硝；写玄明粉、风化硝，均付玄明粉（参见【品质要求】及"备注"项下的相关条目）。

　　【功能与主治】　泻下通便，润燥软坚，清火消肿。用于实热积滞，腹满胀痛，大便燥结，肠痈肿痛；外治乳痈，痔疮肿痛。

　　【用法与用量】　**芒硝**　6～12 g。**玄明粉**　3～9 g。一般不入煎剂，待汤剂煎得后，溶入汤液中服用。外用适量。

　　【注意】　**芒硝**　孕妇慎用；不宜与硫黄、三棱同用。

　　【贮藏】　**芒硝、玄明粉**　均应密闭，在30℃以下保存；前者防风化，后者防潮解。

备注

　　1. 本品始载于《神农本草经》，原名"朴消"；至《名医别录》始改称"芒硝"，并称："芒硝生于朴硝"（从此改"消"为"硝"）。李时珍释其名曰："煎炼入盆，凝结在下粗朴者为朴硝，在上有芒者为芒硝。"可见"盆硝"是朴硝与芒硝的混合物。因朴硝多用于硝皮，使牛马诸皮硬化成皮革，故又称"皮硝"。至于硝石，又称火硝，主含硝酸钾（KNO_3），是制火药的原料，不含结晶水，在空气中不被风化。

2. 芒硝的提取工艺如下。

(1) 选取天然结晶的土硝，加水溶解，静置沉淀，过滤，收集滤液（即盆硝液），加热浓缩或日晒蒸发，俟滤液浓度提高到 8～16°Be′（即相对密度为 1.06～1.12，20℃）时，停止加热，置阴凉处，即自行结晶；上层细芒状结晶为芒硝，下层的凝结物为朴硝。由于芒硝在低温时（温度 10℃～15℃）为结晶盛产期，可见提取芒硝，尤以冬季为宜，故有"夏产食盐，冬产芒硝"之说。婆美度（Be′）与相对密度（R）的换算：R＝144.3/（144.3－Be′）。

(2) 取皮硝，加入萝卜与水同煮，至萝卜熟透，除去萝卜，放置，冷后取上清液，装入盆内，放入 10 余根洁净的稻草，置露天处使其结晶，次日取出结晶，沥干，俟其表面微显白粉，即时收藏。每 100 kg 皮硝，用萝卜 12.5 kg（洗净，切成两瓣）、水 200 kg。

3. 玄明粉的制备：取芒硝适当打碎，置阴凉通风处，使其慢慢失去结晶水，成白色粉末即得。故玄明粉（亦称风化硝）是芒硝失去结晶水（即被风化）的产物，见《中国药典》玄明粉项下。

4. 芒硝极易风化，使其慢慢失去结晶水，导致其所含 $Na_2SO_4 \cdot 10H_2O$ 的量不易掌握。为确保用药安全，如用于调剂或制剂，虽可用玄明粉替代，但玄明粉的用量应按处方中芒硝的剂量折算，其玄明粉的用量应为芒硝剂量的 45%。

血　竭

Xuejie

DRACONIS SANGUIS

本品为棕榈科植物麒麟竭 *Daemonorops draco* Bl. 果实渗出的树脂经加工制成。

【产地】　原装血竭主产于印度尼西亚、马来西亚，越南、老挝也有产；加工血竭主产于新加坡；国产血竭主产于广西龙州、宁明、凭祥等县市，以及云南镇康、孟连、普洱等地区。

【性状】　本品略呈类圆四方形或方砖形，表面暗红，有光泽，附有因摩擦而成的红粉。质硬而脆，破碎面红色，研粉为砖红色。气微，味淡。在水中不溶，在热水中软化。

【商品规格】

1. 商品分为原装血竭、加工血竭、牌号血竭、国产血竭。原装血竭系指在原产地采取麒麟竭的果实经初加工制得的团块（不含辅料）；加工血竭（多在新加坡加工）系指取原装血竭加入达玛树脂或原白树脂等制得的类圆形或方砖形立方体；如在加工血竭的底部印、贴商标，即称牌号血竭，其质量优劣依次为麒麟牌、手牌、皇冠牌、五星牌、AA 牌、A 牌、三 A 牌、鸡牌、金鱼牌、金星牌、太阳牌等（见加工血竭底部印贴的金色商标）。

2. 以上均为传统的商品规格，都不分等级，均为统货，并标注产地。现行的商品规格按质量优劣依次为华诚行（新加坡）、皇冠（印尼）、皇冠、龙血竭（系国产血竭）等。

【品质要求】　首选加工血竭中的手牌或皇冠牌血竭，均以外色黑似铁，研末红如血，火燃呛鼻，有苯甲酸样香气者为佳；次选原装血竭；禁用国产血竭，或以松香为原料的加工品。

【检查】　**总灰分**　不得过 6.0%。**松香**　取本品粉末 0.1 g，置具塞试管中，加石油醚（60～90℃）10 ml，振摇数分钟，滤过，取滤液 5 ml，置另一试管中，加新配制的 0.5% 醋酸铜溶液 5 ml，振摇后，静置分层，石油醚层不得显绿色。

醇不溶物　取本品粉末约 2 g，精密称定，置于已知重量的滤纸筒中，置索氏提取器内，加乙醇 200～400 ml，回流提取至提取液无色，取出滤纸筒，挥去乙醇，于 105℃ 干燥 4 h，精密称定，计算，不得过 25.0%。

【含量测定】　照高效液相色谱法测定，本品含血竭素（$C_{17}H_{14}O_3$）不得少于 1.0%。

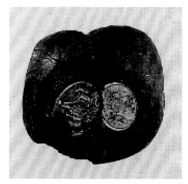

手牌加工血竭

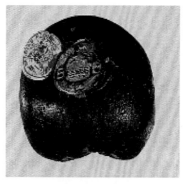
皇冠牌加工血竭

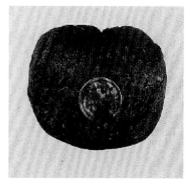
箭叶龙血树血竭

饮片

【处方用名】　血竭、麒麟竭、飞血竭、朱血竭、血力花、血结。

【配方应付】　本品生饮同源。写上述处方用名，均付血竭。

【功能与主治】　活血定痛，化瘀止血，生肌敛疮。用于跌打损伤，心腹瘀痛，外伤出血，疮疡不敛。

【用法与用量】　1～2 g，研末冲服或入丸剂。外用研末撒或入膏药用。

【注意】　无瘀血者不宜用，孕妇及月经期忌服。

备注

1. 本品在水中不溶，在热水中软化，故不宜煎煮，应研末或"水飞"成细粉冲服。

2. 国产血竭为百合科植物柬埔寨龙血树 *Dracana cambodiana* pierre 和箭叶龙血树 *D. Cochinensis*（Lour.）S. C. Chen 的树脂。主产于云南，在当地作血竭用，也曾销于内地，称龙血竭。依据《中国药典》的规定：本品与麒麟竭不同科属，应视作血竭的伪品。鉴别要点：①取其粉末用火烧，无苯甲酸样香气或滴加水合氯醛，粉末应全部溶化，呈绿黄色。②国产血竭不含血竭素、血竭红素、黄烷醇、苯甲酸等成分，故按《中国药典》规定的方法，检不出上述成分。

3. 以松科植物马尾松或同属植物的树脂，除去挥发油，掺入红色染料、黄沙、赤石脂粉、猪血等加工制成的伪品血竭甚多。根据其表面的颜色，常称为紫红血竭、鲜红血竭、暗紫血竭、棕红血竭等。鉴别要点：①见本《指南》松香的检查方法。②取其粉末，与水共同振摇，水应不被染色。③取其粉末，置白纸上，隔纸用火烘烤（勿使纸焦），纸上物应全部熔化，且无扩散的油迹。

冰　片　类

药用冰片有 4 种，即梅片、艾片、天然冰片及合成冰片。《中国药典》仅收载后三种。

梅片（d-BORNEOLUM）为龙脑香科植物龙脑香 *Dryobalarops aromaticaGaertner* f. 的树干经蒸馏所得的结晶。主产于印尼的苏门答腊等地，系天然冰片的进口商品。以片之大小分为头梅、二梅、三梅等规格，并标注品牌（如百寿堂、马头牌等），均以片大而薄、色白、质松脆、气清香而纯正者为佳。

艾片（l-BORNEOLUM）为菊科植物艾纳香 *Blumea balsamifera*（L.）Dc. 的新鲜叶经提取加工制成的结晶，主产于贵州及两广地区。不分等级，均为统货。以片大、均匀、色白、松脆、气清香而纯正者为佳。

天然冰片（BORNEOLUM）为樟科植物樟 *Cinnamomum camphora*（L.）Presl 的新鲜枝、叶经提取加工制成。

合成冰片（BORNEOLUMSYNTHETICUM）系指以松节油、樟脑为原料，经化学合成制得的冰片，又称"机制冰片"；主产于天津、上海、南京、株洲、广州等市。不分等级，均为统货，并标注产地。以片大、整齐、洁白、气清香者为佳。

4 种冰片的名称、理化性质、性状差异及鉴别要点，参见其性状差异及鉴别要点表。测冰片的比旋度，应先配制成乙醇溶液。其中：艾片 0.05 g/ml，天然冰片 0.1 g/ml。

4 种冰片的性状差异及鉴别要点表

药材名	化学名	比旋度	熔点	性状差异及鉴别要点
梅片	右旋龙脑	—	—	呈类白色半透明片状或颗粒状，烧之无黑烟或微有黑烟，无残留物。手捻易成白色粉末
天然冰片	右旋龙脑	＋34°～＋38°	204～209℃	系白色结晶性粉末或片状结晶，烧之有黑色浓烟，火焰呈黄色，无光。手捻不碎
艾片	左旋龙脑	－36.5°～－38.5°	201～205℃	系白色半透明微厚片状、块状或颗粒状结晶，烧之火焰呈黄色，有黑烟，无残留。手捻不碎
冰片	消旋龙脑	前二者的消旋体	205～210℃	系无色透明或白色半透明薄片状结晶。可剥离成薄片，手捻即碎，烧之有浓烟及带光的火焰

【检查】**艾片** 含异龙脑（$C_{10}H_{18}O$）不得过 5.0%，含樟脑（$C_{10}H_{16}O$）不得过 10.0%。**冰片 pH 值** 取本品 2.5 g，研细，加水 25 ml，振摇，滤过，分取滤液两份，每份 10 ml，一份加甲基红指示液 2 滴，另一份加酚酞指示液 2 滴，均不得显红色。**不挥发物** 取本品 10 g，置称定重量的蒸发皿中，置水浴上加热挥发后，在 105℃干燥至恒重，遗留残渣不得过 3.5 mg（0.035%）。**水分** 取本品 1 g，加石油醚 10 ml，振摇使溶解，溶液应澄清。**重金属 砷盐** 分别不得过 5 mg/kg、2 mg/kg。含樟脑不得过 0.50%。**天然冰片** 含樟脑不得过 3.0%。

【含量测定】 照气相色谱法测定。**艾片** 含左旋龙脑以龙脑（$C_{10}H_{18}O$）计，不得少于 85.0%。**天然冰片** 含右旋龙脑（$C_{10}H_{18}O$）不得少于 96.0%。**冰片** 含龙脑（$C_{10}H_{18}O$）不得少于 55.0%。

【功能与主治】 开窍醒神，清热止痛。用于热病神昏、惊厥，中风痰厥，气郁暴厥，中恶昏迷，目赤，口疮，咽喉肿痛，耳道流脓。

【用法与用量】 **艾片** 0.15～0.3 g；**天然冰片** 0.3～0.9 g；**冰片** 0.15～0.3 g；均入丸散

用。外用研粉点敷患处。

【注意】　孕妇慎用。冰片对皮肤及黏膜有刺激性，禁用于眼、鼻、喉等部位，以及婴幼儿及老年患者体表皮肤或开放性创面，必要时，可改用梅片。

【备注】　购用梅片，应索取并查验"口岸报告"及"药检报告"等。

赤 石 脂

Chishizhi

HALLOYSITUM RUBRUM

本品为硅酸盐类矿物多水高岭石族多水高岭石。采挖后，除去杂石。主含四水硅酸铝 $[Al_4 (Si_4 O_{10}) (OH)_8 \cdot 4H_2 O]$。

【产地】　主产于山西、陕西、河南、湖北等省，以产于山西呈块片状者为主流商品。

【性状】　本品为块状集合体，呈不规则的块状。粉红色、红色至紫红色，或有红白相间的花纹。质软，易碎，断面如脂，有的具蜡样光泽。吸水性强，舐之吸舌，具黏土气，味淡，嚼之无沙粒感。

【商品规格】　分块状原装与粉状统装，都不分等级，并标注产地。

【品质要求】　只用赤石脂，以色红、细腻、质软、易碎、易断、黏手且吸水性强者为佳；不用高岭土、黄石脂、白石脂；禁用软滑石。

饮片

【处方用名】　赤石脂、石脂、红高岭土、红土、赤符、陶土、煅赤石脂。

【配方应付】　除煅赤石脂外，写上述处方用名，均付赤石脂；写煅赤石脂，付煅赤石脂。

【常用饮片】　**赤石脂**　除去杂质，打碎或研细粉。**煅赤石脂**　取赤石脂细粉，用醋调匀，搓条，切段，干燥，置坩埚内，照《中国药典》明煅法煅至红透。用时捣碎。

【功能与主治】　涩肠，止血，生肌敛疮。用于久泻久痢，大便出血，崩漏带下；外治疮疡久溃不敛，湿疮脓水浸淫。

【用法与用量】　9～12 g，先煎。外用适量，研末敷患处。

【注意】　本品性收涩，湿热积滞泻痢者不宜使用；不宜与肉桂同用。

备注

1. 本品色红，其质如脂，故名。但其颜色随原矿石中所含氧化铁、氧化锰的含量高低而变异，可从白、灰，以至青绿、黄、红等，故又有"五色石脂"之称。药用主要为白、黄、红三种，分别为白石脂、黄石脂、赤石脂。其中，北京、山东以白石脂作赤石脂入药，四川、贵州则以黄石脂作赤石脂入药。但依据中医药传统理论，此3种石脂的功能与主治有别，不能混用或互相代用。又：江西、福建、四川、贵州还以软滑石作赤石脂入药，应予更正。参见"滑石"项下。

2. 赤石脂（即多水高岭石，主含四水硅酸铝 $[Al_4 (Si_4 O_{10}) (OH)_8 \cdot 4H_2 O]$）与高岭土（主含二水硅酸铝 $[Al_4 (Si_4 O_{10}) (OH)_8 \cdot 2H_2 O]$）极其相似，前者在150～200℃尚余2分子水时，即成高岭土。至于软滑石（又称南滑石或黏土滑石），则来源于硅酸盐类黏土矿物高岭石，亦主含含水硅酸铝 $[Al_4 (Si_4 O_{10}) (OH)_8]$，其中含三氧化二铝39.56%、二氧化硅46.5%、水分13.94%。

3. 所谓赤石脂与肉桂相畏，实为赤石脂对肉桂中的挥发油，即活性成分有极强的吸附作用，同入煎剂，会导致煎剂中肉桂所含成分量降低，从而降低疗效。

芦　荟

Luhui

ALOE

本品为百合科植物库拉索芦荟 *Aloe barbadensis* Miller、好望角芦荟 *A. Ferox Miller* 或其他同属近缘植物叶的汁液浓缩干燥物。前者习称"老芦荟"，后者习称"新芦荟"。

【产地】　原产于北非、南美的西印度群岛，主产于南美洲北部的库拉索、阿律巴、博内尔等小岛上；我国海南、两广、云南亦有引种栽培。

【性状】　**库拉索芦荟**　本品呈不规则块状，常破裂为多角形。表面呈暗红褐色或深褐色，无光泽。体轻，质硬，不易破碎，断面粗糙或显麻纹。富吸湿性。有特殊臭气，味极苦。

好望角芦荟　表面呈暗褐色，略显绿色，有光泽，体轻，质松，易碎，断面玻璃样而有层纹。

【商品规格】　传统规格：按产地或加工方法的不同，分"老芦荟"（即库拉索芦荟，又称肝色芦荟）与"新芦荟"（即好望角芦荟，又称光亮芦荟）。现行规格：只有老芦荟，并以进口品为主流商品，应标注产地，且不分等级，均为统货。

【品质要求】　首选老芦荟，次选新芦荟；不用国产芦荟；均以色墨绿、质松脆、有光泽、气味浓、溶于水中无杂质者为佳。

【检查】　**水分**　不得过 12.0％。**总灰分**　不得过 4.0％。

【含量测定】　照高效液相色谱法测定，本品按干燥品计算，含芦荟苷（$C_{21}H_{22}O_9$）：库拉索芦荟不得少于 16.0％，好望角芦荟不得少于 6.0％。

饮片

【处方用名】　芦荟、老芦荟、新芦荟、象胆、油葱、奴会、讷（nè）会、劳伟。

【配方应付】　本品生饮同源。写上述处方用名，均付芦荟。

【检查】【含量测定】　同药材。

【功能与主治】　泻下通便，清肝泻火，杀虫疗疳。用于热结便秘，惊痫抽搐，小儿疳积，外治癣疮。

【用法与用量】　2～5 g，宜入丸散。外用适量，研末敷患处。

【注意】　脾胃虚弱，食少便溏者忌用；孕妇慎用。

备注

1. 芦荟，其"芦"字意为黑色，"荟"是聚集的意思，缘于其叶汁初为黄褐色，一遇空气即被氧化，变成黑色，又凝集如饴，故称"芦荟"。马来语称 Aluwa，芦荟是其音译，又称作讷（nè）会、奴会、劳伟。本品始载于《开宝本草》，并云："俗呼为象胆，盖以其味苦如胆故也。"

2. 关于新、老芦荟的来源有两种说法：①库拉索芦荟即老芦荟，好望角芦荟即新芦荟。②取芦荟的叶汁，用文火浓缩至稠膏状，放置、待其冷却凝固，即为老芦荟；用武火浓缩，迅速冷却至凝固，即为新芦荟。《中国药典》2005 年版这两种芦荟均被收载，2010 版只收载老芦荟，2015 版又再次收载好望角芦荟。

3. 老芦荟与新芦荟的鉴别要点：前者表面红褐色或深褐色，无光泽，体轻、质硬、不易破碎，断面粗糙或显麻纹，富吸湿性；后者表面暗褐色，略显绿色，有光泽，体轻、质松、易破碎，断面有层纹及玻璃样光泽。

4. 芦荟系"浸膏类"药材，所含有效成分不耐热，且味极苦。故不宜煎煮，应烊化入药，亦可研末制丸，或填充胶囊服用。

5. 药食同源，综合利用。

（1）食用：芦荟作为当今时髦的保健食品，缘于其含有"滑水"成分，即原始的天然生物水。"滑水"能使芦荟鲜叶中有效成分黏多糖迅速被人体吸收，帮助加速细胞分裂，促进细胞代谢。必须说明，野生芦荟有 300 多种，可食用的只有 6 种，人们切忌将用于观赏和药用的芦荟，在没有经过鉴定的情况下，随便拿来食用。

（2）美容：芦荟凝胶对皮肤既有很强的渗透性，又具有极高的保湿功效，能够帮助肌肤捕捉氧气，锁住肌肤水分。古代 3 位著名美女，埃及艳后克利奥帕特拉、日本小野小町和中国杨贵妃，都曾用芦荟来保持她们迷人的美貌。现在已将芦荟汁液配制成各种香皂、洗面奶、护发素、美容霜等一系列化妆品。

（3）生态作用：可食用芦荟能在夜晚吸收二氧化碳释放氧气，增加空气的新鲜程度，因而被喻为"天然负离子发生器"。故家庭盆栽，既可改善居室环境，又可供观赏。

（4）芦荟外用可治疗皮肤被核辐射灼伤，鼻出血，毒虫叮咬。1945 年，美国在日本投下两枚原子弹，大批的幸存者被核辐射灼伤，有人用芦荟的叶汁涂抹在皮肤上，其伤口愈合又快又好，甚至不留瘢痕。

民间有单以芦荟外用医治鼻出血的验方：其一，取芦荟粉 3～6 g，用油纱布粘着，填塞出血鼻腔，此法适用于急性出血，量多血涌者；其二，取芦荟粉 0.5～1.0 g，加温开水 5～10 ml 搅化，令患者仰面，每次滴入出血鼻孔内 1～2 滴，一日 3～5 次，适用于慢性出血，量少较稀者。另据报道，曾有几位美国科学家到非洲考察，在原始森林中受到毒虫叮咬，浑身皮肤出现红肿痛痒，抓破后，还引起过敏反应，他们用尽了抗生素和激素类皮肤外用药，均未奏效。后来一位当地土著，给予芦荟汁涂擦，竟获良好效果。此外，在油漆中掺入少量芦荟粉，涂在器具上则可长期不脱落。

没　药

Moyao

MYRRHA

本品为橄榄科植物地丁树 *Commiphora myrrha* Engl. 或哈地丁树 *Commiphora molmol* Engl. 的干燥树脂。分为天然没药和胶质没药。

【产地】　主产于索马里、埃塞俄比亚，以及阿拉伯半岛南部，以产于索马里者质优。

【性状】　**天然没药**　呈不规则颗粒性团块，大小不等。大者直径长达 6 cm 以上。表面黄棕色或红棕色，近半透明部分呈棕黑色，被有黄色粉尘。质坚脆，破碎面不整齐，无光泽。有特异香气，味苦而微辛。

胶质没药　呈不规则块状和颗粒，多黏结成大小不等的团块，大者直径长达 6 cm 以上，表面棕黄色至棕褐色，不透明，质坚实或疏松，有特异香气，味苦而有黏性。

【商品规格】　进口没药分为天然没药和胶质没药。天然没药商品名 Gum myrrh，直接从索马里或埃塞俄比亚进口；胶质没药商品名 Gum opoponax，其基原见部颁标准。

【品质要求】　首选天然没药，次选胶质没药；以色淡黄、微黏手、香气浓而持久、杂质少者为佳。禁用含松香的伪制品或掺伪品。

【检查】　**杂质**　天然没药不得过 10.0%，胶质没药不得过 15.0%。**总灰分**　不得过 15.0%。**酸不溶性灰分**　不得过 10.0%。

【含量测定】　**挥发油**　天然没药不得少于 4.0%（ml/g），胶质没药不得少于 2.0%（ml/g）。

饮片

【处方用名】　没药、制没药、炒没药、炙没药、末药、醋没药。

【处方应付】　本品历来不生用，故写以上处方用名，均付醋没药。

【常用饮片】　**醋没药**　取净没药，照醋炙法，炒至表面光亮。每 100 kg 没药，用醋 5 kg。

【检查】　**酸不溶性灰分**　不得过 8.0%。

【含量测定】　同药材。含挥发油不得少于 2.0%（ml/g）。

【功能与主治】　散瘀定痛，消肿生肌。用于胸痹心痛，胃脘疼痛，痛经经闭，产后瘀阻，癥瘕腹痛，风湿痹痛，跌打损伤，痈肿疮疡。

【用法与用量】　3～5 g，炮制去油，多入丸散用。

【注意】　本品气香走窜，孕妇及无瘀滞者慎用；又本品气浊，易伤脾胃，影响食欲或引起呕吐，故脾胃虚弱慎用；使用时应注意用量不宜过大，不宜多服久服。

【贮藏】　本品受热易变色、变软、粘结成块，且遇火易燃，故应密闭置低温处贮藏。

备注

1. 本品系 2010 版《中国药典》新增品种，并界定其来源为橄榄科植物地丁树 *Commiphora myrrha* Engl. 或哈地丁树 *Commiphora molmol* Engl. 的干燥树脂。药材分为天然没药和胶质没药。但不要误以为前者是天然没药，后者是胶质没药。因为胶质没药为橄榄科植物爱伦堡没药树 *Balsamodendron ehrenberiganum* Berg. 的干燥树脂（见部颁标准）。

2. 天然没药与胶质没药的鉴别要点：前者呈不规则颗粒性团块状，表面黄棕色或红棕色，近半透明部分呈棕黑色，质坚脆，多不黏手；后者呈不规则块状（注意不是颗粒黏结成的块状），表面深棕色不透明，质硬或疏松但不脆，有黏性。

3. 凡含松香的伪制品或掺伪品：取其粉末，隔纸加热，具松节油气；取其乙醚提取物，遇发烟硝酸无反应（见《中国药典》本品【鉴别】项下）。

灵　芝

Lingzhi

GANODERMA

本品为多孔菌科真菌赤芝 *Ganoderma lucidum*（Leyss. ex Fr.）Karst. 或紫芝 *Ganoderma* sinense Zhao，Xu et Zhang 的干燥子实体。全年采收，除去杂质，剪除附有朽木、泥沙或培养基质的下端菌柄，阴干或在 40～50℃烘干。

【产地】 赤芝主产于华北及西南地区；紫芝主产于浙江、江西、湖南、两广及福建。

【性状】 **赤芝** 外形呈伞状，菌盖肾形、半圆形或近圆形，厚 1～2 cm。皮壳坚硬，黄褐色至红褐色，有光泽，具环状棱纹和辐射状皱纹，边缘薄而平截，常稍内卷。菌肉白色至淡棕色。菌柄圆柱形，侧生，少偏生，红褐色至紫褐色，光亮。孢子细小，黄褐色。味苦涩。

紫芝 皮壳紫黑色，有漆样光泽。菌肉锈褐色。

栽培品 子实体较粗壮、肥厚，厚 1.5～4 cm。皮壳外常被有大量粉尘样的黄褐色孢子。

【商品规格】 药材分赤芝与紫芝两大类，均有野生品与栽培品，以栽培品为主流产品。其商品按"来源＋颜色"划分，如"家种色黑""家种色红""家种色白"等，都不分等级，均为统货，并标注产地。

【品质要求】 首选"家种色黑"品，次选"家种色红"品，均以个大、柄短、菌盖厚且完整、色紫红、有漆样光泽者为佳。不用培养基质的下端菌柄长＞2 cm 的灵芝；禁用"树舌"类及其他类无柄灵芝或"云芝"。

【检查】 **水分**（第二法） 不得过 17.0％。**总灰分** 不得过 3.2％。

【浸出物】 水溶性浸出物（热浸法）不得少于 3.0％。

【含量测定】 **多糖** 照紫外-可见分光光度法，在 625 nm 波长处测定吸光度，按干燥品计算，含灵芝多糖以无水葡萄糖（$C_6H_{12}O_6$）计，不得少于 0.90％。**三萜及甾醇** 照紫外-可见分光光度法，按干燥品计算，含三萜及甾醇以齐墩果酸（$C_{30}H_{48}O_3$）计，不得少于 0.50％。

饮片

【处方用名】 灵芝、赤芝、紫芝、菌芝、菌灵芝、红芝、丹芝、黑芝、玄芝、三秀。

【处方应付】 本品生饮同源。写上述处方用名，均付灵芝。

【功能与主治】 补气安神，止咳平喘。用于心神不宁，失眠心悸，肺虚咳喘，虚劳短气，不思饮食。

【用法与用量】 6～12 g。

【注意】 寒证慎服。另据报道：口服本品无不良反应，但灵芝注射液有过敏反应；一般出现在注射后 2～3 min，轻者有荨麻疹、心慌气短、胸闷、腹痛、胃痛、呕吐、喉头水肿，重者出现过敏性休克或过敏性脑炎。

备注

1. 本品以"芝"字之名始载于《神农本草经》，因颜色不同又名赤芝、紫芝、黑芝、青芝、白芝、黄芝，故又称"六芝仙草"。

2. 本品的菌柄为非药用部位。据报道：其产地加工方法是将所采收的灵芝，用剪刀齐灵芝柄基部剪下，菌柄保留 2 cm 以下，以利鉴别。故本品凡柄长＞2 cm 者不得入药。

3. 赤芝、紫芝及其栽培品的鉴别要点：①赤芝表面褐黄色或红褐色，菌柄表面与菌盖表面大多不同色。紫芝表面紫黑色或近黑色，菌柄表面与菌盖表面同色。②栽培品皮壳外常被有大量粉尘样的黄褐色孢子。

4. 本品的常见伪品主要有树舌（Ganoderma）类同属真菌的子实体、同科真菌红缘层孔 Fomes

pinicola 及肉色栓菌 Trametes dickinsii 的子实体。它们均无柄，是其与灵芝的主要区别。

5. 云芝为多孔菌科真菌彩绒革盖菌 Coriolus versicolor（L. ex Fr.）Quel. 的干燥子实体，不属灵芝类，应注意区别。

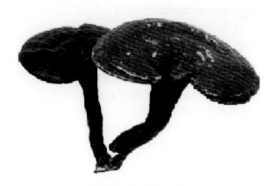

紫芝（左）赤芝（右）

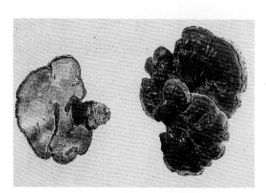

栽培灵芝

青　黛

Qingdai

INDIGO NATURALIS

本品为爵床科植物马蓝 Baphicacanthus cusia（Nees）Bremek.、蓼科植物蓼蓝 Polygonum tinctorium Ait. 或十字花科植物菘蓝 Isatis indigotica Fort. 的叶或茎叶经加工制得的干燥粉末或团块。

【产地】　用马蓝为原料制得的青黛，主产于福建，以产于福建仙游者质优，系青黛的道地药材（习称建青黛）；用蓼蓝为原料制得的青黛，主产于河北、天津，系青黛的主流商品；用菘蓝为原料制得的青黛，主产于江苏、浙江、安徽、广东、云南等地。

【性状】　本品呈深蓝色粉末状，体轻，能浮于水面，无杂质。微有草腥气，味淡。

【商品规格】　除建青黛分一、二等外，其他都不分等级，均为统货，并标注产地。

【品质要求】　首选建青黛，次选以蓼蓝为原料制得的青黛，均以粉细、色蓝、体轻能浮于水面、火烧之产生紫红色烟雾的时间较长、嚼之无砂石感者为佳；禁用制备青黛后的沉淀物。

【检查】　**水分**（第二法）　不得过 7.0％。**水溶性色素**　取本品 0.5 g，加水 10 ml，振摇后放置片刻，水层不得显深蓝色。

【含量测定】　**靛蓝、靛玉红**　照高效液相色谱法测定，按干燥品计算，含靛蓝（$C_{16}H_{10}N_2O_2$）不得少于 2.0％；含靛玉红（$C_{16}H_{10}N_2O_2$）不得少于 0.13％。

饮片

【处方用名】　青黛、靛花、淀沫花、蓝靛、淀蓝粉。

【配方应付】　本品生饮同源。写上述处方用名，均付青黛（用 40 目筛筛去杂质）。

【功能与主治】　清热解毒，凉血，定惊。用于瘟毒发斑，血热吐衄，咳血，口疮，疳腮，喉痉，小儿惊痫。

【注意】　胃寒者慎用。不得入煎剂。

【用法与用量】　1.5～3 g，入丸散用。外用适量，用水或鸭蛋白调敷患处。

备注

1. 本品色青，且黛为眉（古代妇女多用于染眉），故名青黛。

2. 有的地区将制备青黛后的沉淀物作青黛入药，实系青黛的伪品。鉴别要点：此物呈灰蓝色，质重，嚼之有砂石感，入水后水液为碱性。

3. 不良反应：青黛含有靛玉红，对消化道有副作用，能导致口涎过多、腹泻、恶心等症状，停药或对症处理即可缓解。

昆　布

Kunbu

LAMINARIAE THALLUS ECKLONIAE THALLUS

本品为海带科植物海带 *Laminaria japonica* Aresch. 或翅藻科植物昆布 *Ecklonia kurome* Okam. 的干燥叶状体。夏、秋二季采捞，晒干。

【产地】　海带产于沿海各省；昆布主产于福建、浙江。

【性状】　**海带**　卷曲折叠成团状，或缠结成把。全体呈黑褐色或绿褐色，表面附有白霜。用水浸软则膨胀成扁平长带状，中部较厚，边缘较薄而呈波状。类革质，残存柄部扁圆柱状。气腥，味咸。

昆布　卷曲皱缩成不规则团状。全体呈黑色，较薄。用水浸软则膨胀呈扁平的叶状，两侧呈羽状深裂，裂片呈长舌状，边缘有小齿或全缘。质柔滑。气微腥，味微咸。

【商品规格】　传统规格分海带、昆布、黑昆布三类；现行规格只分海带与昆布两类，每类又分"盐水"与"清水"两种规格，都不分等级，均为统货，并标注产地。

【品质要求】　首选"清水"海带（淡统），次选"盐水"海带（咸统），均以片大、完整、色黑褐、体厚者为佳；不用"昆布"，以及"黑昆布"；禁用裙带菜、石莼、孔石莼。

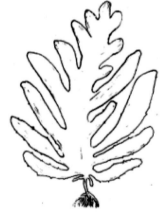

昆布外形图

【检查】　**水分**（第二法）　不得过 46.0%。**总灰分**　不得过 46.0%。**重金属及有害元素**　照铅、镉、砷、汞、铜测定法测定，铅不得过 5 mg/kg；镉不得过 4 mg/kg；汞不得过 0.1 mg/kg；铜不得过 20 mg/kg。

【浸出物】　醇溶性浸出物（热浸法）不得少于 7.0%。

【含量测定】　**碘**　照《中国药典》规定方法测定，本品按干燥品计算，海带含碘不得少于 0.35%；昆布含碘不得少于 0.2%。**多糖**　含昆布多糖以岩藻糖（$C_6H_{12}O_5$）计，不得少于 2.0%。

饮片

【处方用名】　昆布、海带、黑昆布、淡昆布、鹅掌菜、纶布、裙带菜。

【配方应付】　本品生饮同源。写上述处方用名，均付昆布。

【检查】【含量测定】　同药材。

【功能与主治】　消痰软坚散结，利水消肿。用于瘿瘤，瘰疬，睾丸肿痛，痰饮水肿。

【用法与用量】　6～12 g。

备注

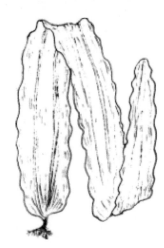

黑昆布

1. 昆布始载于《名医别录》，历史文献均以此物入药。但李时珍曰："昆布生登、莱者，搓如绳索之状，出闽、浙者，大叶似菜。"前者系指昆布，后者系指海带。据此，昆布与海带均作药用，并以昆布作药材的通用名称，其拉丁名分别为：LAMINARIAE THALLUS　ECKLONIAE THALLUS。

2. 基于海带的含碘（I）量高于昆布，其伪品相对较少，且易鉴别，故现已成为药用的主流商品。二者的鉴别要点：昆布不能剥离分层，海带可捻成两层。

3. 黑昆布为翅藻科植物黑昆布 *Ecklonia kurome* Okamura 的干燥叶状体（参见《现代中药材鉴别手册》）。裙带菜为翅藻科植物裙带菜 *Undaria pinnatifida* (Harv) Sur. 的干燥叶状体。本品用水浸软展开后可见叶片狭长，两端渐尖，顶端常腐溃，全缘或有波状皱纹，叶面有鼓起的水泡，带片部中肋略隆起（昆布不隆起），易剥离成两层（昆布不能剥离分层），柄部有木耳状孢子叶（昆布无）。

4. 石莼（chún）与孔石莼分别为石莼科植物绿藻石莼 *Ulva lactuca* L. 和孔石莼 *U. Pertus* Kjellm. 的干燥叶状体。二者常以"白昆布"或"绿昆布"之名伪称昆布入药，应注意鉴别。此外，有将眼子菜科植物大叶藻 *Zostera marina* L. 的地上茎叶伪充海带入药或掺伪的现象，应注意鉴别。参见"海藻"项下。

乳　香

Ruxiang

OLIBANUM

本品为橄榄科植物乳香树 *Boswellia carterii* Birdw. 及同属植物 *B. bhaw-dajiana* Birdw. 树皮渗出的树脂。分索马里乳香和埃塞俄比亚乳香，每种乳香又分为乳香珠和原乳香。

【产地】　主产于红海沿岸的索马里、埃塞俄比亚及阿拉伯半岛南部。

【性状】　本品呈长卵形滴乳状、类圆形颗粒或黏合成大小不等的不规则块状物。大者长达 2 cm（乳香珠）或 5 cm（原乳香）。表面黄白色，半透明，被有黄白色粉末，久存则颜色加深。质脆，遇热软化，加水研磨，能成白色或黄白色乳状液。破碎面有玻璃样或蜡样光泽。嚼之破碎成小块，迅即软化成胶状，黏牙。具特异香气，味微苦。

【商品规格】　按产地分为索马里乳香和埃塞俄比亚乳香两大类，每类又分为乳香珠和原乳香。其中，乳香珠又分为滴乳与上乳两种规格，再不分等级，均为统货。

【品质要求】　首选索马里乳香或埃塞俄比亚乳香中的乳香珠，次选原乳香，均以淡黄白色、断面半透明、质硬而脆、香气浓厚、无杂质者为佳；禁用含松香的伪制品或掺伪品，以及"粘胶乳香树"的树脂。

【检查】　**杂质**　乳香珠不得过 2.0%，原乳香不得过 10.0%。

【含量测定】　取本品 20 g，精密称定，照挥发油测定法测定。索马里乳香含挥发油不得少于 6.0%（ml/g），埃塞俄比亚乳香含挥发油不得少于 2.0%（ml/g）。

饮片

【处方用名】　乳香、滴乳香、原乳香、制乳香、炒乳香、炙乳香、醋乳香。

【配方应付】　本品历来不生用。故写上述处方用名，均付醋乳香。

【常用饮片】　**醋乳香**　取净乳香，照醋炙法炒至表面光亮。每 100 kg 乳香，用醋 5 kg。

【功能与主治】　活血定痛，消肿生肌。用于胸痹心痛，胃脘疼痛，痛经经闭，产后瘀阻，癥瘕腹痛，风湿痹痛，筋脉拘挛，跌打损伤，痈肿疮疡。

【用法与用量】　煎汤或入丸、散，3～5 g；外用适量，研末调敷。

【注意】　本品辛香走窜，孕妇及无瘀滞者慎用；又本品辛香气浊，易伤脾胃，影响食欲或引起呕吐，故脾胃虚弱慎用；使用时应注意用量不宜过大，不宜多服久服。

【贮藏】　本品受热易变色、变软、黏结成块，遇火易燃，故应密闭置低温处贮藏。

备注

1. 本品系 2010 版《中国药典》新增品种，并界定其来源为橄榄科植物乳香树 *Boswellia carterii* Birdw. 及同属植物 *Boswellia bhaw-dajiana* Birdw. 的树皮渗出的树脂。分为索马里乳香和埃塞俄比亚乳香。而部版标准明确界定：前者系索马里乳香，后者系埃塞俄比亚乳香，并将两者的属名都译成"卡氏乳香树"。

2. 凡含松香的伪制品或掺伪品：取其粉末，隔纸加热，具松节油气；取其乙醚提取物，遇发烟硝酸无反应（见《中国药典》本品【鉴别】项下）；与水共研，不成乳状液。

3. 漆树科植物粘胶乳香树 *Pistaeia lentiscus* L. 的树干或树枝经切割后流出的树脂系乳香的又一常见伪品或掺伪品。鉴别要点：该树脂呈圆形颗粒状，嚼之软化成可塑性团块，不黏牙；与水共研，不成乳状液。

4. 本品其他相关条目的内容参见"没药"项下。

茯　苓

Fuling

PORIA

本品为多孔菌科真菌茯苓 *Poria cocos*（Schw.）Wolf 的干燥菌核。多于 7—9 月采挖，挖出后除去泥沙，堆置"发汗"后，摊开晾至表面干燥，再"发汗"，反复数次至表皮发黑，现皱纹、内部水分大部散失后，阴干，称为"茯苓个"，又称"个苓"。个苓由外至内，其黑色的外皮，称为"茯苓皮"；近皮部棕红色或淡红色部分称为"赤茯苓"；内部色白的部分，称为"白茯苓"。将白茯苓切片入药，商品称"白苓片"，切块者称"白苓块"；白茯苓中抱松根而生者，称为"茯神"，其松木称为"茯神木"。

【产地】 野生茯苓主产于云南丽江地区，习称云苓；栽培茯苓主产于湖北、安徽、河南三省接壤的大别山区。其中产于安庆者又称安苓。此外，两广、福建、四川、湖南、浙江亦有产。以产于湖北者为主流商品，该省罗田县被称为"茯苓之乡"；以云苓、安苓中的排苓（又称"天生苓"），以及湖北九资河所产的茯苓为道地药材。

【性状】 **茯苓个**（个苓）呈类球形、椭圆形、扁圆形或不规则团块，大小不一。外皮薄而粗糙，棕褐色至黑褐色，有明显的皱缩纹理。体重，质坚实，断面颗粒性，有的具裂隙，外层淡棕色，内部白色，少数淡红色，有的中间抱有松根。气微，味淡，嚼之黏牙。

【商品规格】 传统规格分为个苓、白苓片、白苓块、赤苓块、骰方、白碎苓、赤碎苓、茯神块、茯神木九个规格，并标注产地（均依据"76 种药材商品规格标准"）。**白苓片** 又分剪边与毛边，厚度≥7 片 / cm、片面长宽≥3 cm、剪边者为一等；厚度≥5 片 / cm、片面长宽≥3 cm、修边或不修边者为二等。**白苓块** 不分等级，均为统货。**骰方** 不分等级，均为统货。但应质坚实，长、宽、厚均应≤1 cm，碎块≤10%。

现行规格分"统片"（毛边）、"精片"（剪边）、"统丁"及"小炕丁"（均系"骰方"）、"统块"（即白苓块）；都不分等级，均为统货，并标注产地。

【品质要求】

1. 只用白苓片或骰方，不用白苓块、赤苓块、白碎苓、赤碎苓、茯神木，禁用"朱茯苓"。

2. **个苓** 以体重、质坚实、外皮棕褐色、纹细腻、无裂隙、断面色白细腻、黏牙力强者为佳。**白苓片** 以片薄面大、色白、致密、无裂隙、剪边者为佳。**骰方** 以色白细腻、颗粒均匀、质地坚实、略蒸后切丁的炕干货为佳。此外，茯神块、茯神木、茯苓皮与茯苓应分别入药，不得混用或互相代用。

【检查】 **水分**（第二法） 不得过 18.0%。**总灰分** 不得过 2.0%。

【浸出物】 用稀乙醇作溶剂（热浸法），浸出物不得少于 2.5%。

饮片

【处方用名】 茯苓、茯菟、松苓、云苓、白茯苓、茯苓片、茯苓块、茯苓丁（骰方）。

【配方应付】 本品生饮同源。写以上处方用名，均付茯苓。

【检查】【浸出物】 同药材。

【功能与主治】 利水渗湿，健脾，宁心。用于水肿尿少，痰饮眩悸，脾虚食少，便溏泄泻，心神不安，惊悸失眠。

【用法与用量】 10～15 g。

【注意】 本品性泄利，故阴虚而无湿热、虚寒滑精、气虚下陷者慎服。

备注

1. 本品在《神农本草经》中名为"茯菟"，此名是被更早的文献所误导。如《史记·龟策列传》云："下有茯苓，上有兔丝。"《淮南子·说林训》也云："茯苓掘，兔丝死。"似乎茯苓与兔丝互为寄生。其实茯苓与松树互为寄生，兔丝则是松树附近地面上的白色菌丝，并非另一种中药材"菟丝子"。

2. 个苓入药，应由产地加工成各种规格的药用茯苓（即饮片）。其中：①按中医药传统理论，茯苓皮、茯神、茯神木与茯苓的功能与主治有别，应分别入药，故《中国药典》已将茯苓皮单列，但未收载茯神与茯神木。②茯苓的疏水性极强，不易煎煮"透心"。③白碎苓煎煮后极易黏结成团，影响过滤。④赤茯苓类及茯神木已无商品。

3. "朱茯苓""朱茯神"系取朱砂拌制的茯苓或茯神。鉴于《中国药典》并未收载这两种饮片，为确保用药安全，应予停用。

胆 南 星

Dannanxing

ARISAEMA CUM BILE

本品为制天南星的细粉与牛、羊或猪胆汁经加工而成，或为生天南星细粉与牛、羊或猪胆汁经发酵加工而成。

【制法】 取鲜牛、羊或猪胆汁，滤去杂质，加热浓缩至原量的 1/3 时，趁热加入已过 80 目筛的制天南星粉，置混合机内拌匀，闷润 2～4 h，再置于炼药机内挤压出条（条粗 0.4～0.6 cm），晒干或烘干（亦可用微波干燥）即得。每 1 000 g 制天南星粉，用鲜胆汁 4 000 g 或胆膏 400 g（加水溶化后煮沸过滤，使成 4 000 g）。

【性状】 本品呈方块状或圆柱状。棕黄色、灰棕色或棕黑色。质硬。气微腥，味苦。

【鉴别】

1. 本品粉末淡黄棕色。薄壁细胞类圆形，充满糊化淀粉粒。草酸钙针晶束长 20～90 μm。螺纹导管和环纹导管直径 8～60 μm。

2. 取本品粉末 0.2 g，加水 5 ml，振摇，滤过，取滤液 2 ml 置试管中，加新制的糠醛溶液（1→100）0.5 ml，沿管壁加硫酸 2 ml，两液接界处即显棕红色环。

【品质要求】 以色棕黑、油润、嗅之无腥臭、嚼之无麻辣感者为佳。

【处方用名】 胆南星、胆星、九转南星。

【配方应付】 写上述处方用名，均付胆南星。

【功能与主治】 清热化痰，息风定惊。用于痰热咳嗽，咯痰黄稠，中风痰迷，癫狂惊痫。

【用法与用量】 3～6 g。

【贮藏】 置通风干燥处，防蛀。

备注

1. 本品已被现行版《中国药典》收载，但均未规定其制法。上述制法系依据湖北省 1983 年版《中草药炮制规范》。

2. 本品如用发酵法制备，应使用（生）天南星的细粉。

海　藻

Haizao

SARGASSUM

本品为马尾藻科植物海蒿子 *Sargassum pallidum*（Turn.）C. Ag. 或羊栖菜 *S. fusiforme*（Harv.）Setch. 的干燥藻体。前者习称"大叶海藻"，后者习称"小叶海藻"。夏、秋二季采捞，除去杂质，洗净，晒干。

【产地】　小叶海藻主产于浙江、福建、广东、广西及海南；大叶海藻主产于山东、辽宁。以小叶海藻为主流商品。

【性状】　**大叶海藻**　皱缩卷曲，黑褐色，有的被白霜。主干呈圆柱状，具圆锥形突起，主枝自主干两侧生出，侧枝自主枝叶腋生出，具短小的刺状突起。初生叶披针形或倒卵形，全缘或具粗锯齿；次生叶条形或披针形，叶腋间有着生条状叶的小枝。气囊黑褐色，球形，有的有柄，顶端钝圆，有的具细短尖。质脆，潮润时柔软；水浸后膨胀，肉质，黏滑。气腥，味微咸。

小叶海藻　较小，长 15～40 cm。分枝互生，无刺状突起。叶条形或细匙形，先端稍膨大，中空。气囊腋生，纺锤形或球形，囊柄较长。质较硬。

【商品规格】　药材商品分小叶海藻与大叶海藻两类，各类又分"清水"与"盐水"两种规格，都不分等级，均为统货，并标注产地。

【品质要求】　首选"清水"小叶海藻，次选"清水"大叶海藻；均以色黑褐、盐霜少、枝嫩叶小、无砂石者为佳。不用"盐水"海藻及"瓦氏马尾藻"；禁用"大叶藻"。

【检查】　**水分**（第二法）　不得过 19.0%。**重金属及有害元素**　照铅、镉、砷、汞、铜测定法测定，铅不得过 5 mg/kg；镉不得过 4 mg/kg；汞不得过 0.1 mg/kg；铜不得过 20 mg/kg。

【浸出物】　醇溶性浸出物（热浸法）不得少于 6.5%。

【含量测定】　照《中国药典》该品种项下规定的方法测定，按干燥品计算，含海藻多糖以岩藻糖（$C_6H_{12}O_5$）计，不得少于 1.70%。

饮片

【处方用名】　海藻、海蒿子、羊栖菜、乌菜、海菜、海根菜、马尾藻。

【处方应付】　本品生饮同源。写上述处方用名，均付海藻。

【功能与主治】　消痰软坚散结，利水消肿。用于瘿瘤，瘰疬，睾丸肿痛，痰饮水肿。

【用法与用量】　6～12 g。

【注意】　不宜与甘草同用。

备注

1. 小叶海藻与大叶海藻的鉴别要点：前者固着器须根状，枝干上无小刺突，叶条形或细匙形，先端稍膨大，中空；后者固着器呈盘状（多已除去），枝干上有小刺突，基部叶（初生叶）披针形或倒卵形，全缘或具粗锯齿，上部叶（次生叶）条形或披针形。参见附图。

2. 瓦氏马尾藻为同属植物瓦氏马尾藻 *S. vachellianum* Grev. 的干燥藻体。其干品极似小叶海藻，水浸后可见其固着器小，呈圆锥形；枝上又有小分枝；叶长披针线形，边缘有锯齿。依据上述特征，即可鉴别海藻与瓦氏马尾藻。

3. 大叶藻为眼子菜科植物大叶藻 *Zostera marina* L. 的地上茎叶。与海藻的鉴别要点：本品呈长条形叶片状（故也有将其伪充海带入药），用水浸软后不膨胀，不黏滑，用手搓之不分层。参见"海带"项下及附图。

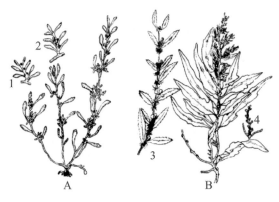

海藻

A. 羊栖菜；B. 海蒿子

1. 雄生殖器托；2. 雌生殖器托；3. 小枝示气囊；4. 生殖器托

大叶藻

海 金 沙

Haijinsha

LYGODII SPORA

本品为海金沙科植物海金沙 *Lygodium japonicum* （Thunb.）Sw. 的干燥成熟孢子。秋季孢子未脱落时采割藤叶，晒干，搓揉或打下孢子，除去藤叶。

【产地】　主产于湖北、江西、湖南、广东、四川、江苏、浙江等省。以产于湖北、江西者为主流商品，且质优。

【性状】　本品呈粉末状，棕黄色或浅棕黄色。体轻，手捻有光滑感，置手中易由指缝滑落。气微，味淡。

【商品规格】　不分等级，均为统货，并标注产地。

【品质要求】　以色棕黄、体轻、手捻光滑、置入水面均上浮且无泥沙等沉淀、燃烧时有爆鸣声者为佳。

【检查】　**总灰分**　不得过 16.0%。

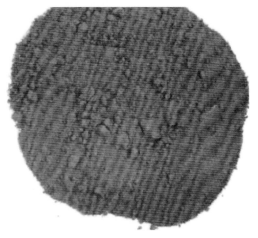

海金沙

饮片

【处方用名】　海金沙、竹芜荽、金沙藤、左转藤。

【配方应付】　本品生饮同源。写上述处方用名，均付海金沙。

【功能与主治】　清利湿热，通淋止痛。用于热淋，石淋，血淋，膏淋，尿道涩痛。

【用法与用量】　6～15 g，包煎。

【注意】　肾阴亏虚者慎用。

备注

1. 本品与松花粉、生蒲黄的性状相似，且置于水面均上浮。但海金沙燃烧时有爆鸣声，置于水中加热，则逐渐下沉；松花粉、生蒲黄燃烧时无爆鸣声，置于水中加热也不下沉。

2. 不良反应：有患者服用本品（5 剂药共计 150 g，误将其一次煎服）出现舌麻、恶心、头晕、畏寒、尿频等严重不适。

猪　苓

Zhuling

POLYPORUS

本品为多孔菌科真菌猪苓 *Polyporus umbellatus*（Pers.）Fries 的干燥菌核。春、秋二季采挖，除去泥沙，干燥。

【产地】　历代以山东、四川所产者为道地药材。现今主产于陕西、云南、河南、山西、河北、吉林等省，以产于陕西者为主流商品，且质优。

【性状】　呈条形、类圆形或扁块状，有的有分枝。表面黑色、灰黑色或棕黑色，皱缩或有瘤状突起。体轻，质硬，断面类白色或黄白色，略呈颗粒状。气微，味淡。

【商品规格】　传统规格分猪苓王、拣猪苓、统猪屎等。现行规格分为特级、一等、二等及统货，并标注产地。出口商品：除要求外皮色黑、光滑、肉白、体重外，按每千克的个数分为四等：一等≤32 个/kg，二等≤80 个/kg，三等≤200 个/kg，四等≥200 个/kg。

【品质要求】　以个大、皮黑、肉白光亮、质地致密、无泥沙者为佳（猪苓分野生品与栽培品，以野生品质优；二者均在地下分层生长，以采自深土者为优）。

【检查】　**水分**（第二法）　不得过 14.0%。**总灰分**　不得过 12.0%。**酸不溶性灰分**　不得过 5.0%。

【含量测定】　照高效液相法测定，本品按干燥品计算，含麦角甾醇（$C_{28}H_{44}O$）不得少于 0.070%。

饮片

【处方用名】　猪苓、猪屎苓、野猪屎、野猪苓、枫苓、黑药（河南）。

【配方应付】　本品生饮同源。写以上处方用名，均付猪苓。

【检查】　**水分**　同药材，不得过 13.0%。**总灰分**　同药材，不得过 10.0%。

【含量测定】　同药材，含麦角甾醇（$C_{28}H_{44}O$）不得少于 0.050%。

【功能与主治】　利水渗湿。用于小便不利，水肿，泄泻，淋浊，带下。

【用法与用量】　6～12 g。

【注意】　无水湿者禁用，以免伤阴。

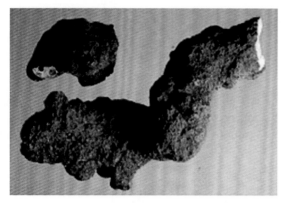

猪苓

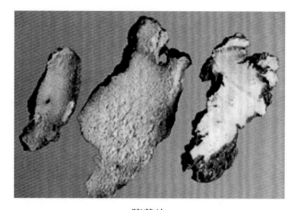

猪苓片

【备注】

本品始载于《神农本草经》。《本草经集注》云："是枫树苓，其皮去黑作块，似猪屎，故以名之，肉白而实者佳。"故有猪屎苓、野猪屎、枫苓等别名。但苏颂曰："旧说是枫木苓，今则不必枫根下乃有。"李时珍亦曰："它木皆有，枫木为多耳。"据此，由于猪苓隐生于地下，地上无苗，极难寻得，故采挖者多在枫树下找寻。

琥　珀

Hupo

Succinum

本品为古代松科松属植物的树脂，埋藏地下经年久转化而成。从地下挖出者，药材商品称为"琥珀"；从煤中选出者，药材商品称为"煤珀"。

【产地】　琥珀主产于广西、云南、贵州、福建等地；煤珀主产于辽宁。

【性状】　本品为不规则块状、颗粒状、多角形或细粉状。表面黄棕色、血红色或黑褐色，有的具光泽。质松脆或稍硬。断面光亮，有的颜色不一，手捻有涩感。气微，味淡，嚼之易碎无沙砾感。燃烧时冒黑烟或蓝烟，刚熄灭时冒白烟。

【商品规格】　分"琥珀块"与"琥珀米"，都不分等级，均为统货，并标注产地。

【品质要求】　首选琥珀米，次选琥珀块。其中，琥珀以色红、质脆、断面光亮者为佳；煤珀以色黄棕、夹带绿色树脂化石、断面有玻璃样光泽者为佳。禁用松香或土埋松香。

【饮片】

【处方用名】　琥珀、煤珀、血琥珀、黑琥珀、真琥珀、飞琥珀。

【配方应付】　本品生饮同源。写以上处方用名，均付琥珀。

【功能与主治】　消积，化瘀，散痞，杀虫。用于肉食积滞，瘀血癥瘕，腹中痞块，虫积腹痛。

【用法与用量】　1～3 g，研末冲服或入丸、散用。

【注意】　孕妇慎服。

【贮藏】　本品受热易变色、变软、黏结成团，遇火易燃，故应密闭置低温处贮藏。

备注

1. 《中国药典》未收载本品。本规定中有关【功能与主治】【用法与用量】【注意】【贮藏】等条目所阐述的内容均依据《湖北省中药饮片炮制规范》。

2. 中医药界历来认为煤珀的品质优于琥珀，其商品也一直是煤珀的价格远高于琥珀。但琥珀是当今的主流商品，而煤珀罕见。

3. 琥珀与煤珀的鉴别要点：前者质硬而脆，故易碎；燃之易熔，冒黑烟，刚熄灭时冒白烟，微有松香气。后者质坚硬，不易碎，且夹带绿色树脂化石；燃之不熔，冒蓝烟，刚熄灭时冒白烟，微有煤油气。

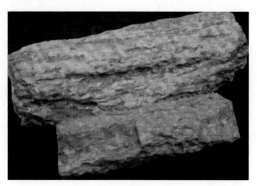

琥珀（上）和煤珀（下）

4. 琥珀（含煤珀）与松香或土埋松香的鉴别要点参见琥珀及其伪品性状差异比对表。

琥珀及其伪品性状差异比对表

	琥珀	松香或土埋松香
咀嚼法	嚼之有沙沙之声，味淡，无砂砾感	有或无砂砾感，但有松香气，味苦，久嚼发黏
火试法	冒黑烟，刚熄火时冒白烟，微有松香气或煤油臭气	冒浓黑烟，火刚灭时仍冒黑烟，松香气浓
水试法	加水煮沸，不溶化亦不变软	变软或溶化
醋酸铜反应	本品石油醚液遇醋酸铜液，振摇，醚层不变色	醚层变蓝绿色

滑　石

Huashi

TALCUM

本品为硅酸盐类矿物滑石族滑石，主含含水硅酸镁 $[Mg_3(Si_4O_{10})(OH)_2]$，习称硬滑石。采挖后，除去泥沙和杂石。

【产地】　主产于山东、辽宁、河北、陕西等省。以产于辽宁者为主流商品，且质优；以产于山东者为道地药材。

【性状】　本品多为块状集合体，呈不规则的块状。白色、黄白色或淡蓝灰色，有蜡样光泽。质软，细腻，手摸有滑润感，无吸湿性。置水中不崩散。气微，味淡。

【商品规格】　传统规格：按产地分为南滑石和北滑石。前者又称软滑石或黏土滑石，后者又称硬滑石。现行规格（均指北滑石）：不分等级，均为统货，并标注产地。

【品质要求】　只用产于辽宁、山东等黄河以北地区的硬滑石（即滑石），以整洁、色白、滑润、无杂石者为佳。不用软滑石（参见"赤石脂"项下）。

饮片

【处方用名】　滑石、滑石粉、硬滑石、软滑石、画石、液石、活石、白滑石。

【配方应付】　写上述处方用名，均付滑石。

【常用饮片】　**滑石粉**　除去杂石，洗净，砸成碎块，粉碎成细粉，供内服；或再水飞亦可球磨成极细粉，供外用。

【功能与主治】　利尿通淋，清热解暑；外用祛湿敛疮。用于热淋，石淋，尿热涩痛，暑湿烦渴，湿热水泻；外治湿疹，湿疮，痱子。

【用法与用量】　10～20 g，包煎并先煎。外用适量。

【注意】　脾虚、热病伤津者慎用。

备注

1. 滑石历来分南滑石与北滑石两种。前者又称"软滑石"，主产于江西、湖北等南方地区，且为南方习用；后者又称"硬滑石"，主产于山东、辽宁等北方地区，且为北方习用。现今《中国药典》只收载北滑石，已成为滑石的主流商品。这亦是《湖北省中药饮片炮制规范》及《湖北省中药材质量标准》均不收载滑石的原因。

2. 南滑石为硅酸盐类矿物高岭石族高岭石，主含含水硅酸铝。南、北滑石的鉴别要点：北滑石主含含水硅酸镁，呈白色、黄白色或淡蓝灰色，有蜡样光泽，无吸湿性，置水中不崩散。南滑石为白色或淡青色，常杂有浅红色或浅棕色。无光泽或稍有光泽，用手指可捻成白色细粉末，具吸湿性，舐之有吸舌感，置于水中即崩散。参见附图。

3. "六一散"系取 6 份滑石粉与 1 份甘草粉（均按重量计）混匀后制得的散剂，虽已列于中成药管理，但仍用于饮片处方的调剂。

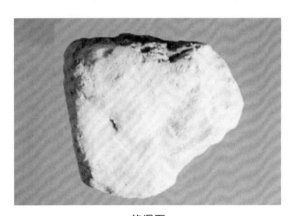

软滑石

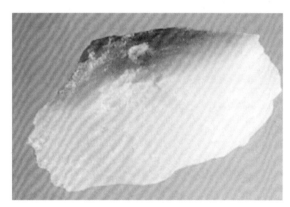

滑石

雷　丸

Leiwan

OMPHALIA

本品为白蘑科真菌雷丸 *Omphalia lapidescens* Schroet. 的干燥菌核。秋季采挖，洗净，晒干。

【产地】　主产于四川、云南、广西、陕西、贵州、河南、湖北等省，以产于四川者为主流商品，以产于湖北房县、陕西安康者为道地药材。

【性状】　本品呈类球形或不规则团块状，直径 1～3 cm。表面黑褐色或棕褐色，有略隆起的不规则网状细纹。质坚实，不易破裂，断面不平坦，白色或浅灰黄色，常有黄白色大理石样纹理。气微，味微苦，嚼之有颗粒感，微带黏性，久嚼无渣。

【商品规格】　不分等级，均为统货，并标注产地。

【品质要求】　以粒大、坚实、断面色白、无泥沙者为佳；凡断面色褐呈角质样或已切片者，不可供药用。

【检查】　**水分**（第二法）　不得过 15.0%。**总灰分**不得过 6.0%。

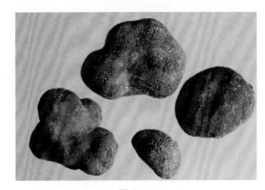
雷丸

【浸出物】　用稀乙醇为溶剂（热浸法），浸出物不得少于 2.0%。

【含量测定】　照紫外-可见分光光度法测定，在 650 nm 波长处测定吸光度，本品按干燥品计算，含雷丸素以牛血清白蛋白计，不得少于 0.60%。

饮片

【处方用名】　雷丸、雷实、竹苓、雷矢、竹苓子、木连子、雷丸粉。

【配方应付】　本品生饮同源。写上述处方用名，均付雷丸。

【常用饮片】　**雷丸**　洗净，晒干，经破碎后再行粉碎（或研成细粉，填充胶囊）。其间不得浸润或蒸煮后切片，不得烘烤或加热干燥。

【检查】【含量测定】　同药材。

【功能与主治】　杀虫消积。用于绦虫病，钩虫病，蛔虫病，虫积腹痛，小儿疳积。

【用法与用量】　15～21 g，不宜入煎剂，一般研粉服，一次 5～7 g，饭后用温开水调服，一日 3 次，连服 3 d。最好与适量碳酸氢钠同用。

【注意】　有虫积而脾胃虚寒者慎服。

备注

1. 雷丸又名雷矢，与猪苓又名猪矢苓一样，都是形容其菌核呈类球形或不规则团块状，累累相连如丸，似动物的粪便（矢与屎谐音），均无苗蔓。

2. 本品主含雷丸素（系一种蛋白酶），是驱绦虫的有效成分。由于雷丸素遇热极易被破坏，导致雷丸断面显褐色、呈角质样，不可供药用。故本品不宜入煎剂，应研末冲服或填充胶囊，也不能切片入药，因切片前必用水润，使其软化，导致切片后必须加热，才能使其干燥。又：雷丸素在酸性溶液中极易失效，在 pH 值为 8 的溶液中作用最强，故研末后应与适量碳酸氢钠同用。

磁　石

Cishi

MAGNETITUM

本品为氧化物类矿物尖晶石族磁铁矿，主含四氧化三铁（Fe_3O_4）。采挖后去杂石。

【产地】　主产于江苏、河北、山东、辽宁、福建、安徽等省。

【性状】　本品为块状集合体，呈不规则块状，或略带方形，多具棱角。灰黑色或棕褐色，条痕黑色，具金属光泽。体重，质坚硬，断面不整齐。具磁性。有土腥气，味淡。

【商品规格】　传统规格分灵磁石与铁磁石。其中，灵磁石又分两个等级。现行规格只有灵磁石，且不分等级，均为统货，并标注产地。

【品质要求】　只用灵磁石，不用铁磁石。以色灰黑、有光泽、断面致密、具磁性者为佳。

【含量测定】　本品含铁（Fe）不得少于 50.0％。

饮片

【处方用名】　磁石、灵磁石、铁磁石、吸铁石、活磁石、雄慈石、慈石、煅磁石。

【配方应付】　写生磁石及上述处方用名（磁石、煅磁石除外），均付生磁石；写磁石、煅磁石，均付煅磁石（见《湖北省中药饮片炮制规范》）。

【常用饮片】　**煅磁石**　取净磁石块，照煅淬法煅至红透，再用醋淬，碾成粗粉。每 100 kg 磁石，用醋 30 kg。

【含量测定】　同药材，含铁（Fe）不得少于 45.0％。

【功能与主治】　镇惊安神，平肝潜阳，聪耳明目，纳气平喘。用于惊悸失眠，头晕目眩，视物昏花，耳鸣耳聋，肾虚气喘。

【用法与用量】　9～30 g，先煎。

【注意】　脾胃虚弱者慎用。

备注

1. 本品始载于《神农本草经》，名慈石。原有灵磁石与铁磁石两种商品，前者具磁性，后者无磁性。但《中国药典》只收载灵磁石与煅磁石两种饮片，可用吸铁石验证后，再自行煅制，以利鉴别（煅磁石无磁性）。

2. "条痕"：系指矿物在白色无釉瓷板上刻划时所留下的痕迹。

赭　石

Zheshi

HAEMATITUM

本品为氧化物类矿物刚玉族赤铁矿，主含三氧化二铁（Fe_2O_3）。采挖后除去杂质。

【产地】　主产于山西、河北、河南、山东、湖南、四川、广东等省。

【性状】　本品为鲕（ér）状、豆状、肾状集合体，多呈不规则的扁平块状。暗棕红色或灰黑色，条痕樱红色或红棕色，有的有金属光泽。一面多有圆形的突起，习称"钉头"；另一面与突起相对应处有同样大小的凹窝。体重，质硬，砸碎后断面显层叠状，且每层均依"钉头"呈波浪状弯曲。气微，味淡。

【商品规格】　不分等级，均为统货，并标注产地。

【品质要求】　只用"钉头赭石"，以色棕红、断面显层叠状且松脆易剥离、钉头大而多者为佳。不用无钉头赭石（即"代赭石"）。

【含量测定】　本品含铁（Fe）不得少于 45.0%。

饮片

【处方用名】　赭石、代赭石、钉头赭石、赤赭石、须丸、血师、赤土、红石头、煅赭石。

【配方应付】　写生赭石及上述处方用名（赭石、煅赭石除外），均付（生）赭石；写赭石、煅赭石，均付煅赭石（见《湖北省中药饮片炮制规范》）。

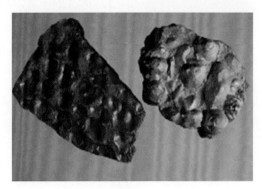

赭石

【常用饮片】　**煅赭石**　取净赭石碎块，照煅淬法煅至红透后，再用醋淬，冷后碾成粗粉。每 100 kg 赭石，用醋 30 kg。

【功能与主治】　平肝潜阳，降逆，止血。用于眩晕耳鸣，呕吐，噫气，呃逆，喘息，吐血，衄血，崩漏下血。

【用法与用量】　9～30 g，先煎。

【注意】　本品苦寒，易伤脾胃，故脾胃虚寒，食少便溏者慎用。孕妇慎用。

备注

1. 本品始载于《神农本草经》。《名医别录》称："出代郡者名代赭。"李时珍曰："赭，赤色也。代，即雁门也。"

2. 赭石与"代赭石"（即无钉头赭石）的鉴别：代赭石系赤铁矿-水针铁矿的集合体，呈卵圆形，表面不具钉头状突起，附有红棕色粉末，断面层纹平直，紫褐色，具白色亮点。

3. 无钉头赭石在各种条件下，其所含铁的熔出量均远低于钉头赭石；而赭石溶液中的铁有加快肠蠕动的作用，故药用以钉头赭石为佳。为此，本品应采购（生）赭石，自行煅制，以利鉴别。

附　录

附录Ⅰ　《医疗用毒性药品管理办法》

1988 年 12 月 27 日，国务院颁布《医疗用毒性药品管理办法》（中华人民共和国国务院令第 23 号）。

第一条　为加强医疗用毒性药品的管理，防止中毒或死亡事故的发生，根据《中华人民共和国药品管理法》的规定，制定本办法。

第二条　医疗用毒性药品（以下简称毒性药品），系指毒性剧烈、治疗剂量与中毒剂量相近，使用不当会致人中毒或死亡的药品。

毒性药品的管理品种，由卫生部会同国家医药管理局、国家中医药管理局规定。

第三条　毒性药品年度生产、收购、供应和配制计划，由省、自治区、直辖市医药管理部门根据医疗需要制定，经省、自治区、直辖市卫生行政部门审核后，由医药管理部门下达给指定的毒性药品生产、收购、供应单位，并抄报卫生部、国家医药管理局和国家中医药管理局。生产单位不得擅自改变生产计划，自行销售。

第四条　药厂必须由医药专业人员负责生产、配制和质量检验，并建立严格的管理制度，严防与其他药品混杂。每次配料，必须经 2 人以上复核无误，并详细记录每次生产所用原料和成品数，经手人要签字备查。所有工具、容器要处理干净，以防污染其他药品。标示量要准确无误，包装容器要有毒药标志。

第五条　毒性药品的收购、经营，由各级医药管理部门指定的药品经营单位负责；配方用药由国营药店、医疗单位负责。其他任何单位或者个人均不得从事毒性药品的收购、经营和配方业务。

第六条　收购、经营、加工、使用毒性药品的单位必须建立健全保管、验收、领发、核对等制度；严防收假、发错，严禁与其他药品混杂，做到划定仓间或仓位，专柜加锁并由专人保管。

毒性药品的包装容器上必须印有毒药标志，在运输毒性药品的过程中，应当采取有效措施，防止发生事故。

第七条　凡加工炮制毒性中药，必须按照《中华人民共和国药典》或者省、自治区、直辖市卫生行政部门制定的《炮制规范》的规定进行。药材符合药用要求的，方可供应、配方和用于中成药生产。

第八条　生产毒性药品及其制剂，必须严格执行生产工艺操作规程，在本单位药品检验人员的监督下准确投料，并建立完整的生产记录，保存 5 年备查。

在生产毒性药品过程中产生的废弃物，必须妥善处理，不得污染环境。

第九条　医疗单位供应和调配毒性药品，凭医生签名的正式处方。国营药店供应和调配毒性药品，凭盖有医生所在的医疗单位公章的正式处方。每次处方剂量不得超过 2 日极量。

调配处方时，必须认真负责，计量准确，按医嘱注明要求，并由配方人员及具有药师以上技术职称的复核人员签名盖章后方可发出。对处方未注明"生用"的毒性中药，应当付炮制品。如发现处方有疑问时，须经原处方医生重新审定后再行调配。处方：一次有效，取药后处方保存二年备查。

第十条　科研和教学单位所需的毒性药品，必须持本单位的证明信，经单位所在地县以上卫生行政部门批准后，供应部门方能发售。

群众自配民间单、秘、验方需用毒性中药，购买时要持有本单位或者城市街道办事处、乡（镇）人民政府的证明信，供应部门方可发售。每次购用量不得超过2日极量。

第十一条　对违反本办法的规定，擅自生产、收购、经营毒性药品的单位或者个人，由县以上卫生行政部门没收其全部毒性药品，并处以警告或按非法所得的5～10倍罚款。情节严重、致人伤残或死亡，构成犯罪的，由司法机关依法追究其刑事责任。

第十二条　当事人对处罚不服的，可在接到处罚通知之日起15日内，向作出处理的机关的上级机关申请复议。但申请复议期间仍应执行原处罚决定。上级机关应在接到申请之日起10日内作出答复。对答复不服的，可在接到答复之日起15日内，向人民法院起诉。

第十三条　本办法由卫生部负责解释。

第十四条　本办法自发布之日起施行。1964年4月20日卫生部、商业部、化工部发布的《管理毒药、限制性剧药暂行规定》，1964年12月7日卫生部、商业部发布的《管理毒性中药的暂行办法》，1979年6月30日卫生部、国家医药管理总局发布的《医疗用毒药、限制性剧药管理规定》，同时废止。

附录Ⅱ　毒性中药品种目录

一、原卫生部颁布的医疗用毒性中药品种（28种）

砒石（红砒、白砒）、砒霜、水银、生马钱子、生川乌、生草乌、生白附子、生附子、生半夏、生南星、生巴豆、斑蝥、青娘虫、红娘虫、生甘遂、生狼毒、生藤黄、生千金子、生天仙子、闹羊花、雪上一枝蒿、红升丹、白降丹、蟾酥、洋金花、红粉、轻粉、雄黄。

二、《中国药典》（2010年版）界定的有毒中药品种（72种）

1. 有大毒的品种（10种）。
川乌、马钱子、马钱子粉、天仙子、巴豆、巴豆霜、红粉、闹羊花、草乌、斑蝥。

2. 有毒的品种（38种）。
干漆、土荆皮、山豆根、千金子、千金子霜、制川乌、天南星、甘遂、仙茅、白附子、木鳖子、白果、半夏、朱砂、华山参、全蝎、关木通、芫花、苍耳子、两头尖、附子、苦楝皮、金钱白花蛇、京大戟、制草乌、牵牛子、轻粉、香加皮、洋金花、常山、商陆、硫黄、雄黄、蓖麻子、蜈蚣、蕲蛇、三分三、蟾酥。

3. 有小毒的品种（24 种）。

丁公藤、九里香、土鳖虫、川楝子、小叶莲、水蛭、艾叶、北豆根、地枫皮、红大戟、两面针、吴茱萸、苦木、苦杏仁、草乌叶、南鹤虱、蒺藜、鹤虱、重楼、鸦胆子、急性子、蛇床子、猪牙皂、锦马贯众。

附录Ⅲ　中药材及其饮片二氧化硫残留量的控制标准

为防止中药材粗加工过程中滥用或者过度使用硫黄熏蒸的问题，保证中药质量和安全有效，参照国际食品法典委员会（CAC）、联合国粮食及农业组织（FAO）、世界卫生组织（WHO）等国际组织和国内食品添加剂限量规定，以及查阅检索文献资料，参考中药材传统养护经验，国家食品药品监督管理局组织制订中药材及其饮片二氧化硫残留限量标准如下。

山药、牛膝、粉葛、甘遂、天冬、天麻、天花粉、白及、白芍、白术、党参十一味药材及其饮片，二氧化硫残留量不得超过 400 mg/kg；其他中药材及其饮片的二氧化硫残留量不得超过150 mg/kg。

上述限量标准均在世界卫生组织（WHO）认可的安全标准范围内。《中国药典》（2005 年版）增补本开始收载了"二氧化硫残留量测定法"。

《中国药典》（2010 年版）收载的山药、牛膝、粉葛、甘遂、天冬、天麻、天花粉、白及、白芍、白术、党参十一味药材及其饮片品种项下增加"二氧化硫残留量"检查项目，限度为"二氧化硫残留量不得超过 400 mg/kg"；对其他中药材及饮片，在《中国药典》"药材和饮片检定通则"中增加"除另有规定外，中药材及饮片二氧化硫残留量不得超过 150 mg/kg"的规定。

附录Ⅳ　卫生部公布药食同源物品、可用于保健食品物品名单

卫生部公布《关于进一步规范保健食品原料管理的通知》中，对药食同源物品、可用于保健食品的物品和保健食品禁用物品做出具体规定。

三类物品名单如下。

1. 既是食品又是药品的物品名单（按笔画顺序排列）。

丁香、八角茴香、刀豆、小茴香、小蓟、山药、山楂、马齿苋、乌梢蛇、乌梅、木瓜、火麻仁、代代花、玉竹、甘草、白芷、白果、白扁豆、白扁豆花、龙眼肉（桂圆）、决明子、百合、肉豆蔻、肉桂、余甘子、佛手、杏仁（甜、苦）、沙棘、牡蛎、芡实、花椒、赤小豆、阿胶、鸡内金、麦芽、昆布、枣（大枣、酸枣、黑枣）、罗汉果、郁李仁、金银花、青果、鱼腥草、姜（生姜、干姜）、枳椇子、枸杞子、栀子、砂仁、胖大海、茯苓、香橼、香薷、桃仁、桑叶、桑椹、桔红、桔梗、益智仁、荷叶、莱菔子、莲子、高良姜、淡竹叶、淡豆豉、菊花、菊苣、黄芥子、黄精、紫苏、紫苏籽、葛根、黑芝麻、黑胡椒、槐米、槐花、蒲公英、蜂蜜、榧子、酸枣仁、鲜白茅根、鲜芦根、蝮蛇、橘皮、薄荷、薏苡仁、薤白、覆盆子、藿香。

2. 可用于保健食品的物品名单（按笔画顺序排列）。

人参、人参叶、人参果、三七、土茯苓、大蓟、女贞子、山茱萸、川牛膝、川贝母、川芎、马鹿胎、马鹿茸、马鹿骨、丹参、五加皮、五味子、升麻、天门冬、天麻、太子参、巴戟天、木香、木贼、牛蒡子、牛蒡根、车前子、车前草、北沙参、平贝母、玄参、生地黄、生何首乌、白及、白术、白芍、白豆蔻、石决明、石斛（需提供可使用证明）、地骨皮、当归、竹茹、红花、红景天、西洋参、吴茱萸、怀牛膝、杜仲、杜仲叶、沙苑子、牡丹皮、芦荟、苍术、补骨脂、诃子、赤芍、远志、麦门冬、龟甲、佩兰、侧柏叶、制大黄、制何首乌、刺五加、刺玫果、泽兰、泽泻、玫瑰花、玫瑰茄、知母、罗布麻、苦丁茶、金荞麦、金樱子、青皮、厚朴、厚朴花、姜黄、枳壳、枳实、柏子仁、珍珠、绞股蓝、胡芦巴、茜草、荜茇、韭菜子、首乌藤、香附、骨碎补、党参、桑白皮、桑枝、浙贝母、益母草、积雪草、淫羊藿、菟丝子、野菊花、银杏叶、黄芪、湖北贝母、番泻叶、蛤蚧、越橘、槐实、蒲黄、蒺藜、蜂胶、酸角、墨旱莲、熟大黄、熟地黄、鳖甲。

3. 保健食品禁用物品名单（按笔画顺序排列）。

八角莲、八里麻、千金子、土青木香、山莨菪、川乌、广防己、马桑叶、马钱子、六角莲、天仙子、巴豆、水银、长春花、甘遂、生天南星、生半夏、生白附子、生狼毒、白降丹、石蒜、关木通、农吉痢、夹竹桃、朱砂、米壳（罂粟壳）、红升丹、红豆杉、红茴香、红粉、羊角拗、羊踯躅、丽江山慈姑、京大戟、昆明山海棠、河豚、闹羊花、青娘虫、鱼藤、洋地黄、洋金花、牵牛子、砒石（白砒、红砒、砒霜）、草乌、香加皮（杠柳皮）、骆驼蓬、鬼臼、莽草、铁棒槌、铃兰、雪上一枝蒿、黄花夹竹桃、斑蝥、硫黄、雄黄、雷公藤、颠茄、藜芦、蟾酥。

附录 V　野生药材资源保护

一、《野生药材资源保护管理条例》

第一条　为保护和合理利用野生药材资源，适应人民医疗保健事业的需要，特制定本条例。

第二条　在中华人民共和国境内采猎、经营野生药材的任何单位或个人，除国家另有规定外，都必须遵守本条例。

第三条　国家对野生药材资源实行保护、采猎相结合的原则，并创造条件开展人工种养。

第四条　国家重点保护的野生药材物种分为三级。

一级：濒临灭绝状态的稀有珍贵野生药材物种（以下简称一级保护野生药材物种）。

二级：分布区域缩小、资源处于衰竭状态的重要野生药材物种（以下简称二级保护野生药材物种）。

三级：资源严重减少的主要常用野生药材物种（以下简称三级保护野生药材物种）。

第五条　国家重点保护的野生药材物种名录，由国家医药管理部门会同国务院野生动物、植物管理部门制定。

在国家重点保护的野生药材物种名录之外，需要增加的野生药材保护物种，由省、自治区、直辖市人民政府制定并抄送国家医药管理部门备案。

第六条　禁止采猎一级保护野生药材物种。

第七条　采猎、收购二、三级保护野生药材物种的，必须按照批准的计划执行。该计划由县以上（含县，下同）医药管理部门（含当地人民政府授权管理该项工作的有关部门，下同）会同同级野生动物、植物管理部门制定，报上一级医药管理部门批准。

第八条　采猎二、三级保护野生药材物种的，不得在禁止采猎区、禁止采猎期进行采猎，不得使用禁用工具进行采猎。

前款关于禁止采猎区、禁止采猎期和禁止使用的工具，由县以上医药管理部门会同同级野生动物、植物管理部门确定。

第九条　采猎二、三级保护野生药材物种的，必须持有采药证。

取得采药证后，需要进行采伐或狩猎的，必须分别向有关部门申请采伐证或狩猎证。

第十条　采药证的格式由国家医药管理部门确定。采药证由县以上医药管理部门会同同级野生动物、植物管理部门核发。

采伐证或狩猎证的核发，按照国家有关规定办理。

第十一条　建立国家或地方野生药材资源保护区，需经国务院或县以上地方人民政府批准。

在国家或地方自然保护区内建立野生药材资源保护区，必须征得国家或地方自然保护区主管部门的同意。

第十二条　进入野生药材资源保护区从事科研、教学、旅游等活动的，必须经该保护区管理部门批准。进入设在国家或地方自然保护区范围内野生药材资源保护区的，还须征得该自然保护区主管部门的同意。

第十三条　一级保护野生药材物种属于自然淘汰的，其药用部分由各经药材公司负责经营管理，但不得出口。

第十四条　二、三级保护野生药材物种属于国家计划管理的品种，由中国药材公司统一经营管理；其余品种由产地县药材公司或其委托单位按照计划收购。

第十五条　二、三级保护野生药材物种的药用部分，除国家另有规定外，实行限量出口。

实行限量出口和出口许可证制度的品种，由国家医药管理部门会同国务院有关部门确定。

第十六条　野生药材的规格、等级标准，由国家医药管理部门会同国务院有关部门制定。

第十七条　对保护野生药材资源作出显著成绩的单位或个人，由各级医药管理部门会同同级有关部门给予精神鼓励或一次性物质奖励。

第十八条　违反本条例第六条、第七条、第八条、第九条规定的，由当地县以上医药管理部门会同同级有关部门没收其非法采猎的野生药材及使用工具，并处以罚款。

第十九条　违反本条例第十二条规定的，当地县以上医药管理部门和自然保护区主管部门有权制止；造成损失的，必须承担赔偿责任。

第二十条　违反本条例第十三条、第十四条、第十五条规定的，由工商行政管理部门或有关部门没收其野生药材和全部违法所得，并处以罚款。

第二十一条　保护野生药材资源管理部门工作人员徇私舞弊的，由所在单位或上级管理部门给予行政处分；造成野生药材资源损失的，必须承担赔偿责任。

第二十二条　当事人对行政处罚决定不服的，可以在接到处罚决定书之日起 15 日内向人民法院起诉；期满不起诉又不执行的，作出行政处罚决定的部门可以申请人民法院强制执行。

第二十三条　破坏野生药材资源情节严重，构成犯罪的，由司法机关依法追究刑事责任。

第二十四条　省、自治区、直辖市人民政府可以根据本条例制定实施细则。

第二十五条　本条例由国家医药管理局负责解释。

第二十六条　本条例自 1978 年 12 月 1 日起实施。

二、野生中药保护品种目录

Ⅰ级保护品种　虎骨、豹骨、羚羊角、鹿茸（梅花鹿）。

Ⅱ级保护品种　鹿茸（马鹿）、麝香、熊胆、穿山甲、蟾酥、蛤膜油、蕲蛇、金钱白花蛇、蛤蚧、甘草、黄连、人参、杜仲、厚朴、血竭、黄柏、乌梢蛇。

Ⅲ级保护品种　川贝母、伊贝母、刺五加、黄芩、天冬、猪苓、龙胆、防风、远志、胡黄连、肉苁蓉、秦艽、细辛、紫草、诃子、山茱萸、石斛、阿魏、连翘、羌活、五味子、蔓荆子。

索 引

中文名索引

汉语拼音名索引